AF558123

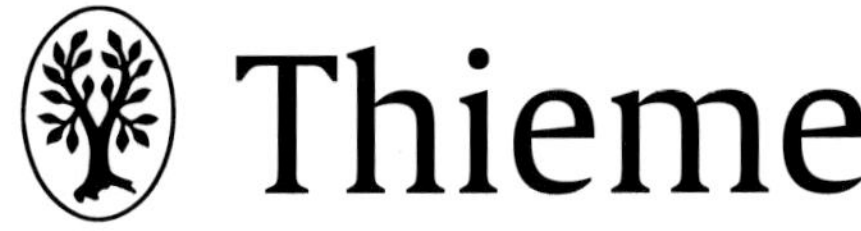
Thieme

Radiologische Diagnostik der Thoraxerkrankungen

Lehrbuch und Atlas

Sebastian Lange

Mit einem Beitrag von Michael Montag

4., vollständig überarbeitete und erweiterte Auflage

1128 Abbildungen
46 Tabellen

Georg Thieme Verlag
Stuttgart · New York

Prof. em. Dr. med. Sebastian Lange
Cäcilienhöhe 25
45657 Recklinghausen

Dr. med. Michael Montag
Alfried-Krupp-Krankenhaus
Klinik für Radiologie und Neuroradiologie
Alfried-Krupp-Straße 21
45131 Essen

Bibliografische Information der Deutschen Nationalbibliothek

Die Deutsche Nationalbibliothek verzeichnet diese Publikation in der Deutschen Nationalbibliografie; detaillierte bibliografische Daten sind im Internet über http://dnb.d-nb.de abrufbar.

1. Auflage 1986
2. Auflage 1996
3. Auflage 2005

1. englische Auflage 1990
1. spanische Auflage 1990
1. italienische Auflage 1991
1. französische Auflage 1991
1. japanische Auflage 1993
1. chinesische Auflage 1994
2. englische Auflage 1998
2. chinesische Auflage 2000
1. portugiesischsprachige Auflage (Brasilien) 2002
3. englische Auflage 2006
1. russische Auflage in Vorbereitung

Wichtiger Hinweis: Wie jede Wissenschaft ist die Medizin ständigen Entwicklungen unterworfen. Forschung und klinische Erfahrung erweitern unsere Erkenntnisse, insbesondere was Behandlung und medikamentöse Therapie anbelangt. Soweit in diesem Werk eine Dosierung oder eine Applikation erwähnt wird, darf der Leser zwar darauf vertrauen, dass Autoren, Herausgeber und Verlag große Sorgfalt darauf verwandt haben, dass diese Angabe **dem Wissensstand bei Fertigstellung des Werkes** entspricht.
Für Angaben über Dosierungsanweisungen und Applikationsformen kann vom Verlag jedoch keine Gewähr übernommen werden. **Jeder Benutzer ist angehalten**, durch sorgfältige Prüfung der Beipackzettel der verwendeten Präparate und gegebenenfalls nach Konsultation eines Spezialisten festzustellen, ob die dort gegebene Empfehlung für Dosierungen oder die Beachtung von Kontraindikationen gegenüber der Angabe in diesem Buch abweicht. Eine solche Prüfung ist besonders wichtig bei selten verwendeten Präparaten oder solchen, die neu auf den Markt gebracht worden sind. **Jede Dosierung oder Applikation erfolgt auf eigene Gefahr des Benutzers.** Autoren und Verlag appellieren an jeden Benutzer, ihm etwa auffallende Ungenauigkeiten dem Verlag mitzuteilen.

Rüdigerstraße 14
70469 Stuttgart
Deutschland
Telefon: +49/(0)711/8931-0
Unsere Homepage: www.thieme.de

Printed in Germany

Zeichnungen: Malgorzata & Piotr Gusta, Paris; Rolf Köder, Stuttgart; M. & A. Waletzko, W. AGENCY, Leonberg
Umschlaggestaltung: Thieme Verlagsgruppe
Umschlaggrafik: Martina Berge, Erbach
Satz: stm-media GmbH, Köthen/Anhalt
gesetzt aus Adobe InDesign
Druck: Offsetdruckerei Karl Grammlich GmbH, Pliezhausen

ISBN 978-3-13-689304-3 1 2 3 4 5 6

Für Maritta, Constantin, Caroline,
Christian und Clemens

Vorwort zur 4. Auflage

Die ersten 3 Auflagen des vorliegenden Lehrbuchs wurden in Fachkreisen überaus freundlich aufgenommen. Das Buch wurde in 7 Sprachen übersetzt und allein im deutschsprachigen Raum haben mehr als 9000 Ärzte ein Exemplar erworben.

Dieser offensichtliche Bedarf nach einer systematischen und übersichtlichen Darstellung der Thoraxradiologie veranlasste mich, das Buch jetzt neu zu bearbeiten. Es galt, den Text auf den heutigen Stand des Wissens zu bringen und alle wichtigen Thoraxerkrankungen vollständig zu integrieren. Dazu habe ich noch einmal mehrere tausend Seiten moderner Lehrbücher und Zeitschriftenartikel gesichtet, um die relevanten neuen Erkenntnisse in das Buch einfließen zu lassen. Auch die Zahl der Abbildungen wurde erhöht, um dem Leser die vielfältigen morphologischen Ausprägungen der Erkrankungen noch deutlicher vor Augen zu führen. Gleichzeitig war ich aber auch bestrebt, den Umfang des Buchs nicht wesentlich anwachsen zu lassen, damit weiterhin die bewährte kurze, klare und dennoch umfassende Darstellung erhalten bleibt.

Auch die jetzige Neuauflage wäre ohne die Unterstützung von vielen engagierten Radiologen nicht zustande gekommen. Für Bildbeiträge und fachlichen Rat danke ich Prof. Galanski (Hannover), Dr. Hering (Dortmund), Prof. Jacobi (Frankfurt/M.), Dr. Lotz (Bad Oldesloe), Dr. Montag (Essen), Dr. Orban (Recklinghausen), Dr. Roos (Münster), Dr. Sack (Recklinghausen), Prof. Tuengerthal (Heidelberg), Dr. Wickers (Recklinghausen) und den Mitarbeitern der Firma Mevis (Bremen).

Ich hoffe, dieses Buch kann vermitteln, wie vielseitig und faszinierend die radiologische Diagnostik der Thoraxorgane ist, und wünsche mir, dass es als kompetenter Ratgeber bei der täglichen Arbeit dazu beiträgt, radiologische Bilder richtig zu deuten und zu werten, und dass es so dem Arzt und seinen Patienten hilft.

Recklinghausen, im Januar 2010 *Sebastian Lange*

Vorwort zur 1. Auflage

Für die Diagnostik der Lungenkrankheiten haben bildgebende Verfahren einen unbestritten hohen Wert. Die Lunge ist deshalb das am häufigsten röntgenologisch untersuchte Organ, und allein in der Bundesrepublik werden jährlich mehr als 20 Millionen Thoraxaufnahmen angefertigt. Erstaunlich gering ist hingegen im deutschen Sprachraum die Zahl der einschlägigen Lehrbücher. Zwar gibt es ausgezeichnete Abhandlungen und Kapitel in Handbüchern, zwar wird in ungezählten Monographien zu Einzelfragen fundiert Stellung genommen, aber ein einheitlich aufgebautes, die gesamte radiologische Lungendiagnostik umfassendes Lehrbuch fehlt.

Ich habe mich deshalb mehrere Jahre lang bemüht, Material zu sammeln, zu ordnen und übersichtlich darzustellen. An vielen Vorbildern konnte ich mich orientieren, und ich nenne mit großem Respekt die amerikanischen Werke von Felson und Fraser/Paré sowie die deutschsprachigen Viel-Autoren-Bücher von Schinz und Teschendorf und das Handbuch der Radiologie.

Die „Radiologische Diagnostik der Lungenerkrankungen" gliedert sich in drei Teile. Die einzelnen Kapitel sind stets nach demselben Schema aufgebaut, so daß sich der Leser schnell im Text zurechtfinden wird.

Der erste Teil – Technik und Normalbefunde – erläutert die heute üblichen Methoden der radiologischen Thoraxdiagnostik. Es werden die Indikationen zu den einzelnen Untersuchungen aufgeführt, es wird die Aufnahmetechnik beschrieben und auf ihre Fehlermöglichkeiten hingewiesen, und es werden Kriterien genannt, mit denen sich die technische Qualität der Bilder beurteilen läßt. Relativ breiten Raum nimmt sodann die Beschreibung der Normalbefunde und der Formvarianten ein, denn die Kenntnis der Röntgenanatomie ist selbstverständlich eine unabdingbare Voraussetzung für jeden, der Thoraxradiogramme beurteilen will.

Der zweite Teil des Buches – Lungenerkrankungen – vermittelt in systematischer Anordnung die für die Diagnostik notwendigen Grundkenntnisse. Jedes Kapitel beginnt mit der Definition der Erkrankung und der Erörterung, welche diagnostischen Informationen von den radiologischen Verfahren erwartet werden können. Sodann folgen die pathomorphologischen und pathophysiologischen Grundlagen und die klinische Symptomatik. Erst vor diesem Hintergrund lassen sich die radiologischen Veränderungen erläutern und mit dem notwendigen Bezug zum gesamten Krankheitsbild darstellen. Zahlreiche Originalaufnahmen verdeutlichen die radiologischen Befunde, die aber stets auch in schematischen Skizzen zusammengefaßt werden, um dem Leser die Übersicht zu erleichtern.

Der dritte Teil des Buches – Radiologische Zeichen und Differentialdiagnostik – handelt von den Bildmustern, wie z. B. den segmentalen Verschattungen, den Verkalkungen, den lokalisierten Hypertransparenzen u. a. Er beginnt dort, wo auch der Diagnostiker ansetzen muß, nämlich bei der unmittelbaren Konfrontation mit dem Bild, bei der Analyse der Details, beim Erkennen von Strukturen und beim Erfassen von Bildinhalten. Jedes Bildmuster gibt zwar gewisse Hinweise auf das pathomorphologische Substrat; diese sind aber leider nur selten eindeutig, und der Radiodiagnostiker muß bei der Bewertung einen breiten Fächer von Interpretationsmöglichkeiten in seine Überlegungen einbeziehen. Ich habe deshalb in jedem Kapitel die möglichen Ursachen für das jeweilige Muster tabellarisch aufgelistet und anschließend beschrieben, wie mit Hilfe anderer radiologischer Zeichen, aber auch mit klinischen und paraklinischen Befunden, die Differentialdiagnose eingeengt werden kann.

Dieses Buch wäre ohne die Unterstützung von vielen kompetenten und hilfsbereiten Kollegen nicht entstanden. Vor allem bin ich meinen Mitarbeitern in der Strahlenklinik Spandau für die lehrreichen Diskussionen dankbar. Wertvolle Ratschläge zur Gestaltung des Manuskripts erteilten mir Dr. Hartmann, Dr. Huzly, Prof. Marx, Dr. Meiisel, Dr. Neusetzer und Prof. Schlungbaum. Einzelne Abbildungen erhielt ich freundlicherweise von Dr. Bohlig, Prof. Friedrich, Herrn Grieszat, Dr. Howald, Dr. Hollstein, Dr. Huzly, Prof. Krumhaar, Prof. Kopenhagen, Dr. W. Küster, Dr. Macha, Prof. Rübe, Prof. Wegener, Dr. Weiß, Dr. Sörensen, Dr. Schörner, Prof. Stender und Dr. Stolowski. Ihnen allen gilt mein Dank.

Ich hoffe, daß die „Radiologische Diagnostik der Lungenerkrankungen" dem Anfänger den Weg durch dieses weite und faszinierende Gebiet ebnet und daß auch der Erfahrene gelegentlich das Buch nutzbringend zur Hand nimmt.

Berlin, im Sommer 1986 *Sebastian Lange*

Abkürzungsverzeichnis

A., Aa.	Arteria, Arteriae
ABMA	Anti-Basalmembran-Antikörper
ABMABD	Antibasement Membrane Antibody Disease (Goodpasture-Syndrom)
ACE	Angiotension-converting-Enzym
ACVB	aortokoronarer Venenbypass
AIDS	akquiriertes Immundefektsyndrom
AIP	akutes interstitielle Pneumonie
AIS	Aortenisthmusstenose
ANCA	antineutrophile zytoplasmatische Antikörper
a.–p.	anterior–posterior
ARDS	akute respiratorische Insuffizienz, akutes Atemnotsyndrom des Erwachsenen
ASD	Vorhofseptumdefekt
BOOP	Bronchiolitis obliterans mit organisierter Pneumonie
c-ANCA	zirkulierende antineutrophile zytoplasmatischen Antikörper
CEA	karzinoembryonales Antigen
COLD	Chronic obstructive Lung Disease (COPD, COLK)
COLK	chronisch obstruktive Lungenerkrankung (COPD, COLD)
COP	kryptogene organisierte Pneumonie
COPD	Chronic obstructive pulmonary Disease (COLD, COLK)
CT	Computertomografie/-tomogramm
DIP	desquamative interstitielle Pneumonie
G	Gauge
GBM-Antikörper	Antikörper gegen die Basalmembranen der Nierenglomeruli und der Lungenalveolen
GGO	Ground Glass Opacity
HHT	hereditäre, hämorrhagische Teleangiektasie, Morbus Osler
HIV	Human Immunodeficiency Virus
HRCT	High-Resolution-CT
HZV	Herzzeitvolumen
IPF	idiopathische pulmonale Fibrose
i.v.	intravenös

KBR	Komplementbindungsreaktion
KHK	koronare Herzkrankheit
LAO	left anterior oblique = links-schräge Projektion = Boxerstellung
Lig., Ligg.	Ligamentum, Ligamenta
LIP	lymphozytäre interstitielle Pneumonie
M., Mm.	Musculus, Musculi
MALT	Mucosa-associated lymphoid Tissue
MdE	Minderung der Erwerbsfähigkeit
MiBi	Methoxyisobutyl-isonitril
MP	Mosaic Perfusion
MRT	Magnetresonanztomografie/-tomogramm
N., Nn.	Nervus, Nervi
NSIP	Non-specific interstitial Pneumonia
p.–a.	posterior–anterior
PAK	Pulmonalarterienkatheter
PAVS	pulmonaler arteriovenöser Shunt
PCP	Pneumocystis-carinii-Pneumonie
PET	Positronenemissionstomografie
PMF	progressive massive Fibrose
Ppa	Pulmonalarteriendruck
R., Rr.	Ramus, Rami
RAO	right anterior oblique = rechts-schräge Projektion = Fechterstellung
RB-ILD	Respiratory Bronchiolitis-associated interstitial Lung Disease
SPAS	systemisch-pulmonaler arterieller Shunt
Tc	Technetium
Tl	Thallium
UIP	Usual interstitial Pneumonia
V., Vv.	Vena, Venae
VSD	Ventrikelseptumdefekt
Xe	Xenon
ZVK	zentralvenöser Katheter

Inhaltsverzeichnis

1 Untersuchungstechnik und Normalbefunde 1

2 Missbildungen 51

3 Entzündungen 63

4 Emphysem, chronisch obstruktive Lungenerkrankungen und Asthma 119

5 Inhalationsschäden und Pneumokoniosen 137

6 Neoplasien 157

7 Gefäßerkrankungen 189

8 Thoraxverletzungen 204

9 Pleuraerkrankungen 217

10 Herzerkrankungen 229

11 Mediastinale Erkrankungen 258

12 Zwerchfellerkrankungen 276

13 Brustwanderkrankungen 283

14 Pathologische Muster im Computertomogramm 287

15 Radiologische Zeichen und Differenzialdiagnostik 294

16 Thorakale Interventionen 372

Literaturverzeichnis 381

Sachverzeichnis 390

1 Untersuchungstechnik und Normalbefunde

Indikation und Strahlenbelastung

Jede radiologische Untersuchung muss ärztlich indiziert sein. Aus Strahlenschutzgründen ist die Indikation zu einer thorakalen Computertomografie (CT; 6–10 mSv) strenger zu stellen als zu einer Lungenübersichtsaufnahme (0,02–0,05 mSv). Auch das Risiko von Nebenwirkungen einer Kontrastmittelapplikation bei CT, Angiografie, Szintigrafie und Magnetresonanztomografie (MRT) – und sei es noch so gering – sollte stets gegen den erwarteten diagnostischen Nutzen abgewogen werden.

Einsatz der radiologischen Methoden

Die radiologische Basisuntersuchung der Thoraxorgane ist die Übersichtsaufnahme in 2 Ebenen. Sie soll möglichst beim stehenden Patienten in tiefer Inspiration angefertigt werden; jedoch muss man, wenn es dem Patienten schlecht geht, oft auch mit Aufnahmen im Sitzen, im Liegen und in Atemmittellage vorlieb nehmen. Sowohl das Ergebnis dieser Übersichtsaufnahme als auch die klinische Verdachtsdiagnose entscheiden darüber, welche radiologischen Zusatzmethoden zur Anwendung kommen. In der klinischen Praxis werden diese Methoden etwa in folgender Reihenfolge abnehmender Häufigkeit eingesetzt: rotierende Durchleuchtung → CT (bzw. Tomografie) → Szintigrafie → MRT → Angiografie → Sonografie → Bronchografie. Es kennzeichnet das Wissen, die Erfahrung und das Geschick des Arztes, wie er die verschiedenen Methoden sinnvoll kombiniert.

Befundung

Ähnlich wichtig wie die Wahl und die korrekte Durchführung einer Untersuchung ist ihre sorgfältige und verantwortungsbewusste Auswertung. Dabei haben sich 5 Schritte als nützliche Strategie erwiesen, die im Englischen durch die 5 „D"s (**D**etect, **D**escribe, **D**iscuss, **D**ifferential Diagnosis, **D**ecide) beschrieben werden.

5 Schritte der Befundung
- Detektion
- Deskription
- Diskussion
- Differenzialdiagnose
- Diagnose

1. *Detektion (entdecken):* Um pathologische Veränderungen nicht zu übersehen, sollten die einzelnen Strukturen des Thorax in einer streng einzuhaltenden Reihenfolge analysiert werden (z. B. Skelett- und Weichteile der Thoraxwand, Zwerchfell, Pleura, Lungen-, Unter-, Mittel- und Oberfelder im Seitenvergleich, Hilusstrukturen, Herz, große Gefäße und Mediastinum).
2. *Deskription (beschreiben):* Finden sich anomale Verschattungen oder Transparenzerhöhungen, werden diese beschrieben und einem der in Kapitel 15 aufgelisteten radiologischen Muster zugeordnet.
3. *Diskussion:* Da die radiologischen Muster oft fließend ineinander übergehen, sollte die getroffene Zuordnung hinterfragt und die Möglichkeit anderer Muster erwogen werden.
4. *Differenzialdiagnose:* Es hat sich der sog. „Gamut Aproach" bewährt (Reeder u. Felson 2003). Ähnlich wie beim Üben einer Tonleiter (= Gamut) jeder Ton bewusst zum Klingen gebracht wird, so sollte bei der Befundung jede mögliche Interpretation eines Musters erwogen werden. Mindestens sollten aber folgende Erkrankungsgruppen bedacht werden:

Differenzialdiagnostisch zu bedenkende Krankheitsgruppen (Akronym: *MEDISTADT.*)
- **M**issbildung
- **E**ntzündung
- **D**egeneration
- **I**diopathisch
- **S**toffwechsel
- **T**umor
- **A**ngiopathie
- **D**ysfunktion
- **T**rauma

5. *Diagnose:* Das Ziel der radiologischen Untersuchung und Beurteilung ist es, die endgültige Diagnose zu stellen und die Fragen des überweisenden Arztes zu beantworten. Oft gelingt dies nur unter Zuhilfenahme klinischer Daten. Gar nicht so selten muss man sich sogar damit begnügen, einige nach ihrer Wahrscheinlichkeit gereihte Differenzialdiagnosen als abschließende Beurteilung der radiologischen Untersuchung anzugeben.

Röntgenuntersuchung

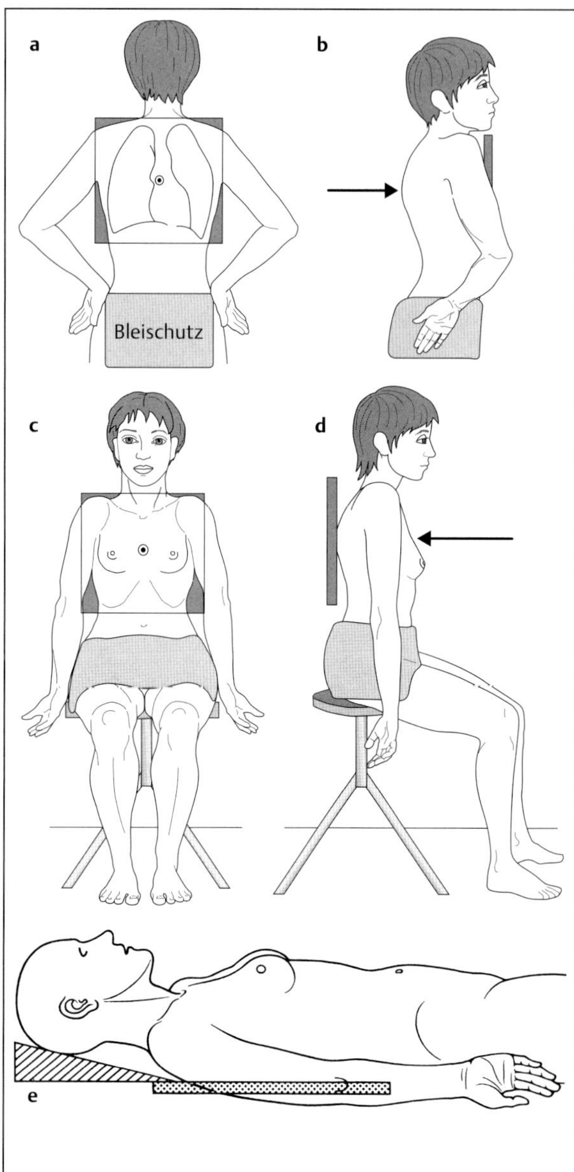

Abb. 1.**1 a–e** **Thoraxaufnahme im sagittalen Strahlengang.**
a u. **b** Stehaufnahme p.–a.
c u. **d** Sitzaufnahme a.–p.
e Liegeaufnahme a.–p.

Thorax im sagittalen Strahlengang (p.–a., a.–p.)

Der stehende Patient lehnt sich mit der Brust gegen das Rasterwandgerät (Abb. 1.**1 ab**). Um die Schulterblätter herauszudrehen, sind die Handrücken in die Hüfte gestützt und die Ellbogen so weit wie möglich nach vorn gedreht. Schwache Patienten können die Arme zum besseren Halt um das Wandstativ legen.

Der Patient trägt Bleikurzschürzen vorn und hinten. Der obere Kassettenrand liegt in Höhe des 7. Halswirbelkörpers, und es werden je nach Größe des Patienten Filmformate von 35 × 35 bzw. 40 × 40 cm verwendet. Mit dem Lichtvisier wird der Strahlenkegel seitlich auf die Hautgrenze der unteren Rippen eingeblendet (Schlungenbaum 1979, Möller u. Reif 2000).

Ausgelöst wird die Aufnahme in Atemstillstand nach tiefer Inspiration; der Film-Fokus-Abstand beträgt z. B. 185 cm, die Belichtungsparameter sind 125 kV und etwa 5 mAs, wobei heute meist eine Belichtungsautomatik verwendet wird.

Geht es einem Patienten schlecht, so wird er, wenn möglich, im Sitzen am Wandstativ mit anterior–posteriorem (a.–p.) Strahlengang geröntgt (Abb. 1.**1 c** u. **d**). Ist er bettlägerig, so erfolgt die Aufnahme in Rückenlage, wobei ebenfalls die Schulterblätter durch Innenrotation der Arme herausgedreht werden (Abb. 1.**1 e**). Die technischen Parameter der Röntgenthoraxaufnahme sind in Tab. 1.**1** dargestellt.

Merkmale einer technisch einwandfreien Aufnahme im sagittalen Strahlengang (Stender 1981)

- Das Thoraxskelett ist ohne Drehfehler abgebildet, wenn sich der Processus spinosus des 3. Brustwirbelkörpers in die Mitte zwischen die Sternoklavikulargelenke projiziert
- Die Innenränder der Schulterblätter bilden sich außerhalb des knöchernen Brustkorbs ab bzw. berühren die lateralen Rippenanteile
- Die Thoraxorgane sind vollständig abgebildet, wenn sowohl die Halsorgane als auch beide Sinus phrenicocostales sichtbar sind
- Die Aufnahme wurde in tiefer Inspiration gemacht, wenn sich die Zwerchfellkuppe kaudal vom dorsalen Anteil der IX. Rippe projiziert
- Die Belichtung ist ausreichend kurz, wenn Herz, Zwerchfell und große Lungengefäße scharf konturiert sind
- Eine Überbelichtung ist ausgeschlossen, wenn die Gefäßschatten im randnahen Lungenanteil zu erkennen sind
- Eine Unterbelichtung ist ausgeschlossen, wenn die größeren Unterlappengefäße links und die Brustwirbelsäule im Herzschatten eben noch sichtbar sind

Seitliche Röntgenaufnahme

Der mit einem Bleigummischurz versehene Patient steht seitlich mit gehobenen Armen am Wandstativ. Der Zentralstrahl trifft den Körper handbreit unter der Achselhöhle (Abb. 1.**2 ab**).

Die Aufnahme erfolgt in tiefer Inspirationsstellung bei einem Film-Fokus-Abstand von 150–200 cm und einem Filmformat von 30×40 oder 35×35 cm mit 125 kV und etwa 8 mAs bzw. mit Belichtungsautomatik.

Der schwache Patient wird im Sitzen geröntgt (Abb. 1.**2 c** u. **d**) oder, wenn nicht anders möglich, in Seitenlage, wobei der Kopf abgestützt wird, die Arme nach oben und vorn gezogen werden und die Beine zur besseren Fixierung leicht angewinkelt sind (Abb. 1.**2 e**).

Merkmale der technisch einwandfreien seitlichen Aufnahme

- Alle Lungenabschnitte sind abgebildet
- Die Aufnahme ist nicht verdreht, wenn sich die rechten und linken dorsalen Rippengrenzen aufeinander projizieren
- Die Arme projizieren sich nicht auf die Lungenstruktur
- Die Aufnahme wurde nicht überbelichtet, wenn die Lungengefäße auch im Retrokardialraum gut differenzierbar sind
- Die Aufnahme wurde nicht unterbelichtet, wenn die großen pulmonalen Gefäße auch in Projektion auf den Herzschatten zu erkennen sind

Tabelle 1.1 Technische Parameter der Röntgenthoraxaufnahme (nach Zimmer-Brossy).

Aufnahmeart	Rastertechnik, Wandstativ
Belichtungsautomatik	
• p.–a.	rechtsseitliche Kammer
• seitlich	mittlere Kammer
Filmformat	40×40 cm (30×40, 35×35 cm)
Film-Folien-System	Empfindlichkeitsklasse 400 (200)
Fokus-Film-Abstand	150–200 cm
Aufnahmespannung	110–150 kV
Belichtung	
• p.–a.	<20 ms
• seitlich	<40 ms
Streustrahlenraster	r/2(8)

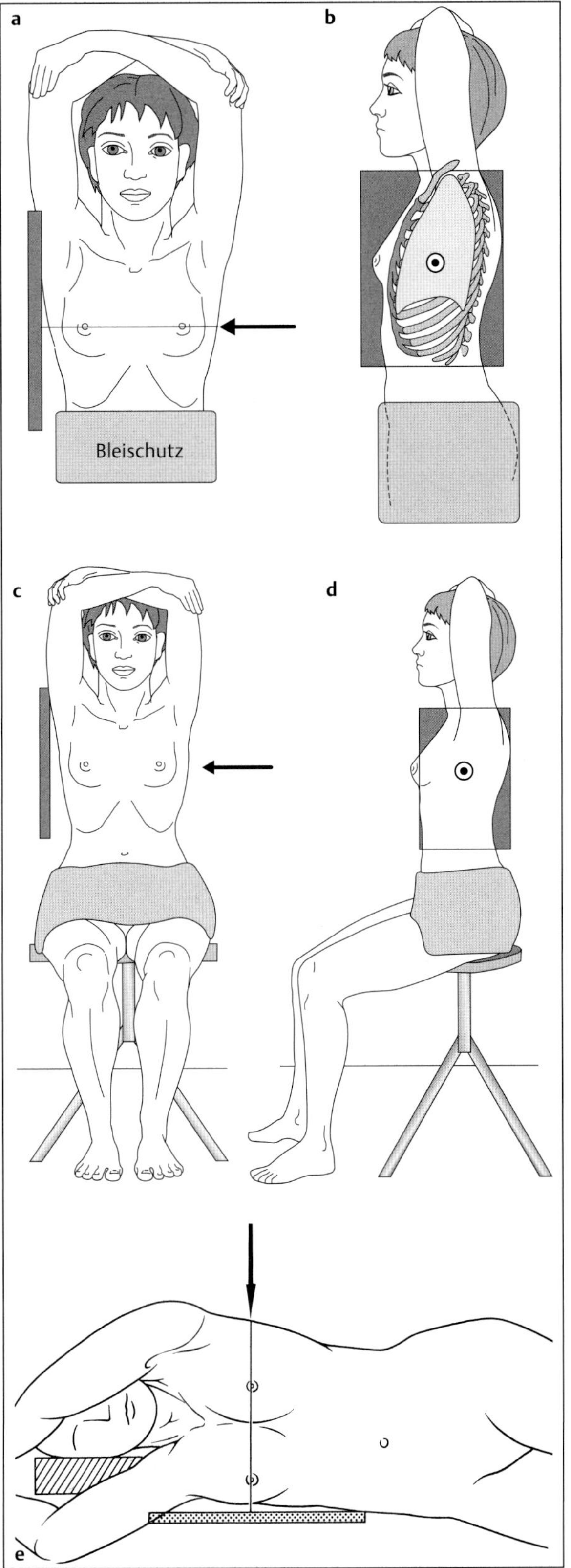

Abb. 1.**2 a–e** **Thoraxaufnahme seitlich.**
a u. **b** Stehaufnahme seitlich.
c u. **d** Sitzaufnahme seitlich.
e Liegeaufnahme seitlich.

Schrägaufnahmen des Thorax

Der Patient dreht seine Frontalebene um 45° zur Filmebene und berührt das Rasterwandgerät entweder mit der rechten Brust (1. schräger Durchmesser, Fechterstellung; Abb. 1.**3a**) oder mit der linken Brust (2. schräger Durchmesser, Boxerstellung; Abb. 1.**3b**). Inspirationsstellung, Filmformat, Fokus-Film-Abstand und Belichtungsparameter entsprechen im Übrigen der posterior–anterioren (p.–a.) Aufnahme.

Lungenspitzenaufnahme a.–p. (Lordoseaufnahme)

Der Patient steht etwa 4 cm vor dem Rasterwandstativ und beugt seinen Oberkörper weit nach hinten, um mit den Schultern das Stativ zu berühren. Die Röhre hat einen Fokus-Film-Abstand von 100 cm und ist kaudokranial um 35–45° geneigt. Der Zentralstrahl trifft das Manubrium sterni und die Kassettenmitte (Abb. 1.**4**).

Die technisch einwandfreie Aufnahme zeigt die Lungenspitzen ohne Überlagerung durch die Schlüsselbeine, die sich oberhalb der Lungenspitze auf dem oberen Filmdrittel abbilden.

Durchleuchtung

Die Durchleuchtung ist eine wertvolle Ergänzung der Übersichtsaufnahme, da sie die dynamischen Vorgänge erfasst und pathologische Veränderungen sicherer lokalisieren lässt. Sie kann aber die Übersichtsaufnahme nicht ersetzen, da diese eine wesentlich bessere Detailauflösung besitzt.

Die Untersuchung beginnt mit einer Übersichtsdurchleuchtung im a.–p. oder p.–a. Strahlengang mit maximal geöffneter Blende. Dabei wird die Atembeweglichkeit des Zwerchfells und der Thoraxwand im Seitenvergleich erfasst. Dazu muss der Patient tief ein- und ausatmen, er muss husten und schneuzen, er muss gegen die geschlossene Stimmritze pressen und damit den intrathorakalen Druck erhöhen (Valsalva-Versuch), und er muss schließlich versuchen, bei zugehaltener Nase zu inspirieren, und damit den intrathorakalen Druck senken (Müller-Versuch).

Bei der Übersichtsdurchleuchtung wird auch die Pulsation des Herzes, der großen Lungengefäße und der Aorta beobachtet.

Es folgt eine detailliertere Untersuchung mit kleinstmöglicher Blende. Dabei betrachtet man systematisch die Ober-, Mittel- und Unterfelder, die Zwerchfellkuppen, die Hilusstrukturen und das Herz. Gleichzeitig wird der Patient gedreht, sodass von den physiologischen und pathologischen Strukturen ein räumlicher Eindruck gewonnen wird.

Schrägaufnahme, Lordoseaufnahme und Durchleuchtung haben in Instituten, die über ein CT verfügen, jedoch an Bedeutung verloren.

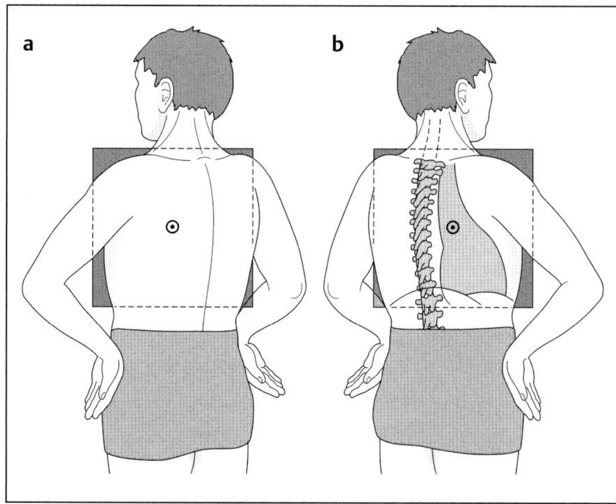

Abb. 1.**3a** u. **b** **Schrägaufnahme.**
a Erster Schrägdurchmesser (Fechterstellung).
b Zweiter Schrägdurchmesser (Boxerstellung).

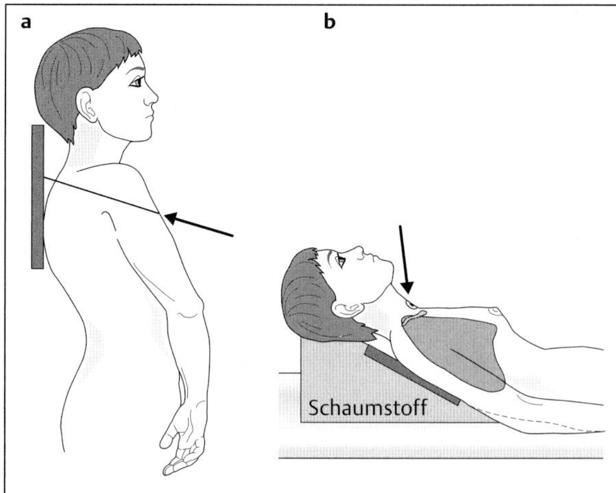

Abb. 1.**4a** u. **b** **Lungenspitzenaufnahmen.**
a Stehend.
b Liegend.

Streustrahlenraster

Die im Körper des Patienten entstehenden und den Bildkontrast verschlechternden Streustrahlen können durch Raster reduziert werden. Man unterscheidet:

- *Fokussierte Schwingraster*, die am Bucky-Arbeitsplatz verwendet werden. Sie sind auf die Divergenz des Primärstrahlenbündels fokussiert (Abb. 1.**5 a**). Da sich das Raster während der Belichtung bewegt, sind die Rasterlamellen nicht sichtbar. Vor allem 2 Konstellationen können zu Fehlbelichtungen führen:
  a. *Defokussierung:* Wird der notwendige Fokussierabstand zwischen Raster und Röhre nicht eingehalten, bedeutet dies eine Unterbelichtung der seitlichen Bildpartien (Abb. 1.**5 b**).
  b. *Dezentrierung:* Ist der Zentralstrahl nicht auf die Mitte des Rasters gerichtet (was z. B. auch bei einer Dejustierung des Lichtvisiers vorkommen kann), wird der Film asymmetrisch geschwärzt (Abb. 1.**5 c** u. Abb. 1.**6**).
- *Stehraster* mit parallel ausgerichteten Lamellen werden für Aufnahmen im Bett verwendet. Bei der oft schwierigen Lagerung des Patienten kommt es nicht selten vor, dass das Raster verkippt ist. Auch dann wird der Film asymmetrisch belichtet, weil sich die Lamellen am einen Rand entsprechend der Strahlendivergenz ausrichten und sich am anderen Rand den Strahlen quer entgegen stellen (Abb. 1.**7**). Im Übrigen sind auf Bildern mit Stehraster bei genauer Betrachtung (evtl. mit einer Lupe) immer auch die Rasterlamellen zu erkennen.

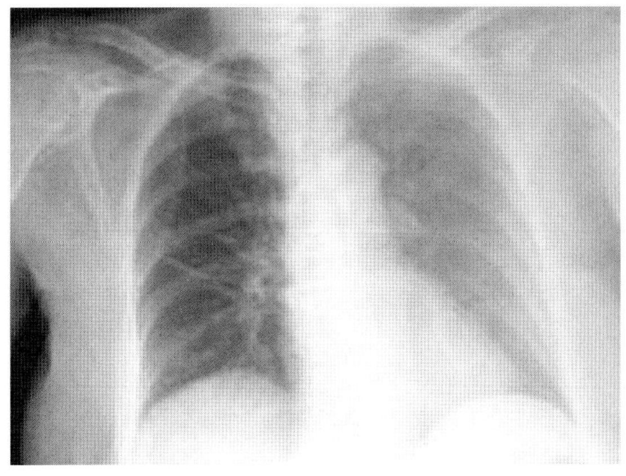

Abb. 1.**6** **Asymmetrische Belichtung durch Rasterkippung.** Beachte die Transparenzminderung sowohl der Lunge als auch der Weichteile links.

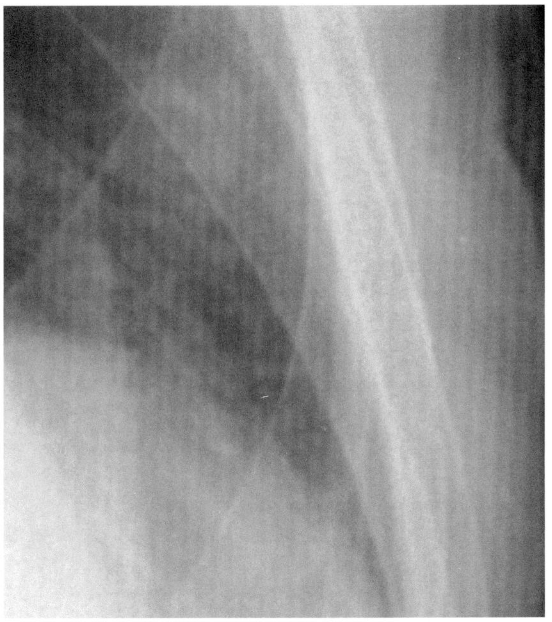

Abb. 1.**7** **Stehraster für Bettaufnahme.** Beachte die vertikalen Schatten der Lamellen.

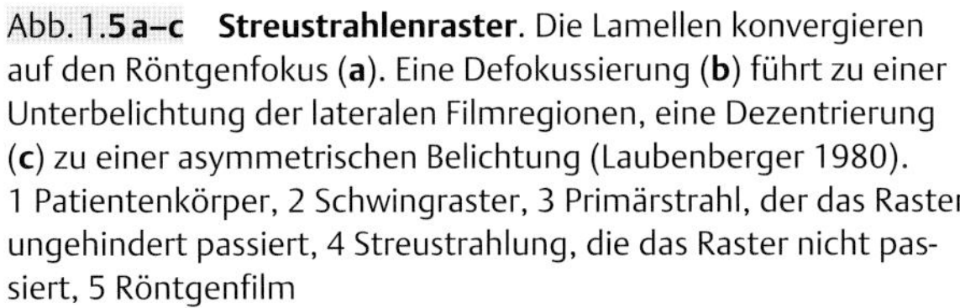

Abb. 1.**5 a–c** **Streustrahlenraster.** Die Lamellen konvergieren auf den Röntgenfokus (**a**). Eine Defokussierung (**b**) führt zu einer Unterbelichtung der lateralen Filmregionen, eine Dezentrierung (**c**) zu einer asymmetrischen Belichtung (Laubenberger 1980).
1 Patientenkörper, 2 Schwingraster, 3 Primärstrahl, der das Raster ungehindert passiert, 4 Streustrahlung, die das Raster nicht passiert, 5 Röntgenfilm
▽

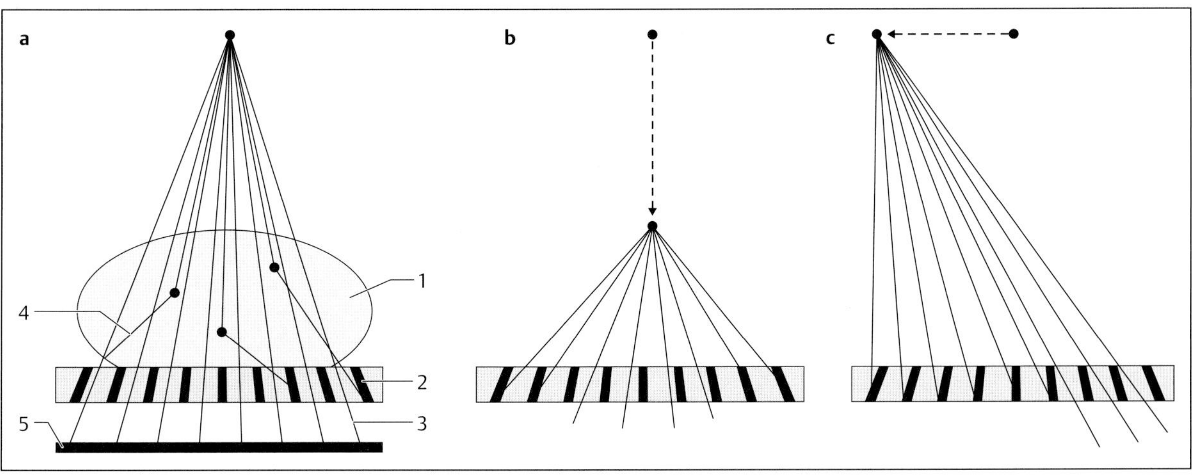

Normalbefund der Thoraxröntgenaufnahme

Beurteilt man eine Thoraxröntgenaufnahme (Abb. 1.**8** u. Abb. 1.**9**), so sollte man stets systematisch vorgehen und nacheinander die Strukturen folgender Thoraxbereiche betrachten, analysieren und beschreiben:

- Brustwand
- Zwerchfell
- Pleura
- Lungen
- Mediastinum

Auch hier sollen deshalb die Regionen in dieser Reihenfolge abgehandelt werden.

Strukturen der Thoraxwand

Skelett der Thoraxwand

Zum Skelett der Thoraxwand gehören Rippen, Wirbelsäule, Skapula, Klavikula und Sternum.

Rippen

Die Rippen verlaufen in ihren dorsalen Partien fast horizontal und ziehen dann ventral von außen oben schräg nach unten innen, wo sie in den Knorpel übergehen, der röntgenologisch nicht sichtbar ist. Die dorsalen Rippenanteile sind dichter, da sie im anatomischen Querschnitt fast rund sind, während die ventralen Rippen abgeplattet flach und damit radiotransparenter sind. Oft sind die Rippen dorsal an der Unterkante unscharf konturiert, was durch die Abflachung des Knochens am Sulcus subcostalis zustande kommt. Die ventralen Rippenknorpel sind beim älteren Menschen oft fleckig verkalkt.

Auf der Seitenaufnahme projizieren sich die dorsalen Rippenpartien hinter die Wirbelkörper, und die seitlichen Partien sind als kontrastarme, schräg nach unten und vorn laufende Bandschatten zu erkennen.

Wirbelsäule

Die Wirbelsäule ist auf der gut belichteten Aufnahme bis in den Herzschatten hinein zu verfolgen. Auf der p.–a. Aufnahme sind die Wirbelkörper, die Bogenwurzeln, die Dornfortsätze und die Seitenfortsätze zu identifizieren, während auf der Seitenaufnahme zusätzlich die Processus articulares superiores und inferiores abgegrenzt werden können.

Skapula

An der Skapula sind die Margo medialis und lateralis, der Angulus inferior, die Spina scapulae und der Processus coracoideus zu erkennen. Auf der Seitenaufnahme projizieren sich die tangential getroffenen Schulterblätter als vertikale dichte Streifen auf die Wirbelsäule, und die Verbindung zu den nach oben und vorn gestreckten Oberarmen ist meist auszumachen.

Schlüsselbeine

Die Schlüsselbeine ziehen vom Akromioklavikulargelenk horizontal über die Lungenfelder zum Sternoklavikulargelenk. Am sternalen Ende findet sich oft an der Unterkante eine Grube durch den Ansatz des Lig. costoclaviculare (Fossa rhomboidea).

Sternum

Vom Sternum ist auf der a.–p. Aufnahme meist nur das Manubrium und ein Teil des Korpus sowie die Articulationes sternoclaviculares abzugrenzen. Auf der Seitenaufnahme stellen sich die Kortikalisplatten deutlicher dar, und die Synchondrose zwischen Manubrium und Corpus sterni, der Angulus Ludovici, ist zu erkennen. Im Normalfall ist das Sternum nach vorn leicht konvex, bei der Trichterbrust (Pectus excavatus) hingegen ist es im Korpusanteil nach dorsal konvex und projiziert sich hinter die ventralen Rippengrenzen; bei der Hühnerbrust (Pectus carinatus) ist das Sternum nach ventral gebuckelt bzw. gewinkelt. (s. Abb. 13.**1**.)

Weichteile der Thoraxwand

Die Weichteile bilden die Kontur der Thoraxwand, sie können sich aber auch als Verdichtungsstrukturen und Grenzlinien auf die intrathorakalen Organe projizieren (Abb. 1.**10** u. Abb. 1.**11**).

Hautfalten

Hautfalten zeigen sich beim kachektischen Patienten besonders auf Liegeaufnahmen. Es sind schmale vertikale Verdichtungslinien; im Vergleich zur haardünnen Linie eines Pneumothorax, mit der sie gelegentlich verwechselt werden können, sind sie etwas breiter und ziehen über die Lungengrenzen hinaus bis in die Weichteile der Thoraxwand.

Mammaschatten

Der Mammaschatten vermindert die Transparenz der Lungenunterfelder. Die Mamillen können kleine Rundherde vortäuschen, die auch manchmal seitendifferent abgebildet sind. Voluminöse Mammae haben eine deutliche kaudal-konvexe Kontur, die im lateralen Bereich leicht konkav verläuft und in die vordere Axillarlinie übergeht.

Axillarfalten

Die hintere und die vordere Axillarfalte sind nach kaudal konkav konturiert, und die Grenzlinie kann sich auf die Lunge projizieren und gelegentlich einen Pneumothorax vortäuschen. Besonders bei mageren Patienten ist oft noch eine 3., nach kaudal konkave Kontur zu erkennen, die der Achselhöhle entspricht (s. Abb. 1.**10**).

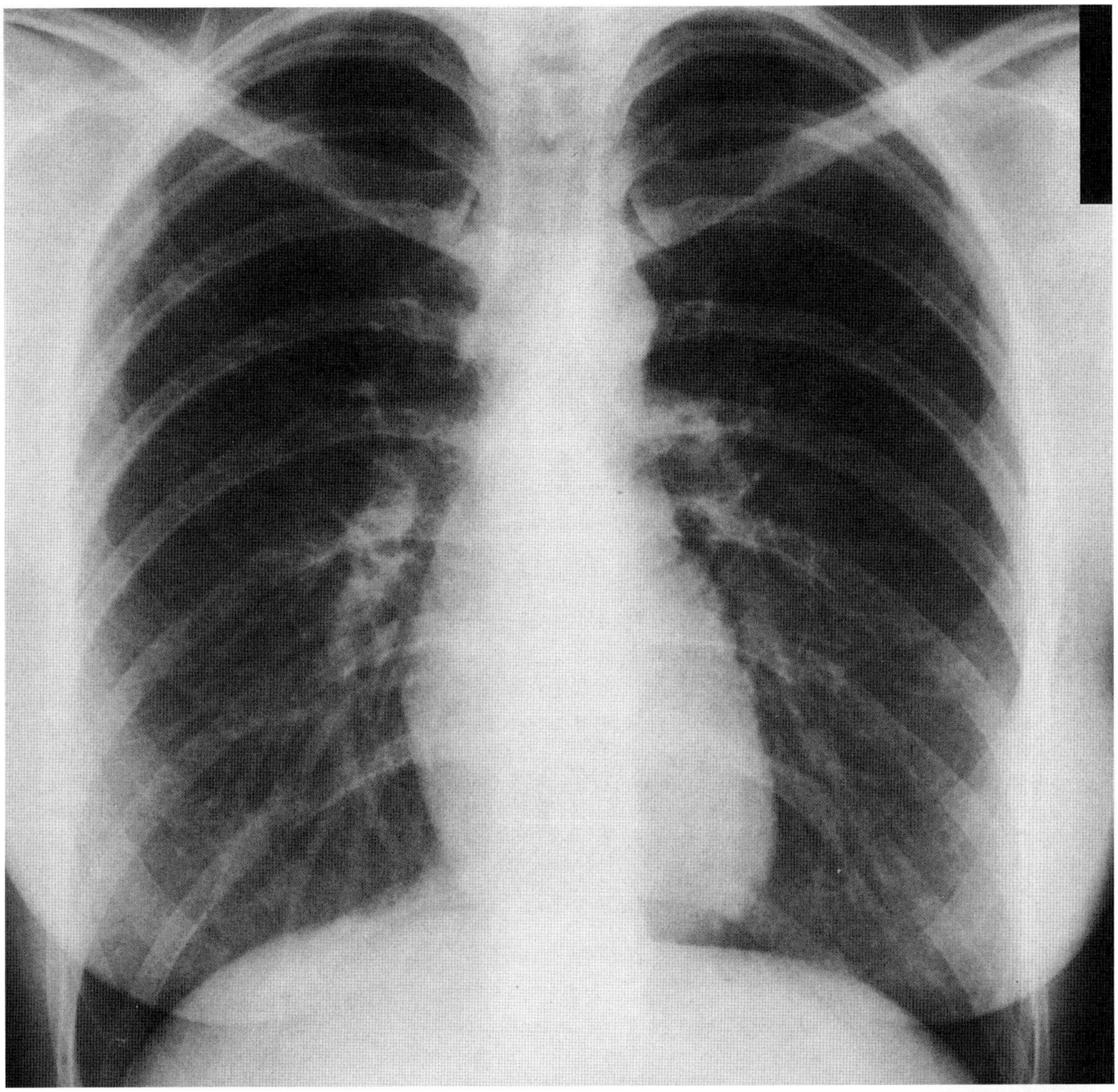

Abb. 1.**8** **Thorax p.–a.**
1 Trachea
2 rechter Hauptbronchus
3 linker Hauptbronchus
4 Skapula
5 Klavikula
6 Manubrium sterni
7 V. azygos
8 Aortenbogen
9 linke Pulmonalarterie
10 Vorhofbogen des linken Herzes
11 Ventrikelbogen des linken Herzes
12 rechter Vorhof
13 Unterlappenarterien
14 Sinus phrenicocostalis lateralis
15 Mamma

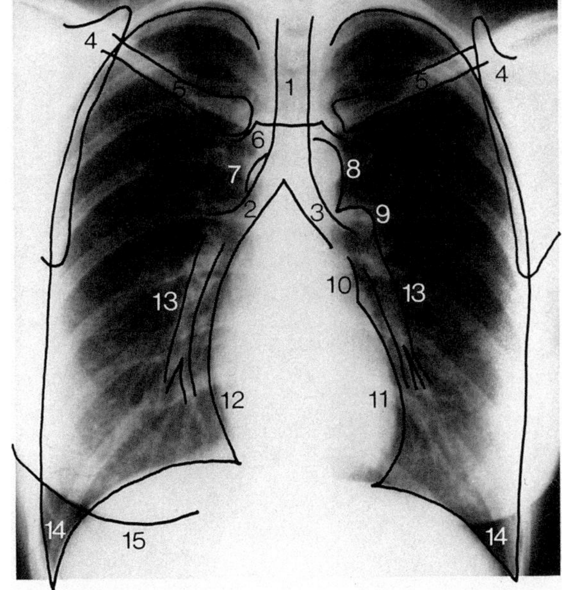

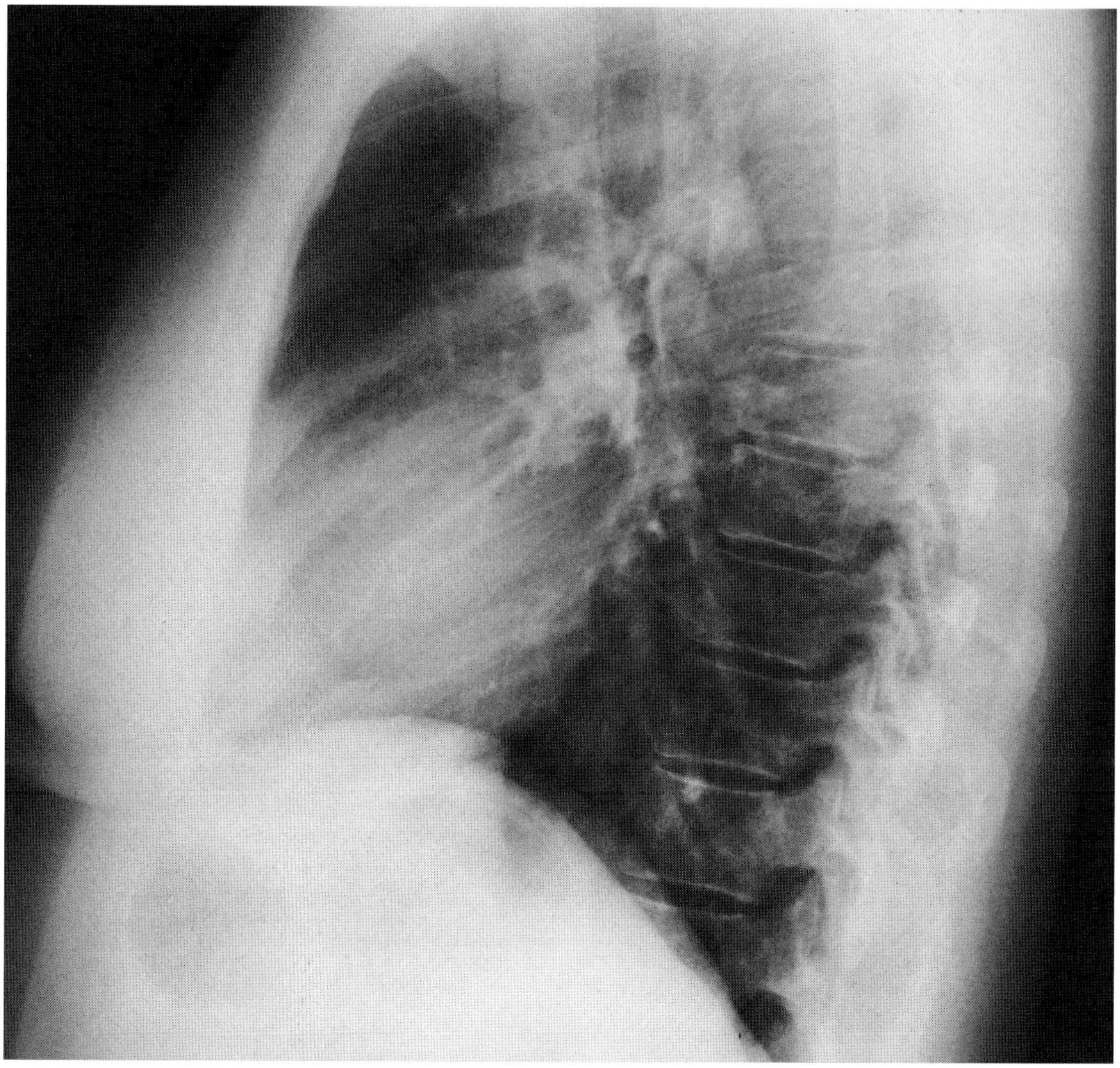

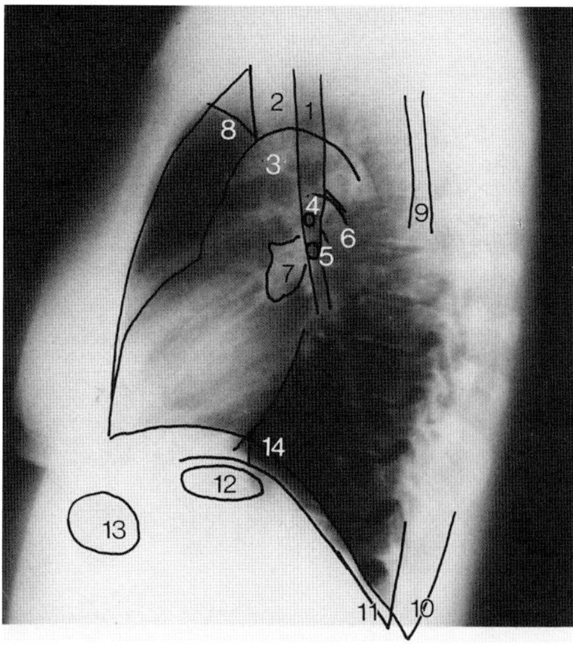

Abb. 1.**9** **Thorax seitlich.**

1 Trachea
2 prätracheales Gefäßband
3 Aortenbogen
4 Oberlappenbronchus rechts
5 Oberlappenbronchus links
6 linke Pulmonalarterie
7 rechte Pulmonalarterie im prätrachealen Oval
8 Axillarfalte
9 Skapula
10 Sinus phrenicocostalis dorsalis, rechts (weil das dazugehörige Zwerchfell bis zum Sternum sichtbar ist)
11 Sinus phrenicocostalis dorsalis, links (weil das dazugehörige Zwerchfell zum Herzschatten zieht)
12 Magenblase
13 Colon transversum
14 V. cava inferior

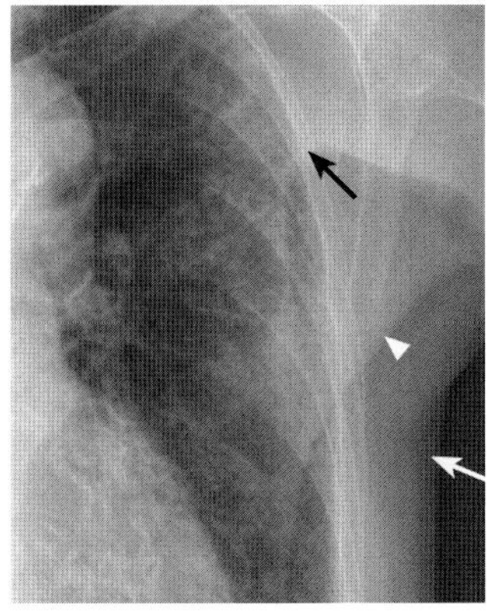

Abb. 1.10 **Axillarfalten.** Hintere Axillarfalte (weißer Pfeil), vordere Axillarfalte (Pfeilspitze), Axillahöhle (schwarzer Pfeil).

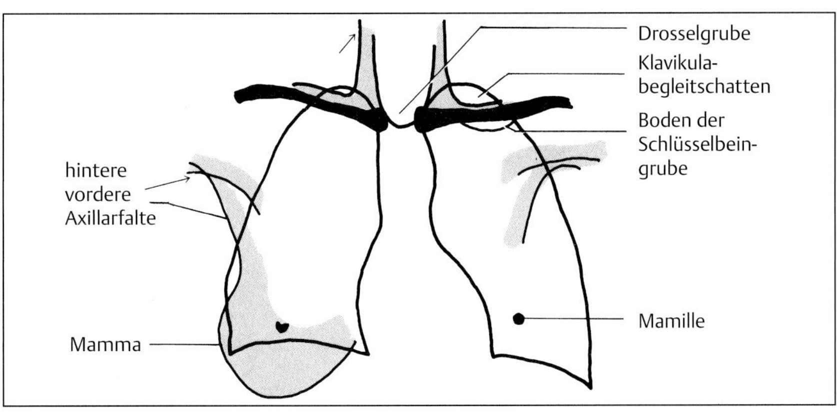

Abb. 1.11 **Weichteilschatten der Brustwand.**

Klavikulabegleitschatten

An der Oberkante der Klavikula bildet sich ein schmaler Weichteilstreifen ab, der der in diesem Bereich tangential getroffenen Haut entspricht (Abb. 1.**11** u. 1.**12**).

Musculus sternocleidomastoideus

Der M. sternocleidomastoideus ist eine fast senkrecht verlaufende, nach lateral scharf begrenzte Verdichtung am Hals, die unten bogig in den Klavikulabegleitschatten übergeht (s. Abb. 1.**12**).

Schlüsselbeingrubenlinie

Die Schlüsselbeingrubenlinie wird nur bei mageren Menschen sichtbar und projiziert sich dann als feine, horizontal verlaufende Haarlinie auf die Klavikula oder kaudal von ihr (Bohlig 1975). Gegen einen apikalen Pneumothorax kann sie differenziert werden, da sie über die Lunge hinaus weiter nach lateral zieht (s. Abb. 1.**11**).

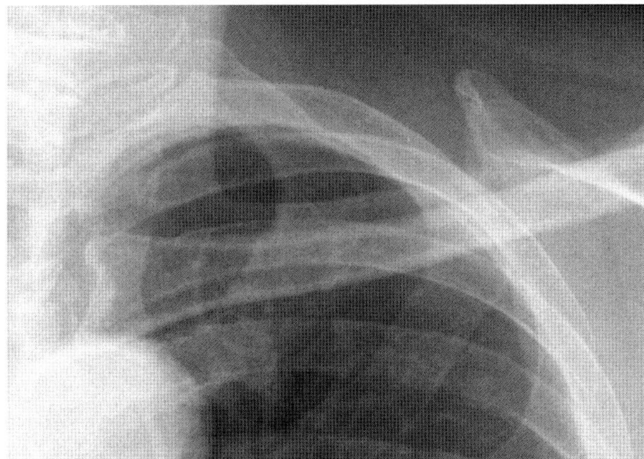

Abb. 1.12 **Klavikulabegleitschatten (tangential getroffene Haut über der Klavikula) und vertikaler Schatten des M. sternocleidomastoideus.**

Drosselgrube (Jugulum)

Beim mageren Menschen sind die beiden Mm. sternocleidomastoidei auch nach medial scharf begrenzt, und ihre Kontur vereinigt sich U-förmig nach unten (Ominsky u. Berinson 1977). Dadurch kann gelegentlich eine Erweiterung der Trachea vorgetäuscht werden (Abb. 1.**11**).

Oberarme

Auf der seitlichen Aufnahme projizieren sich die Weichteile der Oberarme auf die ventroapikalen Lungenanteile. Meist ist sowohl der rechte als auch der linke Oberarm zu sehen, und beide Konturen gehen nach hinten in die hintere Axillarfalte über (Uthgenannt 1975).

Zwerchfell

Das Zwerchfell schließt als Muskelplatte den Thoraxraum nach unten ab. Es ist zur Lunge hin leicht gewölbt, sodass der Winkel zwischen Thoraxwand und Zwerchfell beim gesunden Menschen auch in Inspiration spitzwinklig ist. Diese Winkel begrenzen das Lungengewebe und sind deshalb auf der p.–a. Aufnahme seitlich und auf der seitlichen Aufnahme ventral und dorsal gut sichtbar (Sinus phrenicocostales laterales und dorsales). Auch der Winkel zwischen Zwerchfell und Herz (Sinus phrenicocardialis) ist meist spitz. Bei tiefer Inspiration wird das Zwerchfell so weit nach unten gedrängt, dass die X. Rippe im rechten kardiophrenischen Sinus sichtbar wird. Bei der Exspiration steigt die Zwerchfellkuppel um 3–7 cm nach kranial.

Die rechte Zwerchfellhälfte kann bis zu 4 cm höher als die linke stehen. Die kaudale Fläche des Zwerchfells ist nicht sichtbar, es sei denn, sie grenzt links an eine große Magenblase oder rechts an die Luft zwischen Leber und Zwerchfell, was beim Pneumoperitoneum und bei der Koloninterposition zwischen Zwerchfell und Leber (Chilaiditi-Syndrom) vorkommt.

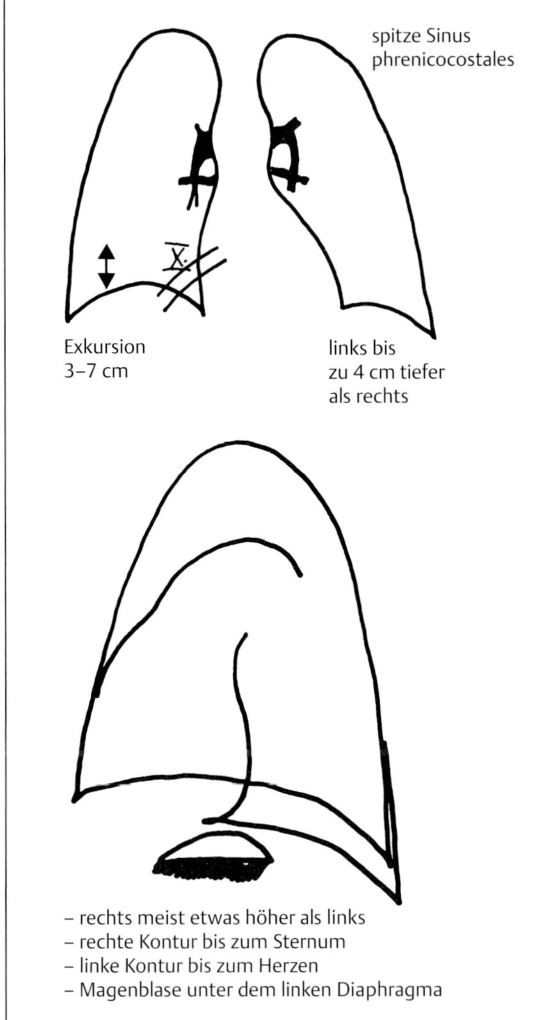

Abb. 1.**13** **Röntgenmorphologie der Zwerchfellkuppen.**

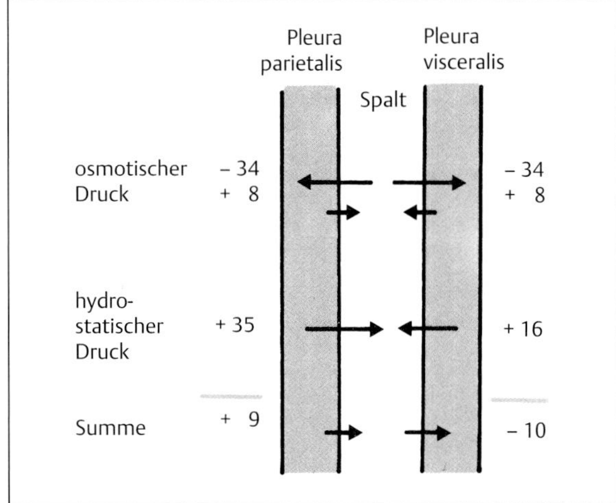

Abb. 1.**14** **Hydrostatischer und onkotischer Druck in den Pleurablättern.**

Als Normvariante kann die sonst glatt durchgezogene Zwerchfellkontur gewellt sein bzw. im Sinus phrenicocostalis lateralis einen stufenförmigen Aspekt bieten, der sich durch einzelne Muskelstränge erklärt. Diese Veränderung findet sich besonders beim Emphysem.

Ist der Abstand zwischen Lungenuntergrenze und Magenblase größer als 1 cm, kann ein pathologischer Prozess, wie z. B. ein subpulmonaler Erguss, vermutet werden.

Auf der Seitenaufnahme kann man den linken vom rechten Zwerchfellbogen daran unterscheiden, dass der linke meist etwas tiefer steht, dass unter ihm die Magenblase lokalisiert ist und dass seine Kontur nur bis zum Herzschatten zieht, während die Kontur des rechten Herzes bis zum Sternum reicht (Meschan 1975; Abb. 1.**13**).

Pleura

Anatomie und Physiologie

Das Brustfell besteht aus 2 Blättern:

- Die Pleura parietalis tapeziert die Brusthöhle aus und ist mit Brustwand, Zwerchfell und Mediastinum verwachsen.
- Die Pleura visceralis umgibt die Oberfläche der Lunge und geht am Hilus in die Pleura parietalis über.

Zwischen den beiden Blättern besteht ein kapillärer Spaltraum, in dem ein Flüssigkeitsfilm die Verschiebung der beiden Blätter gegeneinander ermöglicht (Black 1972).

Das Haften der Blätter wird von einem Unterdruck in der Pleurahöhle (etwa – 0,5 kPa = –5 cm H_2O) ermöglicht, der der Retraktionskraft des Lungengerüsts entgegenwirkt. Durch das Eigengewicht der Lunge ist dieser Unterdruck beim stehenden Patienten in den apikalen Partien stärker als basal (Fraser u. Paré 1983).

Dieser für die Atemexkursion wichtige Unterdruck wird durch den Einstrom von Serum nicht ausgeglichen, weil die Pleuraflüssigkeit eiweißarm ist und demzufolge der onkotische Sog des angrenzenden Kapillarbluts Flüssigkeit aus dem Pleuraspalt eliminiert. Der Unterdruck wird auch dadurch nicht beeinträchtigt, dass täglich etwa 100 ml Flüssigkeit aus der Pleura parietalis in die Pleura visceralis fließen, was sich durch die unterschiedlich hohen hydrostatischen Drücke in Thoraxwand und Lungenkapillaren erklärt (Abb. 1.**14**).

Röntgenanatomie

Die Pleura umgibt als peripulmonale Pleura den Lungenflügel; als interlobäre Pleura schiebt sie sich zwischen die Lappen und einzelne Segmente (Abb. 1.**15**). Röntgenologisch bildet sich die peripulmonale Pleura nur als Grenzfläche zwischen Lunge und Weichteilen ab. Die interlobäre Pleura wird hingegen oft als Haarlinie direkt sichtbar.

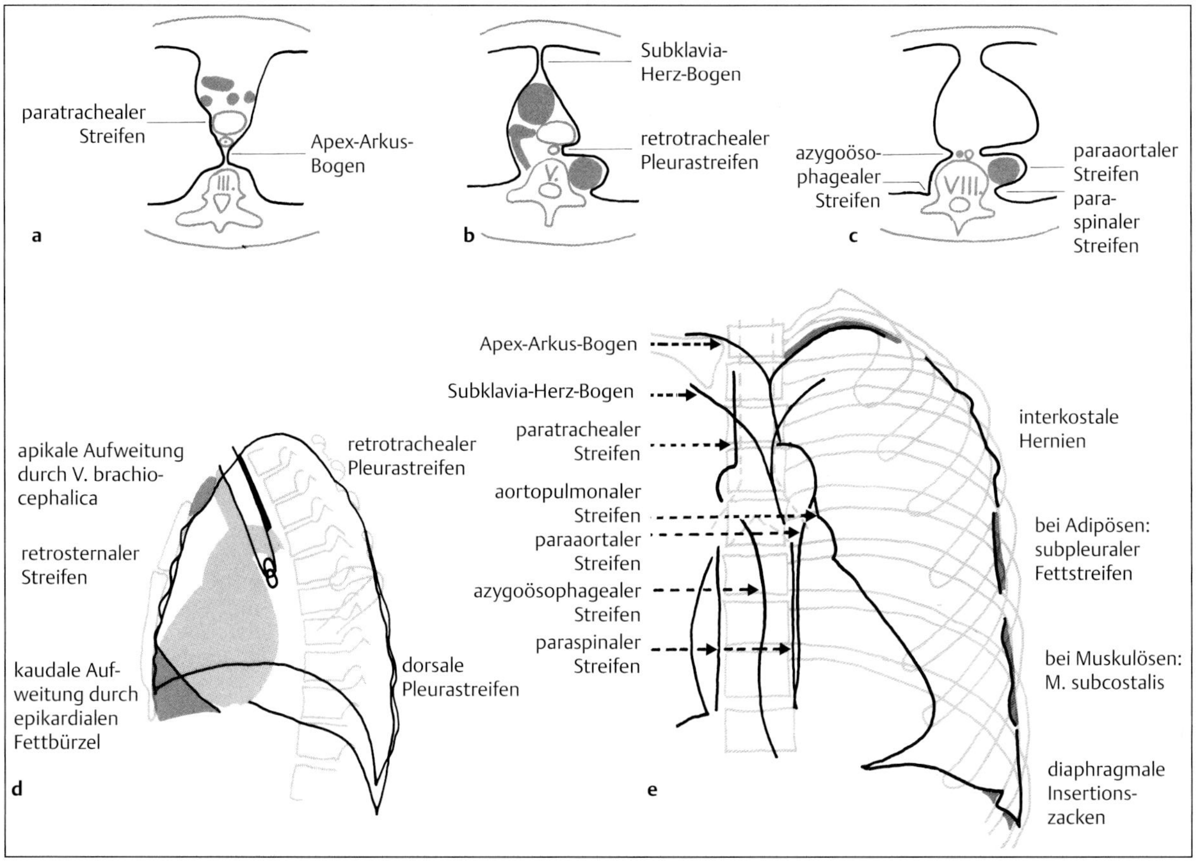

a
paratrachealer Streifen
Apex-Arkus-Bogen
b
Subklavia-Herz-Bogen
retrotrachealer Pleurastreifen
c
azygoösophagealer Streifen
paraaortaler Streifen
paraspinaler Streifen
d
apikale Aufweitung durch V. brachiocephalica
retrosternaler Streifen
kaudale Aufweitung durch epikardialen Fettbürzel
retrotrachealer Pleurastreifen
dorsale Pleurastreifen
e
Apex-Arkus-Bogen
Subklavia-Herz-Bogen
paratrachealer Streifen
aortopulmonaler Streifen
paraaortaler Streifen
azygoösophagealer Streifen
paraspinaler Streifen
interkostale Hernien
bei Adipösen: subpleuraler Fettstreifen
bei Muskulösen: M. subcostalis
diaphragmale Insertionszacken

Abb. 1.**15 a–e** **Pleuraumschlagsfalten.**

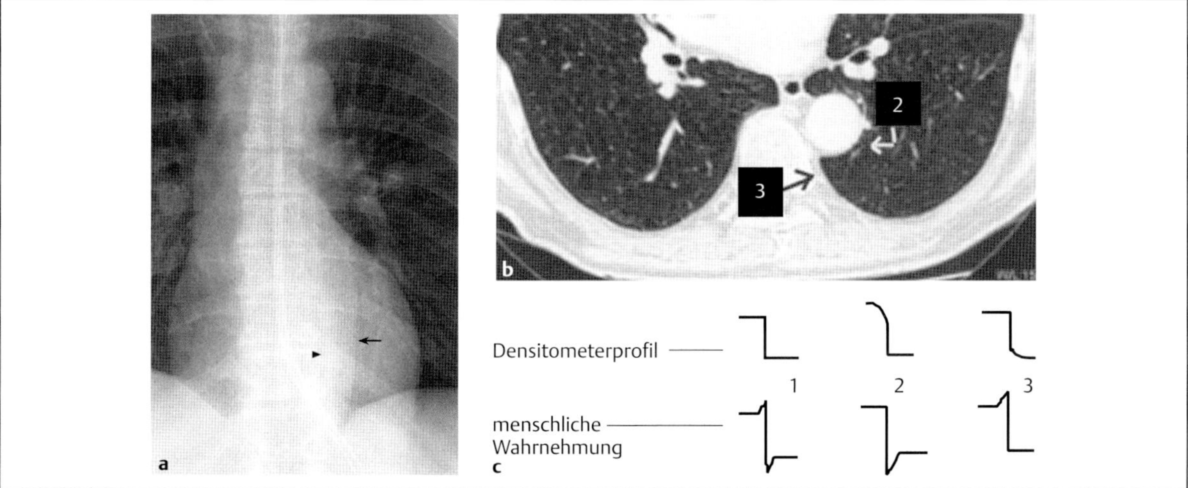

Abb. 1.**16 a–c** **Mach-Effekt**. Auf dem Thoraxbild (**a**) scheint die Aortenkontur von einem dunklen Streifen (Pfeil) und der Paravertebralraum von einem hellen Streifen (Pfeilspitze) begleitet zu sein. Diese optischen Täuschungen entstehen durch Kontrastanhebung in der menschlichen Retina. Grenzen nämlich 2 homogene Flächen unterschiedlicher Helligkeit unmittelbar aneinander (1 in **c**) wird nicht das Densitometerprofil (obere Reihe in **c**) wahrgenommen ,sondern an der Grenze erscheint die helle Fläche noch etwas heller und die dunkle Fläche noch etwas dunkler (untere Reihe in **c**). Hat die helle Fläche einen allmählichen Übergang zur Grenze, so zeigt sich die Kontrastanhebung nur an der dunklen Fläche (2 in **b** u. **c**); hingegen wird ein heller Rand wahrgenommen, wenn sich die dunkle Fläche zur Grenze hin allmählich aufhellt (3 in **b** u. **c**).

Peripulmonale Pleura

Dort, wo die Lunge an die Thoraxwand, das Zwerchfell und das Mediastinum grenzt, ist gelegentlich ein 0,5 mm breiter, dichter Streifen zu sehen. Dieser Streifen entspricht nicht der Pleura, sondern einem Mach-Effekt (Abb. 1.**16**), d. h. einer Scheinwahrnehmung, die im Auge durch die optische Kontrastanhebung entsteht. Davon kann man sich leicht überzeugen, wenn man mit einem Stück Papier die Lunge in der Nachbarschaft des Streifens abdeckt; dann ist auch der Streifen plötzlich nicht mehr sichtbar (Abb. 1.**17**).

Die peripulmonale Pleura hat mehrere röntgenologisch abgrenzbare Segmente (Coussement u. Butori 1978; s. Abb. 1.**15 d** u. **e**).

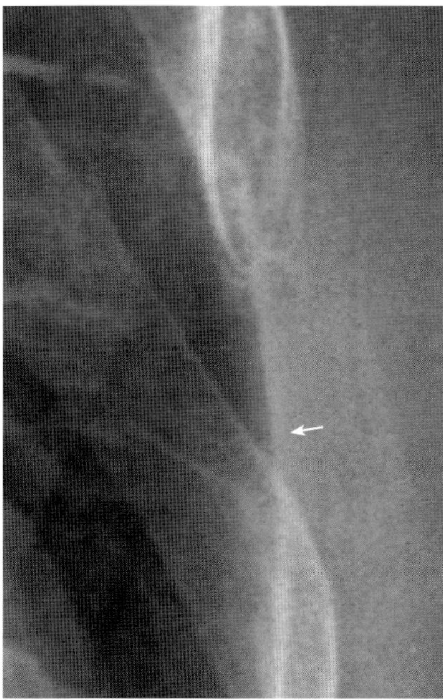

Abb. 1.**17** **Lungen-Weichteil-Grenze.** Die schräg getroffene Lungen-Weichteil-Grenze gibt sich als scheinbar heller Streifen (Mach-Effekt; s. Abb. 1.**16**) zu erkennen.

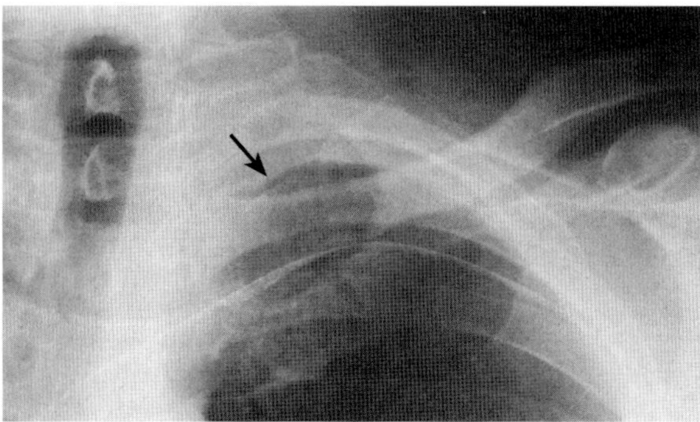

Abb. 1.**18** **Begleitschatten der II. Rippe.** Dieser entspricht der Lungenkuppe bzw. der Grenze zwischen Luft und Weichteilgewebe. Der Katheterverlauf kennzeichnet die V. subclavia.

Begleitschatten der II. Rippe
Die tangential getroffene apikale Pleura bildet sich als 2 mm dicker Streifen an der Unterkante der dorsalen Anteile der II. Rippe ab (Abb. 1.**18**).

Begleitschatten der lateralen Thoraxwand
Die tangential getroffene Pleuralinie ist in der Regel glatt; gelegentlich wölbt sie sich aber in die Interkostalräume vor und ist dann wellig konturiert. Beim adipösen Menschen kann zwischen Rippeninnenkontur und Lungengrenze ein mehrere Millimeter breiter subpleuraler Fettstreifen sichtbar sein, der nicht mit einer Pleuraschwarte oder einem schmalen Pleuraerguss verwechselt werden darf. Gelegentlich heben die subkostalen Muskelstränge die Pleura stufenförmig ab (s. Abb. 1.**15e**).

Basale Pleuraumschlagsfalte
Besonders auf überbelichteten Aufnahmen zieht eine Linie vom tiefsten Punkt des Sinus phrenicocostalis lateralis horizontal nach medial. Sie entspricht der Pleuraumschlagsfalte im Sinus phrenicocostalis dorsalis.

Dorsaler Pleurastreifen
Auf der Seitenaufnahme ist der dorsale Pleurastreifen dort sichtbar, wo die dorsalen Rippen tangential getroffen werden. Der Pleurastreifen zieht nach unten zum Sinus phrenicocostalis dorsalis und schlägt sich aufs Zwerchfell über. Ist auf der Seitenaufnahme das rechte bzw. linke Zwerchfell identifiziert (s. Abb. 1.**13**), so kann die Pleuralinie verfolgt und der rechten bzw. linken Seite zugeordnet werden.

Retrosternaler Streifen (s. Abb. 1.**15d**)
Auf der Seitenaufnahme ist der retrosternale Streifen in seinem oberen Anteil hinter dem Manubrium sterni relativ breit, da sich dort die V. brachiocephalica zwischen Lunge und Sternum schiebt. In seinem mittleren Anteil ist der Streifen schmaler, es können in ihm die rechte und linke vordere Lungengrenze unterschieden werden; die rechte Pleura wölbt sich in die Interkostalräume vor und hat deshalb eine wellige Kontur, oft auch in Superprojektion auf das Corpus sterni. Die linke vordere Pleuragrenze ist infolge des Herzes glatter (Jemelin u. Candardjis 1973 1973). Im basalen Anteil des retrosternalen Streifens schiebt sich zwischen linke vordere Lungengrenze und Thoraxwand oft ein epikardialer Fettbürzel, sodass eine dreieckige retrosternale Verschattung resultiert.

Apex-Arkus-Bogen
In Fortsetzung der Begleitschatten der II. Rippe zieht die Pleura beiderseits nach medial, vereint sich in Höhe des Zwischenwirbelraums Th 3/4 und zieht dann als vertikaler Streifen bis zum Arcus aortae. Insgesamt resultiert ein Y-förmiger Streifen, der der hinteren Pleuraumschlagsfalte entspricht (Abb. 1.**19**; s. auch Abb. 1.**15 e**).

Subklavia-Herz-Bogen
Die vordere Pleuraumschlagsfalte grenzt kaudal an die V. subclavia. Der Bogen hat eine geschwungene Y-Figur,

deren Schenkel an den Unterkanten der Sternoklavikulargelenke entspringen, nach medial und unten laufen, sich vereinigen und bis zum Herz ziehen (s. Abb. 1.**15e** u. Abb. 1.**19**).

Aortopulmonales Fenster

Die mediastinale Region zwischen Aortenbogen und linker A. pulmonalis imponiert normalerweise auf der p.–a. Aufnahme als Konkavität, kann aber durch eine Elongation der Aorta oder aber durch Lymphknotenvergrößerungen obliteriert sein (Hansell et al. 2008).

Azygoösophagealer Streifen

Prävertebral rechts grenzt die Lunge mit der Pleura mediastinalis an die V. azygos und den Ösophagus, und diese Grenzfläche bildet einen fast in der Medianebene nach unten laufenden Streifen (Heitzman 1993; Abb. 1.**20**; s. auch Abb. 1.**15e**). Deformationen dieses Streifens können bei subkarinalen Lymphomen oder Ösophagustumoren vorkommen.

Paravertebraler Streifen

Die am weitesten dorsal gelegenen Lungenpartien legen sich den Wirbelkörpern von der Seite her an. Die in diesem Bereich tangential getroffene Pleura bildet links einen sichtbaren Streifen. Rechts ist dieser Streifen nur vorhanden, wenn er durch pathologische Veränderungen, wie Osteophyten, Hämatome oder Tumoren, verbreitert ist (s. Abb. 1.**15e** u. Abb. 1.**16a**).

Paraaortaler Streifen

Er begleitet die Aorta descendens links. Beim Vergleich von paravertebralen und paraaortalen Streifen zeigt sich ein interessantes optisches Phänomen: Die Aorta grenzt konvexbogig an die Lunge; dadurch wird der positive Anteil des Mach-Phänomens ausgelöscht, und es resultiert ein scheinbar dunkler Streifen neben dem Aortenband. Die paravertebralen Weichteile grenzen konkav an die Lunge; dadurch wird der negative Anteil des Mach-Phänomens unterdrückt; sichtbar wird ein scheinbar weißer Grenzstreifen (s. Abb. 1.**15e**, Abb. 1.**16a** u. Abb. 1.**20**).

Paratrachealer Streifen rechts

Er entspricht der mediastinalen Pleura an der Wand der Trachea. Dieser Streifen verbreitert sich nach kaudal durch die sagittal verlaufende V. azygos. Der paratracheale Streifen soll maximal 4 mm breit sein. Oft ist er aber durch ein oberes Gefäßband verdeckt, sodass zu seiner Breitenbestimmung die Tomografie notwendig ist (Savoca et al. 1977; s. Abb. 1.**15e**).

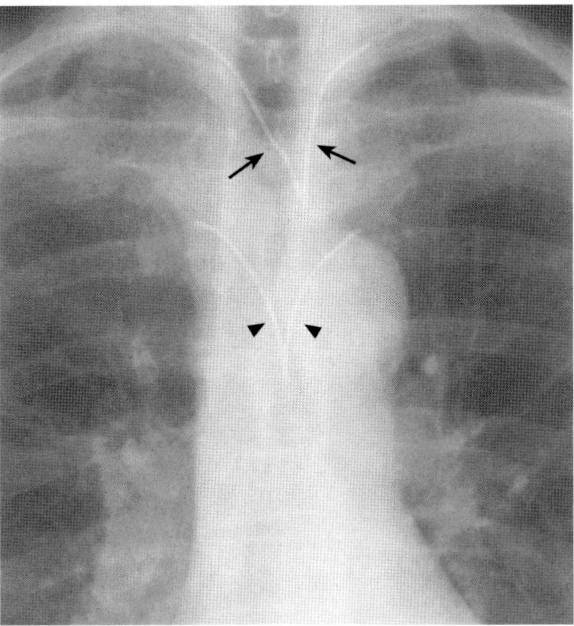

Abb. 1.**19** **Hintere Pleuraumschlagsfalte** (= Apex-Arkus-Bogen; Pfeile) **und vordere Pleuraumschlagsfalte** (= Subklavia-Herz-Bogen; Pfeilspitzen).

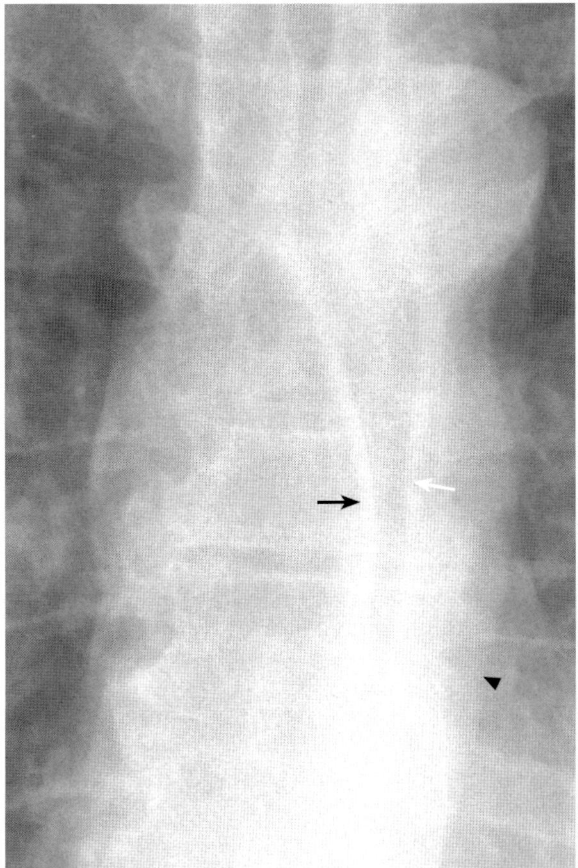

Abb. 1.**20** **Azygoösophagealer Streifen** (schwarzer Pfeil), linkslaterale Ösophaguswand bei Luft im Ösophagus (weißer Pfeil) und paraaortaler Streifen (Pfeilspitze).

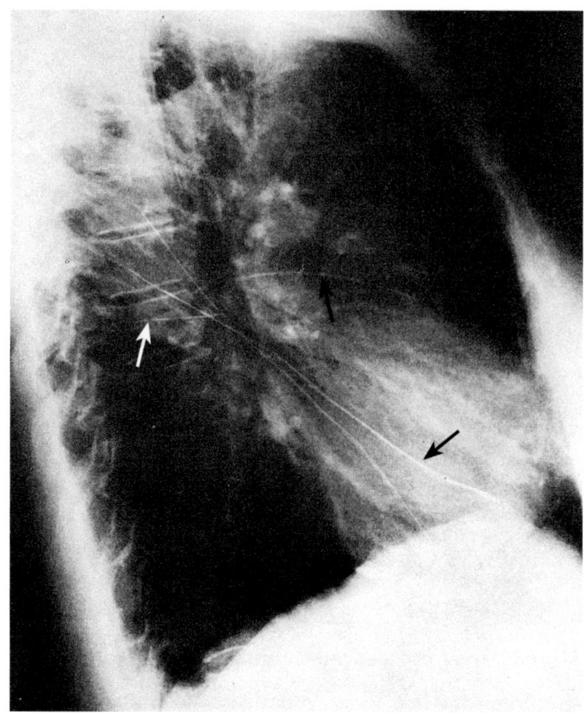

Abb. 1.**21** **Lappenspalten im Überblick.** Rechter und linker großer Lappenspalt (unterer schwarzer Pfeil), Mittellappenspalt (oberer schwarzer Pfeil) und akzessorisches Interlobium links (weißer Pfeil).

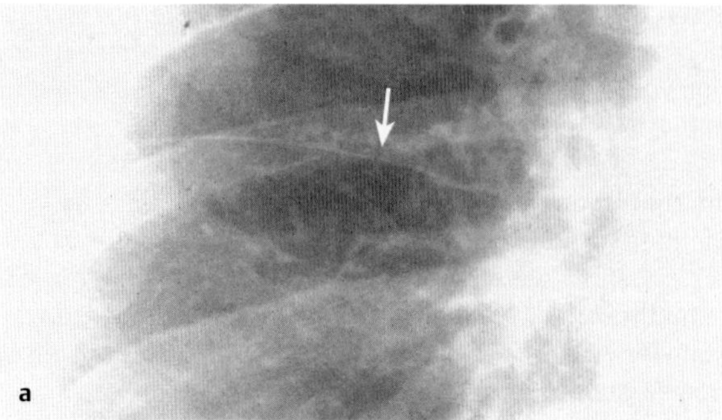

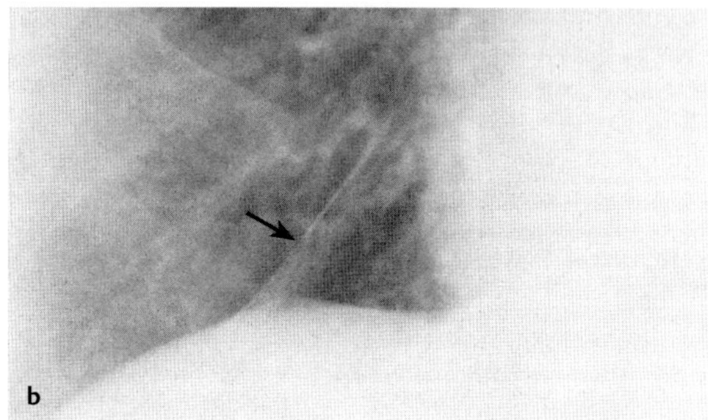

Abb. 1.**22a** u. **b** **Mittellappenspalt und Lobus cardiacus.**

Retrotrachealer Streifen

Auf der Seitenaufnahme erkennt man einen maximal 3 mm dicken Streifen am hinteren Rand der Trachea (Raider 1973, Shields u. Holtz 1976, Kormano u. Yrjana 1980; s. Abb. 1.**15d**).

Interlobien

Eine Duplikatur der Pleura visceralis schiebt sich zwischen die Lungenlappen und die Lungensegmente. Diese Duplikaturen werden sichtbar, wenn der Röntgenstrahl sie auf einer längeren Strecke tangential trifft. Relativ häufig bilden sich folgende Interlobien ab.

Große Lappenspalten (Hauptseptum)

Auf der Seitenaufnahme zeigen sie sich als Haarlinien, die von oben hinten nach unten vorn ziehen (Abb. 1.**21**).

Um den rechten vom linken Lappenspalt zu unterscheiden, kann man sich zum einen am Ober-/Mittellappenspalt orientieren, der in den rechten großen Lappenspalt einmündet. Zum anderen verläuft der linke Spalt meist etwas vertikaler als der rechte, und darüber hinaus strahlen die Interlobien in die ipsilateralen Zwerchfellkuppen ein, die nach den o. g. Kriterien (s. Abb. 1.**13**) zu identifizieren sind.

Auf dem p.–a. Bild zeigt sich sehr selten eine dornenförmige Zipfelung des Zwerchfells, die dem Übergang der Pleura visceralis ins Interlobium entspricht.

Kleiner Lappenspalt (Nebenseptum)

Zwischen Ober- und Mittellappen zeigt sich rechts im Mittelfeld ein horizontaler Haarstreifen, der zur Mitte des Hilusschattens zieht (Abb. 1.**22a**). Ist dieser Streifen gedoppelt, so handelt sich um einen 2. tangential getroffenen Abschnitt des Interlobiums, das in a.–p. Richtung leicht wellig verläuft. Auf der Seitenaufnahme erkennt man das Interlobium als horizontalen Streifen, der vom großen Lappenspalt zum Sternum zieht (s. Abb. 1.**21**).

Lobus v. azygos

Als Normvariante stülpt sich der horizontale Anteil der V. azygos, der normalerweise medial der Lunge im Mediastinum läuft, in den Lungenlappen von oben ein und bildet eine Duplikatur sowohl der Pleura parietalis als auch der Pleura visceralis. Sie liegt als Streifen im rechten Oberfeld und hat die Form eines umgekehrten Kommas (Günther u. Müller 1980, Heitzman 1993; Abb. 1.**23** u. Abb. 1.**24**).

Lobus cardiacus

Selten besitzt das kardiale Segment des rechten Unterlappens eine eigene Pleura, die auf der p.–a. Aufnahme als Haarlinie vom Herzrand schräg zum Zwerchfell zieht (s. Abb. 1.**22b**).

Weitere akzessorische Interlobien

Gelegentlich ist das apikale Unterlappensegment von einem eigenen Interlobium begleitet, das sich auf der Seitenaufnahme als horizontaler Streifen vom großen Lappenspalt zur hinteren Thoraxwand erstreckt (s. Abb. 1.**21**). Andere seltene, entweder ganz oder nur partiell angelegte akzessorische Interlobien zeigt die Abb. 1.**25**.

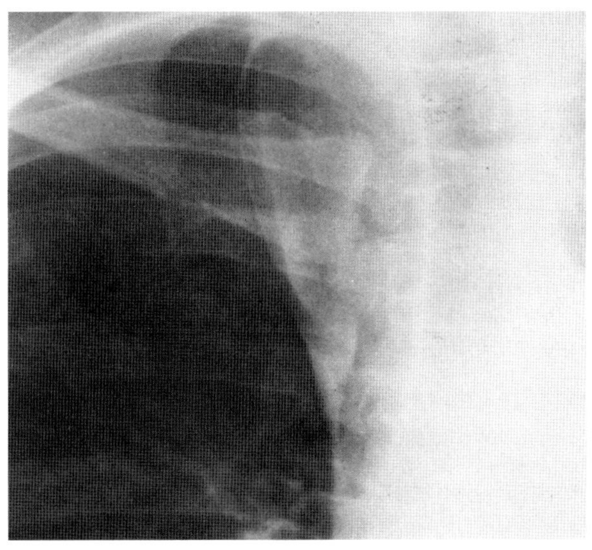

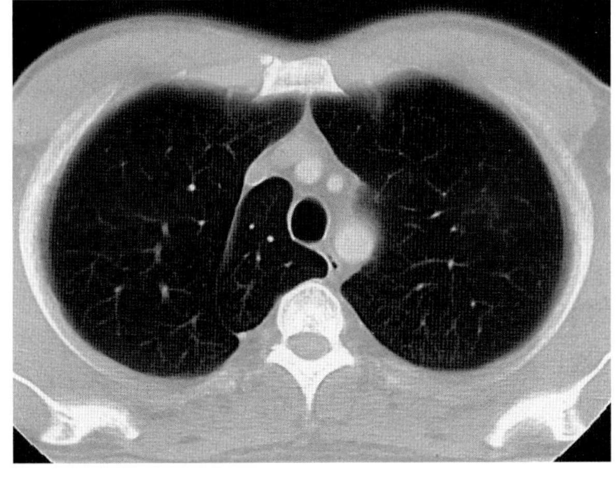

Abb. 1.23 a u. b **Lobus v. azygos.**

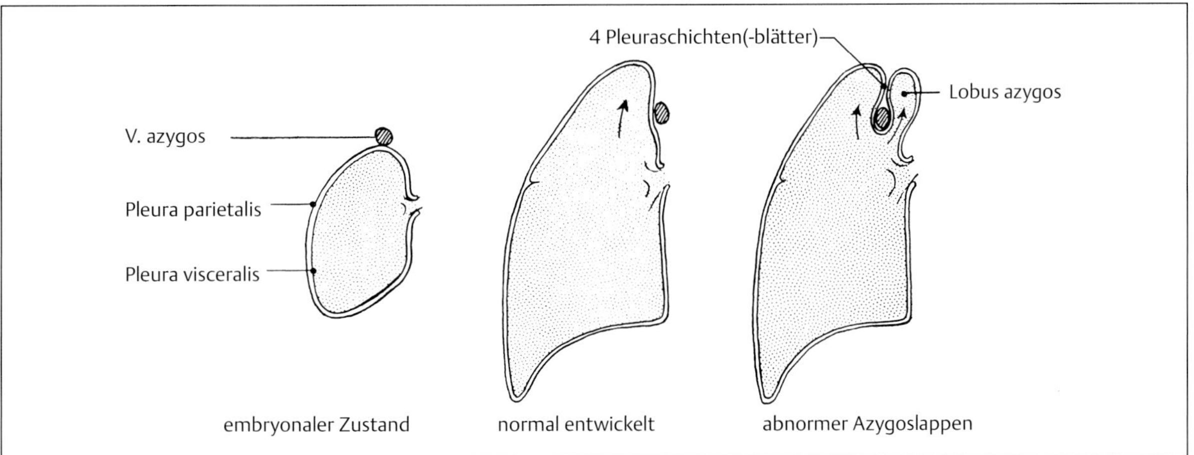

Abb. 1.24 a–c **Entwicklung eines Lobus v. azygos.**

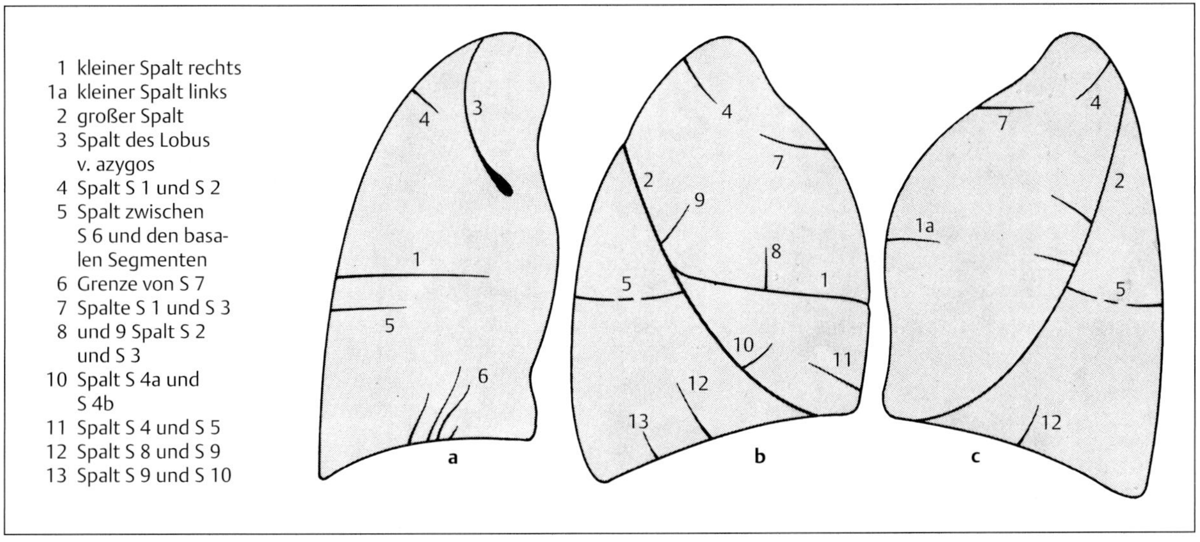

Abb. 1.25 a–c **Lappenspalten und akzessorische Spalten.**
a Rechte Seite p.–a., **b** rechte Seite seitlich, **c** linke Seite seitlich.

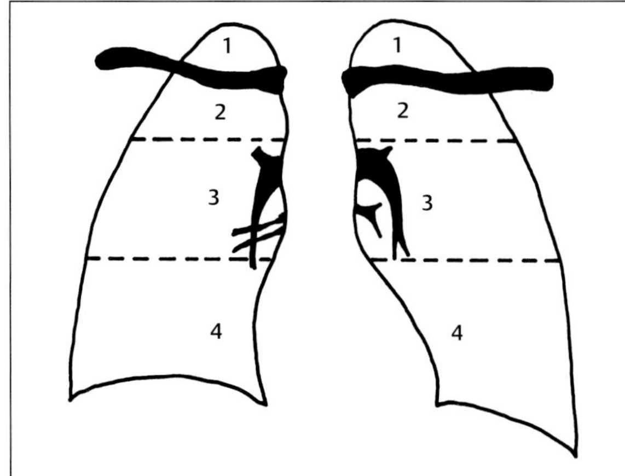

Abb. 1.**26** **Flächenhafte Einteilung der Lungenfelder.**
1 Spitzenfeld, 2 Oberfeld, 3 Mittelfeld, 4 Unterfeld. Statt Ober-, Mittel- und Unterfeld ist auch die Bezeichnung „-geschoss" in Gebrauch.

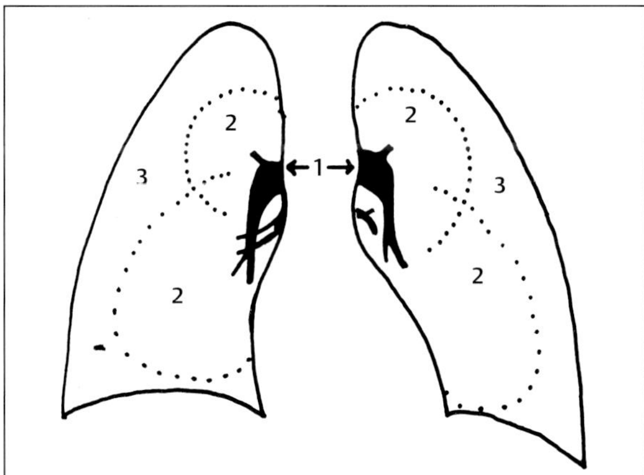

Abb. 1.**27** **Räumliche Einteilung der Lungen.**
1 Wurzel, 2 Lungenkern, 3 Lungenmantel (-peripherie)

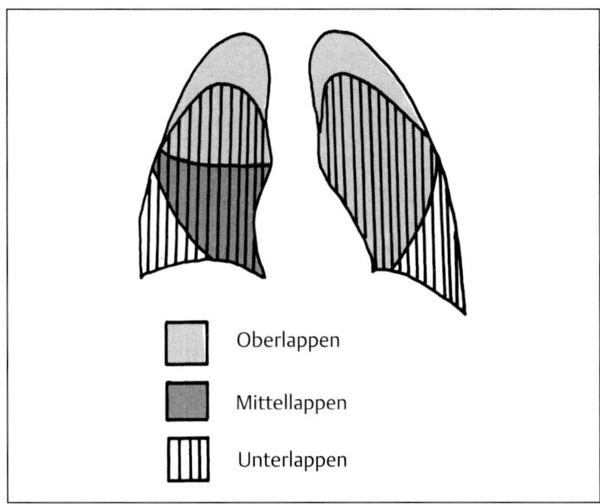

Abb. 1.**28** **Projektion der Lappengrenzen auf das p.–a. Bild.**

Lungenparenchym

Auf dem p.–a. Thoraxbild erscheinen die Lungen beiderseits des Mediastinums als spitzbogenartige Felder. Zur besseren Orientierung unterteilt man diese Felder in das Ober-, Mittel- und Untergeschoss, und zwar mit 2 horizontalen Linien, die durch den oberen und unteren Hiluspol gezogen werden (Abb. 1.**26**). Vom oberen Lungengeschoss lässt sich noch ein Spitzengeschoss abgrenzen, das nach unten bis zur Klavikula reicht (Bohlig 1975).

Des Weiteren unterscheidet man den Lungenkern vom Lungenmantel. Letzterer ist das 4 cm breite Parenchym, das in der Peripherie der Lappen liegt und in dem röntgenologisch keine Gefäßzeichnung sichtbar ist (Abb. 1.**27**).

Eine Unterteilung der Lungen in Ober-, Mittel- und Unterlappen ist zwar bei Kenntnis der Topografie ungefähr möglich (Abb. 1.**28**). Sie gelingt aber nur dann exakt, wenn sich alle Interlobien abbilden, was selten genug der Fall ist.

Das eigentliche Lungenparenchym, die Alveolen, sind wegen ihrer allzu kleinen Dimension auf dem Röntgenbild nicht zu erkennen. Die menschliche Lunge besitzt ca. 300 Mio. Alveolen, die traubenförmig um den weit verzweigten Bronchialbaum angeordnet sind. In der Wand der Alveolen liegen Kapillaren, deren Durchmesser gerade die Passage von Erythrozyten erlaubt. An die Endothelzelle der Kapillare grenzen unmittelbar die Alveolarzellen, deren dünn ausgewalztes Zytoplasma plattenartig die Alveolen austapeziert. In der Wand jeder Alveole finden sich zwischen den Alveolarzellen 5–8 granuläre Pneumozyten, die den Surfactant-Faktor produzieren, der als oberflächenaktiver Flüssigkeitsfilm die innere Alveolarwand überzieht und dadurch erst ihre Entfaltung ermöglicht (Müller et al. 2001).

Die Alveolen bilden zusammen mit den Bronchien, den Gefäßen und den Nerven größere funktionelle Einheiten des Lungenparenchyms (Abb. 1.**29**).

Primärer Lobulus

Er stellt die kleinste Einheit des Lungenparenchyms dar und umfasst alle Strukturen distal von einem Bronchiolus respiratorius, nämlich die Ductus alveolares einschließlich der 16–40 Alveolen, die von ihnen ausgehen. Der Mensch besitzt etwa 23 Mio. primäre Lobuli, die wegen ihres geringen Durchmessers röntgenologisch und auch computertomografisch nicht sichtbar sind.

Azinus

Er umfasst alle distal vom Bronchiolus terminalis gelegenen Strukturen einschließlich Gefäßen, Nerven und Bindgewebe. Sein Durchmesser beträgt 6–10 mm, und er enthält ca. 10–20 primäre Lobuli. Nach Müller und Mitarbeitern (Müller et al. 2001) ist der Azinus die funktionelle Einheit, in der Perfusion und Ventilation aufeinander abgestimmt werden. Einzelne Azini sind weder im Röntgenbild noch im CT sichtbar, obwohl gelegentlich die Azinusarterie auf Dünnschicht-CT identifiziert werden kann (s. Abb. 1.**48**). Ist der Azinus infiltriert, so erscheint er röntgenologisch als runder Fleckschatten mit einem Durch-

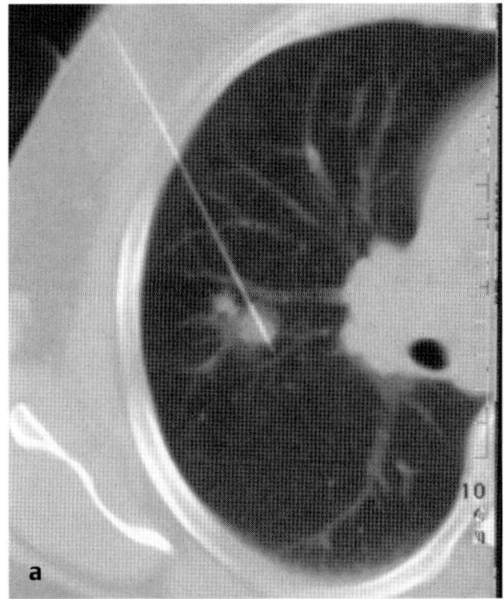

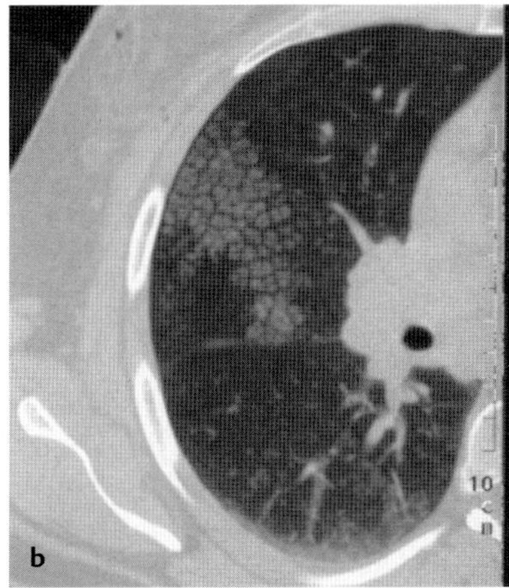

Abb. 1.**30 a** u. **b** **Blutaspiration nach transthorakaler Punktion eines Tumors**. Jeweils 4 zusammenhängende Fleckschatten repräsentieren einen Azinus.

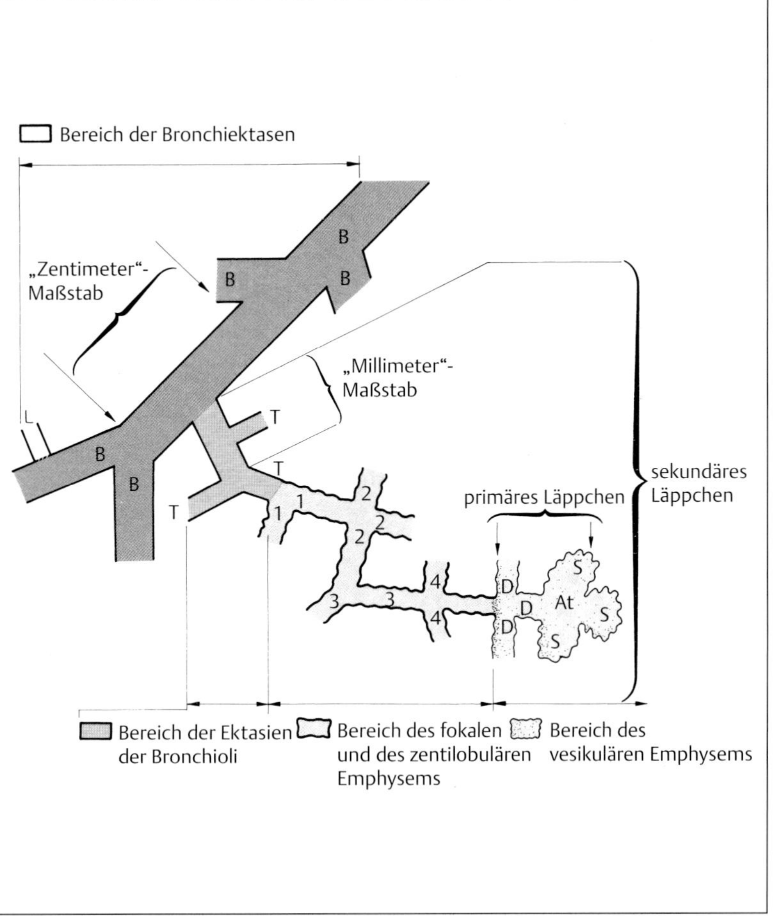

Abb. 1.**29** **Verzweigung des Bronchialbaums**.

B Bronchien
L Läppchenbronchiolen
T terminale Bronchiolen
1, 2, 3, 4 respiratorische Bronchioli
D Alveolargänge
At Atrium
S Alveolarsack

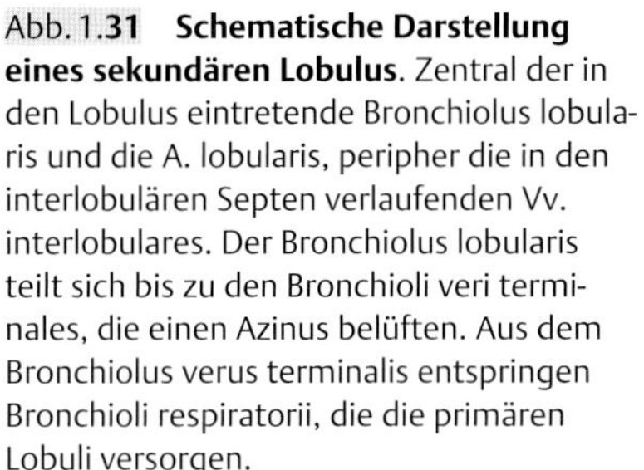
Abb. 1.**31** **Schematische Darstellung eines sekundären Lobulus**. Zentral der in den Lobulus eintretende Bronchiolus lobularis und die A. lobularis, peripher die in den interlobulären Septen verlaufenden Vv. interlobulares. Der Bronchiolus lobularis teilt sich bis zu den Bronchioli veri terminales, die einen Azinus belüften. Aus dem Bronchiolus verus terminalis entspringen Bronchioli respiratorii, die die primären Lobuli versorgen.

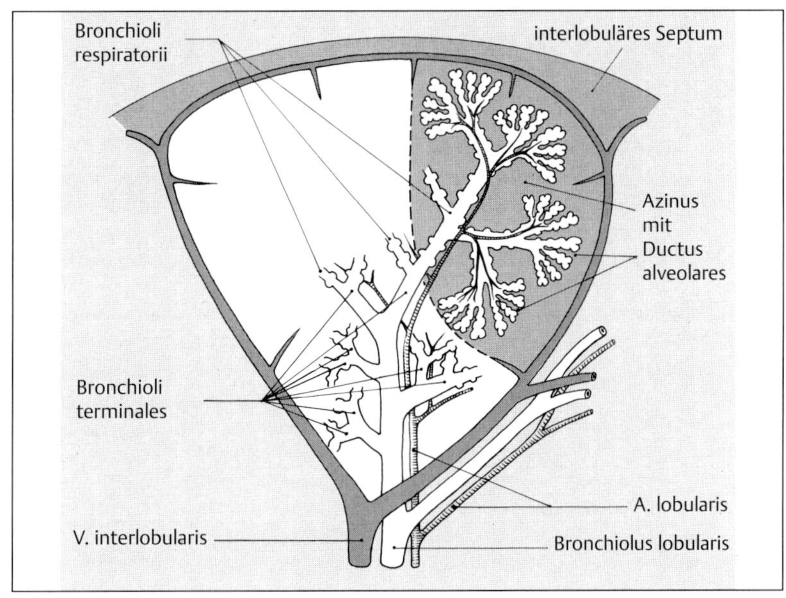

messer von etwa 0,5 cm (s. Abb. 7.**17**). Allerdings können Herdschatten von der Größe eines Azinus auch durch peribronchioläre Infiltrate bedingt sein und ein azinäres Befallsmuster vortäuschen (Rau 1980; Abb. 1.**30**).

Sekundärer Lobulus

Es ist der kleinste von Bindegewebssepten umgebene Teil des Lungenparenchyms und liegt distal eines Bronchiolus lobularis (Abb. 1.**31**). Nach Heitzman (Heitzman 1993) ist er die physiologisch wichtigste funktionelle Einheit. Er enthält 3–25 Azini und hat einen Durchmesser von 1–2,5 cm. Im Lungenmantel, d. h. in einer subpleural gelegenen, 3–4 cm dicken Zone, sind die sekundären Lobuli recht gleichförmig gestaltet und regelmäßig angeordnet, sodass sie mit den Quadern eines römischen Torbogens verglichen wurden. Sie besitzen dort relativ kräftige Interlobulärsepten, die im CT gelegentlich erkannt werden (s. Abb. 1.**48**). Röntgenologisch sind diese interlobulären Septen im Sinus phrenicocostalis sichtbar, wenn sie pathologisch verdickt sind (Kerley-Linien, s. Abb. 7.**15** u. 15.**84**).

Im Lungenkern hingegen sind die sekundären Lobuli unterschiedlich groß, irregulär angeordnet und nur partiell von Bindegewebssepten umgeben, sodass sie beim Gesunden selbst im High-Resolution-CT (HRCT) nicht zu erkennen sind.

Zwischen den sekundären Lobuli existieren Verbindungen, die Septen überbrücken und eine kollaterale Belüftung ermöglichen: Die Kohn-Poren sind Lücken zwischen den einzelnen Alveolarsäcken, und die Lambert-Kanäle schaffen eine direkte Kommunikation zwischen größeren Bronchiolen und Alverolarsäcken.

Lungensegmente

Rechts finden sich 10 und links 9 funktionell unabhängige Lungenparenchymeinheiten, die Lungensegmente. Sie haben die Form eines Keiles, dessen Spitze zum Hilus zeigt. Sind die Segmente infiltriert oder atelektatisch, so werfen sie charakteristisch lokalisierte und geformte Schatten, an denen sie identifiziert werden können (Abb. 1.**32**). Selten sind die Segmente auch von einer Pleuraduplikatur gegen die übrigen Lungenanteile abgegrenzt (Interlobien; s. Abb. 1.**25**).

Lappen

Die Lunge ist rechts in 3, links in 2 Lappen unterteilt, zwischen denen eine viszerale Pleuraduplikatur als Interlobium liegt. Eine Lappeninfiltration oder -atelektase kann aufgrund der charakteristischen Schattenform identifiziert werden (Abb. 1.**33**; s. Abb. 1.**32**).

Tracheobronchialsystem

Die Bronchien sind ein baumartig verzweigtes Röhrensystem, über das die Atemluft die Alveolen und damit die gasaustauschenden Flächen erreicht. Im Mittel muss die Luft 17 Aufzweigungen (8–25) passieren, ehe sie in die Alveole gelangt.

Die Wand von Trachea und Hauptbronchien wird von zirkulären Knorpelspangen verstärkt, die einen Kollaps des Lumens verhindern. In den Segmentbronchien ist diese Verstärkung nur noch durch kleinere, irreguläre Knorpelplatten gewährleistet, die im weiteren Verlauf über die Subsegmentbronchien und die kleineren Bronchien an Zahl und Größe abnehmen, bis sie schließlich in den Bronchiolen ganz fehlen.

Das Tracheobronchialsystem ist mit einer Schleimhaut austapeziert, die beim Gesunden täglich etwa 10–100 ml Schleim produziert. Die Mukosa enthält reichlich Flimmerzellen (Zilien), die rhythmisch oralwärts schlagen und inhalierte Fremdkörper aus der Lunge hinaustransportieren. Diese Zilien existieren auch in den Bronchioli terminales, während sie in den Bronchioli respiratorii fehlen.

Im Röntgenbild sind nur Trachea, Haupt- und Lappenbronchien sicher zu identifizieren; ihre Lumina sind transparente Bänder bzw. bei orthograder Abbildung ovale und kreisrunde Aufhellungen, die vom zarten Verdichtungsstreifen der Bronchialwand konturiert sind.

Trachea

Auf dem p.–a. Bild läuft das breite Aufhellungsband der Trachea median im oberen Mediastinum; eine leichte Zähnelung der Trachеakontur wird durch die Knorpelspangen verursacht. Meist ist die linke Wand im kaudalen Anteil durch den Aortenbogen eingedellt, selten auch die rechte Kontur durch die V. azygos. Im Seitenbild erkennt man die Trachea im oberen Mediastinum als Aufhellungsband, das leicht schräg von vorn oben nach hinten abwärts zieht.

Bifurkation

An der Bifurkation teilt sich die Trachea dichotom in die beiden schräg nach unten und seitlich ziehenden Hauptbronchien. Bis zum 15. Lebensjahr gehen beide Stammbronchien symmetrisch ab, später ist der Abgang des rechten Hauptbronchus steiler als der des linken. Damit wird erklärt, dass Aspirationen häufiger rechts als links vorkommen. Der Bifurkationswinkel misst beim Erwachsenen 55–70° (Fochem u. Klumair 1976). Eine Aufweitung über 90° ist pathologisch und meist Folge einer Herzvergrößerung.

Oberlappenbronchien

Auf dem p.–a. Bild gehen sie in fast horizontaler Richtung aus den Hauptbronchien ab, wobei die Mündung des rechten höher liegt als die des linken. Auf der Seitenaufnahme sind die Oberlappenbronchien orthograd als ovale transparente Löcher unterhalb des Trachealbands zu sehen. Dabei ist der höher liegende rechte Lappenbronchus inkonstant dargestellt, während der tiefer gelegene linke

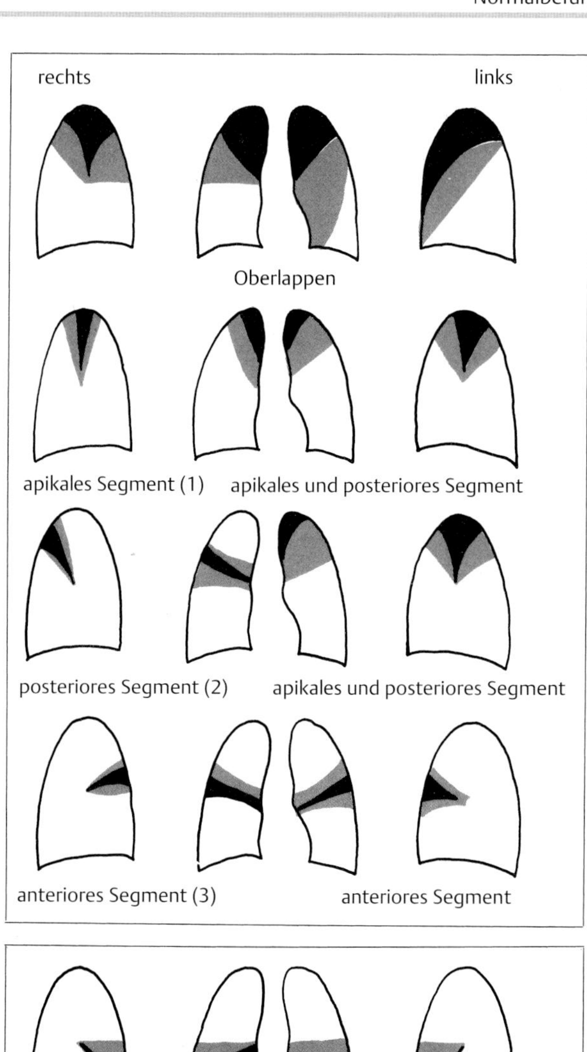

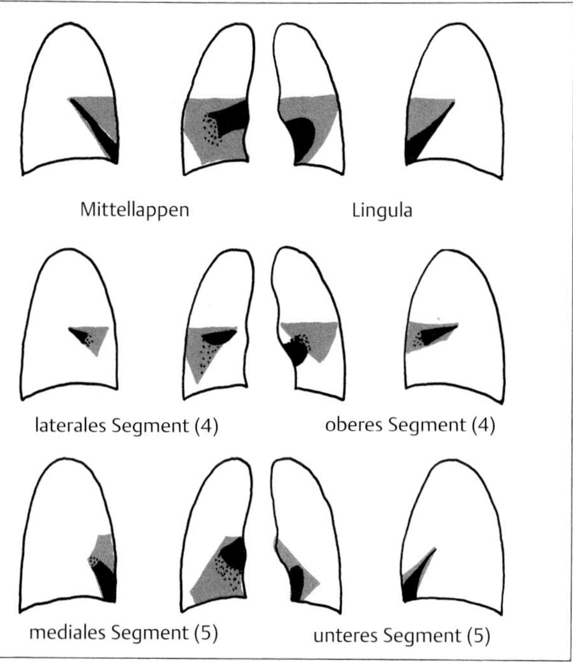

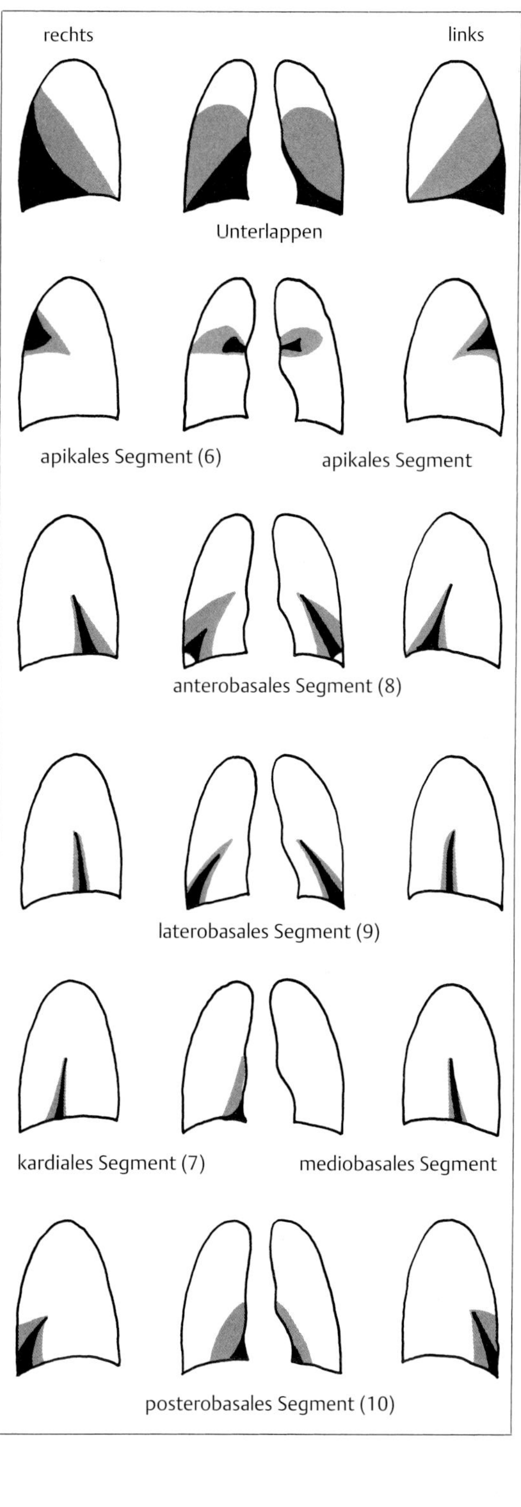

Abb. 1.32 **Pulmonale Segmente und Segmentnummerierung.**

Oberlappenbronchus durch die auf dem Stammbronchus reitende Unterlappenarterie deutlich demarkiert ist (Abb. 1.**34**; s. auch Abb. 1.**9**).

Bronchus intermedius und Unterlappenbronchien
Rechts setzen der Bronchus intermedius und der Unterlappenbronchus die Richtung des Hauptbronchus fort. Links teilt sich der Hauptbronchus dichotom, und der Unterlappenbronchus zieht etwas steiler nach kaudal. Auf dem a.–p. Bild sind diese Bronchien zwar nicht immer, aber doch meist als Aufhellungsbänder sichtbar, wobei rechts die Unterlappenarterie lateral an die Bronchien grenzt.

Bronchiolen
Sie sind dadurch gekennzeichnet, dass ihre Wand knorpelfrei ist. Die Bronchioli terminales verzweigen sich in die Bronchioli respiratorii, an denen die Alveolen sitzen. Normalerweise sind Bronchiolen auch im CT nicht identifizierbar. Bei Entzündungen können sie jedoch verdickt oder schleimgefüllt sein, sodass kleine Knötchen (Baumknopsenzeichen, „Tree-in-Bud Pattern") in der Nähe größerer Bronchien im HRCT sichtbar werden (s. Abb. 14.**1 h**).

Gefäßsystem

Anatomie und Physiologie

Die Lunge besitzt 2 Gefäßsysteme, die teilweise miteinander kommunizieren: das System der Vasa publica und das System der Vasa privata.

Die Vasa publica umfassen die pulmonalen Arterien, die perialveolären Kapillaren und die Lungenvenen. Durch sie strömt das gesamte, vom rechten Herz geförderte Blut, das in den Lungenkapillaren arterialisiert und dann vom linken Herz in den systemischen Kreislauf gepumpt wird.

Die Vasa privata haben vor allem nutritive Funktionen. Die Bronchialarterien entspringen paarig aus der Aorta descendens und begleiten anschließend die Bronchien in ihrem Verlauf. In der perihilären Region wird das Blut über Bronchialvenen in das Azygos-Hemiazygos-System drainiert. In der Lungenperipherie hingegen münden die Bronchialarterien in das perialveoläre Kapillarnetz, sodass in diesem Bereich Vasa publica und Vasa privata anastomosieren.

Funktionell ähnelt das Lungengefäßsystem dem Venensystem des großen Körpers, denn der Blutdruck ist mit 0,7–2,7 kPa (= 5–20 mmHg) wesentlich geringer als im arteriellen System, und die Gefäße sind sehr dehnbar (Abb. 1.**35**).

In Ruhe fließen beim normalgewichtigen Erwachsenen etwa 5 l Blut pro Minute durch die Lunge. Dabei sind nur etwa 25 % der Lungenkapillaren geöffnet und perfundiert. Steigert sich das Herzzeitvolumen bei Belastung, so werden mehr und mehr Kapillaren rekrutiert, und die großen Gefäße dilatieren. Dabei steigt aber der Druck in der Pulmonalarterie nur wenig an (Fuchs u. Voegeli 1973, Milne 1978; s. Abb. 1.**35**).

Die gute Dehnbarkeit der Lungengefäße führt auch zur sog. orthostatischen Kaudalisation (West 1970). Im Stehen und bei tiefer Inspiration werden die Lungenunter-

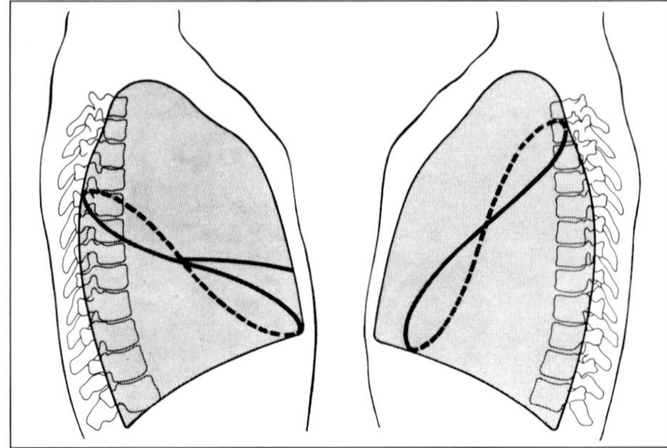

Abb. 1.**33** **Interlobäre Fissuren in seitlicher Ansicht.** Typische propellerblattartige Figur des großen Lappenspalts. Kostale Kante (= durchgezogene Linie), mediastinale Kante (= gestrichelte Linie).

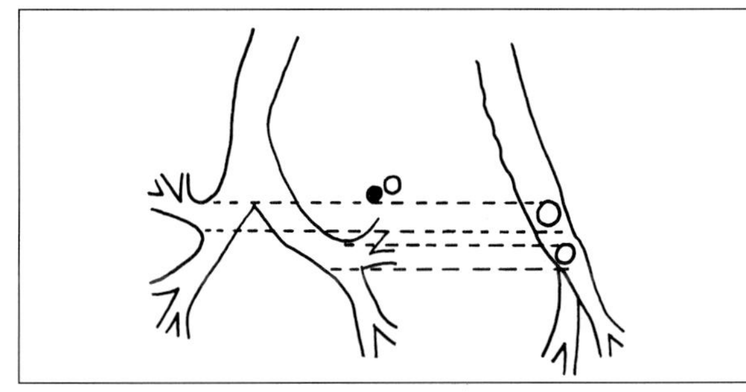

Abb. 1.**34** **Sichtbare Bronchien.** Auf dem Seitenbild werden der rechte und der linke Oberlappenbronchus orthograd getroffen, auf dem p.–a. Bild wird gelegentlich der anteriore Oberlappenbronchus neben der Arterie orthograd gesehen.

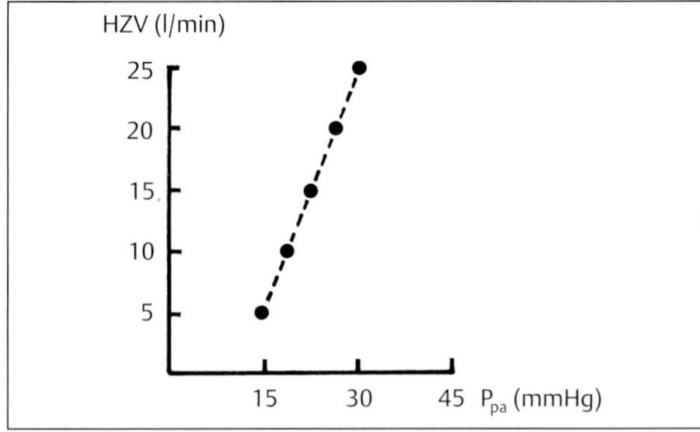

Abb. 1.**35** **Compliance des Lungengefäßsystems.** Eine Verfünffachung des Herzzeitvolumens (HZV) von 5 auf 25 l/min führt nur zu einer Verdoppelung des mittleren Pulmonalarteriendrucks (P_{pa}).

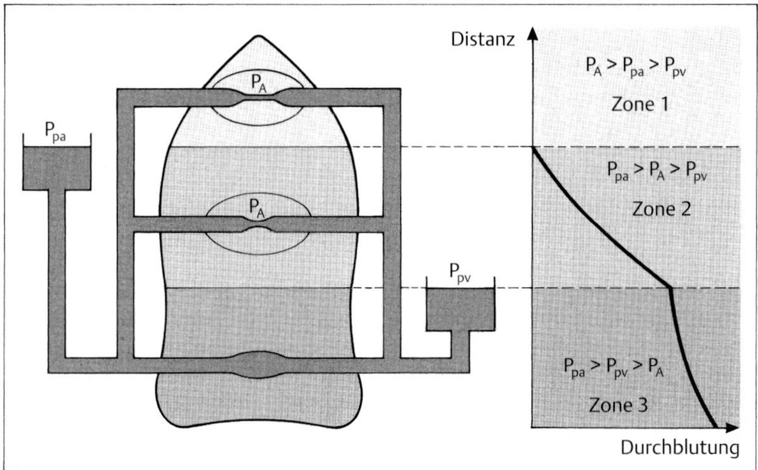

Abb. 1.36 **Wasserfallhypothese des Pulmonalkreislaufs.** Beim Stehen und in tiefer Inspiration sind die apikalen Gefäße kollabiert und die basalen Gefäße weit. Basal ist die Durchblutung von der arteriovenösen Druckdifferenz abhängig; in einer Intermediärzone wird die Durchströmung allein vom Verhältnis des arteriellen zum alveolären Druck bestimmt, sodass dort die Durchblutung nicht von der arteriovenösen Druckdifferenz reguliert wird, ähnlich wie bei einem Wasserfall der Fluss unabhängig von der Fallhöhe ist (P_{pa} = Pulmonalarteriendruck, P_A = Alveolardruck, P_{pv} = Pulmonalvenendruck).

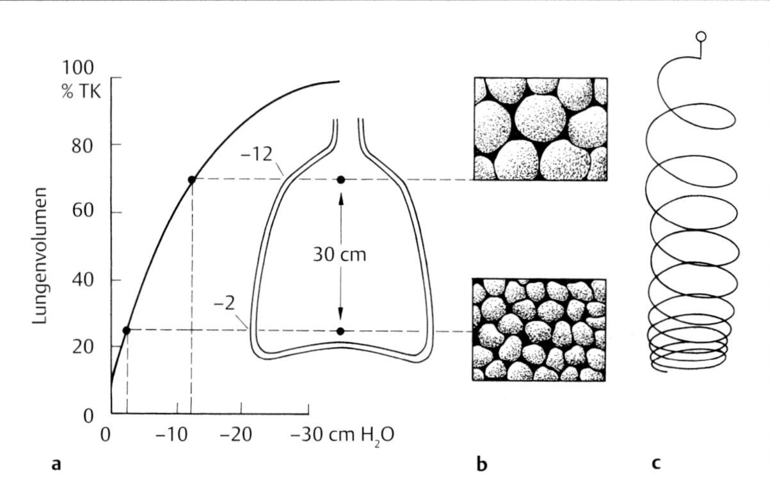

Abb. 1.37 a–c **Einfluss der Schwerkraft auf die Lunge.**
a u. b Druck-Volumen-Kurve der Lunge (**a**). Bedingt durch das Gewicht der Lunge ist der Intrapleuraldruck apikal negativer als basal; damit ergibt sich eine stärkere Dehnung der apikalen Lungenpartien, die apikalen Alveolen sind größer als die basalen (**b**). Entsprechend dem alinearen Verlauf der Druck-Volumen-Kurve ist ein größerer Druck erforderlich, um die bereits stark gedehnten Spitzenalveolen zu blähen. Die Inspirationsluft wird folglich vor allem auf die basalen Lungenabschnitte verteilt. (**c**) Aufgehängte Spiralfeder als (nicht völlig einwandfreies) Analogon zur Lunge: Eine zusätzliche Zugkraft wird die unteren Segmente relativ mehr dehnen als die oberen (TK = Totalkapazität).

felder stärker durchblutet als die Lungenspitzen. Dies kann röntgenologisch an den breiteren Gefäßschatten in den Unterfeldern erkannt werden. Der hydrostatische Druck ist nämlich in der Lungenbasis etwas höher als in der Lungenspitze und dehnt deshalb die basalen Gefäße stärker (Voegeli u. Siegrist 1976, Vonk-Noordegraaf et al. 2005; Abb. 1.**36 bis** Abb. 1.**39**).

Bei einigen pathologischen Prozessen, wie z. B. bei der pulmonal-venösen Hypertonie, kann die orthostatische Kaudalisation fehlen, und die Perfusion wird kranialisiert (s. Kapitel 7 „Gefäßerkrankungen“).

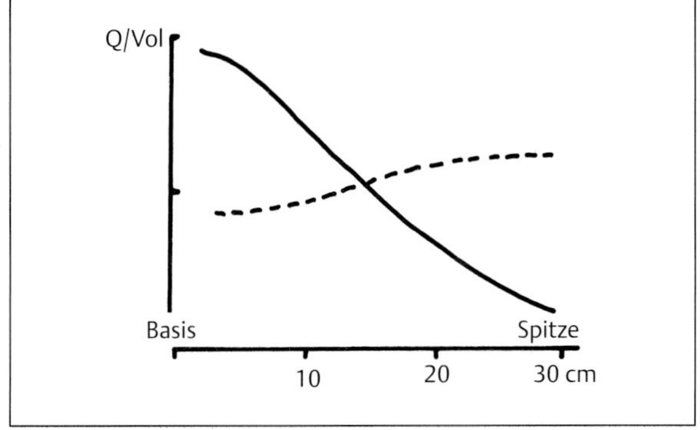

Abb. 1.38 **Beeinflussung der pulmonalen Durchblutungsverteilung durch den Dehnungsgrad der Lunge.** Im Stehen und bei Inspiration ist die Durchblutung der Lungenbasis größer als die der Spitze. Im Liegen und bei Exspiration gleichen sich die Durchblutungswerte in Basis und Spitze an. Auf der Ordinate ist die Durchblutung pro Einheit Lungenvolumen (Q/Vol) aufgetragen (durchgezogene Linie = stehend Inspiration, gestrichelte Linie = stehend Exspiration oder im Liegen).

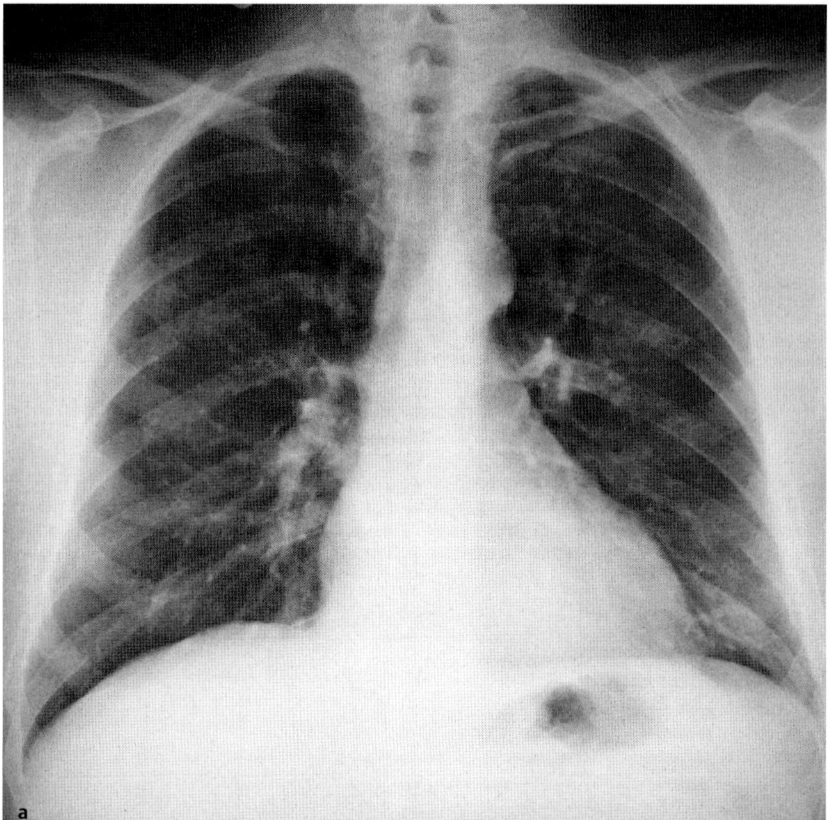

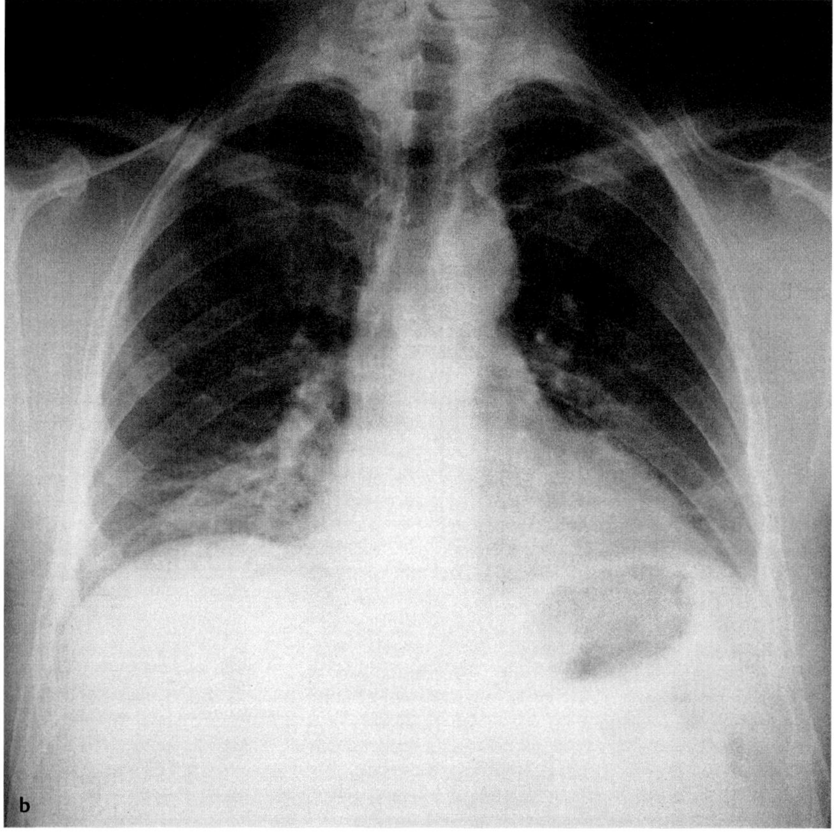

Abb. 1.**39 a** u. **b** **Inspirations- und Exspirationsaufnahme**. Beachte die Verkleinerung des Thorax bei der Exspiration, die scheinbare Verbreiterung des Herzes, die Verbreiterung des Mediastinalschattens und die Stauchung der Lungengefäße basal.

Röntgenanatomie des Gefäßsystems

Das morphologische Substrat der pulmonalen Streifenzeichnung sind die Pulmonalarterien und -venen. Andere Strukturen, wie Bronchialwände, Bronchialgefäße, Lymphgefäße und das Interstitium, sind zu klein oder zu kontrastarm, um abgebildet zu werden. Die kleineren Gefäßschatten bieten das Bild eines sich vielfach überkreuzenden Geästs, sodass Arterien und Venen nicht unterschieden werden können. Einige topografische Besonderheiten unterstützen aber die Identifikation von größeren Venen und Arterien (Abb. 1.**40** u. Abb. 1.**41**).

Arterien und Venen

Die Arterien begleiten die Bronchien, die Venen begleiten sie nicht. Ein Gefäßschatten, der neben einem Lappenbronchus liegt, ist also eine Arterie, was besonders deutlich im Tomogramm erkannt wird. Wird ein Bronchus zusammen mit seiner Arterie orthograd getroffen, so resultiert ein charakteristisches Bild, das an eine Schielbrille erinnert (das eine Glas ist trüb; s. Abb. 1.**41**). Felson (Felson 1973) nennt es den Seminomaspekt, in Anspielung auf die bei dieser Krankheit notwendige Semikastration. Da der Bronchialbaum höchstens bis zu den Segmentbronchien auf dem Thoraxbild sichtbar ist, kann die Nachbarschaft eines Bronchus nur zur Identifikation von großen Arterien dienen.

Abgang der Arterien

Der Abgang der Arterien aus dem Truncus pulmonalis liegt kranialer als die Mündung der Venen im rechten Vorhof. Deshalb verlaufen die Venen im Lungenunterfeld fast horizontal, und die Arterien ziehen steil nach unten. So können die Venen daran erkannt werden, dass ihre Schatten die Unterlappenarterie kreuzen, die ihrerseits am typischen Verlauf und der peribronchialen Lage identifiziert wird. Umgekehrt verlaufen die Venen in den Oberfeldern steiler und auch lateraler als die Arterien.

Großkalibrige Venen

Die großkalibrigen Venen des Unterlappens münden ventral vom Hauptbronchus in den linken Vorhof, während die Unterlappenarterien dorsal vom Hauptbronchus liegen. Auf der Seitenaufnahme ist das retrokardiale Gefäßbündel immer gut zu sehen: Seine ventralen Anteile sind vor allem Venen, seine dorsalen Anteile vor allem Arterien.

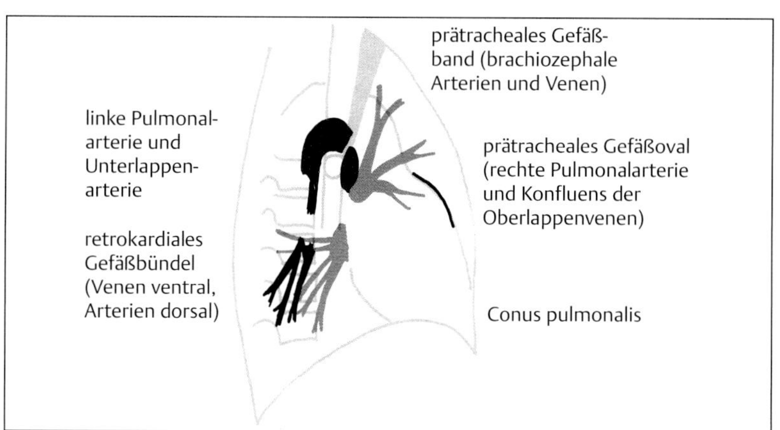

Abb. 1.**40** **Gefäßbündel im Seitenbild.**

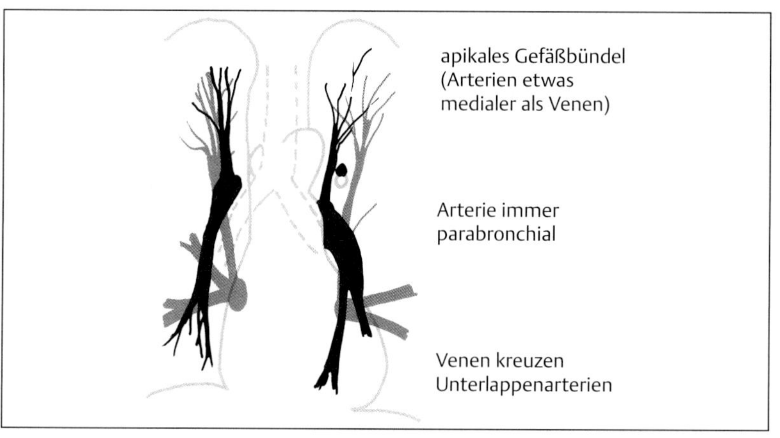

Abb. 1.**41** **Gefäßbündel auf dem p.–a. Bild.**

Truncus pulmonalis
Auf dem Seitenbild begrenzt er den oberen Herzschatten ventral und zieht im ventralkonvexen Bogen zur Trachea. Auf dem p.–a. Bild ist der Trunkus nur dann zu sehen, wenn er infolge einer Herzdrehung in der Herzbucht randbildend wird (verstrichene Herztaille, s. Kapitel 10 „Herzerkrankungen").

Rechte Pulmonalarterie
Sie zieht vom Trunkus zunächst horizontal vor der Trachea nach rechts. Dieser horizontale Abschnitt wird auf der Seitenaufnahme als prätracheales Oval sichtbar (Abb. 1.**40**). Auf dieses überlagern sich die Verzweigungen der Pulmonalarterie und -vene, sodass es oft strahlige Ausläufer aufweist. Auf der p.–a. Aufnahme ist der horizontale Anteil der rechten Pulmonalarterie nicht zu sehen; dafür bilden ihre Aufzweigungen aber die Hauptmasse des rechten Hilusschattens, und zwar den oberen Pol durch die Oberlappensegmentarterien und die mittleren und unteren Hiluspartien durch die A. intermedia und die Unterlappenarterien (Abb. 1.**9** u. 1.**41**).

Linke Pulmonalarterie
Kurz nach ihrem Ursprung aus dem Truncus pulmonalis teilt sie sich vor dem linken Hauptbronchus in die nach kranial ziehende Oberlappenarterie und die Unterlappenarterie, die auf dem Hauptbronchus reitet und dann neben dem Unterlappenbronchus nach kaudal zieht. Entsprechend wird der obere Hiluspol auf dem p.–a. Bild von der linken Pulmonal- und der Oberlappenarterie gebildet, während die mittleren Anteile des Hilusschattens und sein unterer Pol dem größten Teil der Unterlappenarterie entsprechen. Insgesamt steht der Hilusschatten links etwas höher als rechts. Verfolgt man die Unterlappenarterie weiter nach kaudal, so projiziert sie sich auf den Herzschatten. Auf dem Seitenbild imponiert die Unterlappenarterie als charakteristischer Bogenschatten, der auf dem Hauptbronchus reitet. Dieser stellt sich, orthograd getroffen, als rundes, transparentes Loch dar (Abb. 1.**9** u. 1.**40**).

Unterlappenvenen
Sie drainieren beiderseits die Unterlappen und ziehen als horizontale Gefäßschatten zum linken Vorhof. Besonders gut sind sie im p.–a. Tomogramm zu erkennen. Doch lassen sich auch auf der Übersichtsaufnahme Gefäßschatten ahnen, die die steil nach unten ziehenden Arterien horizontal kreuzen. Auf der Seitenaufnahme machen die Venen die vorderen Anteile des retrokardialen Gefäßbündels aus. Manchmal können auch einzelne Venen bis zu ihrer Mündung in den linken Vorhof identifiziert werden (Abb. 1.**41**).

Oberlappenvenen
Sie drainieren die Oberlappen und ziehen von oben außen nach innen unten zum linken Vorhof. In den Oberfeldern bilden sie die lateralen Gefäßschatten des apikalen Gefäßbündels. Sie kreuzen rechts die Unterlappenarterie oft in der Höhe des kleinen Lappenspalts. Auf dem Seitenbild ziehen die Oberlappenvenen von vorn nach hinten, projizieren sich auf den Herzschatten und konvergieren zur Einmündungsstelle in den linken Vorhof. Dabei kann ihr Schatten mit der A. pulmonalis dexter zu einem größeren prätrachealen Oval konfluieren.

Mediastinum

Das Mediastinum (Mittelfell) liegt zwischen den beiden Lungenflügeln und grenzt nach oben an die obere Thoraxapertur, nach hinten an die Wirbelsäule, nach vorn an das Sternum und nach unten an das Zwerchfell. Es ist üblich, das Mediastinum durch 2 frontale Ebenen in ein vorderes, ein mittleres und ein hinteres Mediastinalkompartment zu unterteilen (Abb. 1.**42**). Die 1. Ebene verläuft am Vorderrand des Herzes, der Aorta ascendens, der Trachea und der brachiozephalen Gefäße, während die 2. Ebene durch die Vorderkante der Wirbelsäule zieht. Diese Unterteilung hat sich bewährt, da bestimmte pathologische Veränderungen gehäuft in je 1 Kompartment vorkommen. Gelegentlich wird in der Literatur noch ein 4. (= superiores) Kompartment erwähnt, das nach kaudal von einer axial verlaufende Ebene durch den Angulus Ludovici und den oberen Rand des Aortenbogens begrenzt wird (s. auch S. 258).

Auf der p.–a. Thoraxaufnahme zeigt sich das Mediastinum als Mittelschatten, in dem das luftgefüllte Lumen von Trachea und Hauptbronchien zu erkennen ist. Inkonstant stellen sich auch das Ösophaguslumen durch verschluckte Luft oder Kontrastmittel dar und beim alten Menschen die verkalkte Aortenwand. Die übrigen Mediastinalstrukturen können nur dort differenziert werden, wo sie an die benachbarte Lunge grenzen.

Der rechte Rand des Mediastinalschattens, d. h. die Grenze zur belüfteten Lunge, wird kranial von den brachiozephalen Gefäßen gebildet, an die sich nach unten der Schatten der V. cava, der horizontal orientierte Anteil der V. azygos und der rechte Vorhof anschließen. Links sind kranial die brachiozephalen Gefäße randbildend; nach kaudal folgen der Aortenknopf, der Pulmonalisbogen, der Vorhofbogen und der Bogen des linken Ventrikels. Sowohl rechts als auch links kann der Winkel zwischen Herzrand und Zwerchfellkuppe von einem perikardialen Fettbürzel ausgefüllt sein.

Eine gut belichtete Aufnahme zeigt darüber hinaus die charakteristischen Pleurastreifen (s. Abb. 1.**19**), die die Aorta descendens ebenso abgrenzen wie das paravertebrale Bindegewebe, die V. azygos und den Ösophagus (s. Abb. 1.**20**).

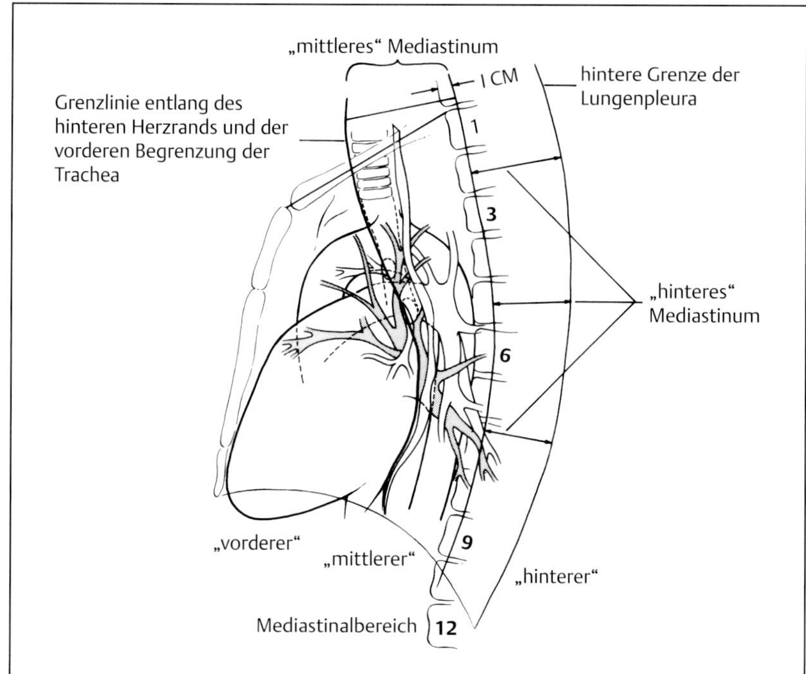

Abb. 1.**42** **Kompartmente des Mediastinums.**

Auf dem Seitenbild ist im Mediastinalschatten das Aufhellungsband der Trachea zu erkennen. Die vordere Kontur des Mediastinalschattens wird unten vom rechten Ventrikel gebildet, der dem Sternum anliegt. Nach oben zieht die Ausflussbahn des rechten Ventrikels, an den sich die ventrale Kontur der Aorta ascendens und als prätracheales Schattenband die brachiozephalen Gefäße anschließen. Zwischen den Gefäßschatten und dem Sternum zeigt sich der dreieckige, transparente retrosternale Raum.

An der dorsalen Kontur des Herzes geht der linke Vorhof ohne scharfe Grenzen in den linken Ventrikel über. Der Winkel zwischen dorsaler Herzkontur und Zwerchfell ist oft von einem dreieckigen Schatten ausgefüllt, der der V. cava inferior entspricht.

Tomografie

Die konventionelle Tomografie wird heute nur noch ausnahmsweise angewendet, da den meisten Instituten eine CT zur Verfügung steht.

Technik

Die Tomografie hat das Ziel, einzelne Körperschichten überlagerungsfrei abzubilden. Dies wird erreicht, indem sich während der Aufnahme Röntgenröhre und Film synchron um einen Drehpunkt bewegen, der in der zu untersuchenden Schicht liegt (Abb. 1.**43**). Dadurch werden nur die Objekte dieser Schicht scharf abgebildet, während Objekte außerhalb der Schichtebene auf dem Röntgenbild verwischt und damit unscharf dargestellt werden (Yamashita 1978).

Am besten erfolgt die Untersuchung im Sitzen, sonst in Rücken- oder Seitenlage. Es sollte möglichst in 2 Ebenen geschichtet und ein ausreichend großes Format (24 × 30 oder sogar 35 × 35 cm) gewählt werden. Um unnötige Aufnahmen zu vermeiden, bestimmt man anhand der Übersichtsaufnahme die Tiefe der interessierenden Region. Es empfiehlt sich eine lineare Verwischung in kraniokaudaler Richtung mit einem Schichtwinkel von 30–40° und Belichtungsparametern von etwa 0,6 s, 110 kV und 8–20 mAs. Bei der gleichzeitigen Darstellung von Hilus- und Lungenstrukturen muss ein röhrennaher Ausgleichsfilter verwendet werden (Schlungenbaum 1979, Laubenberger 1986).

Die Tomografie ist indiziert, um unklare Befunde der Übersichtsaufnahme (Hilusverplumpung, Rundherde, fragliche Einschmelzungen) weiter abzuklären. Darüber hinaus kann sie bei unauffälligem Übersichtsbild angewendet werden, um die Ursache einer Hämoptyse (z. B. Kaverne) zu erfassen und um präoperativ kleinere Metastasen oder Zysten zu beweisen bzw. auszuschließen.

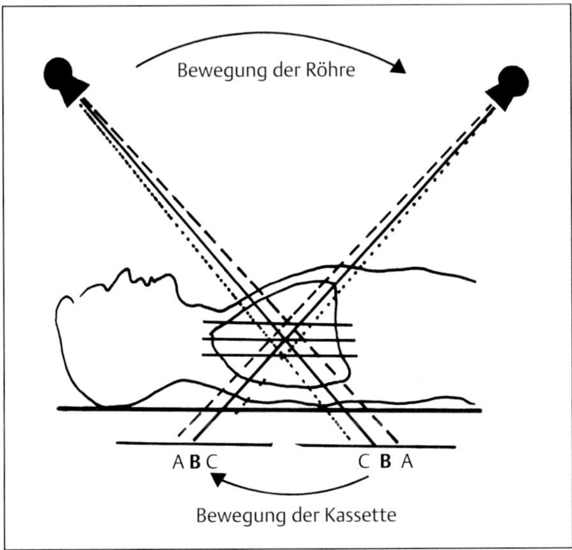

Abb. 1.**43** **Tomografie**. Während sich Röntgenröhre und Kassette synchron gegeneinander bewegen, werden nur Punkte der untersuchten Schicht scharf dargestellt, während schichtfremde Objektdetails auf dem Film verwischt werden.

Normalbefunde Tomografie

(Abb. 1.**44.**)

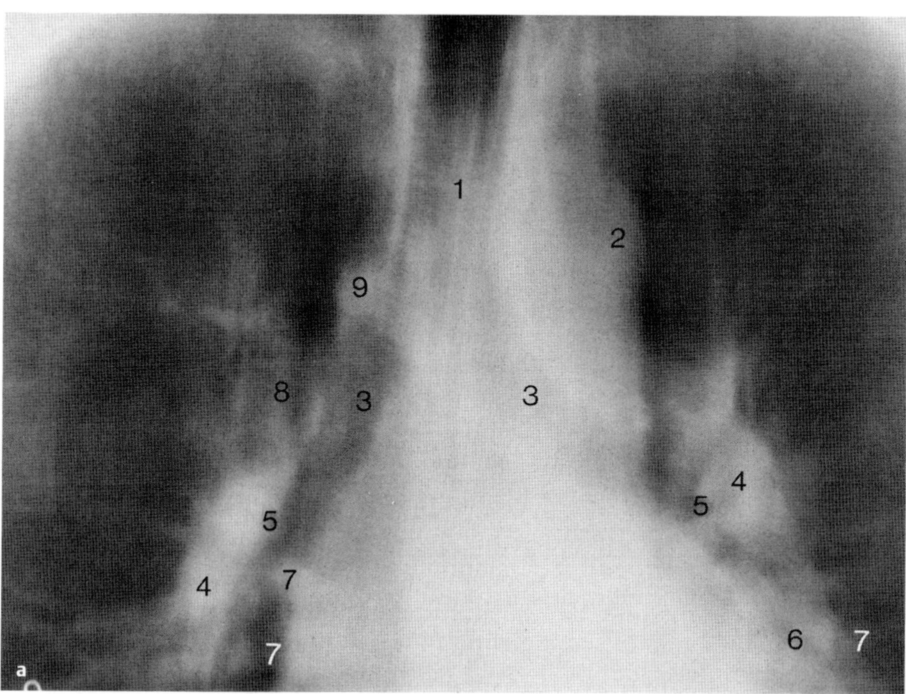

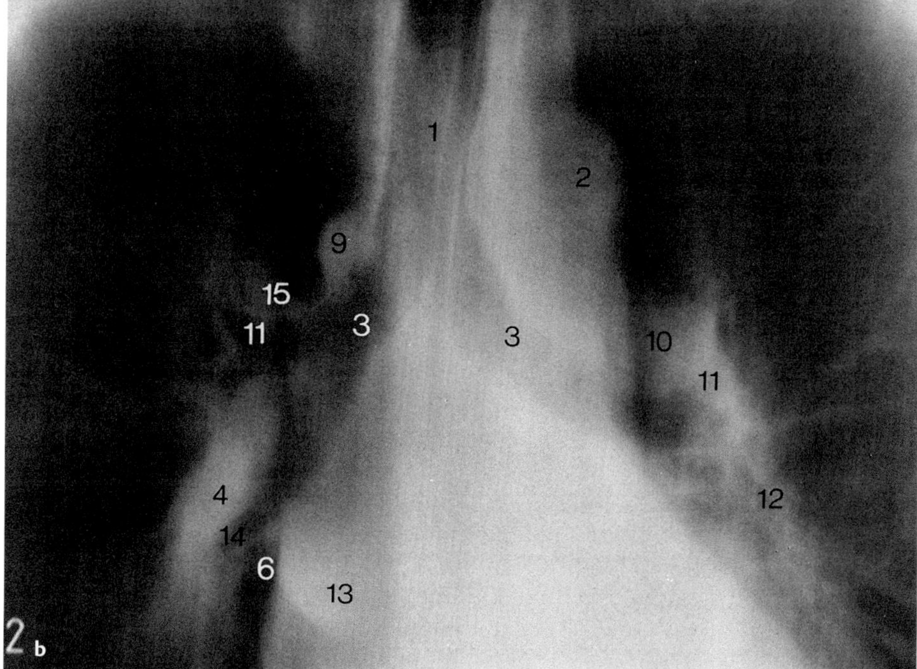

Abb. 1.**44 a–e** **Thoraxtomogramme**. A.–p. Tomogramm 10 cm (**a**), a.–p. Tomogramm 12 cm (**b**), **c–e** Fortsetzung S. 28.

1 Trachea
2 Aortenknopf
3 Hauptbronchus
4 Unterlappenarterie
5 apikaler Unterlappensegmentbronchus
6 Unterlappenbronchus
7 Vv. laterobasales
8 Oberlappenvene
9 V. azygos
10 A. pulmonalis

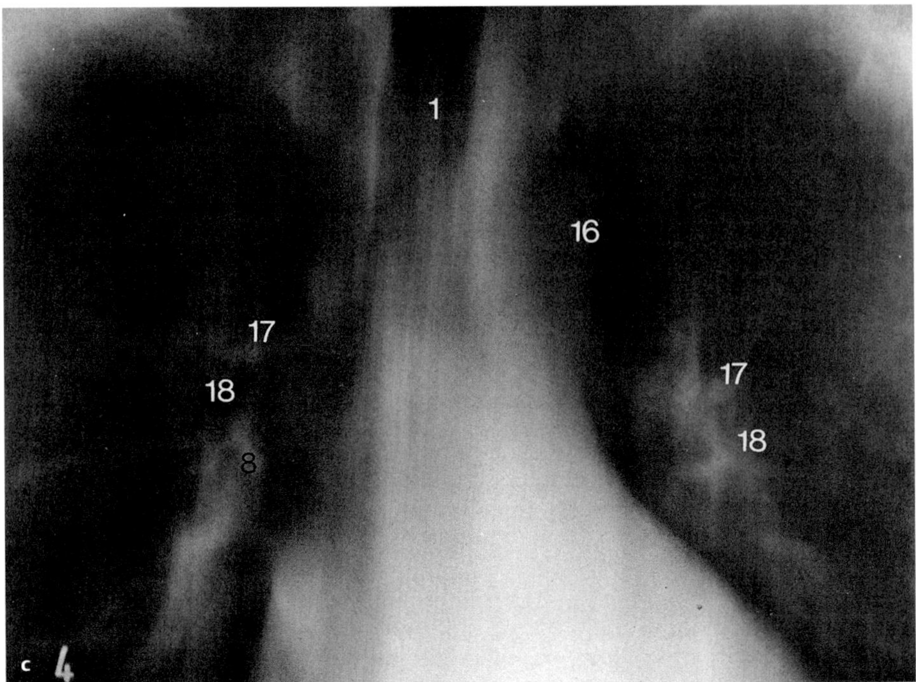

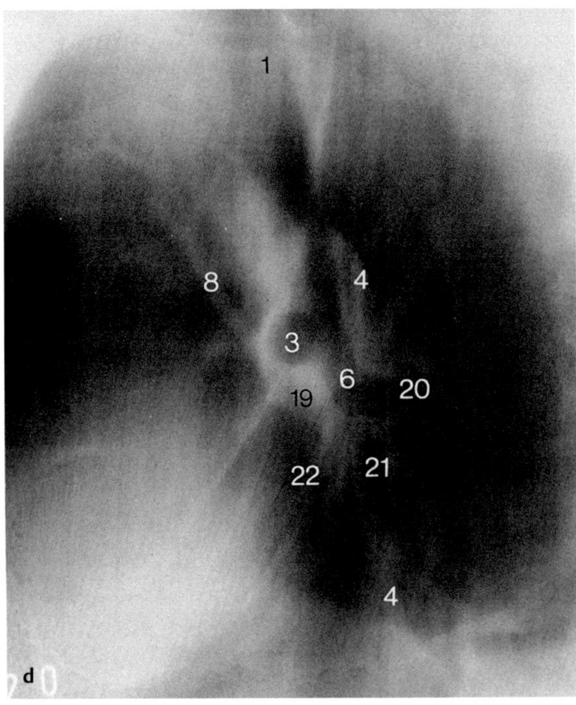

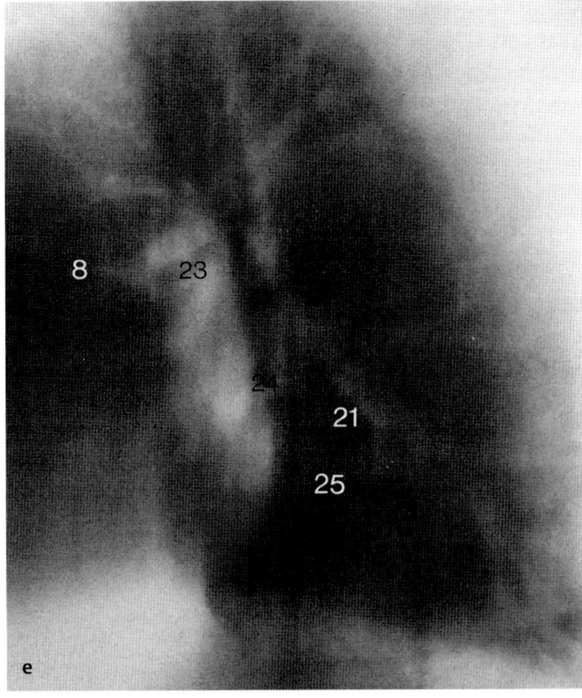

Abb. 1.44 **Thoraxtomogramme. Fortsetzung.** a.–p. Tomogramm 14 cm (**c**), seitliches Tomogramm 5 cm links der Mittellinie (**d**) und seitliches Tomogramm 7 cm links von der Medianebene (**e**).

11 Oberlappenbronchus
12 Lingulabronchus
13 Venentrichter linker Vorhof
14 Mittellappenbronchus
15 Oberlappenarterie
16 Aorta
17 Arterie anteriores Oberlappensegment
18 Bronchus anteriores Oberlappensegment
19 Venentrichter
20 apikales Unterlappensegment Bronchus und Arterie
21 posterobasales Unterlappensegment Bronchus und Arterie
22 anterobasales Unterlappensegment Bronchus und Arterie
23 anteriores Oberlappensegment Bronchus und Arterie
24 laterobasales Unterlappensegment Bronchus und Arterie
25 Unterlappenvene

Computertomografie

Technik

Das Prinzip der Messanordnung besteht darin, dass ein schmal eingeblendeter Röntgenstrahl eine transversale Scheibe des Patienten durchsetzt und anschließend seine Schwächung von Detektoren gemessen wird, die meist auf einem Halbbogen angeordnet sind. Während der Untersuchung rotieren Röntgenröhre und Detektorfeld um den Patienten, sodass die untersuchte Scheibe aus allen Richtungen durchstrahlt wird. Dabei werden zahlreiche, z. B. 400 000 oder mehr Absorptionswerte registriert, aus denen ein Computer anschließend das Bild der untersuchten Schicht berechnet (Abb. 1.**45**).

Inkrementaltechnik

Es wird jeweils nur 1 Schicht in Atemstillstand untersucht und anschließend der Tisch zur nächsten Schicht vorgeschoben. Die Standarduntersuchung erfolgt im Endinspirium. Bei bestimmten Fragestellungen (z. B. Airtrapping) sind zusätzliche Aufnahmen im Endexspirium angezeigt. Um das gesamte Lungenfeld lückenlos darzustellen, sind etwa 50 nebeneinander liegende Schichten von 8 mm Breite notwendig. Beginn und Ende des Schichtstapels werden vor der eigentlichen Untersuchung mit einem Übersichtsbild im a.–p. Strahlengang (Topogramm, Scout View) festgelegt. Mit dem Topogramm werden auch die interessierenden Regionen angesteuert, die mit der hoch auflösenden CT (Schichten von 1 – 3 mm Dicke) zusätzlich untersucht werden. Um die Mediastinalstrukturen und Lungengefäße besser zu differenzieren, wird während der Untersuchung Kontrastmittel in die V. cubitalis infundiert (z. B. 100 ml, 300 mg Jod/ml, 1,5 ml/s, Startverzögerung 15 s). Nach jedem Abtastvorgang erscheint ein Computertomogramm der untersuchten Schicht auf dem Monitor und kann fotografisch dokumentiert werden. Vorher müssen mit einer optischen Bildmanipulation die Dichtewerte der interessierenden Strukturen mit geeigneten Graustufen dargestellt werden (Fensterlage und -breite). Meist werden die Schichten mit 2 unterschiedlichen Fenstereinstellungen fotografiert, um Lungenstrukturen (z. B. Fensterbreite/Fensterlage 1600/–600) und Mediastinalstrukturen (z. B. 350/35) zu dokumentieren.

Einzeilenspiraltechnik

Im Gegensatz zur Inkrementaltechnik wird der Patient nicht schichtweise abgetastet, sondern bei kontinuierlich rotierender Röntgenröhre mit gleichmäßigem Tischvorschub durch die Scan-Ebene bewegt. Dadurch können bis zu 20 nebeneinander liegende Schichten während 1 Atemstillstands aufgenommen werden. Dies erleichtert die Beurteilung, da bei der inkrementellen Technik die Schichten oft in leicht unterschiedlicher Inspirationstiefe erfasst werden. Es empfiehlt sich, die Scan-Richtung von kaudal nach kranial zu wählen, denn die Atemexkursion in den apikalen Lungenpartien ist geringer als kaudal, und Bewegungsartefakte sind entsprechen kleiner, wenn der Patient gegen Ende der Abtastzeit atmen sollte.

Bei der Spiraltechnik ist das Verhältnis von Schichtbreite zum Tischvorschub zu beachten, was durch den sog. Pitch-Faktor charakterisiert wird. Verschiebt sich der Tisch pro Röhrenumdrehung um genau 1 Schichtbreite (z. B. 8 mm), so liegen die untersuchten Schichten unmittelbar nebeneinander (Pitch-Faktor = 1). Ist der Tischvorschub doppelt so lang wie die Schichtbreite (Pitch-Faktor = 2), werden die Schichten jeweils nur von einem Halbkreis abgetastet, was zwar zu einer Verminderung der Bildqualität führt, jedoch wegen der verkürzten Untersuchungszeit bei vielen Fragestellungen günstig ist.

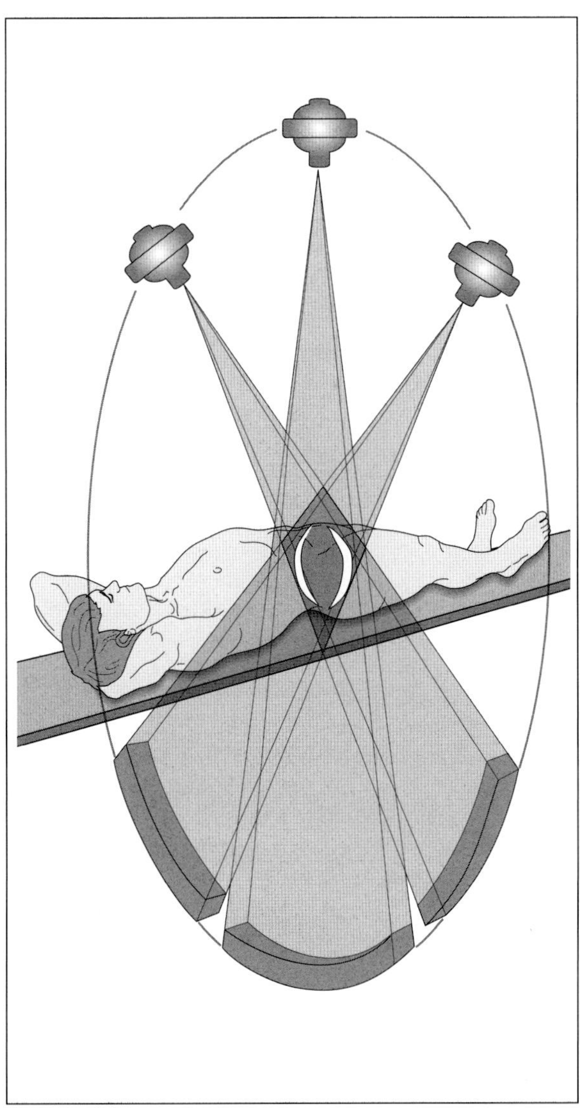

Abb. 1.**45** **Messanordnung bei der CT.**

Mehrzeilenspiraltechnik

Die heute verfügbaren Mehrzeilen-CT mit 4, 8, 16, 64 oder mehr Detektorkränzen hat die Untersuchung der Lunge und des Herzes erheblich verbessert. In einer Apnoephase lässt sich meist die gesamte Lunge abtasten. Aus dem transversal aufgenommenen Datensatz können anschließend koronale, sagittale und schräge Schichten rekonstruiert werden. Darüber hinaus lassen sich Zwischenschichten berechnen und unterschiedliche Schichtbreiten anwählen. Dies ist vorteilhaft, da manche pathologische Strukturen eher auf breiten Schichten (d. h. mit besserer Kontrastauflösung), andere aber auf dünnen Schichten (d. h. mit höherer Ortsauflösung) zu beurteilen sind.

High-Resolution-Computertomografie

Die hoch auflösende CT mit 1–2 mm schmalen Schichten, erhöhtem Dosisbedarf und hoch auflösender Bildmatrix sollte nur bei bestimmten Fragestellungen angewendet werden, insbesondere wenn eine genaue Beurteilung des Lungenparenchyms erwünscht ist. Obwohl bei der Mehrschichtspiral-CT prinzipiell schon 1 mm breite Schichten untersucht werden, kann die Auflösung bei stehendem Tisch weiter erhöht werden. Die HRCT routinemäßig einzusetzen, ist wegen der hohen Strahlenbelastung jedoch nicht sinnvoll (Galanski 2001).

Computertomografie in der Kardiologie

Für kardiologische Fragestellungen, insbesondere auch für die Darstellung der Koronarien, ist die Verwendung eines Mehrzeilenspiral-CT Voraussetzung. Da die Scan-Zeiten im Vergleich zum Herzzyklus trotzdem relativ lang sind, muss die Untersuchung stets EKG-getriggert erfolgen. Etwa 20 s nach Beginn einer Kontrastmittelinfusion (z. B. 120 ml, 4 ml/s) wird bei tiefer Inspiration das Herz von der Trachealbifurkation bis zur Herzspitze mit 1 mm breiten, transversalen Schichtbildern dargestellt. Die Beurteilung erfolgt an der Bilderserie in der Scroll-Technik bzw. an den sekundär rekonstruierten multiplanaren und 3D-Bildern. Während die Bestimmung der Kalklast (Calcium Score, Agatston et al. 1990) recht sicher und gut reproduzierbar ist, wird die Detailauflösung der Koronarien bei vielen Patienten durch Bewegungsartefakte gemindert, sodass auf die invasive Koronarangiografie, bei der dann allerdings eine strenge Indikationsstellung zu fordern ist, in vielen Fällen nicht verzichtet werden kann.

Computertomografie der Lunge

Routinemäßig werden bei der Lungendiagnostik breite Schichten (8–10 mm) untersucht, da damit die Gesamtheit des Gefäß- und Bronchialbaums besser zu beurteilen ist. Die hoch auflösende CT mit Schichtdicken von 1–3 mm wird eingesetzt, wenn nach Lungengerüsterkrankungen, nach Emphysemzonen und nach Bronchiektasen gefahndet werden soll (Abb. 1.**46**).

Insbesondere bei der hoch auflösenden CT hängt die örtliche Auflösung einer Struktur wesentlich von ihrem Dichteunterschied zur Umgebung ab. So wird z. B. ein interlobuläres Septum, dessen Dicke anatomisch nur 0,1 mm misst, nur dann abgebildet, wenn es die Schicht senkrecht durchzieht, und es entgeht dem Nachweis, wenn es parallel oder schräg zur Schicht angeordnet ist. Beim senkrechten Verlauf füllt es nämlich einen sehr viel größeren Anteil des Voxels aus und erhöht damit dessen Absorptionswert. Wegen der vorgegebenen Pixelgröße (z. B. 0,3 mm) werden die Septen und ähnliche Strukturen im CT aber in der Regel zu dick erscheinen.

Folgende Strukturen sind beim Gesunden sichtbar und müssen beurteilt werden (Naidich 1991).

Abb. 1.**46 a** u. **b** **Darstellung einer 10 mm breiten (a) und einer 1,5 mm breiten (b) Schicht.** Auf der dickeren Schicht sind die zentralen Anteile des Gefäßbaums besser zu beurteilen, und die Lage der Interlobien ist nur indirekt aus dem gefäßarmen subpleuralen Lungenstreifen zu schließen. Auf der dünneren Schicht bilden sich die Interlobien ab. Die subpleuralen Lobuligrenzen sind besser zu erkennen, in denen sich auch die zentral gelegene A. terminalis zeigt (s. auch Abb. 1.48).
▽

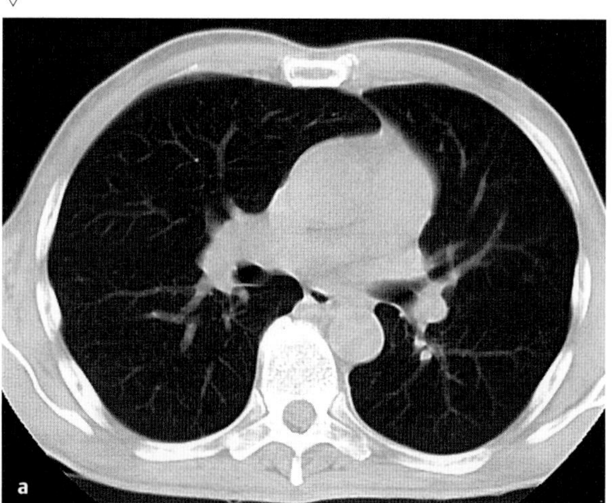

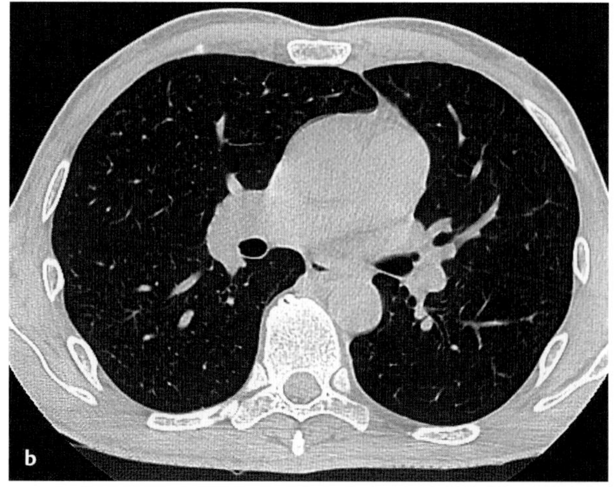

Bronchovaskuläres Bündel

Es besteht aus Bronchien und Arterien und dem sie begleitenden Bindegewebe. Arterie und Bronchus laufen stets nebeneinander; sie haben den gleichen Außendurchmesser, der während ihrer Aufzweigung zur Lappenperipherie hin kontinuierlich abnimmt. Durchsetzt das Bündel die CT-Schicht senkrecht, sieht man einen gewebsdichten Kreis neben einem lufthaltigen Ring; verläuft es horizontal in der Schicht, erkennt man die sich dichotom verzweigenden Streifen der Arterien, die von einem schienenstrangartigen Doppelstreifen des Bronchus begleitet werden. Durchsetzt das Bündel die Schicht schräg, resultieren ovale und elliptische Schatten und Ringe. Die Dicke der Bronchialwand beträgt nur etwa ⅙–⅒ des Lumendurchmessers. Demzufolge sind Bronchien auch nur bis etwa zur 8. Aufteilung sichtbar, was am Übergang von der inneren zur äußeren Lappenhälfte gegeben ist. Gefäße sind hingegen bis zur 16. Teilung zu erkennen, und ihre Sichtbarkeit endet etwa 0,5–1 cm vor der Pleura (Abb. 1.**47**). Im Zentrum eines sekundären Lobulus zeigen sie sich als Y- oder fleckförmige Hyperdensitäten (Abb. 1.**48**).

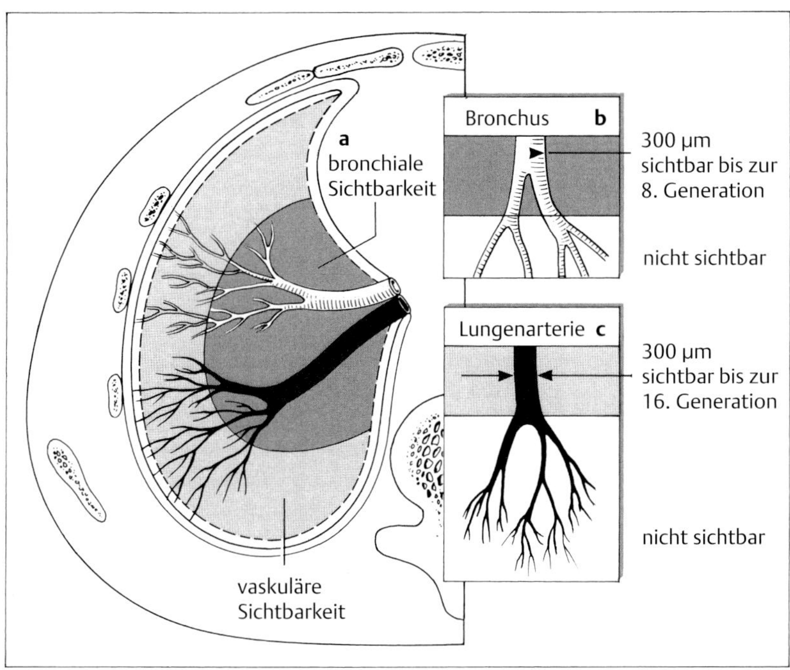

Abb. 1.**47 a–c** **Grenzen der HRCT-Auflösung für normale bronchovaskuläre Strukturen.** Die Bronchien sind wegen ihrer schmalen Wände nur in der inneren Hälfte des Lungenfelds zu erkennen, während Arterien und Venen bis in die subpleuralen Schichten zu verfolgen sind.

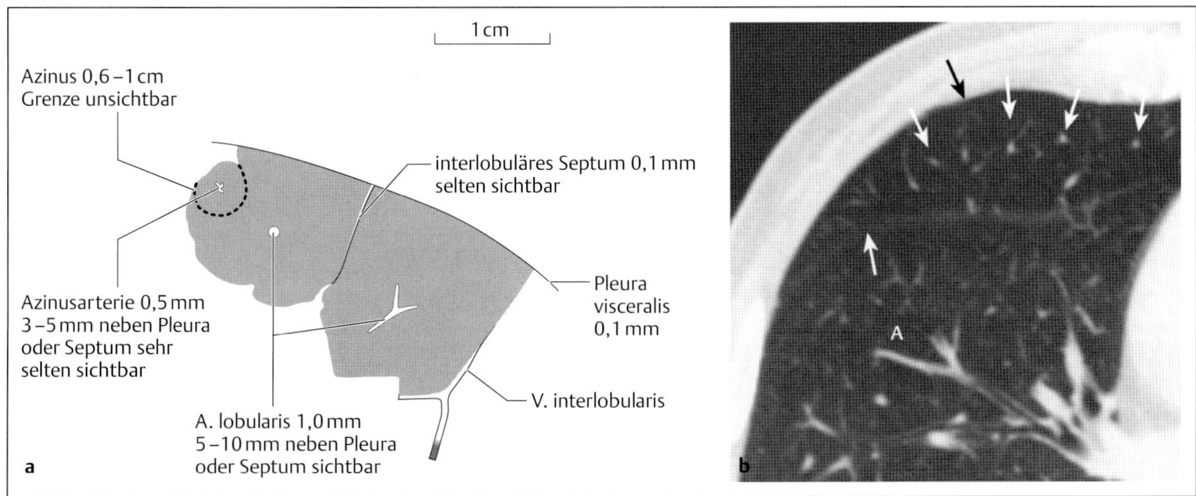

Abb. 1.**48 a u. b** **Der sekundäre Lobulus und seine Strukturen.** Beachte die punkt-, Y- oder V-förmige Darstellung der A. lobularis. Die übrigen Strukturen, wie z. B. die 10–20 mm langen interlobulären Septen, sind nur ausnahmsweise – und dann meist bei Lungengerüsterkrankungen – zu erkennen.

Lungenvenen
Es handelt sich um verzweigte Strukturen ohne begleitenden Bronchus. Da in der äußeren Hälfte des Lungenlappens Arterien nicht mehr durch die sie begleitenden Bronchien identifiziert werden können, kann man dort auch Venen von Arterien nicht mehr unterscheiden.

Interlobuläre Septen
Der sekundäre Lobulus wird von interlobulären Bindegewebssepten umgeben, die ein polygonales, das gesamte Lungenparenchym durchziehendes Netz bilden. Im subpleuralen Lungenmantel sind diese Septen kräftiger ausgebildet als im Lungenkern und werden vor allem in den anterioren, lateralen und diaphragmalen Regionen sichtbar. Im Lungenkern werden sie erst bei pathologischen, z. B. ödematösen oder fibrösen Verdickungen sichtbar. Die Septen können an einigen Stellen kleinknotige Verdichtungen zeigen, die den in der Lobulusperipherie laufenden Venen entsprechen (s. Abb. 1.**48**).

Sekundärer Lobulus
Er kann meist nur in der Lungenperipherie subpleural mithilfe des umgebenden septalen Bindegewebes identifiziert werden. In seinem Zentrum läuft die A. lobularis, die dort als punkt- oder kommaförmige Struktur im hoch auflösenden CT sichtbar wird. Wird die Dichte im Areal eines sekundären Lobulus quantitativ gemessen, so ist sie selbstverständlich höher als die der Trachealluft, weil im Lobulus neben der Luft auch Parenchymstrukturen enthalten sind, die zwar örtlich nicht aufgelöst werden, jedoch die mittlere Dichte des gesamten Areals beeinflussen (s. Abb. 1.**48**).

Interlobien
Sie sind weniger als 0,4 mm dick und meist nur mit der HRCT darstellbar. Bei dickeren Schichten werden sie nur dann abgebildet, wenn sie die Schnittebene fast senkrecht durchsetzen. Indirekt ist ihre Lage aber immer daran zu erkennen, dass die unmittelbar angrenzenden Lungenzonen zum Lungenmantel gehören und damit gefäßarm sind. Im HRCT sind die großen Lappenspalten als scharfe, gewebsdichte Linien zu sehen. Der kleine Lappenspalt läuft parallel zur Schnittführung und ist deshalb auch im HRCT oft nur indirekt an der rarefizierten Gefäßstruktur im angrenzenden Lappenmantel zu erkennen. Bei schmaler Schichtwahl (1–2 mm) kann der kleine Lappenspalt, der in der Regel nach oben etwas konvex gebogen ist, 2-mal oder mehrmals die Schicht durchsetzen und wird dann als wellig verlaufende, scharfe Linie sichtbar.

Pleura
Im Gegensatz zu den Interlobien grenzt die Pleura außen an Weichteilgewebe und ist deshalb wegen ihrer geringen Dicke (0,2–0,4 mm) nicht ohne Weiteres zu erkennen. Anatomisch finden sich von innen nach außen die Pleura visceralis, die Pleura parietalis, der sehr schmale extrapleurale Fettstreifen, die Fascia endothoracica und der M. intercostalis internus. Daran schließen sich nach außen das interkostale Fettgewebe bzw. die Rippen an. Da in den lateralen Thoraxabschnitten die Rippen schräg verlaufen, wird bei transversaler Schnittführung auch die Grenze zwischen Lunge und Interkostalraum erfasst. Dort erkennt man dann den schmalen „interkostalen Streifen“, der aus Pleura, Faszie und innerem Interkostalmuskel besteht und gegen das interkostale Fett kontrastiert ist. Paravertebral grenzen Pleura und Fascia endothoracica gegen das paravertebrale Fettgewebe und können auch dort als sehr feiner Streifen sichtbar werden (paravertebrale Linie). In unmittelbarer Nachbarschaft zur Rippe ist die Pleura nur dann zu erkennen, wenn sie pathologisch verdickt ist (Abb. 1.**49**).

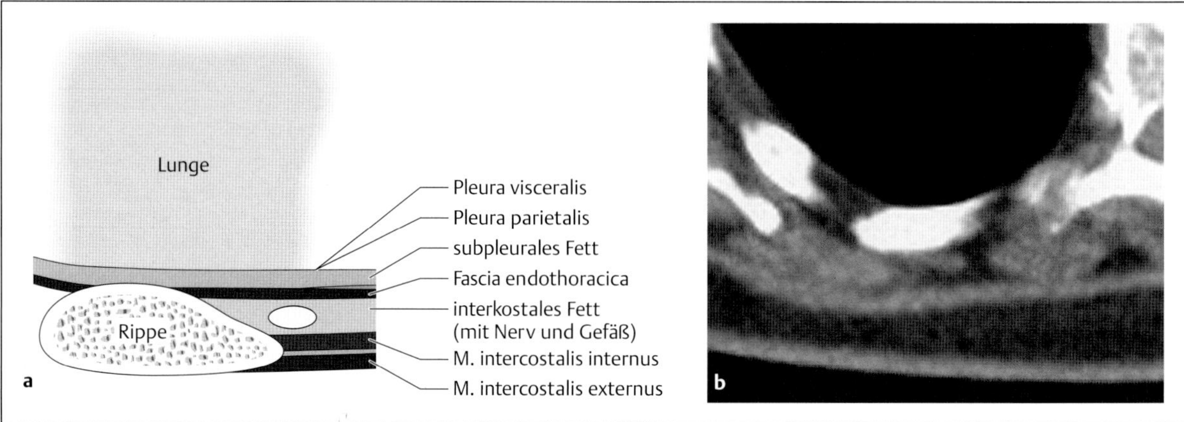

Abb. 1.**49 a** u. **b** **Pleura**. Der weichteildichte „Pleurastreifen“ (Gesamtheit beider Pleurablätter und der Fascia interthoracica), der interkostale Fettstreifen mit Gefäßen und die Interkostalmuskulatur.

Normalbefunde

(Abb. 1.**50** bis Abb. 1.**56**.)

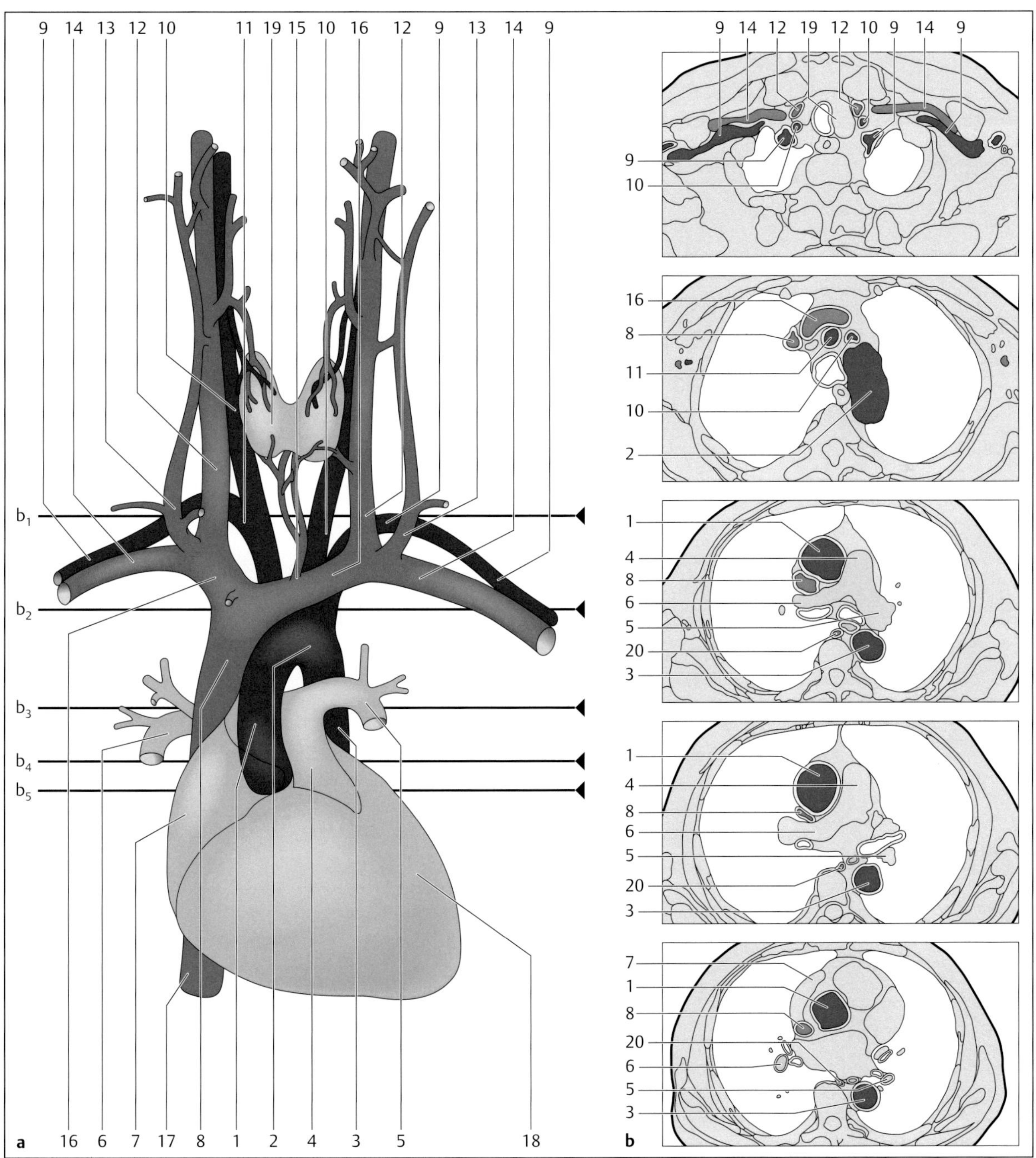

Abb. 1.**50 a** u. **b** **Mediastinale Gefäße** (Erläuterung der Ziffern s. Abb. 1.**51**). (**a**) Situs. (**b**) Transversalschnitte (Schnitthöhe in **a** eingezeichnet).

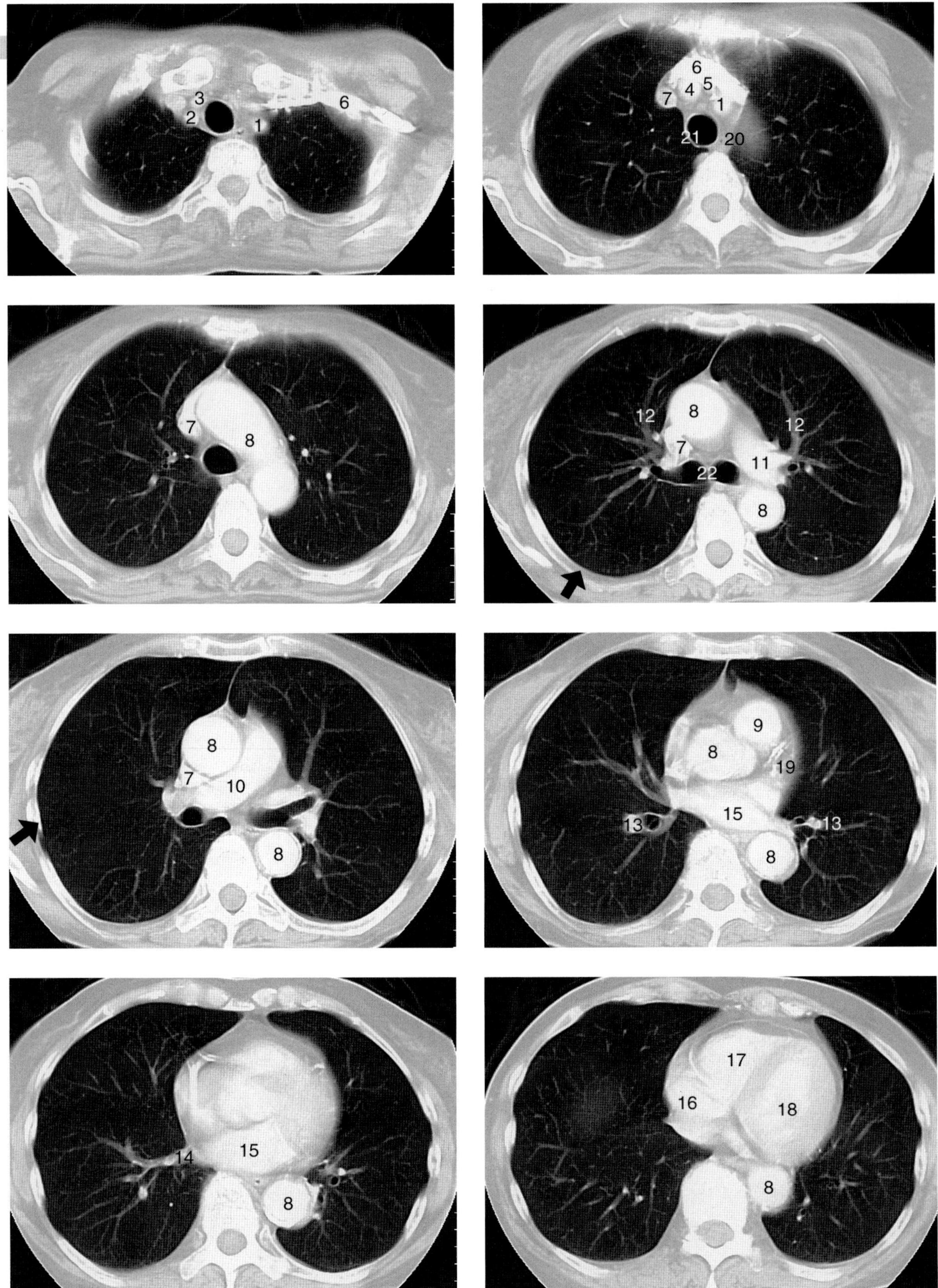

Abb. 1.**51** **Normales Computertomogramm.**

1 A. subclavia links
2 A. subclavia rechts
3 A. carotis rechts
4 Truncus brachiocephalicus
5 A. carotis links
6 V. subclavia
7 V. cava
8 Aorta
9 Truncus pulmonalis
10 rechte Pulmonalarterie
11 linke Pulmonalarterie
12 Oberlappenarterie
13 Unterlappenarterie
14 Lungenvenen
15 linker Vorhof
16 rechter Vorhof
17 rechter Ventrikel
18 linker Ventrikel
19 verkalkte Koronararterie
20 Ösophagus
21 Trachea
22 Bifurkation
→ Gefäßrarefikation parallel zum Obermittellappenspalt und zum großen Lappenspalt

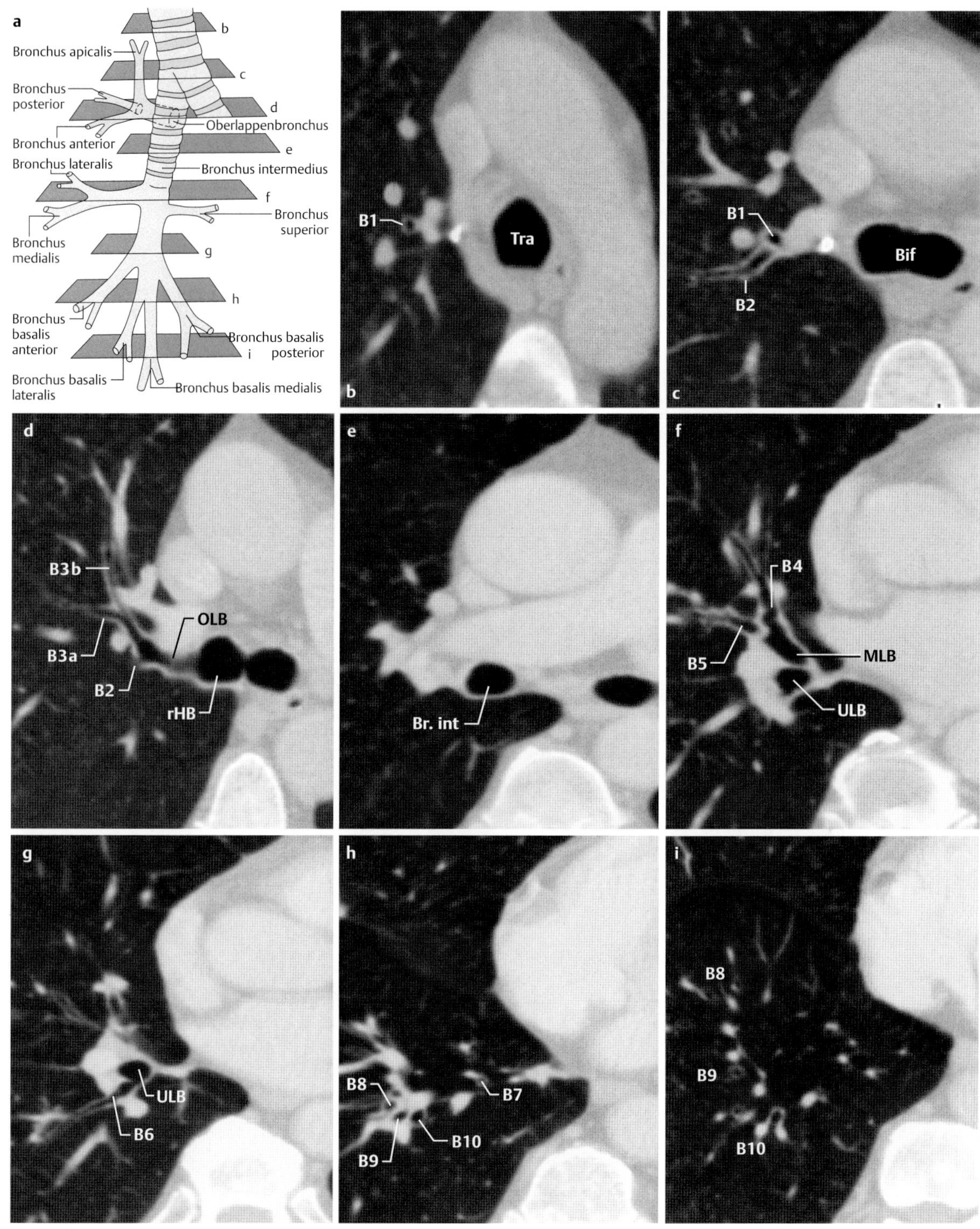

Abb. 1.**52 a–i** **Verzweigung des rechten Hauptbronchus**
(Schnittebenen der Computertomogramme **b–i** s. **a**).

Tra Trachea
Bif Bifurkation
rHB rechter Hauptbronchus
OLB Oberlappenbronchus
Br. int Bronchus intermedius
MLB Mittellappenbronchus
ULB Unterlappenbronchus
B1 Bronchus apicalis
B2 Bronchus posterior
B3 Bronchus anterior
B4 Bronchus medialis
B5 Bronchus lateralis
B6 Bronchus apicalis
B7 Bronchus basalis medialis (cardiacus)
B8 Bronchus basalis anterior
B9 Bronchus basalis lateralis
B10 Bronchus basalis posterior

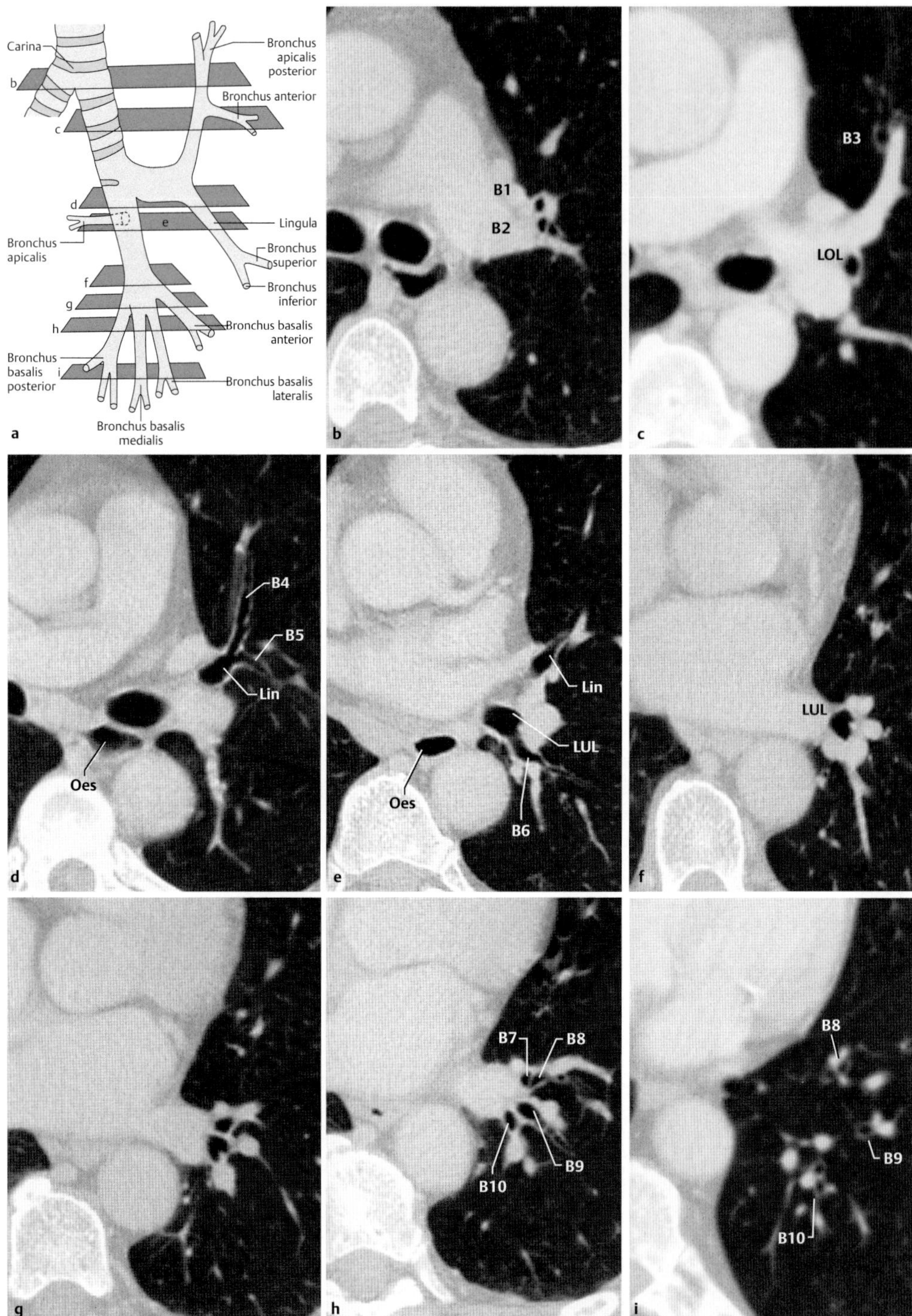

Abb. 1.**53 a–i** **Verzweigung des linken Hauptbronchus** (Schnittebenen der Computertomogramme **b–i** s. **a**).

LOL Oberlappenbronchus
LUL Unterlappenbronchus
Oes Ösophagus
Lin Lingulabronchus
B1 R. apicalis des Bronchus apicoposterior
B2 R. posterior des Bronchus apicoposterior
B3 Bronchus anterior
B4 Bronchus lingularis inferior
B5 Bronchus lingularis superior
B6 Bronchus apicalis
B7 Bronchus basalis medialis
B8 Bronchus basalis anterior
B9 Bronchus basalis lateralis
B10 Bronchus basalis posterior

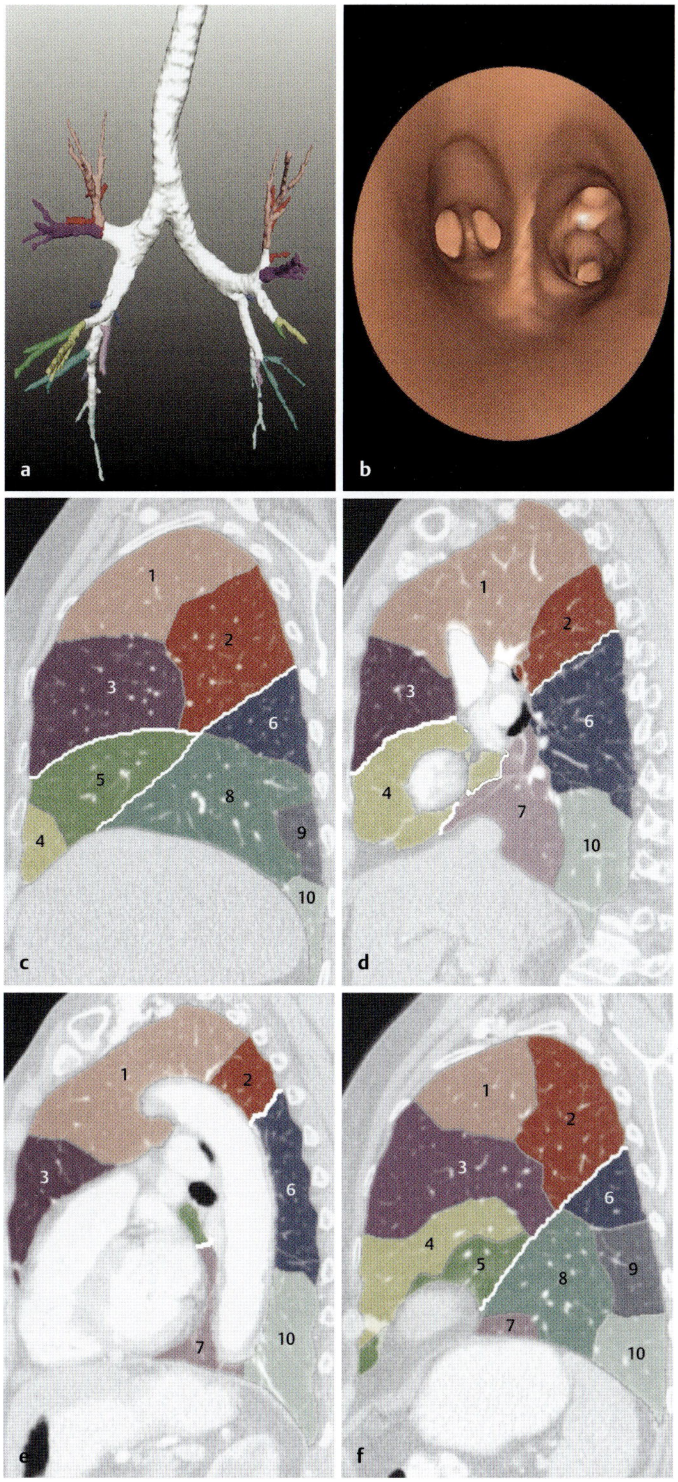

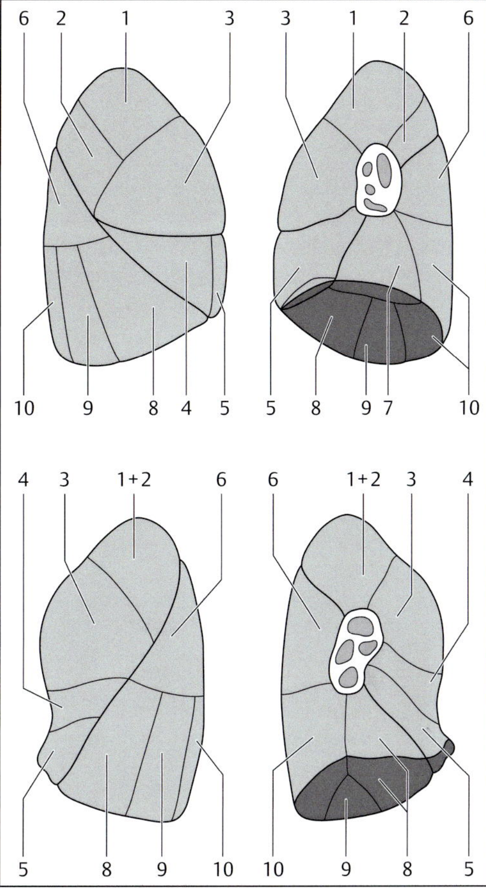

Abb. 1.**55** **Schema der Lungensegmente** (Erläuterung der Ziffern s. Abb. 1.**54**).

◁ Abb. 1.**54 a–f** **Rekonstruktion des Bronchialbaums (a), virtuelle Bronchoskopie mit Blick auf die Bifurkation (b), sagittale Lungenschichten mit rekonstruierten Segmenten** (**c** = rechts lateral, **d** = paramedian rechts, **e** = paramedian links, **f** = links lateral).

1 apikales Oberlappensegment
2 posteriores Oberlappensegment
3 anteriores Oberlappensegment
4 mediales Mittellappensegment bzw. unteres Lingulasegment
5 laterales Mittellappensegment bzw. oberes Lingulasegment
6 apikales Unterlappensegment
7 kardiales bzw. mediobasales Segment
8 anterobasales Segment
9 laterobasales Segment
10 posterobasales Segment

Beachte: Der Algorithmus identifzierte die Segmente mit den Arterien. Deshalb zeigen sich im apikoposterioren Segment links 2 verschieden gefärbte Subsegmente (s. auch S. 46).

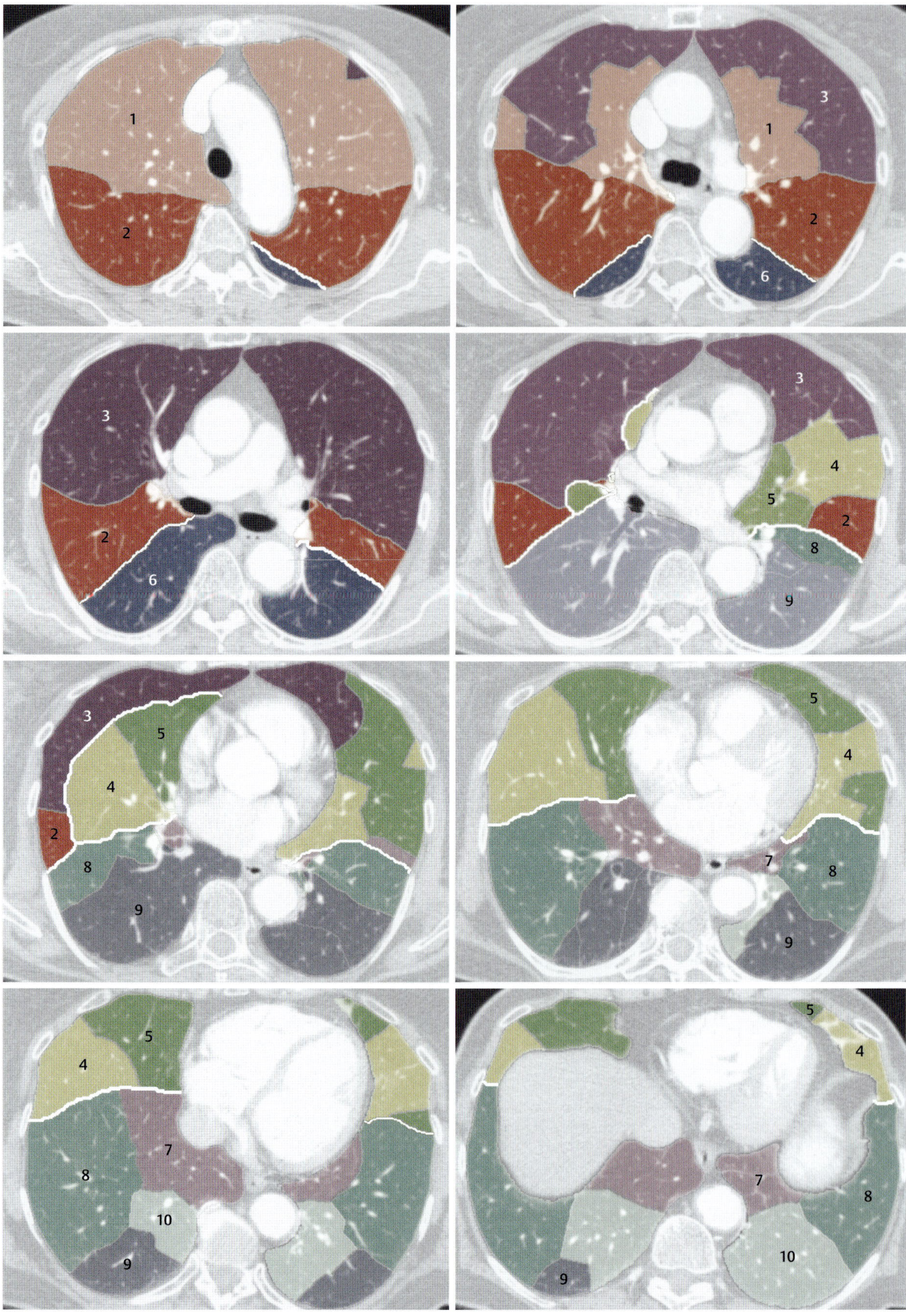
1
2
1
3
2
6
3
2
6
3
4
5
2
8
9
3
5
4
2
8
9
5
4
7
8
9
5
4
7
8
10
9
5
4
7
8
10
9

◁ Abb. 1.56 **Transversale CT-Schichten.** Der 3-dimensionale Datensatz der gesamten Lunge (Voxelgröße 0,8 × 0,8 × 0,8 mm) wurde EDV-assistiert segmentiert (MeVis, Bremen). Leitstrukturen waren die Arterien. Deshalb zeigen sich auch im apikoposterioren Segment links 2 verschieden gefärbte Subsegmente. Beachte auch die leichte Differenz zu den Schemata (s. Abb. 1.**55** u. Abb. 1.**32**), was durch die nicht unerhebliche interindividuelle Varianz bedingt ist (Erläuterung der Ziffern s. Abb. 1.**54**).

Szintigrafie

Lungenszintigrafie

Technik

Die szintigrafischen Methoden erfassen die regionale Durchblutung der Lunge (Partikelperfusionsszintigrafie) oder die regionale Ventilation (Partikelinhalationsszintigrafie). Beide Parameter können auch kombiniert bestimmt werden (Funktionsszintigrafie mit radioaktiven Gasen). Schließlich lassen sich die Aktivität und die Koordination des Zilienapparats in der Bronchialschleimhaut bestimmen (mukoziliare Clearance; Feine u. zum Winkel 1980).

Partikelperfusionsszintigrafie

Der liegende Patient soll mehrfach tief durchatmen; anschließend injiziert man 1–2 mCi ^{99m}Tc-(-Technetium-) markierte Mikrosphären in die Kubitalvene (Abb. 1.**57**). Die Mikrosphären haben einen mittleren Durchmesser von 10–40 µm und bleiben in den Lungenkapillaren hängen, wobei etwa jede 10 000. Kapillare embolisiert wird. Mit externen Detektoren wird anschließend die Lunge szintigrafiert, zumindest aus ventraler, dorsaler und beiderseits lateraler Sicht (Möller et al. 1983).

Partikelinhalationsszintigrafie

Der Patient inhaliert aus einem geschlossenen System ein radioaktiv markiertes Aerosol (z. B. vernebeltes ^{99m}Tc-Humanserumalbumin mit einer Partikelgröße von 1–3 µm). Das Aerosol benetzt die Atemwege und die Alveolen. Seine Verteilung charakterisiert die regionale Ventilation, die mit externen Detektoren szintigrafisch dokumentiert wird (Abb. 1.**58** u. Abb. 1.**59**).

Darüber hinaus kann ein Szintigramm mehrere Stunden nach der Inhalation angefertigt werden. Es gibt Auskunft über den Abtransport des Nuklids und damit über die regionale Aktivität des mukoziliaren Transportsystems (Weiss et al. 1983; Abb. 1.**60**).

Funktionsszintigrafie mit radioaktiven Gasen

In 1 Untersuchungsgang lassen sich sowohl die regionale Perfusion als auch die regionale Ventilation erfassen (Abb. 1.**61**).

In die Kubitalvene wird Radioxenon, das in physiologischer Kochsalzlösung gelöst ist, injiziert. Ein Szintigramm dokumentiert anschließend die Lungenperfusion. Danach atmet der Patient aus einem geschlossenen System Radioxenon so lange ein, bis es gleichmäßig in der Lungenluft verteilt ist. Anschließend atmet der Patient Zimmerluft. Aus der Verschwinderate des Xenons kann die regionale Ventilation berechnet werden.

Befunde

(Abb. 1.**58**, Abb. 1.**59** und Abb. 1.**60**.)

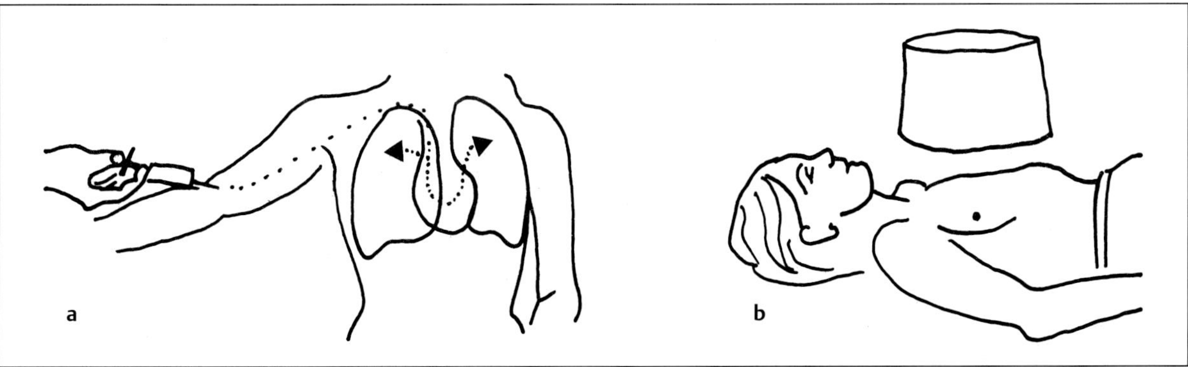

Abb. 1.57 a u. b **Prinzip der Perfusionsszintigrafie.** Intravenös injizierte radioaktive Partikel (**a**) bleiben in Lungenkapillaren hängen und können (**b**) mit externen Detektoren dargestellt werden.

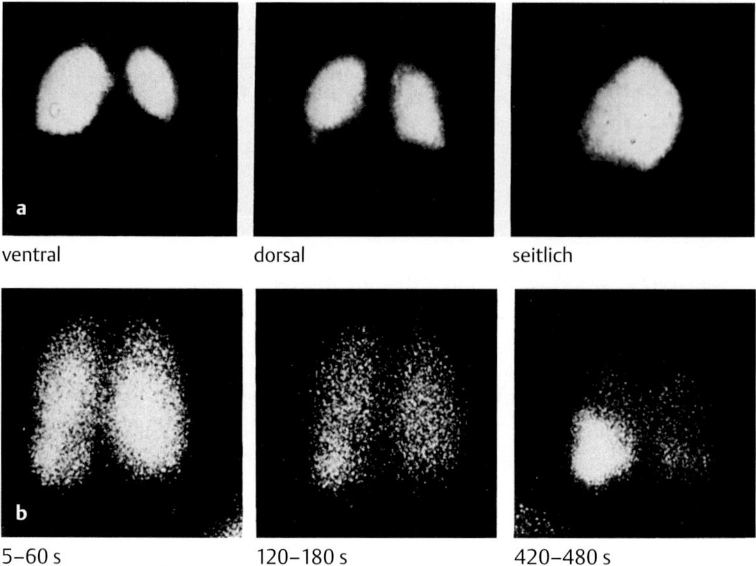

Abb. 1.58 a u. b **Kombination von (a) Perfusions- und (b) Inhalationsszintigramm bei lokalisiertem Emphysem rechts basal.** Unauffälliges Perfusionsszintigramm (4 mCi ^{99m}Tc-MOP) und Trapping-Effekt beim Xenon-Inhalationsszintigramm.

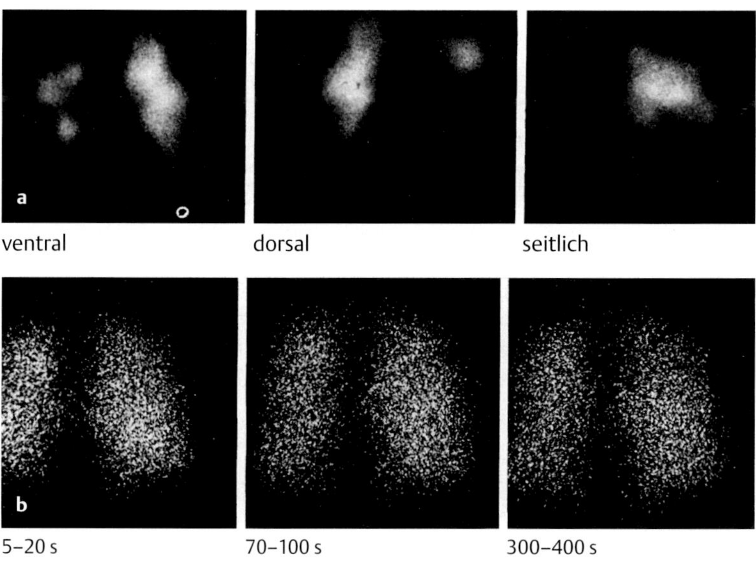

Abb. 1.59 a u. b **Kombination von Inhalationsszintigramm (10 mCi 133Xe; a) und Perfusionsszintigramm (4 mCi ^{99m}Tc-MAP; b).** Lungenembolie. Multiple Perfusionsdefekte bei homogener Ventilation.

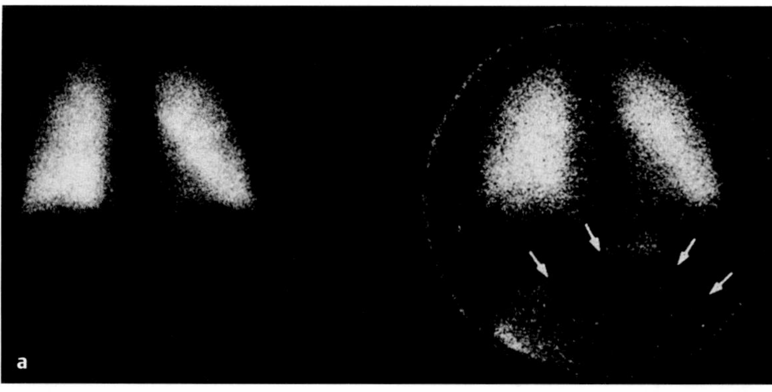

Abb. 1.60 a u. b **Mukoziliarer Transport.**
a Normalbefund.
b Siehe rechte Seite.

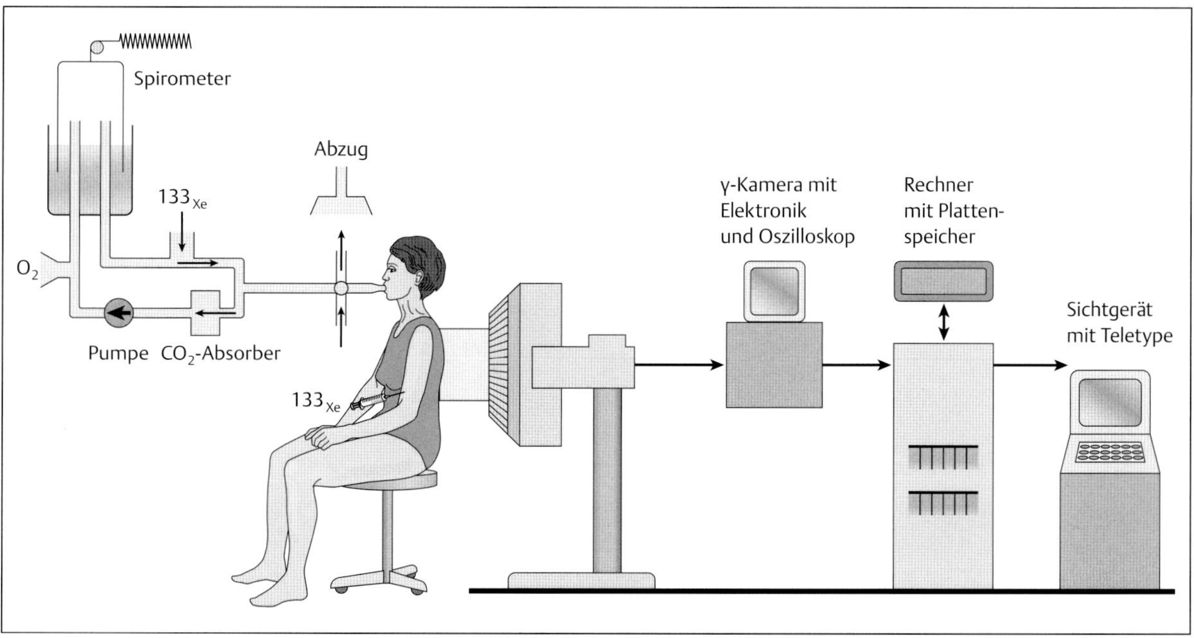

Abb. 1.**61** **Schematische Skizze des technischen Aufbaus der Perfusions-/Ventilationsuntersuchung mit ^{133}Xe (Xenon).** Der Patient sitzt vor der γ-Kamera, die online mit dem Rechner und dem Massenspeicher verbunden ist. Der Patient atmet in einem geschlossenen Spirometersystem, das auf Zimmerluftatmung über den 4-Wegehahn umgeschaltet werden kann.

Myokardszintigrafie

Mit der Myokardszintigrafie (Abb. 1.**62**) kann die Größe und Lage von Infarkten und minderperfundierten Muskelarealen erfasst werden. Das Prinzip der Methode beruht darauf, dass der Herzmuskel intravenös verabreichtes, radioaktives ^{201}Tl(-Thallium) bzw ^{99m}Tc-MiBi (Methoxyisobutyl-isonitril) anreichert. Thallium wird wegen seiner Strukturähnlichkeit zum Kalium von den dafür vorgesehenen membranösen Transportmechanismen in die Muskelzellen eingeschleust, während MiBi als lipophiler Komplex von den Mitochondrien des Myokards aufgenommen wird. Die Verteilung des Radionuklids im gesamten Herzmuskel wird mit externen Detektoren gemessen und bildlich dargestellt. Beim Gesunden ist diese Verteilung homogen, beim Kranken kennzeichnen lokalisierte Minderbelegungen Areale verminderter Durchblutung.

Die Radionuklidverteilung wird unter individuell maximaler Belastung des Herzmuskels (Fahrradergometrie mit EKG-Überwachung) und später in einer Ruhephase erfasst. Dazu werden in der Belastungsphase etwa 100 MBq 201 Thalliumchlorid intravenös injiziert und gleich im Anschluss daran seine Akkumulation im Myokard mit einer γ-Kamera möglichst mit Schichtzusatz (SPECT) szintigrafisch dokumentiert. Die Szintigrafie wird anschließend in einer Ruhepause nach etwa 30 min wiederholt. Durch diese 2-fache Messung können Infarktareale von minderperfundierten Arealen ohne Infarkt unterschieden werden. Tc-Mibi muss sowohl für die Belastungsphase als auch für die Ruhephase i. v. appliziert werden, wobei eine Gesamtaktivität von 850 MBq nicht überschritten werden soll.

Beim Infarkt findet sich sowohl bei Belastung als auch in Ruhe eine kalte Zone im Szintigramm. Bei der Minderperfusion ohne Infarkt (Ischämiezone) zeigt das Belastungsszin-

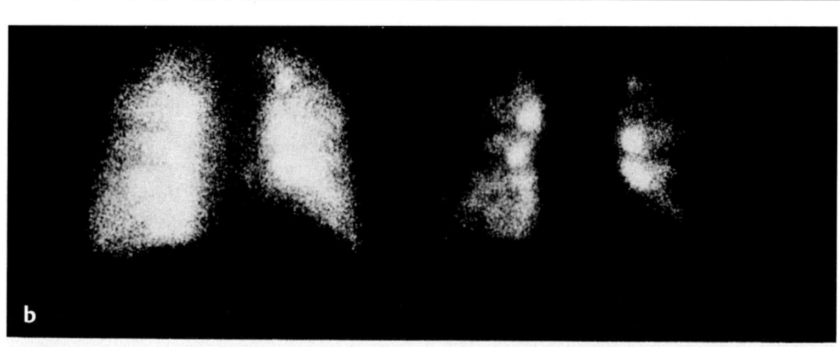

Abb. 1.**60 b**
Chronisch obstruktive Bronchitis mit fleckigen Retentionen (= verschlucktes Nuklid im Darm).

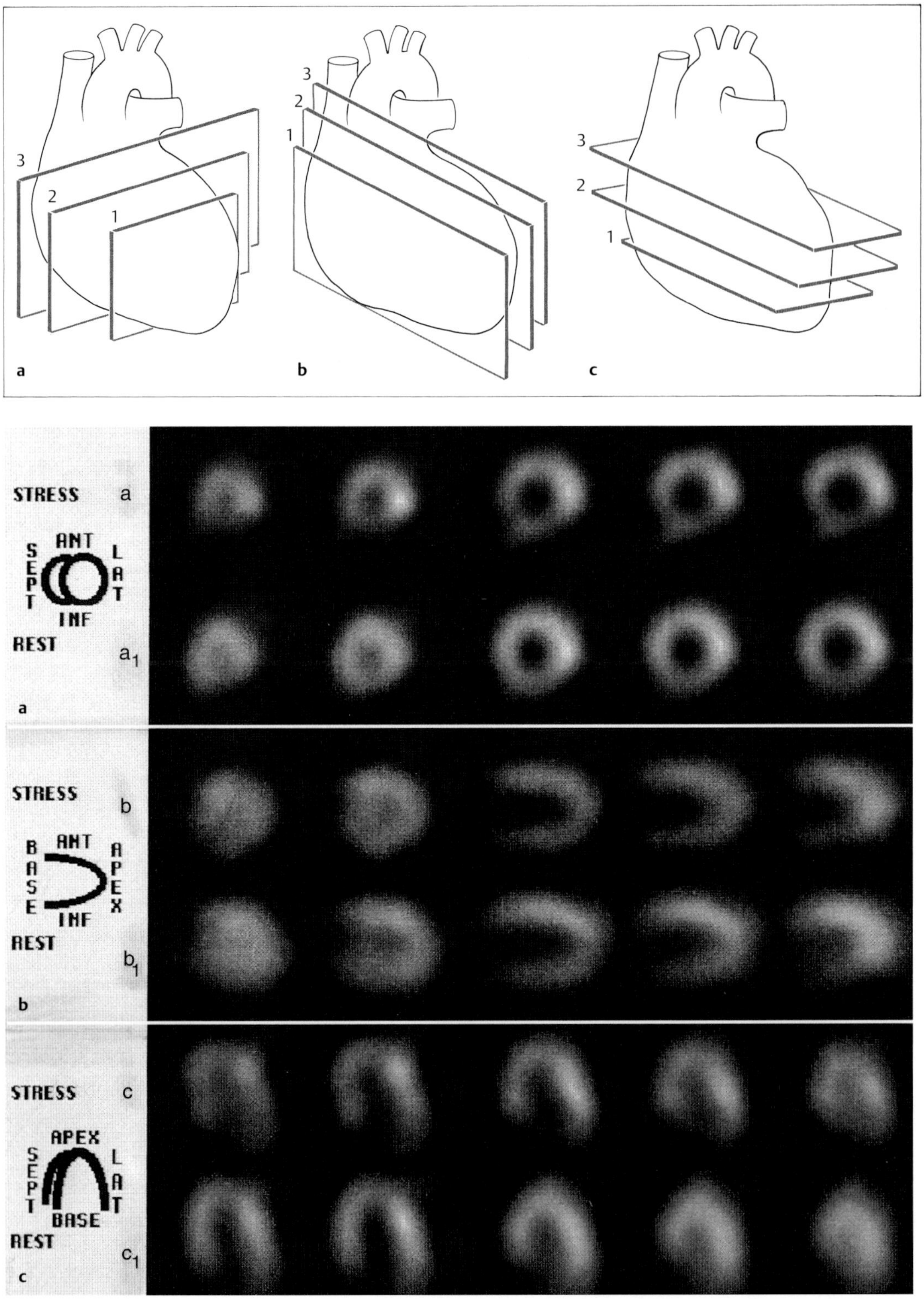

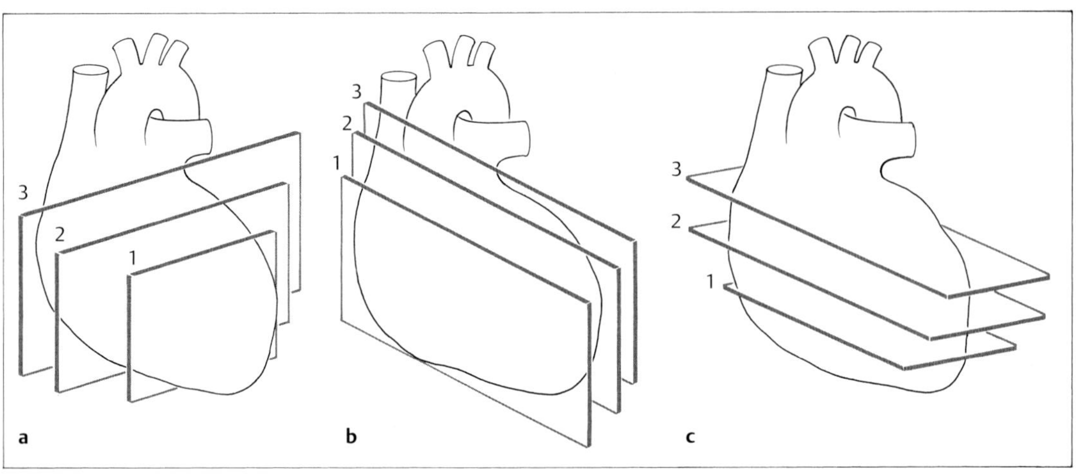

Abb. 1.**62 a–c** **Myokardszintigrafie, Normalbefund.** Unter Belastung wird das i. v. applizierte Radiothallium homogen im Myokard des linken Ventrikels eingelagert, der anschließend in 3 aufeinander senkrecht stehenden Ebenen tomografiert wird (**a** = Kurzachsschnitt parallel zur Ventilebene, **b** = vertikaler Längsachsenschnitt parallel zum Septum, **c** = horizontaler Längsachsenschnitt parallel zur Pars diaphragmatica). Eine Stunde später wird die Untersuchung in Ruhe wiederholt (a1, b1, c1). Sowohl in der Belastungs- als auch in der Ruhephase ist die Akkumulation homogen, und kalte Bezirke sind nicht nachweisbar (s. hingegen pathologische Befunde in Abb. 10.**23**).

tigramm eine kalte Zone, die aber in der Ruhephase wieder Radionuklid aufnimmt. Die Stenose in einem Koronarast verhindert nämlich die bei Belastung notwendige Mehrdurchblutung, sodass im Vergleich zum Areal der gesunden Koronarien eine relative Minderperfusion resultiert. Dieser Unterschied gleicht sich in der Ruhephase wieder aus, da dann funktionell eine Durchblutungssteigerung in den gesunden Koronargebieten nicht mehr notwendig ist.

Sonografie

Technik

Die Sonografie eignet sich nur zur Abbildung von Thoraxwand- und Pleuraprozessen, da der Impedanzsprung zwischen Gewebe und Luft eine Darstellung der Lunge verhindert.
Zur Untersuchung der basalen Pleura und des Perikards setzt man den Schallkopf auf den Oberbauch des Patienten und sonografiert transhepatisch evtl. vorhandene basale Pleura- und Perikardergüsse (Abb. 1.**63** bis Abb. 1.**66**).

Sonografisch kann oft entschieden werden, ob ein Brustwandprozess und eine umschriebene Raumforderung der Pleura costalis solide oder liquide sind; dazu wird der Schallkopf über dem Prozess im Interkostalraum aufgesetzt.

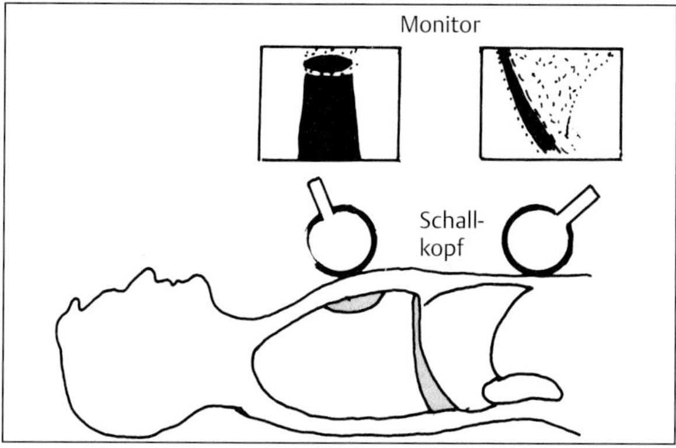

Abb. 1.**63** **Sonografie transthorakal und transhepatisch.**

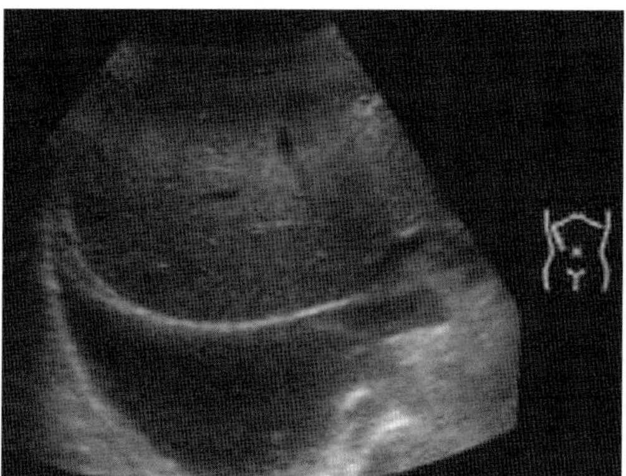

Abb. 1.**64** **Pleuraerguss transhepatisch.**

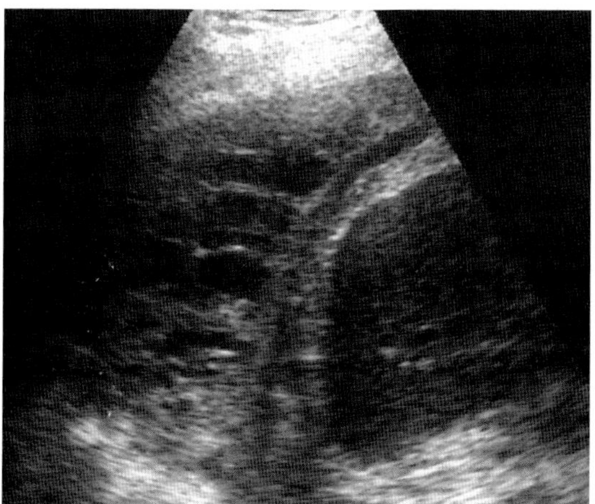

Abb. 1.**65** **Pleuraschwarte transthorakal.**

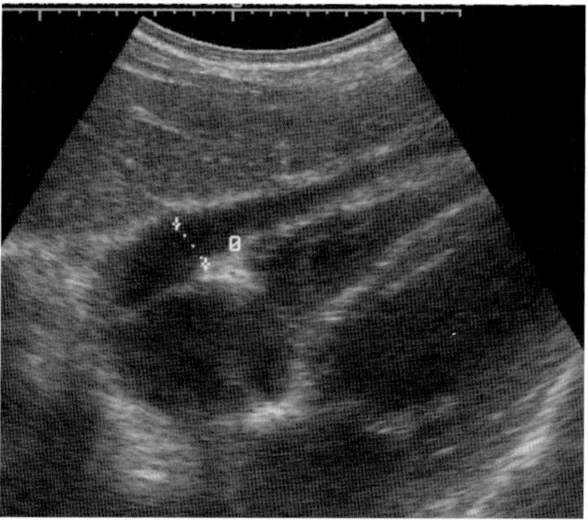

Abb. 1.**66** **Perikarderguss transthorakal.**

Pulmonalisangiografie

Technik

Konventionelle Pulmonalisangiografie

Ein Katheter wird über die Ellenbogenvene oder die V. femoralis in die V. cava, den rechten Vorhof oder selektiv in die rechte Pulmonalarterie geführt (Abb. 1.**67** u. Abb. 1.**68**). Es empfiehlt sich, den Katheter erst dann in die Pulmonalarterie vorzuschieben, wenn eine Probeinjektion unter Durchleuchtung ausgeschlossen hat, dass thrombotisches Material im Herz oder im Hauptstamm der Pulmonalarterie vorhanden ist. Für den Nachweis einer pulmonalen Embolie ist eine Injektion in den rechten Vorhof ausreichend, zumal die Komplikationsrate bei der selektiven Angiografie der A. pulmonalis mit einer Letalität von 0,04–2% hoch ist (Mills et al. 1980). In Rückenlage wird die linke Seite des Patienten um 20° angehoben, um die linke Unterlappen- und die Mittellappenarterie besser zu erkennen. Der Patient hält die Luft an, es wird Kontrastmittel injiziert (z. B. 60 cm^3 in 3 s), und anschließend werden 6 s lang 2 Aufnahmen pro Sekunde belichtet (Abrams 1971; Abb. 1.**69**).

Digitale Subtraktionsangiografie

Die digitale Subtraktionsangiografie ist technisch einfacher und belastet den Patienten weniger. In der überwiegenden Zahl der Fälle reicht diese Methode diagnostisch aus. Entweder wird das Kontrastmittel über eine kubitale Teflonkanüle injiziert (30 ml mit einer Flussrate von 12–15 ml/s), oder es wird ein zentraler Venenkatheter gelegt und über diesen mit einer Flussrate von 8–10 ml/s injiziert (Rauber et al. 1983).

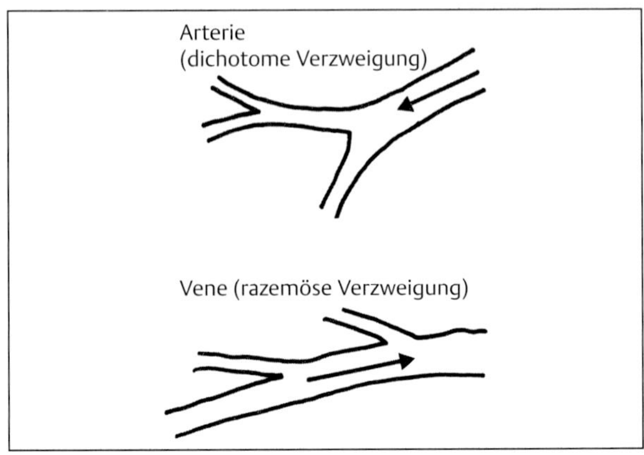

Abb. 1.**67** **Verzweigungstypen von Arterien und Venen.**

Indikation

Die früher wichtigste Indikation für die Pulmonalisangiografie – nämlich der Nachweis von Thromboembolien – hat heute die hoch auflösende Mehrzeilen-CT übernommen. Aber zur prätherapeutischen Abklärung von Pulmonalarterienstenosen bzw. von Missbildungen, wie Angiomen, Pulmonalisatresien und Fehlmündungen der Lungenvenen, ist die Angiografie weiterhin unerlässlich.

Zur Angiografie der Bronchialarterien s. Kapitel 15 „Radiologische Zeichen und Differenzialdiagnostik".

Normalbefunde

(Abb. 1.**69** u. Abb. 1.**70**.)

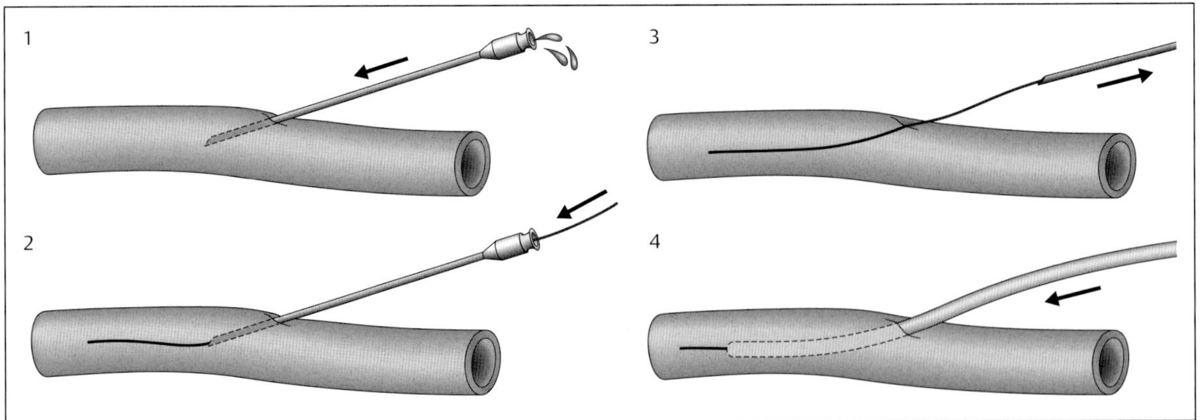

Abb. 1.**68** **Arterienpunktion nach der Seldinger-Technik.**

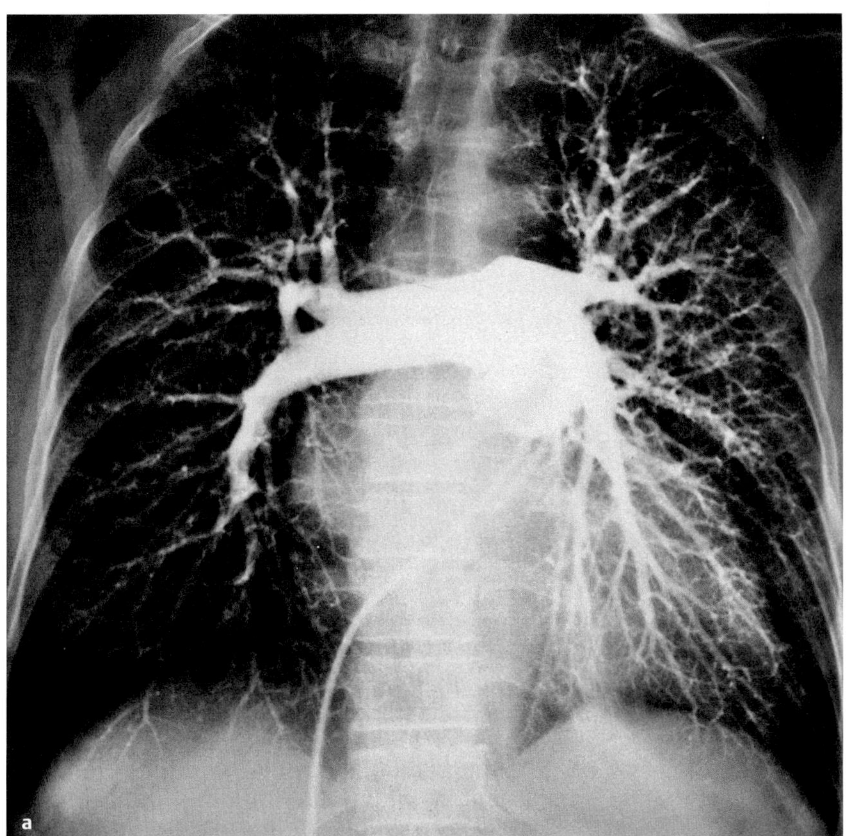

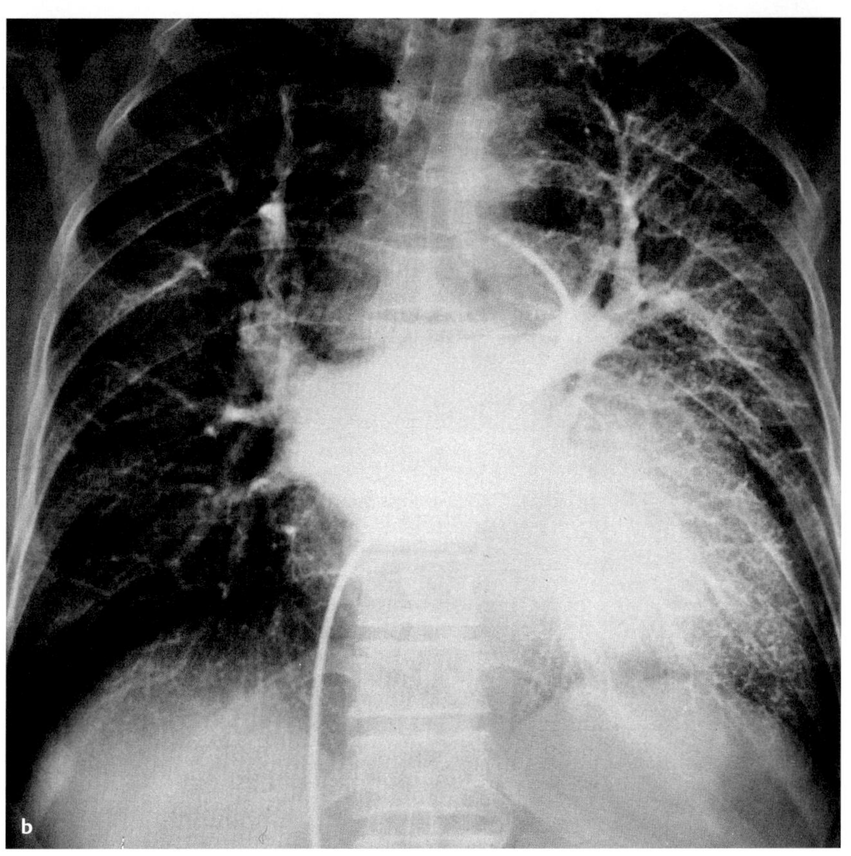

Abb. 1.**69 a** u. **b** **Normales Pulmonalisangiogramm**.
a Arterielle Phase.
b Venöse Phase.

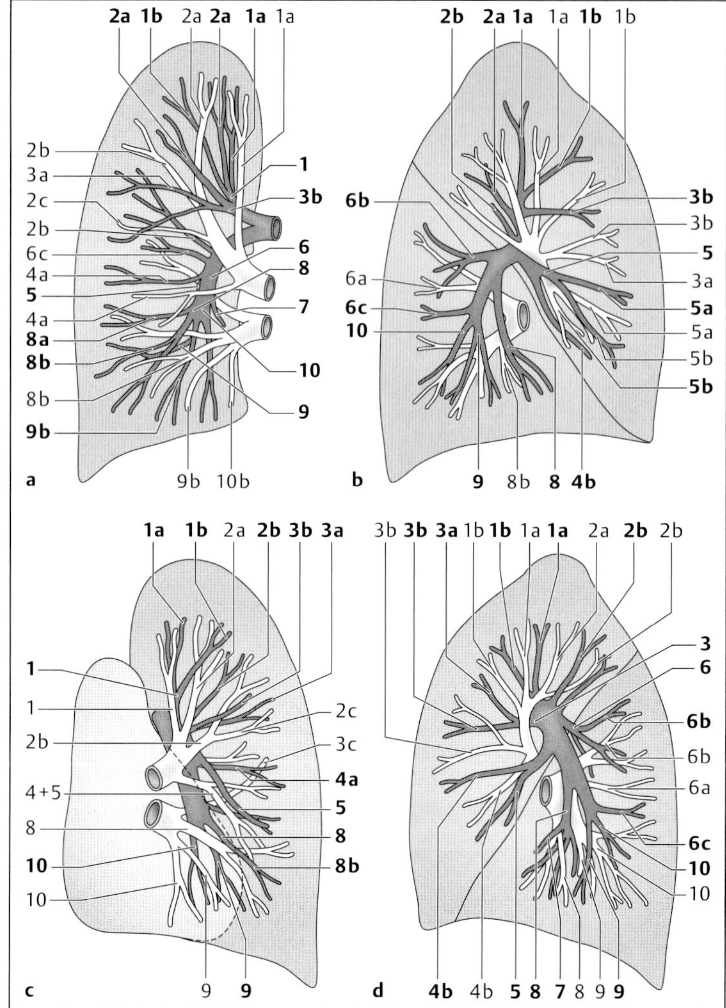

Abb. 1.**70 a–d** **Lungengefäße.**

Arterien (**fett** markierte Ziffern):

1 A. apicalis lob., 1a R. apicalis, 1b R. anterior
2 A. posterior lob., 2a R. apicalis, 2b R. lateralis
3 A. anterior lob., 3a R. lateralis, 3b R. anterior
4 A. lateralis lob. med. dextri bzw. A. lingularis sup. lob. sup. sinistri, 4a R. posterior, 4b R. anterior
5 A. medialis lob. med. dextri bzw. A. lingularis inf. lob. sup. sinistri, 5a R. superior, 5b R. inferior
6 A. apicalis seu sup. lob. inf., 6a R. medialis, 6b R. superior, 6c R. lateralis
7 A. mediobasalis lob. inf., mit R. anterior und R. posterior
8 A. anterobasalis lob. inf., 8a R. lateralis, 8b R. basalis
9 A. laterobasalis lob. inf., 9a R. lateralis, 9b R. basalis
10 A. posterobasalis lob. inf., 10a R. laterobasalis, 10b R. mediobasalis, 10c R. dorsalis

Venen (Ziffern ohne Kreis):

1 V. apicalis lob. sup., 1a R. apicalis (zwischen S 1a und S 1b), 1b R. anterior (zwischen S 1b und S 3b)
2 V. posterior lob. sup., 2a R. apicalis (zwischen S 1a und S 2a), 2b R. posterior (zwischen S 2a und S 2b), 2c R. intermedius (zwischen S 2b und S 3a), 2d R. lateralis (zwischen S 3a und S 3b), 2e R. interlobaris (interlobär subpleural S 2a)
3 V. anterior lob. sup., 3a R. superior (zwischen S 3b1 und S 3b2), 3b R. inferior (zwischen S 3b2 und S 4b, 3c (nur links) R. lateralis (zwischen S 3a und S 4a)
4 V. lateralis lob. med. dextri, 4a R. posterior (zwischen S 4a und S 4b) 4b R. anterior (zwischen S 4b und S 5a) bzw. V. lingularis sup. lob. sup. sinistri, 4a R. posterior (zwischen S 4a und S 5), 4b R. anterior (zwischen S 4b und S 5)
5 V. medialis lob. med. dextri, 5a R. superior (zwischen S 5a und S 5b), 5b R. interior (interlobär subpleural in S 5b) bzw. V. lingularis inf. lob. sup. sinistri, 5a R. superior (zwischen S 5a und S 5b), 5b R. interior (zwischen S 5b1 und S 5b2)
6 V. apicalis seu sup. lob. inf., 6a R. medialis (zwischen S 6a und S 10), 6b R. superior (zwischen S 6b und S 6c sowie S 6b1 und S 6b2), 6c R. lateralis (zwischen S 6c und S 8a)
7 V. mediobasalis lob. inf., 7a R. anterior (zwischen S 7a und S 7b), 7b R. posterior (zwischen S 7b und S 10b)
8 V. anterobasalis lob. inf., 8a R. lateralis (zwischen S 8a und S 8b), 8b R. basalis (zwischen S 8b und S 7a und S 9b)
9 V. laterobasalis lob. inf., 9a R. lateralis (zwischen S 9a und S 9b), 9b R. basalis (zwischen S 9b und S 10a)
10 V. posterobasalis lob. inf., 10a R. lateralis (zwischen S 10a und S 10b), 10b R. medialis (zwischen S 10c und S 10b)

Bronchografie

Technik

Im Zeitalter der flexiblen Bronchoskope und der CT wird die Bronchografie als invasives Verfahren kaum noch angewendet. Wenn überhaupt, so wird sie heute meist im Anschluss an eine Bronchoskopie durchgeführt, wobei in 1 Sitzung der Bronchialbaum nur unilateral gefüllt werden sollte, um Unverträglichkeiten zu vermeiden. Die Untersuchung kann in Vollnarkose, aber auch in Lokalanästhesie erfolgen (Nakhostan u. Zavala 1983).

Der Patient ist nüchtern und wird leicht prämediziert (z.B. Penthidin 25 mg, Atropin 0,5 mg). Während der Bronchoskopie wird transnasal anästhesiert, und das Instrument wird 0,5 cm oberhalb der Bifurkation plaziert. Der Patient liegt seitlich auf dem zu untersuchenden Hemithorax. Über das Instrument werden 25 ml auf 37 °C angewärmtes Kontrastmittel gespritzt, und zwar unter Durchleuchtungskontrolle. Der Patient wird aufgefordert, langsam und tief durchzuatmen, und nachdem sich das Kontrastmittel ausreichend verteilt hat, wird in tiefer Inspirationsstellung in Seitenlage die Übersichtsaufnahme im frontalen Strahlengang angefertigt. Danach wird der Röntgentisch um 45° hochgekippt und die Lunge im schrägen Strahlengang erneut geröntgt. Schließlich bringt man den Patienten in Senkrechtstellung und fertigt die p.–a. Aufnahme an (Abb. 1.**71** u. Abb. 1.**72**). In dieser Stellung können auch, wenn nötig, zusätzliche Schrägaufnahmen angefertigt werden. Nach der Untersuchung soll der Patient kräftig abhusten.

Indikation

Hauptindikation für die Bronchografie sind Bronchiektasen. Aber auch bei peripheren Tumoren kann es gelegentlich notwendig sein, präoperativ die Segmentzugehörigkeit bronchografisch zu bestimmen. Ebenso können eine Tracheobronchialstenose, kongenitale tracheobronchiale Anomalien und Fisteln zum Mediastinum und zum Ösophagus bronchografisch geklärt werden.

Normalbefunde

(s. Abb. 1.**71** u. Abb. 1.**72**.)

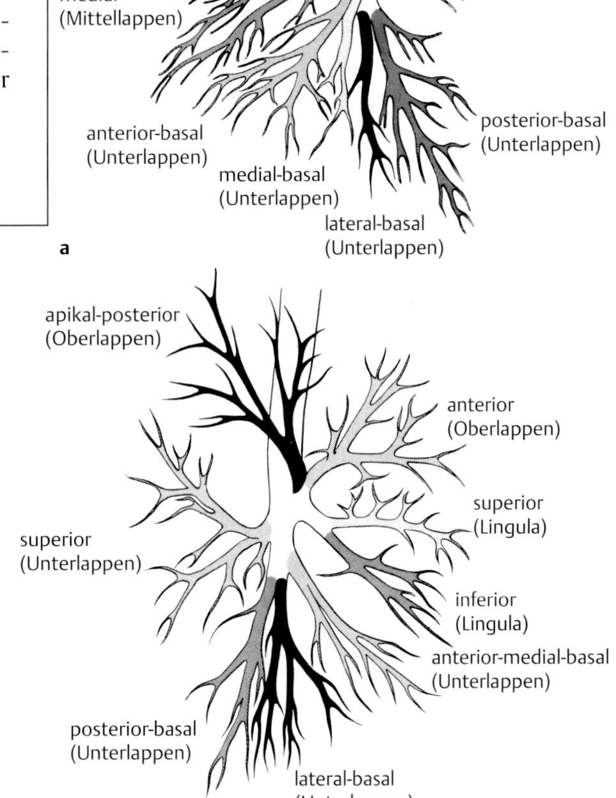

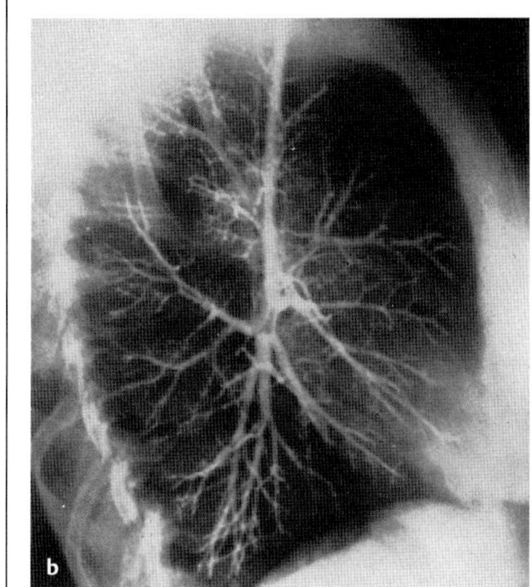

Abb. 1.**71 a–c** **Normales Bronchogramm seitlich.**

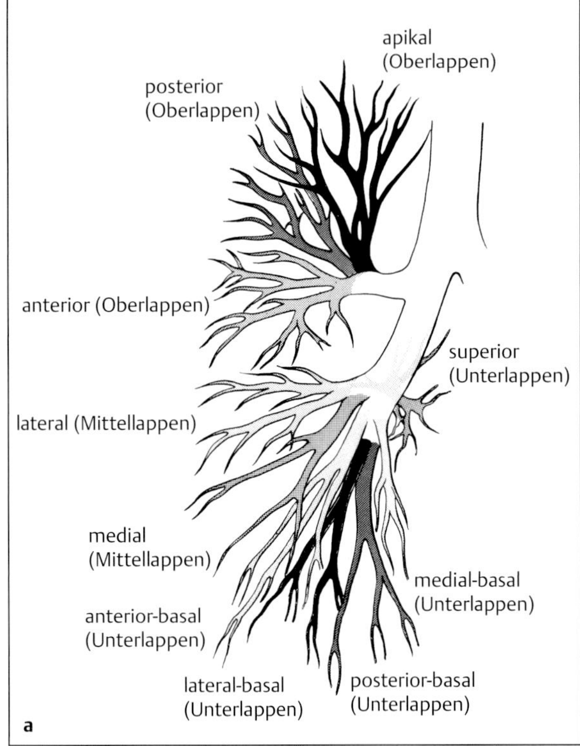

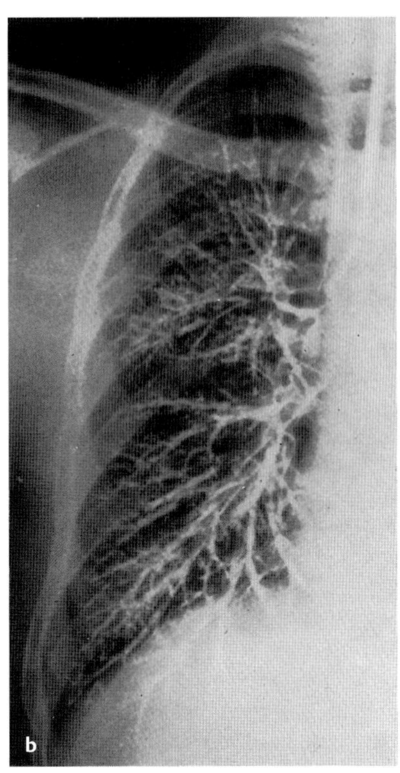

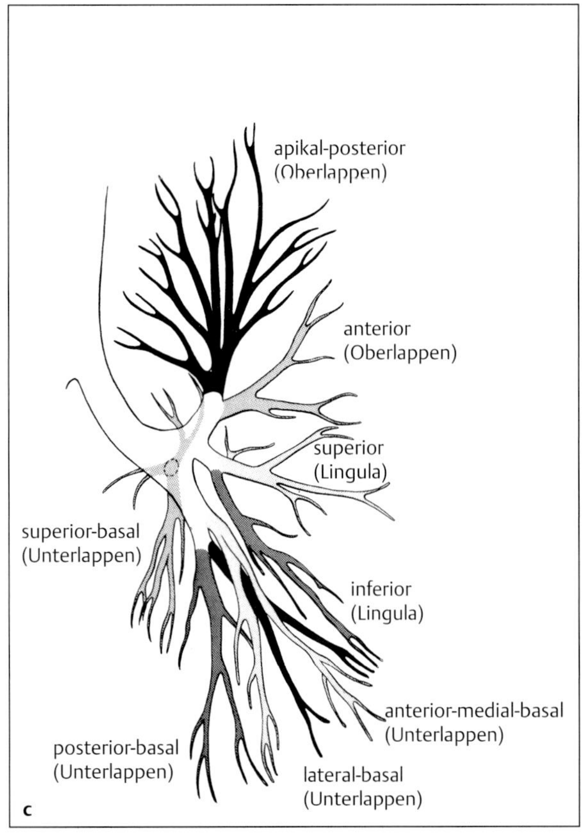

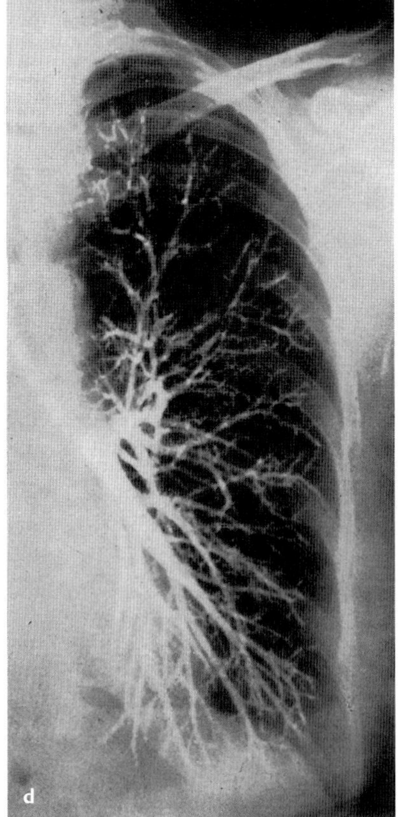

Abb. 1.**72 a–d** **Normales Bronchogramm p.–a.**

Magnetresonanztomografie

Technik

Die MRT-Bilder sind Computertomogrammen ähnlich. Sie informieren aber über andere Eigenschaften des Gewebes, und zwar werden die Menge und der physikalische Zustand von Protonen dargestellt. Unter dem Einfluss starker Magnetfelder richten sich die Protonen in der untersuchten Körperregion ähnlich wie kleine Kompassnadeln aus. Diese Kompassnadeln können von einem hoch frequenten, magnetischen Feld abgelenkt werden. Kippen sie anschließend in ihre ursprüngliche Richtung zurück, so emittieren sie eine schwache elektromagnetische Strahlung, die von einer Antenne als Signal aufgefangen wird. Ein geeigneter Gradient im Magnetfeld erreicht, dass die Signale nur aus einer vorgewählten Körperschicht des Patienten aufgefangen werden. Später rekonstruiert ein Computer aus diesen Signalen ein Querschnittbild des untersuchten Körpers (Stark u. Bradley 1999).

Im Vergleich zur CT sind die Untersuchungszeiten länger, sodass die Atembewegung die Bildauflösung im Thorakalbereich verschlechtert. Wegen des hohen Kontrasts zwischen Weichteilen und strömendem Blut sind die Lumina der großen Gefäße und der Herzkammern gut sichtbar, wenn Bewegungsartefakte durch EKG-Triggerung eliminiert werden. Besonders in der Herzdiagnostik ist deshalb die MRT bei einigen Indikationen der CT überlegen. Oft können auch Brustwand-, Zwerchfell- und Mediastinalveränderungen besser als mit der CT darstellbar sein, weil sich die Prozesse deutlicher von Gefäßstrukturen abheben. Hingegen ist die MRT bei der Beurteilung der Lungenstruktur der CT unterlegen.

Normalbefunde

(Abb. 1.**73** u. Abb. 1.**74**.)

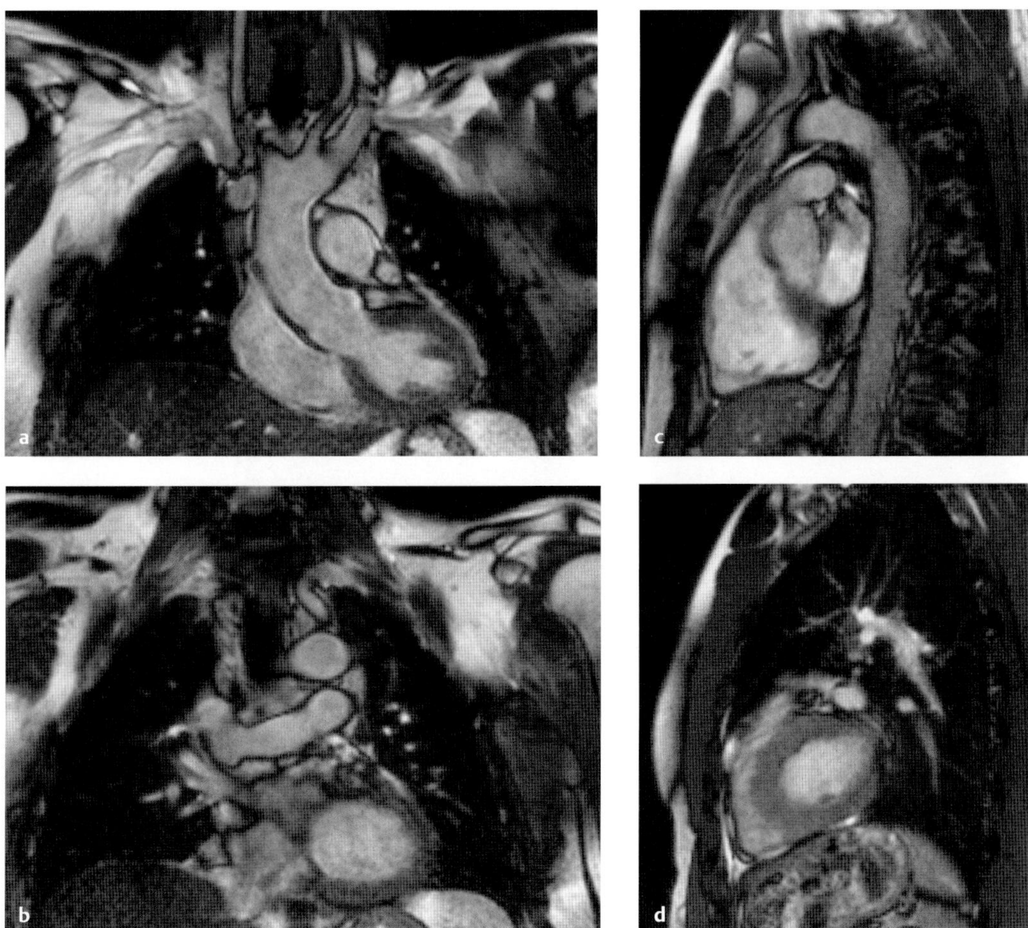

Abb. 1.**73 a–d** **Koronale und sagittale T2-gewichtete MR-Schichten.**

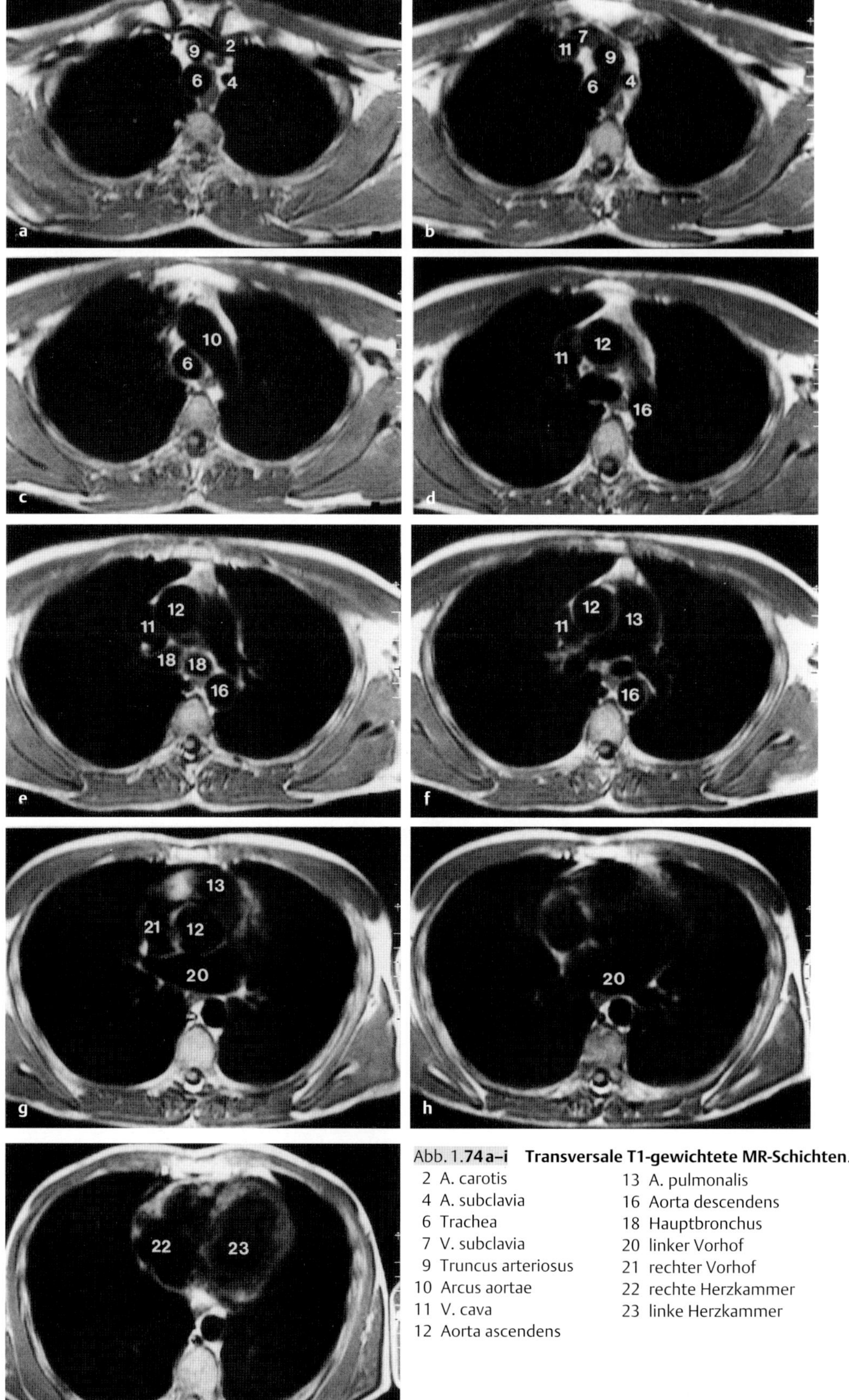

Abb. 1.**74 a–i** **Transversale T1-gewichtete MR-Schichten.**

2 A. carotis
4 A. subclavia
6 Trachea
7 V. subclavia
9 Truncus arteriosus
10 Arcus aortae
11 V. cava
12 Aorta ascendens
13 A. pulmonalis
16 Aorta descendens
18 Hauptbronchus
20 linker Vorhof
21 rechter Vorhof
22 rechte Herzkammer
23 linke Herzkammer

2 Missbildungen

Missbildungen der Lunge sind selten und, wenn vorhanden, meist mit extrapulmonalen Malformationen kombiniert. Man unterscheidet:

- *Bronchopulmonale Anomalien:* Diese sind die Folge einer Fehlentwicklung des primitiven Vordarms. Ihre häufigsten Vertreter sind die bronchogene Zyste, die Sequestration, die adenomatoide Malformation und die Bronchusatresie (Felson 1972).
- *Vaskuläre Fehlbildungen:* Dazu gehören arteriovenöse Fisteln, Angiome und Fehlmündungen der Lungenve-

Lungensequestration

Pathologie

Eine pulmonale Lungensequestration ist ein Lungenteil (Durchmesser: 2–10 cm), der gar keine oder nur eine rudimentäre Verbindung zum Bronchialraum hat und von einer Arterie des großen Kreislaufs versorgt wird. Meist ist die Sequestration zystisch umgewandelt und mit Schleim gefüllt, wobei es im Laufe des Lebens zur Perforation in einem Bronchus kommen kann; die Sequestration wird dann drainiert und kann sich auch infizieren.

Entwicklungsgeschichtlich entstehen die Sequestrationen aus akzessorischen Knospen, die distal von der eigentlichen Lungenknospe aus dem primitiven Vorderdarm herauswachsen (Felker 1990, Ko et al. 2000). Deshalb haben sie gelegentlich auch eine fistelartige Verbindung zum Ösophagus oder zum Magen.

Je nachdem, ob sie innerhalb oder außerhalb des normalen lobären Pleuraüberzugs liegen, unterscheidet man:

Intralobäre Sequestration

Sie ist die häufigste Form (> 70 % der Fälle) und wird zusammen mit dem benachbarten Lungengewebe von einer intakten lobären Pleura umgeben. Arteriell wird sie von Ästen der Aorta thoracica descendens oder der Aorta abdominalis versorgt und von Lungenvenen drainiert (Frazier et al. 1997).

Extralobäre Sequestration

Sie grenzt sich mit einer eigenen Pleura gegen das gesunde Lungengewebe ab. Auch sie wird aus Ästen der Aorta arteriell versorgt. Die Drainage läuft aber über die Azygosvenen, die V. cava und selten über die Portalvene, sodass ein Links-rechts-Shunt resultiert, der aber hämodynamisch meist keine wesentliche Auswirkung hat (Rosado et al. 1993).

Nebenlunge

Sie liegt wie die extralobäre Sequestration in einer eigenen Pleurahülle, besitzt aber einen rudimentären Bronchus, der auch durchgängig sein kann und zur Trachea, zur Bifurkation oder zum Ösophagus zieht (Vogel 1983).

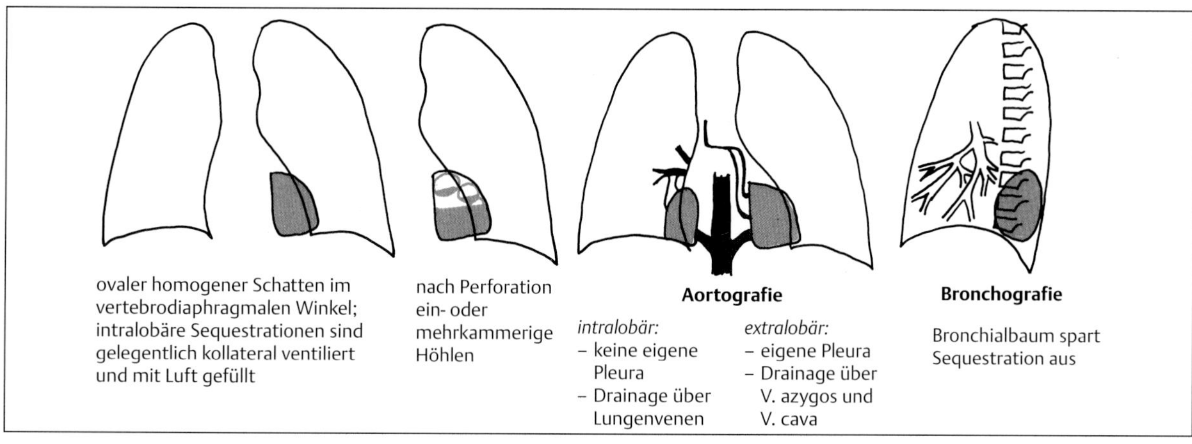

Abb. 2.1 **Sequestrationen.**

Klinik

Klinische Symptome treten meist erst im Erwachsenenalter im Sinne von rezidivierenden Pneumonien auf, wenn die Sequestration perforiert ist und sich infiziert.

Radiologische Diagnostik

Übersichtsaufnahme

In etwa ⅔ der Fälle liegt die Sequestration im rechten posterioren Unterlappensegment, also im rechten Wirbelsäulen-Zwerchfell-Winkel. Die meisten anderen Fälle sind im posterioren Unterlappensegment links lokalisiert. Die runden, ovalen oder dreieckigen Schatten sind homogen und glatt konturiert. Nach der Perforation und der Schleimdrainage zeigen sich multilokuläre Zysten, die teils mit Luft, teils mit Flüssigkeit gefüllt sind. Die röntgenologische Verdachtsdiagnose ist berechtigt, wenn bei einer Verschattung im Wirbelsäulen-Zwerchfell-Winkel links im Laufe einer Pneumonie der Übergang von homogener Verschattung zum zystischen Prozess nachgewiesen wird (Abb. 2.**1**).

Computertomografie

Vor der Perforation zeigen sich in typischer Lokalisation (paraverterebral, zwerchfellnah) muskelisodense, glatt berandete Rundherde mit mehr oder weniger starkem Kontrastmittel-Enhancement. Nach der Perforation finden sich mehrkammerige zystische Herde, die teils mit Flüssigkeit, teils mit Luft gefüllt sind (Abb. 2.**2a**). Die Multi-Slice-Spiraltechnik nach Boluskontrastmittelinjektion kann in einigen Fällen auch den Gefäßbaum darstellen, sodass die Differenzierung zwischen intra- und extralobärer Sequestration gelingt (Ko et al. 2000).

Magen-Darm-Passage

Eine Kontrastmittelfüllung von Ösophagus und Magen kann in seltenen Fällen eine enteropulmonale Fistel als schmales Kontrastmittelband nachweisen.

Angiografie

Die Aortografie zeigt die arteriellen Zuflüsse der Sequestration in 70% der Fälle aus der Aorta thoracica descendens, in 20% aus der Aorta abdominalis und in 5% aus einer A. intercostalis (Ranniger u. Valvassori 1964). Die intralobäre Sequestration wird von Lungenvenen drainiert, die extralobäre Sequestration von der V. cava, der V. hemiazygos, der V. azygos oder von der V. portae (Abb. 2.**2b**).

Differenzialdiagnose

Bochdalek-Hernie, Empyem usw. (s. Verschattung im Herz-Zwerchfell-Winkel).

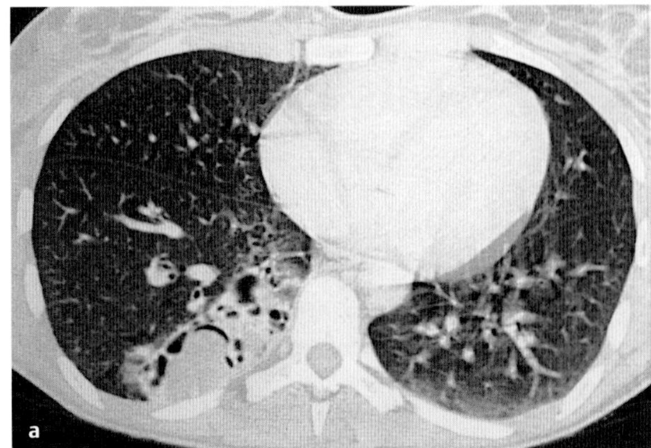

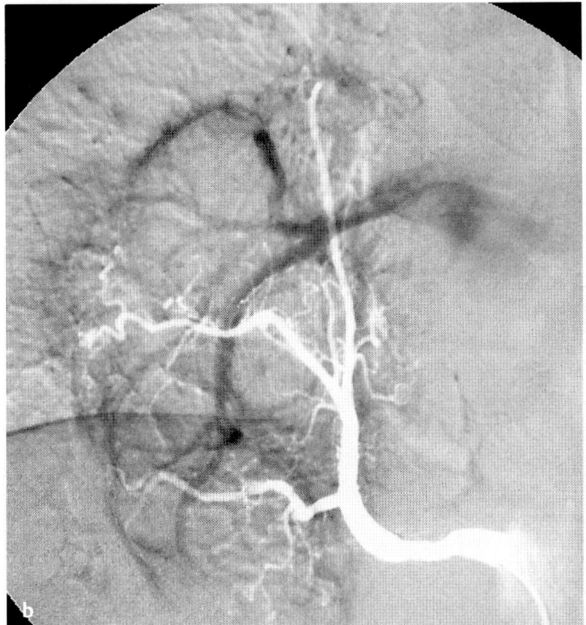

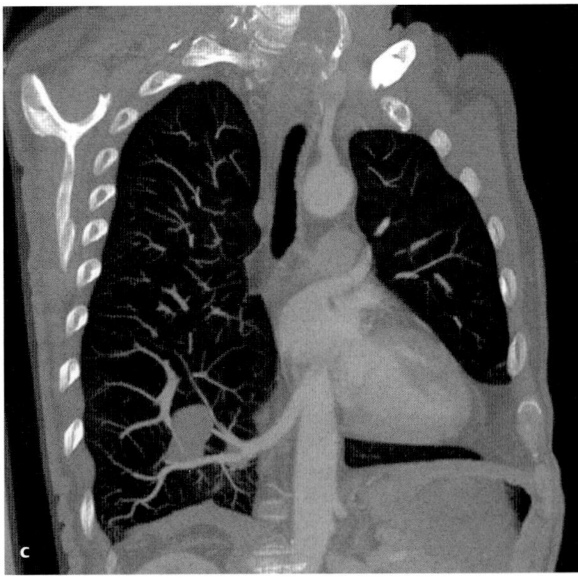

Abb. 2.**2a–c** **Intralobäre Sequestration.** Der im CT nachgewiesene, zystisch umgewandelte Lungenabschnitt wird, wie das Angiogramm beweist, aus einem Ast der Aorta versorgt und von Lungenvenen drainiert. Das Subtraktionsangiogramm (**b**) zeigt die Arterien hell und die Lungenvenen dunkel. Das CT-Angiogramm eines anderen Falls zeigt die arterielle Versorgung über die A. thoracica (**c**).

Bronchogene Zyste

Pathologie

Bronchogene Zysten sind die häufigsten bronchopulmonalen Malformationen und entstehen infolge einer gestörten Bronchialsprossung. Die meist solitären und unilokulären Zysten sind kirsch- bis apfelgroß, mit Schleim gefüllt, und ihre dünne Wand kann histologisch Reste von Knorpel-, Muskel- und Drüsengewebe enthalten. Nach ihrer Lokalisation unterscheidet man die häufigeren mediastinalen (70% der Fälle) und die selteneren intrapulmonalen Zysten (30% der Fälle; Abb. 2.**3**; McAdams et al. 2000).

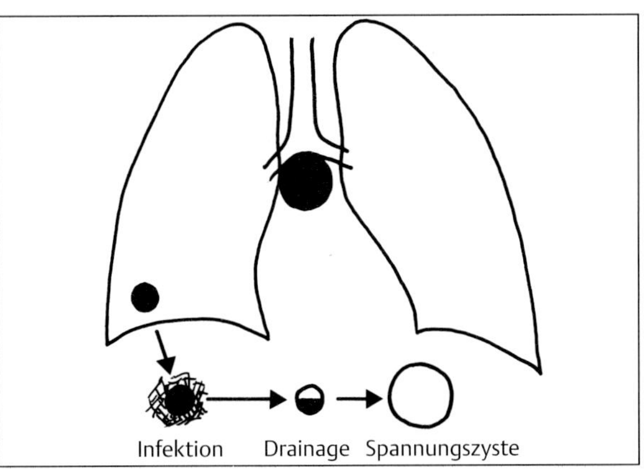

Abb. 2.**3** **Bronchogene Zyste.**

Mediastinale Zysten
Diese paratrachealen Zysten liegen meist in Höhe der oberen Thoraxapertur, entsprechen kleinen Nebenlungen und sind von Ösphagusduplikationen und enterogenen mediastinalen Zysten meist erst postoperativ oder autoptisch zu unterscheiden (Demos 1989). Sehr selten können ähnliche Zysten aber auch durch eine transmurale Herniierung der Bronchialschleimhaut zustande kommen (Goo et al. 1999).

Intrapulmonale Zysten
Die im Lungenkern gelegenen Zysten (zentraler Typ) sind von Bronchialepithel ausgekleidet und enthalten Schleim. Die im Lungenmantel gelegenen Zysten (peripherer Typ) dagegen sind meist multilokulär und gehen bei entsprechender Ausdehnung fließend in die kongenitale Wabenlunge über.

Klinik

Beschwerden treten nur bei Superinfektionen auf. Sehr selten entsteht auch infolge einer Ventilstenose eine Spannungszyste mit Atembeschwerden (s. Abb. 2.**7**).

Radiologische Diagnostik

Übersichtsaufnahme

Die intrapulmonalen Zysten liegen in ⅔ der Fälle in den Unterlappen, sind kirsch- bis pflaumengroß, glatt berandet und homogen (Abb. 2.**4**). Sehr selten ist die Wand kalzifiziert (Fraser u. Paré 1979). Drainierte Zysten bilden sich als dünner Ringschatten mit oder ohne Flüssigkeitsspiegel ab (Abb. 2.**5**). Die seltenen Spannungszysten sind große Luftblasen, die die angrenzenden Lungengefäße und das Mediastinum verlagern (Abb. 2.**6**).

Die mediastinalen Zysten sind meist im rechten Tracheobronchialwinkel oder karinanah gelegen, sind homogen, glatt berandet und können Trachea und Ösphagus imprimieren (Abb. 2.**7**).

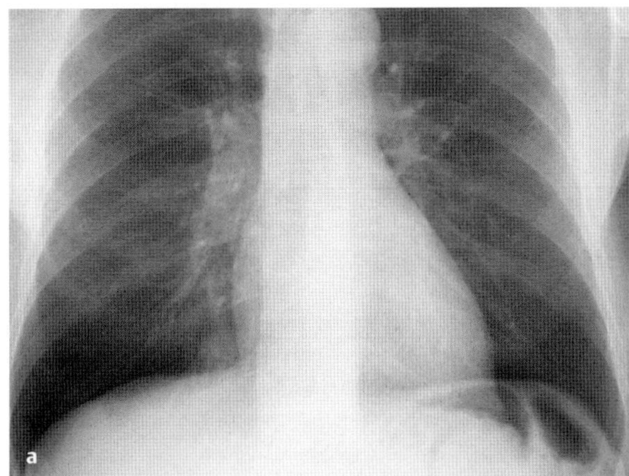

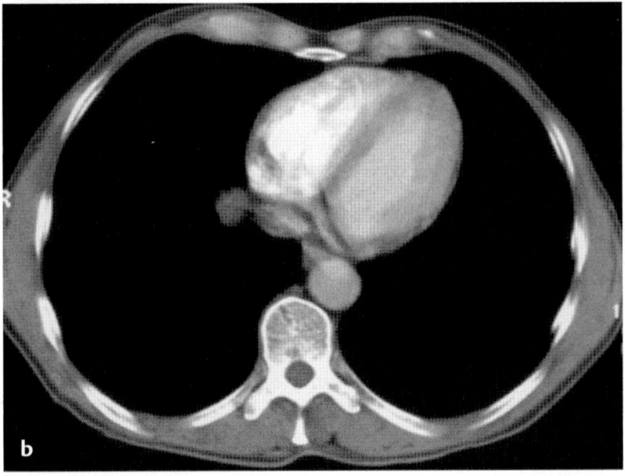

Abb. 2.**4 a** u. **b** **Kleine flüssigkeitsgefüllte, (15 HU) intrapulmonale, bronchogene Zyste.**

Computertomografie

Die glatt berandeten Rundherde haben eine homogene, serumähnliche Dichte. Gelegentlich ist die Wand verkalkt. Ein Kontrastmittel-Enhancement fehlt.

Drainierte Zysten imponieren als zartwandige, luftgefüllte Hohlräume.

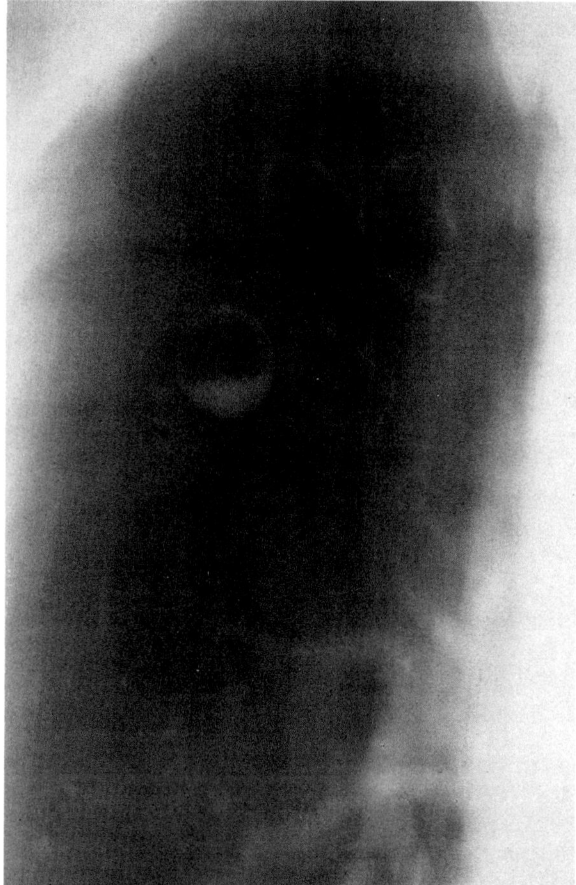

Abb. 2.5 **Mehrere bronchogene Zysten, die drainiert sind**. In einer findet sich ein entzündungsbedingter Sekretstau.

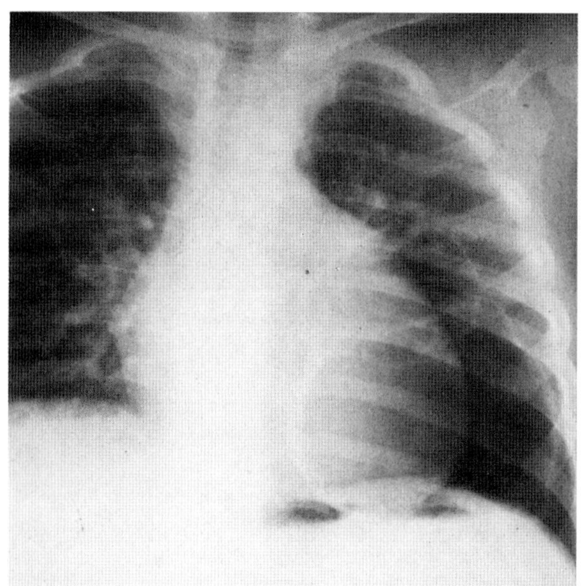

Abb. 2.6 **Blähzyste im linken Unterlappen**. Bei Voraufnahme zeigten sich ein homogener Rundherd und später eine kleine Zyste.

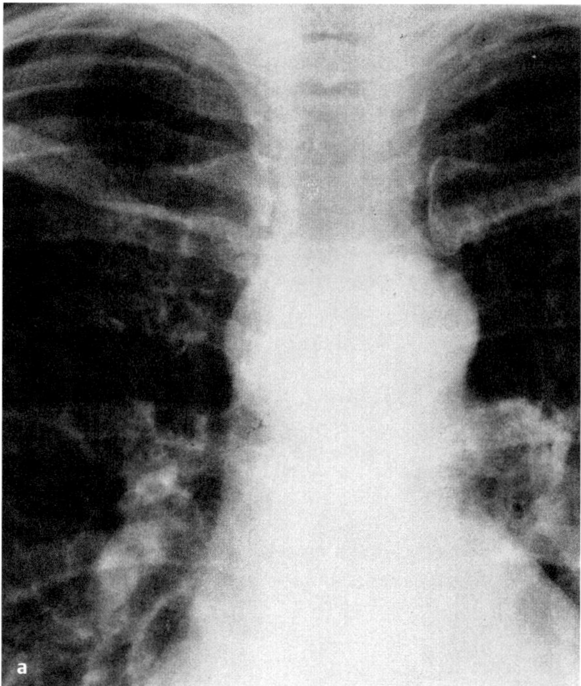

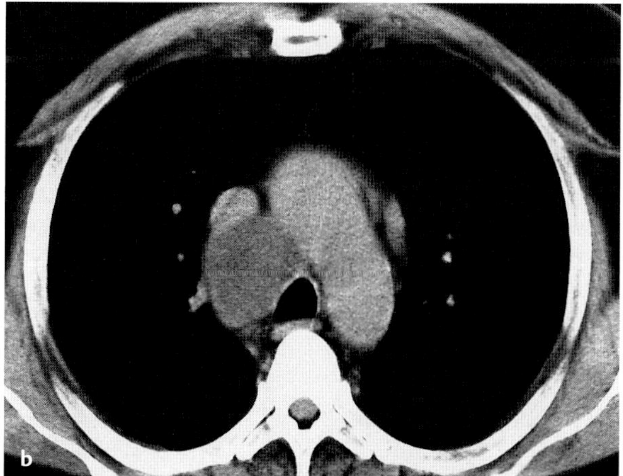

Abb. 2.7 a u. b **Bronchogene Zyste**. Im Röntgenbild runde, scharf begrenzte Raumforderung im Tracheobronchialwinkel rechts. Computertomografisch runde Raumforderung paratracheal mit wasseräquivalenter Dichte.

Magnetresonanztomografie

Das Signal der glatt berandeten Herde ist T2-hyperintens und T1-hypointens, gelegentlich aber wegen der Mukuszusammensetzung auch T1-hyperintens (McAdams et al. 2000).

Differenzialdiagnose

Pulmonale Rundherde (s. Kapitel 15 „Radiologische Zeichen und Differenzialdiagnostik", Abschnitt „Form der Verschattungen"), mediastinale Tumoren (s. Kap. 11 „Mediastinale Erkrankungen", Abschnitt „Tumoröse Mediastinalverbreiterungen").

Adenomatoidzystische Lungenfehlbildung

Pathologie

Es handelt sich um eine einseitige Überschussbildung von bronchiolus- und duktusartigen Strukturen, die meist regional nur einen Lungenlappen befällt. Dieses kommunizierende Hohl- und Spaltraumsystem hat über die Kohn-Poren Anschluss an das Nachbarparenchym, was auch die Blähfähigkeit der Malformation über kollaterale Belüftung und die Zystenbildung erklärt. Das Verhältnis von zystischen soliden Anteilen bestimmt die Zuordnung zum Typ I (multilokuläre Zyste), Typ II (solide Malformation mit zahlreichen kleinen Zysten) und Typ III (solide Gewebsmassen; Stocker et al. 1977, Cloutier et al. 1993; Abb. 2.**8**).

Klinik

Meist kommt es bereits in den ersten Lebenstagen zu Dyspnoe und Zyanose; eine Spätmanifestation im Erwachsenenalter ist aber auch möglich.

Radiologische Diagnostik

In einer umschriebenen Region zeigen sich zahlreiche Ringschatten, die raumfordernden Charakter haben und die angrenzenden Lungen- und Mediastinalstrukturen verlagern (Stocker et al. 1977; Abb. 2.**9** u. Abb. 2.**10**). Die Größe des Prozesses kann sich bei Verlaufskontrollen kurzfristig ändern, und eine interkurrente Schleimretention kann körnig-fleckige Verschattungen verursachen.

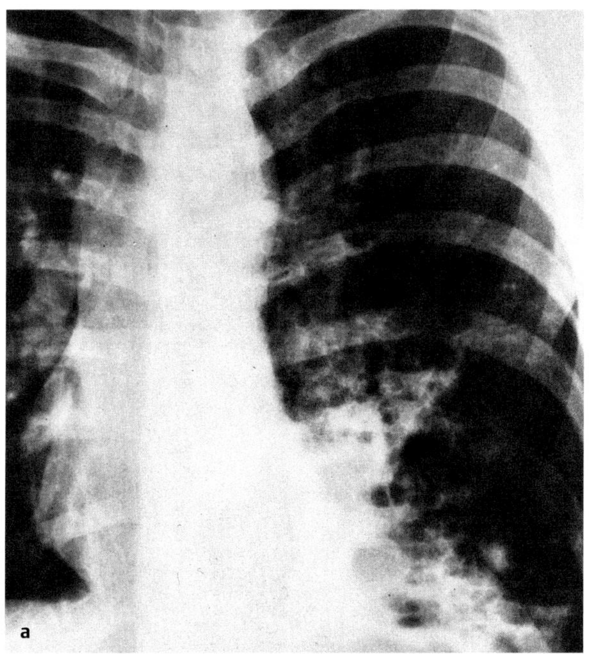

Abb. 2.**8** **Kongenitale zystische Adenomatose**. Überblähtes zystisches Areal mit Gefäßverlagerung.

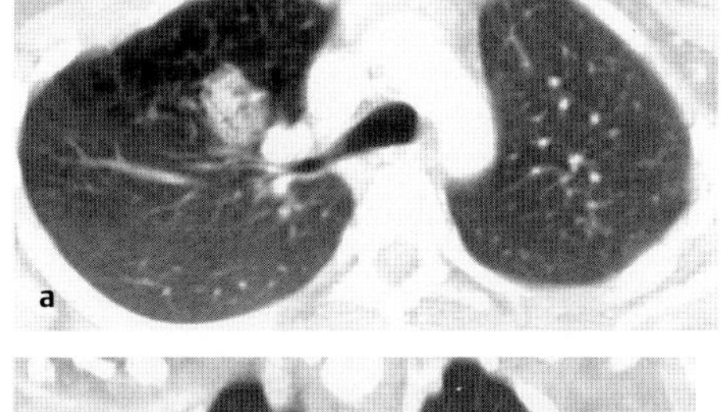

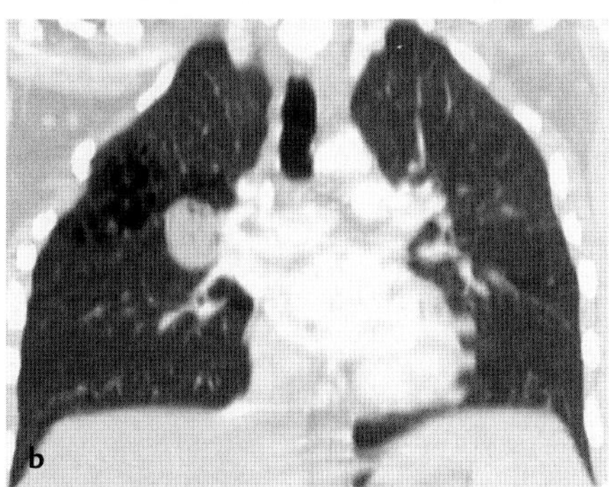

Abb. 2.**9 a** u. **b** **Zystische Adenomatose bei einem Kleinkind**. Beachte das perifokale Emphysem.

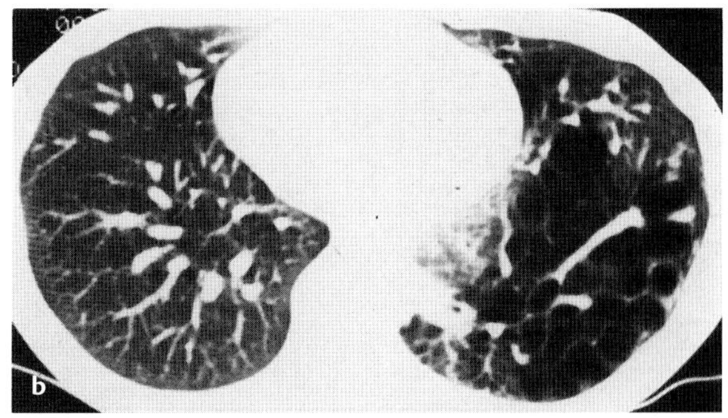

Abb. 2.**10 a** u. **b** **Adenomatoidzystische Feldbildung**. Im Röntgenbild Volumen pulmonum auctum mit Verlagerung des Herzschattens nach rechts sowie teils zystische, teils fleckige Strukturen im Unterfeld. CT: zystische Umwandlung des Unterlappens und Gefäßrarefizierung. Die Diagnose wurde bioptisch gestellt.

Agenesie, Aplasie, Hypoplasie

Pathologie

Bei dieser Entwicklungshemmung des ganzen Lungenflügels werden 3 Schweregrade unterschieden (Felson 1972; Vogel 1983; Abb. 2.**11**):

- *Lungenagenesie:* Bei dieser fehlt ein Lungenflügel einschließlich aller zugehörigen Strukturen.
- *Lungenaplasie:* Hier fehlt das Lungenparenchym, jedoch ist ein rudimentärer, blind endender Hauptbronchus angelegt (Abb. 2.**12**).
- *Lungenhypoplasie:* Bei dieser endet ein regelrecht geformter Hauptbronchus in ein kleines rudimentäres, fehlerhaft gelapptes Lungenparenchym. Dieses Parenchym ist gelegentlich zusätzlich zystisch umgewandelt.

Klinik

Beschwerden müssen nicht vorhanden sein; die Kinder sind aber oft für bronchopulmonale Infekte anfällig. In 60% der Fälle bestehen extrapulmonale Missbildungen.

Radiologische Diagnostik

Der Hemithorax ist verkleinert, d. h. die Interkostalräume sind verschmälert, das Zwerchfell steht hoch, das Mediastinum ist verlagert, und die große kontralaterale Lunge ist dorsobasal bzw. ventroapikal zur Gegenseite herniiert. Die CT sichert das Fehlen der Lunge und lässt genauer das Ausmaß der Herniierung erkennen (Zaunberger et al. 1981). Der Nachweis eines Hauptbronchus ermöglicht die klinisch an sich irrelevante Differenzialdiagnose zwischen Lungenagenesie und -aplasie. Das Gleiche ist mit der Bronchografie möglich. Die Pulmonalisangiografie zeigt kaliberstarke, oft verlagerte Gefäße der kontralateralen Lunge, während auf der erkrankten Seite der Gefäßbaum fehlt bzw. rudimentär rarefiziert ist.

Differenzialdiagnose

Pneumonektomie, konnatale Atelektase, lobäres Emphysem, Zwerchfellhernie, Fibrothorax und ausgedehnte karnifizierende Pneumonie.

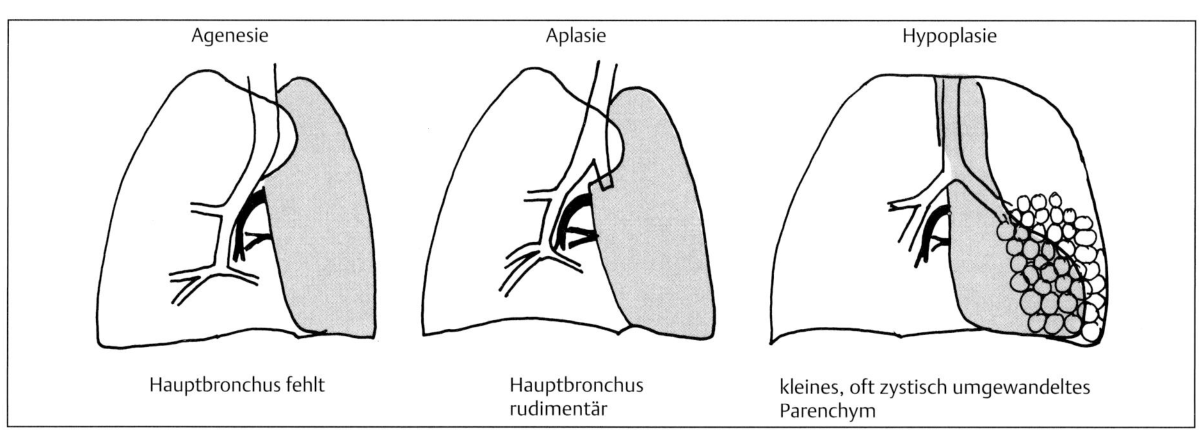

Abb. 2.**11** **Entwicklungshemmungen.**

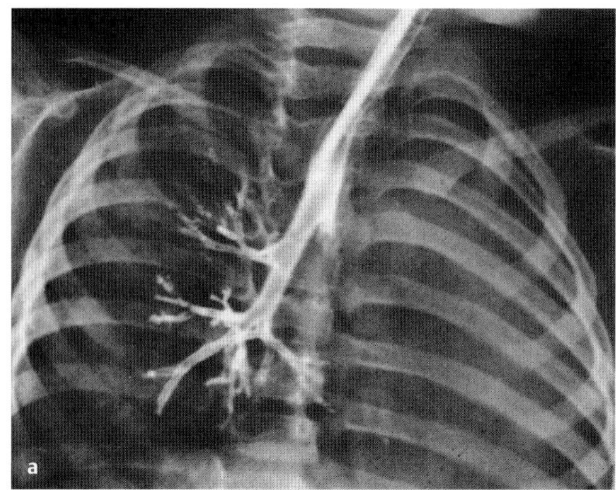

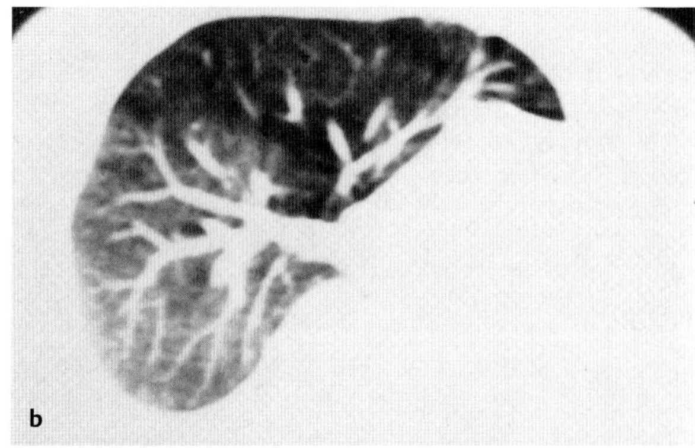

Abb. 2.**12 a** u. **b** **Aplasie der linken Lunge.** Der Hauptbronchusstumpf ist auf dem Bronchogramm sichtbar. Herz, Mediastinum und rechte Lunge sind nach links verlagert.

Kongenitales lobäres Emphysem

Pathologie

Das kongenitale Emphysem ist eine chronische Überblähung eines Lungenlappens oder Segments, die auf dem Boden von angeborenen oder entzündlichen Lappenbronchusstenosen oder durch lokale Schleimobturation entsteht; in etwa der Hälfte der Fälle bleibt die Ätiologie unklar. Der linke Oberlappen ist in 50 %, der rechte Mittellappen in 24 % und der rechte Oberlappen in 18 % der Fälle betroffen (Allen 1986, Kennedy 1991; Abb. 2.**13**).

Klinik

Es kommt meist beim Säugling in den ersten Lebenswochen, seltener auch beim Klein- und Schulkind, zu einer akuten Polypnoe mit Tachykardie und Zyanose.

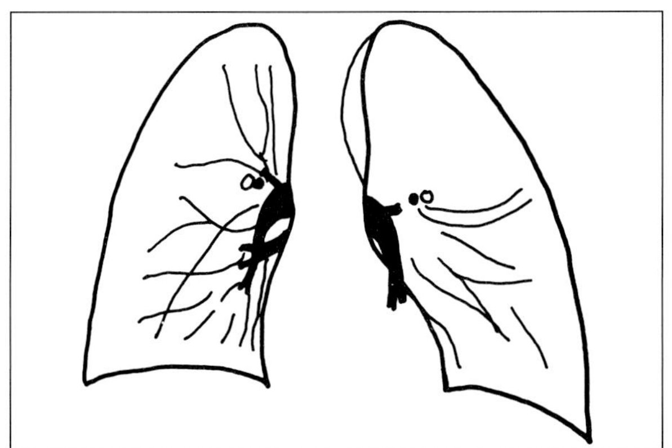

Abb. 2.**13** **Kongenitales Lobäremphysem:** linker Oberlappen (50 %), rechter Mittellappen (24 %), rechter Oberlappen (18 %). Lokalisierte Hypertransparenz mit Verlagerung der Gefäßschatten sowie der mediastinalen und interlobären Pleura.

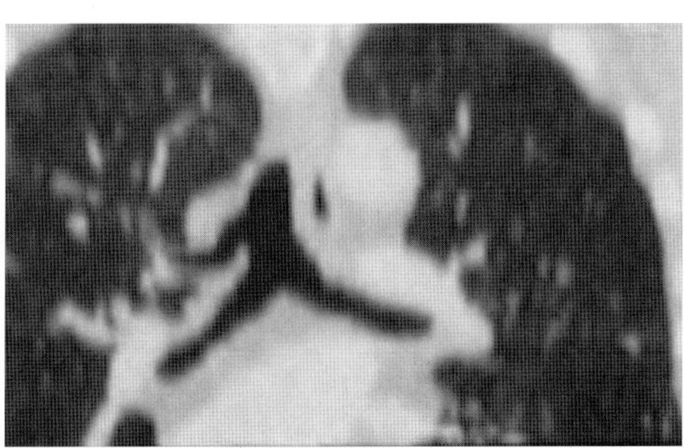

Abb. 2.**14** **Trachealbronchus.**

Radiologische Diagnostik

Der befallene Hemithorax ist hypertransparent, das Zwerchfell steht tief, und das Mediastinum ist nach kontralateral verlagert, was bei der Exspiration verstärkt wird (Mediastinalpendeln unter Durchleuchtung). Die Tomografie und die CT weisen in den hypertransparenten Lungenarealen einzelne Gefäßschatten nach, womit ein Pneumothorax und eine Spannungszyste ausgeschlossen werden können (Cremin u. Movsowitz 1971; Abb. 2.**14** u. Abb. 2.**15**).

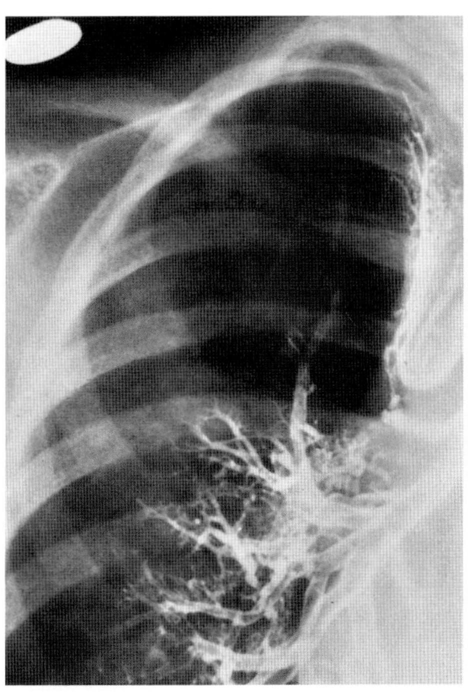

Abb. 2.**15** **Kongenitales Lobäremphysem rechter Oberlappen; verlagerte Bronchien.**

Kongenitale Bronchusatresie und Aufzweigungsanomalien der Bronchien

Geringfügige anomale Aufzweigung der Segmentbronchien sind relativ häufig (10% der Fälle) und haben keinen Krankheitswert. Die selten (< 1%) beobachteten Anomalien – wie der meist den rechten Oberlappen belüftende Trachealbronchus (s. Abb. 2.**14**) oder der Brückenbronchus, der im rechten Hauptbronchus entspringt und zur linken Lunge zieht – sowie vor allem die Bronchusatresie (Abb. 2.**16**) können aber zu Retentionspneumonien führen. Alle Anomalien lassen sich am besten auf multiplanar rekonstruierten Computertomogrammen nachweisen (Berrocal et al. 2003).

Pathologie und Klinik

Die oft nur kurzstreckige Atresie eines Lappen- oder Segmentbronchus hat in der Regel nur geringe morphologische und funktionelle Auswirkung. Die Lumina der postatretischen Bronchien sind regelrecht gebildet, aber häufig ektatisch und mit Schleim gefüllt (Mukozele). Die Alveolen werden über eine kollaterale Ventilation belüftet. Prädilektionsort ist der apikoposteriore Segmentbronchus des linken Oberlappens (Abb. 2.**17**). Klinische Symptome entstehen bei Superinfektionen.

Radiologische Diagnostik

Röntgenübersichtsaufnahme, Tomografie und CT zeigen eine längliche, teils verzweigte Verschattung, die der Mukozele entspricht (Abb. 2.**18**). Die kollateral belüfteten Lungenpartien können leicht überbläht sein und lassen sich im CT nachweisen (Cohen et al. 1980). Die Inhalations- und die Perfusionsszintigrafie beweisen die fehlende Belüftung und Durchblutung im betreffenden Segment. Die Bronchografie dokumentiert den Bronchusverschluss (s. Abb. 2.**16**).

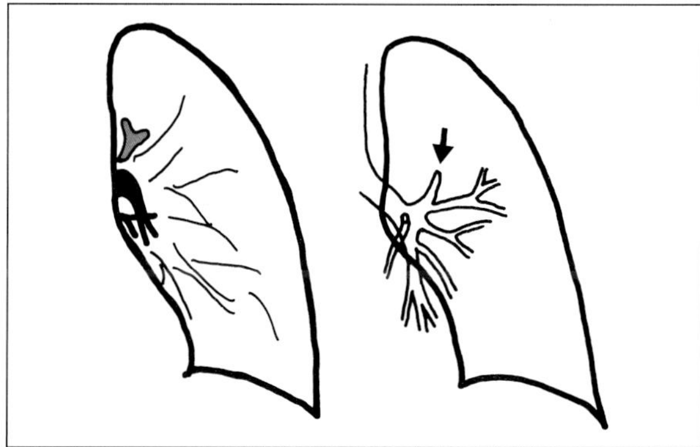

Abb. 2.**17** **Bronchusatresie.** Durch kollaterale Belüftung gering überblähtes Segment. Szintigrafisch und angiografisch fehlende Perfusion. Mukozele. Bronchografisch Atresie.

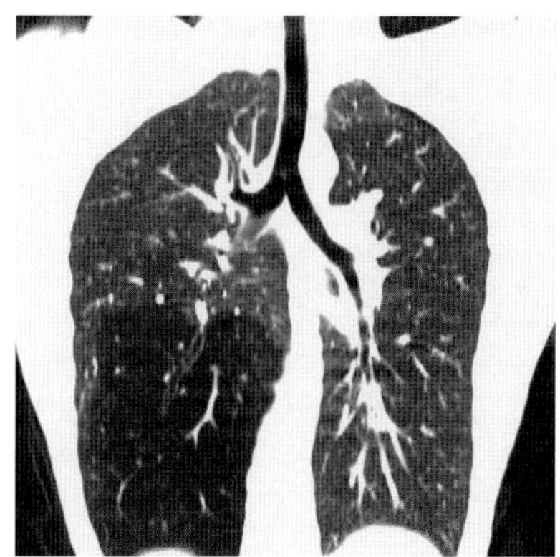

Abb. 2.**16** **Bronchusatresie.** Beachte den Verschluss des Unterlappenbronchus, der auch auf Nachbarschichten vorhanden war, und die Überblähung des Unterlappens.

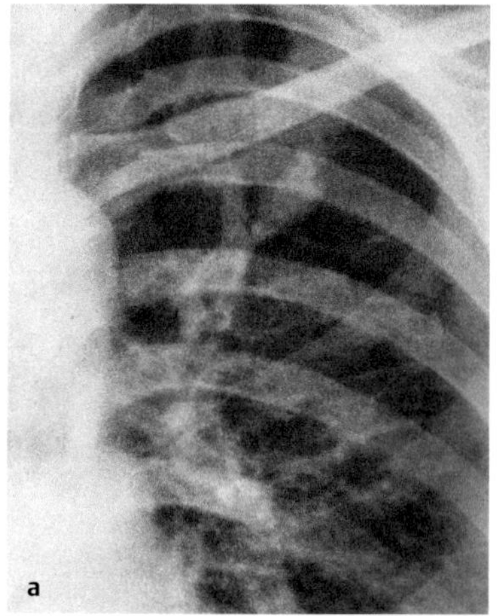

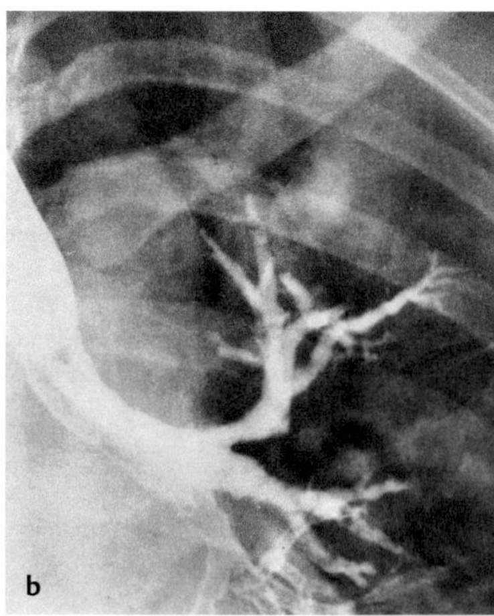

Abb. 2.**18 a** u. **b** **Bronchusatresie mit Mukozele.** Im linken Oberfeld vermehrte Transparenz (kollaterale Belüftung und Airtrapping) und infraklavikulär eine Y-förmige Verschattung. Im Bronchogramm Abbruch des Segmentbronchus.

Vaskuläre Malformationen

Arteriovenöses Aneurysma

Pathologie und Klinik

Die kongenitalen arteriovenösen Kurzschlüsse im Lungenkreislauf können – falls ausreichend groß – infolge des Rechts-links-Shunts eine Zyanose, eine Polyglobulie und Trommelschlegelfinger verursachen. Selten kommt es zu Hämoptysen, zu Herzversagen oder zur paradoxen Embolie. Eine Sonderform ist die Teleangiectasia hereditaria Rendu-Osler-Weber, bei der sich mehrere kleinere pulmonale Aneurysmen in Kombination mit multiplen Schleimhautteleangiektasien (z. B. in der Zunge) finden.

Radiologische Diagnostik

Röntgenologisch liegen die solitären oder multiplen Rundherde oft in den Unterfeldern und pulsieren bei der Durchleuchtung (Abb. 2.**19**). Die Tomografie weist kaliberstarke, zuführende und drainierende Gefäßschatten nach. Die Pulmonalarteriografie und die Spiral-CT (nach Kontrastmittelbolus mit multiplanarer Rekonstruktion [Remy et al. 1994]) beweist die Fistel (Abb. 2.**20**) durch den Nachweis der versorgenden Arterie und der drainierenden Vene. Da arteriovenöse Fisteln in 30% der Fälle multipel sind, sollte präoperativ der gesamte Lungengefäßbaum dargestellt werden.

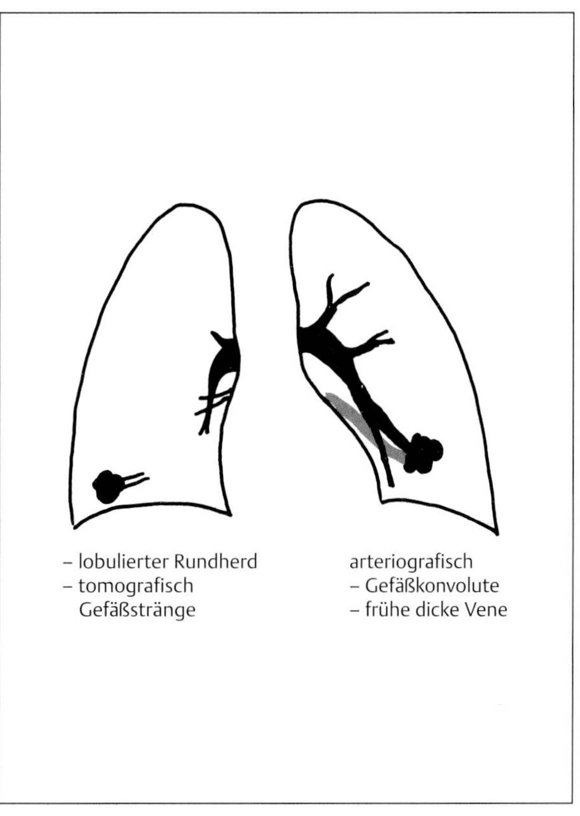

Abb. 2.**19** **Arteriovenöses Aneurysma.**

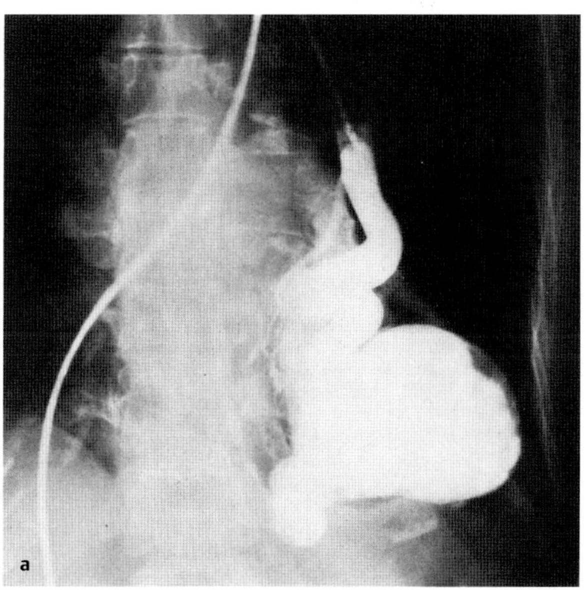

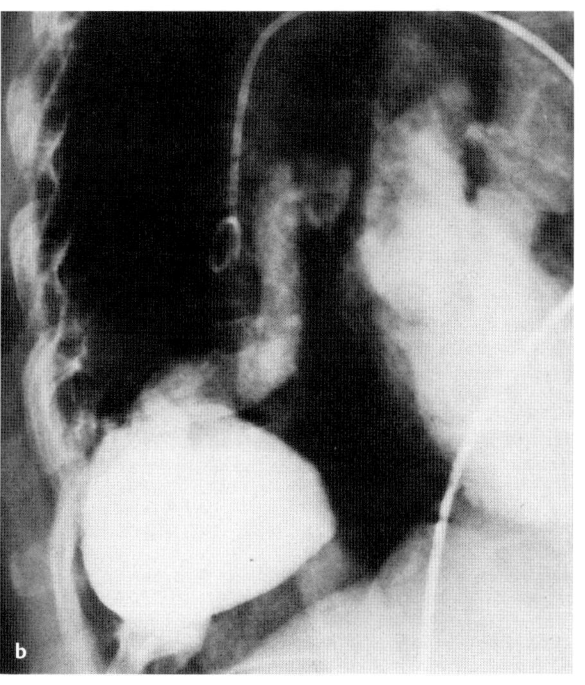

Abb. 2.**20 a** u. **b** **Tennisballgroßes arteriovenöses Aneurysma im linken Unterlappen.** Angiografiekatheter in der linken Unterlappenarterie. Früh gefüllte, stark dilatierte linke Unterlappenvene.

Hypogenetisches Lungensyndrom (Scimitar-Syndrom)

Pathologie und Klinik

Die rechte Lunge ist hypoplastisch und wird von der Pulmonalarterie, zum Teil aber auch aus Ästen der Aorta versorgt. Die Pulmonalvene mündet in die V. cava inferior, seltener in eine Lebervene oder sogar in die Pfortader.

Klinisch sind die Patienten asymptomatisch, oder sie leiden an rezidivierenden Entzündungen und bei voluminösem Links-rechts-Shunt an einer Belastungsdyspnoe.

Radiologische Diagnostik

Röntgenologisch ist das Volumen der rechten Lunge vermindert und das Herz nach rechts gerückt. Die rechte Pulmonalvene zieht zur V. cava inferior, und ihr Schatten hat die Form eines Türkensäbels (=Scimitar; Abb. 2.**21**, Abb. 2.**22** u. Abb. 2.**23**). Angiografisch kann eine Hypoplasie der rechten Pulmonalarterie und die arterielle Versorgung aus Ästen der Aorta nachgewiesen werden (Beitzke et al. 1982, Dupuis 1992).

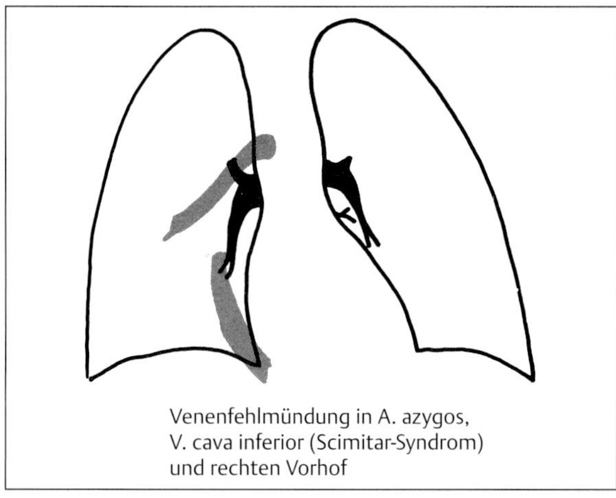

Abb. 2.**21** **Pulmonalvenenfehlmündungen.**

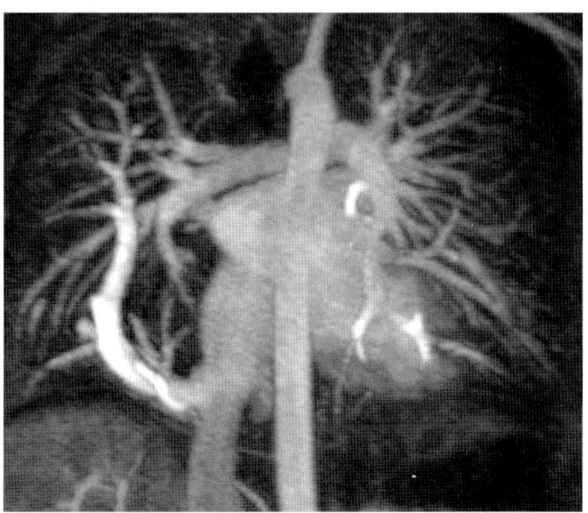

Abb. 2.**23** **MRT eines Scimitar-Syndroms.** Die Unterlappenvene mündet in die V. cava inferior.

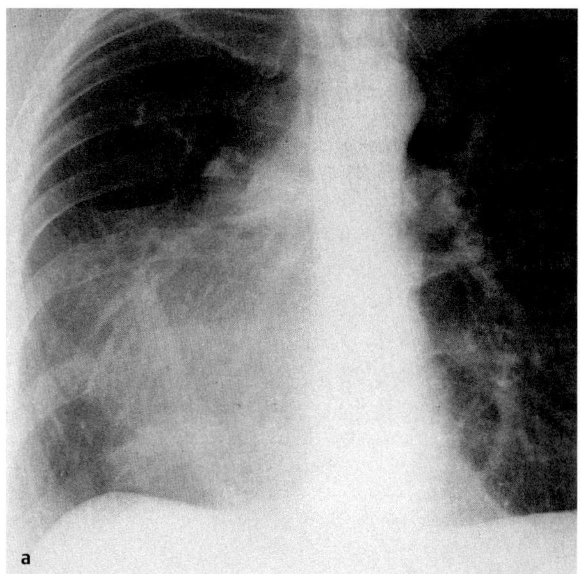

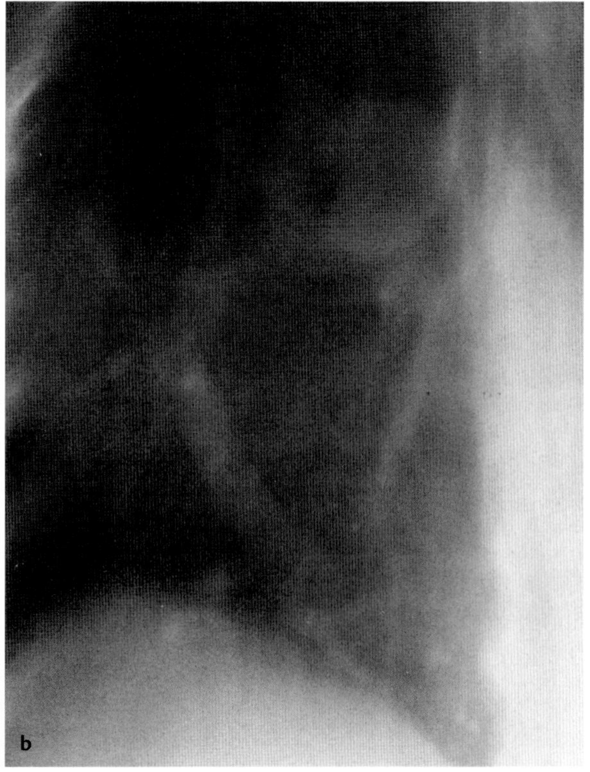

Abb. 2.**22 a** u. **b** **Scimitar-Syndrom.** Die rechte Lunge ist hypoplastisch, und das Herz ist nach rechts verlagert. Die Unterlappenvene mündet in die V. cava und die Oberlappenvene in die V. azygos (Scimitar = Türkensäbel).

Partielle Fehlmündung der Lungenvene

Pathologie und Klinik

Einige Lungenvenen können in die V. cava superior, die V. cava inferior, das rechte Herz, in die V. azygos, die V. subclavia oder in die Portalvene münden, wodurch funktionell ein Links-rechts-Shunt resultiert (s. Abb. 2.**21**). Bei großem Shunt-Volumen kommt es zur Rechtsherzdekompensation.

Radiologische Diagnostik

Röntgenologisch können die fehlmündenden Venenschatten auf der Übersichtsaufnahme und besser auf der Tomografie vermutet werden. Beweisen lassen sie sich jedoch nur im multiplanaren Kontrastmittel-CT und angiografisch (Abb. 2.**24** u. Abb. 2.**25**).

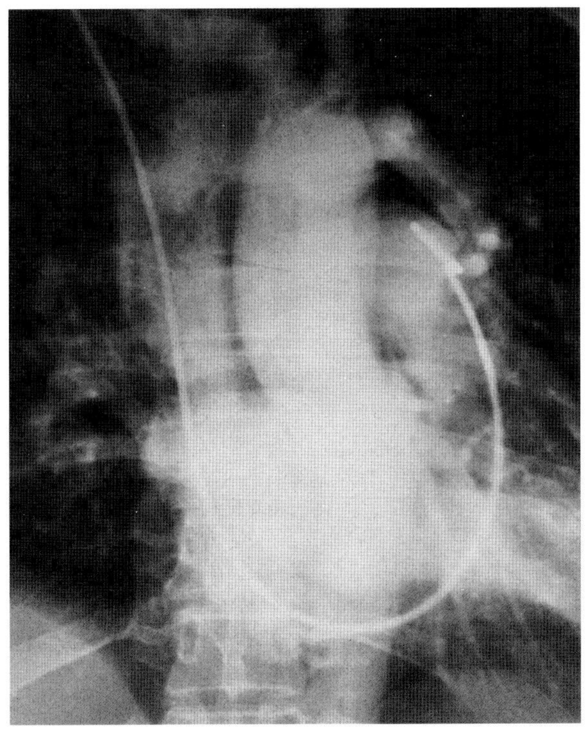

Abb. 2.**24** **Venenfehlmündung**. Nach der Injektion des Kontrastmittels in die A. pulmonalis füllt sich über eine kaliberstarke linksseitige Oberlappenvene die V. cava superior (auf der Abbildung ebenfalls dargestellt ist die Aorta).

Abgangsanomalie der linken Pulmonalarterie

Die linke Pulmonalarterie entspringt sehr selten dorsal aus der rechten Pulmonalarterie, zieht dann retrotracheal nach links und kann dabei die Trachea komprimieren („Pulmonalisschlinge"). Kernspintomografisch und CT-angiografisch lässt sich der horizontal verlaufende Gefäßabschnitt der A. pulmonalis sinistra nachweisen (Berdon 2000).

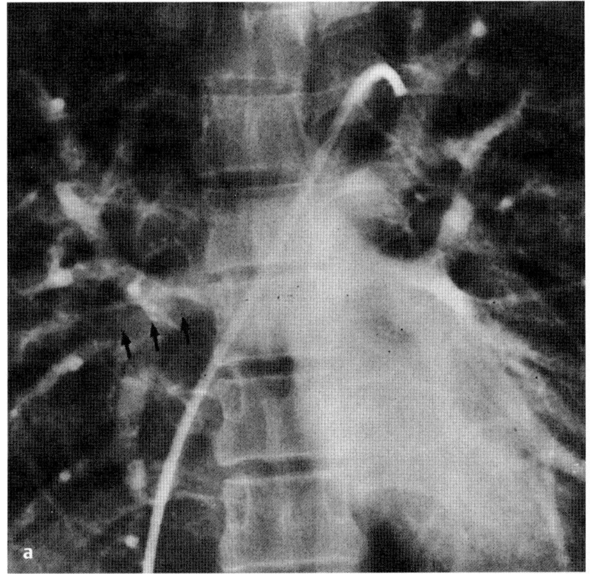

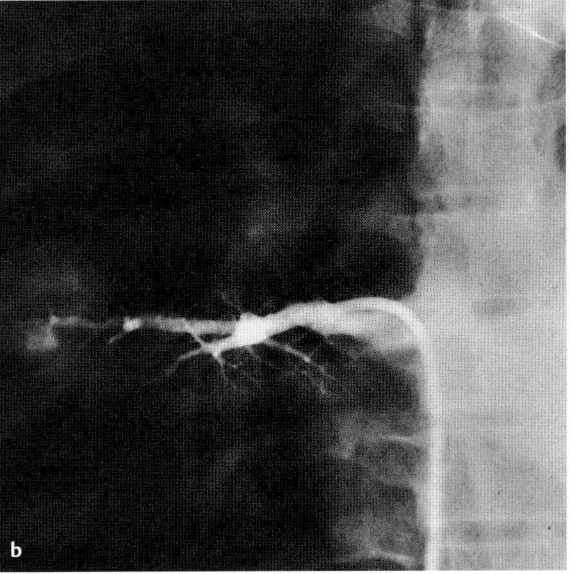

Abb. 2.**25 a** u. **b** **Fehlmündung der rechten Unterlappenvene in den rechten Vorhof.**
a Das Pulmonalisangiogramm zeigt eine fragliche Fehlmündung der rechten Unterlappenvene in den rechten Vorhof.
b Dieser Befund wird durch die retrograde Venenfüllung über den rechten Vorhof bestätigt.

Pulmonalarterienhypoplasie und -atresie

Pathologie und Klinik

Eine Lungenarterie ist kurz nach ihrem Abgang aus dem Truncus pulmonalis kurzstreckig verschlossen. Das distal gelegene pulmonale Gefäßsystem ist aber intakt und wird über erweiterte Bronchialarterien mit Blut versorgt. Die Veränderung ist häufig mit kardialen Malformationen kombiniert.

Radiologische Diagnostik

Röntgenologisch ist die Lunge etwas verkleinert und hypertransparent (Abb. 2.**26** u. Abb. 2.**27**). Die Szintigrafie zeigt einen hochgradigen Perfusionsausfall. Im Gegensatz zum Swyer-James-Syndrom (s. Kapitel 4 „Emphysem, chronisch obstruktive Lungenerkrankungen und Asthma“, Abschnitt „Emphysem“), bei dem es sich um eine einseitige, frühkindlich erworbene obstruktive Lungenerkrankung handelt, wird bei der Exspiration keine Luft retiniert. Die Atresie kann durch die multiplanare CT-Angiografie und die direkte Pulmonalangiografie bewiesen werden (Müller u. Fraser 1999, Ten Harkel et al. 2002; Abb. 2.**28**).

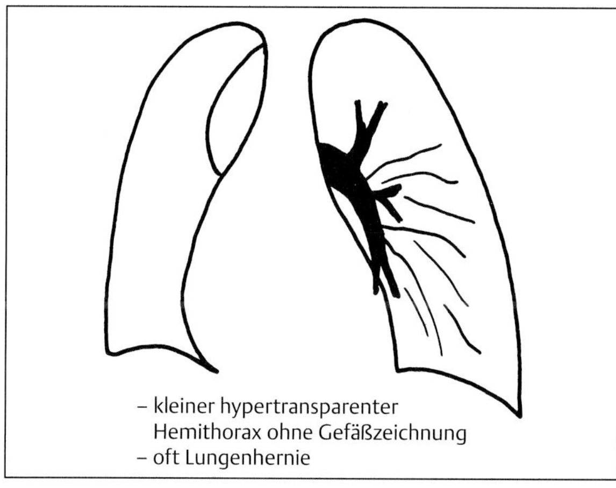

Abb. 2.**26** **Atresie der Pulmonalarterie.**

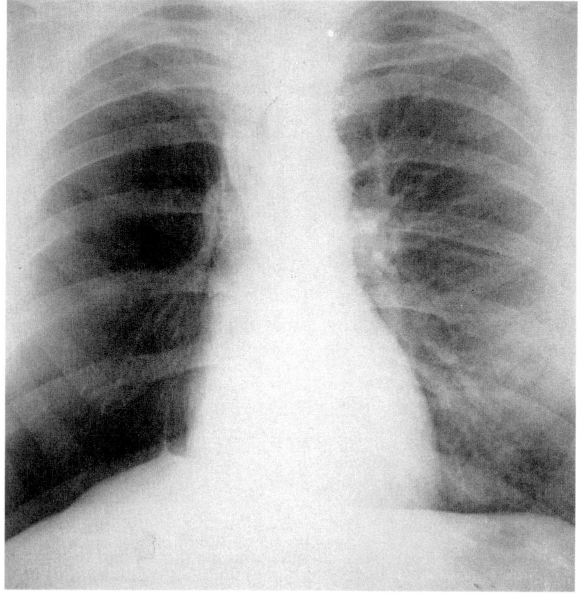

Abb. 2.**27** **Kongenitale Hypoplasie der A. pulmonalis rechts.** Hypertransparentes Lungenfeld und rarefizierte Gefäße. Auf der Exspirationsaufnahme war kein Ventilmechanismus nachweisbar.

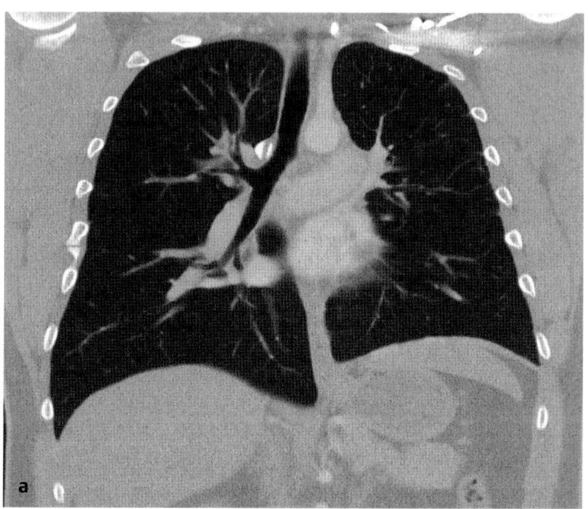

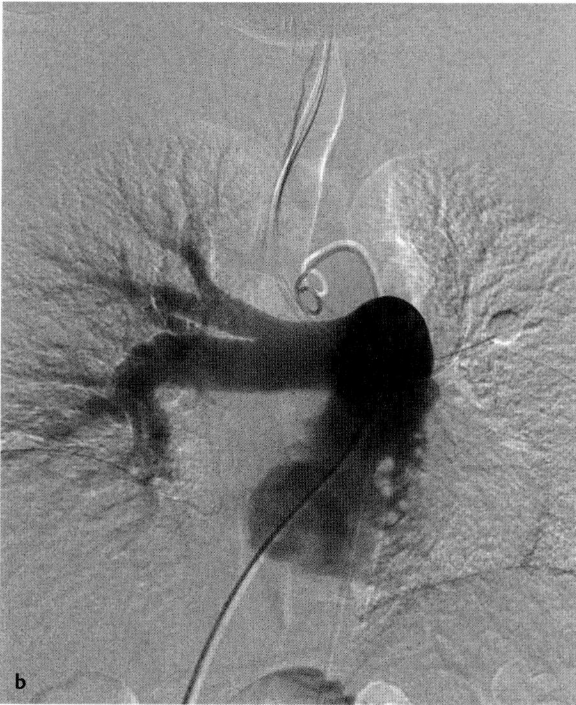

Abb. 2.**28 a** u. **b** **Pulmonalarterienaplasie.** Aplasie der A. pulmonalis links. Zwerchfellhochstand und fehlende Gefäßzeichnung im koronalen CT. Kontrastmittelinjektion in den Truncus pulmonalis füllt nur die rechte A. pulmonalis.

3 Entzündungen

Pneumonie

Eine Pneumonie ist eine Infektionserkrankung der Lunge, die von Bakterien, Mykoplasmen, Viren und anderen Keimen ausgelöst wird. Pneumonien sind die weltweit häufigsten zum Tode führenden Infektionskrankheiten. Sie manifestieren sich mit einer entzündlichen Exsudation ins Lungeninterstitium und in den Alveolarraum. Das Hauptinteresse des Therapeuten gilt dem Krankheitserreger, der bakteriologisch im Sputum und immunserologisch bestimmt wird. Deshalb klassifizieren viele pulmonologische Lehrbücher die Pneumonien nach dem Erregertyp (Murray u. Nadel 2000). Eine für die Therapie wichtige Unterscheidung ist auch die in ambulant erworbene und im Krankhaus erworbene (nosokomiale) Pneumonien, da Letztere wegen teils resistenter Keime intensivere Behandlungen erfordern. Das pathomorphologische Substrat, die klinische Symptomatik und der Röntgenbefund sind aber bei den verschiedenen Keimen so ähnlich, dass wir hier die Pneumonien in ihren morphologischen Manifestationen darstellen wollen, die im Wesentlichen vom Keim unabhängig sind (Finland 1979). Seltenere morphologische Formen der Infektion, wie die Bronchiolitis, die septischen Embolien, die miliaren Infektionen und der Lungenabszess, werden später beschrieben.

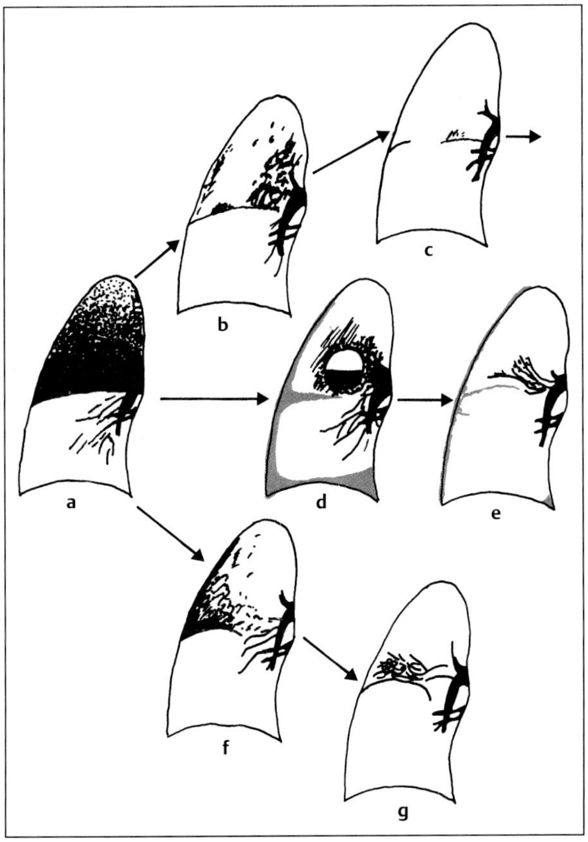

Abb. 3.1 a–g Mögliche Verlaufsformen einer Oberlappenpneumonie rechts.
a → b → c Restitutio ad integrum.
a → d → e Narben- und Schwartenbildung nach Abszedierung.
a → f → g Karnifizierte Pneumonie mit Bronchiektasen.

Ziele der radiologischen Diagnostik

- Die klinische Verdachtsdiagnose sichern, was in der Regel mit der Thoraxübersichtsaufnahme in 2 Ebenen gelingt (ein normaler Röntgenbefund ist wichtig, weil er in der Regel die Notwendigkeit einer Antibiotikatherapie ausschließt)
- Präexistente pneumoniefördernde Erkrankungen, wie z. B. Bronchiektasen oder Bronchialtumoren, erfassen
- Den Verlauf einer Pneumonie und ihre Rückbildung überwachen
- Eventuell auftretende Komplikationen, wie Abszedierungen, Karnifizierungen, Empyeme u. a. (Abb. 3.**1**), erkennen

Pathologie

Die morphologische Diagnostik unterscheidet die Lobärpneumonie, die Bronchopneumonie und die interstitielle Pneumonie. Dabei bilden Art und Ausmaß der entzündlichen Exsudation in den Luftraum und die Infiltration des Interstitiums die entscheidenden Kriterien.

Lobärpneumonie

Sie ist eine Alveolarraumpneumonie, d. h. die Erreger erreichen auf dem Luftweg die Alveolen, vermehren sich im alveolären Ödem und breiten sich über die Kohn-Poren aus, bis schließlich ein gesamter Lappen infiltriert ist. Dabei sind die Bronchien und das Interstitium weniger von der Entzündung betroffen. Häufig gefundene Keime sind

Pneumokokken, Staphylococcus pneumoniae, Klebsiella pneumoniae und Legionella pneumoniae.

Die klassische Entwicklung der Lobärpneumonie über Anschoppung (intraalveoläres Ödem), rote Hepatisation (Erythrozytenexsudation), gelbe Hepatisation (leukozytäre Exsudation), graue Hepatisation (fibrinöse Umwandlung) und schließlich Lyse hat im Zeitalter der Antibiotika kaum noch klinische Relevanz. Überhaupt sind die Alveolarraumpneumonien, die einen ganzen Lappen befallen, heute extrem selten.

Eine Lobärpneumonie kann poststenotisch (z.B. bei Bronchialkarzinom) entstehen, sodass diese Ursache durch Verlaufskontrollen, durch CT-Untersuchungen oder am besten durch eine Bronchoskopie ausgeschlossen werden sollte.

Bronchopneumonie (Herd-, lobuläre Pneumonie)
Die Keime gelangen aerogen, seltener auch hämatogen, in die Wand der terminalen und respiratorischen Bronchiolen, wo sie eine Entzündung induzieren, die sich auf benachbarte Alveolen ausdehnt. Dort breitet sie sich dann entlang den Kohn-Poren so lange aus, bis ein sekundärer Lobulus infiltriert ist. Charakteristisch für die lobuläre Pneumonie ist der multifokale Befall, sodass die infiltrierten Lobuli neben und zwischen belüfteten Lungenanteilen liegen (Heitzman 1993). Häufig angetroffene Keime sind Staphylococcus aureus, Haemophilus influenzae, Pseudomonas und Anaerobier (Webb et al.1992).

Eine Sonderform ist die Aspirationspneumonie, bei der Magensaft und Erbrochenes aspiriert werden, sich vorwiegend in den abhängigen Lungenpartien ablagern und sekundär infizieren. Die abhängigen Partien sind beim stehenden und sitzenden Patienten der Unterlappen (vor allem rechts wegen des steilen Abgangs des Bronchus intermedius), in Rückenlage das posteriore und in Bauchlage das anteriore Oberlappensegment.

Interstitielle Pneumonie
Kennzeichnend ist eine entzündliche Infiltration im bindegewebigen Lungengerüst. Die Keime sind in der Regel Mykoplasmen, Viren (z.B. Grippevirus A und B bei Erwachsenen und Synzytialvirus bei Kindern) und Rickettsien. Sie gelangen aerogen in die Bronchialwand, zerstören dort das zilientragende Epithel und induzieren in der Bronchialschleimhaut ein Ödem und eine Lymphozyteninfiltration, die sich auf die Interlobulärsepten fortsetzt. In den peribronchialen Alveolen kommt es zu Leukozyteninfiltraten, die denen der lobulären Pneumonie ähnlich sind. Als Spätfolge kann sich eine chronische interstitielle Fibrose entwickeln. .Bei Immundefizienz können Zytomegalieviren und Pneumocystis carinii interstitielle Pneumonien verursachen.

Klinik

Die klinische Symptomatik ist gekennzeichnet durch plötzlich einsetzendes Fieber, Husten, atemabhängige Schmerzen und serösen, eitrigen oder blutigen Auswurf. Der Auskultationsbefund – feinblasige Rasselgeräusche – korreliert nur in 40% der Fälle mit dem Röntgenbefund (Baum 1974). Im Blut sind die Blutsenkungsgeschwindigkeit und das C-reaktive Protein erhöht; es besteht eine Leukozytose, und der Titer von Antikörpern steigt an. Die Keime werden mikrobiologisch im Sputum bzw. im bronchoskopisch gewonnenen Bronchialsekret nachgewiesen.

Radiologische Diagnostik

Die pathomorphologische Klassifikation eignet sich auch zur Charakterisierung des Röntgenbefunds, obwohl die Übergänge fließend sind (Stender 1977; Abb. 3.**2**).

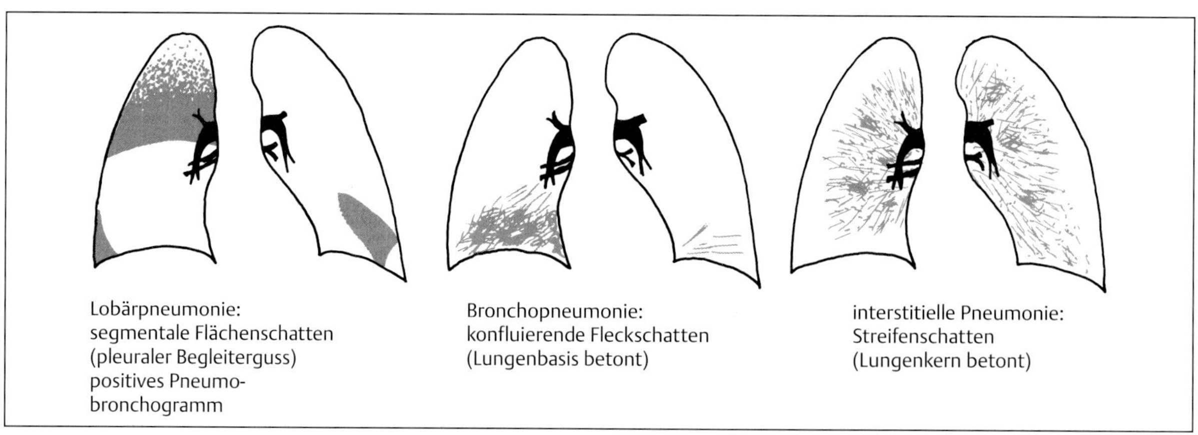

Abb. 3.**2** **Pneumonien.**

Übersichtsaufnahme

Lobärpneumonie

Segmente oder Lappen sind homogen verschattet und können aufgrund der Topografie identifiziert werden (s. Abb. 3.**6** bis Abb. 3.**9** u. Abb. 15.**9** bis Abb. 15.**12**). Dies gelingt allerdings nur bei vollständig ausgeprägten Lobär- und Segmentpneumonien; oft sind die Segmente unvollständig infiltriert, und ihre Topografie bleibt entsprechend unklar, es sei denn, die Verschattung reicht bis an eine scharfe Pleuragrenze, die dann die Identifikation des Segments erlaubt (Lappenrandpneumonie). Gegen die homogen infiltrierten Alveolen markieren sich die lufthaltigen Bronchien als Aufhellungsstreifen und – wenn orthograd getroffen – als Aufhellungskreise (positives Bronchopneumogramm; Abb. 3.**3** und 15.**10**). Oft ist das Segmentvolumen durch eine partielle Luftwegsobstruktion im Sinne einer Dystelektase vermindert (Müller et al. 2001).

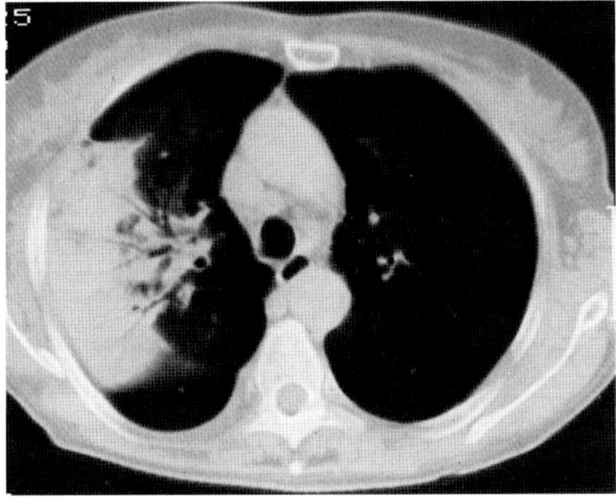

Abb. 3.**3** **Segmentpneumonie.** Deutliches positives Pneumobronchogramm.

Bronchopneumonie

Die multiplen, exsudatgefüllten Lobuli imponieren röntgenologisch als Fleckschatten, die oft konfluieren (Abb. 3.**4** u. Abb. 3.**5**). Das Nebeneinander von exsudatgefüllten und belüfteten Lobuli kann zu einem schwammporenartigen Aspekt führen, der etwas inkorrekt „Pneumoalveologramm" genannt wird. Dieser Befund könnte auch durch kleine fokale, emphysematöse Zonen erklärt werden, die durch partielle Verlegung kleiner Bronchien zustande kommen (Heitzman 1993). Durch Unterbelüftung der infizierten Lungenareale kommt es auch oft zu streifigen Verdichtungen, die vorwiegend basal angeordnet sind.

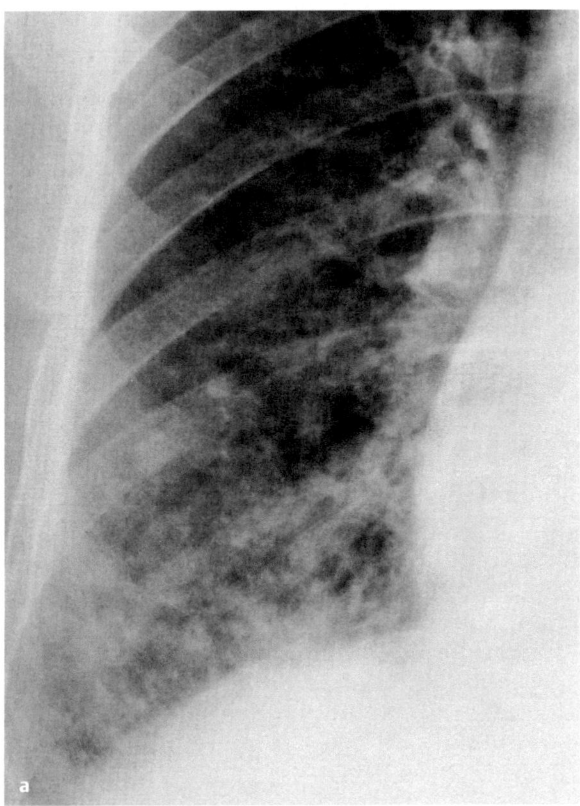

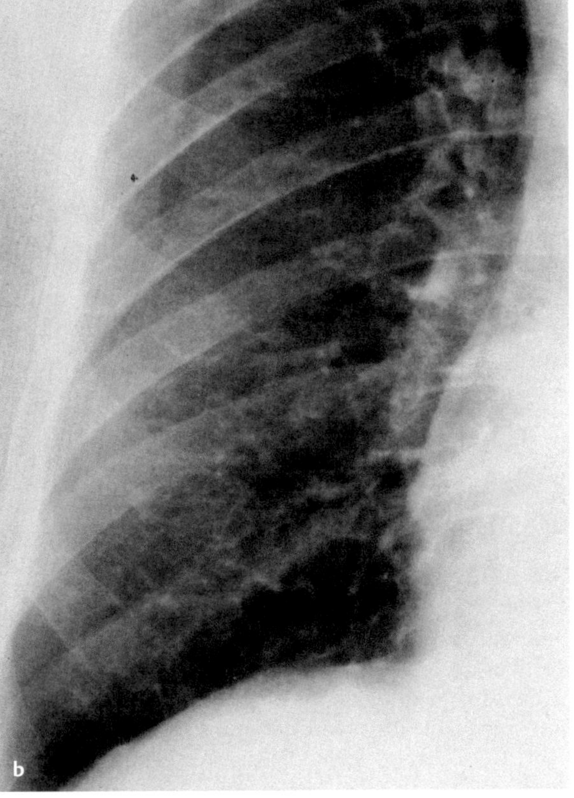

Abb. 3.**4a** u. **b** **Bronchopneumonie.** Disseminierte Fleckzeichnung im rechten Unterfeld. Zehn Tage nach Beginn einer Antibiotikatherapie vollkommene Rückbildung der Verschattungen.

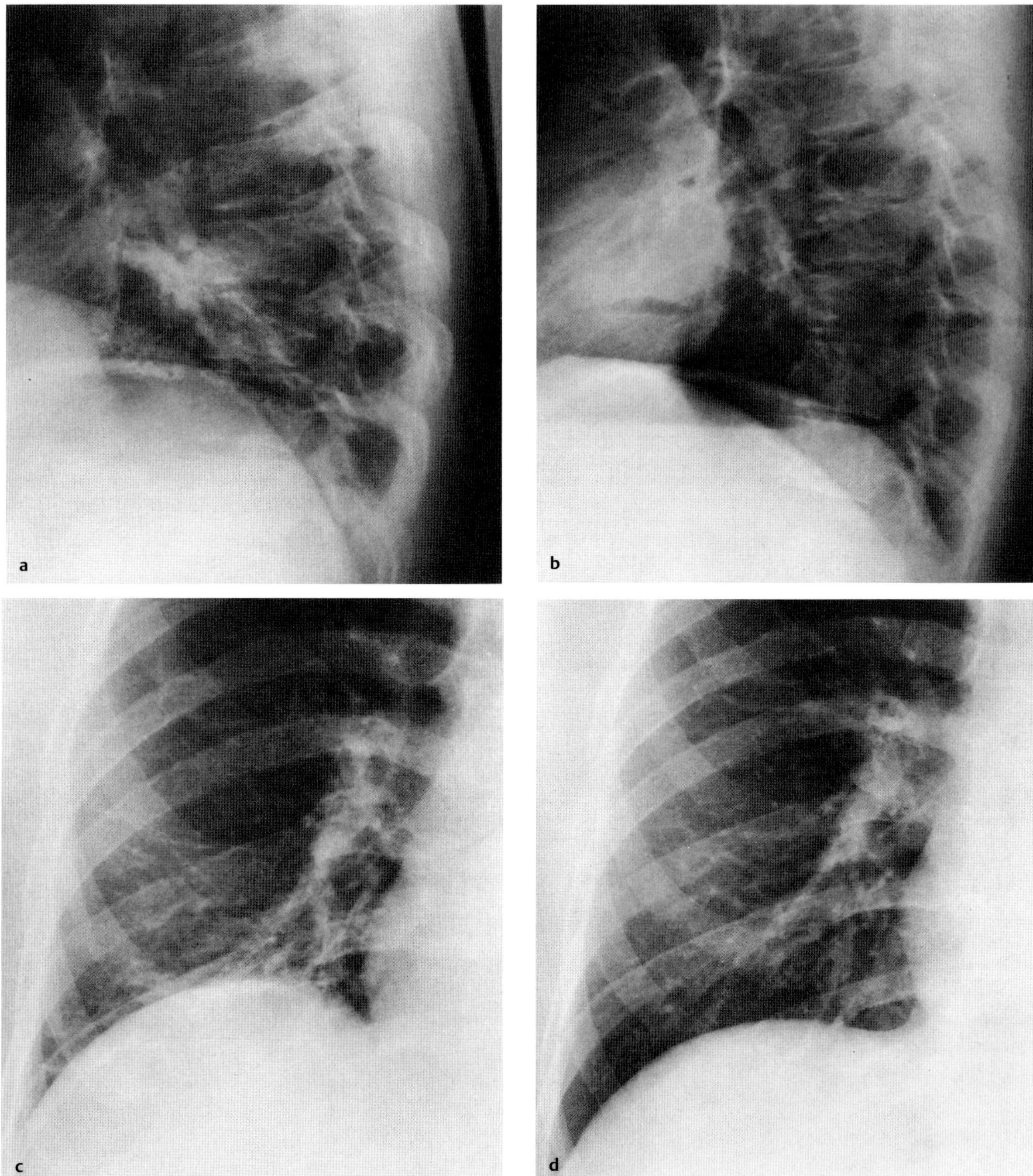

Abb. 3.**5a–d** **Basale Bronchopneumonie** (**a** u. **c**). Vermehrte Streifenzeichnung im Unterfeld und retrokardial. Fast vollständige Rückbildung 14 Tage nach Antibiotikatherapiebeginn (**b** u. **d**).

Interstitielle Pneumonie

Die Infiltration der Bronchialwand sowie der interlobulären Septen führt zu einer vermehrten Streifen- und Netzzeichnung, die besonders im Lungenkern zu erkennen ist. Gleichzeitig finden sich aber auch immer fleckige, konfluierende Schatten, die Ausdruck der Exsudation in peribronchiolären Alveolen sind (s. Abb. 3.**10**).

Parapneumonischer Pleuraerguss

Er entsteht meist unmittelbar neben der Lobärpneumonie und manifestiert sich mit einer homogenen Verschattung im Pleuraspalt. Im Interlobium ist die Verschattung oft spindelförmig. Der Erguss kann aber auch frei beweglich sein und sinkt dann in den Sinus phrenicocostalis ab, wo er einen homogenen, nach lateral ansteigenden Schatten verursacht.

Computertomografie

Wegen der besseren Auflösung sind pneumonische Veränderungen im CT und besonders im HRCT früher als im Röntgenbild sichtbar:

- *Infiltrate der Segment- und Subsegmente* stellen sich als homogene Verschattungen dar, die gegen die Interlobien scharfe, sonst aber unregelmäßige Grenzen aufweisen. Oft sind in der Verschattung die luftgefüllten Bronchiallumina sichtbar (Pneumobronchogramm). Die Lungengefäßstruktur ist im infiltrierten Areal ausgelöscht.
- *Peribronchioläre Infiltrate* („Air Space Nodule") imponieren als millimeterdicke Rundschatten. Hoch auflösende Computertomogramme zeigen sie typischerweise im Zentrum des Lobulus. Im weiteren Verlauf können diese Herde großflächig konfluieren.
- *Milchglasartige Verschattungen* („Ground Glass Opacities") sind dadurch gekennzeichnet, dass im betroffenen Areal sowohl Luft als auch Flüssigkeit vorhanden ist und deshalb die Dichte nur geringfügig zunimmt, sodass die benachbarten Gefäßschatten nicht ausgelöscht werden. Das pathologische Substrat dieser Veränderungen liegt unterhalb des räumlichen Auflösungsvermögens der HRCT und besteht in verdickten Alveolarmembranen oder partiell mit Flüssigkeit gefüllten Alveolen.
- *Eine Infiltration des Interstitiums* wird an der Verdickung der interlobulären Septen und der Verdickung der peribronchialen und perivaskulären Bindegewebsstränge erkannt. Oft sind darüber hinaus einzelne, der Gefäßwand anliegende Alveolen mit Flüssigkeit gefüllt, sodass die Kontur des Gefäßes unscharf erscheint.

Befunde

(Abb. 3.**6** bis Abb. 3.**14**.)

Differenzialdiagnose

Lungenödem, -kontusion, -blutung oder -infarkt; bronchioloalveoläres Karzinom, Lungenlymphom, progressive massive Fibrose. Interstitielles Muster (s. Kapitel 15 „Radiologische Zeichen und Differenzialdiagnostik", Abschnitt „Form der Verschattungen"); segmentale Verschattung (s. Kapitel 15 „Radiologische Zeichen und Differenzialdiagnostik", Abschnitt „Regionale Anordnung von Verschattungen"). Fleckschatten (s. Kapitel 15 „Radiologische Zeichen und Differenzialdiagnostik", Abschnitt „Form der Verschattungen").

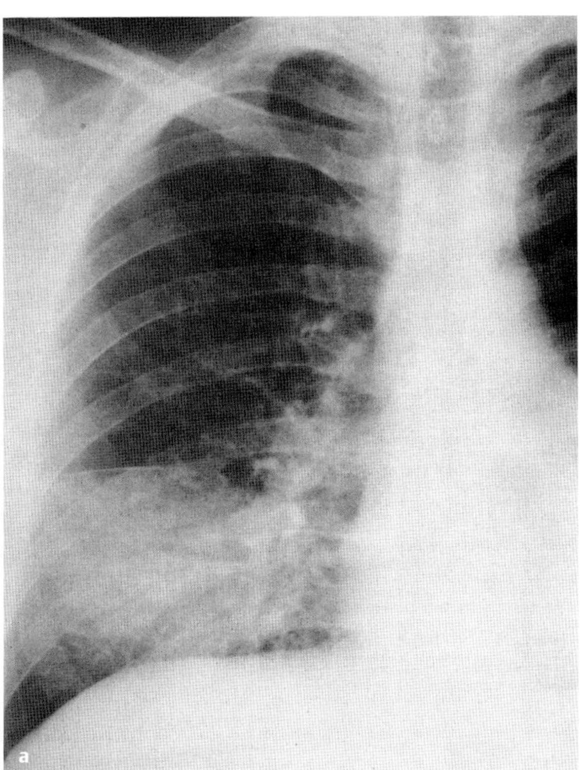

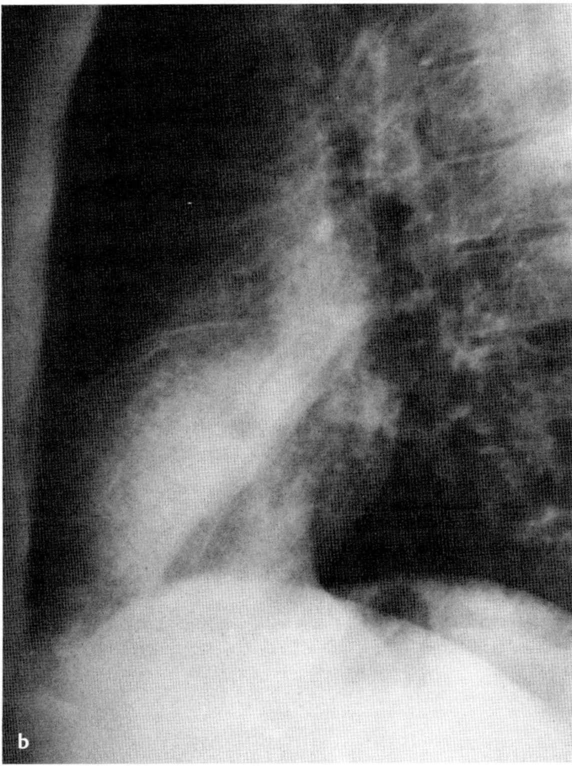

Abb. 3.**6a** u. **b** **Mittellappenpneumonie**. Homogene Verschattung mit scharfer Grenze am Obermittellappenspalt und auf der Seitenaufnahme am großen Lappenspalt. Klinik: Husten, Fieber, Auswurf, Leukozytose.

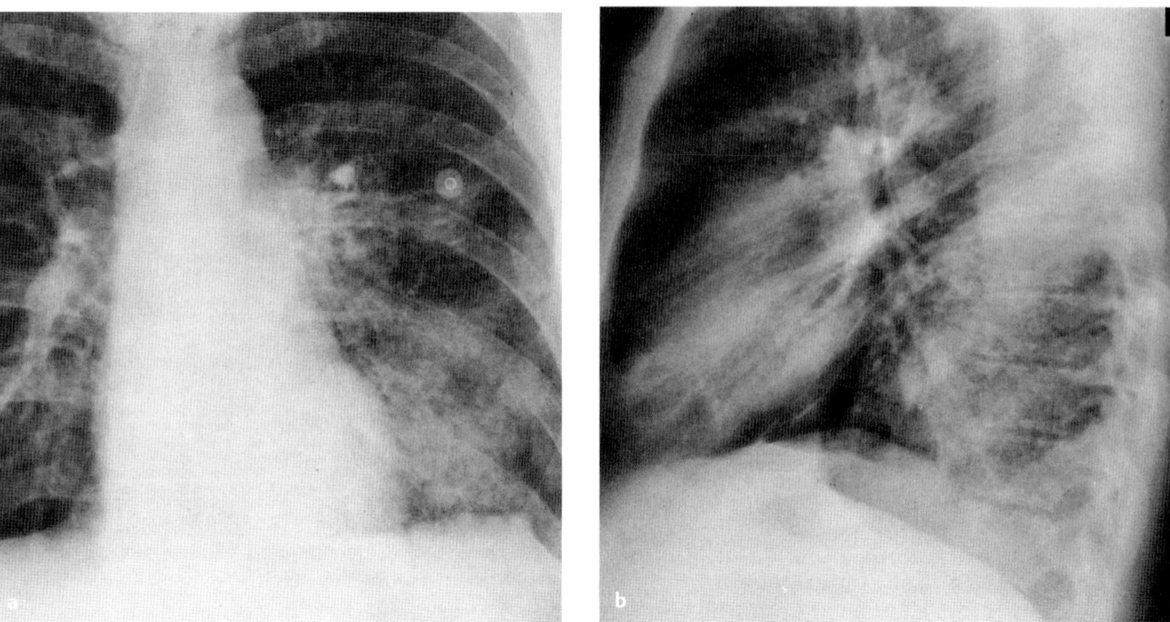

Abb. 3.**7a** u. **b** **Unterlappenpneumonie**. Konfluierende Fleckzeichnung. Auf dem Seitenbild ist die dorsale Kontur des linken Zwerchfells ausgelöscht.

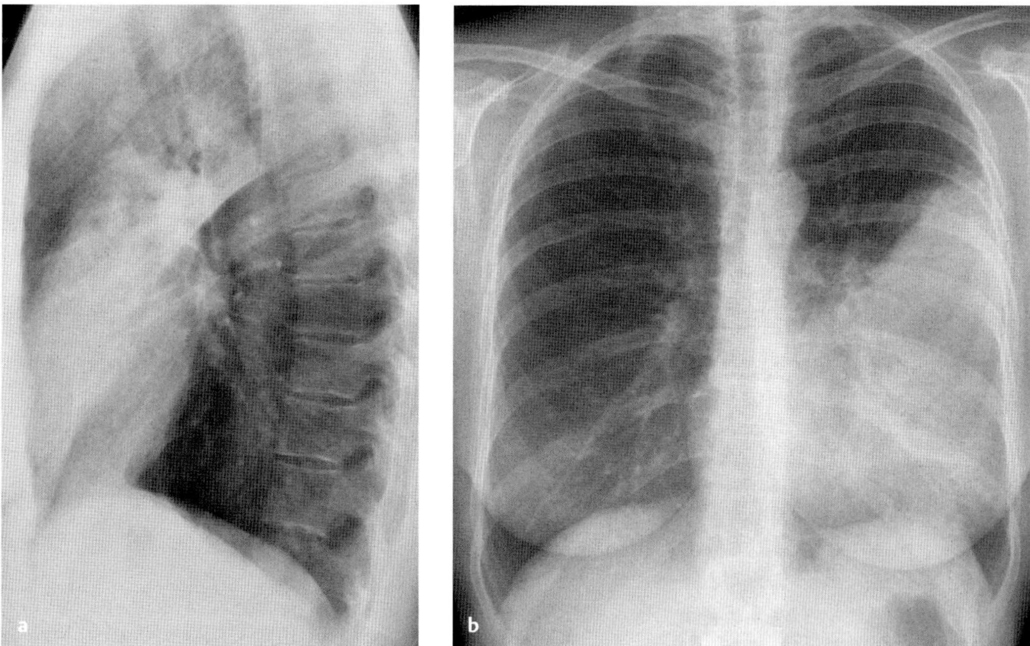

Abb. 3.**8a** u. **b** **Lingulapneumonie**. Beachte die scharfe Begrenzung am großen Lappenspalt, die ausgelöschte Herzkontur und den transparenten Sinus phrenicocostalis. Eventuell ist auch das anteriore Oberlappensegment infiltriert. Die ausgelöschte Herzkontur zeigt an,dass der Prozess von seitlich an den Herzschatten heranreicht (negatives Silhouettenphänomen).

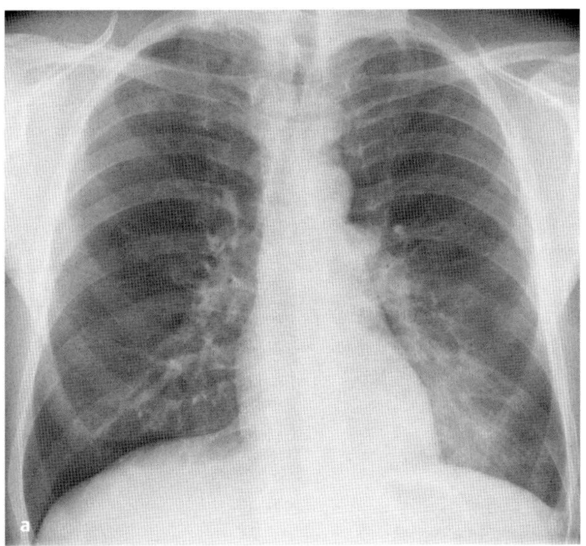

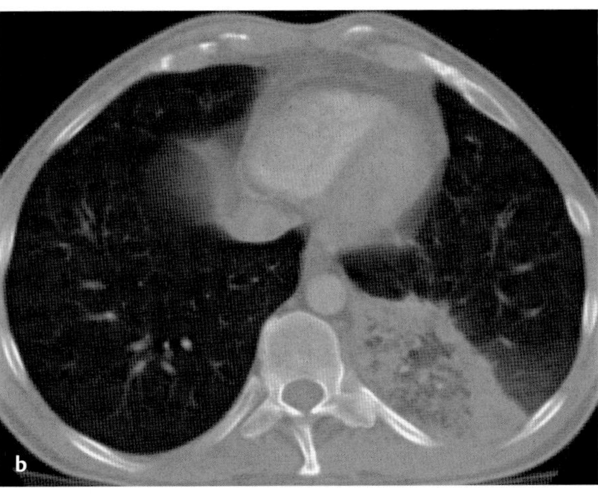

Abb. 3.**9** a u. b **Infiltration des posterioren Unterlappensegments**. Beachte die – im Gegensatz zur Lingulapneumonie – scharfe Herzkontur, da Herzkontur und pneumonische Verschattung nicht aneinander grenzen (positives Silhouettenphänomen).

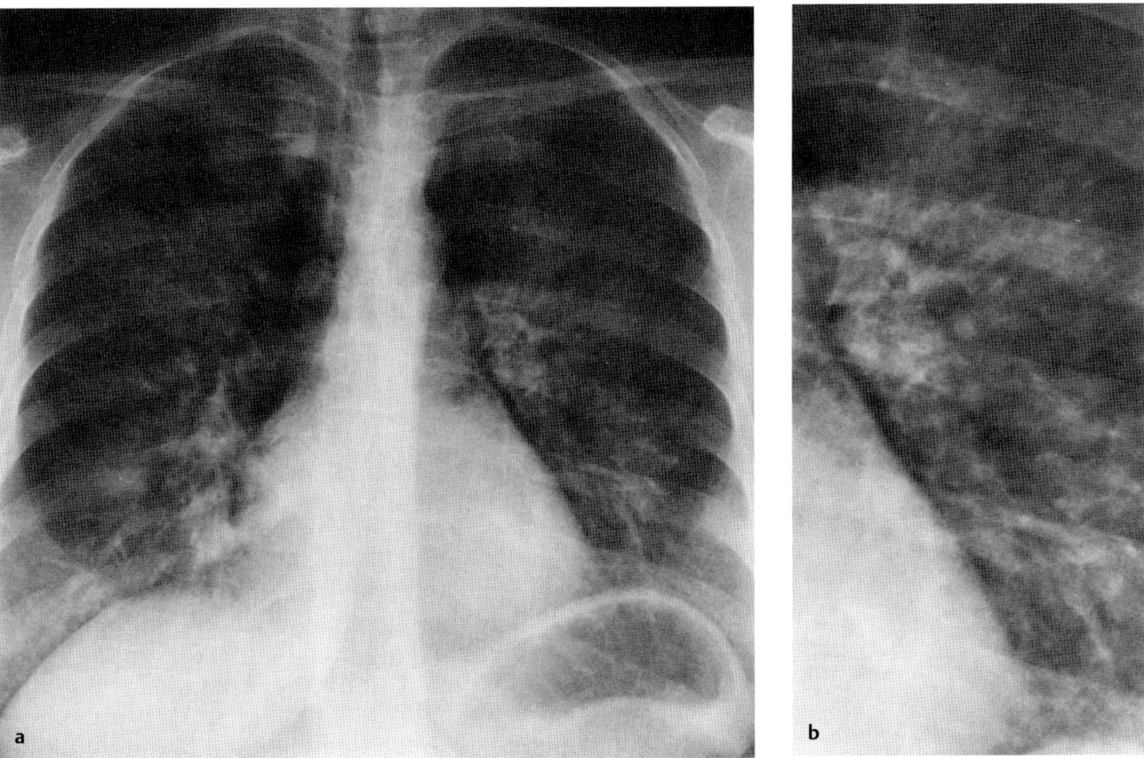

Abb. 3.**10** a u. b **Interstitielle Pneumonie**. Vermehrte Streifenzeichnung, besonders im Lungenkern. Klinik: Husten, Fieber, Heiserkeit, Antikörpertiteranstieg gegen Mykoplasmen.

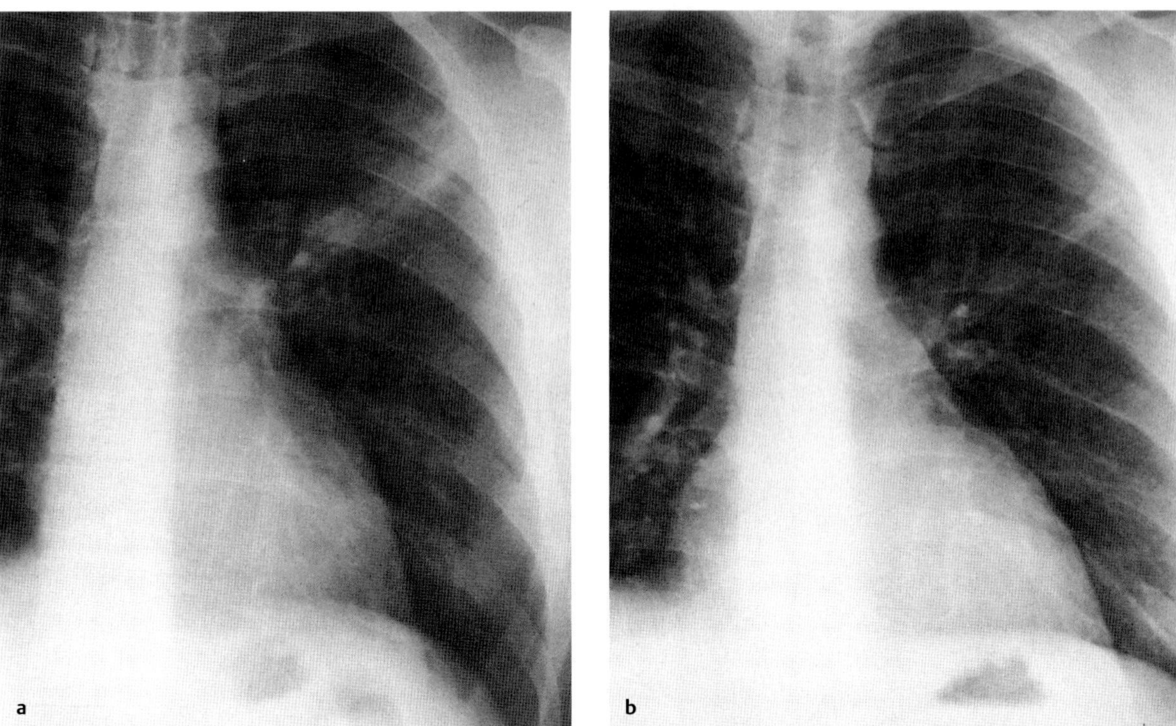

Abb. 3.**11a** u. **b** **Subsegmentpneumonie**. Flächenschatten in der Gegend des posterioren Oberlappensegments. Weitgehende Rückbildung nach 2 Wochen (**b**).

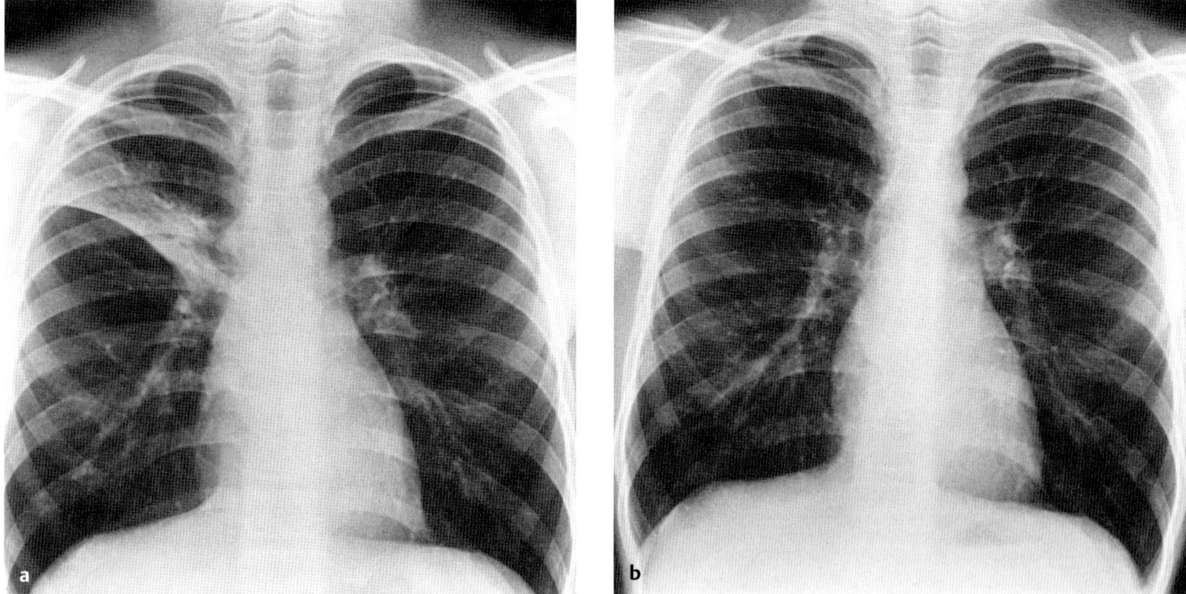

Abb. 3.**12a** u. **b** **Mykoplasmenpneumonie**. Infiltration des anterioren Oberlappensegments mit Dystelektase und Verlagerung des kleinen Lappenspalts. Nach einer 10-tägigen Antibiotikatherapie Normalbefund. Die Diagnose ergab sich aus dem Antikörpertiteranstieg.

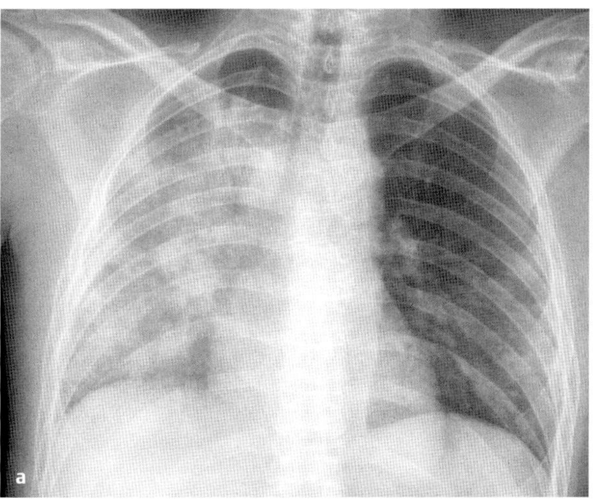
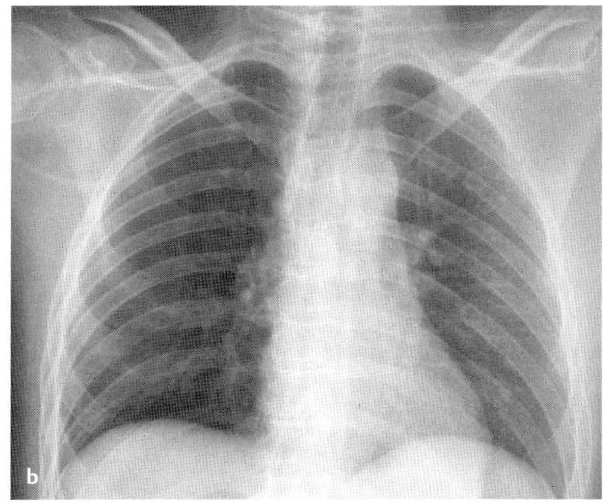

Abb. 3.**13** **a** u. **b** **Postiktale Aspirationspneumonie.**
a Befund bei Diagnosestellung.
b Verlaufskontrolle 8 Wochen später, nach schwerem Krankheitsverlauf und lang andauernder Antibiotikatherapie.

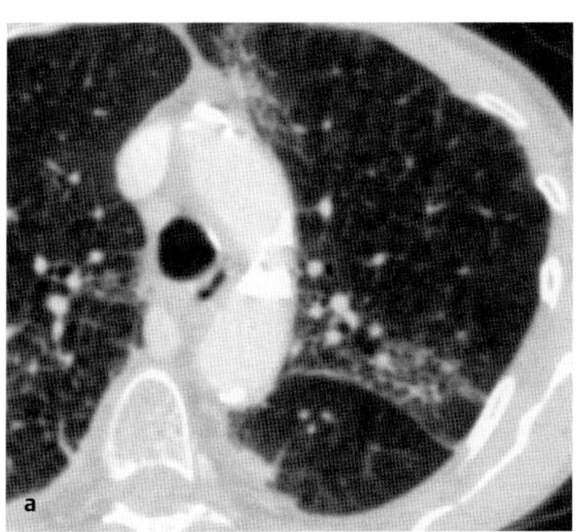
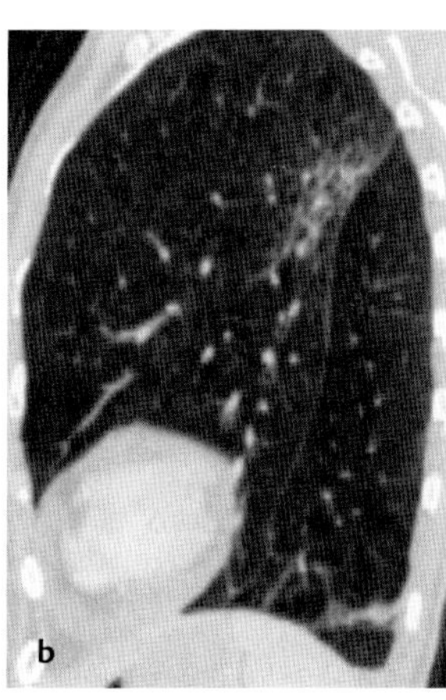

Abb. 3.**14** **a** u. **b** **Lappenrandinfiltrat posteriores Oberlappensegment.** Das Milchglasmuster und die interstitielle Zeichnungsvermehrung waren auf der Thoraxaufnahme nicht zu erkennen.

Lungenabszess

Der Lungenabszess ist eine umschriebene Lungengewebsnekrose mit eitriger Einschmelzung. Er kann sich schnell ausbreiten und innerhalb von wenigen Tagen in einen Bronchus oder in die Pleurahöhle einbrechen.

Im Zeitalter der Antibiotikatherapie sind Abszesse selten, gelten aber auch heute noch als ernste Erkrankung mit einer Letalität von 20–50%. Sie entstehen meist unilokulär postpneumonisch und besonders nach Aspirationen, können aber auch bei septischen Embolien über die gesamte Lunge disseminiert sein. Ihr Ausgangspunkt sind dann eitrige Infekte, wie z.B. Pyelonephritis, Tonsillitis, Trikuspidalklappeninfekte, infizierte Katheter oder die unsterile i.v. Applikation von Drogen.

Ziele der radiologischen Diagnostik

- Den Abszess erkennen, was meist erst dann möglich ist, wenn er in einen Bronchus perforiert ist und sich eine Höhle gebildet hat
- Ursächliche Erkrankungen, wie Fremdkörperaspirate, Bronchusstenosen, Tumoren und Lungeninfarkte, erkennen

Pathologie

Abszesse können postpneumonisch nach Staphylokokken-, Klebsiellen-, Pseudomonas- oder Anaerobierpneumonien auftreten; sie entwickeln sich aber auch oft auf dem Boden von Aspirationen, Infarkten, Bronchiektasen und im Lungengewebe hinter Bronchusstenosen.

Der gelbliche, eitrige Herd ist von einem serös-eitrigen Exsudat in den perifokalen Alveolen umgeben. Im günstigen Fall wird der Eiter über einen Drainage-Bronchus ausgehustet, und der Prozess heilt narbig ab. Es können aber auch Resthöhlen entstehen, die sich rezidivierend infizieren und u.a. mit Aspergillen besiedelt werden. Als schwere Komplikation kann der Abszess in die Pleurahöhle durchbrechen und einen Pyopneumothorax verursachen. Bei Kindern bläht sich gelegentlich die Resthöhle über eine Ventilstenose zur Pneumatozele auf, die raumfordernden Charakter hat. Die Pneumatozele bildet sich aber in der Regel schnell zurück.

Klinik

Die Symptomatologie gleicht der einer akuten Pneumonie mit Fieber, Schüttelfrost, Husten, purulentem Auswurf, oft auch mit putridem foetor ex ore und hoher Blutleukozytose. Abszesse entwickeln sich besonders bei Diabetikern, Alkoholikern und immungeschwächten Patienten.

Radiologische Diagnostik

Übersichtsaufnahme

Abszesse entstehen meist aus pneumonischen Infiltraten. Die anfangs lockeren, fleckigen Schatten konfluieren zu homogenen, flächigen Verschattungen mit unscharfen Grenzen, die oft in den dorsobasalen Lungenpartien lokalisiert sind (Aspirationspneumonien). Der Röntgenaspekt ändert sich innerhalb von wenigen Tagen. Perforiert der Abszess in einen Drainage-Bronchus, so entsteht eine Höhle mit einem Luft-/Flüssigkeitsspiegel. Es können im infizierten Lungengewebe auch mehrere Höhlen entstehen (abszedierende Pneumonie). Die Tomografie kann frühzeitig Lufteinschlüsse aufdecken, die einerseits eine Drainage signalisieren, zum anderen aber auch von gasbildenden Bakterien herrühren können. Oft ist der Abszess von einem Pleuraerguss oder einer Pleuraverdickung begleitet (Abb. 3.**15** bis Abb. 3.**21**).

Computertomografie

Die CT zeigt Lufteinschlüsse meist früher als die konventionelle Tomografie. Außerdem wird die Beziehung des Prozesses zur Pleurahöhle deutlicher (Lütgemeier u. Wunschik 1983, Stark et al. 1983). Septische Embolien imponieren als keilförmige (infarktähnliche) oder runde einschmelzende Herde (s. Abb. 3.**17** und Abb. 3.**20**).

Differenzialdiagnose

Einschmelzende Tumoren, tuberkulöse Kavernen, Wegener-Granulomatose, bronchogene Zyste, Pneumatozele, Bronchiektasen (s. Ringschatten, Kapitel „Radiologische Zeichen und Differenzialdiagnostik“, Abschnitt „Form der Verschattungen“).

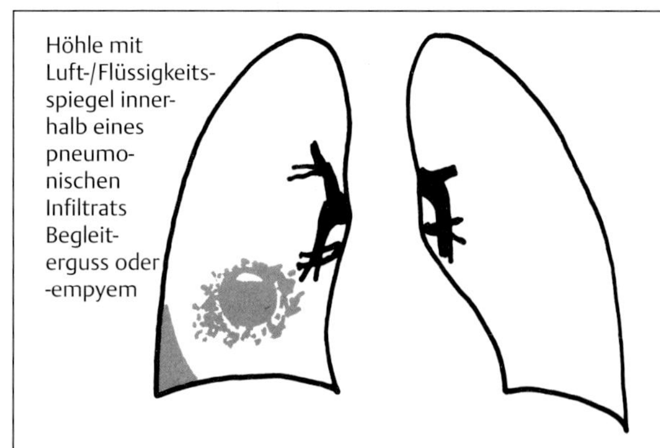

Abb. 3.**15** **Lungenabszess.**

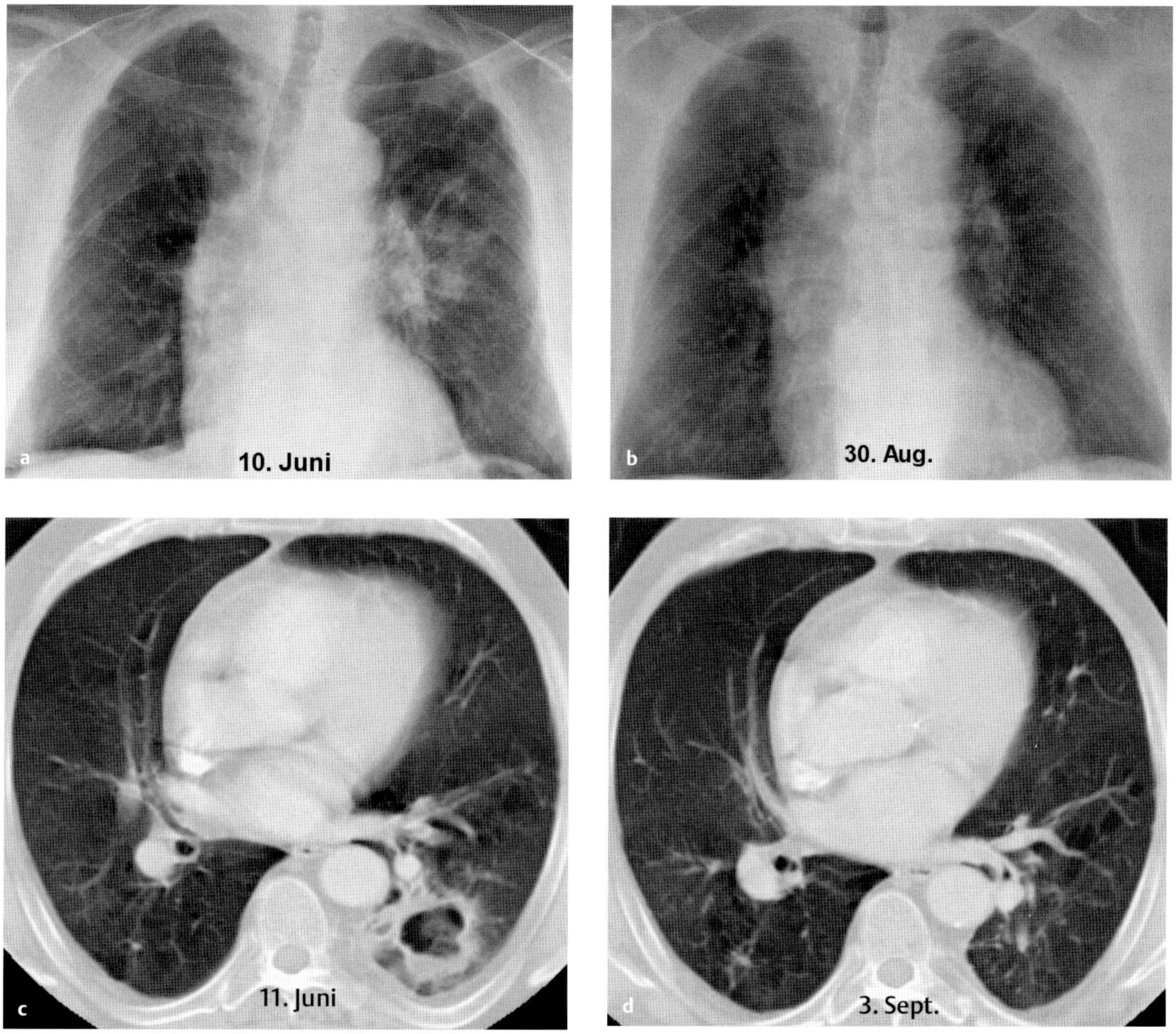

Abb. 3.**16 a–d** **Lungenabszess** (**a** u. **c**) und Heilung nach 11-wöchiger Therapie (**b** u. **d**). Auf dem Röntgenbild (**a**) war ein Infiltrat mit fraglichem Abszess (Ringschatten und angedeutete Spiegelbildung) zu erkennen. Im CT eindeutiger Ringschatten und fragliche Spiegelbildung (Differenzialdiagnose: Bronchialkarzinom).

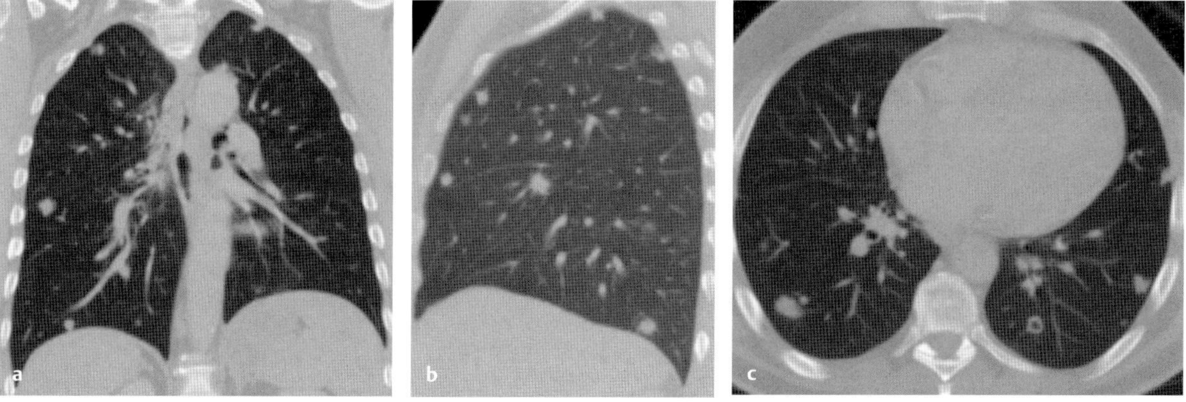

Abb. 3.**17 a–c** **Multiple, teils einschmelzende Abszesse**. Der Patient litt an einer Angina tonsillaris mit Sepsis.

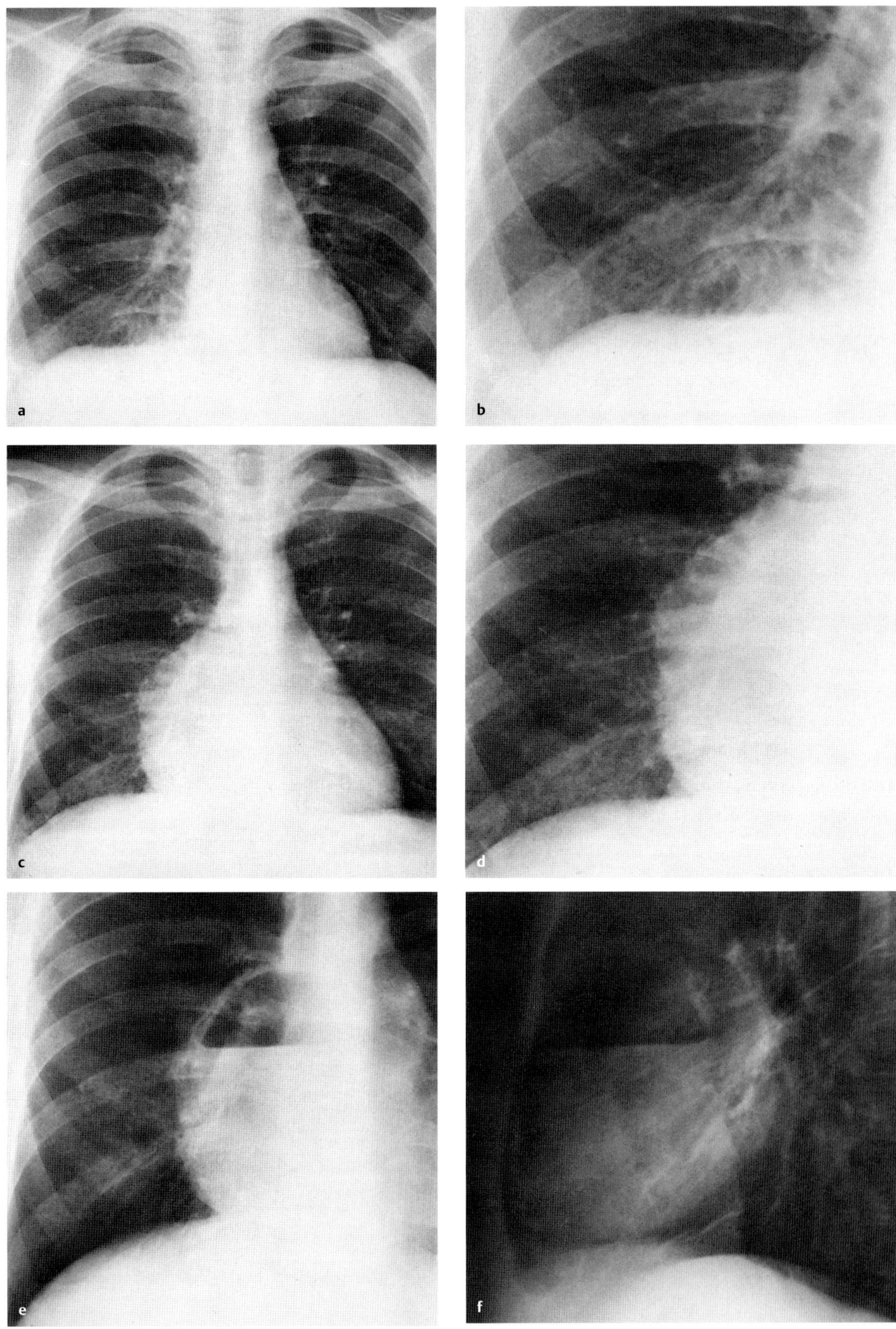
a
b
c
d
e
f

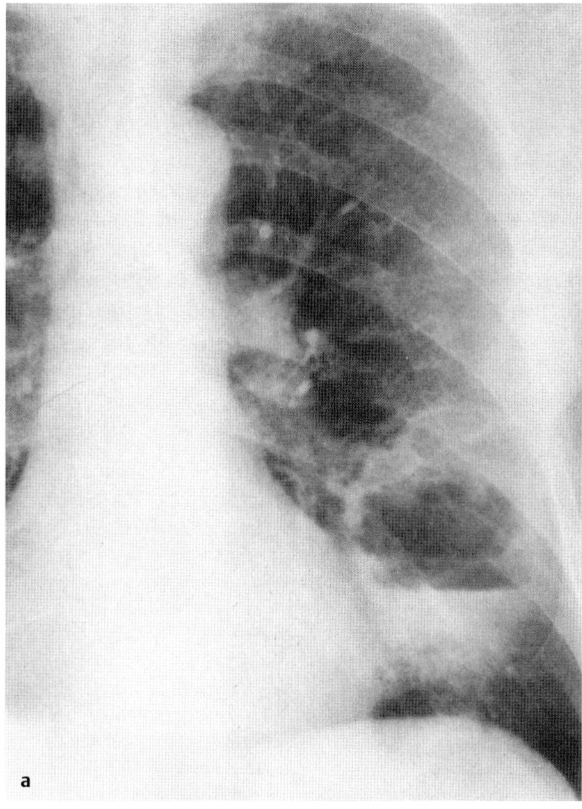

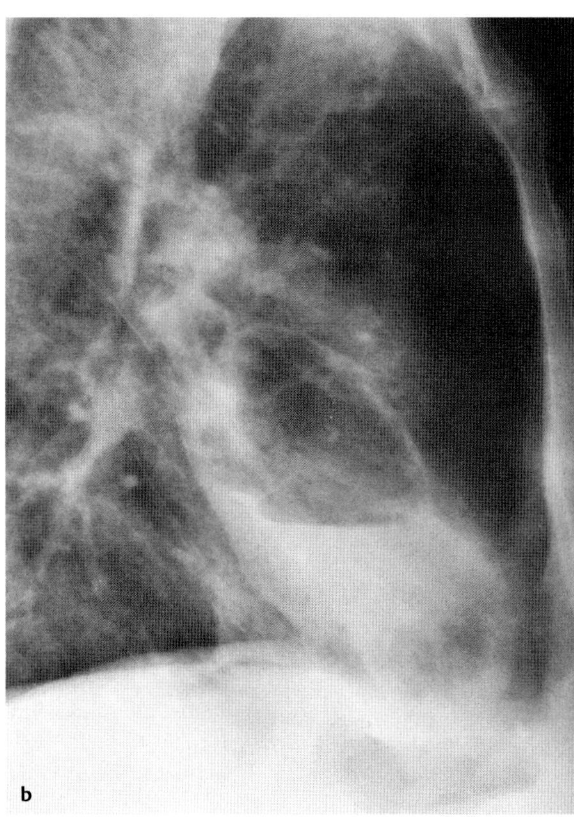

Abb. 3.**19a** u. **b** **Postpneumonischer Lungenabszess mit Spiegelbildung**. Erreger: Staphylokokken.

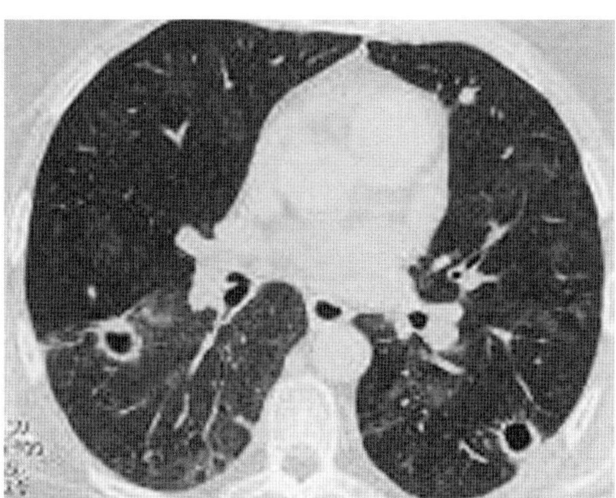

Abb. 3.**20** **Multiple Abszesse als Folge einer Sepsis bei Pyelonephritis**.

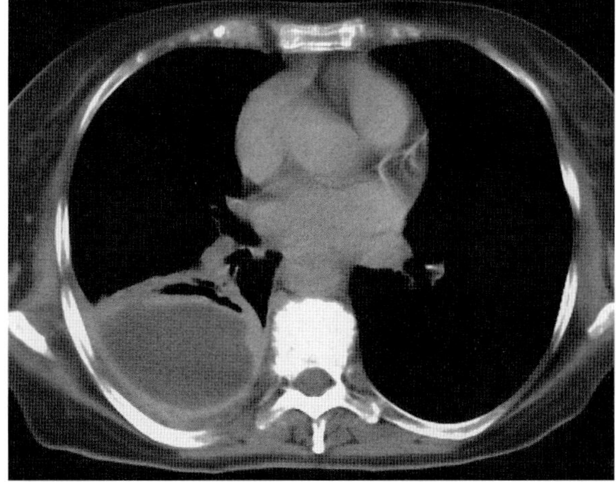

Abb. 3.**21** **Lungenabszess**. Beachte die Abszessmembran, den Eiter mit wasseräquivalenter Dichte und die Spiegelbildung. Nebenbefund: Bewegungsartefakte durch verkalkte Koronararterien.

◁ Abb. 3.**18a–f** **Postpneumonischer Lungenabszess**. Der 42-jährige Patient kam mit Fieber, Husten und eitrigem Auswurf in die Klinik. Das 1. Röntgenbild zeigte eine basale Pneumonie mit pleuralem Begleiterguss. Eine Woche später (**c**) scheinbare Herzvergrößerung, kleine Höhle mit Spiegelbildung. 3 Tage später große Höhlenbildung. Bronchoskopisch konnte Eiter aus dem medialen Mittellappenbronchus drainiert werden. Erreger: Klebsiella pneumoniae.

Tuberkulose

Die Tuberkulose ist eine Infektionskrankheit, die sich an allen Organen manifestieren kann, besonders häufig aber die Lunge befällt. Die Erreger sind in 95% der Fälle das Mycobacterium tuberculosis Typus humanus und seltener Mycobacterium Typus bovis; atypische Mykobakterien, wie Mycobacterium avium, Mycobacterium kansasii, Mycobacterium xenopi und Mycobacterium celatum, führen seltener zu Lungeninfekten, die im Übrigen auch als nicht ansteckend gelten.

Noch im Jahr 1900 war die Tuberkulose eine Volksseuche, die in Europa unter 100 000 Einwohnern pro Jahr 250 Tote forderte. Auch noch heute ist ⅓ der Weltbevölkerung mit Tuberkulose infiziert, obwohl in den Industrieländern die Inzidenz stark abgenommen hat. Im Jahre 2004 betrug die Inzidenz in Deutschland 8 Fälle pro 100 000 Einwohnern und Jahr und die Mortalität 0,3 Fälle. Heute erkranken vor allem Menschen, deren Resistenz durch Alter, Diabetes, Alkoholismus, AIDS oder Kortisontherapie geschwächt ist. In den letzten Jahren hat in Deutschland die Inzidenz der Tuberkulose allerdings wieder leicht zugenommen, insbesondere bei Gastarbeitern aus Entwicklungsländern und bei Emigranten aus den früheren Ostblockstaaten.

Als zyklische Infektionserkrankung durchläuft die Tuberkulose die Stadien der Primärinfektion (I), der Generalisation (II) und der Organmanifestation (III; Abb. 3.**22**). Klinisch und röntgenologisch wird die überwiegende Mehrzahl der Erkrankungen erst im Organstadium erfasst. Vor der Ära der Tuberkulostatika fürchtete man die kavernisierende Tuberkulose, die als galoppierende Schwindsucht oft zum Tode führte; heute sind es vielmehr die fibrozirrhotischen Endstadien mit ihren Ventilations- und Perfusionsstörungen, die zum posttuberkulösen respiratorischen Siechtum und zum sog. sekundären Phthisentod am dekompensierten Cor pulmonale führen. Diagnostiziert wird die Lungentuberkulose mit Röntgenübersichtsaufnahmen und CT, mit der Tuberkulinhautreaktion und vor allem mithilfe des Bakteriennachweises im Sputum, im Magensaft und im Bronchusaspirat; dazu sind die Mikroskopie, die Hohn-Kultur und die Meerschweincheninokulation sowie zur Typisierung der Keime die Nukleinsäureamplifikation notwendig.

Ziele der radiologischen Diagnostik

- Mit Reihenuntersuchung die Lungentuberkulose im Frühstadium entdecken, wenn sie klinisch noch asymptomatisch ist. So werden 30% der Neuerkrankten gefunden
- Pathologische Röntgenbefunde als tuberkulös oder nicht tuberkulös deuten. Das ist wegen der Polymorphie der Erkrankung und ihres unspezifischen Röntgenaspekts schwierig. Es empfiehlt sich im Zweifelsfall, immer auch an die Tuberkulose zu denken und Tuberkulinhautreaktion und Sputumanalysen zu veranlassen. Nach dem Infektionsschutzgesetz (IfSG) ist eine behandlungsbedürftige Tuberkulose eine meldepflichtige Krankheit, auch wenn der bakteriologische Nachweis nicht vorliegt
- Den Verlauf einer bereits bekannten Tuberkulose kontrollieren, d. h. die Rückbildung, die Konstanz oder die Progredienz und die Reaktivierung erfassen
- Folgeerkrankungen der Tuberkulose feststellen, wie z. B. Narbenemphysem, Bronchiektasen und Cor pulmonale

Tabelle 3.**1** Stadieneinteilung der Lungentuberkulose (nach Doerr, Schmidt, Schmincke).

A. Primärperiode
Ghon-Herd und regionäre Lymphknotentuberkulose = tuberkulöser Primärkomplex = hantelförmiges Infiltrat im Sinne von Karl Ernst Ranke

B. Postprimärperiode

I. Generalisationsstadium
    1. Frühgeneralisation
        a) Simon-Spitzenmetastase
        b) Miliartuberkulose
        c) unter seltenen Immundefektbedingungen: Typhobazillose, Landouzy = Sepsis tuberculosa acutissima
    2. Spätgeneralisation
        a) azinös-nodöse subapikale Streuherde
        b) Streuung groben Kornes (Aschoff-Puhl-Herd)
        c) infraklavikuläres Frühinfiltrat (Aßmann-Redeker-Simon)
II. Stadium der isolierten Organphthise
    1. knotig, infiltrativ-zirrhotisch-pigmentiert, kavernisiert
    2. netzig (Lymphangitis reticularis)

Pathologie

Karl Ernst Ranke hat 3 Stadien im Ablauf der Tuberkulose unterschieden; eine modernere Einteilung fasst die beiden letzten Ranke-Stadien zur postprimären Periode zusammen (Tab. 3.**1**; s. auch Abb. 3.**22**).

Stadium des Primärkomplexes

Nach der Inhalation des Mykobakteriums entsteht zunächst subpleural eine fokale, unspezifische Alveolitis, die nach etwa 10 Tagen in den tuberkulös-spezifischen Entzündungsherd übergeht (Ghon-Herd). Diese spezifische Reaktion ist durch eine zentrale Kolliquationsnekrose gekennzeichnet, die wegen ihres gräulich-gelben Aspekts „Käse" genannt wird und die von einem Granulationswall aus Lymphozyten, Epitheloidzellen und Langhans-Riesenzellen umgeben wird. Anschließend breiten sich die Mykobakterien lymphogen aus, und es entsteht in der Hilusregion eine spezifische Lymphadenitis. In den allermeisten Fällen heilt dieser Primärkomplex (Ghon-Herd + regionale Lymphadenitis) fibrös aus und kann dann auch verkalken. Sind die tuberkulös infizierten

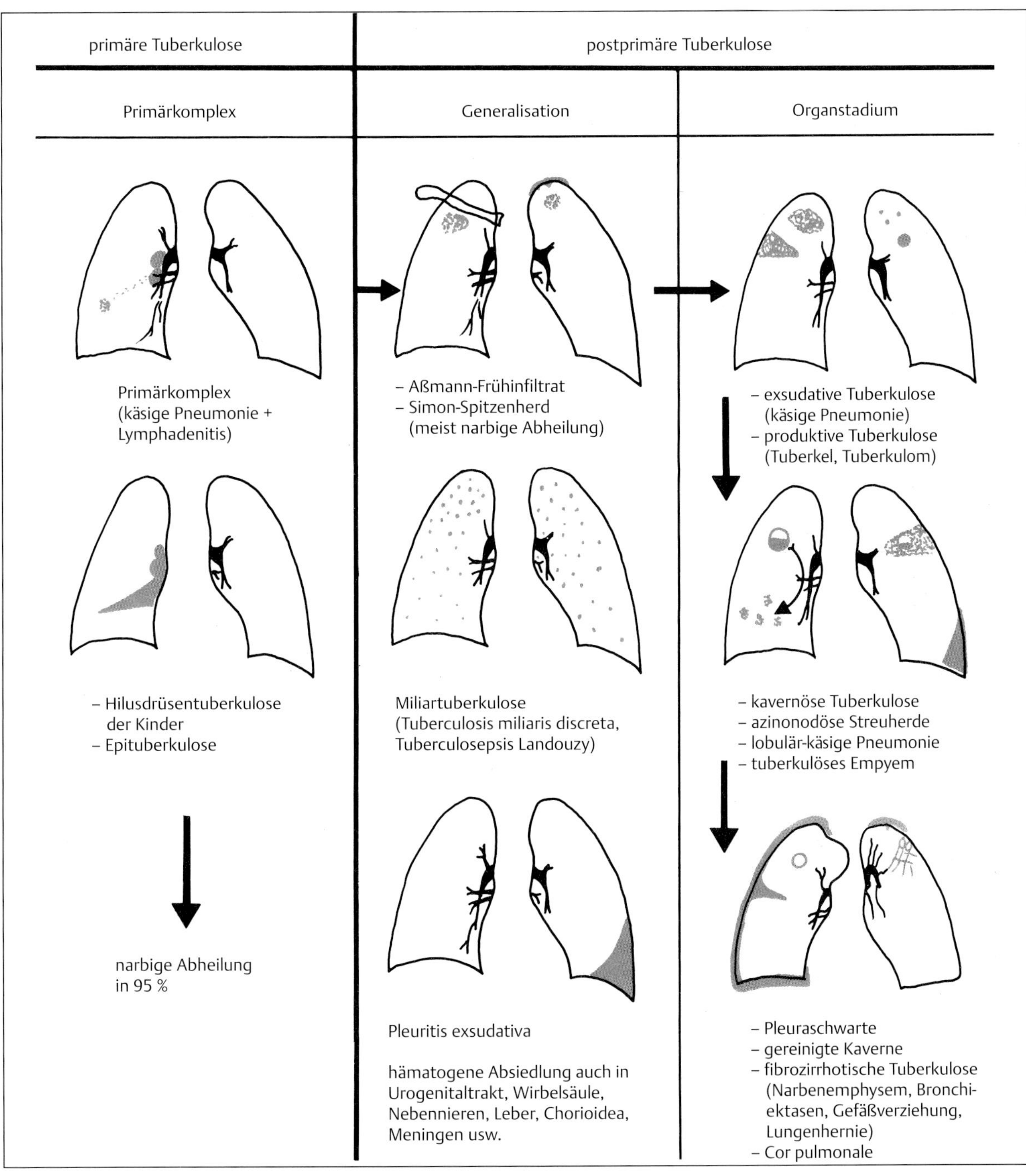

Abb. 3.22 **Lungentuberkulose.**

Lymphknoten stark geschwollen, so komprimieren sie die Lappenbronchien, und es kann – fast nur bei Kindern – eine Atelektase entstehen (Epituberkulose). Bei sehr schlechter Abwehrlage bricht die käsige Lymphadenitis in einen Bronchus ein und infiziert primär bronchogen die übrigen Lungenabschnitte (Primärherdphthise).

Stadium der Generalisation

Vom Primärkomplex aus gewinnen die Mykobakterien Anschluss an das Blutsystem und werden in alle Organe gestreut (Urogenitalsystem, Knochen, Meningen, Nebennieren, Darm usw.); sehr häufig siedeln sie sich aber wieder in der Lunge an. In Abhängigkeit von der Virulenz des Bakteriums und der Resistenz des Wirtsorganismus ist der Lungenbefall unterschiedlich stark:

- *Miliartuberkulose:* Bei ungünstiger Abwehrlage entstehen zahlreiche hirsekorngroße Knötchen in allen Lungenarealen. Diese Knötchen sind produktive Tuberkel, deren zentraler Käse von einem perifokalen spezifischen Granulationsgewebe umgeben wird. Bei der

Tuberculosis miliaris discreta ist die Abwehrlage besser und die Zahl der Knötchen geringer. Bei einer Anergie kommt es mit der Tuberculosepsis Landouzy zu multiplen, ausgedehnten Nekrosen oder Gewebsreaktionen, was schnell zum Tod führen kann.

- *Solitäre tuberkulöse Metastasen:* Diese sind am häufigsten im Lungenapex (Simon-Spitzenherd, infraklavikuläres Aßmann-Frühinfiltrat). Die Bevorzugung der Lungenspitze wird hypothetisch mit deren hoher Sauerstoffspannung und der relativ geringen Perfusion erklärt.
- *Pleuritis exsudativa:* Die Mykobakterien siedeln sich in den Pleurablättern ab, bilden dort miliare Tuberkel und führen zu einem serösen, lymphozytenreichen Erguss.

Organstadium

Die tuberkulöse Entzündung beginnt meist mit einer Reaktivierung in den apikalen Lungenherden. Sie kann dort Anschluss an das Bronchialsystem gewinnen und dann bronchogen in apikobasaler Richtung die übrigen Lungenareale infizieren (bronchogene Aussaat).

Nach der Art der Gewebsreaktion werden unterschieden:

- Die *exsudative Tuberkulose* beginnt als kleine, lobuläre, käsige Pneumonie mit relativ wenigen Epitheloidzellen. Diese kleinen Herde können zu größeren käsigen Pneumonien konfluieren.
- Die *produktive Tuberkulose* ist durch derbe, epitheloidzellenreiche Knötchen gekennzeichnet, deren Durchmesser anfangs1 – 2 mm beträgt, was der Größe eines primären Lobulus entspricht. Bei schlechter Abwehrlage entstehen größere Herde (azinonodöse Form), und es entwickeln sich erbs- bis walnussgroße Tuberkulome, die aus Käse mit einem ihn umgebenden Granulationsgewebswall bestehen.
- Die *kavernöse Tuberkulose* entsteht, wenn die käsige Kolliquationsnekrose Anschluss an das Bronchialsystem gewinnt und ausgehustet wird. Die Hohlräume füllen sich mit Luft. Anfangs enthält die Wand noch infektiösen Käse (ungereinigte Kaverne), im Endstadium fibrosiert sie und kann sogar von Epithel ausgekleidet werden (gereinigte Kaverne).
- Die *fibrozirrhotische Tuberkulose* ist das Narbenbildungsstadium der Erkrankung, die durch Schrumpfung und Verziehung zum Emphysem, zu Bronchiektasen, Bronchusstenosen, Gefäßabknickungen und Gefäßobturationen führt. Folge der Gefäßveränderungen ist oft ein pulmonaler Hypertonus und schließlich ein Cor pulmonale.

Für die Organtuberkulose ist die Polymorphie geradezu charakteristisch, weil entzündliche Exazerbationen und Narbenbildung gleichzeitig vorkommen oder sich schubweise abwechseln.

Klinik

Die primäre Tuberkulose ist meist asymptomatisch. Bei den seltenen symptomatischen Formen findet man subfebrile Temperaturen mit Nachtschweiß, Husten, Anorexie und gelegentlich ein Erythema nodosum. Die postprimäre Tuberkulose ist anfangs ebenfalls symptomarm. Im weiteren Verlauf kommen aber die o.g. Symptome recht oft vor und werden im Spätstadium durch Hämoptysen und Dyspnoe kompliziert. Die Tuberkulinhautreaktion ist positiv. Bakterien können im Sputum, im Bronchialaspirat und im Magensaft nachgewiesen werden.

Radiologische Diagnostik

Übersichtsaufnahme

Primärstadium

Im Primärstadium wird die Tuberkulose röntgenologisch in den seltensten Fällen erfasst. Nur bei 20 % der Kinder, deren Tuberkulinreaktion positiv wurde, ist auch ein pathologischer Röntgenbefund vorhanden (Baum 1974):

- Der *Ghon-Herd* ist eine umschriebene, kleinflächige Infiltration mit unscharfen Rändern in der Lungenperipherie.
- Die *hiläre und mediastinale Lymphadenitis* zeigt sich an verplumpten, polyzyklisch begrenzten Hilusstrukturen und an verbreiterten Mediastinalschatten. Gelegentlich verbindet eine lymphangitische Streifenzeichnung den Primäraffekt und die hiläre Lymphadenitis zu einer hantelförmigen Verschattung, dem Primärkomplex (Abb. 3.**23**).
- Eine *segmentale Verschattung* kann entstehen, wenn ein Lymphknoten einen Bronchus komprimiert und daraus eine Atelektase resultiert (Epituberkulose).
- Der verkalkte *abgeheilte Primärkomplex* ist ein häufiger Nebenbefund bei Routineröntgenaufnahmen und hat keinen Krankheitswert (Abb. 3.**24**).

Generalisationsstadium

Im Generalisationsstadium ist die radiologische Diagnose der Tuberkulose oft schwierig und unsicher, sodass besonders die Miliartuberkulose anfangs häufig übersehen wird.

- Die *Miliartuberkulose* bietet ein feinfleckiges, retikuläres Muster, das im Bild durch die Summation aus den einzelnen, nicht sichtbaren, hirsekorngroßen Herden entsteht. Die Dichte der fleckigen Zeichnung nimmt in apikobasaler Richtung ab. Selten findet sich bei der Miliartuberkulose ein grobkörniges Muster (Schneegestöber, Abb. 3.**25** u. Abb. 3.**26**).
- Die *tuberkulöse Pleuritis exsudativa* gleicht im Röntgenaspekt anderen Pleuraergüssen. Der Erguss verschattet die Sinus phrenicocostales, und in Seitenlage fließt er nach kranial ab (Abb. 3.**27**).

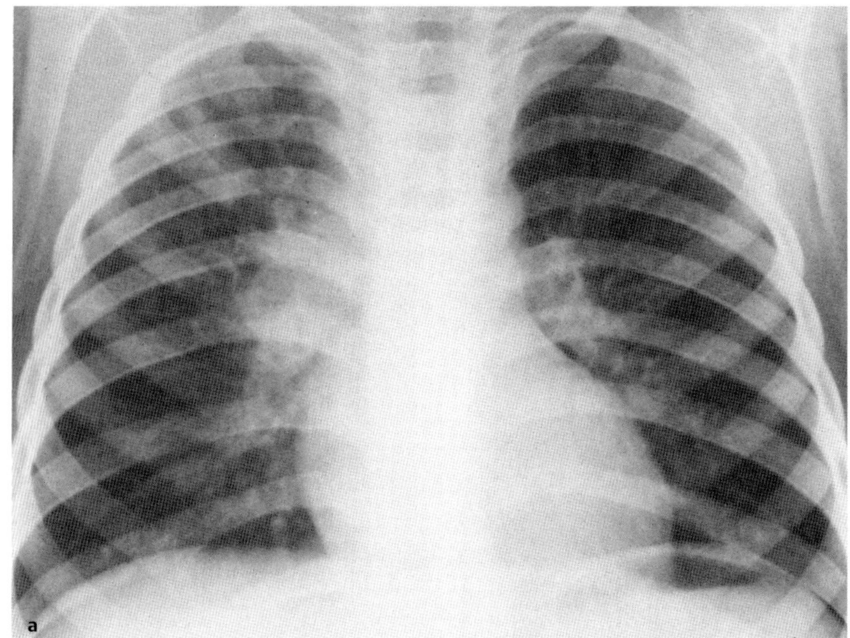

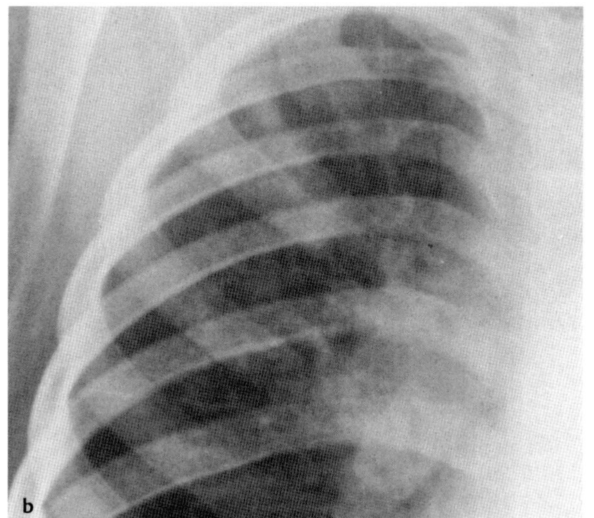

Abb. 3.**23a** u. **b** **Akuter Primärkomplex.** Das weiche Infiltrat im rechten Oberfeld hat zusammen mit der Lymphangiitis und der Lymphadenitis eine Hantelform.

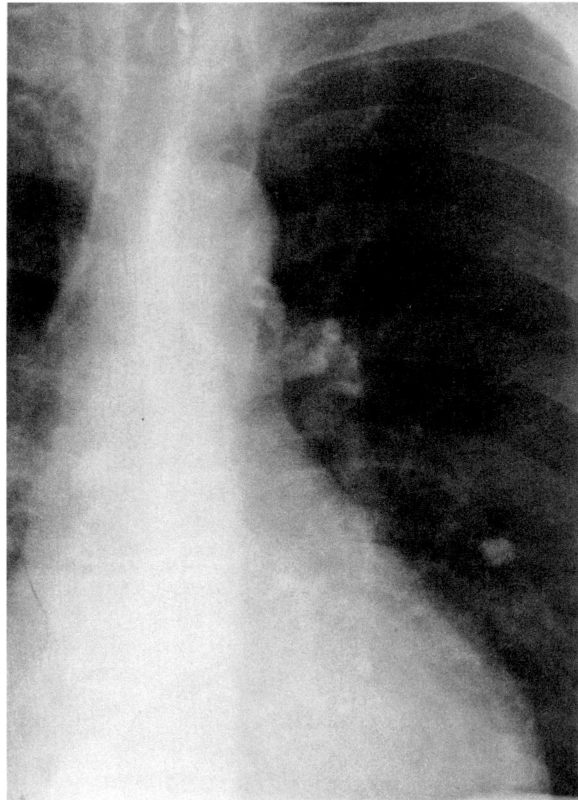

Abb. 3.**24** **Verkalkter Primärkomplex nach Ranke.**

Organstadium

Im Organstadium ist das Röntgenbild der Tuberkulose außerordentlich polymorph, und die exsudativen, produktiven, kavernösen und fibrozirrhotischen Veränderungen kommen oft gleichzeitig vor. Wegen der Prädilektion im apikalen und posterioren Oberlappensegment und im apikalen Unterlappensegment (Abb. 3.**28** u. Abb. 3.**29**) sollte jede Verschattung in dieser Region zunächst tuberkuloseverdächtig sein (Ferlinz 1974).

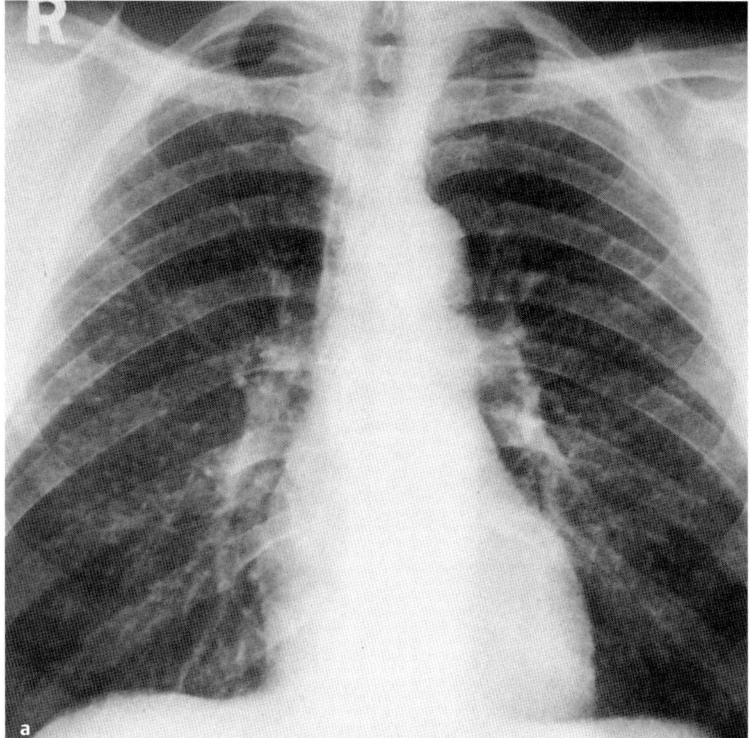

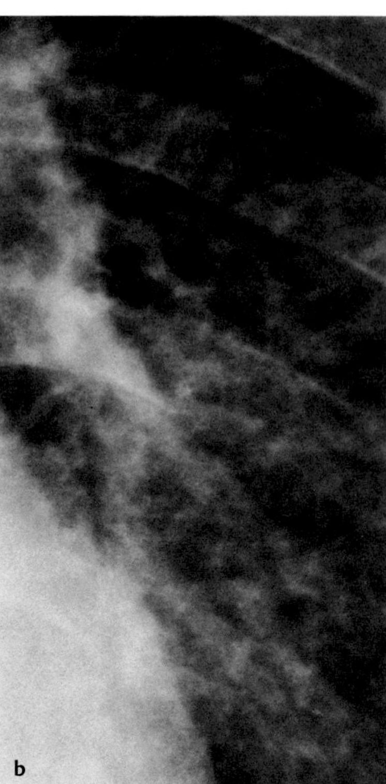

Abb. 3.**25** **a** u. **b** **Miliartuberkulose.**

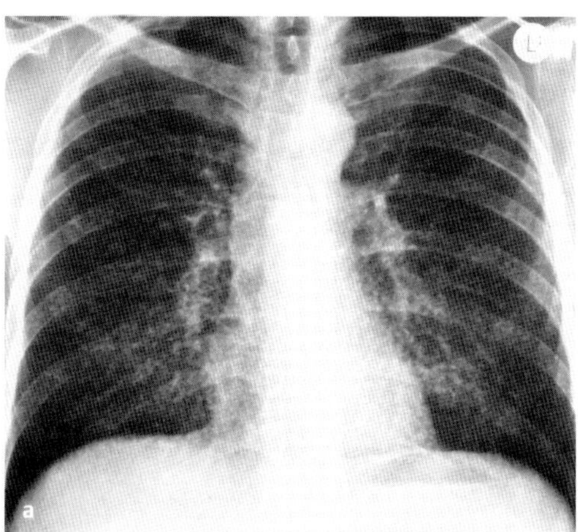

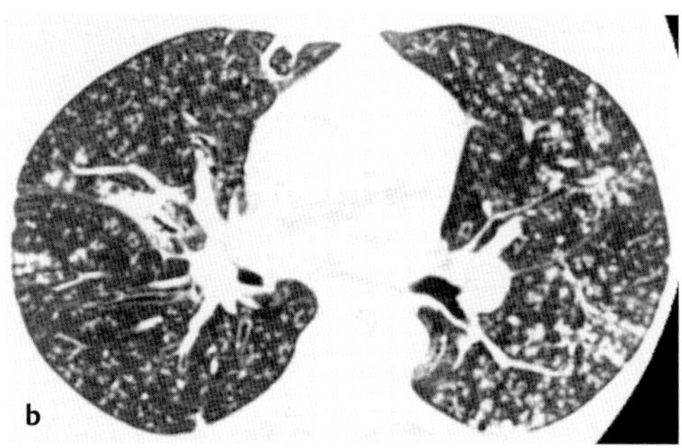

Abb. 3.**26** **a** u. **b** **Tuberkulose.** Abgesehen von geringen subfebrilen Temperaturen fühlte sich der Patient wohl und hatte keine weiteren Beschwerden (!).

- Die *exsudative Tuberkulose* manifestiert sich mit unscharfen konfluierenden Fleckschatten. Diese Verschattungen ändern ihren Aspekt langsam innerhalb von Wochen, während sich das Bild von unspezifischen Pneumonien innerhalb von Tagen ändert (s. Abb. 3.**28**).
- Die *produktive Tuberkulose* zeigt scharf konturierte, polyedrische Fleckschatten, die teilweise verkalkt sind.
- Die *Tuberkulome* sind Rundschatten mit einem Durchmesser von 0,5–4 cm. Sie sind glatt konturiert und liegen meist in den Oberfeldern (Abb. 3.**30**). In 80% der Fälle finden sich tomografisch kleine Satellitenherde, und es können Verkalkungen sichtbar werden.
- *Kavernen* sind erbs- bis pampelmusengroße lufthaltige Hohlräume, die durch Einschmelzung von exsudativ-pneumonischen Herden oder Tuberkulomen entstehen. Tomografisch ist oft der Drainage-Bronchus nachweisbar, dessen Wand infolge einer tuberkulösen Bronchitis verdickt ist. Als Folge der bronchogenen Aussaat sind Kavernen oft mit disseminierten azinären Fleckschatten kombiniert, die zu pneumonischen Herden konfluieren können (Abb. 3.**31**, Abb. 3.**32** u. Abb. 3.**33**; s. auch Abb. 15.**43**). Die tuberkulöse Kaverne unterscheidet sich von Emphysemblasen durch ihre Wanddicke (>2 mm) und von anderen Höhlenbildungen – wie unspezifischen Abszessen und einschmelzenden Karzinomen – durch ihre relativ glatte und dünne, etwa 3 mm starke Wand; allerdings haben diese Kriterien letztlich keine Beweiskraft (s. Ringschatten, Kapitel 15 „Radiologische Zeichen und Differenzialdiagnostik", Abschnitt „Form der Verschattungen").

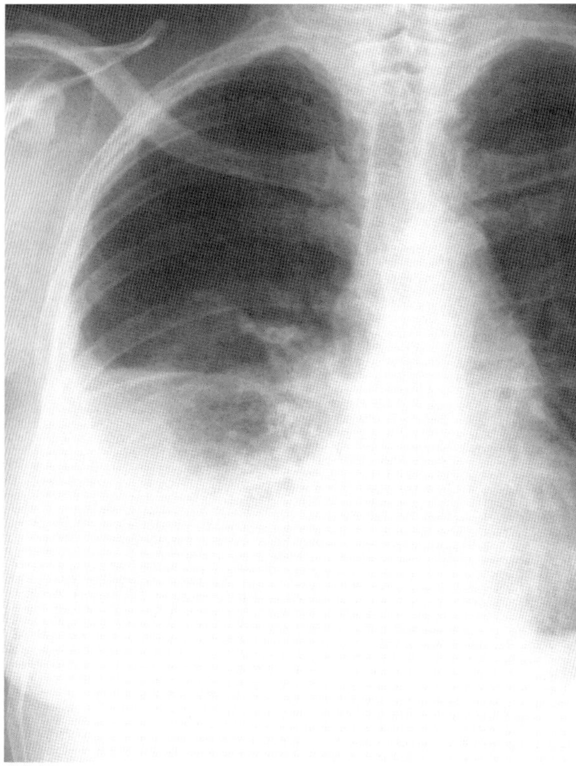

Abb. 3.**27** **Tuberkulöse Pleuritis exsudativa.** Lymphozytenreiches Pleurapunktat mit kulturellem Nachweis von Mykobakterien. Beachte den in den großen Lappenspalt auslaufenden Erguss, zu erkennen an der vertikal-konkaven Grenze.

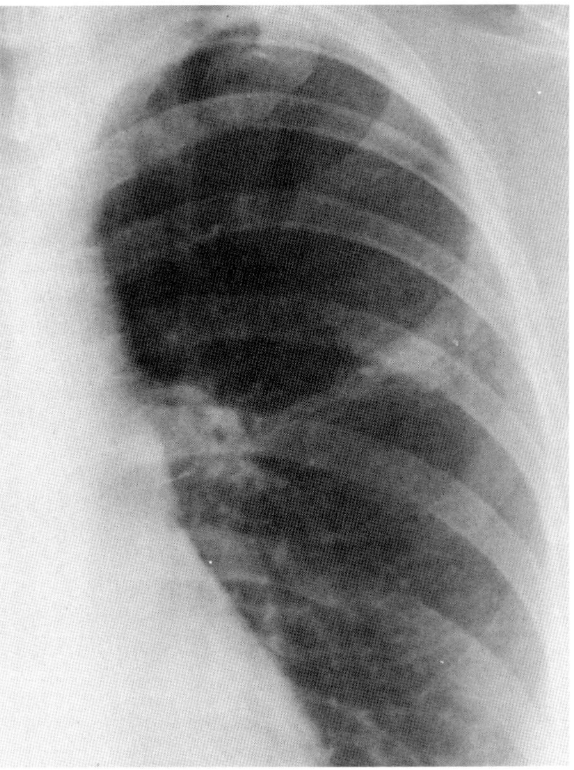

Abb. 3.**28** **Tuberkulöses Frühinfiltrat.** Das Infiltrat war bei einer jungen Türkin 2 Monate lang beobachtet worden, ohne dass es sich wesentlich veränderte. Die Tuberkulinreaktion wurde positiv. Eine tuberkulostatische Chemotherapie ließ das Infiltrat innerhalb von 4 Monaten verschwinden.

- Die *fibrozirrhotische Tuberkulose* manifestiert sich röntgenologisch bei leichter Ausprägung mit Pleurakuppenschwielen, apikalen Narbensträngen und Kalkherden und mit einer verstärkten apikohilären Streifenzeichnung. Später werden die Hilusstrukturen nach kranial verzogen, und die schrumpfenden Narben, die in allen Arealen vorkommen, führen zum Emphysem, zu Bronchiektasen, zu Bronchusstrikturen und zu Gefäßabknickungen (Abb. 3.**34**). Die bis zu mehreren Zentimetern dicken Pleuraschwarten können durch Schrumpfung den Thorax deformieren und zur Kyphoskoliose führen (Abb. 3.**35** u. Abb. 3.**36**).

Computertomografie

- *Kavernen:* Kleine Kavernen in Tuberkulomen oder exsudativ-pneumonischen Bezirken werden früher als mit dem Röntgenbild erfasst, was wegen des Nachweises einer „offenen Tuberkulose" wichtig ist (Abb. 3.**37a-d**).
- *Bronchogene Streuung:* Die intra- und peribronchiolären Herde sind 2–8 mm dicke Rundschatten, die typischerweise im Zentrum eines Lobulus gelegen sind und sich charakteristischerweise als Tree-in-Bud-Muster (s. Kapitel 14 „Pathologische Muster im Computertomogramm") manifestieren.
- *Miliare Tuberkulose:* 1–2 mm große Rundschatten sind über die gesamte Lunge disseminiert und haben Beziehung zu dem paravaskulären Bindegewebe und den interlobulären Septen, die dadurch perlschnurartig aufgetrieben erscheinen (Abb. 3.**37e** u. **f**).
- *Fibrozirrhotische Tuberkulose:* Lokale Fibrosen können durch die scharf berandeten Narbenstränge besser gegen Infiltrate abgegrenzt werden als mit dem Röntgenbild. Darüber hinaus lassen sich Narbenemphyseme (Höhlen mit dünner Wand) und zystische Bronchiektasen (Höhlen im Verlauf eines Bronchus) besser gegen Kavernen abgrenzen.

Differenzialdiagnose

Unspezifische Pneumonie (s. regionale Schatten, Kapitel „Radiologische Zeichen und Differenzialdiagnostik", Abschnitt „Veränderungen im Oberfeld und im apikomediastinalen Winkel" und folgende); Karzinom (s. Rundherd, Kapitel 15 „Radiologische Zeichen und Differenzialdiagnostik", Abschnitt „Form der Verschattungen"); Verkalkungen (s. Kapitel 15 „Radiologische Zeichen und Differenzialdiagnostik", Abschnitt „Thorakale Kalkschatten"), interstitielles Muster und Ringschatten (s. Kapitel 15 „Radiologische Zeichen und Differenzialdiagnostik", Abschnitt „Form der Verschattungen").

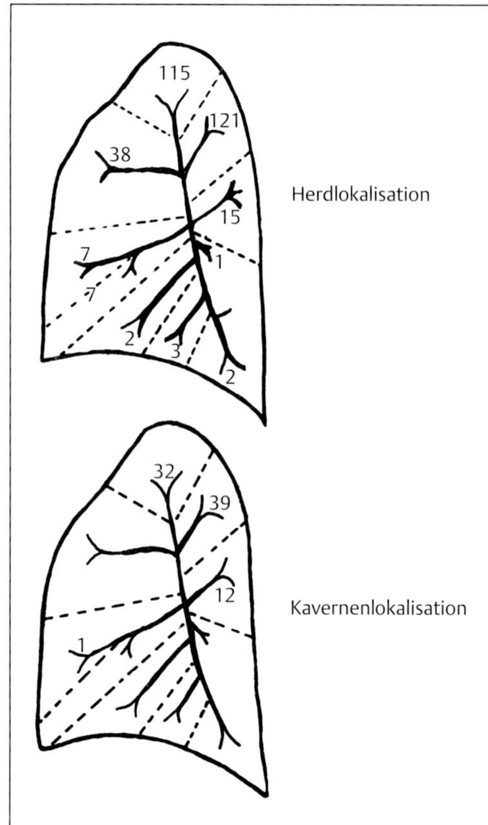

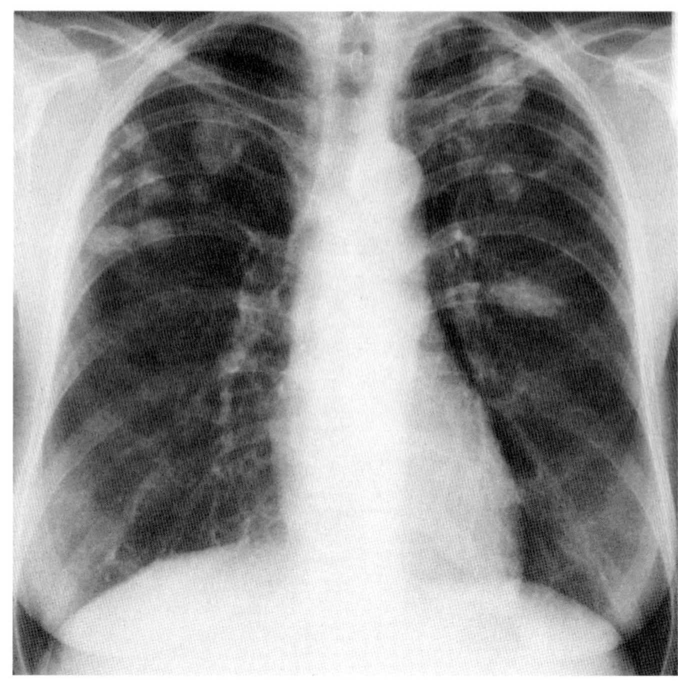

Abb. 3.**30** **Multiple Tuberkulome.**

◁ Abb. 3.**29** **Häufigkeit von tuberkulösen Herden und Kavernen in Abhängigkeit vom Segment.**

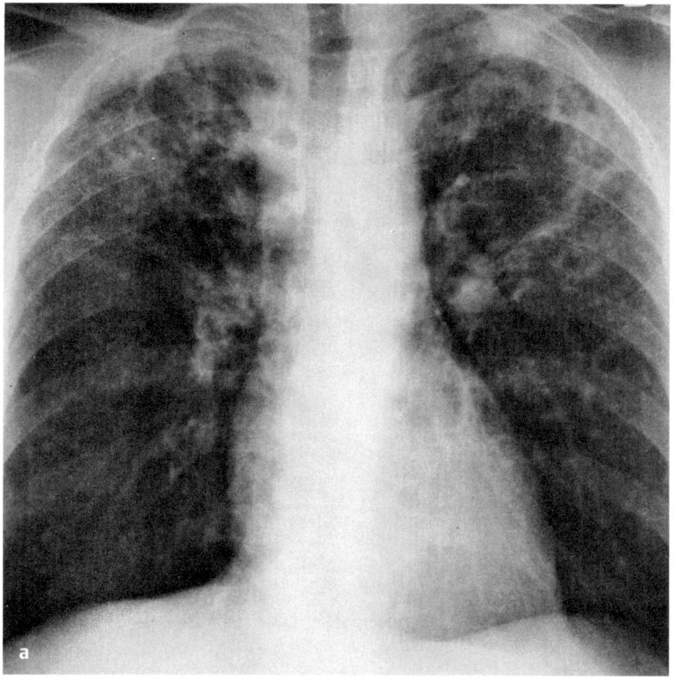

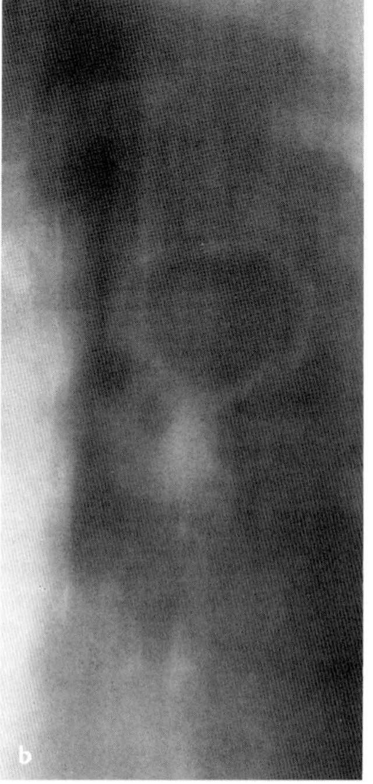

Abb. 3.**31 a** u. **b** **Kavernöse Spitzentuberkulose mit bronchogen entstandenen, azinonodösen Herden.**

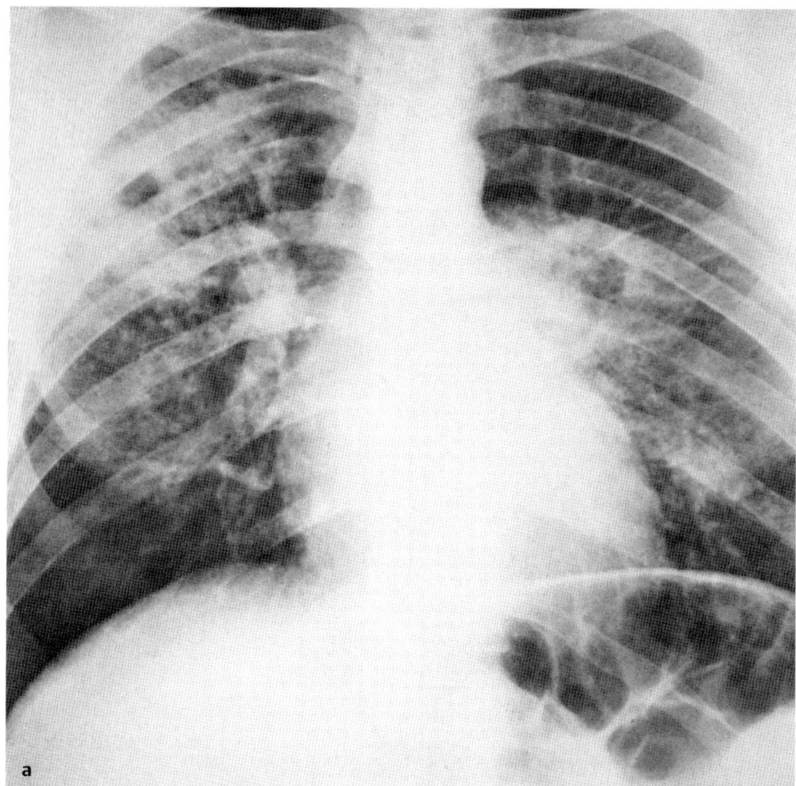

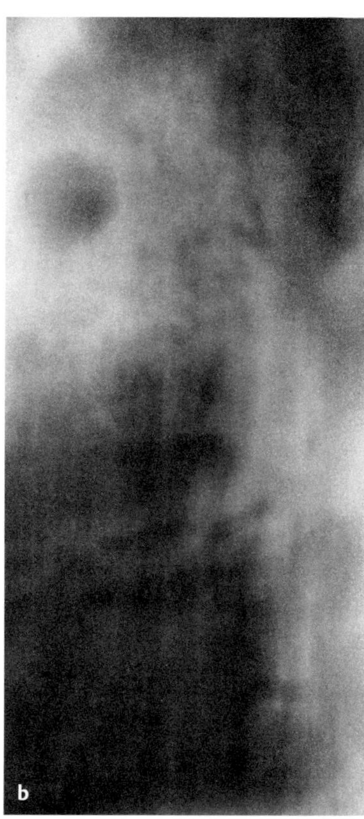

Abb. 3.**32** **a** u. **b** **Exsudativ-kavernöse Tuberkulose, käsige Pneumonien mit Einschmelzung.** Positives Pneumobronchogramm im Tomogramm.

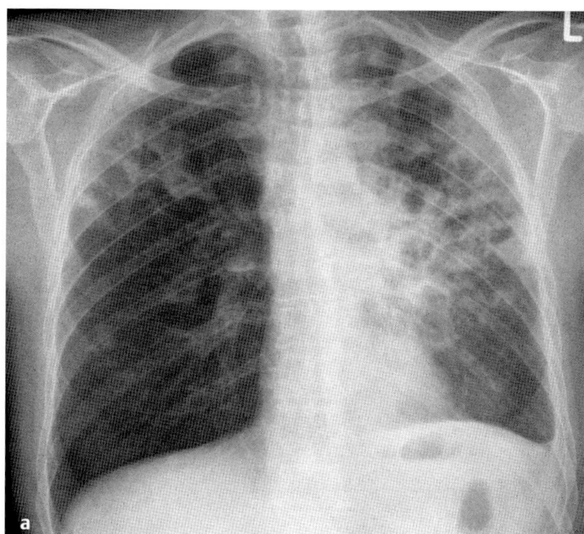

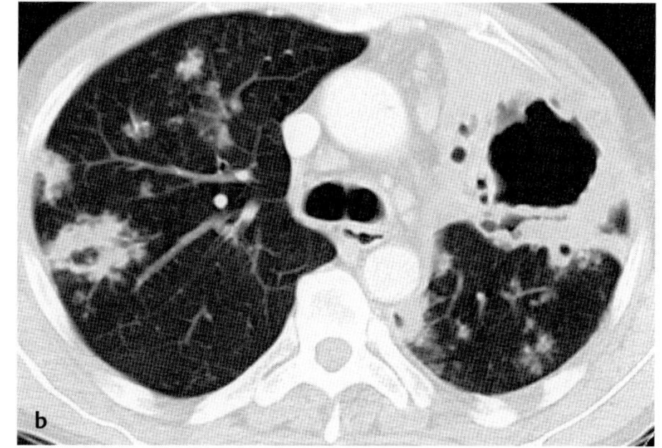

Abb. 3.**33** **a** u. **b** **Exsudativ-kavernöse Tuberkulose mit bronchogen entstandenen, azinonodösen Streuherden.**

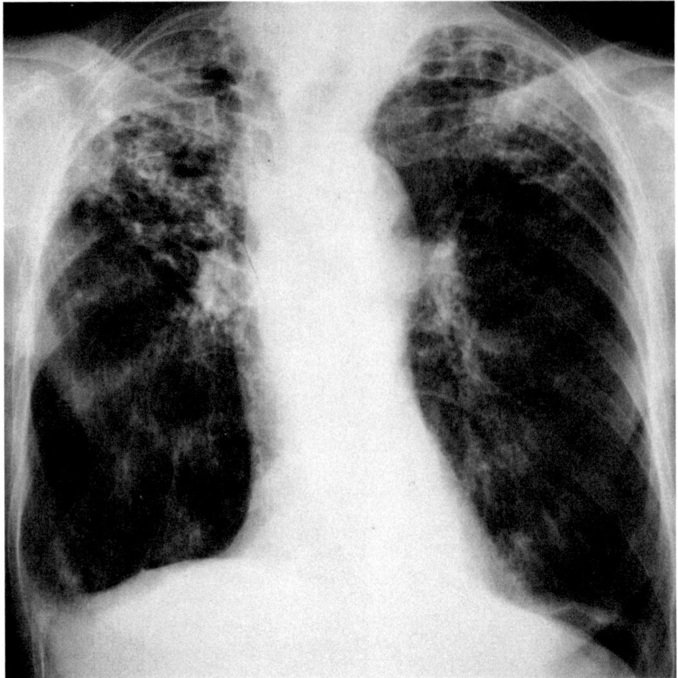

Abb. 3.34 **Fibrozirrhotische Lungentuberkulose** mit bullösem Emphysem der Lungenspitze, kranialer Raffung der Hilusstrukturen und vikariierendem Emphysem der Unterfelder.

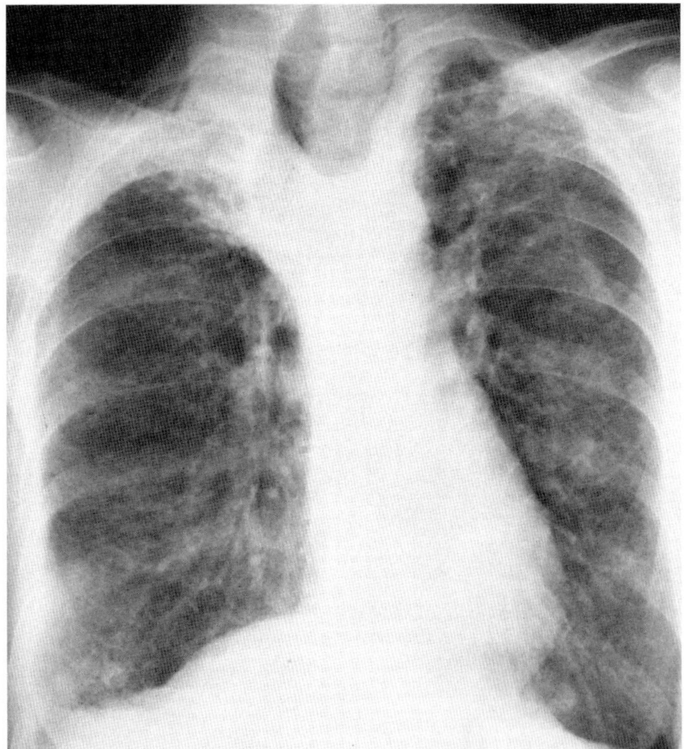

Abb. 3.35 **Tuberkulöse Pleuraschwarte und fibrozirrhotische Lungentuberkulose.**

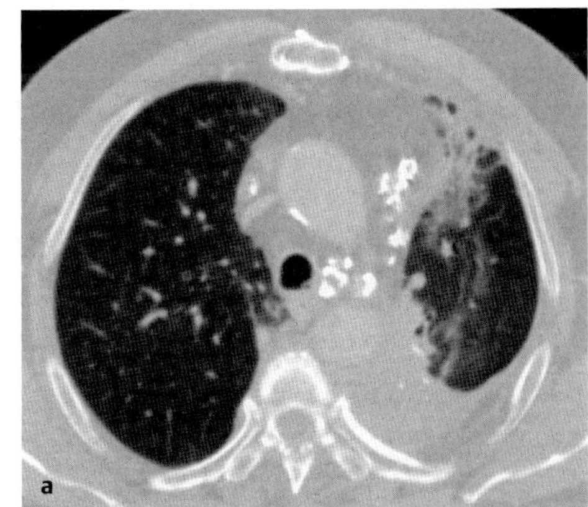

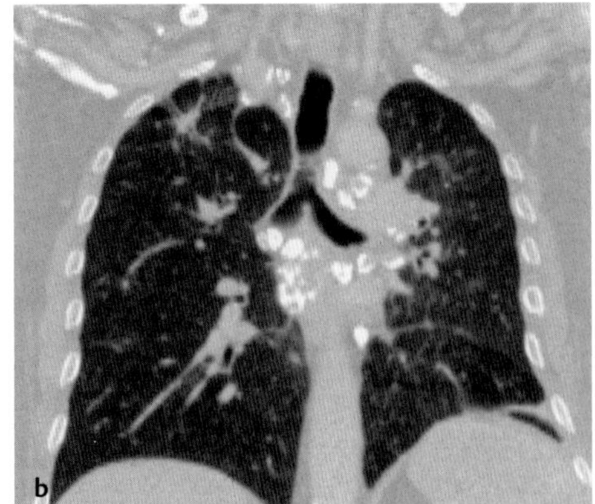

Abb. 3.36 a u. b **Alte Lymphdrüsentuberkulose.** Anamnestisch war eine schwere Lymphdrüsentuberkulose in der Kindheit bekannt. Jetzt multiple Lymphknotenverkalkungen und Pleuraschwarte.

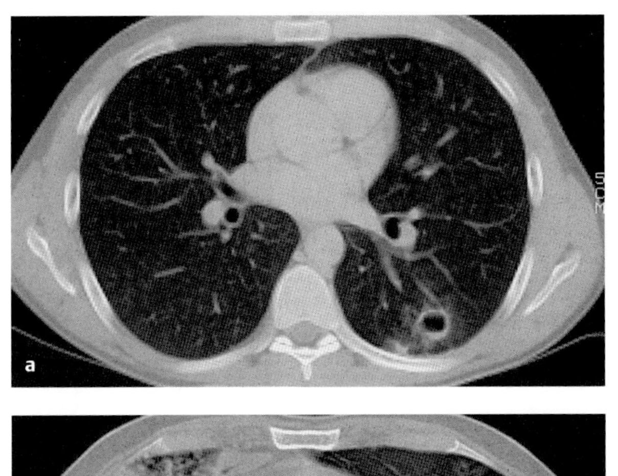

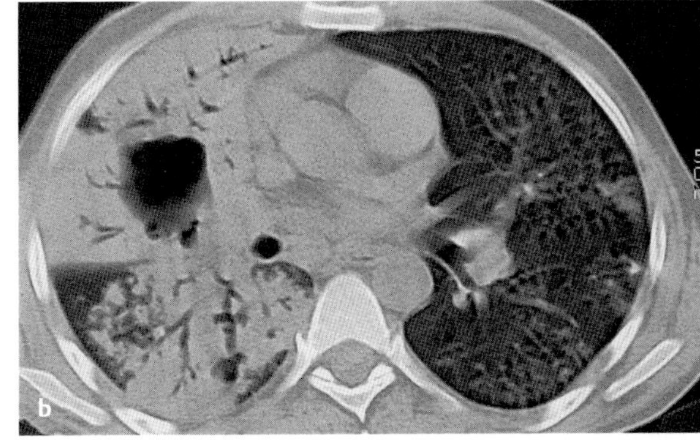

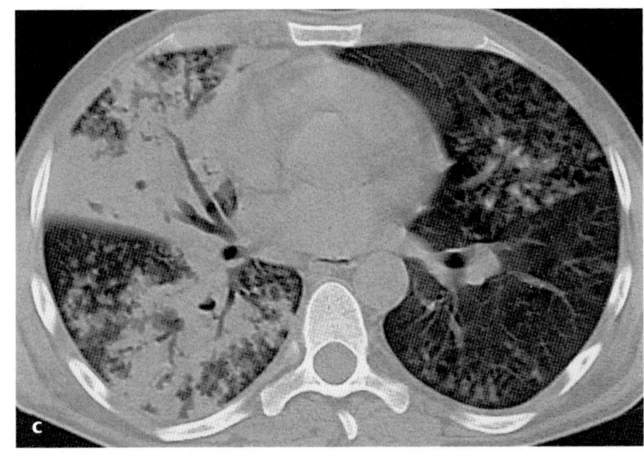

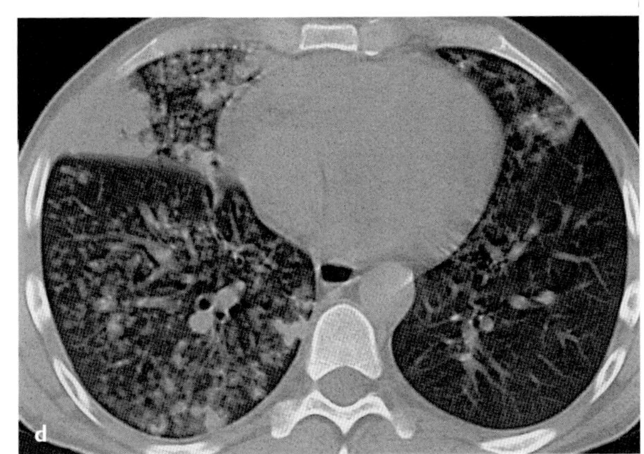

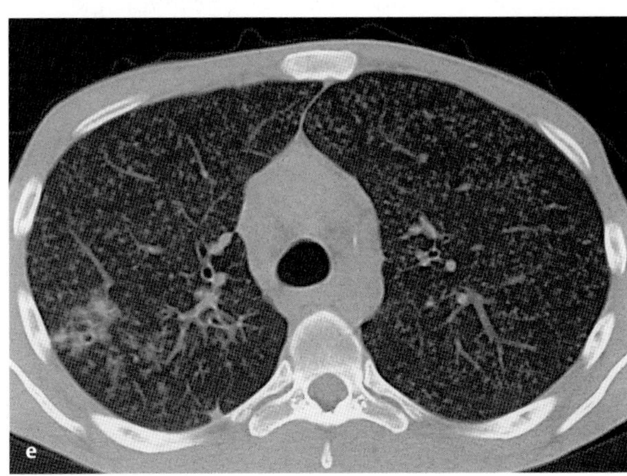

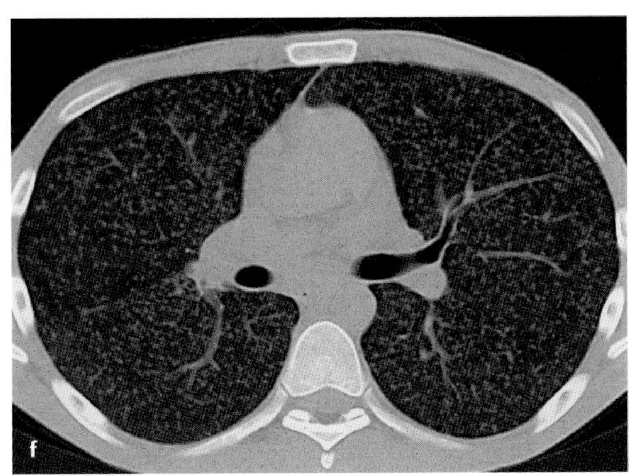

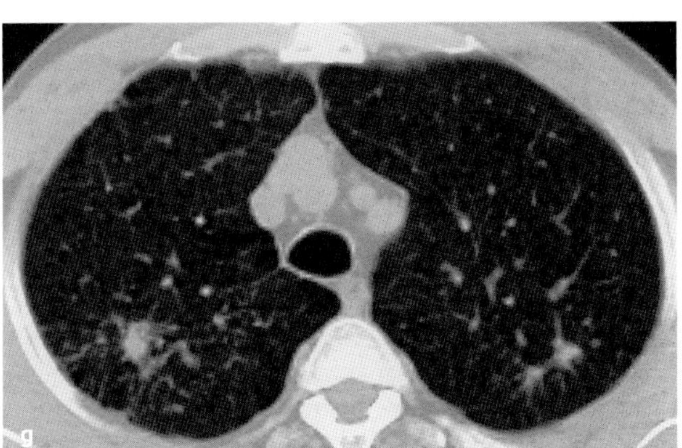

Abb. 3.**37 a–g** **CT verschiedener Tuberkulosebefunde.**

a Kaverne, die aus einem Tuberkulom entstanden ist.

b–d Exsudative kavernisierende Tuberkulose mit bronchogener Aussaat. Beachte die azinonodösen Herde im rechten Unterlappen.

e u. f Infraklavikuläres Infiltrat und Miliartuberkulose. Multiple kleine Knötchen, die teilweise Beziehung zu den Gefäßen und interlobulären Septen haben, teilweise auch zentrilobulär angeordnet sind.

g Tuberkulöse Narben in den Lungenspitzen. Beachte die strahligen Ausläufer zur Pleura.

Lungenmykosen

Es werden primäre und sekundäre Mykosen unterschieden:

- *Primäre Mykosen* sind Erkrankungen, die von pathogenen Pilzen in einem zuvor gesunden Organismus verursacht werden. Dazu gehören die Histoplasmose, die Kokzidioidomykose, die Blastomykose und die Geotrichose. Diese Pneumomykosen sind in den USA, in Afrika und in Asien endemisch und werden in Europa nur sporadisch als Folge des Tourismus beobachtet.
- *Sekundäre Mykosen,* wie z.B. Aspergillose und Kandidiasis, sind Erkrankungen, die bei einer Resistenzschwäche des Wirtes durch Pilze entstehen, die auch sonst immer als opportunistische Keime in der gesunden Mundschleimhaut wachsen. Die sekundären Pneumomykosen sind seit der zunehmenden Anwendung von Antibiotika, Kortikoiden und Zytostatika auch in Europa häufiger geworden. Insgesamt sind Lungenmykosen aber selten.

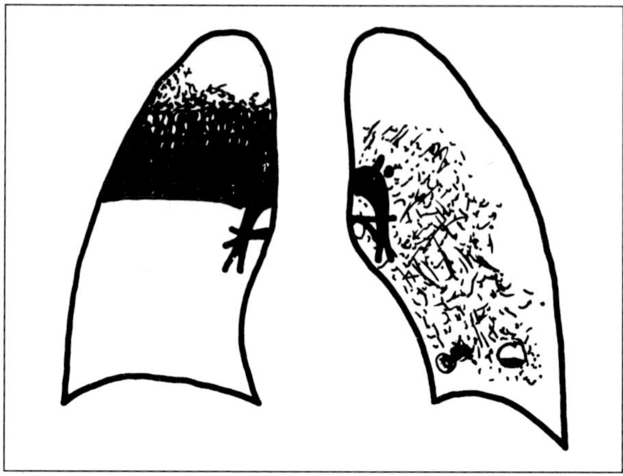

Abb. 3.**38** **Kandidiasis.** Lobärpneumonie, interstitielle Pneumonie oder Bronchopneumonie mit Einschmelzungen.

Klinische Symptomatik und Röntgenbefund der Pneumomykosen ähneln meist denen der bakteriellen Pneumonien. Ein langwieriger Pneumonieverlauf und eine Antibiotikaresistenz bei immungeschwächten Patienten führen zum Verdacht auf eine Pilzerkrankung, der aber immer mykologisch gesichert werden muss (Murray u. Nadel 2000).

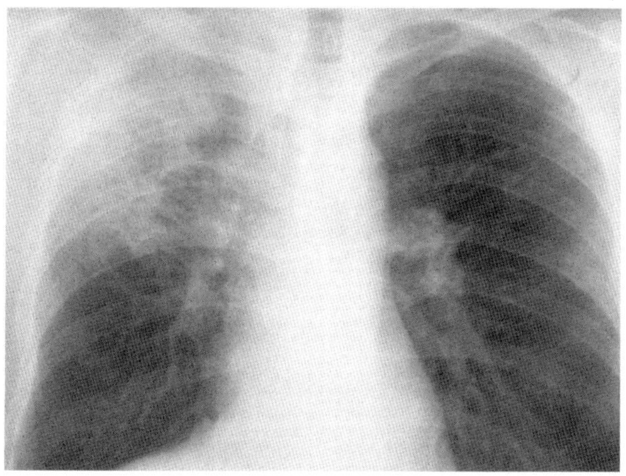

Abb. 3.**39** **Soorpneumonie.** Bei diesem wegen einer Leukämie zytostatisch behandelten Patienten fand sich klinisch eine Soorinfektion der Mundhöhle. Röntgenologisch persistierten die Flächenverschattungen rechts mehrere Wochen, und es bildeten sich links 2 kleinere Herde mit Einschmelzungen.

Kandidiasis (Soormykose)

Candida albicans gehört zur mikrobiellen Normalflora der menschlichen Mundhöhle und befällt die Lunge nur infolge einer schlechten Abwehrlage bei konsumierenden Erkrankungen und bei Kortikoid- oder Zytostatikatherapien. Purulentes Sputum, Fieber und Dyspnoe prägen das klinische Bild. Röntgenologisch zeigen sich Infiltrate von segmentaler oder auch nicht segmentaler Anordnung, die einschmelzen können und morphologisch von unspezifischen Pneumonien nicht zu unterscheiden sind (Abb. 3.**38** u. Abb. 3.**39**).

Der Verdacht auf Kandidapneumomykose ergibt sich bei therapierefraktären Pneumonien sowie bei immungeschwächten Patienten mit manifester Soorinfektion des Mundes und des Rachens. Die Diagnose wird durch den bronchoskopischen Nachweis von Soorbelägen auf der Bronchialschleimhaut und durch den Nachweis der Erreger im transbronchialen Lungenbiopsat gesichert. Mykologische Sputumanalysen sind wegen des ubiquitären Vorkommens nicht beweisend (Geary et al. 1980).

Aspergillose

- Die Pilze Aspergillus fumigatus, flavus und niger sind weltweit verbreitet und wachsen z.B. auf Getreidekörnern, kommen aber auch in der Mischflora der gesunden Mundhöhle vor. Die primäre Aspergillose entwickelt sich nur, wenn massenhaft Pilzsporen – meist mit Getreidestaub – eingeatmet wurden; die sekundäre Aspergillose entsteht, wenn die opportunistischen Keime infolge einer auszehrenden Erkrankung des Wirtes pathogen werden. Alle u.g. Formen werden mit dem mikroskopischen Nachweis von Aspergillen im Bron-

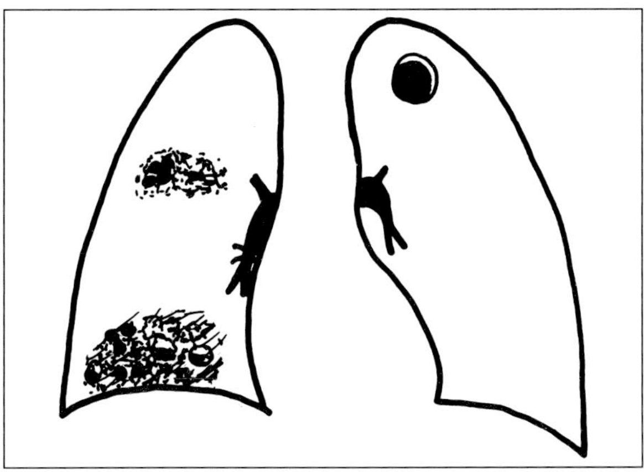

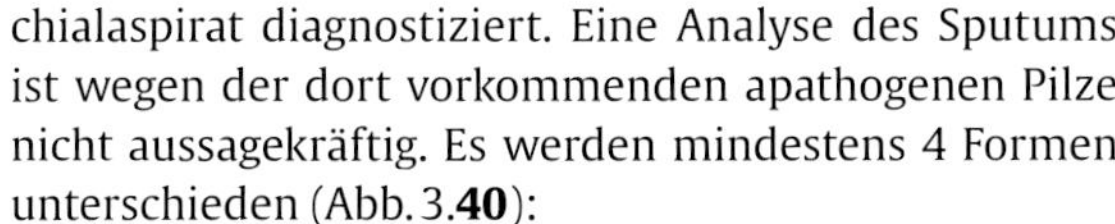

Abb. 3.40 **Aspergillose.** Eosinophiles Infiltrat, Bronchopneumonie mit Einschmelzung (invasive Aspergillose), Aspergillom in einer präformierten Höhle mit Luftsichel-(Air-Crescent-)Zeichen.

chialaspirat diagnostiziert. Eine Analyse des Sputums ist wegen der dort vorkommenden apathogenen Pilze nicht aussagekräftig. Es werden mindestens 4 Formen unterschieden (Abb. 3.**40**):

- Die *bronchiale Aspergillose* imponiert klinisch als unspezifische Bronchitis. Im Bronchialsekret finden sich große Mengen von Aspergillen.
- Die *allergische bronchopulmonale Aspergillose* entsteht bei einer hyperergischen Reaktionslage und manifestiert sich als asthmoide Bronchitis mit passageren eosinophilen Löffler-Lungeninfiltraten, die *röntgenologisch* als flüchtige Flächenschatten nachweisbar sind. Eine entzündliche Obturation der Bronchien kann zu Bronchiektasen und zu poststenotischen Schleimmassen führen, die das Bronchiallumen aufweiten (Mukozele, Mucoid Impaction).
- Die akute invasive Form der *invasiven pulmonalen Aspergillose* (Abb. 3.**41**) ist meist Folge einer hochgradigen Immunschwäche mit schneller Progression (innerhalb von Tagen bis Wochen) und ernster Prognose. Bei der chronischen nekrotisierenden Form hingegen ist der Verlauf langsam progredient (innerhalb von Wochen bis Jahren), und die Prognose ist entsprechend günstiger (semiinvasive Aspergillose; Franquet et al. 2001, Gurney 2007). *Röntgenologisch* finden sich fleckige, flächige und knotige Infiltrate, die auch abszedieren und mit konsekutiver Bildung von Pneumothorax und Empyem in die Pleura einbrechen können. Im CT sind die dichten, knotigen Infiltrate gelegentlich von einem weniger dichten Saum aus Milchglasmuster umgeben (Halo-Zeichen), was als Ausdruck der zentrifugal voranschreitenden Infiltration gewertet wird.
- Das *Aspergillom* ist die häufigste Form der Aspergillose. Die Pilzmyzelien konglomerieren in präformierten Höhlen (Zysten, Kavernen, Bronchiektasen) zu einem Fungusball, der die Höhlenwand mechanisch und enzymatisch irritiert und zu Hämoptysen führen kann. *Röntgenologisch* sind in den Höhlen homogene Rundschatten nachweisbar, die sich bewegen, wenn der

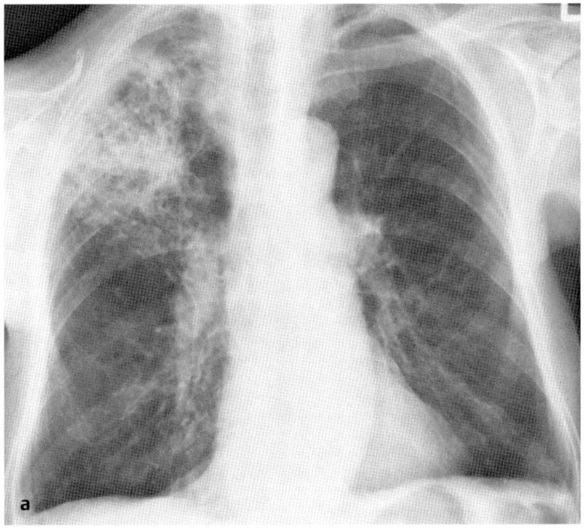

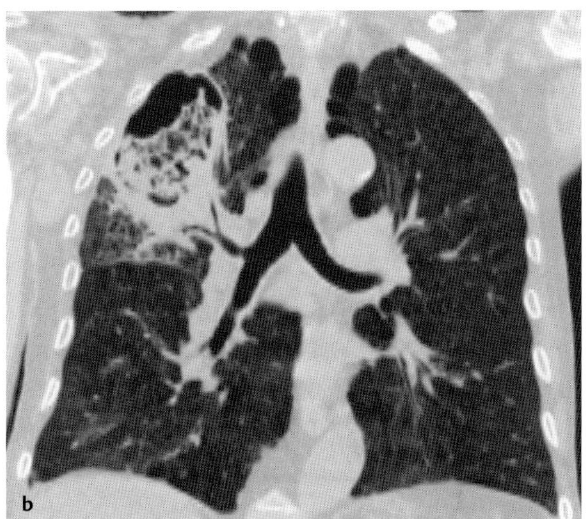

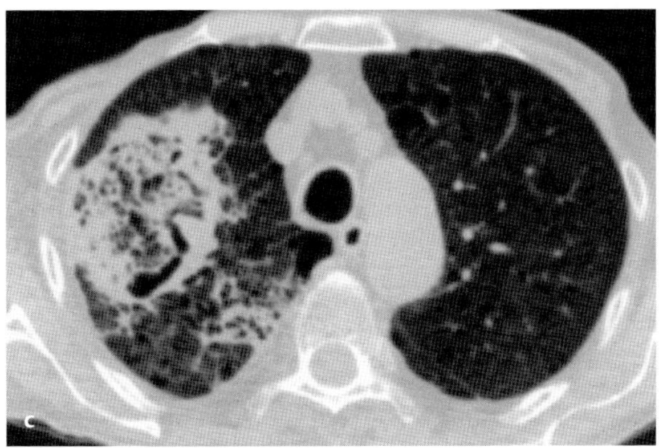

Abb. 3.41 a–c **Invasive pulmonale Aspergillose.** Autoptisch gesichert.

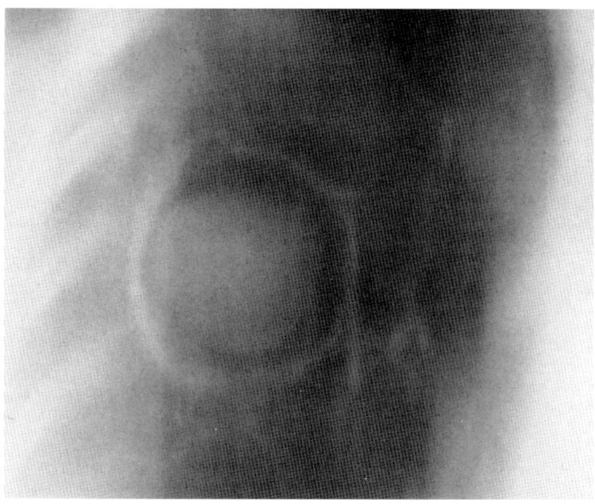

Abb. 3.**42** **Tomogramm eines Aspergilloms in einer alten tuberkulösen Kaverne.**

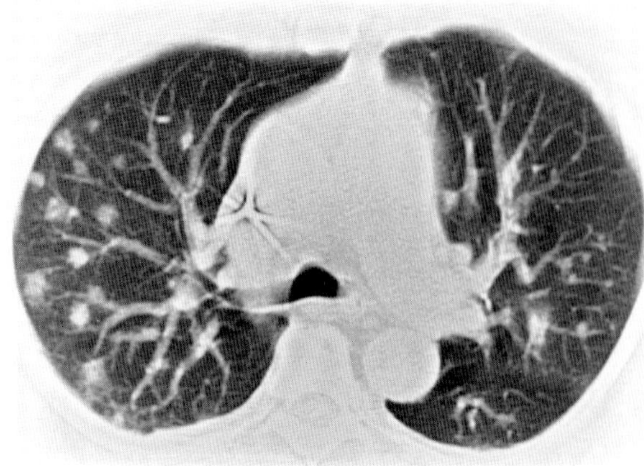

Abb. 3.**44** **Angiotope Aspergillose.** Autoptisch gesichert.

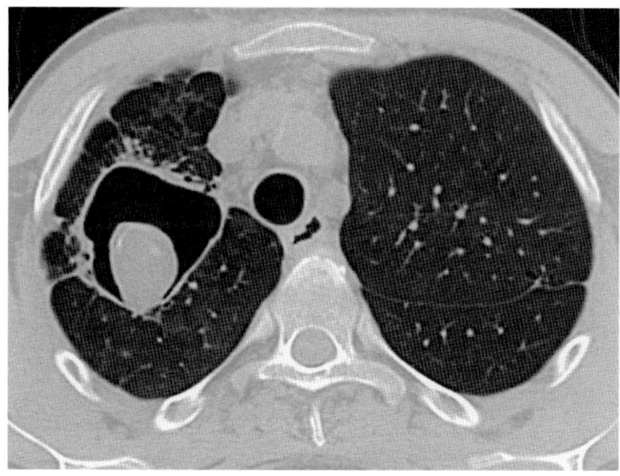

Abb. 3.**43** **Aspergillom in einer Emphysemblase, deren Wand nach rezidivierenden Entzündungen narbig verdickt ist.** Beachte die partielle Verkalkung des Aspergilloms.

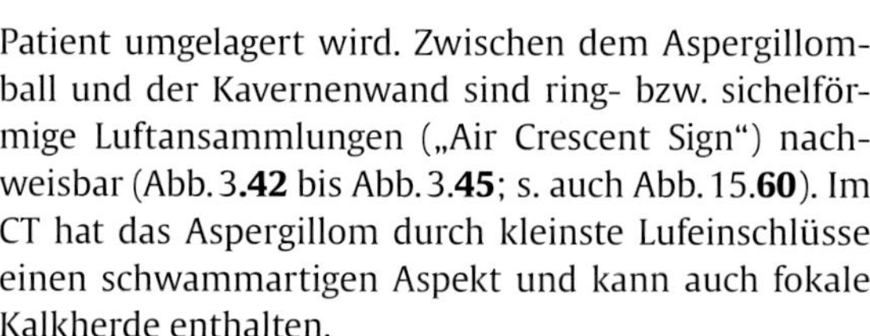

Patient umgelagert wird. Zwischen dem Aspergillomball und der Kavernenwand sind ring- bzw. sichelförmige Luftansammlungen („Air Crescent Sign") nachweisbar (Abb. 3.**42** bis Abb. 3.**45**; s. auch Abb. 15.**60**). Im CT hat das Aspergillom durch kleinste Lufeinschlüsse einen schwammartigen Aspekt und kann auch fokale Kalkherde enthalten.

Mukormykose

Die ubiquitär vorkommenden Pilze Mucor, Rhizopodus und Absidia befallen nur bei ausgeprägter Immunschwäche das Lungenparenchym. Das klinische und röntgenologische Bild enspricht der akuten invasiven Aspergillose (s. o.). Oft bestehen zusätzlich eine Sinusitis, eine Entzündung der Orbita und eine Meningoenzephalitis (= rhinozerebrale Form der Mukormykose).

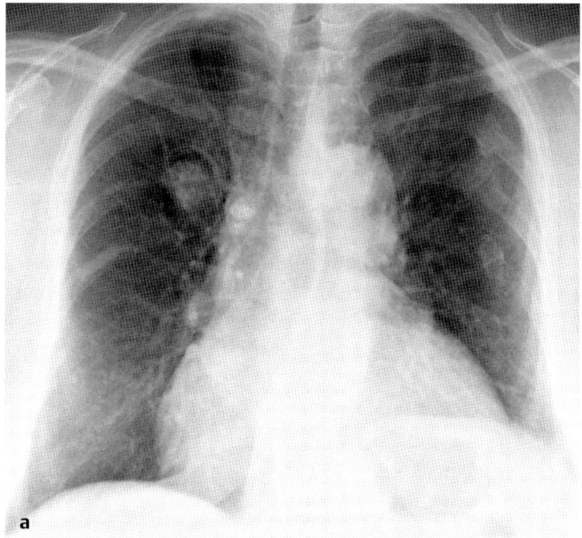

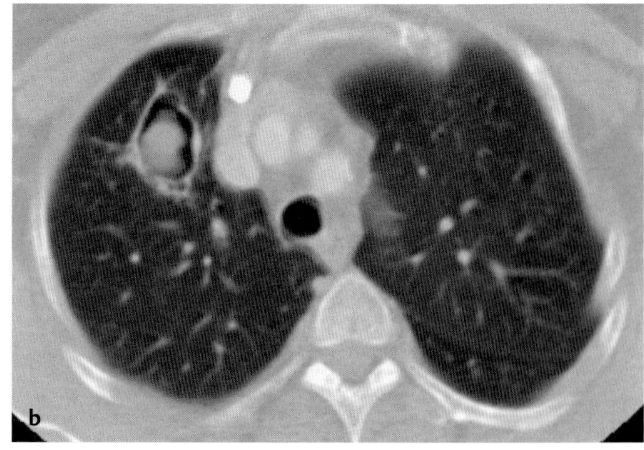

Abb. 3.**45 a** u. **b** **Aspergillom.**

Histoplasmose

Die Histoplasmose ist eine primäre Pneumomykose, die vor allem in Nordamerika verbreitet ist und in Europa – mit Ausnahme eines norditalienischen Endemiebezirks – nur sporadisch vorkommt.

Die Lungenerkrankung wird von Histoplasma capsulatum verursacht und gleicht in ihrer Entwicklung der Tuberkulose mit primärer und postprimärer Phase.

Akute Histoplasmose

Diese entwickelt sich 2 Wochen nach der aerogenen Infektion. Es kommt zu Fieber, Unwohlsein, Husten, Dyspnoe, Auswurf und Hämoptysen; die Erkrankung kann aber auch asymptomatisch verlaufen und hat insgesamt eine sehr gute Prognose.

Röntgenologisch zeigen sich in beiden Lungen multiple, unterschiedlich große Streuherde und bronchopneumonische Verschattungen sowie hiläre und mediastinale Lymphome (Abb. 3.**46**). Die Infiltrate bilden sich zurück und hinterlassen pulmonale Granulome, die im typischen Fall zentral, d. h. schießscheibenartig, verkalken (Connell u. Muhm 1976, Goodwin 1980; Abb. 3.**47**).

Chronisch progressive Histoplasmose

Diese Form der *Histoplasmose* ist Folge einer Reinfektion besonders bei Patienten mit obstruktiver Lungenerkrankung und hat eine schlechtere Prognose. Eine progressive Kavernenbildung und Fibrosierung kann die Lunge innerhalb von Monaten und Jahren vollständig zerstören. Selten entwickelt sich auch eine Mediastinalfibrose mit Kompression der V. cava (Gurney 1996).

Kokzidioidomykose

Die Erkrankung ist im Südwesten der USA endemisch. Meist verläuft sie asymptomatisch, lediglich der Spheroilinhauttest wird positiv und der Titer der Komplementbindungsreaktion (KBR) steigt an. Es können aber auch schwere Pneumonien, Lungenkavernen, multiple Lungengranulome, Pleuritiden und Perikarditiden vorkommen. Der Endzustand der Erkrankung ist eine Lungenfibrose (Feldmann et al. 2001).

Röntgenologisch finden sich pneumonieähnliche Infiltrate und Rundherde (Kokzidioidome), die gelegentlich kavernisieren. Bei der disseminierten Kokzidioidomykose zeigt sich ein generalisiertes mikronoduläres Muster (Abb. 3.**48**).

Aktinomykose

Actinomyces israeli ist eine Intermediärform zwischen Fadenpilz und Bakterien. Es siedelt ubiquitär und auch in der menschlichen Mundflora. Eine Erkrankung ist sehr selten und manifestiert sich am Unterkiefer und im Gesicht, im Intestinaltrakt und in der Lunge. Thorakal

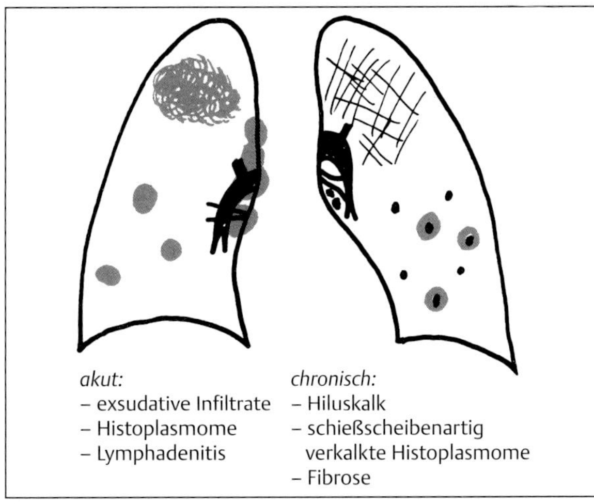

Abb. 3.**46** **Histoplasmose.**

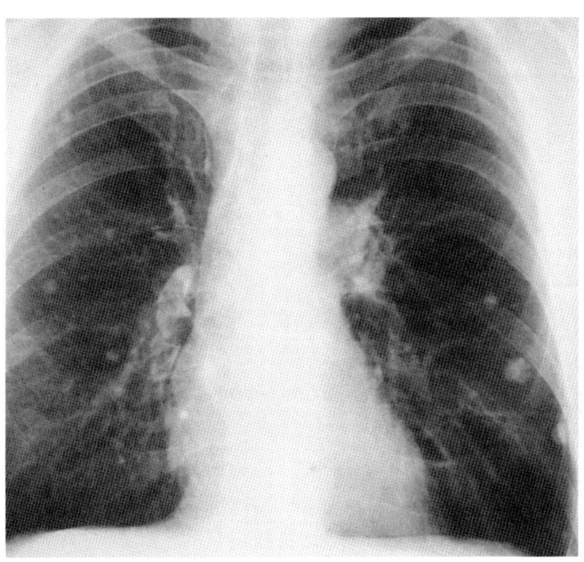

Abb. 3.**47** **Histoplasmose.** Die disseminierten, verkalkten Granulome fanden sich bei einem Nordamerikaner, der vor 20 Jahren an Histoplasmose erkrankt war.

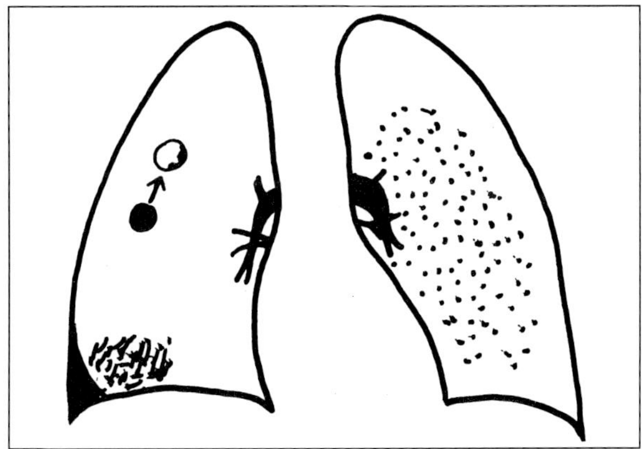

Abb. 3.**48** **Kokzidioidomykose.** Kokzidioidome, Kavernen, Bronchopneumonie, Pleuritis, disseminierte Mikrogranulome, Lungenfibrose im Endstadium.

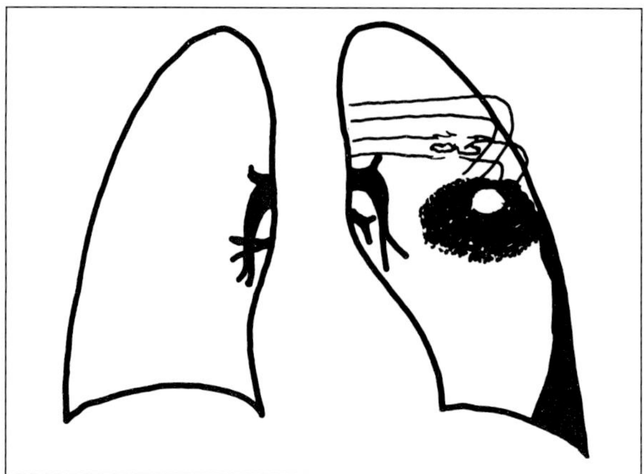

Abb. 3.**49** **Aktinomykose (Nokardiose)**. Abszedierende Infiltrate, Pleuraempyem, Osteomyelitis, Brustwandabszess.

kommt es zu chronischen abszedierenden Pneumonien, zu Pleuraempyemen und zu Brustwandinfiltraten (Abb. 3.**49**).

Das *Röntgenbild* zeigt nicht-segmentale Flächenschatten meist in der Lungenperipherie, die gelegentlich einschmelzen können (Abb. 3.**50**). Per continuitatem können pleuroösophageale und pleuropulmonale Fisteln sowie ein Pleuraempyem, eine Rippenosteomyelitis und eine umschriebene Thoraxwandentzündung entstehen. Im Spätstadium kommt es zu chronischen Lungenfibrosen mit starken Verziehungen (Flynn u. Felson 1970).

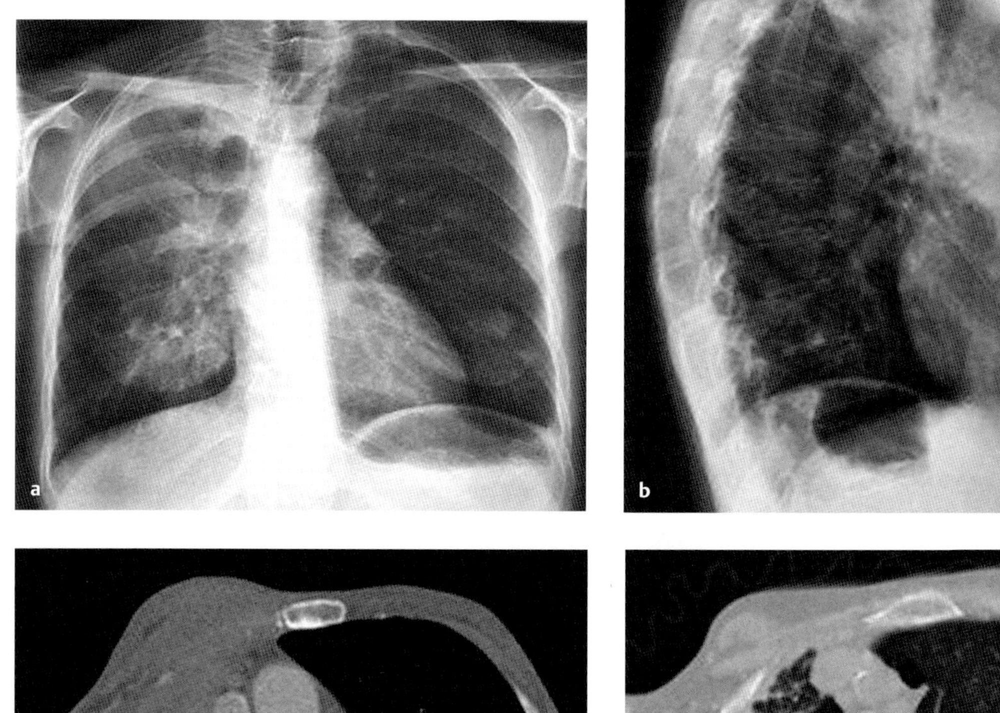

Abb. 3.**50 a–d** **Aktinomykose**. Klinisch Thoraxschmerz, Husten und tastbare Vorwölbung. Bronchoskopisch Oberlappen-Bronchusstenose. Histologisch einschmelzende granulierende Entzündung und Nachweis von Actinomyces. Drei Monate nach Therapie narbige Schrumpfung (**d**).

Nokardiose

Nocardia asteroides ist ein im Humusboden ubiquitär vorkommender Saprophyt, der nach Inhalation sporadisch, besonders aber bei Immunkompromittierten die Lunge infizieren kann. Die pulmonale Nokardiose gleicht der Aktinomykose im klinischen Verlauf und in der Röntgenmorphologie, wobei auch lobäre und multilobäre Infiltrate vorkommen (Curry 1980, Feigin 1986; Abb. 3.**51**; s. Abb. 3.**49**).

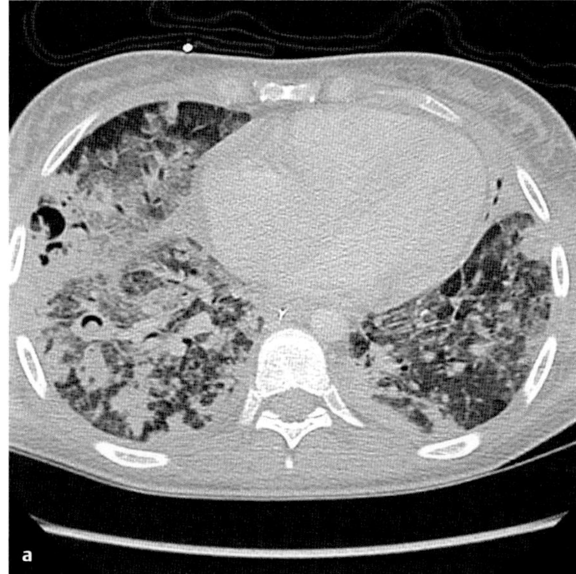

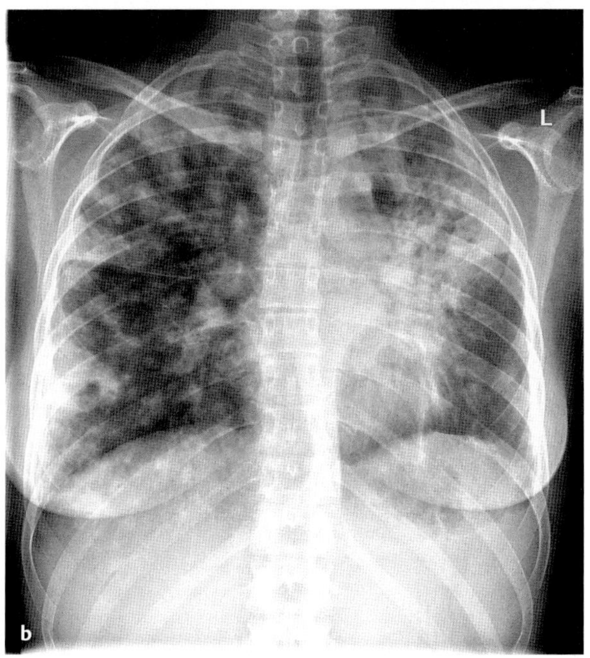

Abb. 3.**51 a** u. **b** **Nokardiose**. Multilokuläre Infiltrate und Einschmelzungen. In der Bronchial-Lavage wurde mikroskopisch Nocardia asteroides nachgewiesen.

Kryptokokkose (Torulose)

Die Sporen von Cryptococcus neoformans werden mit dem Staub von Erde und Kot (z. B. Taubenmist) verbreitet und infizieren aerogen die Lungen von immungeschwächten Patienten. Die häufigste klinische Manifestation ist eine Meningitis bei HIV-Patienten, während die Kryptokokkenpneumonie mit Husten, Fieber und Pleuraschmerzen eher selten ist (Matthys 2008). *Röntgenologisch* können sich kleine fibrosierte, subpleurale Granulome, Bronchopneumonien und auch Rundherde (Torulome) zeigen, die zur Kavernisierung neigen (Abb. 3.**52**).

Weitere Mykosen

Andere Mykosen, wie die nord- und die südamerikanische Blastomykose, die Sporotrichose und die Diotrichose, sind in Europa extrem selten und manifestieren sich *röntgenologisch* mit uncharakteristischen pneumonischen Infiltraten. Die Diagnose beruht stets auf dem mykologischen Erregernachweis.

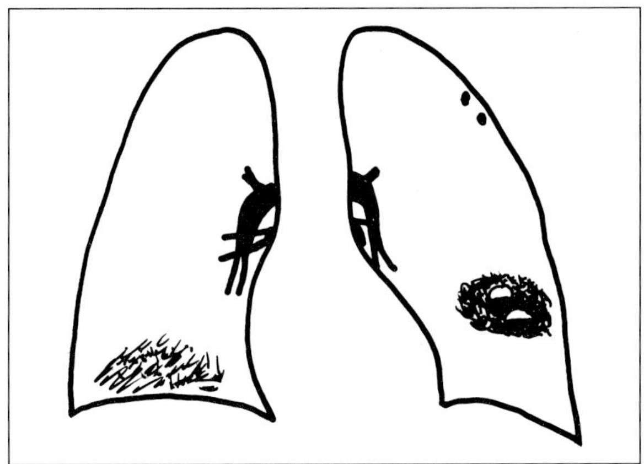

Abb. 3.**52** **Kryptokokkose**. Pseudotumoren mit Einschmelzungen, subpleurale Granulome, Bronchopneumonie.

Parasitosen

Parasitosen sind Infektionserkrankungen, die gehäuft in Asien, Afrika, Südamerika und in den mediterranen Gebieten vorkommen. Die Erreger sind Protozoen (Amöben, Toxoplasmen, Pneumozystis) und Würmer (Echinokokkus, Schistosomen, Askariden usw.). Pulmonal kommt es einerseits zu hypersensitiven Reaktionen im Sinne eines eosinophilen Löffler-Infiltrats, zum anderen können aber die Parasiten in der Lunge Kolonien bilden und Zysten, Granulome und Abszesse entstehen lassen. Der Verdacht auf das Vorliegen einer Pneumoparasitose ergibt sich aus der Bluteosinophilie und dem *Röntgenbefund;* er muss aber durch den Nachweis von Parasiten im Sputum, in Stuhlproben, im Harn und ggf. im Lungenbiopsat gesichert werden.

Amöbiasis

Amöben kommen weltweit vor, sind aber in den mediterranen Gebieten endemisch. Sie werden mit verunreinigter Nahrung aufgenommen und verursachen zunächst eine Kolitis (Amöbenruhr). Sie gelangen hämatogen in die Leber, wo sich Abszesse entwickeln; von dort aus können sie transdiaphragmal in die Lunge eindringen. Sehr selten entstehen Lungenabszesse direkt hämatogen. Klinisch besteht Husten, eine Bluteosinophilie und bei hepatobronchialer Fistel auch eine Gallebeimengung zum Sputum (Meng 1994). Die Diagnose ergibt sich aus dem Nachweis von Amöben in Stuhlproben und im Sputum.

Röntgenologisch zeigt sich in 95 % der Fälle eine epidiaphragmal gelegene Verschattung rechts mit Pleurabegleiterguss. Das zunächst unscharf begrenzte Infiltrat kann abszedieren (Abb. 3.**53**). Die CT und die Sonografie decken Leberabszesse auf.

Toxoplasmose

Eine Durchseuchung mit Toxoplasma gondii ist häufig und führt nur in den seltensten Fällen zur Erkrankung. Die wichtigste Form ist die kongenitale Toxoplasmose, die sich nach diaplazentarer Infektion mit Enzephalitis und Chorioretinitis manifestiert. Die seltene adulte Toxoplasmose führt zu Lymphadenitiden und selten zu einer interstitiellen Pneumonie, die einer Pneumocystis-carinii-Pneumonie (s. dort) ähnlich sein kann (Gleason u. Hamlin 1974, Quinn et al. 1975). Die Diagnose wird durch den Antikörpertiteranstieg wahrscheinlich gemacht und kann durch den Nachweis von Toxoplasmen im Lungenbiopsat gesichert werden (Gleason u. Hamlin 1974).

Röntgenologisch zeigen sich fokal retikuläre, streifenförmige und flächige Infiltrate wie bei einer akuten Viruspneumonie. In der Regel sind die hilären Lymphome vergrößert (Müller et al. 2001; Abb. 3.**54**).

Pneumozystose (Pneumocystis-carinii-Pneumonie, PCP)

Die von Pneumocystis carinii verursachte interstitielle plasmazelluläre Pneumonie kommt bei Frühgeborenen und bei immungeschwächten Patienten (z. B. durch AIDS oder eine immunosuppressive Therapie) vor. Die Pneumozysten lagern sich den Alveolarwänden an und vermehren sich so stark, dass die Parasitenmassen schließlich Alveolen und Bronchiolen fast vollständig ausfüllen; in dem angrenzenden Interstitium kommt es reaktiv zu lympho- und plasmazellulären Infiltraten.

Findet sich bei einem immunkompromittierten Patienten Husten, Fieber, Dyspnoe und radiologisch ein diffuses Infiltrat, so handelt es sich mit hoher Wahrscheinlichkeit um eine Pneumocystis-carinii-Pneumonie. Die Diagnose wird mikroskopisch aus Lavage-Material und Lungenbiopsaten gestellt (Doppmann et al. 1975, Geary et al. 1980).

Röntgenologisch zeigt sich ein interstitielles Muster besonders perihilär; später trüben die gesamten Lungenfelder milchglasartig ein. Hiluslymphknoten und Pleuraergüsse fehlen (Abb. 3.**55** bis Abb. 3.**58**). Bei etwa 30 % der AIDS-Patienten finden sich zusätzlich dünnwandige Zysten in den Oberfeldern, die zum Pneumothorax führen können (Feldmann 2005).

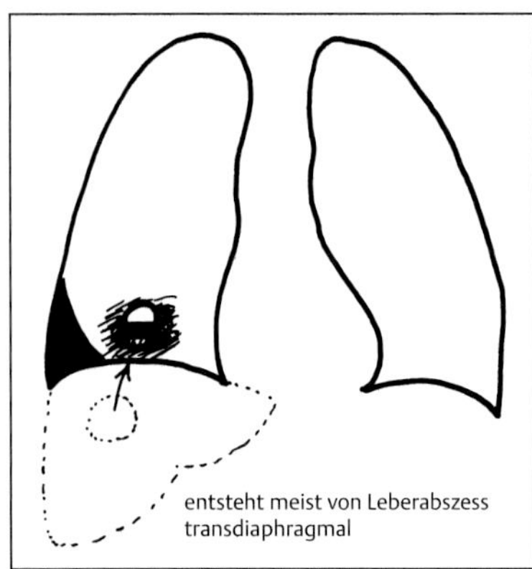

Abb. 3.**53** **Amöbiasis (Amöbenabszess).** Pleuraerguss, basale Pneumonie mit Höhlenbildung.

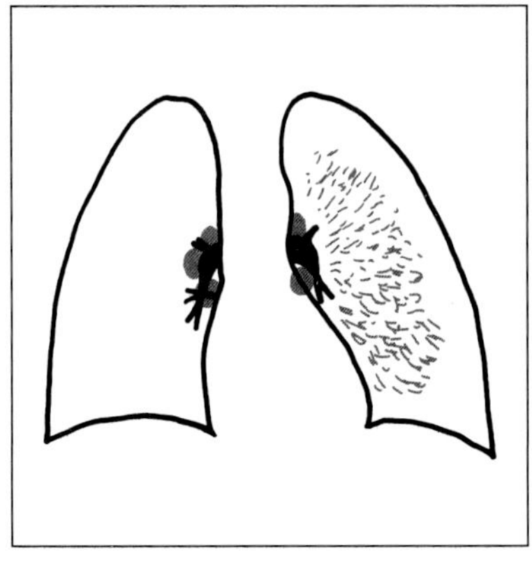

Abb. 3.**54** **Toxoplasmose.** Interstitielle Pneumonie, Lymphadenitis.

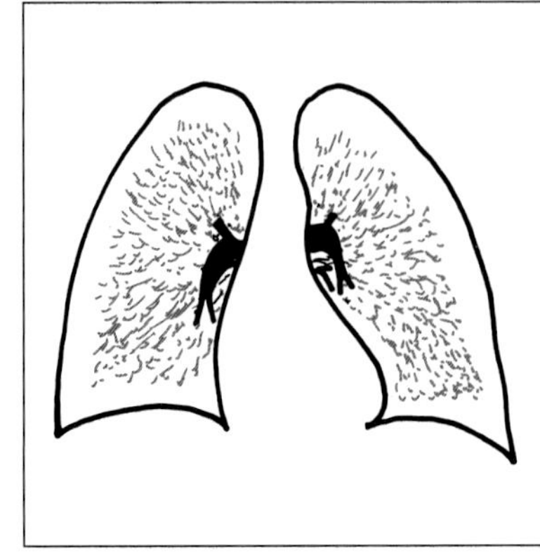

Abb. 3.**55** **Pneumozystose.** Profuse interstitielle Pneumonie.

Computertomografisch findet sich ein interstitielles Muster mit verdicktem perivasalem und septalem Bindegewebe; später kommt es zu disseminierten fleckigen Infiltraten und schließlich zu einer milchglasartigen, fast homogenen Eintrübung der gesamten Lunge, wobei die 1–2 cm subpleural gelegenen Lobuli (Lungenmantel) oft ausgespart werden (s. Abb. 3.**56**, Abb. 3.**57 b** u. Abb. 3.**58 b**; Kuhlmann 1990, Scott 1991).

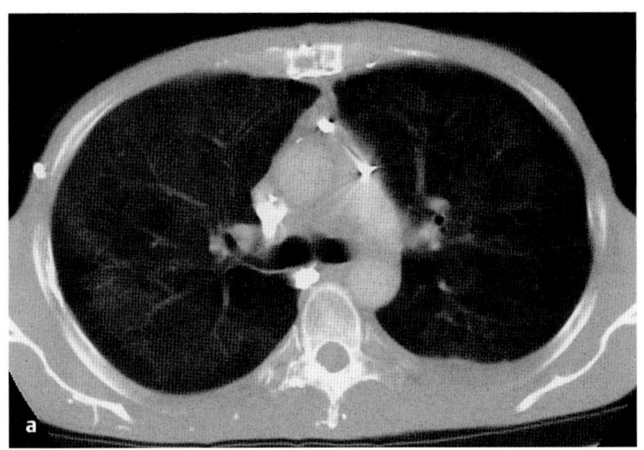

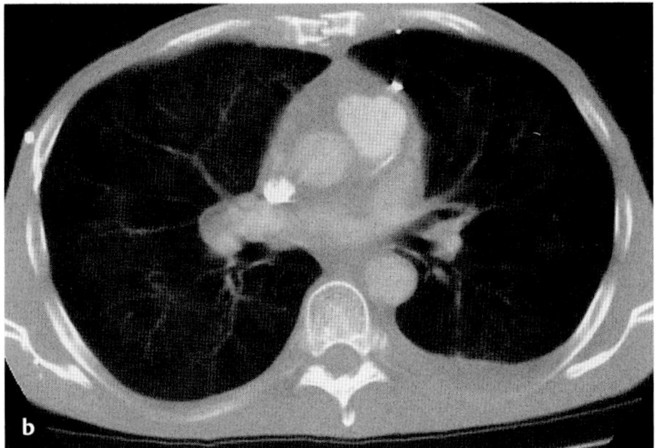

Abb. 3.**56 a** u. **b** **Pneumozystosis**. Milchglasartige Trübung des Lungenkerns mit weitgehender Aussparung des Lungenmantels. Geringer Pleuraerguss links. Metall-Clips nach aortokoronarer Bypass-Operation. In der Lavage wurde massenhaft Pneumocystis carinii nachgewiesen.

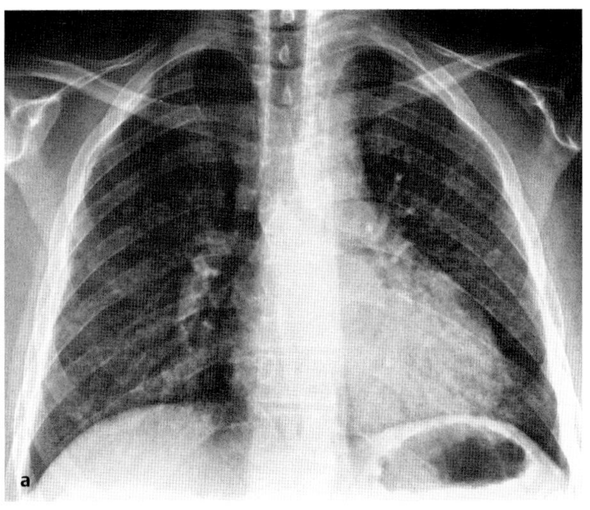

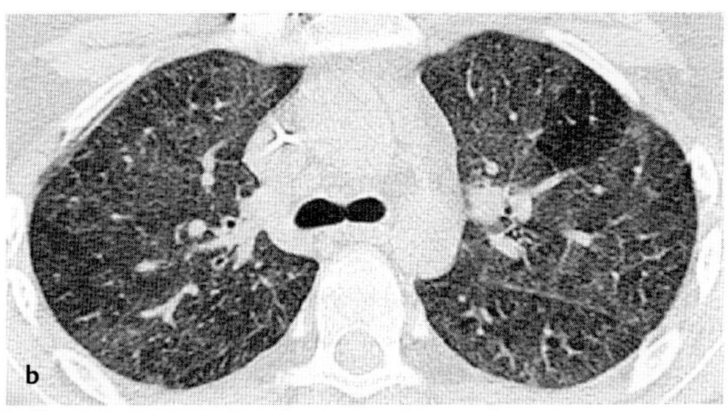

Abb. 3.**57 a** u. **b** **Pneumozystis-carinii-Pneumonie bei einem chemotherapierten Leukämiepatienten**.

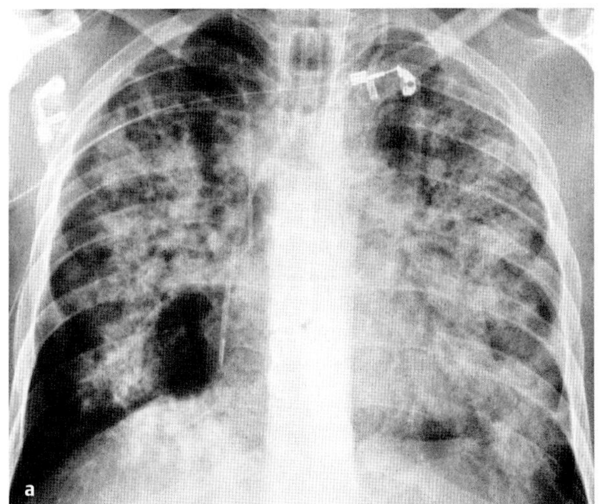

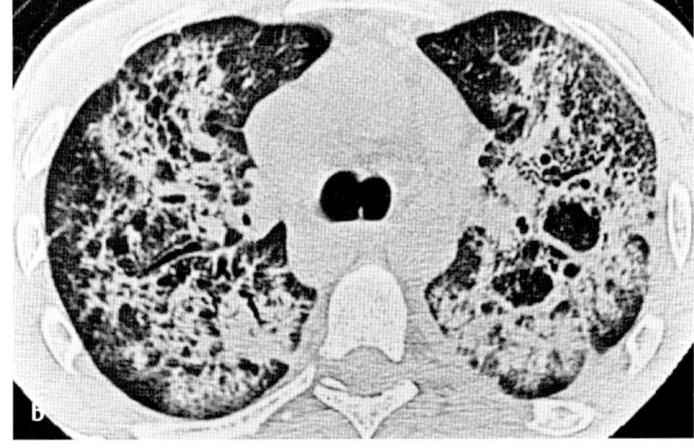

Abb. 3.**58 a** u. **b** **Pneumozystose bei einem nierentransplantierten Patienten**. Beachte den relativ infiltratfreien Lungenmantel.

Bilharziose

Die Bilharziose ist in Nordafrika, in Südamerika, in der Karibik und in Japan endemisch. Die Zerkarien dringen in die Haut ein, werden mit dem Blutstrom über das rechte Herz in die Lungenkapillaren geschwemmt und erreichen von dort weitere Organe, wie Leber, Niere und Harnblase. Die Diagnose ergibt sich aus dem Nachweis von Wurmeiern im Stuhl und im Urin.

Röntgenologisch zeigen sich passagere flächige Verschattungen im Sinne eines eosinophilen Löffler-Infiltrats, wenn die Zerkarien die Lungenkapillaren passieren. Selten können sich die Parasiten in den Präkapillaren der Lunge festsetzen und über eine obturierende Entarteriitis zur pulmonalen Hypertonie und zum chronischen Cor pulmonale führen (Waldman 2001; Abb. 3.**59**).

Differenzialdiagnose

Konfluierende Fleckschatten (s. Kapitel 15 „Radiologische Zeichen und Differenzialdiagnostik", Abschnitt „Form der Verschattungen").

Echinokokkose

Die Erkrankung ist in den mediterranen Gebieten, in Australien und in Afrika endemisch. Der Mensch nimmt die Eier des Hundebandwurms Tenia echinococcus mit verunreinigter Nahrung auf. Die im Darm frei werdenden Larven erreichen über die Pfortader die Leber und nur selten, d. h. in etwa 10% der Fälle, die Lungen. In Leber und Lunge entwickeln die Hakenlarven eine mit Flüssigkeit gefüllte Endozyste (Hydatide), die von einer wirtseigenen Perizyste (Adventitia) fibrös abgekapselt wird. Die Diagnose ergibt sich aus dem gelegentlich möglichen Nachweis von Echinokokkushäkchen im Sputum und durch serologische Tests (Klemencic et al. 1976).

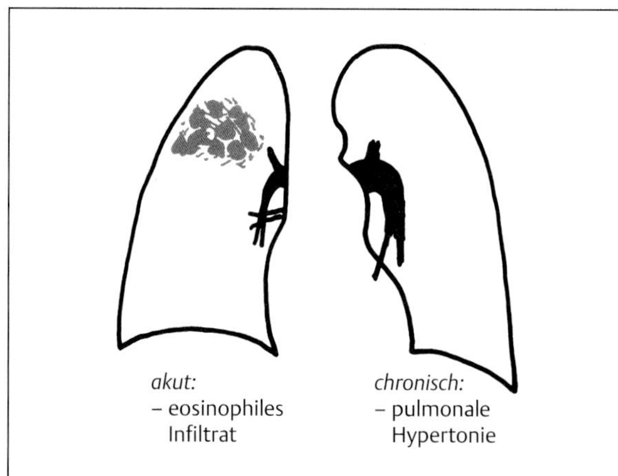

Abb. 3.**59** **Bilharziose.**

Röntgenologisch zeigen sich solitäre, glatt berandete, homogene Rundherde mit einem Durchmesser von 1–10 cm (Abb. 3.**60** u. Abb. 3.**61**). Selten sind die pulmonalen Zysten multipel. Gelegentlich kann eine schmale Luftsichel zwischen Endo- und Perizyste nachgewiesen werden (Meniskuszeichen). Nach einer Zystenruptur kann die Chitinmembran (Kutikula) der Endozyste zusammenfallen und auf der Restflüssigkeit schwimmen (Abb. 3.**62**).

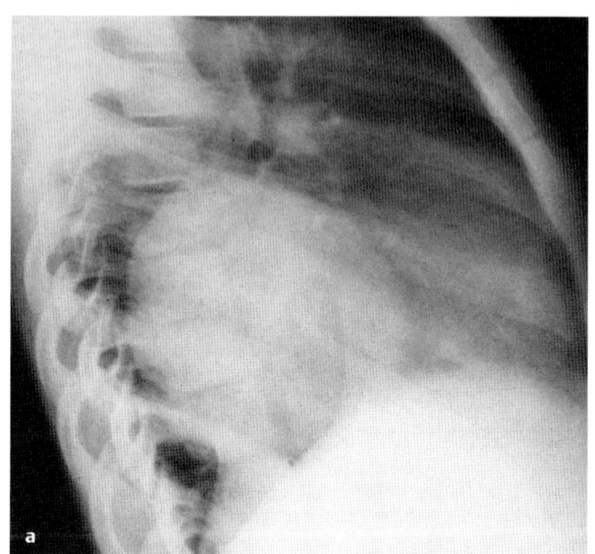

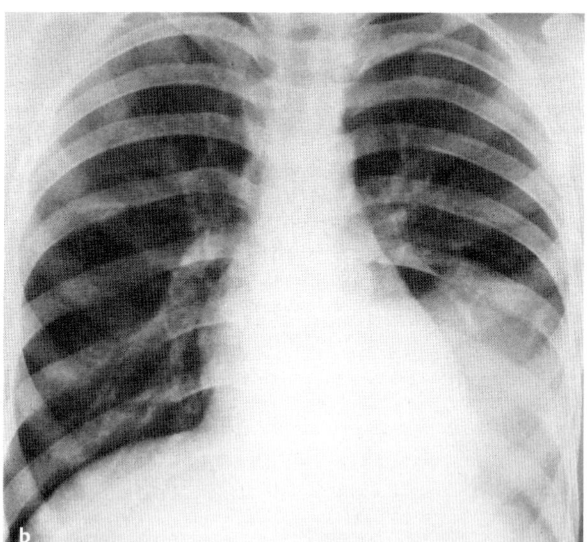

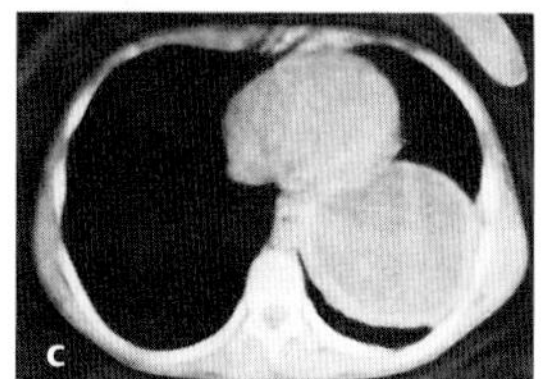

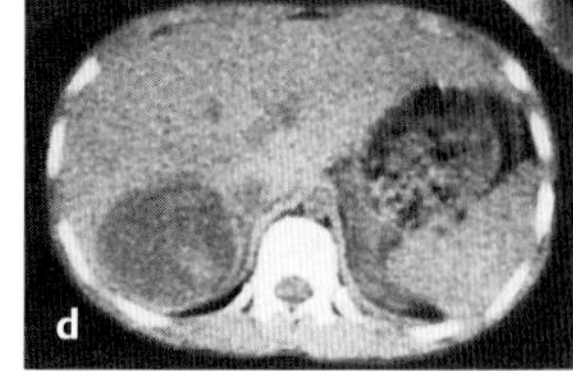

Abb. 3.**60 a–d** **Echinokokkuszyste im linken Unterlappen und in der Leber eines 15-jährigen Türken.**

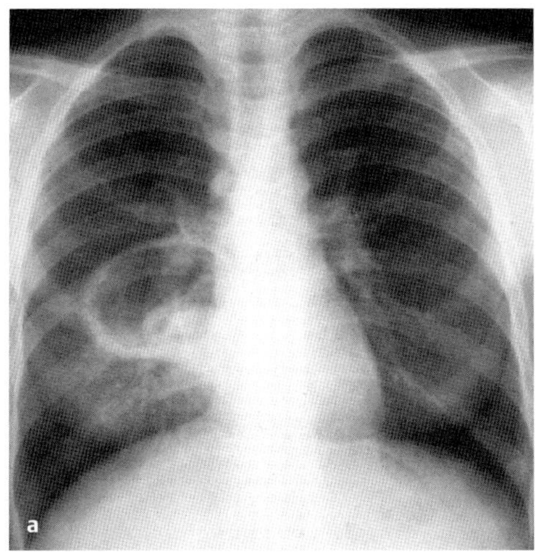

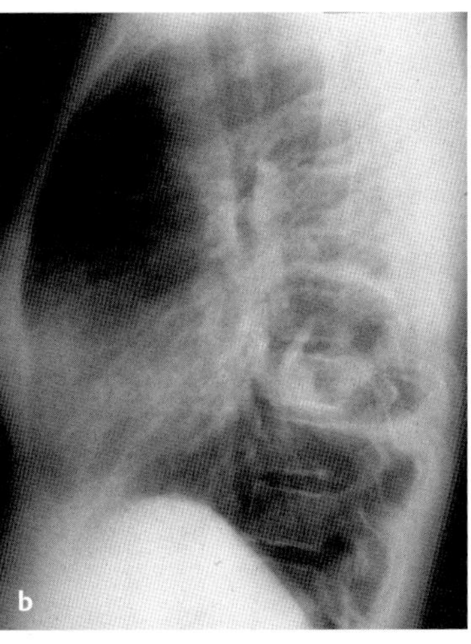

Abb. 3.**61 a** u. **b** **Echinokokkuszyste.** Beachte die Perizyste und die kollabierte Endozyste mit angedeuteten Wasserlilienzeichen.

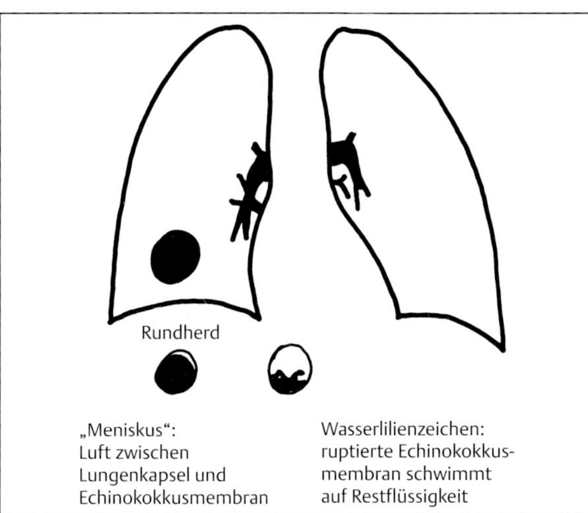

Abb. 3.**62** **Echinokokkose.**

Paragonimiasis

Die Lungenegelinfektion kommt weit verbreitet in Südostasien, aber auch in Afrika und Amerika vor. Die Metazerkarien werden mit der Nahrung aufgenommen, durchbohren den Darm, gelangen in die Peritonealhöhle und von dort transdiaphragmal in die Pleurahöhle und die Lungen. Die Parasiten leben viele Jahre in den Lungen, und die Eier werden ausgehustet, was zur Diagnose dieser chronischen Erkrankung führt.

Röntgenologisch zeigen sich uncharakteristische Streifenzeichnungen und gelegentlich Ringschatten (Ogakwu u. Nwokolo 1973, Volkmer u. Braband 1975).

Askaridose

Spulwürmer (Ascaris lumbricoides hominis) kommen in allen von Menschen bewohnten Regionen der Erde vor. Die Eier werden mit der Nahrung aufgenommen. Im Dünndarm schlüpfen die Larven und erreichen über die Lymphe und das Blut die Lungenkapillaren, wo sie die Alveolarsepten durchbohren und mit dem Bronchialsekret zum Rachen transportiert werden, von wo sie wieder in den Darm verschluckt werden. Diese eigentümliche Wanderung des Ascaris dauert etwa 2 Wochen. Die Diagnose ergibt sich aus der Bluteosinophilie und dem Nachweis von Askariden im Stuhl.

Röntgenologisch zeigt sich regional eine konfluierende Fleckzeichnung im Sinne eines eosinophilen Löffler-Infiltrats. Bei hyperergischen Individuen kann auch ein Asthma verminosum vorkommen (Abb. 3.**63**).

Strongyloidose und Ankylostomatose

Strongyloides stercoralis und Ancylostoma duodenale kommen in warmen, niederschlagsreichen Zonen und in Europa in warmen Bergwerken vor. Die Larven dringen perkutan in den Wirt ein, passieren die Lunge und gelangen in den Darm. Bei der Lungenpassage kommt es zu eosinophilen, flüchtigen Infiltraten und bei entsprechender Sensibilisierung zum Asthma verminosum (s. Abb. 3.**63**). Die klinischen Erscheinungen sind meist geringfügiger als bei der Askaridose, jedoch kann ein massiver Befall mit Strongyloides tödlich sein. Die Strongyloidose der Bergleute ist eine entschädigungspflichtige Berufserkrankung. Die *Diagnose* ergibt sich aus dem mikroskopischen Nachweis der Würmer in Stuhlproben.

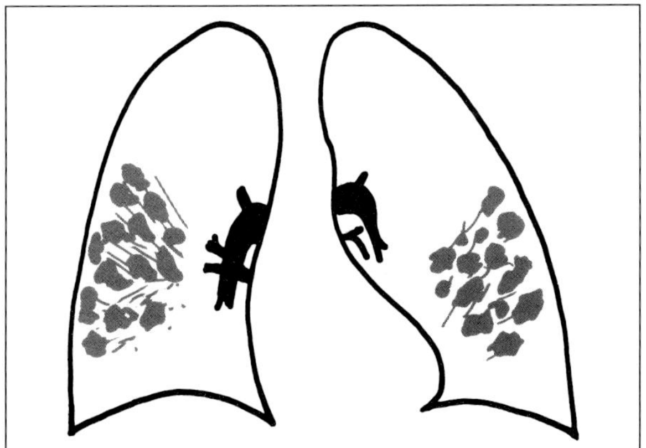

Abb. 3.**63** **Askaridose, Strongyloidose, Ankylostomatose.** Eosinophiles flüchtiges Infiltrat.

Sarkoidose (Morbus Boeck, Morbus Besnier-Boeck-Schaumann, benigne Lymphogranulomatose)

In Europa ist die Sarkoidose die häufigste interstitielle Lungenerkrankung unbekannter Ätiologie. Es handelt sich bei ihr um eine generalisierte epitheloidzellige Granulomatose, die besonders häufig die intrathorakalen Lymphknoten und das Lungenparenchym befällt. Sie kann sich aber auch an Leber, Milz, Haut, Augen, Knochen, Herz, Speicheldrüsen und anderen Organen manifestieren. Viele Patienten weisen immunologische Besonderheiten auf (s. u.). Da die Sarkoidose die Lungen besonders häufig befällt, wurde eine aerogene Infektion postuliert. Die Ätiologie der Erkrankung ist aber letztlich unklar (Murray 2001).

In Deutschland rechnet man mit 12 Neuerkrankungen pro 100 000 Einwohnern und Jahr (Matthys 2008). Meist heilt die Sarkoidose spontan innerhalb von Jahren aus, doch führt sie in 10–20% der Fälle zu Lungenfibrosen (Hunninghake et al. 1994).

Ziele der radiologischen Diagnostik

- Hinweis auf die Erkrankung anhand der oft typischen Röntgenbefunde
- Bei bekannter Erkrankung muss mit röntgenologischen Verlaufskontrollen eine eventuelle Progression erfasst werden, da dann eine antiphlogistische Therapie indiziert ist

Pathologie

In den Lymphknoten und entlang den peribronchialen, perivasalen, paraseptalen und subpleuralen Lymphbahnen findet man stecknadelkopfgroße Granulome, die zu größeren Einheiten konfluieren. Histologisch sind sie charakterisiert durch Epitheloidzellen, Langhans-Riesenzellen, die zwiebelschalenartig verkalkenden Schaumann-Körperchen und die „Asteroid Bodies". Im Gegensatz zur Tuberkulose verkäsen die Granulome nicht. Von anderen unspezifischen Granulomen bei Pilzinfektionen, Beryllose und Bruzellose können sie aber nicht unterschieden werden. Innerhalb von Jahren heilen die Herde ab, oder sie induzieren eine Fibrose, die sich über das ganze Lungengerüst ausdehnt und zu einer restriktiven Ventilationsstörung mit Cor pulmonale führt (Freimann 1985).

Klinik

Das klinische Bild ist vielfältig. Augensymptome, wie Iridozyklitis oder das Heerfordt-Syndrom (Febris uveoparotidea), können ebenso im Vordergrund stehen wie eine generalisierte zervikale, axilläre und epitrochleare Lymphknotenschwellung oder eine Hautläsion (Lupus pernio). Eine vor allem in Skandinavien beobachtete akute Form der Sarkoidose – das Löfgren-Syndrom – manifestiert sich mit Fieber, Arthralgien und Erythema nodosum und kommt fast nur bei Frauen vor.

Mehr als 50% der Erkrankungen sind asymptomatisch und werden zufällig anlässlich einer Röntgenreihenuntersuchung entdeckt. Pulmonale Symptome treten meist erst im Spätstadium auf, und zwar Belastungsdyspnoe, trockener Husten und eine spirometrisch nachweisbare restriktive Ventilationsstörung.

Hinweise auf die Erkrankung und ihre Aktivität liefern immunologische Parameter: erhöhte Serumspiegel des Interleukin-2-Rezeptors (sIL-2R) sowie der Metaboliten aktivierter Makrophagen, des Angiotension-converting-Enzyms (ACE) und des Neopterins. Der Kveim-Test ist in 75% der Fälle positiv; d. h. nach der subkutanen Injektion einer Suspension aus Sarkoidosegranulomen bildet sich ein kutanes Sarkoidknötchen. Die bronchoalveoläre Lavage erfasst aktivierte T-Lymphozyten mit einer relativen Erhöhung der CD4-Zellen. Eine sichere und endgültige Diagnose gelingt jedoch nur bioptisch.

Radiologische Diagnostik

Übersichtsaufnahme

Es werden 3 Stadien unterschieden, die meist fließend ineinander übergehen (Berkmen 1985; Abb. 3.**64** u. Abb. 3.**65**):

Stadium I (intrathorakale Adenopathie)

- *Bihiläre Adenopathie:* Die hilären Lymphknoten sind bilateral-symmetrisch vergrößert, und der Hilusschatten erscheint verplumpt und nach lateral polyzyklisch, aber relativ scharf begrenzt. Zwischen Hilus- und Mediastinalschatten ist oft ein schmaler Streifen von Lungengewebe zu sehen; dies steht im Gegensatz zu malignen Lymphomen und Bronchialkarzinomen, die vom Hilus ohne Unterbrechung auf das Mediastinum übergreifen.
- *Unilaterale hiläre Adenopathien* und verkalkte Lymphknoten sind bei der Sarkoidose selten und kommen in weniger als 5% der Fälle vor (Armstrong et al. 1995).
- *Mediastinale Lymphome:* Die vergrößerten paratrachealen und subkarinalen Lymphknoten führen zu einem nach lateral polyzyklisch verbreiterten Mediastinalschatten, der rechts meist deutlicher ist als links, und evtl. zu einer Spreizung der Bifurkation (Abb. 3.**66** u. Abb. 3.**67**).

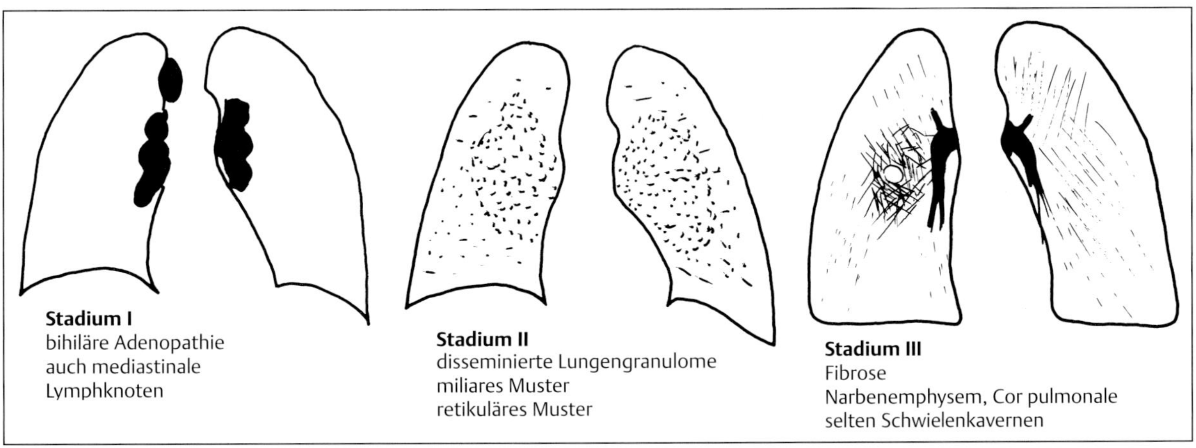

Abb. 3.**64** **Sarkoidose**.

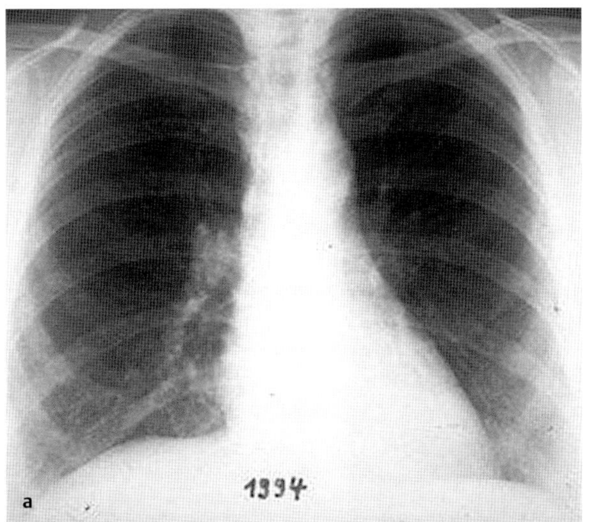

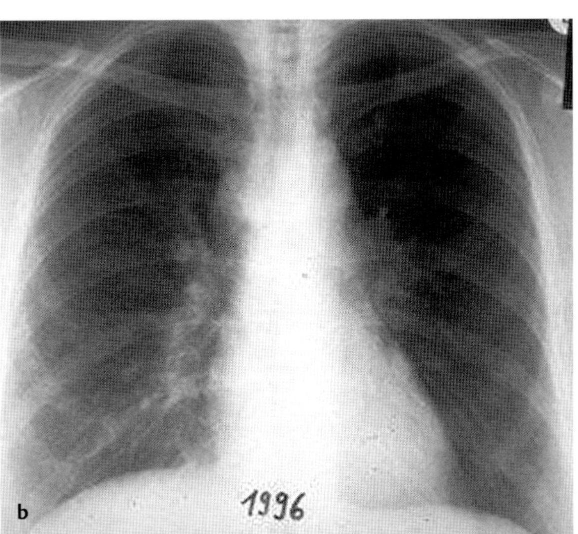

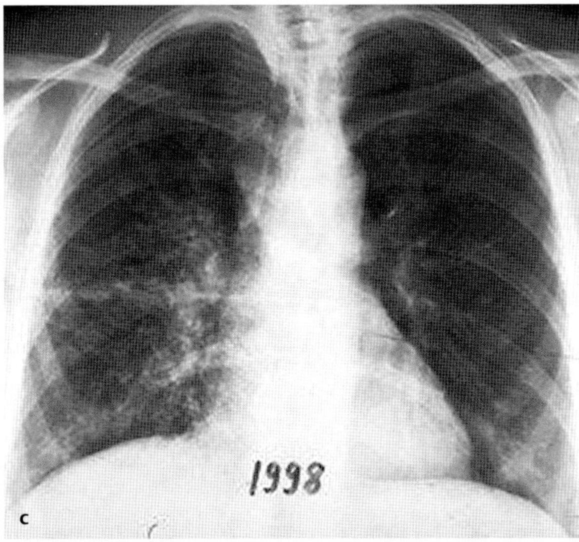

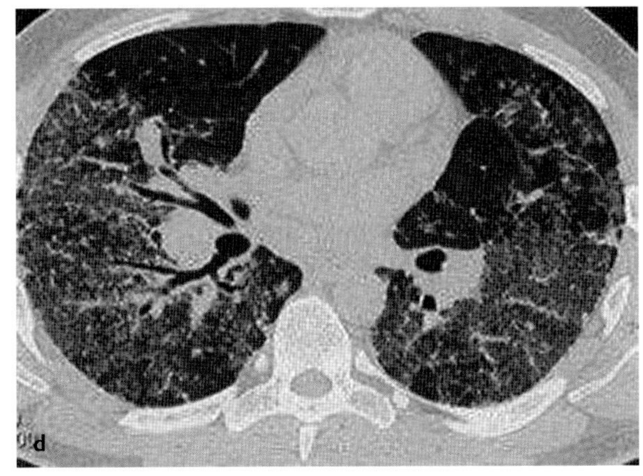

Abb. 3.**65 a–d** **Verlauf einer Sarkoidose**.

a Normalbefund.

b Mediastinale und hiläre Lymphome.

c u. **d** Miliare Infiltrate und hiläre Lymphknotenvergrößerungen.

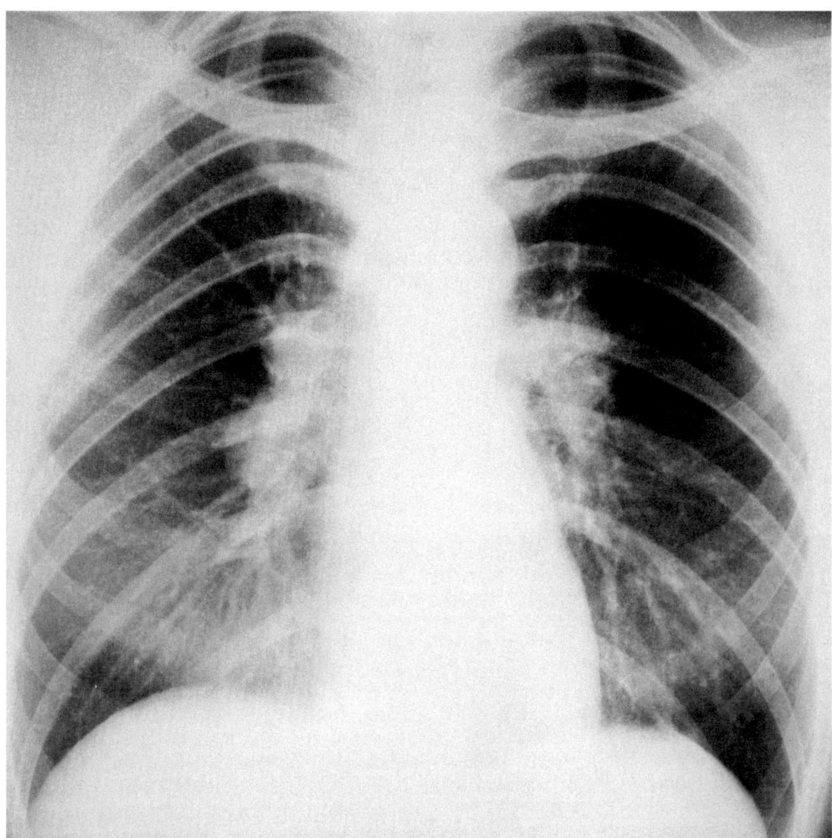

Abb. 3.66 **Sarkoidose Stadium I.** Bihiläre Lymphadenopathie. Der Patient wurde wegen eines Erythema nodosum untersucht.

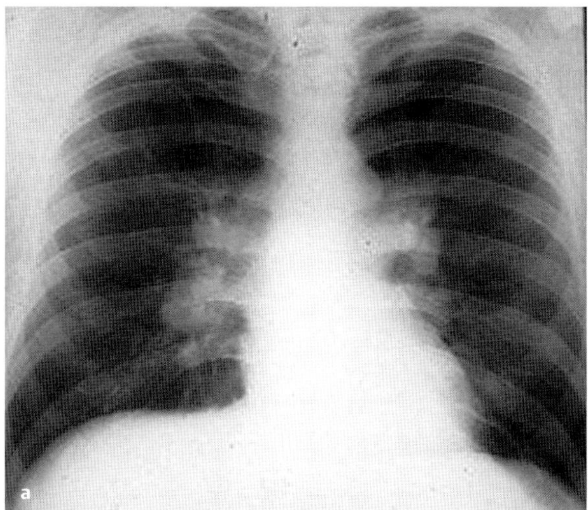

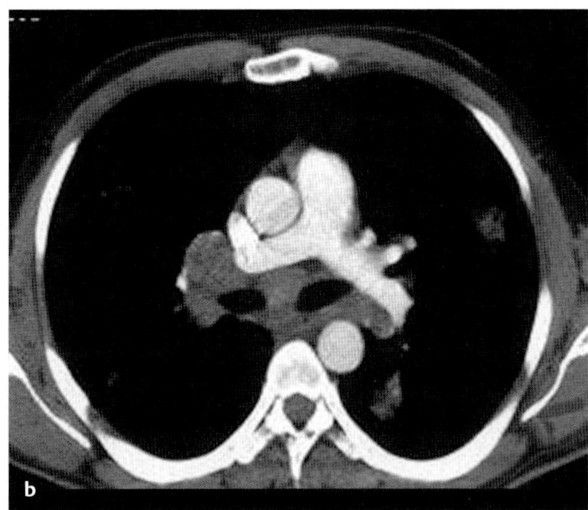

Abb. 3.67 **a** u. **b** **Sarkoidose Stadium I.** Bihiläre polyzyklische Lymphknotenvergrößerung. Der Patient kam wegen eines Erythema nodosum ohne pulmonale Symptomatik.

Im Stadium I besteht meist schon ein Lungenbefall mit kleinen Granulomen, die röntgenologisch nicht erkannt werden, aber bioptisch nachzuweisen sind (Murray 2001). Das Stadium I bildet sich meist innerhalb von 3–24 Monaten spontan zurück; es kann aber auch viele Jahre persistieren oder in das Stadium II übergehen.

Stadium II (Miliarstadium)

Während sich die Adenopathien des Stadiums I langsam zurückbilden, vergrößern sich die pulmonalen Granulome. Allerdings wird der Lungenbefall doppelt so häufig mit gleichzeitiger Lymphadenopathie wie ohne dieselbe beobachtet. Die Veränderungen finden sich verstärkt im Lungenkern, d. h. in den Mittelfeldern und der perihilären

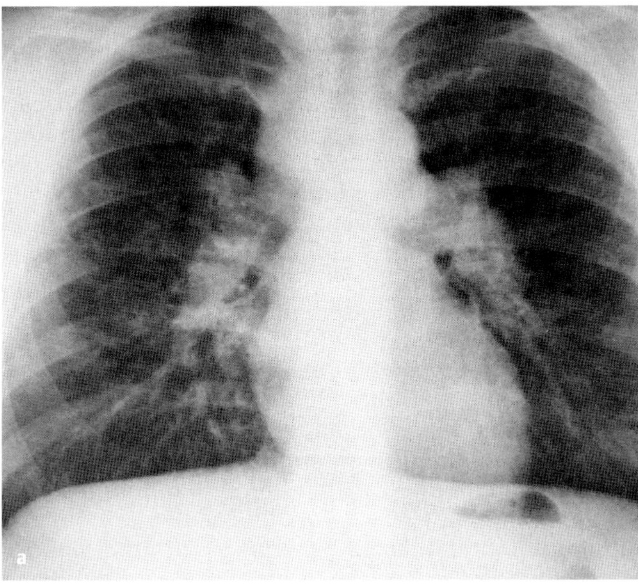

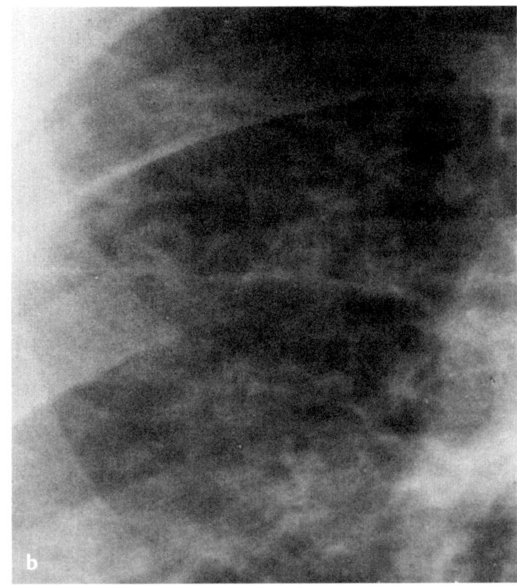

Abb. 3.**68 a** u. **b** **Sarkoidose Stadium I/II**. Mediastinale und hiläre Lymphknotenvergrößerung, miliares Muster im Lungenparenchym perihilär.

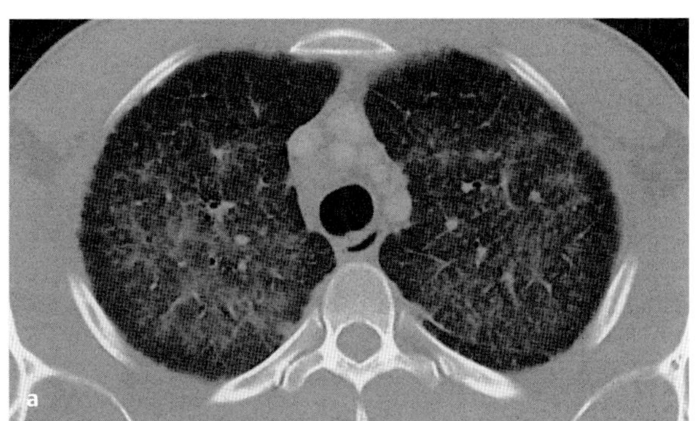

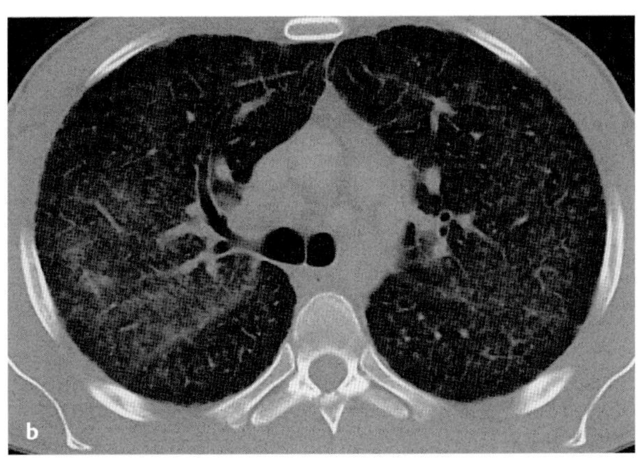

Abb. 3.**69 a** u. **b** **Sarkoidose Stadium II**. Multiple miliare Knötchen, milchglasförmige Eintrübungen, präkarinale und prätracheale Lymphknotenvergrößerungen.

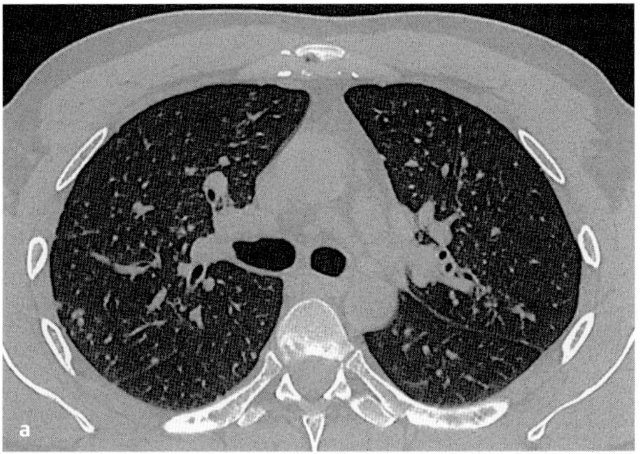

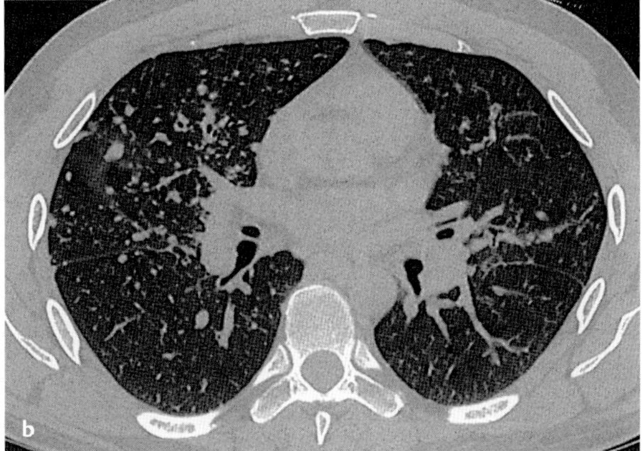

Abb. 3.**70 a** u. **b** **Sarkoidose Stadium II**. Beachte die multiplen miliaren Knötchen und ihre Beziehung zur Gefäß- und Bronchialwand sowie die präkarinalen Lymphknoten.

Region. Vorherrschend ist ein interstitielles Muster mit verstärkter Netzzeichnung und mikronodulären Schatten (Abb. 3.**68**, Abb. 3.**69** u. Abb. 3.**70**). Seltene Befunde sind kleine azinäre Schatten mit einem Durchmesser von bis zu 7 mm, segmentale Infiltrate, Rundherde oder Atelektasen, die die Folge einer Obstruktion durch endobronchiale Granulome sind (Müller et al. 2001). Früher wurde für die Diagnostik der sog. Kortisontest empfohlen: Unter der Medikation bilden sich die pulmonalen Infiltrate innerhalb von 3–6 Wochen zurück und entstehen erneut nach Absetzen der Therapie. Heute kann darauf verzichtet werden, weil die Diagnose meist durch die bronchioloalveoläre Lavage bzw. die Biopsie gestellt wird.

Stadium III (Lungenfibrose)

Die Lungenfibrose entwickelt sich langsam aus dem Stadium II, und eine genaue Abgrenzung ist oft nicht möglich. Es finden sich streifige, hilifugale Schatten und Narbenstränge, vor allem in den Mittel- und Oberfeldern, außerdem eine grobretikuläre Zeichnung, das Honigwabenmuster (Abb. 3.**71**). Im Spätstadium entwickeln sich Narbenemphyseme, Bronchiektasen und eine pulmonale Hypertonie mit einem Cor pulmonale (Schermuly 1977).

Computertomografie

Stadium I

Mediastinale und hiläre Lymphome werden früher als im Röntgenbild erkannt. Zur besseren Abgrenzung gegen Gefäße sollte Kontrastmittel bolusartig verabreicht werden.

Stadium II

1–2 mm große Knötchen sind über die ganze Lunge disseminiert. Diese Granulome haben typischerweise eine perilymphatische Anordnung, sodass das perivaskuläre und -bronchiale Bindegewebe perlschnurartig verdickt erscheint. Auch subpleurale Knoten und zentrilobuläre Fleckschatten werden gesehen.

Regionale milchglasartige Eintrübungen sollen Ausdruck einer aktiven Alveolitis sein und können nach Steroidtherapie verschwinden (Lynch 1989).

Stadium III

Zahlreiche Narbenstränge durchziehen bandartig das Parenchym, verformen und verlagern die Bronchien und lassen ein Honigwabenmuster entstehen.

Szintigrafie

Radioaktives Gallium wird kräftig in den hilären und mediastinalen Lymphomen angereichert (Berkmen 1985).

Differenzialdiagnose

Morbus Hodgkin, Bronchialkarzinom, Lymphknotentuberkulose (s. Hilusvergrößerung, Kapitel 15 „Radiologische Zeichen und Differenzialdiagnostik", Abschnitt „Regionale Anordnung von Verschattungen"); interstitielle Pneumonie, Miliartuberkulose, Kollagenosen (s. interstitielles Muster, Kapitel 15 „Radiologische Zeichen und Differenzialdiagnostik", Abschnitt „Form der Verschattungen").

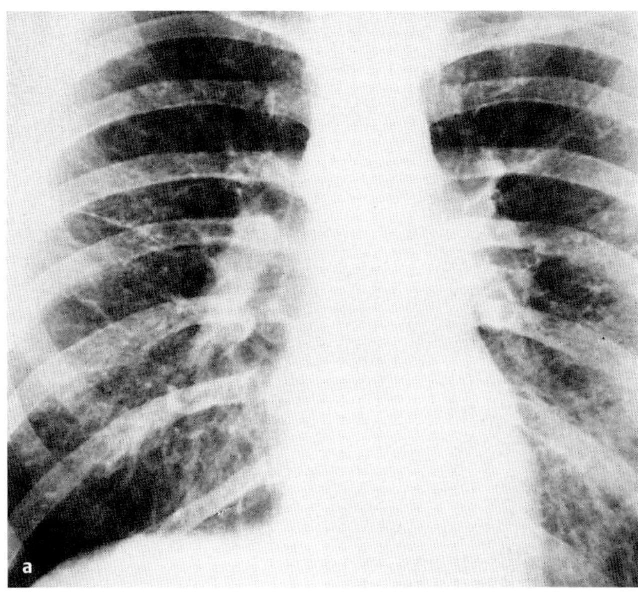

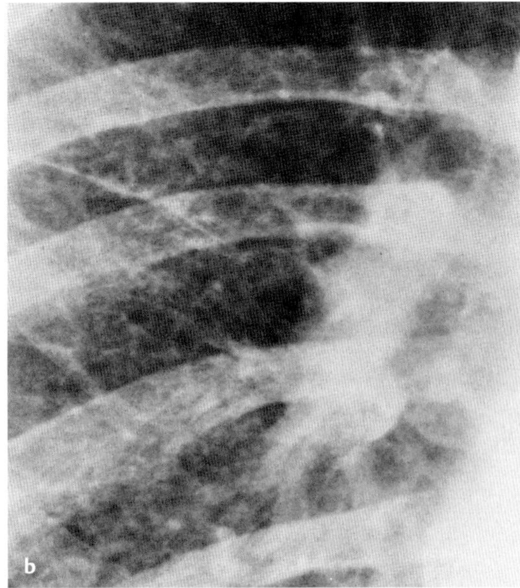

Abb. 3.**71** a u. b **Sarkoidose Stadium II/III.** Beginnende Netzzeichnung und Honigwabenmuster.

Histiocytosis X (eosinophiles Granulom)

Eine Proliferation der Langerhans-Zellen in der Wand von Bronchien und Bronchiolen führt zu disseminierten Granulomen mit sekundärer Kavitation und interstitieller Fibrosierung. Die Erkrankung kann sich auch an den Knochen mit expansiven, lytischen Herden manifestieren und als Systemerkrankung bei Jugendlichen zum Hand-Schüller-Christian- und bei Kleinkindern zum Letterer-Siwe-Syndrom führen. Meist ist jedoch die Lunge allein befallen, was klinisch mit trockenem Husten und allgemeiner Schwäche einhergeht, in 25% der Fälle aber asymptomatisch bleibt. Die Erkrankung kann sich spontan zurückbilden, stabilisieren oder aber zum zystischen Stadium fortschreiten. Nach einem langsamen Verlauf über viele Jahre kommt es meist erst im Endstadium zu klinischen Symptomen im Sinne einer restriktiven Ventilationsstörung. Die Diagnose wird bioptisch über den Nachweis der Granulome gestellt, in denen sich Histiozyten und die histochemisch charakterisierbaren Langerhans-Zellen befinden (Siegelmann 1997).

Eine Sonderform ist die *Erdheim-Chester-Erkrankung.* Sie ist eine seltene Non-Langerhans-Zellhistiozytose unklarer Genese mit Multiorganbefall (Osteosklerose der langen Röhrenknochen, Retroperitonealfibrose, Pleura- und Perikardschwarte und Fibrose des Lungengerüsts). Die Diagnose kann nur bioptisch gestellt werden.

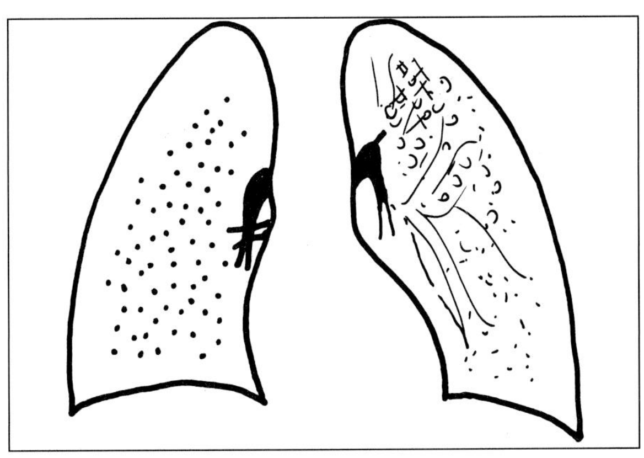

Abb. 3.**72** **Histiocytosis X.** Anfangs interstitielle Knötchen, später oberfeldbetonte Fibrose und Zysten.

Röntgenologisch zeigen sich im granulomatösen Stadium multiple Knötchen (1–10 mm Durchmesser), bilateral-symmetrisch vorwiegend in den Oberfeldern. Im Fibrosestadium entwickeln sich eine grobretikuläre, honigwabenartige Zeichnung ebenfalls in den Oberfeldern, darüber hinaus ein ausgedehntes Narbenemphysem und eine pulmonale Hypertonie mit Verbreiterung der zentralen Gefäße und Rarefikation der peripheren Lungenzeichnung (Abb. 3.**72**, Abb. 3.**73** u. Abb. 3.**74**).

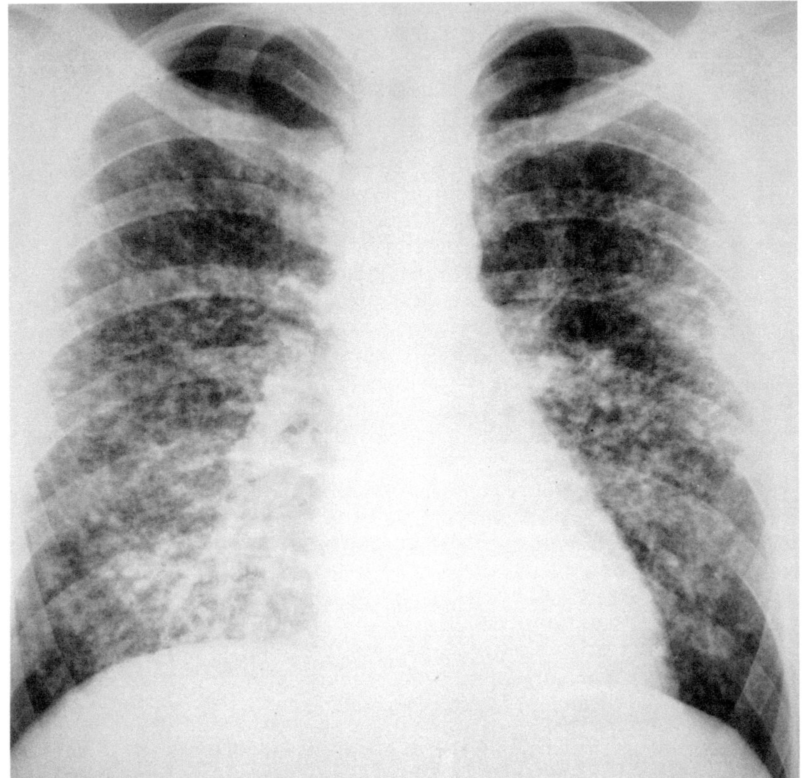

Abb. 3.**73** **Histiocytosis X.** Disseminierte Knötchenschatten.

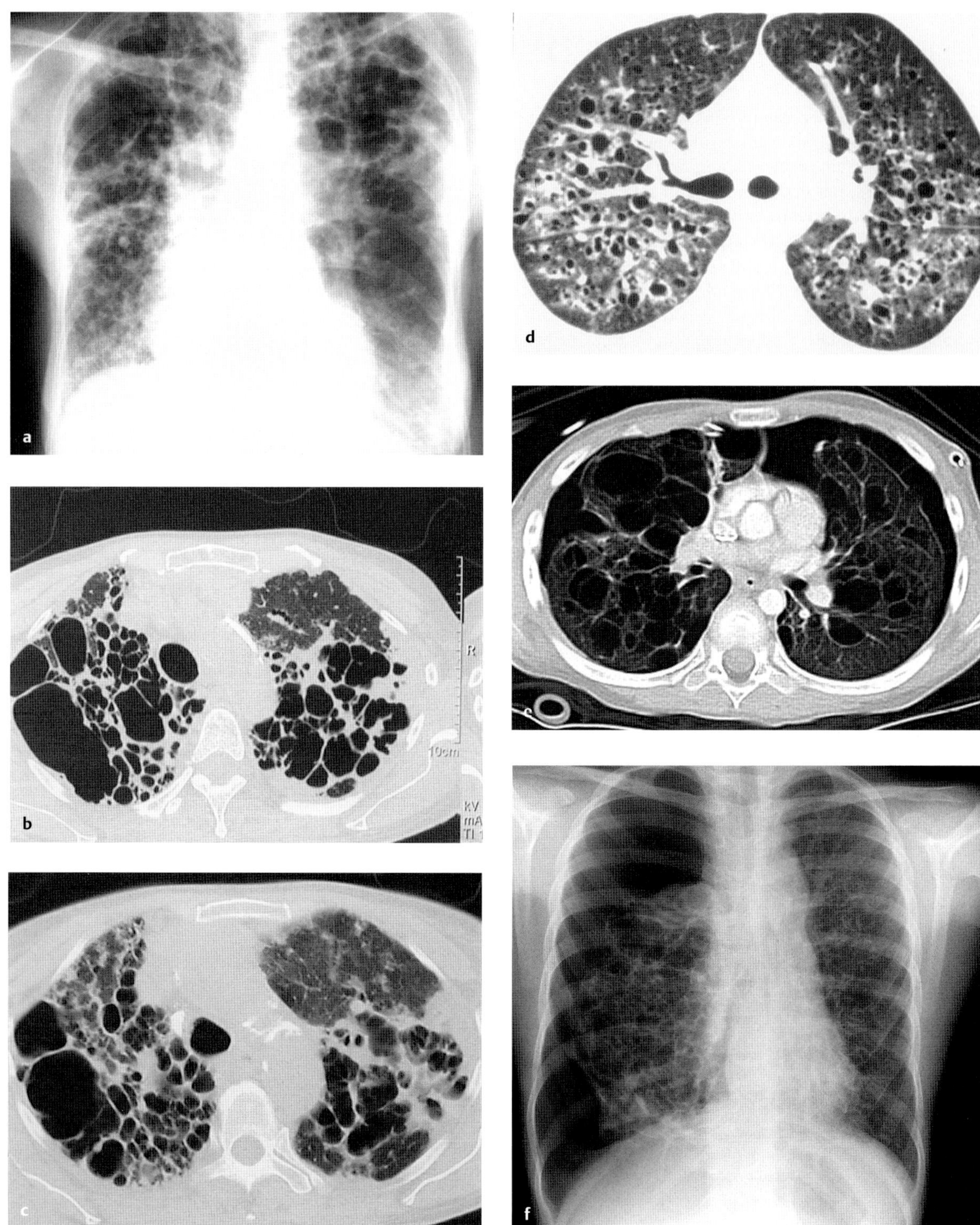

Abb. 3.**74 a–f** **Histiozytosestadien.**
a–d Fibrosestadium. Beachte die apikal betonte, zystisch-fibrotische Umwandlung des Lungenparenchyms.
e u. **f** Endstadium. Multiple Zysten besonders in den Oberfeldern. Beidseits Pneumothorax.

Computertomografisch finden sich vor allem in den Oberfeldern zentrilobulär und peribronchial angeordnete Knötchen mit einem Durchmesser von 1–5 mm. Später werden die Oberfelder diffus und gleichmäßig in dünnwandige, teils runde, teils bizarr verformte, dünn- oder dickwandige Zysten umgewandelt (Brauner 1989, Naidich et al. 1999).

Idiopathische interstitielle Pneumonien

Während bei den meisten chronischen interstitiellen Pneumonien eine Ursache gefunden wird (z. B. Pneumokoniose, Kollagenose, exogen allergische Alveolitis) bzw. es sich um gut charakterisierte Entitäten handelt (z. B. Sarkoidose, Histiozytose), bleiben etwa 30 % dieser Pneumonien ätiologisch unklar, sodass dann die Ausschlussdiagnose „idiopathische interstitielle Pneumonie" lautet (Prasse 2001).

Histologisch wurden diese idiopathischen Formen in die unten aufgeführten Subtypen klassifiziert (Katzenstein u. Myers 1998), was für die Prognose und das therapeutische Ansprechen auf Kortikoide bzw. Immunsuppressiva Bedeutung hat. Die UIP (s. u.) ist mit 70 % der bei weitem häufigste Typ, gefolgt von der NSIP (s. u.), während die übrigen Formen als Raritäten gelten.

Klinisch finden sich trockener Husten, eine mehr oder weniger rasch progrediente Dyspnoe und restriktive Ventilationsstörung, gelegentlich auch Fieber und Myalgien und bei längerem Verlauf Zyanose und Trommelschlegelfinger. Obwohl die bronchoalveoläre Lavage Hinweise geben kann, ist eine exakte Typisierung meist nur histologisch möglich.

Radiologisch zeigt sich ein interstitielles Muster (s. Kapitel 15 „Radiologische Zeichen und Differenzialdiagnostik", Abschnitt „Form der Verschattungen"), wobei aus der topografischen Verteilung und der Häufung der computertomografischen Zeichen eine gewisse Zuordnung zu den Subtypen gelingt, obwohl wegen der fließenden Übergänge im Einzelfall eine eindeutige Zuordnung oft nicht möglich ist.

Diese HRCT-Zeichen sind verdickte bronchovaskuläre Bündel, eine narbig-fibröse Verziehung der Lungenstruktur, verdickte interlobuläre Septen, Milchglas-, Pflasterstein- und Honigwabenmuster (Naidich et al. 1999, Lynch 2005; s. auch Kapitel 14 „Pathologische Muster im Computertomogramm").

- *UIP* (Usual interstitial Pneumonia bzw. idiopathische pulmonale Fibrose [IPF]): Ihr Prädilektionsalter ist die 5. und 6. Lebensdekade; sie hat unter den idiopatischen interstitiellen Pneumonien die schlechteste Prognose, ihr Verlauf ist rasch progredient und meist therapierefraktär, wobei die mittlere Überlebenszeit nur 3–5 Jahre beträgt. Eine chronisch progrediente fibrosierende Alveolitis führt früh zu einer restriktiven Ventilationsstörung, sodass bei jungen Patienten die Transplantation indiziert sein kann. Röntgenologisch und computertomografisch finden sich interstitielle Veränderungen und besonders das Honigwabenmuster basal und subpleural (Abb. 3.**75**), was bei vorhandener klinischer Symptomatik und Ausschluss anderer Ursachen eine relativ sichere HRCT-Diagnostik möglich macht (Murray u. Nadel 2000).
- *NSIP* (Non-specific interstitial Pneumonia): Sie ist histologisch durch eine interstitielle Infiltration mit Lymphozyten und Plasmazellen gekennzeichnet. Der Beginn ist subakut; der Steroid-Response und die Prognose (mittlere Lebenserwartung: etwa 15 Jahre) sind deutlich besser als bei der UIP. Im HRCT zeigen sich mosaikartig angeordnete Milchglas- und Pflastersteinmuster überwiegend symmetrisch subpleural und basal angeordnet.Finden sich zusätzlich Bezirke mit Honigwabenmuster, ist eine radiomorphologische Abgrenzung gegen die UIP kaum möglich (Abb. 3.**76**).
- *AIP* (akute interstitielle Pneumonie): Diese entspricht dem von Hamman und Rich beschriebenen Syndrom. Histologisch ist sie vom Organisationsstadium der akuten respiratorischen Insuffizienz (ARDS) nicht unterscheidbar. Die Prognose ist überaus schlecht. Im HRCT zeigen sich diffus in allen Lungenarealen Zonen mit Milchglasmuster in geografischer Anordnung.
- *RB-ILD* (Respiratory Bronchiolitis-associated interstitial Lung Disease): Sie ist die interstitielle Pneumonie der Raucher („Raucherpneumopathie"). Die Prognose ist besonders bei Tabakkarenz gut. Im HRCT zeigen sich Milchglasmuster und zentrilobuläre Mikronoduli vorwiegend basal. Airtrapping und zentrilobuläre Emphysemzonen sind Folge der Bronchiolitis (Abb. 3.**77**) und finden sich oft gehäuft in den Oberfeldern (Davies 2005).
- *DIP* (desquamative interstitielle Pneumonie): Histologisch findet sich intraalveolär eine Anhäufung von Makrophagen. Die Bezeichnung „DIP" entstand, weil man früher irrtümlicherweise die Makrophagen für abgeschilferte Aveolarzellen hielt. Da die DIP meist auch bei Rauchern auftritt, entspricht sie möglicherweise der RB-ILD bei verstärkter Reaktionslage des Wirtes. Die Prognose ist schlechter als bei RB-ILD, aber besser als bei UIP. Im HRCT zeigt sich ein diffuses Milchglasmuster mit verstärkter Ausprägung in den basalen und peripheren Lungenregionen.
- *BOOP* (Bronchiolitis obliterans mit organisierter Pneumonie): Die Bezeichnung „COP" (kryptogene organisierte Pneumonie) ist besser, da es sich histologisch um herdförmiges intralveoläres Granulationsgewebe handelt, das sich erst sekundär in die Bronchiolen vorschiebt. Der Erkrankung geht oft ein therapierefraktärer pulmonaler Infekt voraus; sie betrifft Raucher doppelt so häufig wie Nichtraucher (Matthys 2008). Steroid-Rsponse und Prognose sind relativ gut. Im HRCT zeigen sich interstitielle Zeichnungsvermehrung und herdförmige Bindegewebsknoten, die unter Umständen differenzialdiagnostisch kaum gegen Karzinome abgrenzbar sind (Abb. 3.**78b**).
- *LIP* (lymphozytäre interstitielle Pneumonie, Pseudolymphom, Mucosa-associated lymphoid Tissue [MALT]): Es handelt sich um eine lymphoproliferative Erkrankung, die auf dem Boden von Immunopathien (AIDS, Hypo- oder Hypergamaglobulinämie) und auch Autoimmunerkrankungen (z. B. Sjögren-Syndrom) vorwiegend bei Frauen auftritt und als Vorstadium eines malignen Lymphoms (MALT) angesehen wird. Im CT finden sich neben dem diffusen, interstitiellen Muster in 80 % der Fälle kleine dünnwandige Zysten (Johkoh et al. 2000).

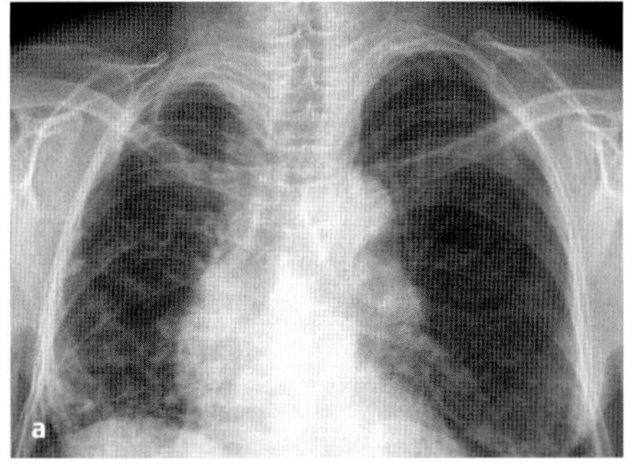
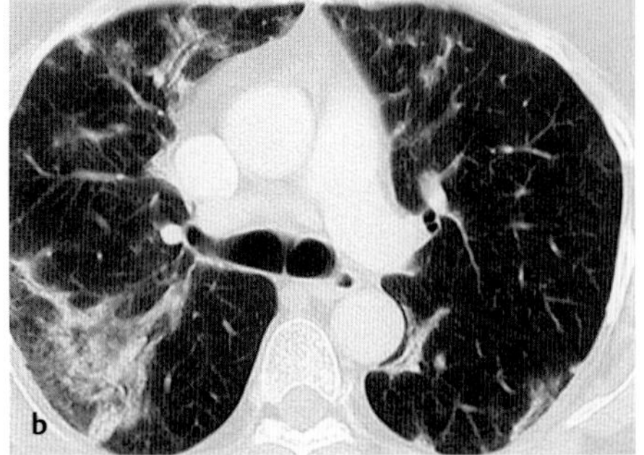
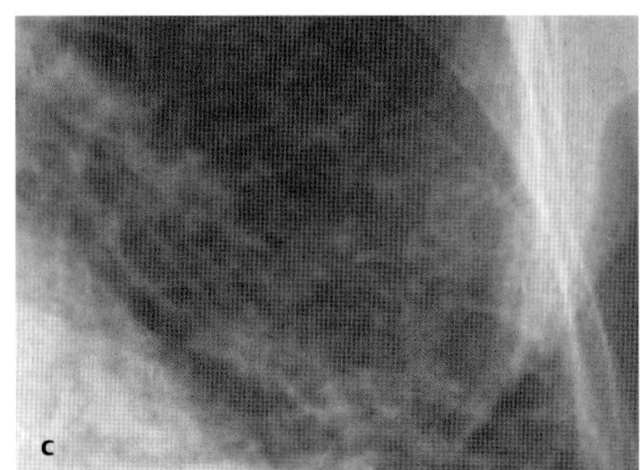
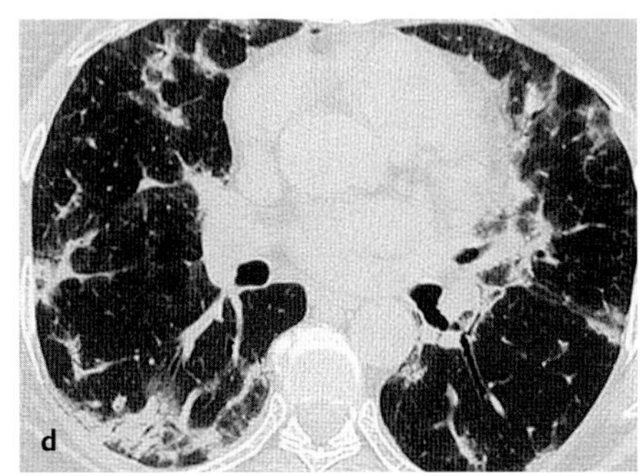

Abb. 3.**75 a–d** **UIP**. Beachte das Honigwabenmuster und die basale Fibrose. Der Patient ist ein 56-jähriger Mann mit starker, restriktiver Ventilationsstörung.

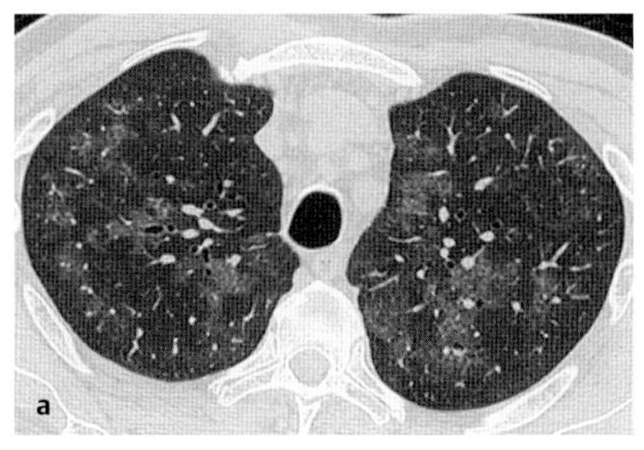
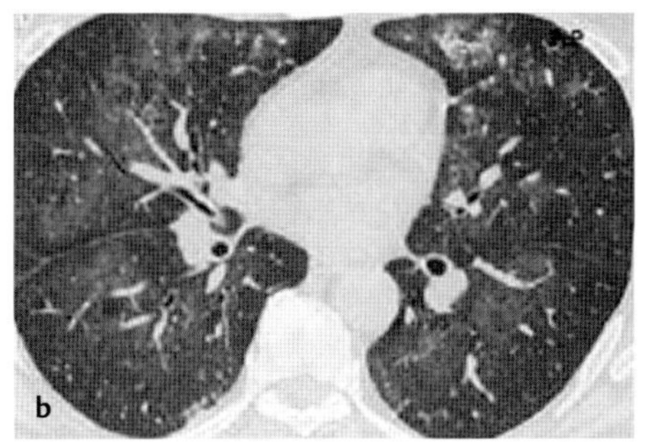

Abb. 3.**76 a** u. **b** **NSIP**. Beachte das mosaikartig angeordnete Milchglasmuster. Im weiteren Verlauf gute Besserung durch Steroidmedikation.

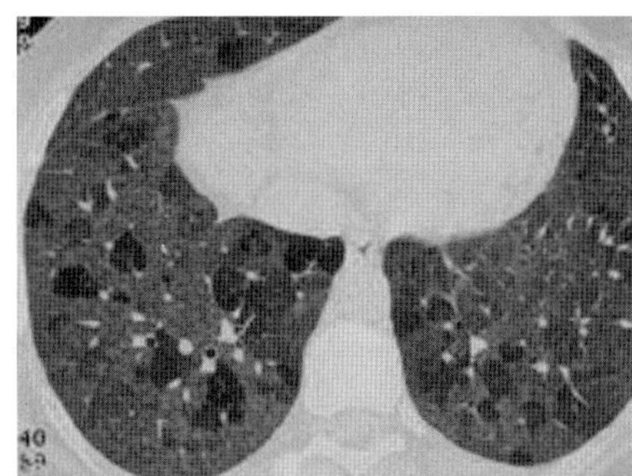

Abb. 3.**77** **RB-ILD**. Interstitielles Muster mit Milchglasmuster und zentrolobulärem Emphysem. Langjähriger Raucher mit chronischer Bronchitis.

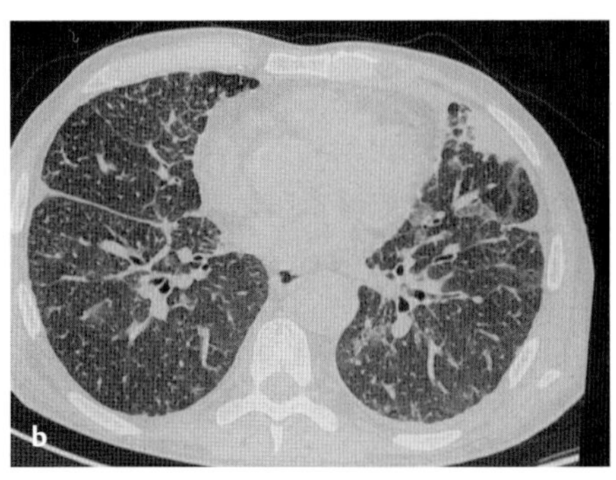

Abb. 3.**78 a** u. **b** **BOOP**. Patient nach Nierentransplantation. Beachte die interstitielle Zeichnungsvermehrung, das Milchglasmuster (paraaortal) und die Infiltration basoventral links.

Kollagenosen

Kollagenosen sind Erkrankungen des Bindegewebes, dessen ubiquitäres Vorkommen das polymorphe klinische Bild verständlich macht. Eine Lungenbeteiligung ist häufig, und zwar im Sinne einer Gerüsterkrankung; d.h. das Interstitium ist anfangs entzündlich infiltriert und später fibrosiert (Hunninghake u. Fauci 1979). Extrapulmonal manifestiert sich eine Kollagenose auch häufig als Arthritis, Pleuritis, Perikarditis oder Myokarditis (Scherak et al. 1979).

Lupus erythematodes

Der systemische Lupus erythematodes ist eine chronische Erkrankung mit akuten Exazerbationen; er befällt vor allem Frauen im gebärfähigen Alter. Die wichtigen Manifestationen sind Polyarthritis, Hautläsionen, Glomerulonephritis mit nephrotischem Syndrom und thorakal Pleuritis und Endomyoperikarditis. Eine Beteiligung des Lungenparenchyms ist seltener als die Beteiligung von Pleura und Herz, kann aber als akute Lupus-Pneumonie ähnlich wie ein ARDS mit alveolären Hämorraghien zu einem schweren Krankheitsbild führen. Eine subklinische Lungenfibrose ist histopathologisch in 70% der Fälle nachweisbar ist (Baum 1974, Hofner et al. 1974). Die Diagnose ergibt sich aus dem Nachweis von Lupus-erythematodes-Zellen und antinukleären Autoantikörpern im Serum und im Pleuraerguss.

Röntgenologisch finden sich bilaterale Pleuraergüsse und eine Kardiomegalie, die Ausdruck eines Perikardergusses oder einer Myokarditis mit Dilatation sein kann. Im akuten Stadium können diskrete, fleckig-strähnige Infiltrate in allen Lungenpartien auftreten, die sich unter einer Kortikoidtherapie zurückbilden (Abb. 3.**79a**). Im Spätstadium entwickelt sich eine Lungenfibrose mit retikulomikronodulärem und Honigwabenmuster (Fenlon et al. 1996; Abb. 3.**79b**).

Rheumatoide Arthritis

Eine Pleuritis mit und ohne Ergussbildung ist die häufigste thorakale Manifestation einer rheumatoiden Arthritis. Bei der Mehrzahl der Patienten finden sich histopathologisch auch pulmonale Fibrosen, die in der Regel subklinisch sind, obwohl bis zu 20% der Patienten HRCT-Befunde haben sollen (Lee et al. 2005). Neben der Fibrose zeigen sich selten pulmonale Knoten mit zentraler Nekrose, die histologisch den subkutanen rheumatoiden Knoten gleichen.

Röntgenologisch sind Pleuraergüsse die häufigste Manifestation. Die Lungengerüsterkrankung zeigt ein retikulomikronoduläres Muster, das später in ein Honigwabenmuster (Fibrose) übergeht. Multiple Granulome sind selten, haben einen Durchmesser von 3 mm bis 7 cm, liegen meist subpleural und können Kavernen bilden. Sie entstehen zusammen mit den subkutanen Rheumaknötchen und können wie diese wachsen und schwinden (Abb. 3.**80** u. Abb. 3.**81**). Es gibt fließende Übergänge zu dem bei der Anthrakosilikose auftretenden Kaplan-Syndrom, das als eine hyperergische Reaktion bei rheumatoider Grunderkrankung aufgefasst wird (Baum 1974). Gelegentlich können entzündliche Veränderungen an den Schulter- und Akromioklavikulargelenken Hinweise geben. Die Diagnose ergibt sich aus der Gelenksymptomatik und dem Nachweis von Rheumafaktoren im Blut (Popper 1972).

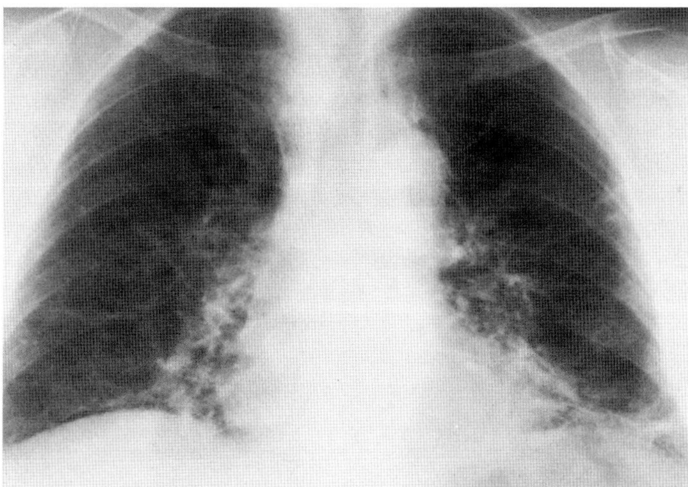

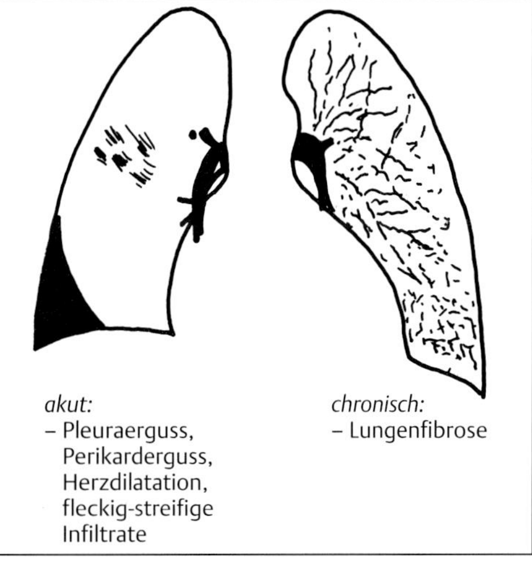

Abb. 3.**79a** u. **b** **Lupus erythematodes.** Röntgenologisch vermehrte Streifenzeichnung perihilär und basal. Klinisch standen Arthralgien im Vordergrund. Sonografisch fand sich ein kleiner Perikarderguss. Lupus-erythematodes-Zellen positiv.

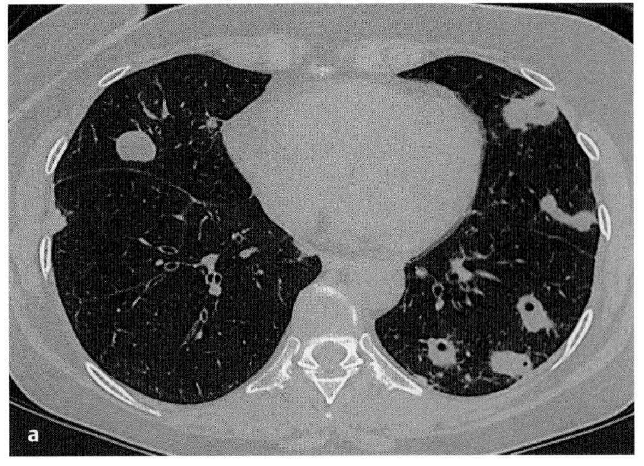

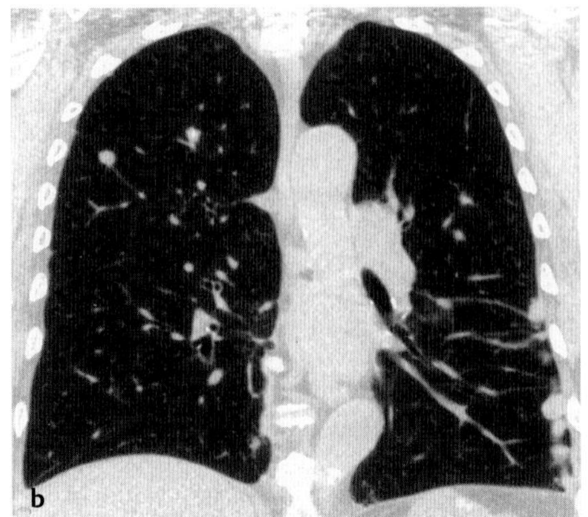

Abb. 3.**80** **a** u. **b** **Rheumaknoten.**
a Rheumaknoten mit zentralen Nekrosen. Beachte auch die pleuralen Herde.
b Subpleurale Rheumaknoten und Fibrosestränge.

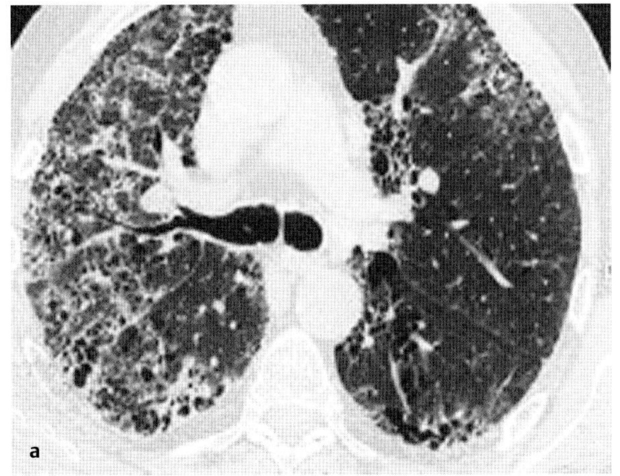

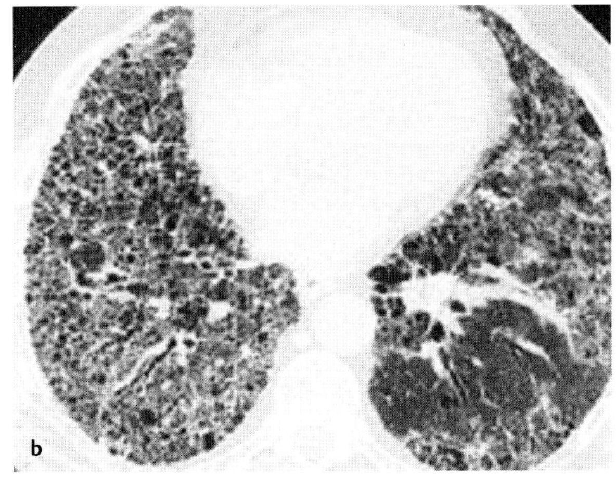

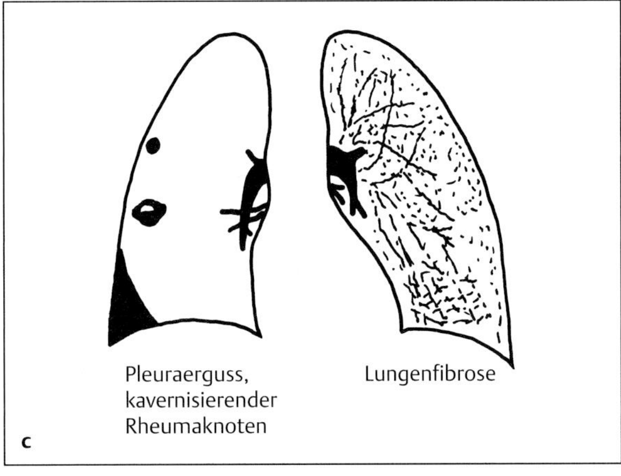

Abb. 3.**81** **a–c** **Honigwabenmuster („Endstage Lung").** Der Patient litt seit langer Zeit an einer rheumatoiden Arthritis. Synopsis der Röntgenbefunde bei Rheuma (**c**).

Progressive Systemsklerose (Sklerodermie)

Die progressive Systemsklerose geht von allen Kollagenosen am häufigsten mit einer Beteiligung des Lungenparenchyms einher, und ihre Prognose wird heute vor allem durch die Lungenfibrose und die pulmonale Hypertonie bestimmt (Matthys 2008). Neben dem Raynaud-Phänomen, der fibrosierenden Atrophie der Haut und der Arthritis ist die Erkrankung durch eine Sklerose des Gastrointestinaltrakts gekennzeichnet. So gut wie immer sind antinukleäre Antikörper im Serum nachweisbar.

Röntgenologisch ist eine diffuse, von basal her aszendierende Fibrosierung mit Verkleinerung des Lungenvolumens und mit späterem Übergang in eine Wabenlunge typisch. Ein Ösophagusbefall manifestiert sich mit seiner Dilatation und Luftfüllung. Als Komplikationen treten rezidivierende Aspirationspneumonien auf. Im CT zeigen sich Mikronoduli, Milchglas- und Honigwabenmuster, besonders basal (Schurawitzki et al. 1990, Diot et al. 1998; Abb. 3.**82** u. Abb. 3.**83**).

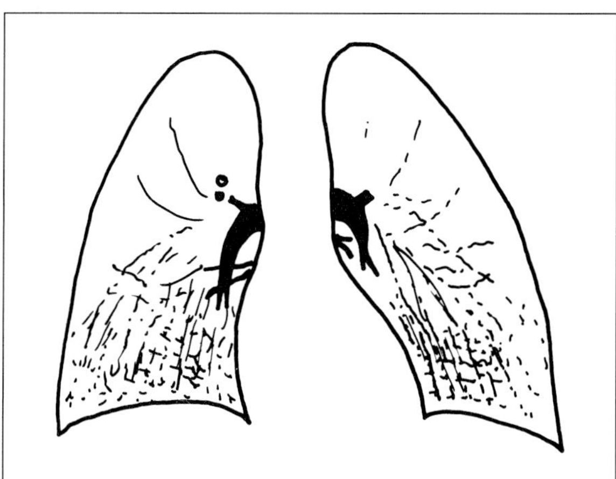

Abb. 3.**82** **Sklerodermie**. Basal betonte Lungenfibrose.

Sjögren-Syndrom

Das Sjögren-Syndrom ist durch die Trias aus Keratoconjunctivitis sicca, Parotitis sicca und Polyarthritis gekennzeichnet und führt in etwa 30% der Fälle zu diffusen Lungenfibrosen.

Dermatomyositis, Polymyositis

Eine relativ selten vorhandene subpleurale Lungenfibrose manifestiert sich mit einem retikulären Muster und fleckigen Verdichtungen. Die muskuläre Insuffizienz kann aber eine pulmonale Beteiligung vortäuschen, da durch die schlechte Inspirationstiefe minderbelüftete Lungenpartien und Plattenatelektasen entstehen (Abb. 3.**84**). Weichteilverkalkungen und der Nachweis von Muskelentzündungen mit dem MRT können weitere Hinweise liefern (Bonnefoy et al. 2004).

Morbus Bechterew

Bei der ankylosierenden Spondylitis kommt es gelegentlich zu umschriebenen Fibrosen und bullösem Emphysem in den Lungenoberfeldern. Die Diagnose ergibt sich aus den typischen Röntgenbefunden am Achsenskelett und aus dem Nachweis von HLA-B27, für das 90% der Bechterew-Kranken positiv sind.

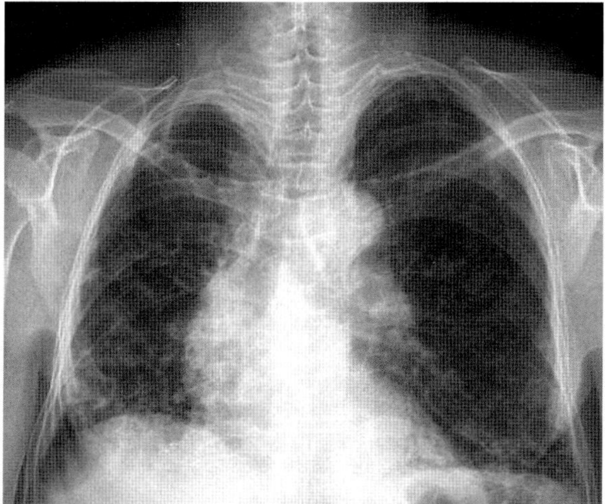

Abb. 3.**83** **Sklerodermie**. Retikuläre Zeichnung, besonders basal (= Fibrose).

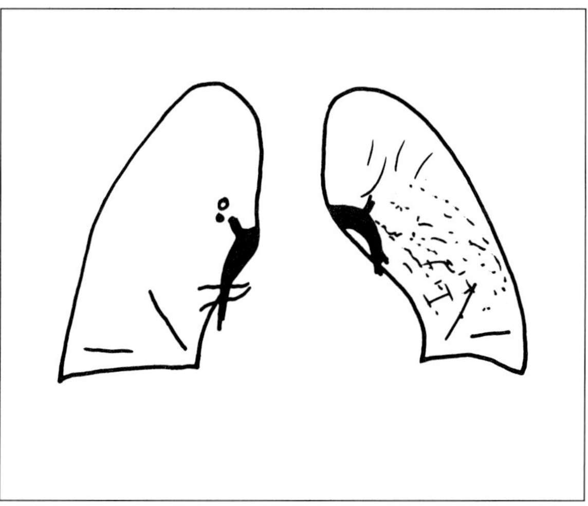

Abb. 3.**84** **Dermatomyositis, Zwerchfelllähmung, Plattenatelektasen, selten Lungenfibrose**.

Systemische Vaskulitiden

Wegener-Granulomatose

Die nekrotisierende granulomatöse Vaskulitis wird als akute Autoimmunerkrankung aufgefasst und führt zu Ulzerationen im Nasen- und Nebenhöhlenbereich (Abb. 3.**85**), zu rasch einschmelzenden pulmonalen Rundherden, zu einer generalisierten Vaskulitis und zu einer Glomerulonephritis.

Klinisch stehen zunächst Symptome einer Rhinitis – evtl. mit Chondritis und konsekutiver Sattelnase – sowie einer Pansinusitis im Vordergrund; später kommen pneumonieähnliche Beschwerden mit Hämoptysen und eine Niereninsuffizienz hinzu. Trotz gelegentlicher Erfolge einer immunsuppressiven Therapie ist die Prognose sehr schlecht. Der Nachweis von c-ANCA (zirkulierenden antineutrophilen zytoplasmatischen Antikörpern) und vor allem die Biopsie aus den ulzerösen Läsionen und Granulomen der oberen Atemwege sichern die Diagnose.

Röntgenologisch finden sich multiple Rundherdinfiltrate (Durchmesser: bis zu 10 cm) mit Einschmelzungen, segmentale Pneumonien und Atelektasen sowie gelegentlich eine subglottische Trachealstenose (Frazier et al. 1998; Abb. 3.**86**, Abb. 3.**87** u. Abb. 3.**88**). Im CT zeigen sich einschmelzende Knoten und gelegentlich kurzstreckige Wandverdickungen des Tracheobronchialsystems mit konzentrischer Lumeneinengung (Langford u. Hoffman 1999).

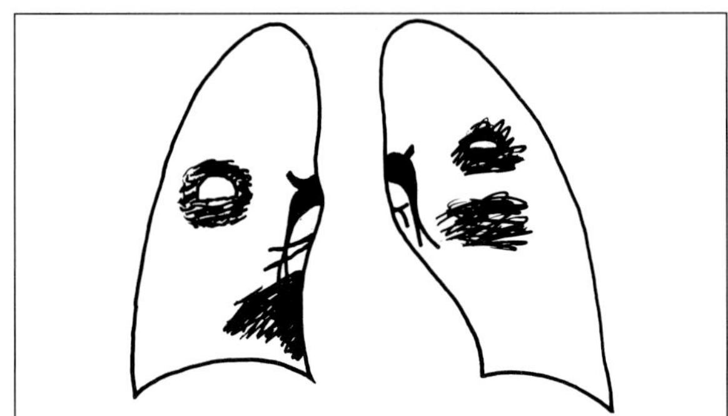

Abb. 3.**86** **Wegener-Granulomatose.** Pneumonische Infiltrate, Atelektasen, Rundherde mit Einschmelzungen, subglottische Trachealstenose.

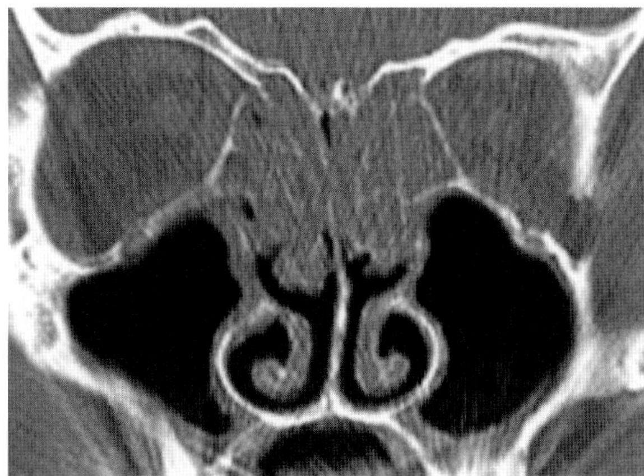

Abb. 3.**85** **Wegener-Granulomatose.** Granulome im Sinus ethmoidalis und in der Nasenhaupthöhle.

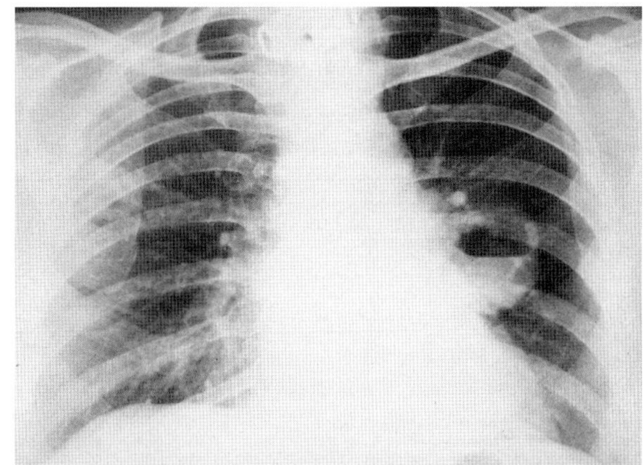

Abb. 3.**87** **Wegener-Granulomatose.** Mehrere einschmelzende Rundherde im Lungenparenchym. Klinisch nekrotisierende Kehlkopfentzündung, die eine Tracheotomie notwendig machte, und Niereninsuffizienz.

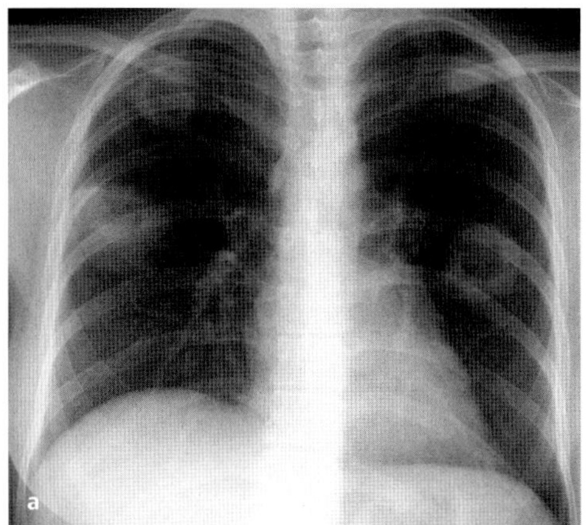

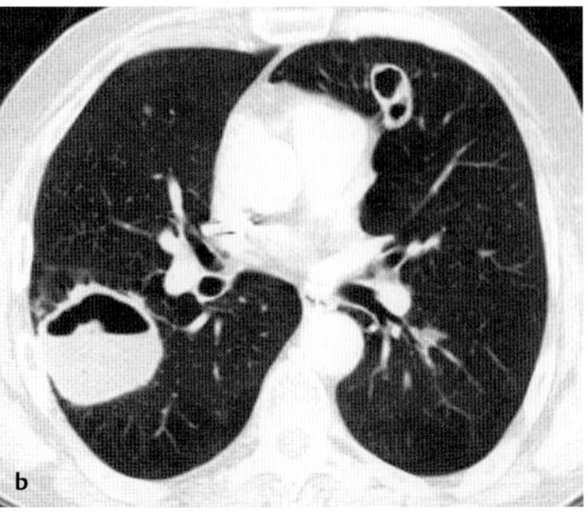

Abb. 3.**88 a** u. **b** **Wegener-Granulomatose.** Histologisch gesichert.

Allergische Granulomatose (Morbus Churg-Strauss)

Die Granulomatose manifestiert sich an vielen Organen und wurde zunächst mit der Trias „Asthma bronchiale, chronische Sinusitis und rezivierende Lungeninfiltrate" beschrieben. Hinzu kommen Pleuritis, Myokarditis und Perikarditis sowie Mono- oder Polyneuropathien. Stets findet sich eine starke Bluteosinophilie, und in der Hälfte der Fälle gelingt der Nachweis von ANCA. Die Biopsie zeigt granulomatöse nekrotisierende Vaskulitiden und eosinophile Infiltrate. Auf eine Kortisontherapie spricht die Erkrankung meist gut an.

Röntgenologisch finden sich rezidivierende Lungeninfiltrate, eine Vermehrung der interstitiellen Zeichnung und Lungenknoten ohne Einschmelzung (Armstrong et al. 1995; Abb. 3.**89**). Im HRCT kommen umschriebene Regionen mit Milchglasmuster und zentrilobulären Knötchen zur Darstellung.

Goodpasture-Syndrom

Die akute Autoimmunerkrankung (engl.: ABMABD = Antibasement Membrane Antibody Disease) befällt vor allem junge Männer. Die progrediente Glomerulonephritis und die rezidivierenden Lungenparenchymblutungen manifestieren sich mit Hämoptysen, Hämaturie, Niereninsuffizienz und einer arteriellen Hypertonie. Die Diagnose ergibt sich aus der Lungen- und Nierenbiopsie und dem Immunfluoreszenznachweis von Antikörpern gegen die Basalmembranen der Nierenglomeruli und der Lungenalveolen. Auch im Serum lassen sich diese GBM-Antikörper nachweisen. Die Prognose der Erkrankung ist infaust.

Röntgenologisch und im *CT* besteht ein mikronoduläres, retikuläres und ein Milchglasmuster. Im Hämorrhagiestadium zeigen sich konfluierende, fleckige Verschattungen mit Luftbronchogramm, die innerhalb von 2–3 Wochen resorbiert werden Das Spätstadium ist durch eine diffuse Lungenfibrose gekennnzeichnet (Jara et al. 2003, Collard u. Schwartz 2004; Abb. 3.**90** u. Abb. 3.**91**).

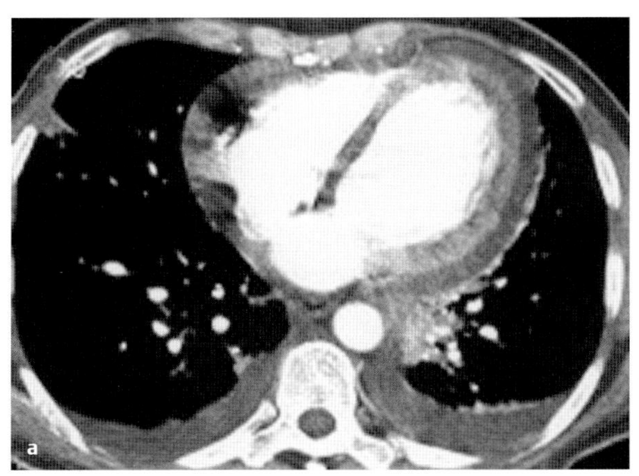

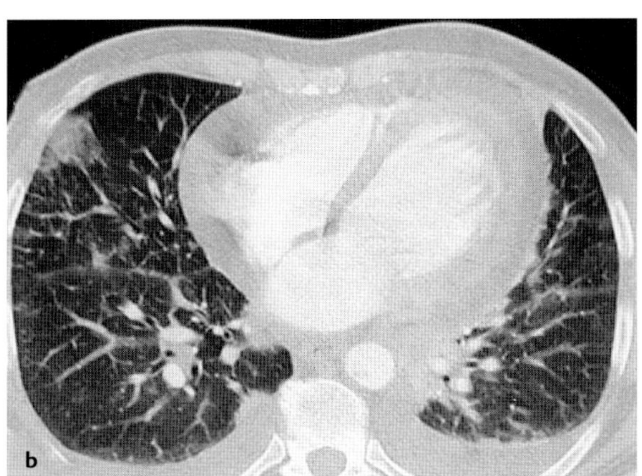

Abb. 3.**89 a** u. **b** **Morbus Churg-Strauss.** Beachte den Perikarderguss, den Pleuraerguss beidseits und das ventrobasale Infiltrat.

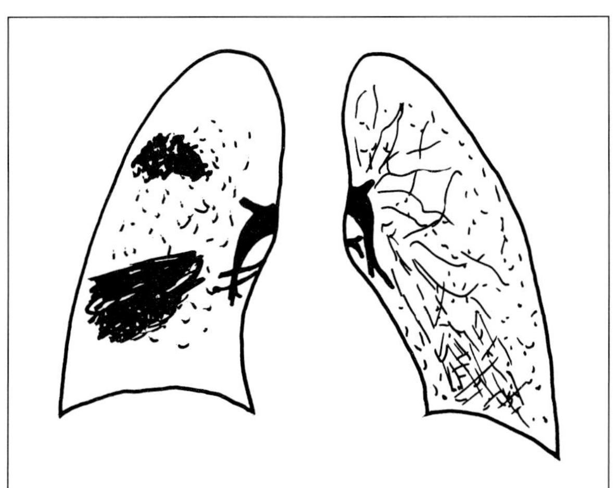

Abb. 3.**90** **Goodpasture-Syndrom, Morbus Ceelen.** Lungenblutungen, später Fibrosen.

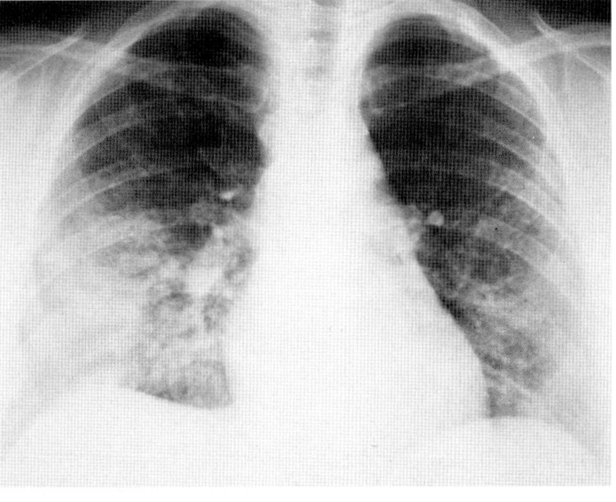

Abb. 3.**91** **Goodpasture-Syndrom.** Konfluierende Fleckschatten im rechten Unterfeld. Klinisch Hämoptysen und Niereninsuffizienz.

Eosinophiles Lungensyndrom

Das eosinophile Lungensyndrom ist durch eosinophile Lungeninfiltrate gekennzeichnet, die meist mit einer Eosinophilie im peripheren Blut einhergehen. Es hat zahlreiche Ursachen (Tab. 3.**2**). Die Eosinophilie und das gute Ansprechen auf eine Kortikoidtherapie lassen vermuten, dass allen Erkrankungen eine allergisch-hyperergische Störung zugrunde liegt. Bioptisch finden sich intraalveoläre Exsudate mit reichlich eosinophilen Granulozyten. Vier Formen werden unterschieden (Matthys 2008):

Tabelle 3.**2** Eosinophile Lungensyndrome (nach Carrington und Reeder).

Eosinophile Pneumonie, idiopathisch akut (Löffler-Syndrom) und chronisch

Eosinophile Lungensyndrome mit bekannter Ursache:

- Medikamentenallergie (Nitrofurantoin, Penizillin, Sulfonamide, Imipramin, PAS, Diclofenac, Ibuprofen, Aspirin, Phenytoin, Kokain, Tamoxifen, Bleomycin, Methotrexat u. a.)
- Asthma
- Pilzallergie (bronchopulmonale Aspergillose, Kandidiasis, Kokzidioidomykose)
- Parasitosen (Askariasis, Echinokokkus, Strongyloidiasis, Ankylostomasis, tropische pulmonale Eosinophilie, Filarien, Larva migrans, Schistosomiasis)
- Kollagenosen (Panarteriitis nodosa, Wegener-Granulomatose, Goodpasture-Syndrom, allergische Granulomatose Churg-Strauss, Rheumatoid)
- eosinophile Leukämie
- Morbus Hodgkin
- Paraneoplasie (z. B. bei Bronchialkarzinom)
- Bruzellose

Flüchtiges eosinophiles Infiltrat (Löffler-Syndrom)
Es ist durch einen relativ gutartigen klinischen Verlauf mit trockenem Husten, leichtem Fieber und schneller Erholung gekennzeichnet. Wesentliche Ursache ist die Lungenpassage von Parasiten (Ascaris lumbricoides u. a.).

Röntgenologisch zeigen sich flüchtige flächige Verschattungen ohne segmentale Anordnung, die wandern können (Pneumonia migrans; Abb. 3.**92** u. Abb. 3.**93**).

Die *Diagnose* wird durch den klinischen Verlauf, den Röntgenbefund, die Bluteosinophilie und, wenn möglich, durch den Nachweis der Parasiten gestellt.

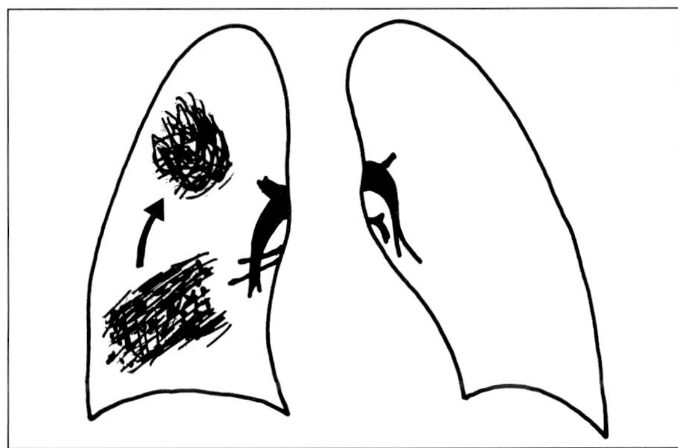

Abb. 3.**92** **Löffler-Syndrom**. Flüchtiges pneumonisches Infiltrat mit Bluteosinophilie und Pneumonia migrans.

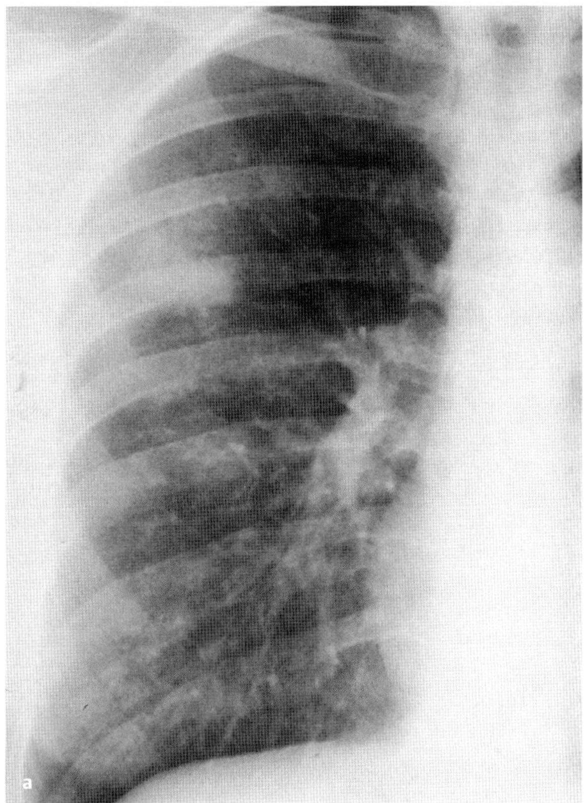

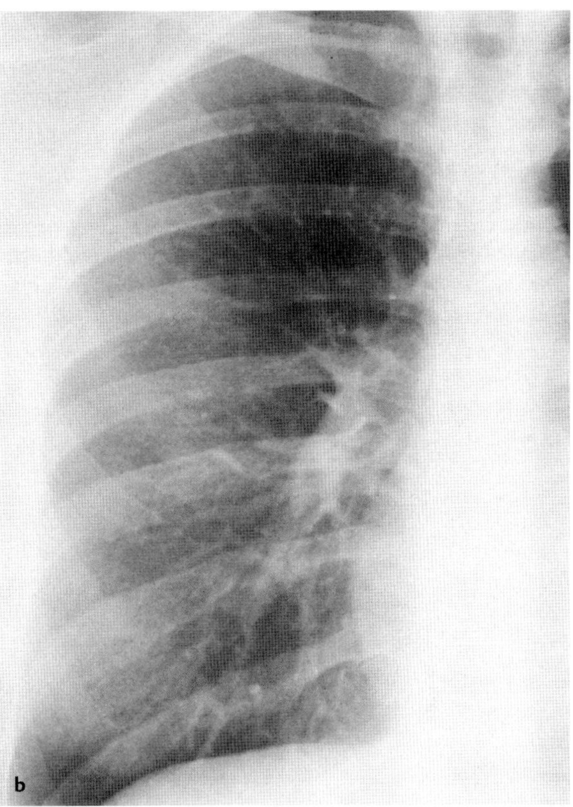

Abb. 3.**93 a** u. **b** **Eosinophiles Löffler-Infiltrat**. Einzelne Flächeninfiltrate im Ober- und Mittelfeld, die nach 1 Woche nicht mehr nachweisbar sind. Die Bluteosinophilie betrug 42 %. Eine Askarideninfestation wurde 6 Wochen später nachgewiesen.

Idiopathische akute eosinophile Pneumonie

Es handelt sich um eine akute, schwere Erkrankung, die dem ARDS ähnlich ist und innerhalb von wenigen Tagen zu einer beatmungspflichtigen respiratorischen Insuffizienz führt. Auslösende Noxen (Antigene oder Infektionen) sind unbekannt. Die Pneumonie spricht gut auf eine Kortikoidtherapie an. In der bronchoalveolären Lavage finden sich zahlreiche eosinophile Granulozyten (prozentuale Werte von 20–40 %), obwohl eine Bluteosinophilie meist fehlt. Röntgenologisch zeigen sich bilateral generalisierte retikuläre Zeichnungen, später Milchglasmuster und alveoläre Infiltrationen.

Idiopathische chronische eosinophile Pneumonie

Die Ursache der Erkrankung, deren klinische Symptomatik (Husten, Dyspnoe, Fieber und Abgeschlagenheit) sich langsam über Wochen entwickelt, ist unklar, obwohl sie häufig auf dem Boden von Allergien (wie z. B. Asthma und chronisch rezidivierender allergischer Rhinitis) auftritt. Die flächigen Infiltrate liegen typischerweise subpleural, besonders in den Oberfeldern. Die Verschattungen im Lungenmantel bei normaler Transparenz des Lungenkerns haben zu der Bezeichnung „Lungenödem-Negativbild" geführt (Gurney 2007). Diagnostische Hinweise geben die chronische Bluteosinophilie und die gute Rückbildung des Infiltrats unter einer Kortikoidtherapie.

Medikamentös induziertes eosinophiles Lungensyndrom

Siehe Abschnitt „Arzneimittelpneumonitis".

Arzneimittelpneumonitis

Nur sehr wenige Medikamente verursachen ernsthafte pulmonale Komplikationen (Tab. 3.**3**).

Hyperergisch-allergische Reaktion

Einige Medikamente können akut eine hyperergisch-allergische Reaktion der Lunge auslösen, meist bei Patienten mit bekannter allergischer Diathese. Es kommt dann in zeitlichem Zusammenhang mit der Medikamentapplikation zu asthmaähnlichen Beschwerden, zu Husten, zu einer interstitiellen Pneumonie oder zu eosinophilen Infiltraten. Diese Veränderungen sind selbstlimitierend und voll reversibel. Histologisch finden sich eine Gewebseosinophilie und auch eine Alveolitis leichteren Grades.

Das *Röntgenbild* zeigt anfangs in allen Lungenpartien ein interstitielles Muster, das zum Höhepunkt der Erkrankung mit zusätzlichen intraalveolären Fleckschatten kombiniert sein kann. Die Veränderungen bilden sich innerhalb von Tagen zurück (Uthgenannt et al. 1975).

Diffuse fibrosierende Alveolitis

Einige Medikamente, insbesondere aber Zytostatika, können zu einer chronischen Lungenerkrankung mit Fibrose führen. Monate bis Jahre nach Therapiebeginn entwickelt sich ein Lungensyndrom mit Husten, Dyspnoe und subfebrilen Temperaturen.

Histologisch zeigt sich eine Alveolitis mit intraalveolären Blutungen, hyalinen Membranen und lymphozytären interstitiellen Infiltraten. Die Erkrankung ist chronisch progredient und führt zur Lungenfibrose.

Röntgenologisch findet man ein interstitielles Muster und zusätzlich intraalveoläre Infiltrate (Abb. 3.**94**). Die Veränderungen können generalisiert oder aber auch regional betont vorkommen. Im weiteren Verlauf entwickelt sich eine Lungenfibrose mit honigwabenartiger Netzzeichnung und, im Vergleich zu Voraufnahmen, verkleinertem Lungenvolumen (Rosenow et al. 1992). Amiodaron, ein Therapeutikum von Herzarrhythmien, enthält 37 g% Jod und reichert sich in den Makrophagen der Lungen und der Leber an, was zu erhöhten Dichtewerten im CT führen kann.

Tabelle 3.**3** Medikamente als Ursache pulmonaler Erkrankungen (nach: Teschendorf et al.).

Generic Name (INN)	Therapeutische Wirkung	Pulmonale Reaktion
Azetylsalizylsäure	Antipyretikum	akut alveolär, exsudativ
Paraaminosalizylsäure	Tuberkulostatikum	akut alveolär, exsudativ
Penizillin	Antibiotikum	akut alveolär, exsudativ
Sulfadimethoxin	Bakteriostatikum	akut alveolär, exsudativ
Meprobamat	Psychotherapeutikum	akut alveolär, exsudativ
Hydrochlorothiazid	Diuretikum	akut alveolär und interstitiell exsudativ
Diphenylhydantoin	Antikonvulsivum	akut alveolär, exsudativ, Lymphadenopathie
Procainamid	myokardialer Depressor	akut und chronisch alveolär
Nitrofurantoin	Bakteriostatikum	akut und chronisch, alveolär und interstitiell
Busulphan	Methotrexat, Cyclophosphamid, Bleomycin	Interleukin-2, Mitomycin, Carmustinzytostatikum, chronisch interstitiell
Hexamethoniumchlorid	Ganglienblocker	chronisch interstitiell
Mecamylamin	Ganglienblocker	chronisch interstitiell
Methysergid	Serotoninantagonist (Migränemittel)	chronisch interstitiell
Amiodaron (enthält 37 g% Jod, deshalb hohe CT-Dichte in Lunge und Leber)	Antiarrhythmikum	chronisch interstitiell, ARDS

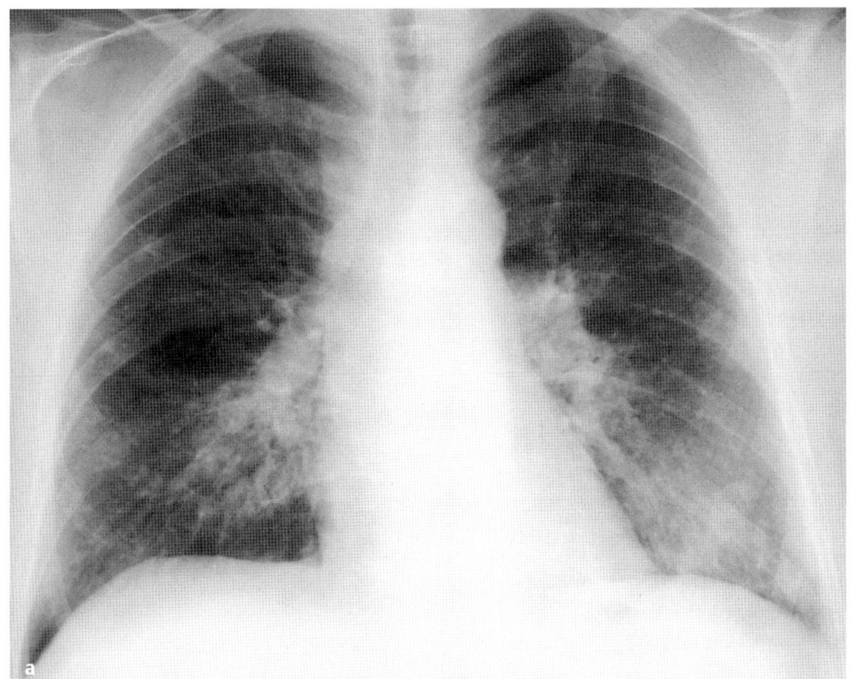

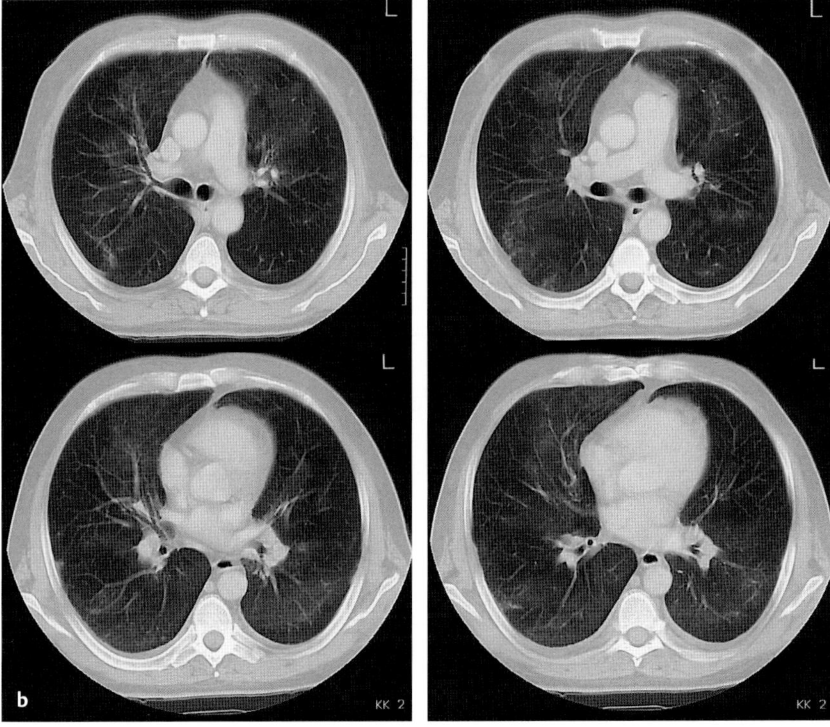

Abb. 3.**94 a** u. **b** **Arzneimittelpneumonitis.** Bei dem mit Meprobamat behandelten, pulmonal asymptomatischen Patienten zeigte sich ein interstitielles kleinfleckiges Muster im Übersichtsbild sowie eine besonders paravasal angeordnete, milchglasartige Eintrübung im CT. Nach Absetzen des Meprobamat verschwanden diese Veränderungen.

Strahlenpneumonitis

Die Strahlendosis, die üblicherweise für die Therapie eines Lungenkrebses nötig ist (50–70enthält 37Gy), schädigt auch immer das peritumoröse Lungenparenchym. Die Teilungsfähigkeit von Kapillarendothelien und Alveolarzellen wird herabgesetzt; der Schaden manifestiert sich aber erst dann, wenn nach der physiologischen Apoptose neue Zellen nicht nachwachsen. Deshalb kommt es meist erst 1–4 enthält 37 enthält 37 Monate nach Therapiebeginn zu einer akuten Desquamation von Alveolarepithelien und zu Kapillarthrombosen. Es gilt die 4-er-Regel: 4 enthält 37 enthält 37 enthält 37 enthält 37 enthält 37 enthält 37 Wochen Therapie (40enthält 37Gy) → 4enthält 37Wochen danach interstitielle Pneumonitis → 4 Wochen später Hämorrhagiestdium mit flächiger Verschattung. Im weiteren Verlauf wird dieser lokale Schaden innerhalb von 1 Jahr fibrös organisiert (Strahlenfibrose). Die Bestrahlung von supraklavikulären Lymphknotenmetastasen führt häufig zu einer apikalen Fibrose mit Pleurakuppenschwielen.

Die akute Strahlenpneumonitis manifestiert sich mit ansteigender Blutsenkungsgeschwindigkeit, einem trockenen Husten, Krankheitsgefühl, Dyspnoe und einer restriktiven Ventilationsstörung (Schnabel et al. 1983) sowie mit einem Abfall des Sauerstoffpartialdrucks pO_2 im Blut.

Röntgenologisch zeigen sich im bestrahlten Volumen, das oft rechteckig ist, fleckig konfluierende bis homogene Verschattungen, oft mit positivem Bronchopneumogramm. Das morphologische Substrat sind Adhäsionsatelektasen infolge der Alveolarzellzerstörung und des Fehlens von Surfactant-Faktor. Im Fibrosestadium entstehen dichte, streifig-flächige Narbenbildungen mit Abnahme des Lungenvolumens (Teates 1980; Abb. 3.**95**). Im CT ist im Frühstadium das bestrahlte Volumen durch ein Milchglasmuster gekennzeichnet; später finden sich intraalveoläre Schatten (Blutungen) und im Endstadium eine Fibrose mit Verlagerung der Gefäße und Bronchien.

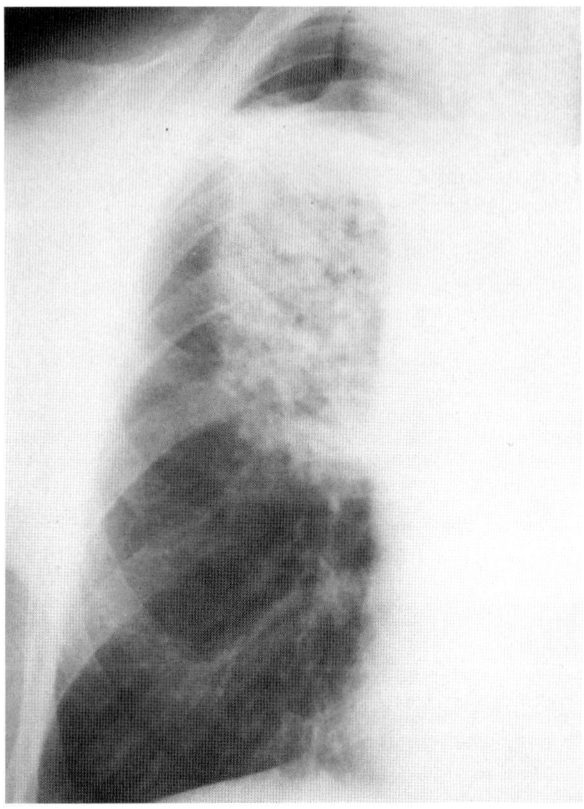

Abb. 3.**95** **Strahlenpneumonitis.** Dicht konfluierende Fleckschatten im Bestrahlungsfeld mit positivem Pneumobronchogramm 6 Wochen nach 56 Gy wegen Bronchialkarzinom.

Immundefektsyndrome

Störungen der humoralen und zellulären Immunität begünstigen das Auftreten von pulmonalen Infektionen und selten auch die Entstehung von Malignomen. Ätiologisch werden unterschieden:

- *Kongenitale Immundefekte* sind selten, wie z. B. die kongenitale Agammaglobulinämie Bruton oder die Ataxia telangiectatica Louis Bar.
- *AIDS* (akquiriertes Immundefektsyndrom).
- *Therapiebedingte Immundefekte* bei der Verwendung von Immunosuppressiva und Zytostatika.

AIDS

Seit der Erstbeschreibung im Jahre 1981 hat sich AIDS zu einer Pandemie entwickelt, an der heute weltweit über 50 Mio. Menschen erkrankt sind, wobei besonders in den Entwicklungsländern eine weitere Zunahme zu erwarten ist. In Deutschland rechnete man im Jahr 2003 mit 2000 Neuerkrankungen und 600 Todesfällen.

Klinisch manifestiert sich AIDS mit persistierenden zervikalen, axillären und mediastinalen Lymphadenopathien, mit mukokutanen Effloreszenzen, mit einer erhöhten, besonders auch pulmonalen Infektanfälligkeit und selten mit Malignomen, unter denen das Kaposi-Sarkom eine bevorzugte Stellung einnimmt.

Ursache ist eine Infektion mit dem lympho- und neutrotropen HIV (Human Immundeficiency Virus). Das Center for Disease Control, Atlanta/USA, unterscheidet:

- *I. Stadium:* akute HIV-Infektion mit mononukleoseartiger Symptomatik
- *II. Stadium:* asymptomatische HIV-Infektion
- *III. Stadium:* persistierende (länger als 3 Monate) Lymphadenopathien
- *IV. Stadium:* allgemeine Symptomatik (Kachexie, Fieberschübe, Diarrhö, Nachtschweiß usw.), HIV-Enzephalopathien und sekundäre Infektionserkrankungen, die sich besonders häufig im Bereich der Lunge manifestieren (s. u.), sowie maligne Erkrankungen (Kaposi-Sarkom, Non-Hodgkin-Lymphom, Burkitt-Lymphom)

Der Verdacht ergibt sich für den Pneumologen bei therapierefraktären pulmonalen Infekten, foudroyant verlaufender Tuberkulose und Pneumocystitis-carinii- bzw. Pilzpneumonien.

Ein Hinweis liefert die Bestimmung des Antikörpertiters mit dem ELISA-Test; der Nachweis gelingt mit der Bestimmung der HIV-RNA im Serum, im Sputum oder in Punktaten. Die Zahl der Helferzellen CD4+-T-Lymphozyten im Blut liegt unter 200/mm3, und das weitere Absinken lässt den Grad des Immundefekts abschätzen. Die Abnahme der Immunkompetenz korreliert in etwa mit der Art der pulmonalen Komplikationen, die von opportunistischer bakterieller Pneumonie über Tuberkulose und Pneumocystis-carinii-Infekte bis hin zu malignen Manifestationen wie Kaposi-Sarkom und Non-Hodgkin-Lymphom reichen.

Lymphozytäre Pneumonitis bei AIDS

Bei Kindern und im Anfangsstadium der Erkrankung auch bei Erwachsenen kommt es im Interstitium und in den Luftwegen der Lunge zu lymphozytären Infiltraten, als deren Ursache das HIV selbst angenommen wird (Resnick 1987).

Klinisch finden sich Husten und Belastungsdyspnoe, radiologisch ein oft basal betontes retikulomikronoduläres Muster. Die Diagnose ergibt sich aus dem histologischen Befund der Probeentnahme, bei dem LIP, NSIP, lymphozytäre Alveolitiden und lymphozytäre Bronchiolitiden gefunden werden können.

Bakterielle Pneumonien bei AIDS

Sie können bereits bei beginnender Immunkompetenz auftreten und gleichen in ihrer radiologischen Manifestation den Pneumonien bei nicht AIDS-befallenen Individuen. Oft sind sie aber rekurrierend und in ihrem Verlauf schwieriger therapeutisch zu beherrschen.

Tuberkulose bei AIDS

In den Entwicklungsländern ist die AIDS-assoziierte Tuberkulose die wichtigste Komplikation der Erkrankung und ihre häufigste Todesursache. Aber auch in den Industrieländern ist die durch AIDS aktivierte Tuberkulose nicht selten und verläuft besonders foudroyant. Infolge der Anergie findet sich oft eine primäre Tuberkulose mit pneumonischen, disseminierten Infiltraten, miliarer Aussaat, ausgeprägter hilomediastinaler Adenopathie und Pleuritis tuberculosa.

Atypische Mykobakterien, vor allem das Mycobacterium avium intracellulare, befallen in der Regel nur stark immunkompromittierte Patienten, wobei eine Beteiligung extrapulmonaler Organe häufig ist. Das CT zeigt ubiquitäre Lymphknotenvergrößerungen und fleckige pulmonale Infiltrate.

Pneumocystitis-carinii-Pneumonie bei AIDS

In den Industrieländern ist die *Pneumocystitis-carinii-Pneumonie* die häufigste ernste Komplikation einer HIV-Infektion. Besonders wenn die CD4-Lymphozyten unter 200 mm^3 abgefallen sind, ist die Inzidenz so hoch, dass eine Chemoprophylaxe empfohlen wird. Leidet ein HIV-Infizierter an antibiotikarefraktärem Fieber, Husten und Dyspnoe, und finden sich radiologisch bilateral-symmetrische, diffuse, pulmonale Infiltrate, so handelt es sich mit hoher Wahrscheinlichkeit um eine *Pneumocystitis-carinii-Pneumonie* (s. radiologische Zeichen, S. 20). Im CT zeigen sich neben diffusen Milchglasmustern in etwa 30 % der Fälle kleinere Zysten, die übrigens bronchopleurale Fisteln mit Pneumothorax verursachen können.

Pulmonaler Pilz- und Protozoenbefall bei AIDS
Bei fortgeschrittenem Immundefektsyndrom können zahlreiche Pilze (Nocardia asteroides, Candida, Cryptococcus neoformans, Histoplasmose, Kokzidioidomykose, Aspergillose) und das Protozoon Toxoplasma gondii in der Lunge zu Erkrankungen führen. In der Regel sind sie mit bakteriellen Infekten vergesellschaftet und von diesen röntgenologisch nicht sicher zu differenzieren. Deshalb ergibt sich die Diagnose durch Erregernachweis in Lavage-Proben und in Lungenpunktaten.

Kaposi-Sarkom der Lungen bei AIDS
Das Kaposi-Sarkom wird uneinheitlich entweder als echte Neoplasie oder aber als proliferative Reaktion auf abnorme Wachstumsfaktoren angesehen. Die Erkrankung beginnt in der Regel mit kutanen, knotigen, exulzerierenden Infiltraten, besonders an den Beinen. Der viszerale Befall betrifft vor allem den Gastrointestinaltrakt und die Lymphknoten. In den Lungen finden sich stark vaskularisierte Knoten in enger Beziehung zum perihilären bronchovaskulären Bündel, was zu Hämoptysen führen kann, aber auch zu diffusen Parenchyminfiltrationen. Die Prognose der Erkrankung ist ungünstig.

Röntgenologisch zeigen sich multiple Knoten mit 1–2 cm Durchmesser und unscharfen Konturen, vor allem in der perihilären Region. Das HRCT macht stark verdickte bronchovaskuläre Bündel und irreguläre Konturen der Knoten mit Ausläufern ins Interstitium sichtbar. Wegen der Vaskularisation der Läsionen ist der Dichteanstieg nach Kontrastmittelbolusinjektion deutlich.

Non-Hodgkin-Lymphom bei AIDS
Nach dem Kaposi-Sarkom ist das Non-Hodgkin-Lymphom das zweithäufigste AIDS-assoziierte Malignom der Lunge. Oft geben extrathorakale Lymphome den Hinweis auf den gleichzeitigen pulmonalen Befall. Intrathorakal sind bilaterale Pleuraergüsse und disseminierte pulmonale Knoten die führenden Symptome, während hiläre und mediastinale Lymphknotenvergrößerungen eher selten vorkommen (Stern u. Gamsu 1984). Die Diagnose wird durch die meist zusätzlich vorhandenen opportunistischen Infiltrate röntgenologisch erschwert. Im Gegensatz zu den Knoten des Kaposi-Sarkoms speichert das Non-Hodgkin-Lymphom Gallium, sodass zur Differenzierung Scans empfohlen wurden (Kramer et al. 1987).

Befunde

(Abb. 3.**96** bis Abb. 3.**102**.)

Therapiebedingte Immundefektsyndrome

Die zunehmende Verwendung von Immunsuppressiva und Zytostatika hat auch zu einer Zunahme schwerer pulmonaler Infekte geführt. Die Pneumonien sind oft therapierefraktär, breiten sich über alle Lungenregionen aus, abszedieren früh und entwickeln Pleuraempyeme. Auch tuberkulöse Pneumonien neigen zur profusen Ausbreitung und zum schnellen Kavernisieren. Besonders zu erwähnen sind die Infektionen mit opportunistischen Keimen (Pneumocystis carinii [s. S. 20], Toxoplasma gondii [s. S. 20], Zytomegalievirus, Pilzen und Mykobakterien), die oft einen foudroyanten Verlauf nehmen und zum Tode führen können.

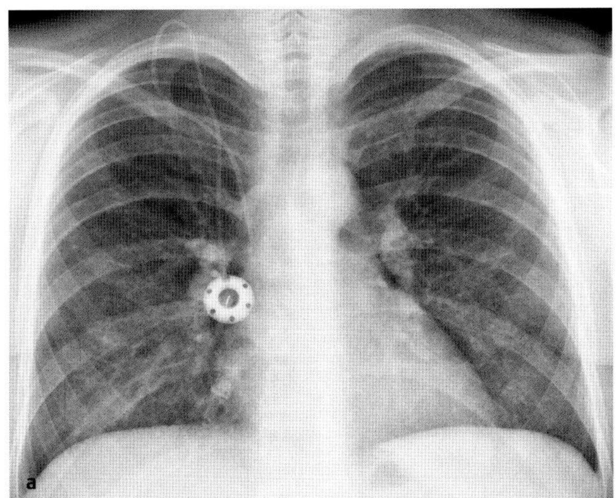

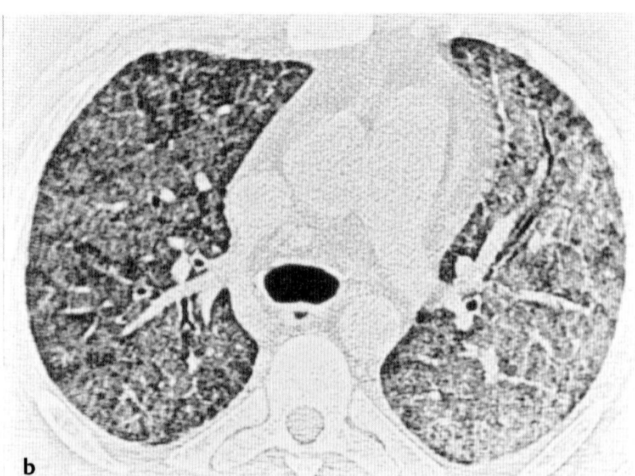

Abb. 3.**96 a** u. **b** **Pneumozystosis bei einem AIDS-Infizierten.** Beachte das Milchglasmuster und das Crazy Paving. Nachweis von Pneumocystis carinii in der Lavage.

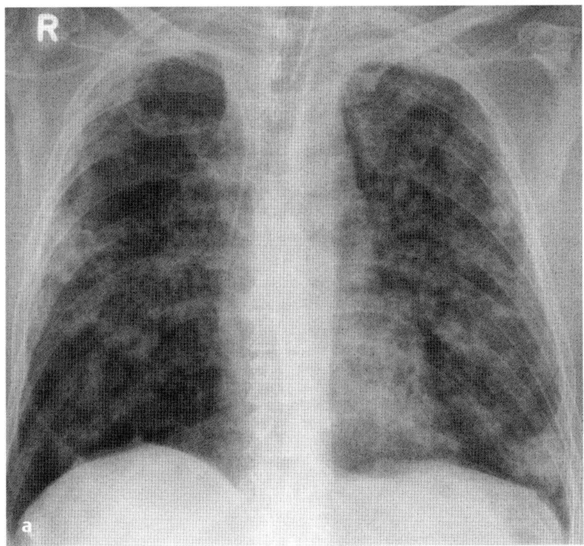

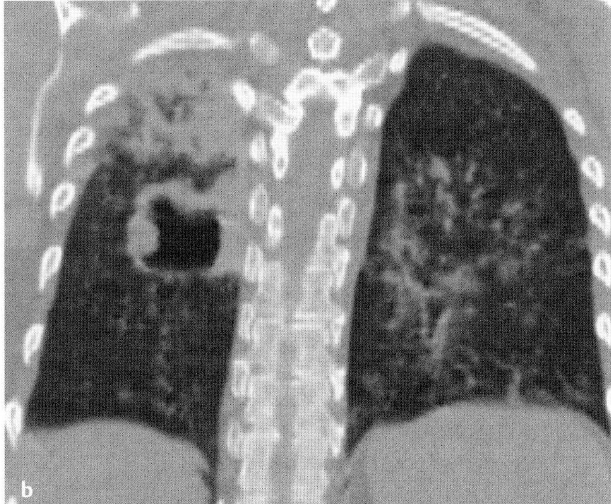

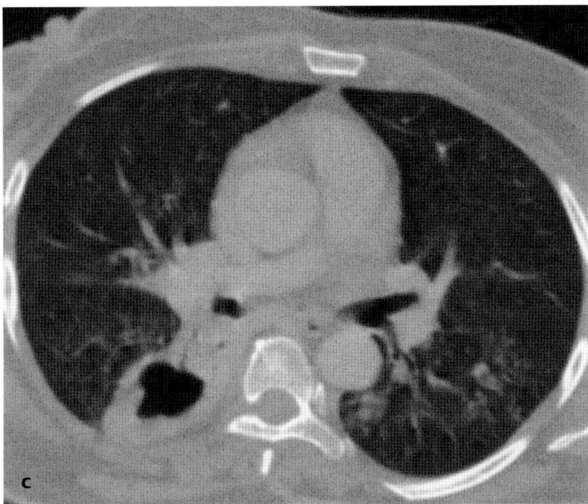

Abb. 3.**97 a–c** **Invasive Aspergillose bei chemotherapiertem Kolonkarzinom**. Autoptisch gesichert.

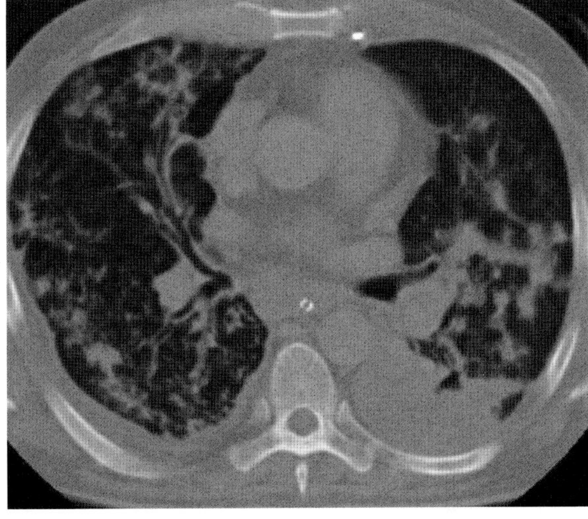

Abb. 3.**98** **Bronchogene Streuung einer Tuberkulose bei einem Heroinsüchtigen**. Beachte die verdickten Bronchialwände und das Tree-in-Bud-Zeichen.

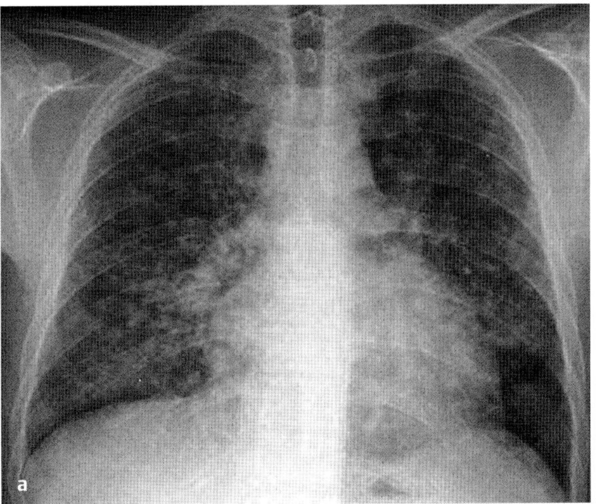

Abb. 3.**99 a** u. **b** **Mukorpneumonie bei einem Nierentransplantierten**. Disseminierte kleinknotige Infiltrate. Autoptisch wurden die Schimmelpilze nachgewiesen.

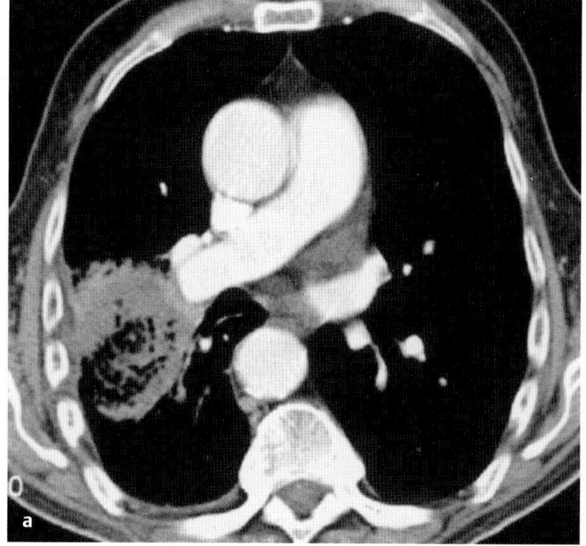

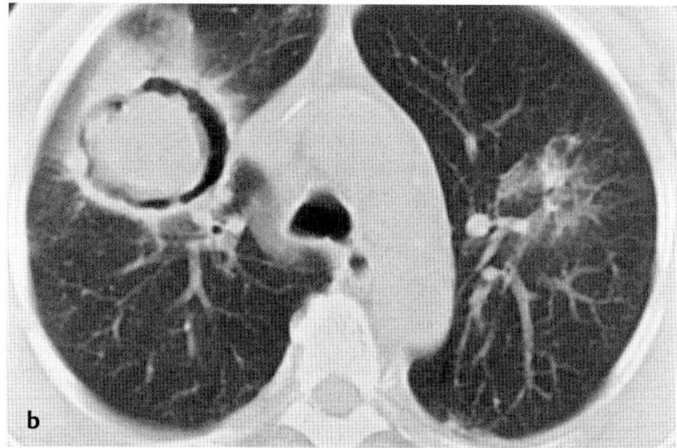

Abb. 3.**100 a** u. **b** **Semiinvasive Aspergillose und Aspergillom bei AIDS-Patienten**.

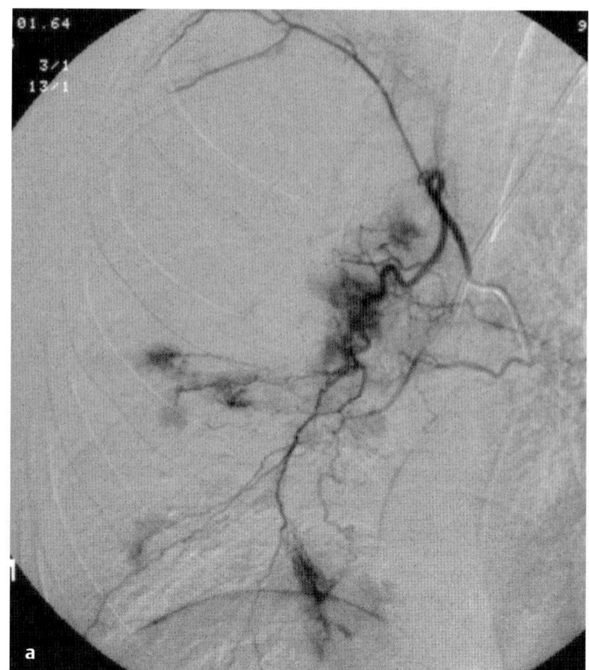

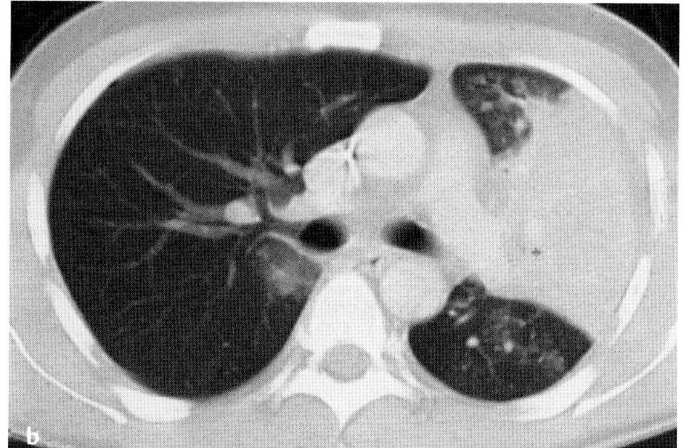

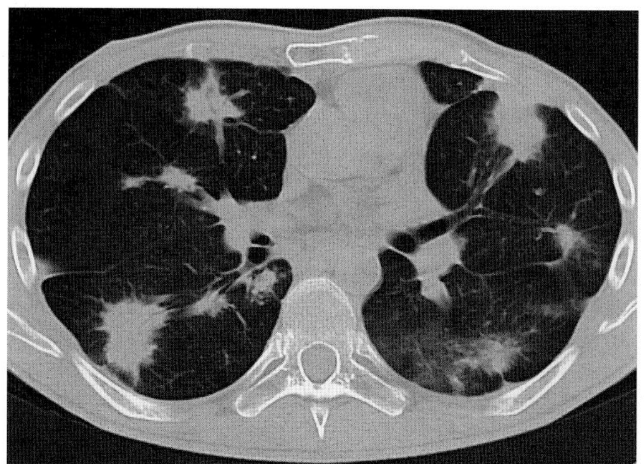

Abb. 3.**101** **AIDS**. Pneumonie im linken Unterlappen und multiple Karposi-Sarkomherde mit strahligen Ausläufern in die Umgebung (autoptisch gesichert).

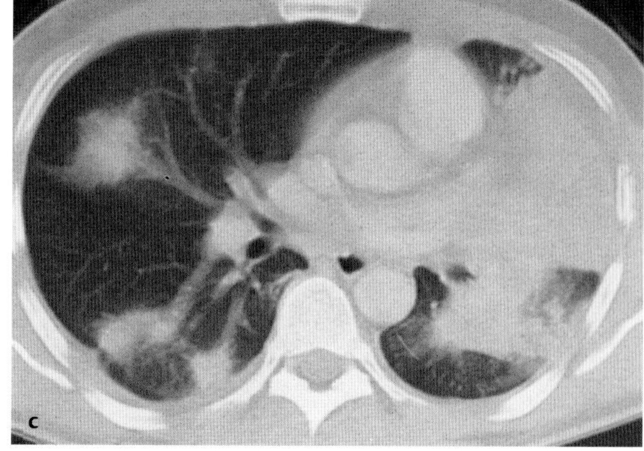

Abb. 3.**102 a–c** **AIDS**. Bakterielle Pneumonie links. Kaposi-Sarkome rechts, die über die Bronchialarterie mit Kontrastmittel angefärbt werden.

4 Emphysem, chronisch obstruktive Lungenerkrankungen und Asthma

Emphysem

Das Emphysem ist eine überaus häufige Erkrankung des älteren Menschen; leichtere Formen werden in ⅔ aller Autopsien gefunden, ausgeprägtere Emphyseme bei etwa 10% (Otto 1976, Thurlbeck u. Muller 1994).

Das Wort „Emphysem" heißt Lungenüberblähung (griech.: emphysein = hineinblasen). Man versteht aber heute darunter in engerem Sinne „eine chronische und irreversible, mit Substanzverlust des Parenchyms einhergehende Erweiterung der Lufträume, die distal von den Bronchioli terminales liegen" (WHO 1961).

Um Missverständnisse zu vermeiden, sollte man deshalb den Begriff „Emphysem" nicht für die akute und reversible Überblähung verwenden, wie sie z.B. bei der metabolischen Azidose, beim Asthma oder bei der Bronchiolitis des Kleinkinds gefunden wird (Baum 1974).

Unter den verschiedenen Klassifikationen hat sich die von Giese und Hartung (Hartung 1983; Tab. 4.**1**) bewährt, bei der allerdings einige Sonderformen zusätzlich angeführt werden müssen:

Klinisch-therapeutische Relevanz hat vor allem das bronchostenotische Emphysem, das zu einer obstruktiven Ventilationsstörung mit Dyspnoe, Zyanose und schließlich Rechtsherzversagen führt.

Das Röntgenbild kann den Hinweis auf das Vorliegen eines Emphysems geben, für die sichere Diagnose und für die Bestimmung des Schweregrads ist jedoch allein die Spirometrie beweisend; deren Ergebnisse korrelieren mit der computertomografischen Quantifizierung.

Tabelle 4.1 Klassifikation des Volumen pulmonum auctum (nach Hartung).

Akutes Volumen pulmonum auctum (akute Lungenüberblähung)

- z. B. bei metabolischer Azidose, Asthma und akuter Bronchiolitis des Kleinkinds

Chronisches Volumen pulmonum auctum (Emphysem)

- primär atrophisches Emphysem (nach dem 50. Lebensjahr)
- obstruktives (bronchostenotisches) Emphysem
- Narbenemphysem
- Überdehnungsemphysem (z. B. bei Lobektomie und Skoliose)
- progressive Lungendystrophie
- α1-Antitrypsinmangelemphysem
- Swyer-James-Syndrom
- kongenitales Lobäremphysem

Ziele der radiologischen Diagnostik

- Das lokalisierte und deshalb evtl. operable Emphysem von der generalisierten Form abgrenzen
- Pulmonale Zweiterkrankungen, die das Emphysem komplizieren, diagnostizieren
- Nuklearmedizinisch und computertomografisch regionale Minderperfusionen und -ventilationen erfassen

Pathologie

Der Schwund der Alveolarsepten verkleinert einerseits die gasaustauschende Fläche. Zum anderen vermindert er den Gesamtquerschnitt der Lungenstrombahn, wodurch der Gefäßwiderstand steigt und eine pulmonale Hypertonie resultiert. Ein weiteres pathophysiologisches Phänomen ist die sog. Verteilungsstörung: Beim Gesunden regelt der Euler-Liljestrand-Reflex die regionale Blutperfusion und stimmt sie auf die Ventilation ab; beim Emphysem sind hingegen einzelne Lungenregionen stärker durchblutet als belüftet, und unvollständig oxygeniertes Blut verlässt die Alveolen, sodass im großen Kreislauf eine Hypoxämie vorliegt.

Makromorphologisch sind die Lungen in allen Partien vergrößert und reichlich mit Luft gefüllt, obwohl die Veränderungen regional unterschiedlich stark ausgeprägt sein können. Wegen der fehlenden Elastizität kollabieren die Lungen nach Eröffnung des Thoraxraums nicht. Das Zwerchfell steht tief, und gelegentlich hypertrophieren einzelne, sagittal ausgerichtete Muskelstränge, die auch die Leberoberfläche furchen können. Der emphysembedingte pulmonale Hypertonus führt in den Lungenarterien zur Ektasie und Sklerose sowie zu einer Hypertrophie des rechten Herzes.

Histopathologisch sind die Alveolen dilatiert und konfluieren – infolge des Schwunds von alveolären und lobulären Septen – zu lufthaltigen Hohlräumen, die erbsen- bis tennisballgroß sind (bullöses Emphysem). Hohlräume, die größer als ⅓ des gesamten Lungenvolumens sind, werden „Pneumatozelen" genannt. Nach Ausdehnung

und Lokalisation werden histologisch und computertomografisch unterschieden (s. u. bei CT):
- zentrilobuläres Emphysem
- panlobuläres Emphysem
- paraseptales Emphysem
- bullöses Emphysem

Klinik

Während das senile Emphysem und das Überdehnungsemphysem meist asymptomatisch bleiben, manifestiert sich das obstruktive Emphysem klinisch mit rezidivierenden Bronchitiden mit Belastungsdyspnoe und Zyanose. Obwohl Übergangsformen häufig sind, wird gelegentlich versucht, das klinische Bild zu typisieren:
- *Pink Puffer* (dyspnoisch-pulmonaler Typ): Die 35- bis 50-jährigen asthenischen Patienten sind dyspnoisch, es fehlen aber Zyanose und chronische Bronchitis.
- *Blue Bloater* (normopnoisch-bronchialer Typ): Die älteren pyknischen Patienten sind zyanotisch und haben chronisch rezidivierende Bronchitiden.

Die körperliche Untersuchung erfasst einen Fassthorax, Emphysemkissen (prominente supraklavikuläre Weichteile), eine relativ flache Atmung und einen hypersonoren Klopfschall. Spirometrisch ist das Residualvolumen erhöht, und die Ventilation ist meist obstruiert.

Die Blutgasanalyse deckt eine arterielle Hypoxämie und eine Hyperkapnie auf.

Radiologische Diagnostik

Übersichtsaufnahme

Die Röntgenzeichen des Emphysems ergeben sich zum einen aus dem Volumen pulmonum auctum, das die Thoraxwand, das Herz und das Zwerchfell deformiert, und zum anderen aus den Lungengefäßveränderungen mit Oligämie und pulmonaler Hypertonie (Abb. 4.**1** u. Abb. 4.**2**).

- *Fassthorax:* Der Sagittaldurchmesser ist verlängert, die dorsalen Rippenanteile stehen waagerecht, und die Interkostalräume sind verbreitert (Maurer u. Bieber 1983). Eine radiologische Messung des Lungenvolumens ist im Vergleich zur spirometrischen Bestimmung ungenau und hat sich klinisch nicht durchgesetzt.
- *Zwerchfelltiefstand:* Die Zwerchfellkuppen sind flach ausgespannt, und der Rippen-Zwerchfell-Winkel ist abgestumpft und beträgt fast 90°. Auf dem Seitenbild kann die Zwerchfellkontur sogar nach kaudal konvex sein. Die Atemexkursion ist vermindert (Normalwert: 5–10 cm, pathologischer Wert: 3 cm).
- *Tropfenherz:* Wegen des Zwerchfelltiefstands dehnt sich das Herz in Vertikalrichtung und wird schlank. Zum Teil ist die Verschmälerung aber auch Folge einer Linksherzatrophie, da das Herzzeitvolumen beim Emphysematiker vermindert ist.
- *Verbreiterter Retrosternalraum:* Infolge des verlängerten Thoraxsagittaldurchmessers und des verkleinerten Herzes ist der Retrosternalraum im Seitenbild verbreitert (Hofner et al. 1977).
- *Dilatierte Stamm- und Lappenarterien:* Die pulmonale Hypertonie erweitert die zentralen Arterien und damit die Hilusschatten.
- *Rarefikation der peripheren Gefäßzeichnung:* Die Lungenüberdehnung lässt die periphere Gefäßzeichnung weniger dicht erscheinen. Darüber hinaus sind die peripheren Gefäße wegen der Oligämie auch schmaler. Insgesamt resultiert daraus eine Hypertransparenz der peripheren Lungenfelder. Die Hypertransparenz allein ist aber wegen ihrer starken Abhängigkeit von Belichtungsparametern ein unzuverlässiges Zeichen des Emphysems.
- *Kalibersprung:* Im Bereich der Segmentarterien gehen die dilatierten zentralen Gefäßschatten abrupt in die eingeengten peripheren Gefäße über. Gelegentlich kann dadurch auch das Bild eines „amputierten Hilus" entstehen.

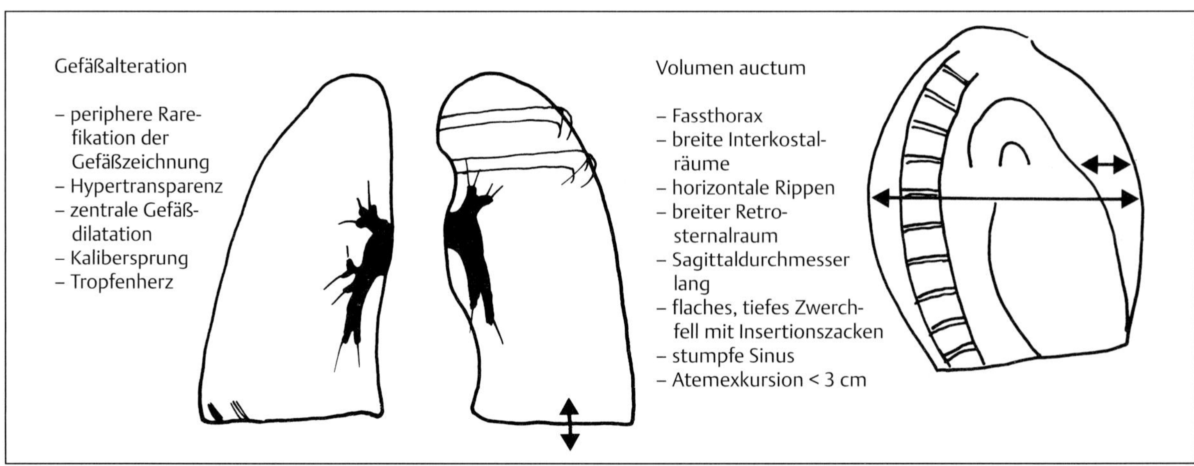

Abb. 4.**1** **Lungenemphysem.**

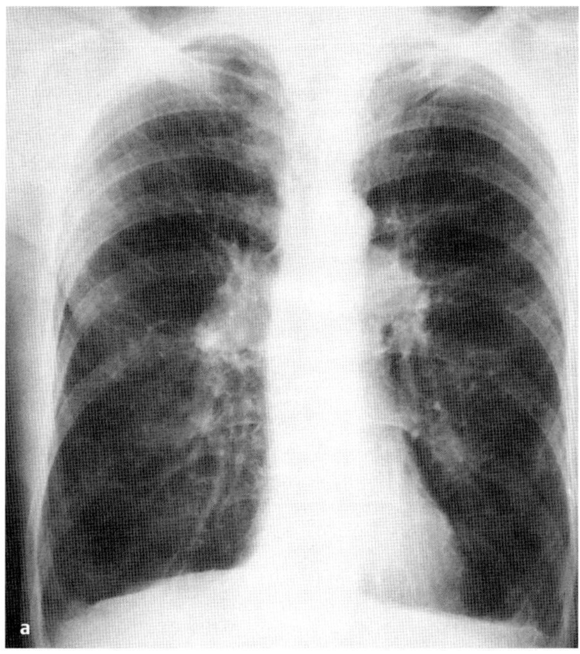

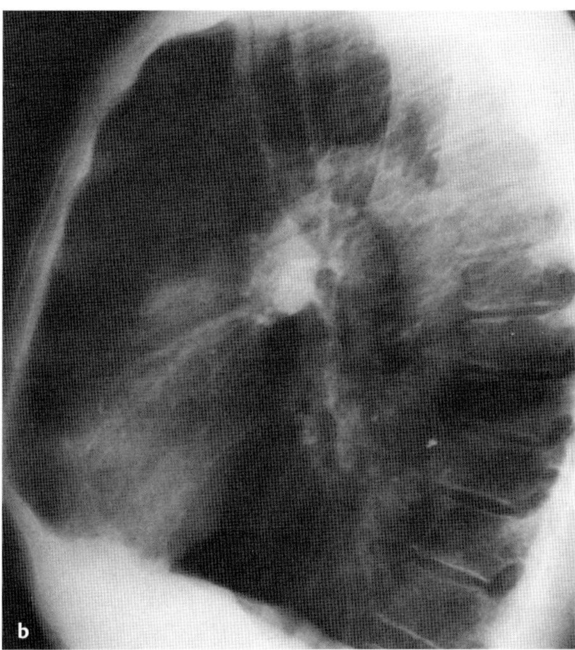

Abb. 4.2 a u. b **Emphysemaspekt der Lungen**. Klinisch Fassthorax und Belastungsdyspnoe.

- *Signalgefäßschatten* (Marker Vessels): Beim regional unterschiedlich stark ausgeprägten Emphysem werden die weniger betroffenen Lungenpartien stärker durchblutet, und die Gefäßschatten sind dort breiter. Es kann aber auch ein umschriebenes bullöses Emphysem oder eine Pneumatozele das benachbarte gesunde Lungengewebe komprimieren und dadurch in diesem Bereich die Gefäße stauchen und bogig verlagern (sog. Lamellenphänomen), was am besten tomografisch erkannt wird.
- *Bullae:* Bereits auf der Übersichtsaufnahme sind gelegentlich kirsch- bis apfelgroße Ringschatten in der Lunge zu erkennen. Tomografisch zeigt sich der dünnwandig umschlossene, mit Luft gefüllte Hohlraum deutlicher. Blasen, die mehr als ⅓ einer Lunge einnehmen, werden „Pneumatozelen" genannt.
- *Bronchitische Streifenzeichnung:* Da das Emphysem oft zusammen mit einer chronischen Bronchitis vorkommt, besteht auch eine chronische peribronchiale und perivasale Fibrose, die zu Schlängelung, unscharfer Konturierung und Segmentation der Gefäßschatten führt (Dirty Chest, Increased Markings; Thurlbeck u. Muller 1994). Diese unregelmäßige Streifen- und Netzzeichnung ist im Gegensatz zu den Signalgefäßen (Marker Vessels) ein reiner Summationseffekt und im Tomogramm nicht sichtbar.
- *Fleckig-netziger Röntgenaspekt bei Pneumonie und Lungenstauung:* Prinzipiell verändert ein Emphysem den Röntgenaspekt aller Lungenerkrankungen. Oft wird aber ein Emphysem röntgenologisch erst dann manifest, wenn sich Erkrankungen, wie Pneumonie und Lungenstauung, aufpfropfen (Abb. 4.**3**). Da pneumonische Infiltrate und kardiale Ödeme nur im vorhandenen Parenchym entstehen, werden Emphysembezirke weniger stark befallen, und es resultiert ein grobnetziger, wabenartiger Aspekt.

Computertomografie

Die CT und besonders die HRCT erfassen diffuse emphysematöse Veränderungen früher und genauer als die Röntgenaufnahme:

- *Zentrilobuläres Emphysem (*Abb. 4.**4***):* Es entsteht auf dem Boden einer chronischen Bronchitis und ist vor allem in den kranialen Lungenabschnitten lokalisiert. In unmittelbarer Nachbarschaft des Bronchiolus terminalis, also im Zentrum eines Lobulus, werden Alveolen zerstört, während sie in der Lobulusperipherie erhalten sind. Die HRCT zeigt hypodense Flecken mit einem Durchmesser von wenigen Millimetern. Im Gegensatz zu Zysten, Bronchiektasen und Honigwabenmustern sind diese hypodensen Flecken ohne sichtbare Wände. Im Gegensatz zum panlobulären Emphysem sind die Gefäßstrukturen weitgehend erhalten.
- *Panlobuläres Emphysem (*Abb. 4.**5***):* Im Lobulus sind alle Alveolen zerstört. Dieser Emphysemtyp ist besonders in den kaudalen Lungenabschnitten lokalisiert und kommt dort klassischerweise beim Antitrypsinmangelemphysem vor. Im HRCT zeigen sich große Areale mit stark verminderter Dichte und eine deutliche Rarefikation der Gefäßstrukturen (Spouge et al. 1993).
- Eine Quantifizierung des Emphysems ist möglich, da die Dichteverteilung der Pixel im Vergleich zur Norm (-600 bis -910 HU) in Richtung niedriger Houndsfield-Werte verschoben (Hayhurst et al. 1984) und der Anteil der Pixel, deren Dichte unterhalb eines kritischen

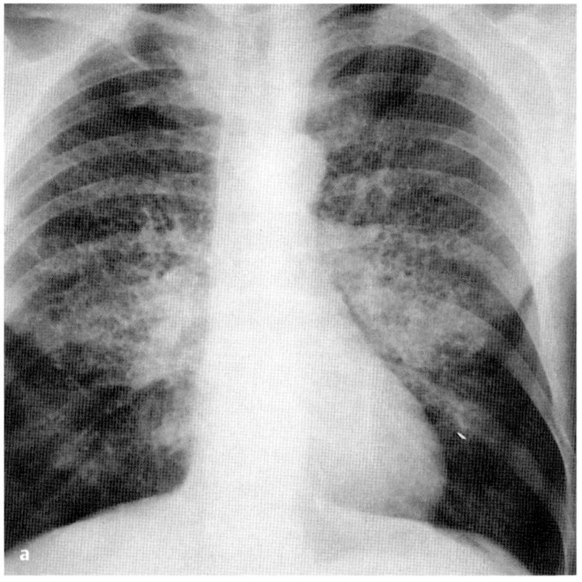

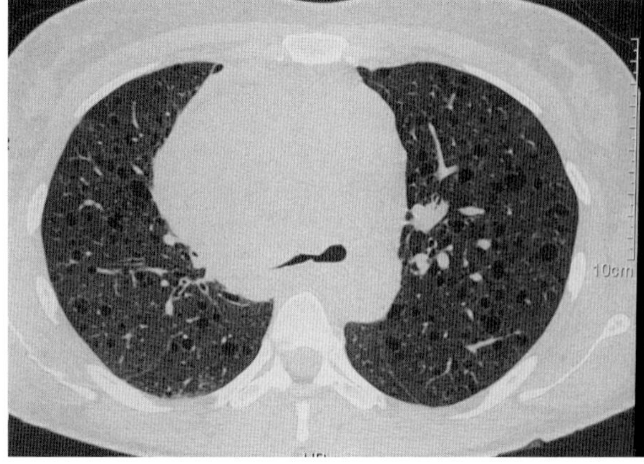

Abb. 4.4 **Zentrilobuläres Emphysem.** Die Verbreiterung des Mediastinums und die Kompression der Trachealbifurkation waren Zeichen einer zusätzlichen Tumorerkrankung.

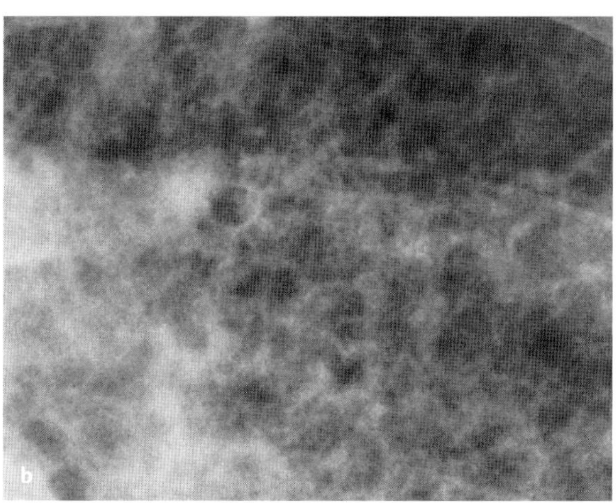

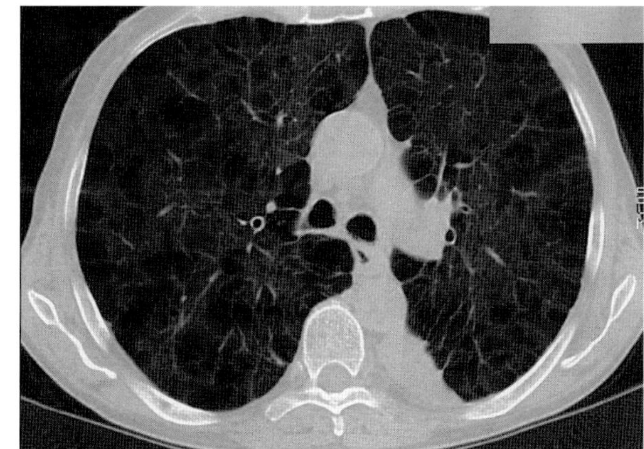

Abb. 4.5 **Panlobuläres Emphysem der Lungenspitze.** Rarefizierter Gefäßbaum, konfluierende Emphysemblasen und paraseptales Emphysem. Linksseitige Pleuraschwarte. Beachte die infolge der Überblähung weit nach kranial verzogene Bifurkation.

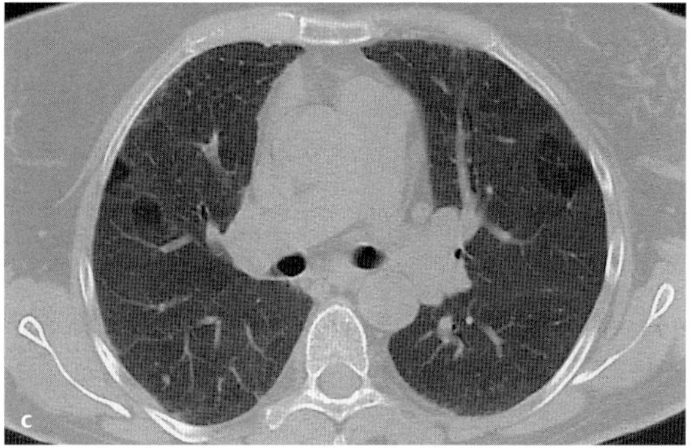

Abb. 4.3 **a–c Lungenstauung bei Emphysem.** Grobmaschige Netzzeichnung vor allem im Lungenkern infolge von multiplen Emphysemblasen. Nach der kardialen Rekompensation war das Emphysem röntgenologisch nicht mehr zu verifizieren.

Wertes (-910 HU) liegt, erhöht ist (Müller 1983). Die Quantifizierung erfolgt meist automatisiert mit geeigneten EDV-Programmen. In der klinischen Praxis wird aber den spirometrischen Werten höhere Bedeutung zugemessen, es sei denn, die Unterschiede in einzelnen Lungenregionen sollen erfasst werden.

Szintigrafie

Die Nuklideinlagerung ist fleckig unregelmäßig, sowohl bei der Perfusions- als auch bei der Inhalationsszintigrafie. Große Bullae verursachen flächige Nuklidminderbelegungen.

Einige Sonderformen des Emphysems sind:

Narbenemphysem

Wenn Minimalbefunde berücksichtigt werden, ist es die häufigste Emphysemform, jedoch hat es klinisch nur selten Bedeutung. Die schrumpfenden Narben dehnen das perifokale Lungengewebe, und es werden Bronchien abgewinkelt und eingeengt, sodass poststenotische Überblähungen resultieren. Häufigste Ursache sind die fibrozirrhotische Lungentuberkulose, postpneumonische Narben und Pneumokoniosen. Eine Sonderform des Narbenemphysems ist das parapleurale Emphysem, das als Mantelemphysem unter Pleuraschwarten vorkommt und bei der Atemexkursion als Verschiebeschicht fungiert.

Röntgenologisch und *computertomografisch* zeigen sich Narbenstränge, eine grobmaschige Netzzeichnung, verzogene Gefäßschatten und lokale Aufhellungen (Abb. 4.**6** u. Abb. 4.**7**).

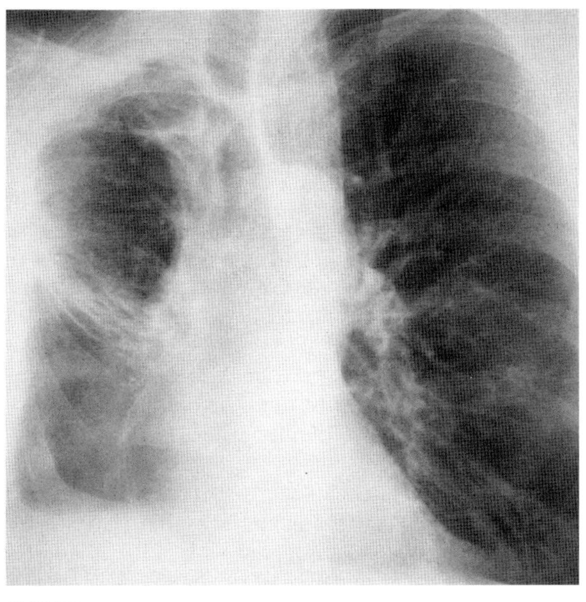

Abb. 4.7 **Narbenemphysem.** Fibrozirrhotische Lungentuberkulose und Pleuraschwarte. Lungenhernie im oberen Mediastinum und fehlende Gefäßzeichnung rechts basal.

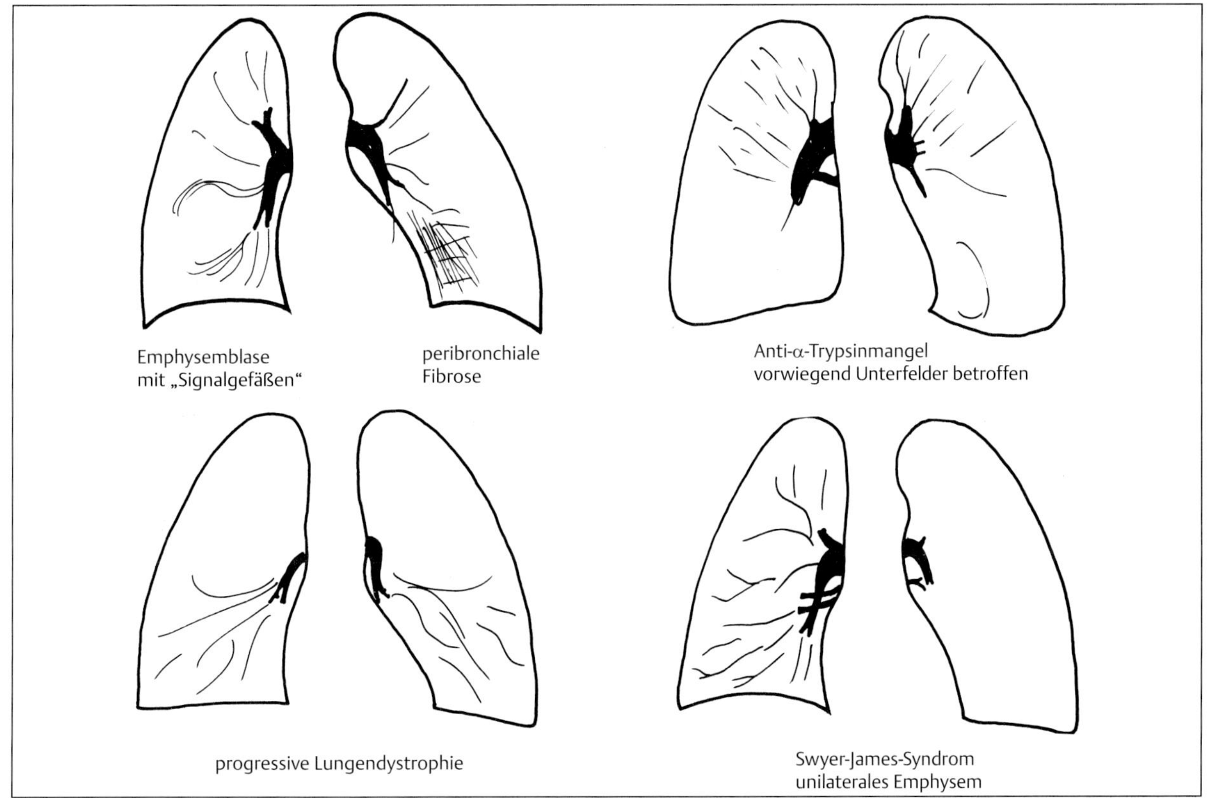

Abb. 4.6 **Sonderformen des Emphysems.**

Bullöses Emphysem

Als Bullae werden lufthaltige Höhlen definiert, wenn ihr Durchmesser mehr als 1 cm beträgt (Müller et al. 2001) . Jedoch kann ihr Volumen wesentlich größer sein, und es gibt fließende Übergänge zur Pneumatozele, die raumfordernden Charakter hat und mindestens ⅓ des Lungenflügels einnimmt. Die Bullae kommen solitär vor, aber auch multipel – dann meist gruppiert. Oft bilden sie sich in beiden Lungenspitzen aus, was darauf zurückgeführt wird, dass die Lungenspitzen stärkeren orthostatischen Zugwirkungen ausgesetzt sind.

Röntgenologisch imponieren die Bullae als lokale, dünnwandige, scharf konturierte, runde bis ovale Zonen erhöhter Transparenz und verminderter Vaskularität (Abb. 4.**8** bis Abb. 4.**11**). Da die Bullae Luft retinieren, werden sie oft bei der Exspirationsaufnahme deutlicher dargestellt (Müller et al. 2001). Vor einer geplanten Bullektomie sollten mit einer CT die Ausdehnung der Bulla, ihre Beziehung zur Umgebung und die evtl. peribullös vorhandenen emphysematösen Veränderungen erfasst werden.

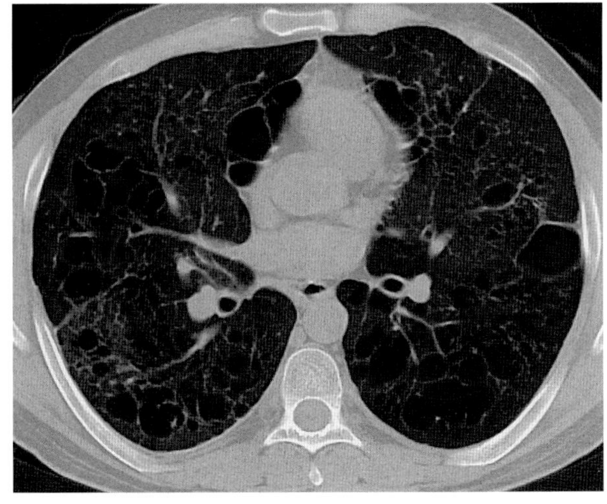

Abb. 4.**9** **Bullöses Emphysem.**

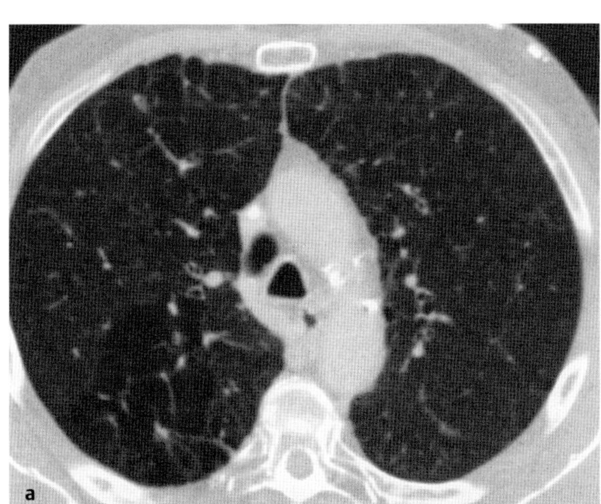

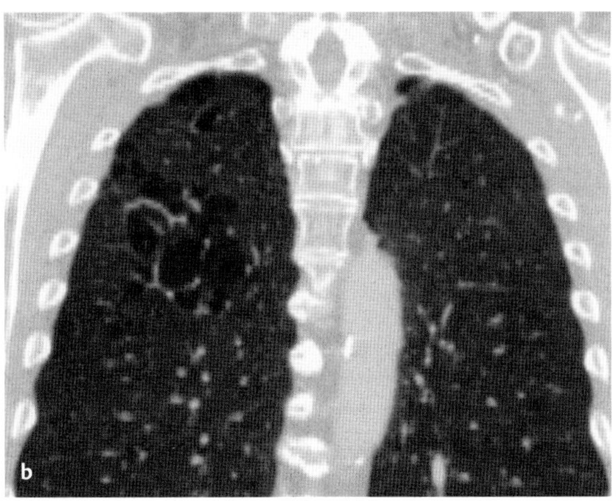

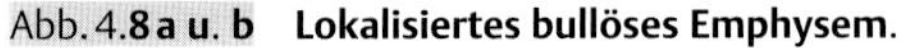

Abb. 4.**8 a u. b** **Lokalisiertes bullöses Emphysem.**

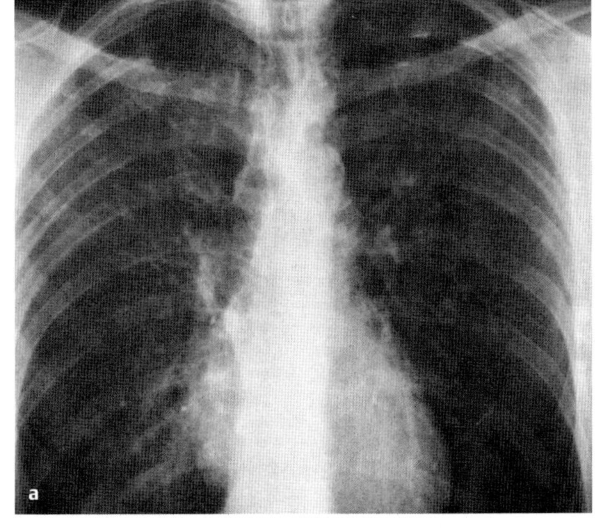

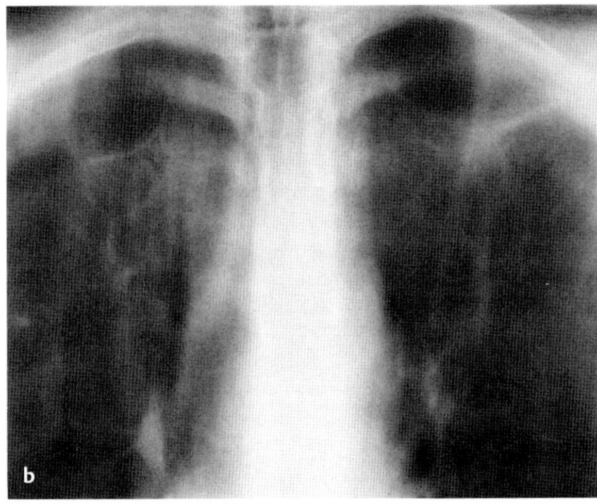

Abb. 4.**10 a** u. **b** **Apikales bullöses Emphysem.**

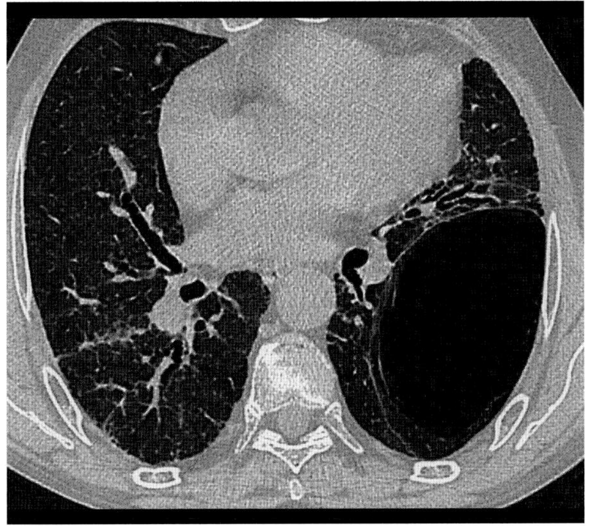

Abb. 4.11 **Emphysembulla bei geringgradiger Lungenfibrose.**

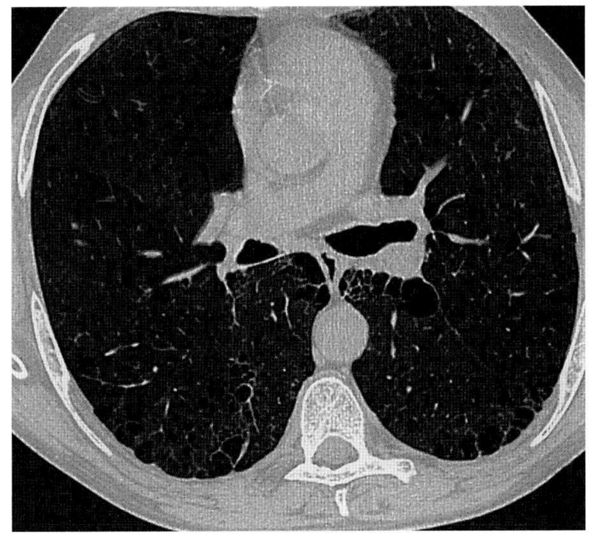

Abb. 4.12 **Paraseptales Emphysem.**

Überdehnungsemphysem (vikariierendes Emphysem)

Es entsteht, wenn Lungenregionen durch Nachbarschaftsprozesse, wie Lappenschrumpfung, Skoliose oder Lobektomien, gedehnt werden. Zunächst sind lediglich die Alveolen erweitert, später atrophieren auch die Septen.

Das *Röntgenbild* zeigt einzelne hypertransparente Regionen mit rarefizierter Gefäßzeichnung. Durch den pathologischen Prozess sind Lappenspalten und große Gefäßschatten verzogen. Das Überdehnungsemphysem hat aber nie den Krankheitswert wie z. B. das bullöse Emphysem.

Paraseptales Emphysem

Es handelt sich um subpleural gelegene Blasen, die familiär gehäuft auftreten und klinisch keine wesentlichen Beschwerden verursachen, es sei denn, sie werden durch einen Spontanpneumothorax kompliziert.

Röntgenologisch ist das paraseptale Emphysem nur dann sichtbar, wenn es große subpleurale Blasen bildet (Abb. 4.**12**). Computertomografisch ist es hingegen auch im Anfangsstadium deutlich zu erkennen. Beim idiopathischen spontanen Pneumothorax, an dem vorwiegend schlanke, große, junge Erwachsene erkranken, wurde die Häufung von subpleuralen Emphysemblasen besonders in der Lungenspitze nachgewiesen (Lesur 1990).

Progressive Lungendystrophie

Es handelt sich um ein bullöses Emphysem meist auf dem Boden von rezidivierenden Bronchitiden, das im Verlauf von Jahren fortschreitet und zu einer weitgehenden Zerstörung einzelner Lappen (Destroyed Lobe) oder der ganzen Lunge (Vanishing Lung) führt (Abb. 4.**13**; s. auch Abb. 4.**6**).

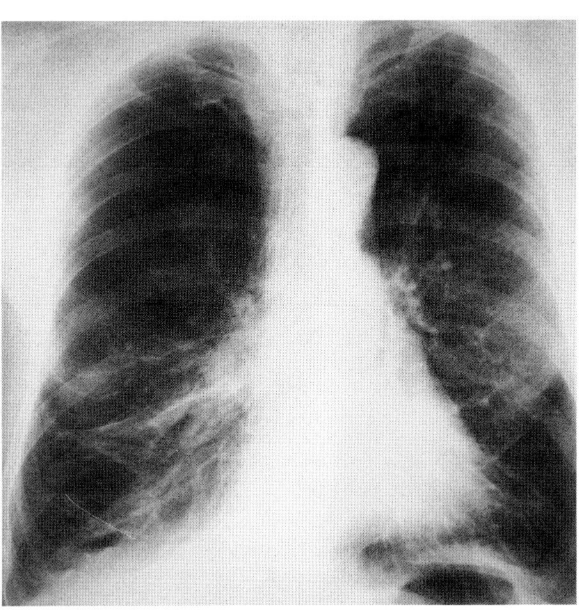

Abb. 4.13 **Progressive Lungendystrophie.** Der rechte Oberlappen ist von einem bullösen Emphysem zerstört.

α1-Antitrypsinmangelemphysem

Infolge eines Gendefekts ist die Blutaktivität von α1-Antitrypsin erniedrigt, was zum Lungenemphysem und seltener auch zur Leberzirrhose führt. Beim Fehlen des Antitrypsins dauen Leukozytenproteasen das Lungenparenchym an, wobei besonders die stark durchbluteten basalen Lungenpartien betroffen sind. Die Erkrankung manifestiert sich bereits im 4. Lebensjahrzehnt mit einem basalen Emphysem, das *röntgenologisch* und vor allem *computertomografisch* nachweisbar ist. Das Anfangsstadium ist oft noch nicht mit einer spirometrisch fassbaren obstruktiven Ventilationsstörung verbunden (Müller et al. 2001), später (s. Abb. 4.**6**) entwickelt sich jedoch eine schwere Ateminsuffizienz (Ranes u. Stoller 2005).

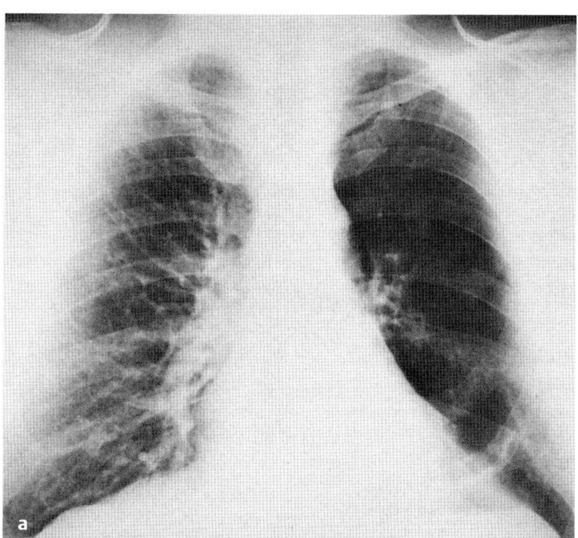

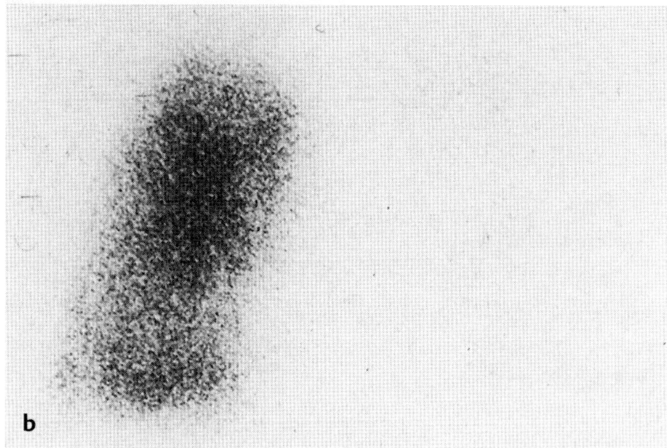

Abb. 4.**14a** u. **b** **Swyer-James-Syndrom.** Fehlende Lungengefäßzeichnung links und mangelhafte Belegung im Perfusionsszintigramm. Bei dem 42-jährigen Patienten war diese Veränderung seit mehr als 30 Jahren bekannt. Geringe relative Volumenzunahme links bei der Exspirationsaufnahme.

Swyer-James-Syndrom

Wohl als Folge einer in der Kindheit durchgemachten Bronchiolitis obliterans besteht ein obstruktives Emphysem eines Lungenlappens oder -flügels.

Röntgenologisch zeigt sich eine Hypertransparenz mit verminderten Gefäßzeichnungen. Das betroffene Lungenvolumen ist inspiratorisch verkleinert und exspiratorisch relativ groß (Airtrapping; Abb. 4.**14**). *Szintigrafisch* ist die betroffene Lungenregion kaum perfundiert. *Computertomografisch* ist der betroffene Lungenflügel verkleinert, die Gefäße sind rarefiziert, und es können sich besonders im Lungenkern Bronchiektasen finden (Abb. 4.**15**; Marti-Bonmati 1989). Das Airtrapping *schließt* andere *Differenzialdiagnosen aus*, die sich aus einer lokalisierten Hypertransparenz ergeben würden, wie z. B. die Pulmonalarterienhypoplasie und die Lungenembolie (O'Dell et al. 1976).

Kongenitales Lobäremphysem

Infolge eines zentralen obstruktiven Ventilmechanismus – meist durch Schleimbildung – kommt es in den ersten Lebenswochen zu einer massiven Überblähung eines Lappens (besonders häufig des linken Oberlappens), und andere intrathorakale Strukturen werden dadurch verlagert (s. Kapitel 2 „Missbildungen“ u. Abb. 2.**13** u. Abb. 2.**15**).

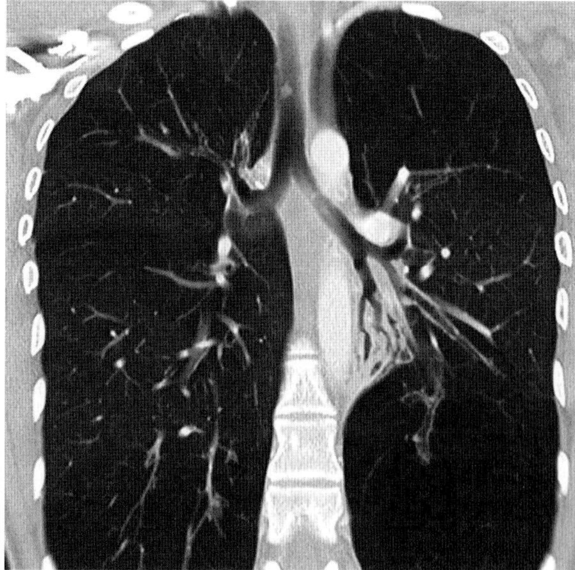

Abb. 4.**15** **Swyer-James-Syndrom.** Beachte die fehlende Gefäßzeichnung links basal und die Bronchiektasen in einem konsolidierten Segment.

Chronisch obstruktive Lungenerkrankungen (COLK, COLD oder COPD)

- Die chronisch obstruktive Lungenerkrankung ist durch eine nicht vollständig reversible, üblicherweise progrediente Bronchialobstruktion mit Entzündungsreaktion der Lunge und dadurch bedingtem obstruktivem Emphysem gekennzeichnet (GOLD 2006). Sie ist weltweit eine der führenden Erkrankungen in Bezug auf Prävalenz und Morbidität und derzeit die 4.-häufigste Todesursache (Matthys 2008). Zu ihr gehören:
- Bronchiektasen
- chronische Bronchitis
- chronische Bronchiolitis (Small Airway Disease)

Bronchiektasen

Bronchiektasen sind irreversible Erweiterungen der mittleren und kleineren Bronchien. Sie sind in der Regel auf umschriebene Lungenareale begrenzt, im Gegensatz zur chronischen Bronchitis, die den gesamten Bronchialbaum befällt. Die Bronchiektasenerkrankung ist eine obstruktive Ventilationsstörung und führt zum lokalisierten Emphysem; außerdem prädisponiert sie zu rezidivierenden Bronchopneumonien.

Bronchiektasen entstehen in der überwiegenden Zahl der Fälle auf dem Boden einer frühkindlichen Bronchiolitis und Pneumonie sowie auf dem Boden einer Mukoviszidose (Murray u. Nadel 2000, Murray 2008); andere Ursachen sind vergleichsweise selten (Tab. 4.**2**). Die heute übliche Antibiotikatherapie und auch die Schutzimpfung gegen Masern und Keuchhusten haben zu einem spektakulären Rückgang der Erkrankung geführt (Hartung 1983).

Ziele der radiologischen Diagnostik

- Die Bronchiektasen diagnostizieren, wobei die Thoraxübersichtsaufnahme und das Computertomogramm Hinweise geben
- Anhand der Bronchografie stellt man die Indikation zur Resektion regional lokalisierter Bronchiektasen
- Radiologisch müssen Begleiterkrankungen erfasst werden, wie Lungennarben, Emphysemzonen, Pneumonien, Abszesse, Empyeme, Mukozelen und Bronchiolithen

Pathologie

Pathohistologisch ist die Abgrenzung der Bronchiektasen gegenüber der chronisch deformierenden Bronchitis oft schwierig. Bei mehr als der Hälfte der Fälle zeigt sich eine chronisch destruierende, vernarbende und obliterierende Bronchiolitis, der eine pathogenetische Bedeutung beigemessen wird. Die Arrosion von entzündlichem Granulationsgewebe in den peripheren Bronchien oder aber auch von eröffneten bronchopulmonalen Sperrarterien kann zu Hämoptysen führen (Huzly 1973).

Nach Reid (Reid 1950) werden unterschieden (Abb. 4.**16**):

Zylindriforme Bronchiektasen

Die Bronchien sind zylindrisch aufgeweitet, vor allem in der 6.–10. Teilungsgeneration. Ihre Wand ist glatt berandet, und sie enden dort abrupt, wo die kleineren Bronchien und Bronchioli mit Schleimpfropfen obturiert sind. Im Übrigen ist aber das Verzweigungsmuster des Bronchialbaums normal, d. h. er teilt sich im Mittel in 17 Generationen.

Tabelle 4.**2** Ätiopathogenetische Klassifikation der Bronchiektasen (nach Huzly).

Angeborene Bronchiektasen

- *Mukoviszidose:* angeborene Drüsenstörung mit Sekrethyperviskosität; führt zu Bronchiektasen, zystischer Pankreasfibrose, Mekoniumileus und anomalen Elektrolytkonzentration in Schweiß und Speichel (Wood 1997)
- *bronchiektatische Wabenlunge:* Hemmungsmissbildung, bei der zahlreiche erweiterte Bronchien blind im Bindegewebe enden
- *Tracheobronchomegalie Mounier-Kuhn:* Tracheobronchialbaum zystisch dilatiert, Trachealdurchmesser größer als 3 cm, Trachea und große Bronchien wellig konturiert (tracheale Divertikulose); familiär gehäuft und Beziehung zum Ehlers-Danlos-Syndrom
- *Kartagener-Syndrom:* rezessives Erbleiden mit der Trias „Bronchiektasen, Situs inversus und chronische Sinusitis“
- *Ziliendyskinesiesyndrom:* autosomal-rezessives Erbleiden mit eingeschränkter mukoziliarer Clearance, Spermienimmobilität und Bronchiektasen; oft kombiniert mit Kartagener-Syndrom (Afzelius 1980)
- *Turpin-Syndrom:* thorakales Missbildungssyndrom mit Megaösophagus, tracheoösophagealer Fistel, Rippendeformation und Bronchiektasen
- *α1-Antitrypsinmangelsyndrom:* begünstigt, ebenso wie kongenitale Immundefekte, rezidivierende Entzündung im frühen Kindesalter und dadurch Bronchiektasen

Primitive Bronchiektasen

- *werden frühkindlich erworben und entwickeln sich meist auf dem Boden einer Bronchiolitis*

Sekundäre Bronchiektasen

- *poststenotische Bronchiektasen:* bei entzündlichen Bronchusstrukturen (z. B. allergische bronchopulmonale Aspergillose), bei langsam wachsenden Bronchialtumoren (z. B. Adenom) und bei Lungenparenchymnarben
- *toxische Bronchiektasen:* Kampfgasvergiftungen führen zu Bronchiolitis und zu sekundären Bronchiektasen

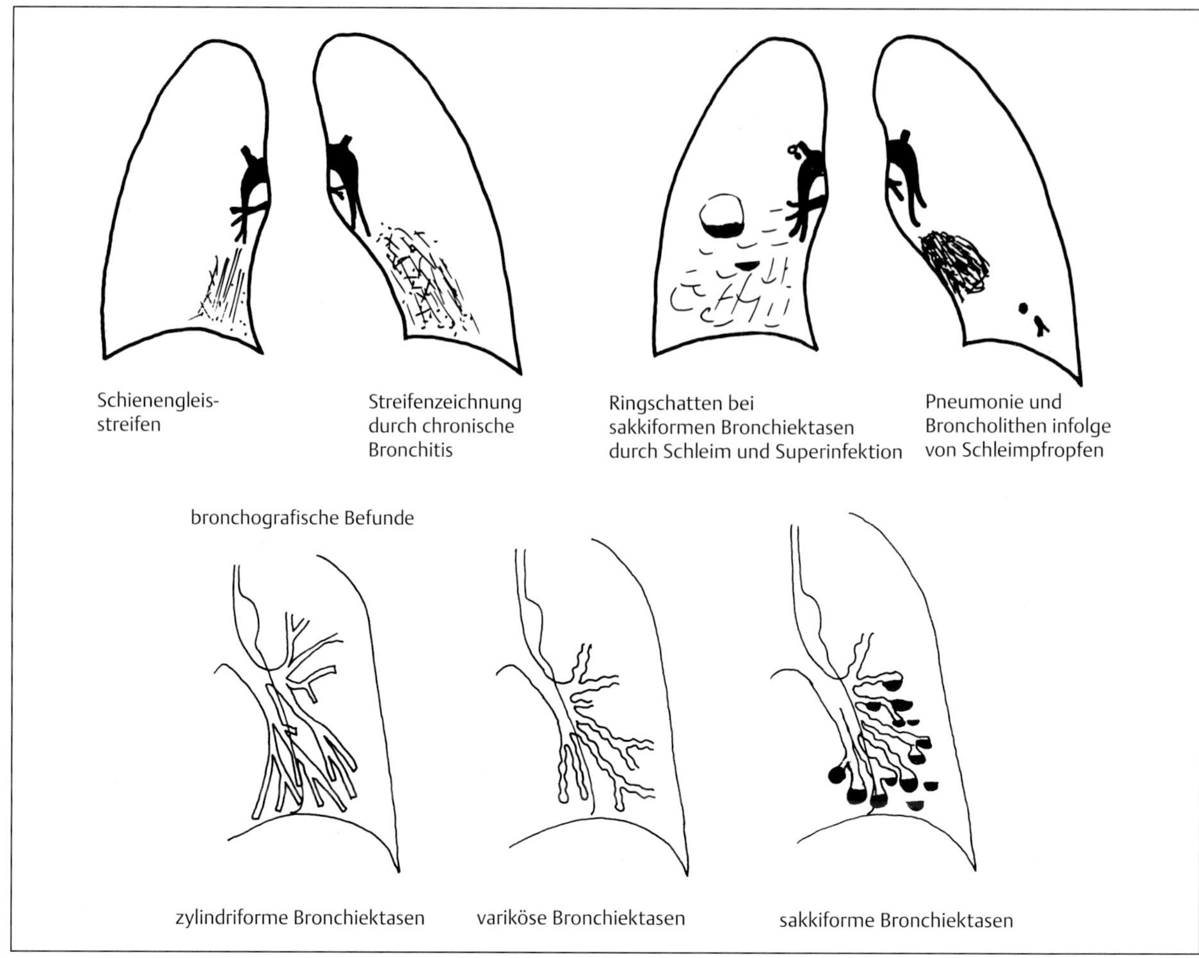

Abb. 4.**16** **Bronchiektasen.**

Variköse Bronchiektasen

Das Bronchiallumen ist unregelmäßig aufgeweitet; dadurch ist die Wandkontur wellig. Das Bronchialverzweigungsmuster ist pathologisch, denn nur 3–11 der Teilungsgenerationen sind offen, die distaleren sind obturiert.

Sakkiforme Bronchiektasen

Die Zahl der Bronchusgenerationen ist auf 3–5 stark vermindert. Die mittleren Bronchien enden in Gruppen sackförmig aufgetriebener Hohlräume, die bis unter die Pleura reichen. Dieser Bronchiektasentyp kann oft einer partiellen Bronchusstenose zugeordnet werden (Hartung 1983).

Klinik

Wenn klinische Symptome fehlen, sind röntgenologisch nachgewiesene Bronchiektasen ein Schönheitsfehler und keine Krankheit (Huzly 1973). In der Regel leiden die Patienten aber an rezidivierenden Bronchopneumonien mit voluminösen, maulvollen Expektorationen und geringgradigen Hämoptysen. Bei ausgedehntem Befall besteht eine chronische Dyspnoe, es entwickeln sich Trommelschlegelfinger, und es kann als Komplikation eine Pyämie mit Hirnabszessen auftreten (Müller et al. 2001).

Eine besondere klinische Symptomatik besteht bei der *Mukoviszidose (=zystische Fibrose).* Diese autosomal-rezessive Erbkrankheit ist eine Störung der Drüsensekretion und manifestiert sich u. a. auch am Pankreas und an den Schweißdrüsen. In der Lunge führt der zähe Schleim zu Bronchusobstruktionen, rezidivierenden Pneumonien und Bronchiektasen. Die chronisch progrediente Erkrankung entwickelt im Spätstadium eine Ateminsuffizienz und eine pulmonale Hypertonie mit Cor pulmonale (s. Abb. 4.**24**).

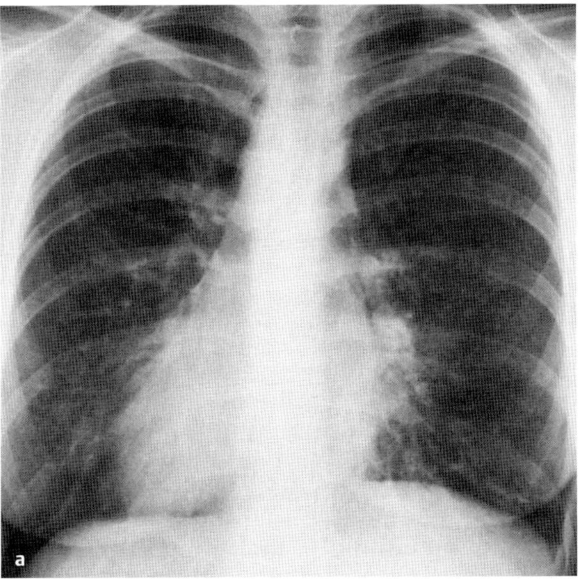

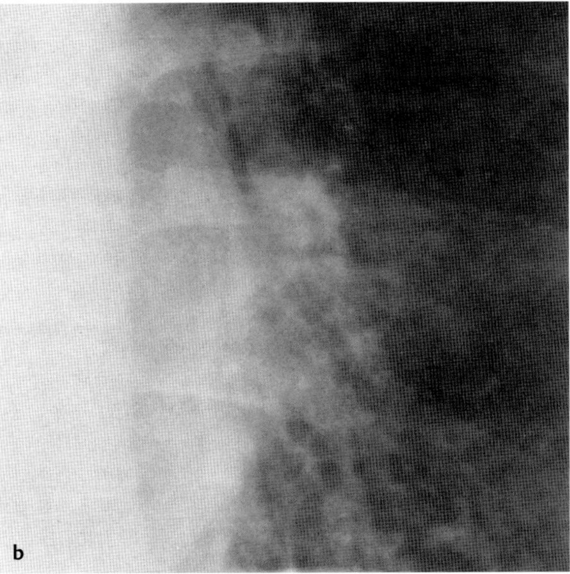

Abb. 4.**17** a u. b **Kartagener-Syndrom**. Vermehrte parallele Streifenzeichnung parakardial und kleinfleckige Zeichnung basal im Lungenparenchym. Bronchografisch wurden in dieser Region zylindriforme und sakkiforme Bronchiektasen nachgewiesen. Situs inversus.

Radiologische Diagnostik

Übersichtsaufnahme

Die Übersichtsaufnahme zeigt unspezifische Veränderungen, die lediglich als Hinweis zu werten sind (Abb. 4.**17**; s. auch Abb. 4.**16**).

- *Regional verdickte Streifenzeichnung:* Sie soll Ausdruck einer peribronchialen Fibrose sein (Müller et al. 2001).
- *Vermehrte Streifenzeichnung:* Sie weist auf eine regionale Dystelektase bei Minderbelüftung oder auf ein pneumonisches Infiltrat hin.
- *Parallele Streifenzeichnung* (Schienengleisphänomen): Die verdickten Wände zylindrisch erweiterter Bronchien können gelegentlich besonders auf Tomogrammen erkannt werden.
- *Zystische Hohlräume* bis zu Bohnengröße: Sie imponieren besonders im Tomogramm als multiple Ringschatten und entsprechen den sackförmig erweiterten Bronchien. In den Hohlräumen können sich durch Schleim oder Eiter Flüssigkeitsspiegel bilden.

Bei den sekundären Bronchiektasen stehen die Veränderungen der pulmonalen oder bronchialen Grunderkrankung im Vordergrund:

- *Narbig-streifige Veränderungen* bei fibrozirrhotischer Lungentuberkulose, bei chronischen Pneumonien und bei vernarbten Abszessen.
- *Bronchusstenosen* bei Tumoren, entzündlichen Strikturen oder Fremdkörperaspirationen.

Computertomografie

Obwohl die CT mit 8–10 mm dicken Schichten bereits eine höhere diagnostische Sicherheit als die konventionelle Tomografie besitzt, kann die Sensitivität der Methode durch die hoch auflösende Technik mit 1–2 mm dicken Schichten deutlich gesteigert werden (McGuinness et al. 1993).

- *Zylindriforme Bronchiektasen:* Je nach ihrem vertikalen oder horizontalen Verlauf stellen sie sich als Ringstrukturen oder als schienenstrangartige Doppellinie dar. Im Gegensatz zu gesunden Bronchien weisen sie folgende Eigenschaften auf:
  - Ihr Lumen ist erweitert und ihre Wand verdickt.
  - Ihr Durchmesser ist breiter als der der begleitenden Arterie (Siegelringzeichen, Signet Ring Sign).
  - Sie werden auch im Lungenmantel, d. h. in der 1 cm breiten subpleuralen Region sichtbar, wo normale Bronchien computertomografisch nicht mehr zu erkennen sind (Abb. 4.**18**).
- *Zystische und variköse Bronchiektasen:* Bei horizontalem Verlauf zeigt sich eine perlschnurartige Aufweitung der Bronchiallumina („Strings of Cysts"). Oft sind Bronchiektasen paramediastinal durch Schrumpfung oder Dystelektasen aneinander gerückt, sodass im Schnittbild ein weintraubenartiges Bild („Clusters of Grapes") resultiert (Abb. 4.**19**).
- *Schleimgefüllte Bronchiektasen:* Sie sind leicht zu erkennen, wenn ein Flüssigkeitsspiegel vorhanden ist. Füllt der Schleim jedoch das Lumen ganz aus, so können sie mit Gefäßstrukturen verwechselt werden. Die schleimgefüllten Bronchien sind aber meist breiter als die benachbarten Gefäßstrukturen. Zur Differenzierung kann die Untersuchungg nach Kontrastmittelbolusinjektion wiederholt werden.

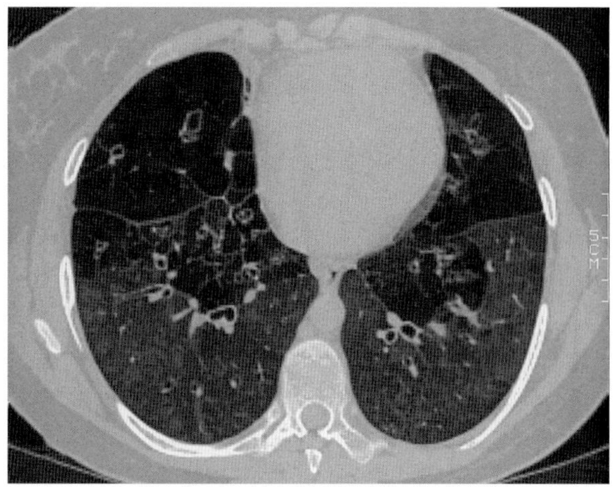

Abb. 4.**18** **Zylindriforme Bronchiektasen.** Beachte das Siegelringzeichen und die lokalen emphysematösen Zonen.

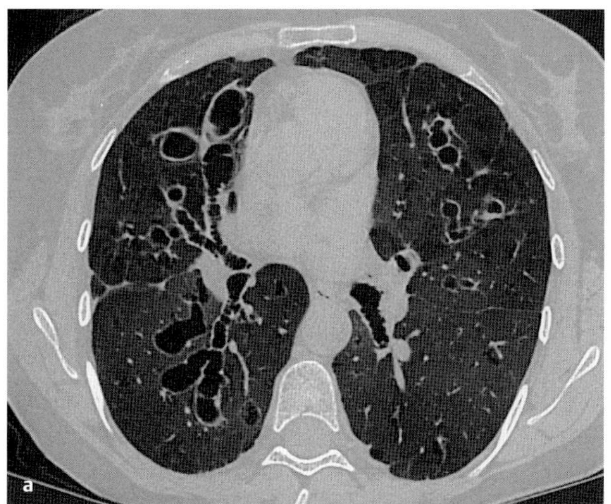

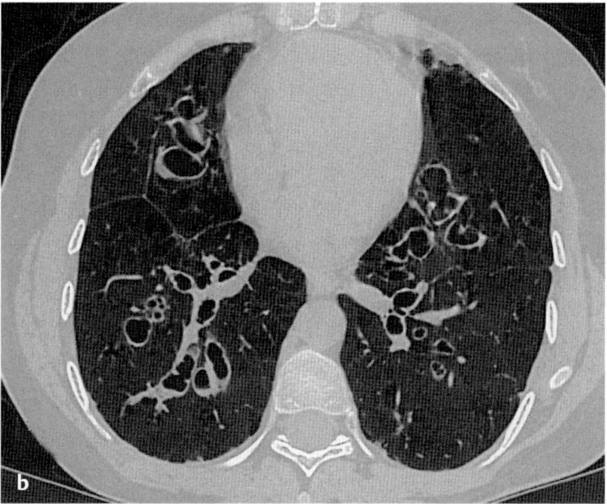

Abb. 4.**19 a** u. **b** **Variköse Bronchiektasen.** Extreme Erweiterung der Bronchiallumina und verdickte Bronchialwände.

Szintigrafie

Die Inhalationsszintigrafie zeigt, dass sich ein radioaktiv markiertes Aerosol (Partikelgröße: 2–2,5 µm) vorwiegend in den zentralen Bronchien ablagert, was die Folge der Turbulenz in den obstruierten großen Luftwegen ist. Die abgelagerten Partikel werden außerdem sehr langsam oralwärts transportiert, da der mukoziliare Apparat zerstört ist (Lourenco et al. 1972).

Bronchografie

Die Bronchografie sollte nur noch zur Resektionsplanung eingesetzt werden. Sie zeigt die Lokalisation und die Ausdehnung der Bronchiektasen.

- Die Bronchien sind zylindrisch perlschnurartig (varikös) und sackförmig aufgeweitet, sodass eine Zuordnung zur Reid-Klassifikation (s. o.) meist möglich ist. Die Zahl der bronchialen Teilungsgenerationen ist reduziert (Abb. 4.**20** bis Abb. 4.**25**).
- Die Kontur der Bronchien ist wie bei der chronischen Bronchitis gezähnelt, was Ausdruck der glandulären Mukosahyperplasie mit erweiterten Drüsenausführungsgängen ist.

Differenzialdiagnose

Bullöses Emphysem (s. Hypertransparenzen, Streifenzeichnung und Ringschatten, Kapitel 15 „Radiologische Zeichen und Differenzialdiagnostik“, Abschnitt „Form der Verschattungen“).

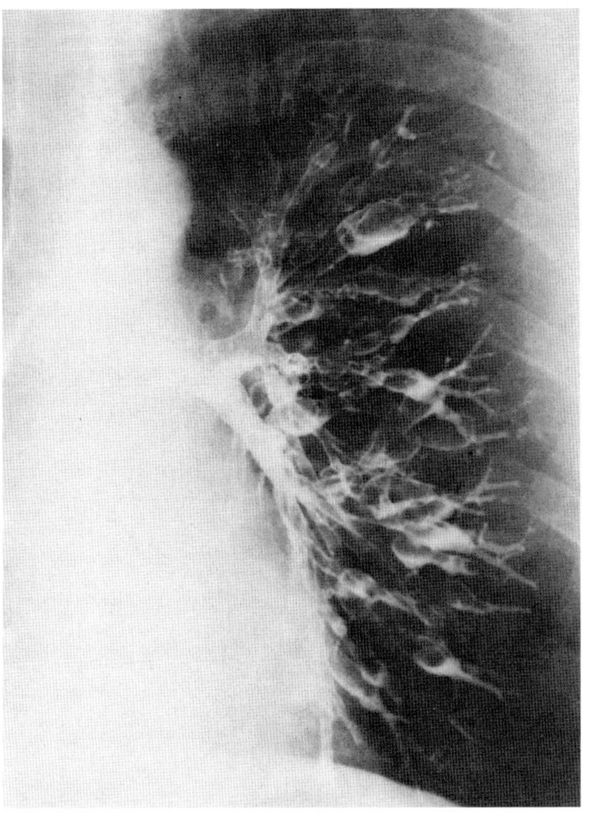

Abb. 4.20 **Sakkiforme Bronchiektasen.**

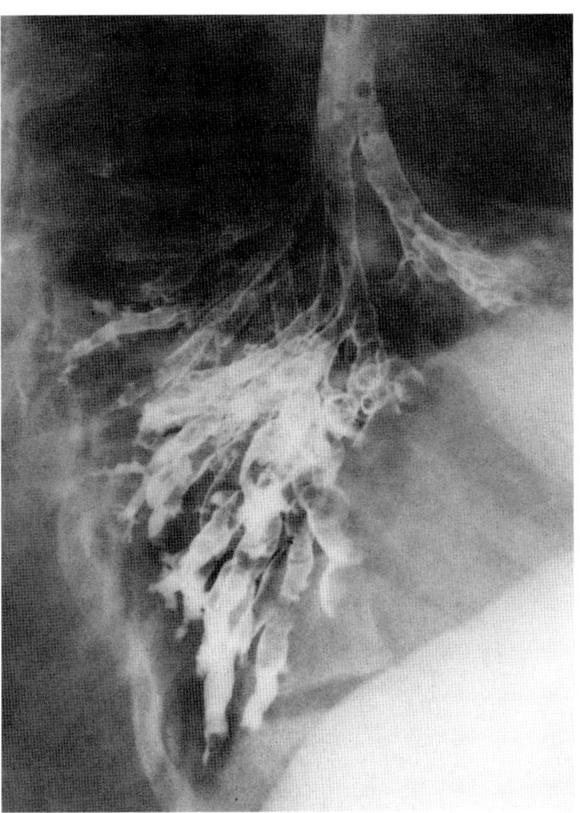

Abb. 4.21 **Zylindriforme Bronchiektasen.**

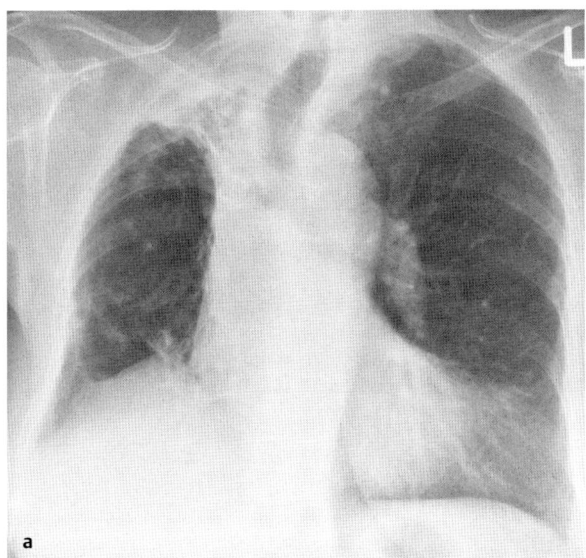

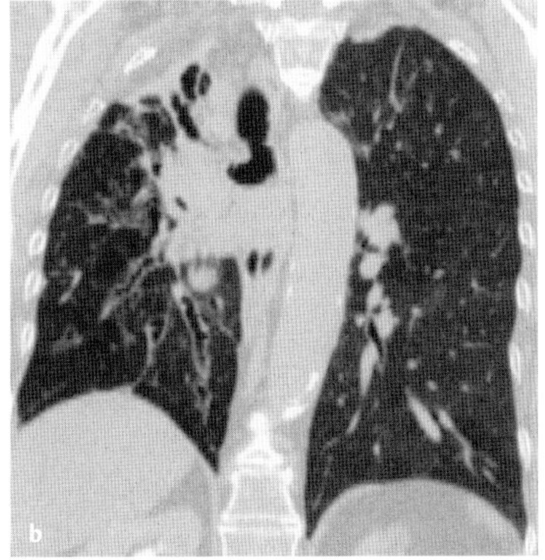

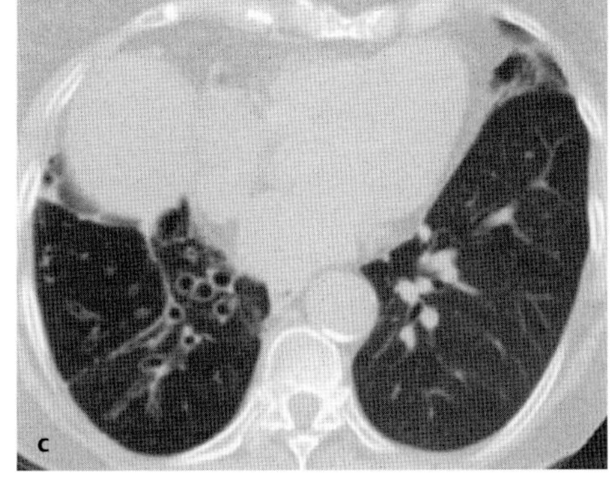

Abb. 4.22 a–c **Narbenemphysem mit Bronchiektasen.** Beachte die Pleuraschwarte, die Verlagerung des Hilus und das Siegelringzeichen.

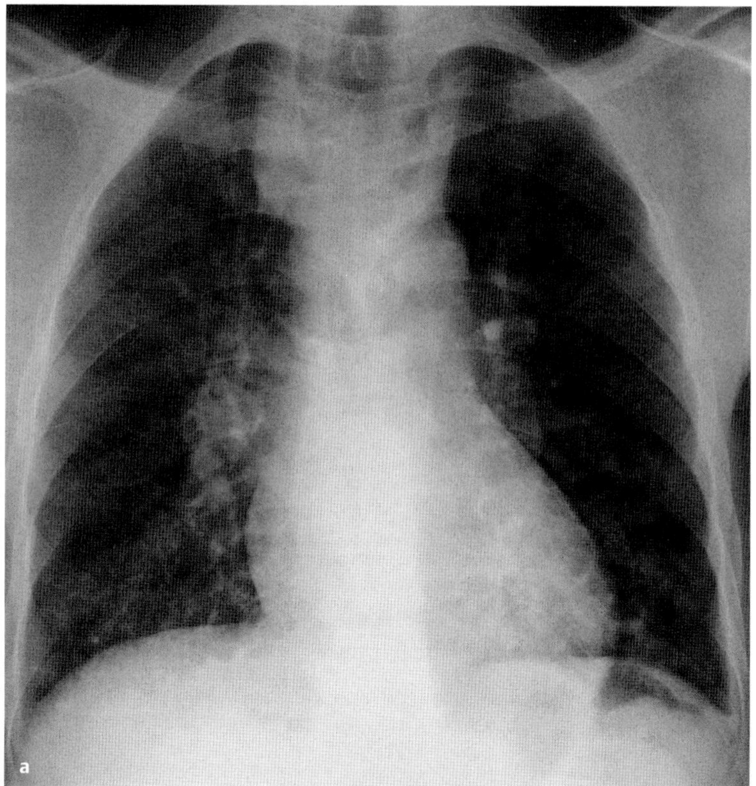

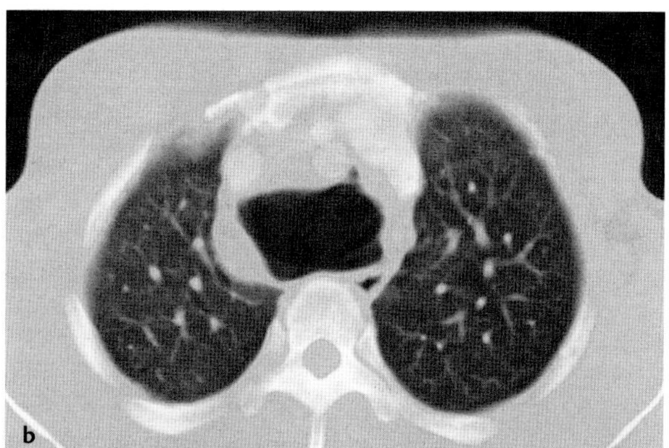

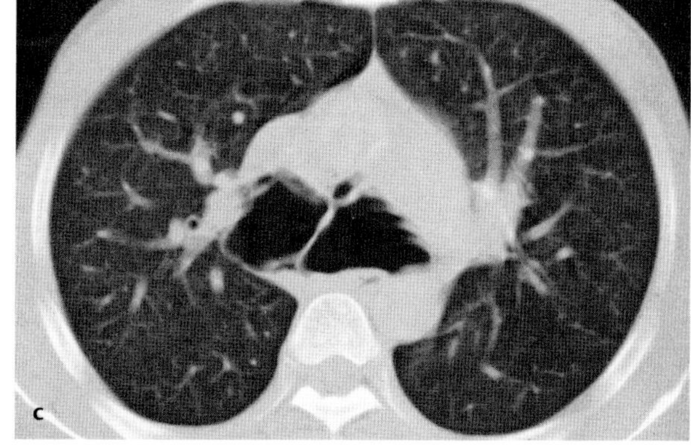

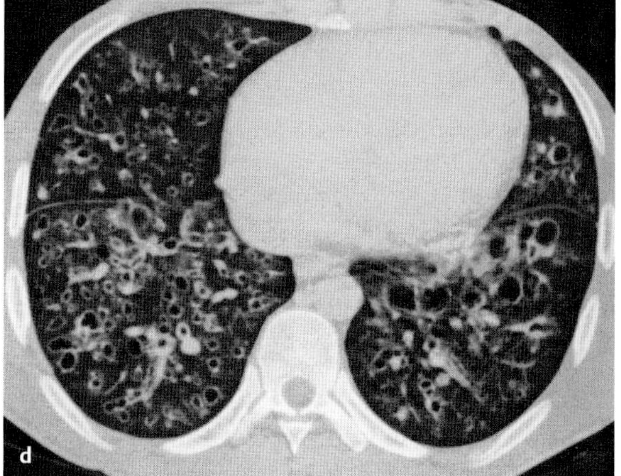

Abb. 4.**23 a–d** **Tracheobronchomegalie Mounier-Kuhn, Tracheomegalie und Bronchiektasen.**

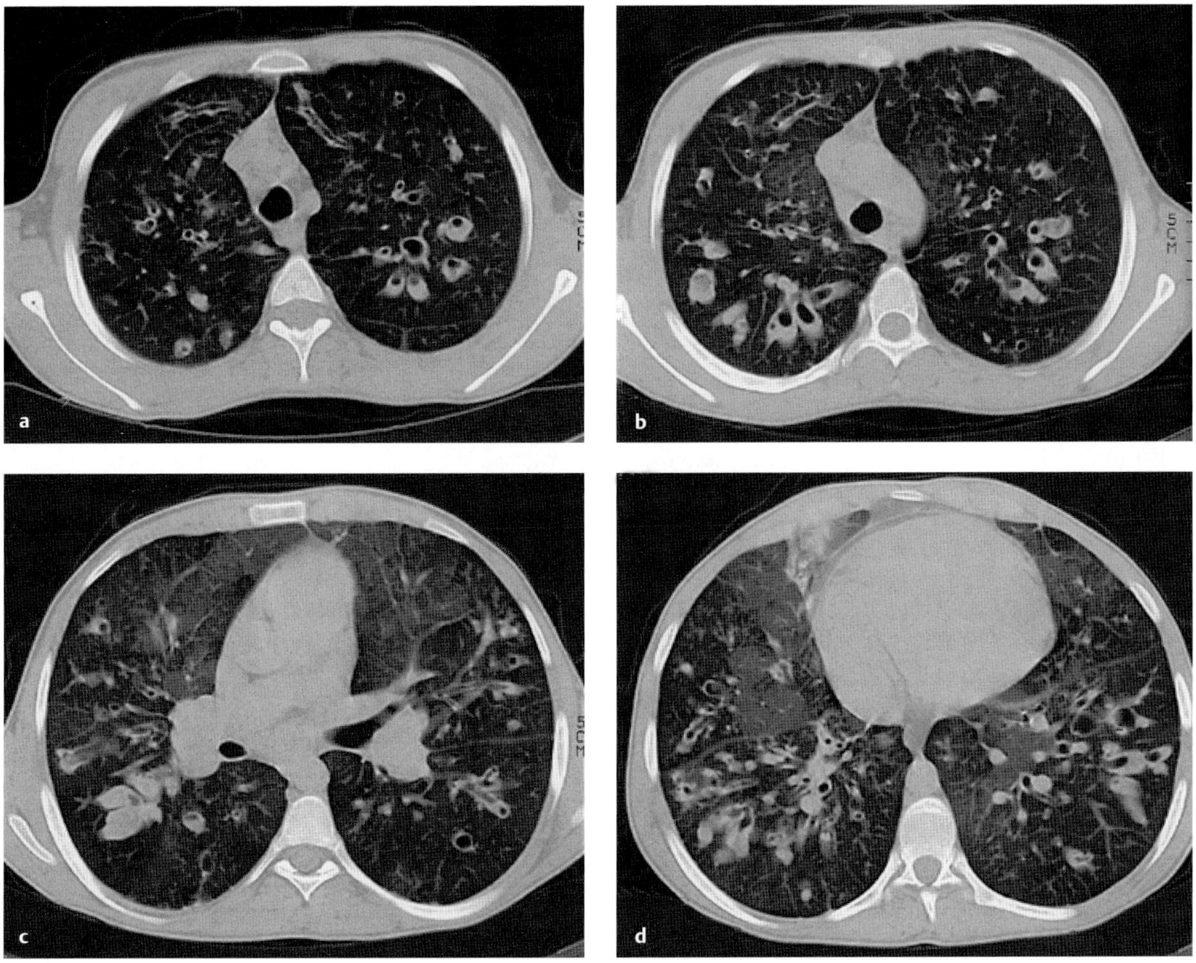

Abb. 4.**24 a–d** **Mukoviszidose**. Erweiterte Bronchiallumina, die teilweise mit Schleim gefüllt sind, milchglasartige Eintrübungen in den basalen Lungenfeldern als Ausdruck interstitieller Entzündungsherde.

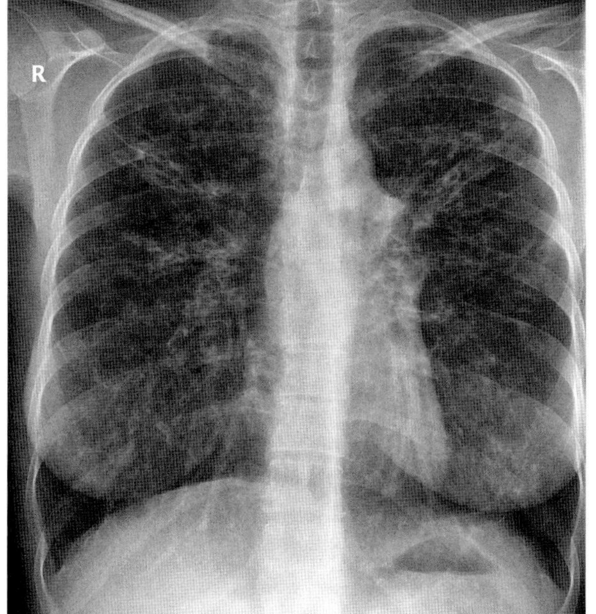

Abb. 4.**25** **Mukoviszidose, Fibrosestadium**. Das hier nicht abgebildete CT zeigte Bronchiektasen.

Chronische Bronchitis

Eine chronische Bronchitis ist definitionsgemäß dann anzunehmen, wenn die Schleimsekretion mindestens 3 Monate lang in jedem von 2 aufeinander folgenden Jahren vermehrt ist (Ciba 1959). Die Erkrankung wird demnach allein mit klinischen Kriterien diagnostiziert. Aufgabe der Radiologie ist es aber, Begleiterkrankungen, wie Emphysem, Pneumonien, Bronchiektasen u. a., zu erfassen (Deutsche Forschungsgemeinschaft 1975).

Pathologie

Die schleimproduzierenden Drüsen der bronchialen Mukosa sind hypertrophiert, hyperplasiert und funktionsgestört (Dyskrinie). Die Bronchialwand und das peribronchiale Bindegewebe sind entzündlich infiltriert. Bei der schweren Form einer Bronchitis, der obstruktiven, findet sich ein Begleitemphysem (Hartung 1983).

Klinik

Chronisch rezidivierend kommt es zu Husten mit schleimigem Auswurf und obstruktiven Ventilationsstörungen.

Radiologische Diagnostik

Übersichtsaufnahme

Die Zeichen einer chronischen Bronchitis sind uncharakteristisch (Abb. 4.**26**):

- *Vermehrte Streifen* und kleinfleckige Zeichnung in allen Lungenfeldern (Dirty Chest): Das Muster soll durch peribronchiale und perivasale Fibrosen zustande kommen (Müller et al. 2001).
- *Schienengleisphänomen:* Parallele Linien im Abstand von etwa 3 mm zeigen sich am besten rechts parakardial und sollen verdickten Bronchialwänden entsprechen.
- *Dickwandige Ringschatten* am oberen Hiluspol: Diese Schatten entsprechen den orthograd getroffenen, anterioren und posterioren Oberlappensegmentbronchien.
- *Funktionell-passagere Trachealeinengung:* Bei forcierter Exspiration bzw. beim Husten- und Schnupfversuch unter Durchleuchtung kollabiert das Trachealllumen partiell. Dies wird mit einer entzündlichen Wandschwäche und dem erhöhten Druck auf die Trachealwand von außen erklärt (Greene u. Lechner 1975). Es kann sogar zu einer konstanten Einengung im Sinne einer Säbelscheidentrachea führen, wobei die zervikale Trachea aber immer normal weit ist.

Computertomografie

Die verdickten Bronchialwände und die Einengung der Trachea sind im CT zwar deutlicher als in der Übersichtsaufnahme darstellbar, jedoch sind die Veränderungen insgesamt oft geringfügig (Gamsu u. Webb 1983).

Szintigrafie

Die Nuklide werden bei der Perfusions- und Ventilationsszintigrafie fleckig eingelagert, was die Folge der Verteilungsstörung ist. Inhalierte Radionuklidaerosole verweilen länger im Bronchialraum, da die mukoziliare Clearance herabgesetzt ist.

Differenzialdiagnose

Siehe Streifenzeichnung, Kapitel 15 „Radiologische Zeichen und Differenzialdiagnostik", Abschnitt „Form der Verschattungen".

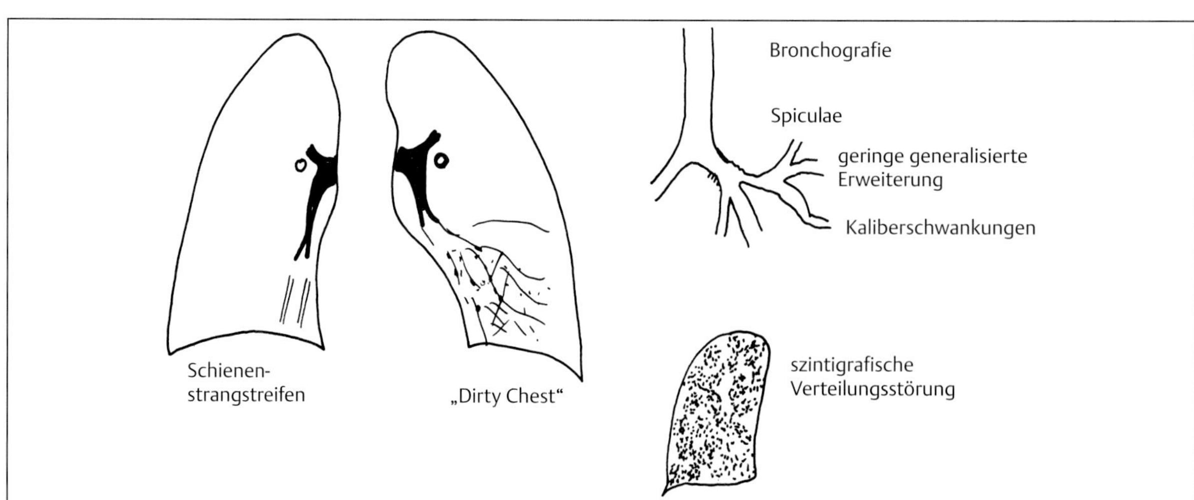

Abb. 4.**26** **Bronchitis.** Kein Röntgenzeichen ist spezifisch.

Chronische Bronchiolitis (Small Airway Disease)

Die Bronchiolen können durch eine Bronchitis oder Pneumonie in den Entzündungsprozess einbezogen werden, sie sind jedoch gelegentlich, besonders bei Virusinfektionen, auch isoliert betroffen. Histologisch finden sich intraluminal und intramural zelluläre Infiltrate und später auch Fibrosen, was zu Ventilationsstörungen mit regionalem Airtrapping und Dystelektasen führt (Myers u. Colby 1993). Die Bronchiolitis entspricht meist der „Small Airway Disease" (Durchmesser der Bronchiolen im CT kleiner als 2 mm), die mit speziellen pulmonalen Funktionsprüfungen erfassbar ist. Beim chronischen Verlauf kann sich zusätzlich eine interstitielle Pneumonie entwickeln (s. Kapitel 3 „Entzündungen", Abschnitt „Pneumonie"). Eine Sonderform, die BOOP, ist zusätzlich durch intraalveoläres Granulationsgewebe, das als Tumor fehlgedeutet werden kann, charakterisiert (s. Kapitel 3 „Entzündungen", Abschnitt „Idiopathische interstitielle Pneumonien").

Klinik

Die Symptome sind Dyspnoe und trockener Husten. Die Vorgeschichte (Gasinhalation, Tabakkonsum, Transplantationen, Kollagenosen und Virusinfekte besonders bei Kleinkindern) erlaubt oft die Zuordnung zu den einzelnen Entitäten (Tab. 4.**3**).

Radiologische Diagnostik

Übersichtsaufnahme

Diese ist meist ohne pathologischen Befund. Gelegentlich findet sich eine vermehrte retikulonoduläre Zeichnung. Bei röntgenologisch geringfügigen, pneumonischen Infiltraten und Dystelektasen, deren Ausmaß eine klinisch relevante Dyspnoe nicht erklärt, kann auf eine Begleitbronchiolitis geschlossen werden.

Tabelle 4.**3** Ätiologie der Bronchiolitis obliterans.

idiopathisch	kryptogene organische Pneumonie (BOOP)
Gasinhalation	NO2 (Silo Filler),Tabak usw., s. Tab 5.**3**
hyperergisch	Kollagenosen, Colitis ulcerosa usw. Abstoßung von Knochmark-, Lungen- und Herztransplantaten
medikamentös	Busulfan, Kokain, D-Penicillamin
infektiös	Mykoplasmen, Viren, Bakterien

Computertomografie

Bei Verdacht auf Bronchiolitis ist eine HRCT in In- und Exspiration nützlich (Abb. 4.**27**). Es zeigen sich dann:

- *Zentrilobuläre Noduli:* als Ausdruck der verdickten Bronchioli intralobulares.
- *Mosaikmuster:* Besonders bei Aufnahmen in Exspiration sind hypodense Areale (Airtrapping) zwischen normal dichte Regionen eingestreut.
- *Tree-in-Bud-Zeichen:* Siehe Abb. 14.**1 h**.
- *Bei der BOOP zusätzlich pleuranahe Luftrauminfiltrate,* meist bilateral in den Unterlappen und dorsal.

Szintigrafie

Verteilungsstörungen und verminderte mukoziliare Clearance wie bei der chronischen Bronchitis.

Differenzialdiagnose

Airtrapping beim Verlegen großer Bronchien (durch Fremdkörper, Schleimpfropf, Tumor u. a.). Panlobuläres Emphysem. Histiozytose X, interstitielle Pneumonie.

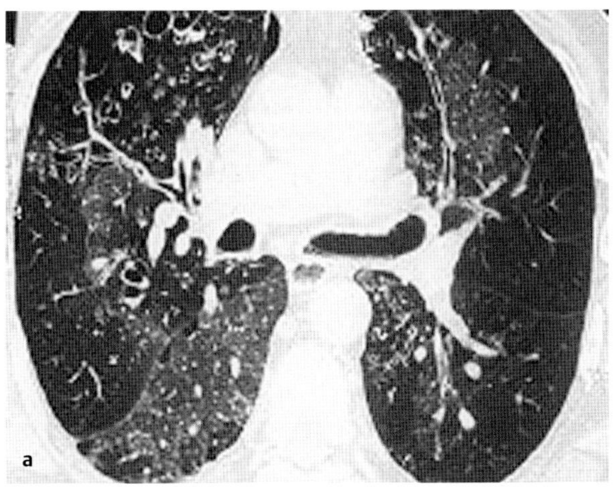

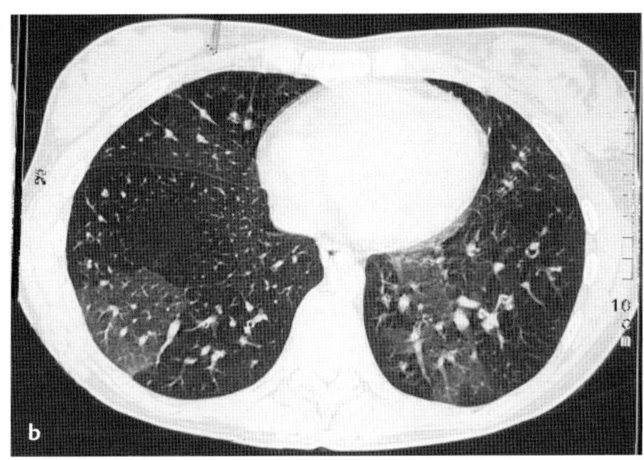

Abb. 4.**27** a u. **b** **Bronchiolitis obliterans.** Beachte die Rarefizierung der Lungengefäße und das Mosaikmuster.

Asthma bronchiale

Beim Asthma bronchiale reagieren die Luftwege auf die verschiedensten allergischen, infektiösen, toxischen und psychischen Reize mit einem Bronchospasmus, sodass anfallsweise ein schweres bronchiales Atemnotsyndrom resultiert (Hossain 1973, Pepys 1973).

Bei etwa ¾ aller Asthmapatienten ist das Röntgenthoraxbild unauffällig (Simon u. Pride 1973; Abb. 4.**28**). Im akuten Anfall ist das Residualvolumen erhöht, was röntgenologisch an den erweiterten Zwischenrippenräumen, den abgeflachten Zwerchfellkuppen und der verminderten Zwerchfellexkursion erkannt wird.

Ziele der radiologischen Diagnostik

- Pulmonale Erkrankungen ausschließen, die ein Asthma vortäuschen können, wie z. B. Trachealtumoren
- Die Komplikationen eines Asthmas erfassen: poststenotische Atelektasen und Pneumonien, die durch Schleimpfröpfe entstehen können, oder ein Mediastinalemphysem, das besonders bei Kindern vorkommt

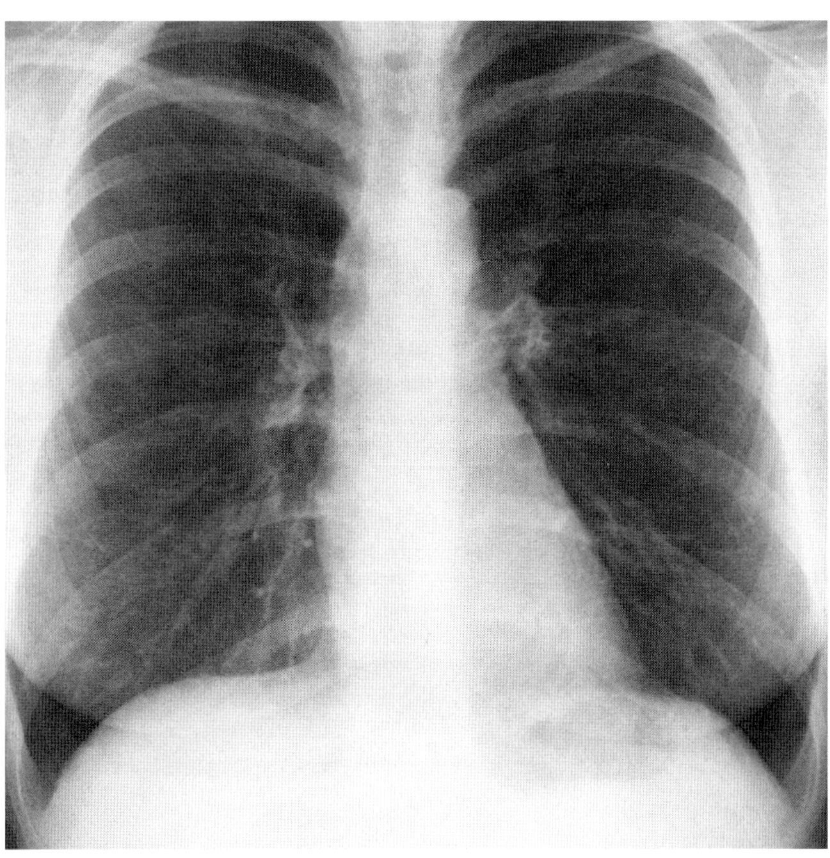

Abb. 4.**28** **Asthma bronchiale.** Die Patientin litt seit 15 Jahren an einem allergischen Asthma mit rezidivierenden Anfällen. Röntgenologisch war der Befund am Thorax unauffällig.

5 Inhalationsschäden und Pneumokoniosen

Fremdkörperaspiration

Obwohl auch bei Erwachsenen gelegentlich abgebrochene Zähne, Zahnplomben, Kragenknöpfe u. a. in die Atemwege gelangen, ist die Fremdkörperaspiration doch eine typische Erkrankung des Kleinkinds. Der Fremdkörper rutscht häufiger in den rechten Hauptbronchus, weil dieser steiler aus der Trachea abgeht. Aufgabe der Radiologie ist es, die Diagnose einer Fremdkörperaspiration wahrscheinlich zu machen und den Fremdkörper zu lokalisieren, der dann bronchoskopisch bestätigt und extrahiert werden kann (Abb. 5.**1** u. Abb. 5.**2**).

Klinik

Es besteht eine Tracheitissymptomatik mit Hustenreiz und Dyspnoe. Wird der Fremdkörper anfangs verkannt und dann schwielig eingemauert, so haben die Patienten jahrelang einen minimalen Reizhusten oder aber auch gar keine Beschwerden.

Radiologische Diagnostik

Übersichtsaufnahme

- Die radioopaken Fremdkörper, wie Münzen, Murmeln und Zähne, bilden sich direkt ab. Bei radiotransparenten Fremdkörpern muss man sich an indirekten Zeichen orientieren (Abb. 5.**3** u. Abb. 5.**4**):
- *Einseitig helle Lunge:* Sie ist einerseits Folge einer Überblähung bei Ventilstenose, andererseits entsteht sie aber auch durch die reflektorische Oligämie bei Hypoventilation.
- *Mediastinalpendeln:* Unter Durchleuchtung bewegt sich das Mediastinum bei der Exspiration zur gesunden Seite. Der Befund kann auch durch eine Aufnahme in Exspirationsstellung dokumentiert werden.
- *Lappenatelektase und poststenotische Pneumonie:* Die segmentalen Verschattungen zeigen sich erst, wenn der Fremdkörper mindestens mehrere Stunden das Bronchiallumen obturiert hat.

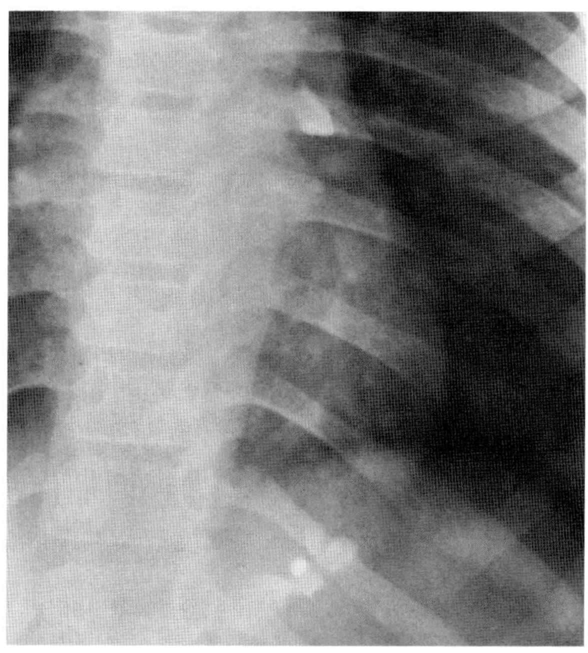

Abb. 5.**1** **Verschluckte und aspirierte Zähne.**

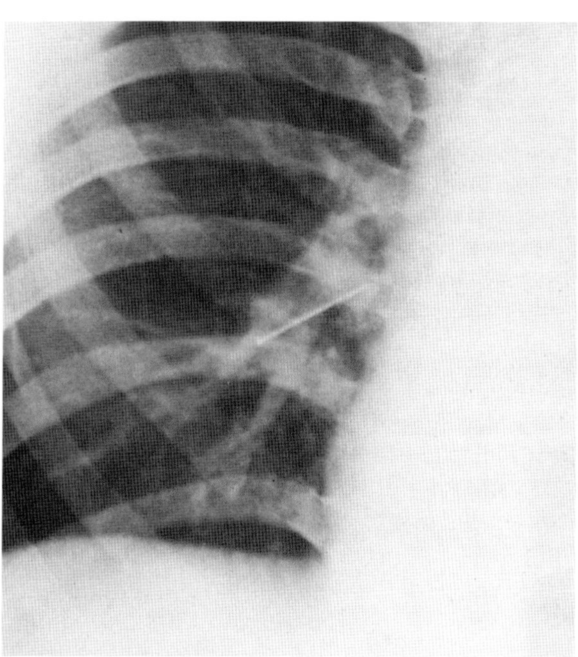

Abb. 5.**2** **Aspirierte Stecknadel.**

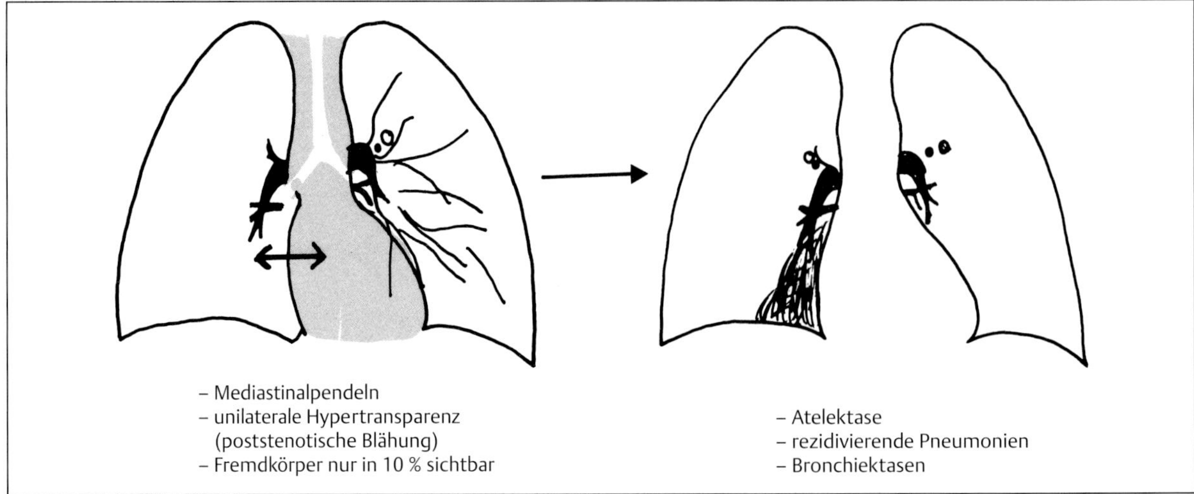

Abb. 5.3 **Fremdkörperaspiration.**

Szintigrafie

Die Perfusions- und Ventilationsszintigrafie zeigt eine verminderte Nuklidbelegung der betroffenen Areale. Der Befund ist deutlicher als auf der Übersichtsaufnahme, sodass bei unklarem Röntgenbefund die Szintigrafie indiziert ist.

Computertomografie

Oft gelingt es, besonders mit der Spiral-CT, den Fremdkörper im Bronchialbaum zu lokalisieren. Auch die regionale Oligämie (verschmälerte Gefäßkaliber) und Überblähung können erfasst werden.

Differenzialdiagnose

Siehe einseitig helle Lunge, Kapitel 15 „Radiologische Zeichen und Differenzialdiagnostik", Abschnitt „Hypertransparenzen", und Atelektase, Kapitel 15 „Radiologische Zeichen und Differenzialdiagnostik", Abschnitt „Segment- und Lappenverschattungen".

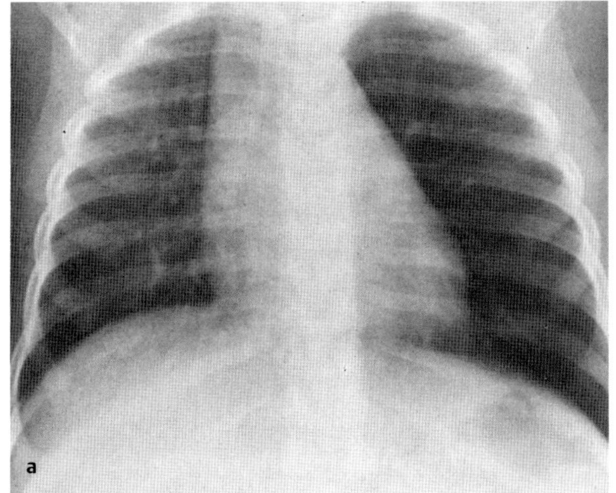

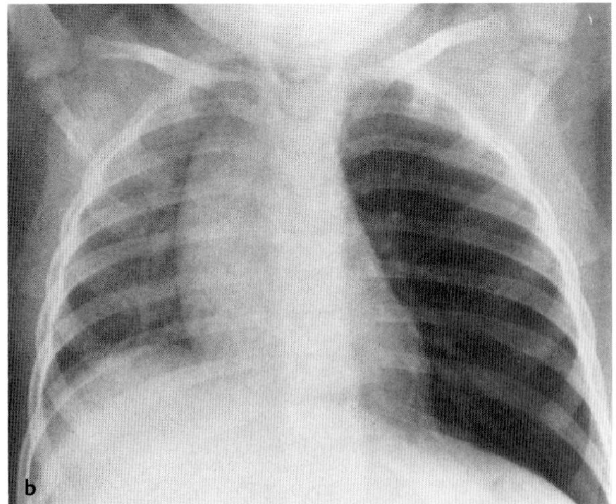

Abb. 5.4 a u. b **Ventilstenose bei Fremdkörperaspiration.** Exspiratorische Mediastinalverlagerung nach rechts durch linksseitige aspirierte Murmel, die bronchoskopisch entfernt wurde.

Pneumokoniosen

Pathologie und ILO-Klassifikation

Pneumokoniosen sind akute oder chronische Lungenschäden, die durch Inhalation von anorganischen Stäuben (z. B. Quarz, Asbest) oder organischen Stäuben tierischer oder pflanzlicher Herkunft ausgelöst werden. In der Regel erkranken nur chronisch exponierte Menschen, die durch ihren Beruf und ihre Lebensgewohnheiten mehrere Jahre den Staub inhalieren. Nur die kleineren Staubpartikel (1–2 bis maximal 10 µm) gelangen bei der Einatmung in die Alveolen, werden dort phagozytiert und im Lungenparenchym abgelagert. Größere Partikel bleiben im oberen Respirationstrakt hängen und werden vom mukoziliaren Apparat oralwärts transportiert und schließlich ausgehustet.

Der Staub kann sich in den Lungen reaktionslos ablagern. Häufig kommt es aber zu Fremdkörperreaktionen mit diffuser und knotiger Bindegewebsbildung. Der Staub wirkt gelegentlich aber auch als Antigen – meist erst, nachdem sich körpereigene Eiweißstoffe angelagert haben –, sodass sich eine allergische Entzündung entwickelt, die ebenfalls in eine Fibrosierung einmündet. Folgen der Fibrose sind Lungenschrumpfungen mit Narbenemphysem und einer restriktiven Ventilationsstörung. Zusätzlich besteht in der Regel eine chronische Bronchitis mit obstruktiver Komponente. Einzelne Stäube setzen darüber hinaus noch spezifische Schäden: So kann die Silikose eine Tuberkulose reaktivieren, und eine Asbestose kann zum Bronchialkarzinom und Mesotheliom führen.

Pneumokoniosen werden als Berufskrankheiten anerkannt, wenn wahrscheinlich gemacht werden kann, dass zwischen der versicherten Tätigkeit und der Erkrankung ein ursächlicher Zusammenhang besteht (BKV 1993: anorganische Stauberkrankungen UG 41, organische Stauberkrankungen UG 42, obstruktive Atemwegserkrankungen durch toxische Gase und Dämpfe UG 43). Die „Wahrscheinlichkeit" beruht auf der Expositionsanamnese, dem Röntgenbefund und der spirometrisch erfassten Ventilationsstörung; nur im Zweifelsfall muss die Lungenbiopsie hinzugezogen werden. Der Grad der Minderung der Erwerbsfähigkeit (MdE) wird von den Berufsgenossenschaften aber allein aufgrund der Lungenfunktion festgelegt.

Ziele der radiologischen Diagnostik
- Bei entsprechend Exponierten frühzeitig eine Pneumokoniose erfassen
- Das Ausmaß der Lungenfibrose abschätzen
- Die spezifischen Komplikationen (Tuberkulose, Bronchialkarzinom und Mesotheliom) erkennen

Zur einheitlichen röntgenologischen Klassifizierung der Pneumokoniosen legte das International Labor Office (ILO 2000) verbindliche Kriterien zur Beurteilung der p.-a. Röntgenaufnahme in Hartstrahltechnik fest:

- Die *Form und die Größe der Einzelschatten* werden registriert. Kleine Rundschatten werden je nach Größe mit den Symbolen *p, q, r* charakterisiert, kleine irreguläre Schatten mit den Kürzeln *s, t, u* kodiert, und große Schatten (Schwielen und Ballungen) werden nach ihrer Flächengröße den Kategorien *A–C* zugeordnet (Abb. 5.**5** bis Abb. 5.**9**) s. auch Bewertungskriterien, s. u.).
- Die *Streuung* (= Anzahl der kleinen Schatten pro Lungenfeld) wird mit den Graden *0–3* und deren Zwischenstufen (s. Abb. 5.**5** u. 5.**7**) angegeben. Ein Vergleich mit funktionellen und spirometrischen Daten zeigt, dass die Streuung der wichtigste Parameter zur Charakterisierung des Schweregrads einer Pneumokoniose ist.
- *Pleura-, Perikard- und Hilusveränderungen* werden beschrieben und kodiert.

Das ILO gibt dem Befunder 3 Klassifikationshilfen an die Hand:
- *Referenzfilme* (z. B. Abb. 5.**6**): Eine Klassifizierung im Vergleich mit diesen Referenzfilmen ist das zuverlässigste Verfahren, das die Varianz zwischen den verschiedenen Beurteilern minimiert, wenn auch nicht ganz ausschließt. Der Standardfilmsatz kann von der ILO (oder in Deutschland bei Dr. Hering, Knappschaftskrankenhaus Dortmund) erworben werden (ILO 2000, Hering 2003).
- *Verbale Definitionen* (s. Bewertungskriterien, s. u.).
- *Skizzen und Diagramme* (Abb. 5.**7**, Abb. 5.**8** u. Abb. 5.**9**): Sie haben die geringste Verbindlichkeit und sollen lediglich die verbalen Definitionen und Kürzel memotechnisch verdeutlichen.

Während Berufsgenossenschaftsgutachten von speziell weitergebildeten und von den Berufsgenossenschaften ermächtigten Ärzten ausschließlich mithilfe der Referenzfilme und mit EDV-gerechten Formularen erstellt werden (s. Abb. 5.**5**) und neuerdings auch CT-Befunde einbeziehen (Hering 2003; Abb. 5.**10**), hat sich für die klinische Praxis eine vereinfachte Kodierung durchgesetzt.

Dabei wird vom Gesamtbefund des Lungenbefalls ausgegangen und der *vorwiegend* angetroffene Schattentyp sowie der *vorwiegend* beobachtete Streuungsgrad mithilfe der verbalen ILO-Definitionen klassifiziert. So bedeutet z. B. die Kodierung qq 2/2, dass nur Rundschatten mit einem Durchmesser zwischen 1,5–3 mm zahlreich über die Lungen verstreut sind, jedoch die normale Lungengefäßzeichnung noch nicht auslöschen, und die Kodierung qt 2/2, dass zusätzlich irreguläre Schatten zwischen 1,5–3 mm vorkommen. Diese vereinfachte Kodierung schließt notwendigerweise eine detaillierte Erfassung aller Befunde, die ja von Lungenareal zu Lungenareal sehr unterschiedlich sein können, aus.

Satz IV

RV-Nr. / Ordnungsbegriff

Name, Vorname

Datum der Untersuchung

Tag . Monat . Jahr

RÖNTGENBEFUND nach der ILO Klassifikation 2000 / Bundesrepublik (Berufsgenossenschaftliche Grundsätze G 1.1, G 1.2 bzw. G 1.3)

Bildgüte ☐ + ☐ ± ☐ ± ☐ u ☐ T ☐ seitl. Aufnahme vorhanden

Lunge

Kleine Schatten Streuung
Rundliche Form
Größe p q r ☐ ☐ ☐
☐ 0/- ☐ 1/0 ☐ 2/1 ☐ 3/2
☐ 0/0 ☐ 1/1 ☐ 2/2 ☐ 3/3
☐ 0/1 ☐ 1/2 ☐ 2/3 ☐ 3/+
Felder ☐ RO ☐ LO ☐ RM ☐ LM ☐ RU ☐ LU

Unregelmäßige Form
Größe s t u ☐ ☐ ☐
☐ 0/- ☐ 1/0 ☐ 2/1 ☐ 3/2
☐ 0/0 ☐ 1/1 ☐ 2/2 ☐ 3/3
☐ 0/1 ☐ 1/2 ☐ 2/3 ☐ 3/+
☐ RO ☐ LO ☐ RM ☐ LM ☐ RU ☐ LU

Gemischte Formen ☐ ☐
☐ 0/- ☐ 1/0 ☐ 2/1 ☐ 3/2
☐ 0/0 ☐ 1/1 ☐ 2/2 ☐ 3/3
☐ 0/1 ☐ 1/2 ☐ 2/3 ☐ 3/+
☐ RO ☐ LO ☐ RM ☐ LM ☐ RU ☐ LU

Große Schatten ☐ o.B. **Größe** ☐ A ☐ B ☐ C
☐ RO ☐ LO ☐ RM ☐ LM ☐ RU ☐ LU

Symbole
☐ keine ☐ fr ☐ aa ☐ hi ☐ at ☐ ho ☐ ax ☐ id ☐ bu ☐ ih ☐ ca ☐ kl ☐ cg ☐ me ☐ cn ☐ od ☐ co ☐ pa ☐ cp ☐ pb ☐ cv ☐ pi ☐ di ☐ px ☐ ef ☐ ra ☐ em ☐ rp ☐ es ☐ tb

Pleura

Adhärenz des kostophrenischen Winkels ☐ o.B. **Seite** R ☐ L ☐

Pleuraverdickung diffus seitliche Brustwand ☐ o.B.
Verbreitung / Dicke / <3 mm / Aufsicht Verbreitung / Dicke / <3 mm / Aufsicht
R ☐ 1 ☐ a ☐ ☐ L ☐ 1 ☐ a ☐ ☐
☐ 2 ☐ b ☐ 2 ☐ b
☐ 3 ☐ c ☐ 3 ☐ c
☐ RO ☐ LO ☐ RM ☐ LM ☐ RU ☐ LU

Pleuraverdickung umschrieben (Plaques) ☐ o.B.
Verbreitung / Dicke / <3 mm / Aufsicht Verbreitung / Dicke / <3 mm / Aufsicht
R ☐ 1 ☐ a ☐ ☐ L ☐ 1 ☐ a ☐ ☐
☐ 2 ☐ b ☐ 2 ☐ b
☐ 3 ☐ c ☐ 3 ☐ c
Lokalisation
Zwerchfell R ☐ L ☐
Brustwand ☐ ☐

Pleuraverkalkung ☐ o.B. R ☐ L ☐
Zwerchfell R ☐ L ☐
Brustwand ☐ ☐
Sonstige ☐ ☐

BK-BEURTEILUNG *)

☐ Keine Hinweise auf anzeigepflichtige Veränderungen

Anzeigepflicht**) **: Begründeter Verdacht** ☐ Sonstiges: ____________

☐ Silikose (BK-Nr. 4101) ☐ Asbestose (BK-Nr. 4103) ☐ Asbestverursachter Kehlkopfkrebs (BK-Nr. 4104)

☐ Siliko-Tuberkulose (BK-Nr. 4102) ☐ Asbestverursachte Pleuraerkrankung (BK-Nr. 4103) ☐ Pleuramesotheliom/Peritonealmesotheliom (BK-Nr. 4105)

☐ Lungenkrebs bei nachgewiesener Quarzstaublungenerkrankung (BK-Nr. 4112) ☐ Asbestverursachter Lungenkrebs (BK-Nr. 4104) ☐ Erkrankungen durch ionisierte Strahlen (BK-Nr. 2402)

Begründung BK / Ergänzende Befunde***) **/ Vorschläge und/oder veranlasste Massnahmen** (Bitte in Druckbuchstaben)

Stempel und Unterschrift des Arztes

3683198456

*) Bitte zutreffendes ankreuzen
**) Bitte BK-Anzeige erstellen und an den zuständigen UV-Träger senden sowie den Versicherten unterrichten
***) In begründeten Fällen gem. Nr. 3.2.1/4.3 der Grundsätze G 1.1, G 1.2 bzw. G 1.3 sowie Nr. 5 G 1.2 bzw. G 1.3

Abb. 5.5 **Formular zur ILO Klassifikation.** Kodierregeln und Symbole s. **Bewertungskriterien** u. **Text** S. 141 ff.

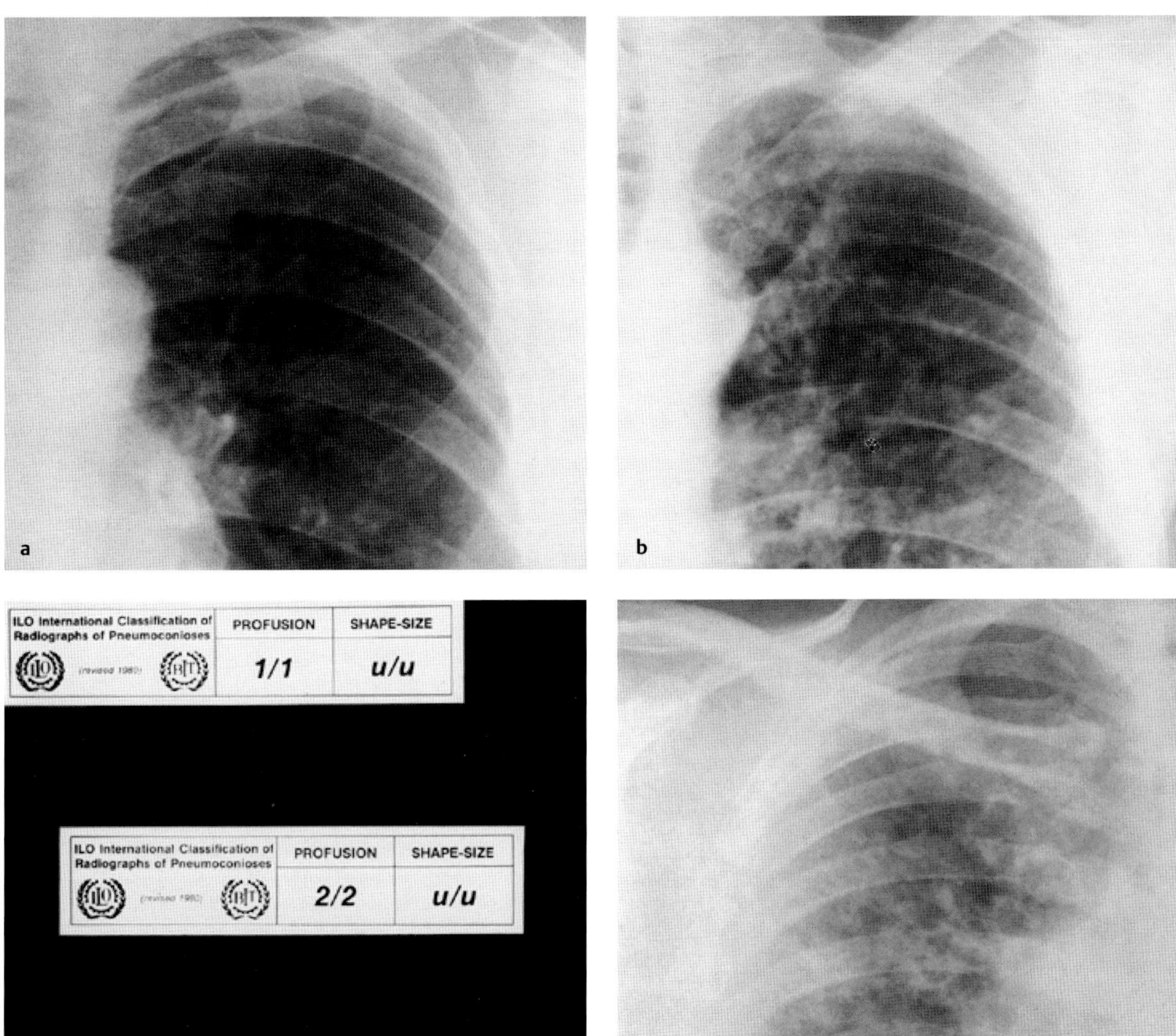

Abb. 5.**6 a–d** **Beispiel eines Filmes aus der ILO-Referenzserie.**

Bewertungskriterien

1. *Beurteilung der Bildgüte:*
   - + = gut/keine diagnostische Einbuße
   - +/– = technische Mängel, ohne wesentliche Beeinträchtigung der diagnostischen Aussage
   - +/– = technische Mängel, die die Beurteilung der Lunge oder der Pleura beeinträchtigen
   - u = unbrauchbar
2. *Kleine, rundliche Schatten:* gut abgrenzbare, noduläre Fleckschatten, die nach dem Durchmesser des vorherrschenden Schattentyps gekennzeichnet werden:
   - p = bis 1,5 mm (auch mikronodulär)
   - q = 1,5–3 mm
   - r = 3–10 mm
3. *Kleine, unregelmäßige Schatten:* lineare, retikuläre oder retikulonoduläre Schatten, die nach dem Kaliber eingeteilt werden:
   - s = bis 1,5 mm, fein, linear
   - t = 1,5–3 mm, mittelgrob, noch linear
   - u = 3–10 mm, grob, vorwiegend klecksig
4. *Streuung und Lokalisation:* Die Streuung gibt das Ausmaß des Parenchymbefalls im Vergleich zu den Standardfilmen an und wird jeweils der Seite und einem oder mehreren Lungenfeldern, die nicht anatomisch, sondern geometrisch ermittelt werden, zugeordnet. Mit einer Punkteskala, die aus 4 Hauptkategorien von 0–3 besteht und innerhalb der Hauptkategorien durch eine 12-Punkte-Skala weiter differenziert ist, kann das Ausmaß des Befalls klassifiziert werden:

- 0: 0/–, 0/0, 0/1
- 1: 1/0, 1/1, 1/2
- 2: 2/1, 2/2, 2/3
- 3: 3/2, 3/3, 3/+

Beispielhaft wird ein Film, der zweifelsfrei der Kategorie 2 im Vergleich mit dem ILO-Standardfilm „2" entspricht, mit 2/2 klassifiziert; ein Film 2/1 ähnelt dem Standardfilm „2" sehr, bei der Einteilung wurde aber die Einordnung zum Film „1" ernsthaft erwogen. Dieses Schema lässt sich auf die übrigen Kategorien in identischer Weise übertragen.

5. *Große Schatten:* Dieser Terminus beschränkt sich allein auf solche Verschattungen, die mit einer Pneumokoniose vereinbar sind. Bei Verdacht auf ein Karzinom muss die Registrierung unter den folgenden Symbolen erfolgen:
   - A = Durchmesser einer einzelnen Verschattung > 1 cm bis maximal 5 cm, oder mehrere Schatten, von denen jeder einzelne > 1 cm ist, wobei in der Summation aber 5 cm nicht überschritten werden
   - B = ein oder mehrere Schatten, die größer als A sind, in der Summation aber das Flächenäquivalent des rechten Oberfelds nicht überschreiten
   - C = ein oder mehrere Schatten, die größer als B sind und in der Summation das Flächenäquivalent des rechten Oberfelds überschreiten
6. *Pleuraverdickung:* Die Pleuraverdickung als Saum zur seitlichen Thoraxwand wird als „diffus" den umschriebenen Plaques gegenübergestellt, sie kommen auch gemeinsam vor (s. Abb. 5.**9**). Die Angaben erfolgen für jede Seite getrennt.

   Die Breite des Saumes oder die Dicke der Plaques wird von der Innenseite der Brustwand bis zur scharf abgebildeten, tangential getroffenen Grenzlinie Pleura/Lunge gemessen (a–c); gleichzeitig oder ausschließlich in Aufsicht („en face") erkennbare Verdickungen werden mit „vorhanden" (Y) oder „nicht vorhanden" (N) angegeben. Ihre Breite kann nicht gemessen werden.
   - a = 3–5 mm
   - b = 5–10 mm
   - c > 10 mm

   Die maximale Längenausdehnung orientiert sich an der Brustwandlänge für R und L, von der Lungenspitze (Apex) bis zum Sinus, sowohl einzeln für den diffusen Saum als auch als Summationslänge von „en face" oder tangential abgrenzbaren Plaques:
   - 1 = < ¼ der Längenausdehnung von Apex bis Sinus einer Seite
   - 2 = ¼ bis ½ der Längenausdehnung von Apex bis Sinus einer Seite
   - 3 = > ½ der Längenausdehnung von Apex bis Sinus einer Seite

   Plaques des Zwerchfells und Obliterationen des Sinus werden mit rechts (R) und links (L) für die jeweilige Seite angegeben und als vorhanden (Y) oder nicht vorhanden (N) registriert.

   Darüber hinaus sind Seite und Ausdehnung der Pleuraverkalkungen getrennt für beide Seiten je nach Lokalisation an Brustwand, Zwerchfell und „andere" (mediastinale und perikardiale Pleura) zu berichten:
   - 1 = eine Verkalkung oder mehrere in der Summation < 2 cm Gesamtlänge
   - 2 = eine Verkalkung oder mehrere in der Summation Gesamtlänge 2–10 cm
   - 3 = eine Verkalkung oder mehrere in der Summation > 10 cm Gesamtlänge
7. Symbole: Die Angabe zu den Symbolen ist obligatorisch, die jeweilige Bedeutung ist so zu verstehen, als ob ein Zusatz „Verdacht auf..." oder „Befund vereinbar mit..." vorangestellt sei:
   - 0 = keine
   - aa = Aortenatheromatose
   - at = Pleurakuppenschwiele („Apical Thickening")
   - ax = Koaleszenz der Fleckschatten
   - bu = Bulla, zusätzliche Angabe zur Emphysemangabe im Bogen
   - ca = Lungenkrebs
   - cg = Granulom, verkalkt („Calcified Granuloma")
   - cn = Verkalkung innerhalb eines Pneumokoniose-knötchens
   - co = abnorme Herzform und -größe
   - cp = Cor pulmonale oder pulmonale Hypertension
   - cv = Kaverne, Einschmelzungen
   - di = Distorsion, intrathorakale Strukturen, Verlagerung, Schrumpfung
   - ef = Pleuraerguss, frei
   - em = Emphysem, zusätzlich zur Angabe im Bogen
   - es = Eierschalenverkalkung hilärer und/oder mediastinaler Lymphknoten
   - fr = Rippenfrakturen
   - hi = Vergrößerung hilärer und/oder mediastinaler Lymphknoten, > 1,5–2 cm
   - id = Zwerchfellunschärfe („Ill defined Diaphragma")
   - ih = unscharfe Herzkontur („Ill defined Heart Border")
   - kl = Kerley-Linien, anzugeben, wenn Verdacht auf kardiale Ursache besteht
   - me = malignes Mesotheliom der Pleura, des Perikards oder des Peritoneums
   - od = andere Befunde von Bedeutung („Other Disease")
   - pa = Plattenatelaktase
   - pb = Parenchymbänder
   - pi = Pleuraverdickung in den Interlobärspalten, Seitenangabe R/L
   - px = Pneumothorax (bei zusätzlichem Erguss „ef")
   - ra = Rundatelektase
   - rp = rheumatoide Knoten (Caplan-Syndrom)
   - tba = Tuberkulose, aktiv?
   - tbu = Tuberkulose, inaktiv?
8. Anmerkungen: In dieser Rubrik sind schriftliche Befundergänzungen oder -erläuterungen möglich. Da die ILO-Klassifikation definitionsgemäß auf der p.–a. Thoraxaufnahme als dem kleinsten international vereinbarten gemeinsamen Untersuchungsverfahren beruht, können und müssen aus ergänzenden bildgebenden Verfahren gewonnene Erkenntnisse in diesem Absatz registriert werden.
9. Zusammenfassende Beurteilung: Abschließend muss beurteilt werden, ob die kodierten Veränderungen mit einer arbeits- oder umweltbedingten Schadensursache vereinbar sind.

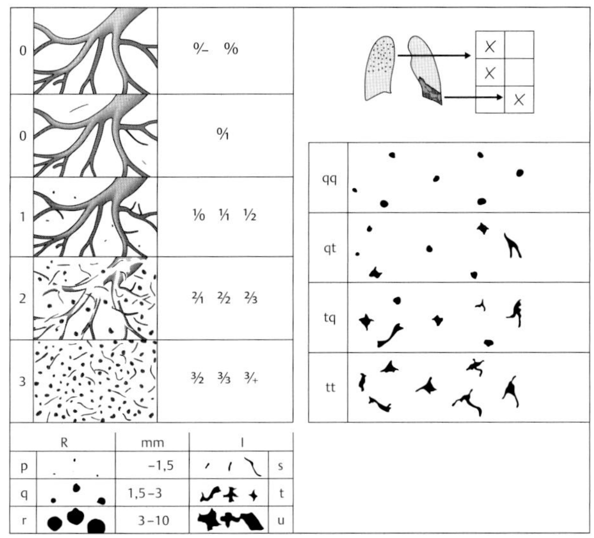

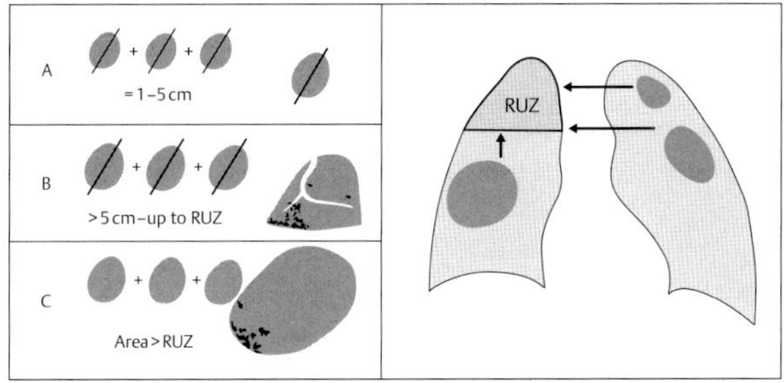

Abb. 5.7 **Diagramm der kodierbaren Lungenveränderungen zur ILO-Klassifikation** (s. Bewertungskriterien S. 141 u. 142).

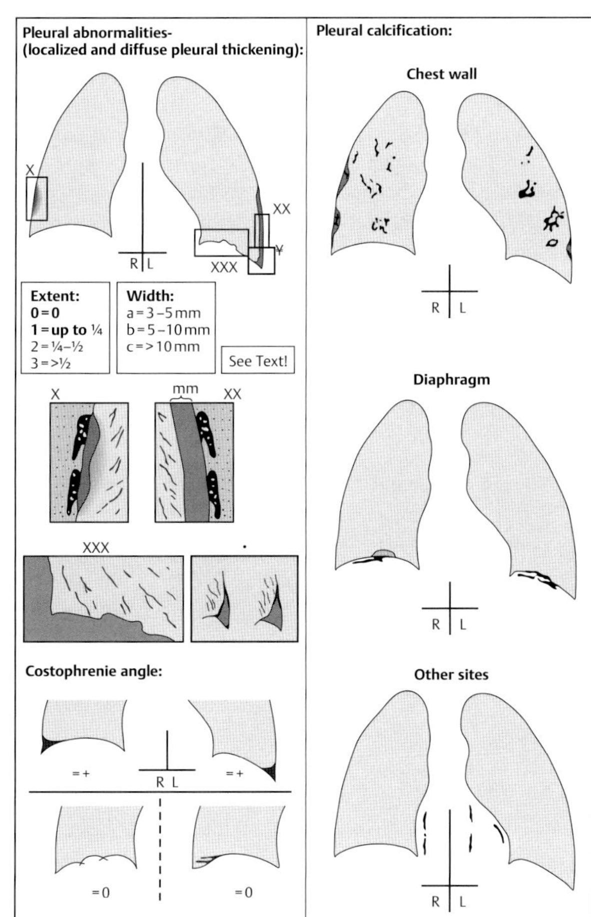

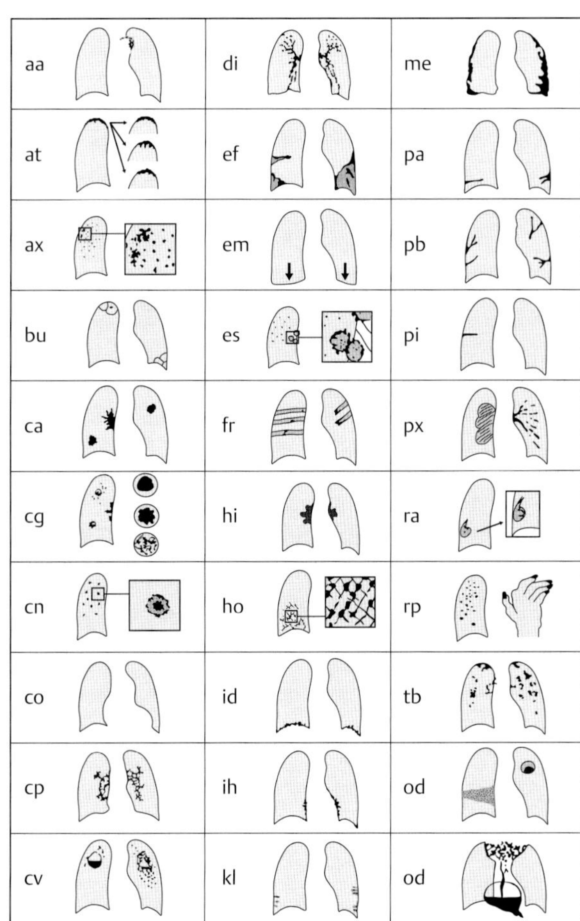

Abb. 5.8 **Synopsis der kodierbaren Pleuraveränderungen zur Anwendung der ILO-Klassifikation 1980/Bundesrepublik** (s. Bewertungskriterien S. 141 u. 142).

Abb. 5.9 **Symbole der ILO-Klassifikation** (s. Bewertungskriterien S. 141 u. 142).

Computertomografische Klassifikation

Die hoch auflösende CT gilt heute als unerlässlicher Bestandteil der Diagnostik von Pneumokoniosen (Hering 2003). Eine internationale Arbeitsgruppe hat Regeln für eine standardisierte Beurteilung der CT-Bilder erarbeitet.

Bewertungskriterien

1. *Beurteilung der Bildgüte:* Die Qualität wird in 4 Stufen eingeteilt, von 1 = keine diagnostische Einbuße bis 4 = unbrauchbar. Eingeschränkte Schichtzahlen sind in der Vor- und/oder Nachsorge möglich. Wenn man sich auf 6 Referenzschichten beschränkt, sollten diese in Bauchlage angefertigt werden: 1. in Höhe der Karina als reproduzierbarem Bezugspunkt, 2. oberhalb und 3. unterhalb in gleichmäßigen Abständen, Schichtdicke 1–2 mm, 2 Fenstereinstellungen, z. B. C/W = 50/400 und C/W = –300 bis –500/1500 bis 2000.
2. *Kleine, glatt begrenzte, rundliche Schatten:* Gut abgrenzbare, noduläre Fleckschatten, die nach dem Durchmesser des vorherrschenden Schattentyps gekennzeichnet werden:
   - P = < 1,5 mm, auch mikronodulär
   - Q = 1,5–3 mm
   - R = 3–10 mm

In der Summation wird nur die prädominante Größe P, Q oder R angegeben. Die o. g. Abmessungen sind reelle Größen. Bei der Kodierung müssen die Abbildungsmaßstäbe berücksichtigt werden.

3. *Kleine, unregelmäßig begrenzte und/oder lineare Schatten:* Interlobuläre septale und intralobuläre, nicht septale Veränderungen, sowohl linear angeordnet als auch fleckig zentrilobulär im Azinus. Subpleurale kurvilineare Linien stellen eine spezifische Verteilung intralobulärer Kernstrukturen dar. Parenchymale Bänder sind narbige Residuen, länger als 2 cm, und finden sich in der Lungenperipherie, in der Regel mit Kontakt zur Pleura. Ist der pleurale Kontakt bildtechnisch nicht erfasst, spricht man von translobulären Bändern.
4. *Weitere parenchymale Veränderungen:* Inhomogene Absorption bei Perfusionsstörungen (MP, „Mosaic Perfusion") und bei milchglasähnlichen Veränderungen (GGO, „Ground Glass Opacity"). Honey Combing mit honigwabenähnlicher Destruktion des Parenchyms. Emphysem unabhängig vom Typ. Aussagen zum Emphysemtyp, z. B. azinär, panlobulär, subpleural oder zikatriziell, können unter „Ergänzende Befunde", Bullae können als Symbol „BU" registriert werden.
5. *Große Schatten:* Sowohl pneumokoniotische als auch nicht pneumokoniotische Schatten mit einem Durchmesser > 1 cm werden kodiert. Eindeutige Rundatelektasen („RA") mit Verbindung zur Pleura fallen unter den viszeralen Typ der Pleuraverdickung, kombiniert mit dem Symbol „RA".
6. *Pleurale Veränderungen:* Zwei Gruppen werden unterschieden: der parietale und der viszerale Typ. Unter „parietaler Typ" fallen die typischen, tafelbergähnlichen Plaques ebenso wie die flachen, teils spindelförmigen Verdickungen ohne subpleurale Fibrose. Eine untere definierte Größe gibt es nicht; wenn eine Verdickung die bildtechnischen Voraussetzungen erfüllt, muss sie kodiert werden. Der „viszerale Typ", häufig als „diffuse pleurale Verdickung" beschrieben, ist eine Veränderung der viszeralen Pleura und in der Regel mit einer subpleuralen Fibrose verknüpft. Daher müssen bei Kodierung dieses Types weitere Angaben zu kleinen Schatten gemacht und/oder Symbole wie „PB" (Parenchymbänder) oder „RA" (Rundatelektase) verwendet werden. Veränderungen der mediastinalen Pleura („M"), am Diaphragma („D") können ebenso kodiert werden wie Kalzifikationen und ihre Lokalisation: W = Wand, M = Mediastinum, D = Diaphragma.
7. *Symbole:* Die Angabe zu den Symbolen ist obligatorisch; die jeweilige Bedeutung ist so zu verstehen, als ob ein Zusatz „Verdacht auf…" oder „Befund vereinbar mit…" vorangestellt sei. Um sie von den Symbolen der ILO-Klassifikation zu unterscheiden, werden Großbuchstaben (Originaltext) verwandt.
8. *Ergänzende Befunde:* Befunde, die im Auswertebogen nicht erfasst sind, können frei formuliert werden. Auch international gebräuchliche Bildmuster, z. B. „Tree-in-Bud" oder „Branching" können hier eingefügt werden, da das Klassifizierungsschema rein deskriptiv angewandt wird.

CT-Klassifikation

Name/Nr.	CT-Nr. / Datum					Qualität	Position	
	Schichtzahl		Sequenztechnik	kV		1	BL	
	Schichtdicke		Single slice Spir.	mA		2	RL	
	Fenster-einstellungen		Multi slice Spir.	sec		3		
						4		

CT-BEFUND 2001

Ist der gesamte Film ohne Befund? Nein | Ja

Symbole: Nein, AX, BE, BR, BU, CA, CG, CV, DI, DO, EF, ES, FP, FR, HI, ME, MP, OD, PB, RA, SC, TB, TD

Lunge

Rundliche Schatten (scharf begrenzt) Nein | Ja

	Nein	Ja	Häufigste Größe
P = < 1.5 mm			
Q = 1.5 - 3 mm			
R = > 3 - 10 mm			

Felder / Streuung

	R				L			
O	0	1	2	3	0	1	2	3
M	0	1	2	3	0	1	2	3
U	0	1	2	3	0	1	2	3

Gesamt-streuung

Irreguläre und/oder lineare Schatten Nein | Ja

	Nein	Ja	Häufigster Typ
Intralobulär			
Interlobulär			

Felder / Streuung

	R				L			
O	0	1	2	3	0	1	2	3
M	0	1	2	3	0	1	2	3
U	0	1	2	3	0	1	2	3

Gesamt-streuung

Inhomogene Verschattung Nein | Ja

Ground glass Nein | Ja

	R				L			
O	0	1	2	3	0	1	2	3
M	0	1	2	3	0	1	2	3
U	0	1	2	3	0	1	2	3

Gesamt-streuung

Honeycombing Nein | Ja

	R				L			
O	0	1	2	3	0	1	2	3
M	0	1	2	3	0	1	2	3
U	0	1	2	3	0	1	2	3

Gesamt-streuung

Emphysem Nein | Ja

	R				L			
O	0	1	2	3	0	1	2	3
M	0	1	2	3	0	1	2	3
U	0	1	2	3	0	1	2	3

Gesamt-streuung

Große Schatten Nein | Ja

		R	L
A	O		
B	M		
C	U		

Häufigster parenchymaler Befund: RS | IR | GG | HC | EM | GS

Pleura

Pleurale Befunde Nein | Ja

		Nein	Ja	Häuf. Typ
W	parietaler Typ			
	visceraler Typ			
M				
D				

	R	L
O		
M		
U		

Ausdehnung / Dicke

R				L			
0	1	2	3	0	1	2	3
0	a	b	c	0	a	b	c

Pleurale Verkalkungen Nein | Ja

Lokalisation: W | M | D

Bemerkungen / Zusammenfassung

Datum / Unterschrift

Datum	Unterschrift

Abb. 5.**10** **Formular zur CT-Kodierung nach ILO.**

- 0 none
- AX Coalesence of small pneumoconiotic Opacities
- BE Bronchiectasis; all Types, including Traction Bronchiectasis
- BR Bronchial Wall Thickening
- BU Bullae, additional Information on Emphysema
- CA Lung Cancer
- CG Calcified Granuloma
- CV Cavity, central Necrosis, Liquid and/or Air containing
- DI Distortion of intrathoracic Structures and Organs
- DO Dependent Opacity
- EF Effusion, free or loculated pleural Fluid
- ES Eggshell Calcification of hilar and/or mediastinal Lymph Nodes
- FP Fat Pad, extrapleural/subcostal Fat
- FR Fractured Rib(-s)
- HI Enlargement of filar and/or mediastinal Lymph Nodes >1,5–2 cm
- ME Malignant Mesothelioma of the Pleura, the Pericardium or the Peritoneum
- MP Mosaic Perfusion
- OD Other Disease; Comments under „additional Findings“
- PB Parenchymal Band, due to pleuroparenchymal Scars, longer >2 cm and thicker >1 mm
- RA Rounded Atelectasis
- SC Subpleural curvilinear Lines
- TB Tuberculosis
- TD Tree-in-Bud

Pneumokoniosen durch anorganische Stäube

Silikose

Die Silikose ist eine Pneumokoniose, die nach langer, meist 10- bis 20-jähriger Exposition mit Quarzstaub entsteht. Besonders gefährdet sind Sandstrahler, Mineure im quarzreichen Gestein und Arbeiter der Putzmittel-, Keramik- und Porzellanindustrie. Es entwickelt sich eine Fibrose der Lunge, die einerseits als Fremdkörperreaktion, andererseits aber als hyperergisch-allergische Reaktion anzusehen ist, sodass die Erkrankung auch nach Beendigung der Exposition fortschreiten kann.

Pathologie

Der inhalierte Staub gelangt in die Alveolen, wird von alveolären Makrophagen aufgenommen und anschließend ins Interstitium transportiert (Heitzman 1993). Dort lagern sich weitere Makrophagen und Fibroblasten an und bilden ein Knötchen mit zwiebelschalenartig angeordneten Kollagenfasern. Diese Knötchen können einerseits konfluieren und einen ganzen Lobulus ausfüllen, sodass sie dann röntgenologisch als Rundschatten imponieren; andererseits kann sich die Fibrose entlang den Septen ausbreiten, sodass ein retikuläres Muster im Röntgenbild entsteht; und schließlich können sie zu voluminösen Fibroseschwielen konfluieren (Konglomeratsilikose; Verlauf einer Silikose: Abb. 5.**11**):

Die Fibrose ergreift auch das perivasale Interstitium und kann dort Gefäße einengen, sodass im Endstadium eine pulmonale Hypertonie mit Cor pulmonale resultiert.

Mischstaubsilikosen sind sehr viel häufiger als reine Silikosen; sie unterscheiden sich aber im klinischen Verlauf nur graduell, da das pathogenetische Agens immer der Quarzstaub SiO_2 ist. Der SiO_2-Gehalt gesunder Lungen liegt unter 0,2 g und ist bei der Silikose bis auf das 100-Fache erhöht. Biopsate aus Lungenknötchen und befallenen Lymphknoten zeigen im Polarisationsmikroskop Quarzkristalle.

Klinik

Die sehr seltene akute Verlaufsform (akute Silikoproteinose), die bei massiver Exposition besonders bei Sandstrahlbläsern vorkommt, entwickelt innerhalb von Monaten die Zeichen der respiratorischen Insuffizienz und führt in wenigen Jahren unaufhaltsam zum Tod. Weit häufiger ist der chronische Verlauf. Beim 1. Nachweis einer Silikose im Röntgenbild sind die Patienten noch asymptomatisch; später entwickelt sich über viele Jahre ein Narbenemphysem mit Ruhe- und Belastungsdyspnoe, rezidivierenden Bronchitiden und Zyanose und schließlich ein Cor pulmonale. Spirometrisch besteht eine restriktive Ventilationsstörung mit obstruktiver Komponente. Infolge einer Diffusionsstörung findet sich im arteriellen Blut eine Hypoxämie.

Bei Quarzstaubexponierten ist das Tuberkuloserisiko gesteigert (Silikotuberkulose). Auch die Karzinominzidenz scheint erhöht zu sein, sodass in deutschen Berufsgenossenschaftsverfahren selten auch der Bronchialkrebs als berufsbedingt anerkannt wird (BK Nr. 4112). Allerdings werden recht strenge Kriterien angelegt (enge Nachbarschaft des Karzinoms zum Fibroseherd, eine Streuung größer als 1/1 oder „große Schatten").

Radiologische Diagnostik

Übersichtsaufnahme

Röntgenologisch lassen sich 5 Ausprägungen der Fibrose unterscheiden, die fließend ineinander übergehen und auch zusammen vorkommen (Abb. 5.**12**):

- *Nodöse Fibrose:* Es finden sich multiple, scharf begrenzte homogene Rundschatten mit einem Durchmesser von 1–10 mm, die vor allem in den Mittel- und Oberfeldern einen schneegestöberartigen Aspekt vermitteln. In 20 % der Fälle sind die Knoten kalzifiziert (Abb. 5.**13a**).
- *Diffuse retikuläre Fibrose:* Es zeigt sich eine vermehrte generalisierte Streifen- und Netzzeichnung und in fortgeschrittenen Stadien ein Honigwabenmuster (Abb. 5.**14**).
- *Eierschalensilikose:* Die hilären Lymphknoten sind vergrößert und schalenförmig verkalkt. Der Befund ist fast pathognomonisch und muss nur gegen die seltene Verkalkung bei Sarkoidose abgegrenzt werden (Abb. 5.**15**).

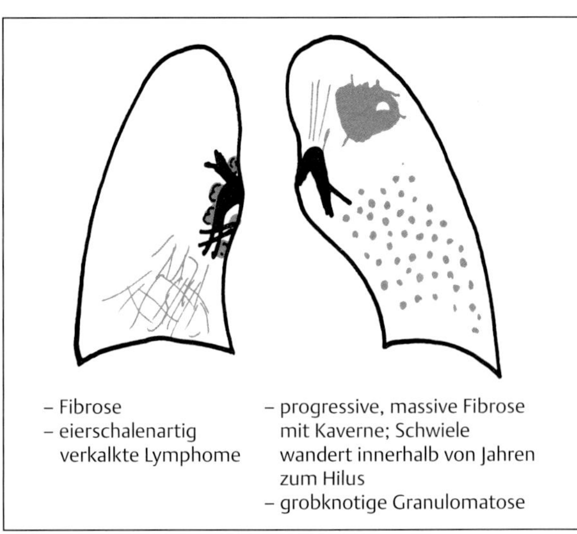

Abb. 5.**12** **Silikose.**

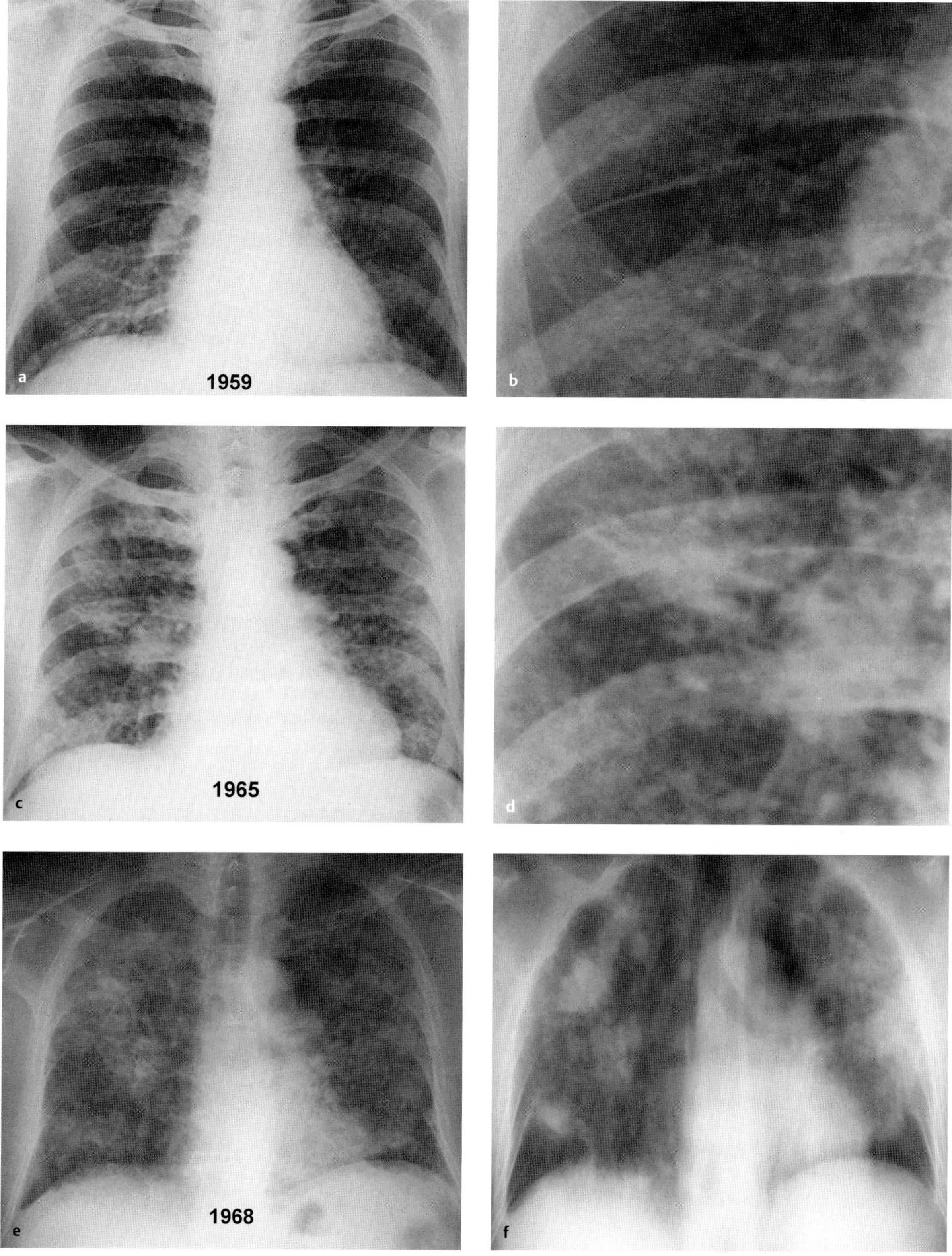

Abb. 5.11 a–f **Verlauf einer Silikose**. Der 60-jährige Arbeiter eines Kohlebergwerks wird 1959 wegen des Emphysems und einer Belastungsdyspnoe berentet. Die klinischen Beschwerden nehmen in den kommenden Jahren allmählich zu.

a u. **b** Kleine Knötchen Typ q (1959).
c u. **d** Größere Knötchen Typ r (1965).
e u. **f** Diffuse Fibrose und Ballung (1968) mit apikalem Emphysem.

Progressive massive Fibrose (PMF): Es zeigen sich großflächige homogene Verschattungen mit strahligen Ausläufern (Pseudopodien), die meist in den Oberfeldern lokalisiert sind. Diese Schwielen schrumpfen im Laufe von Jahren, ziehen sich an den Hilus heran (Bohlig 1979) und lassen ein vikariierendes Emphysem entstehen (Abb. 5.**16**). Gelegentlich zerfallen die Schwielen autolytisch (Phthisis anthra); Kavernen sind aber oft auch ein Hinweis auf eine reaktivierte Tuberkulose im Bereich der PMF. Die Anthrakosilikose führt besonders häufig zu PMF und ist gelegentlich mit arthritischen Beschwerden kombiniert (rheumatische Pneumokoniose, Kaplan-Syndrom).

- *Akute Silikoproteinose:* Diese sehr seltene akute Form der Pneumokoniose kommt nur bei massiver Exposition – vor allem bei Sandstrahlbläsern – vor und zeigt röntgenologisch großflächige Infiltrate, deren pathologisches Substrat ein intraalveoläres, proteinhaltiges Infiltrat ist (s. auch Alveolarproteinose, Kapitel 14 „Pathologische Muster im Computertomogramm“, Abschnitt „Interstitielles oder retikulomikronoduläres Muster“).

Computertomografie

Zur genauen Klassifizierung werden HRCT gefordert, obwohl dickere Schichten die Streuung der Knoten oft eindrucksvoller zeigen. Im CT erkennt man (Abb. 5.**17** u. Abb. 5.**18**).

- Bilateral disseminierte Fibroseknötchen von 2–5 mm Dicke, die zentrilobulär und subpleural angeordnet sind; die Knötchen können gelegentlich verkalken.
- Diffuse Fibrosen mit verdickten Interlobulärsepten und verbreiterten, unregelmäßig begrenzten bronchovaskulären Strukturen.
- Emphysemzonen.
- Konglomeratknoten (Schwielen): Sie sind unregelmäßig begrenzt und strahlen narbig in die angrenzenden Emphysemzonen ein. Oft sind Schwielen kalzifiziert. Gelegentlich können sie zentral autolytisch zerfallen und luftgefüllte Höhlen besitzen.

Differenzialdiagnose

Miliartuberkulose, Sarkoidose, Hämosiderose (s. Fleckschatten, Kapitel 15 „Radiologische Zeichen und Differenzialdiagnostik“, Abschnitt „Form der Verschattungen“); Lymphangiosis carcinomatosa, Fibrosen anderer Genese (s. Streifenzeichnung, Kapitel 15 „Radiologische Zeichen und Differenzialdiagnostik“, Abschnitt „Form der Verschattungen“); Tumoren, Lungentuberkulose, Pneumonie (s. Flächenschatten, Kapitel 15 „Radiologische Zeichen und Differenzialdiagnostik“, Abschnitt „Form der Verschattungen“).

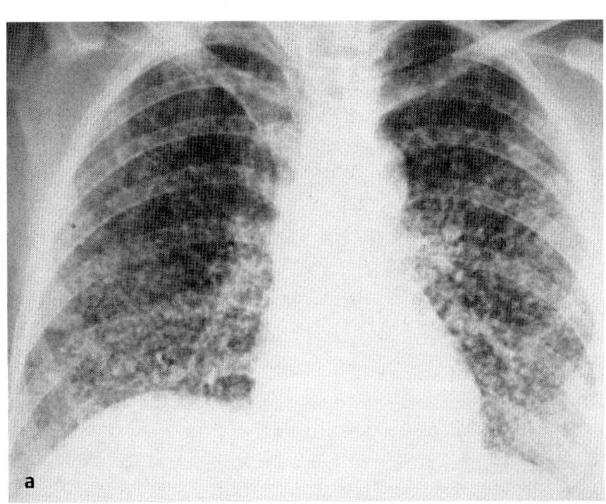

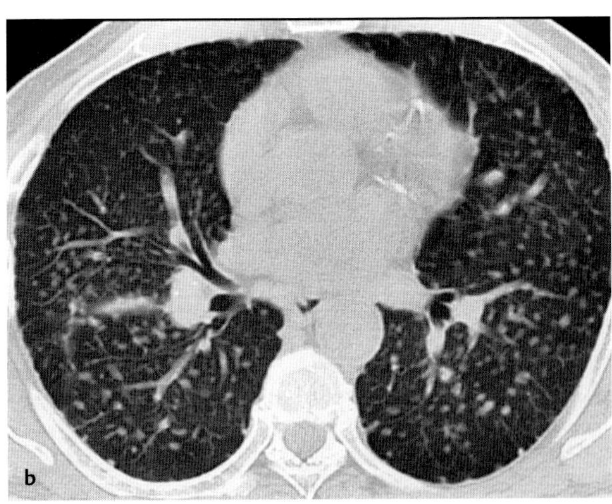

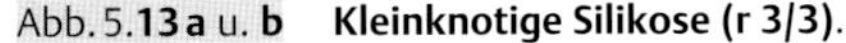
Abb. 5.**13 a** u. **b** **Kleinknotige Silikose (r 3/3).**

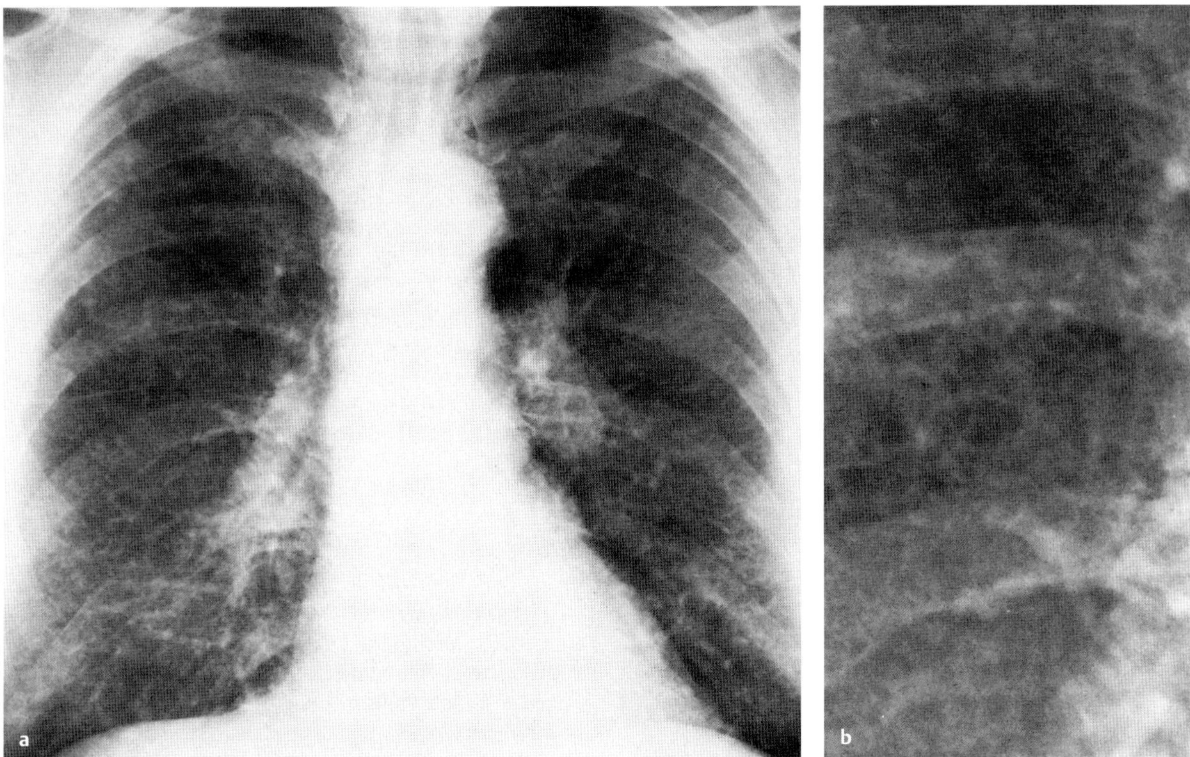

Abb. 5.**14 a** u. **b** **Silikose (t 3/3), Lungenfibrose**. Vermehrte Streifen- und Netzzeichnung im Sinne eines interstitiellen Musters. Geringe Lymphknotenvergrößerung links.

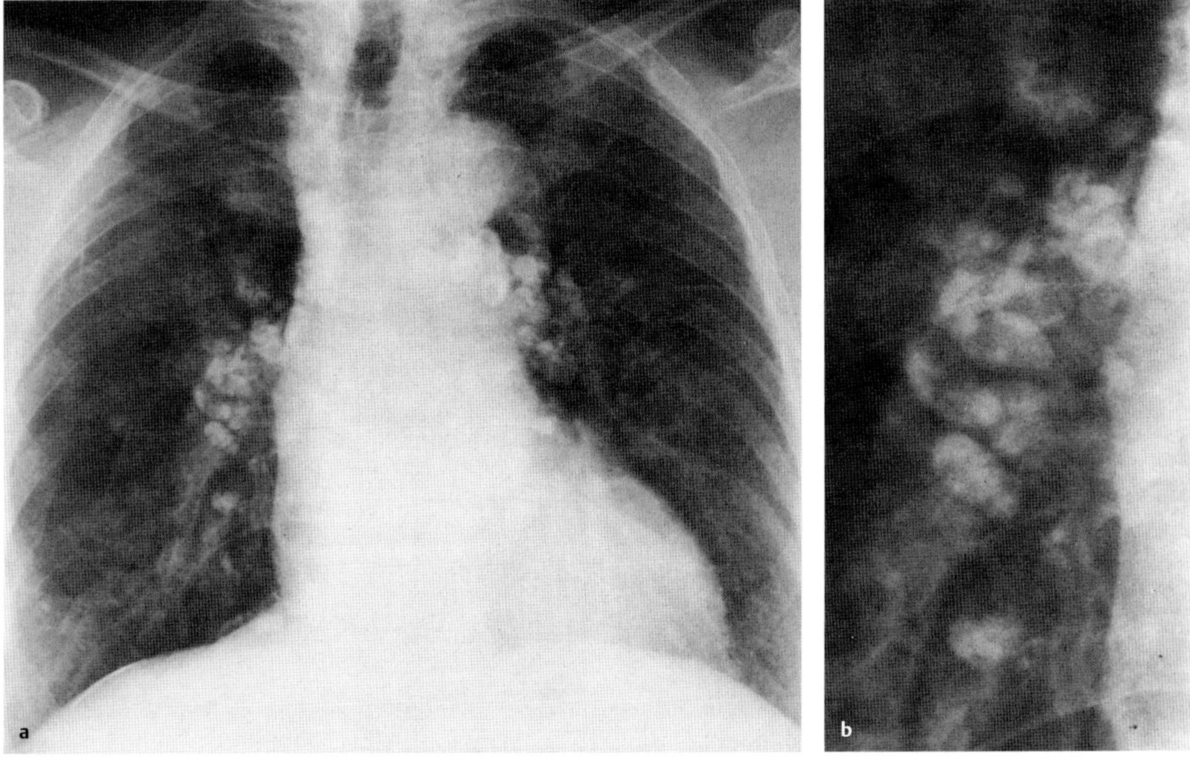

Abb. 5.**15 a** u. **b** **Silikose**. Eierschalenförmige Verkalkung der hilären Lymphknoten, beginnende Lungenfibrose.

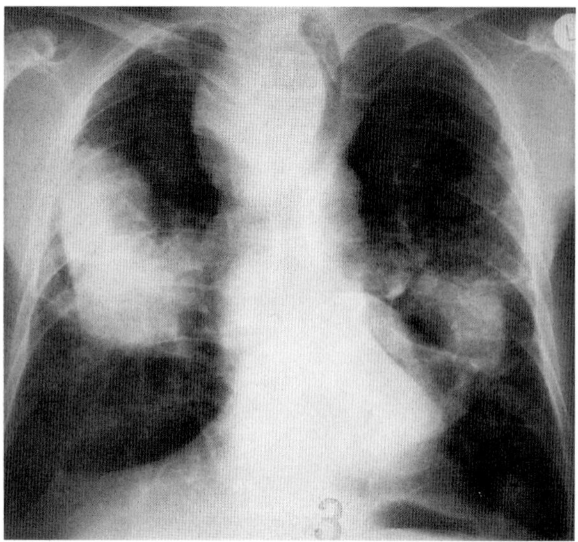

Abb. 5.16 **Silikose (C, wd)**. Progressive massive Fibrose. Die knotigen Schwielen wurden 2-mal histologisch verifiziert. Nebenbefund: Struma.

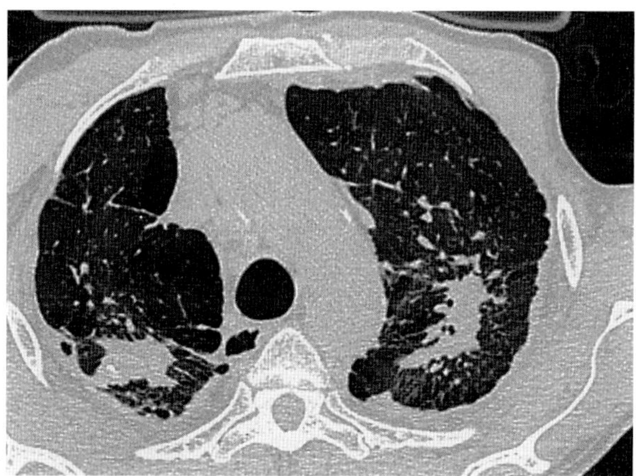

Abb. 5.17 **Silikotische Schwielen in beiden Oberfeldern mit Kalkeinlagerungen und Narbenemphysem.**

Asbestose

Asbest ist eine Silikatfaser, die bei der Verarbeitung von Isoliermaterial, Textilien, Papier und Plastik benötigt wird und dabei inhaliert werden kann. Meist erst 20–40 Jahre nach Expositionsbeginn manifestiert sich eine Fibrose der Pleura und des Lungenparenchyms, die als Berufserkrankung anerkannt wird. Die Diagnose ergibt sich aus der Exposition, dem Nachweis von zahlreichen Asbestkörperchen im Sputum und den typischen Röntgenbefunden; nur selten muss die Diagnose mittels Lungenbiopsie erhärtet werden. Der abgelagerte Asbeststaub kann nach einer Latenzzeit von mehreren Jahrzehnten einen Bronchialkrebs oder ein Mesotheliom induzieren; diese Malignome sind ebenfalls als Berufserkrankung anerkannt.

Pathologie

Nur Asbestfasern mit einer Länge von 20–150 µm sind pathogen, da sie mit dem Luftstrom die Bronchiolen und Alveolen erreichen und meist in den basalen Lungenpartien abgelagert werden. Dort phagozytieren Alveolarzellen einen Teil der Fasern und kapseln sie in ein Ferritin-Eiweiß-Gel ein (Asbestkörperchen). Die Lungenfibrose beginnt peribroncholär und breitet sich später entlang dem perivasalen und septalen Bindegewebe aus. Sie ist basal am stärksten und nimmt nach apikal hin ab. Im Gegensatz zur Silikose ist sie diffus und nicht knotig. Eine fibrotische Schrumpfung lässt Emphysem und Bronchioloektasen bis hin zur Wabenlunge entstehen (Heitzman 1993).

In der Pleura diaphragmatica und in den basalen kostoparietalen Pleurapartien finden sich flache, bis zu handtellergroße, knorpelharte Fibroseplatten ,die auch partiell verkalken können. Ihre Pathogenese ist unklar. Es wird aber eine mechanische Reizung durch Asbestfasern angenommen, die durch die Pleura visceralis spießen und zu umschriebenen Blutungen führen, die vernarben.

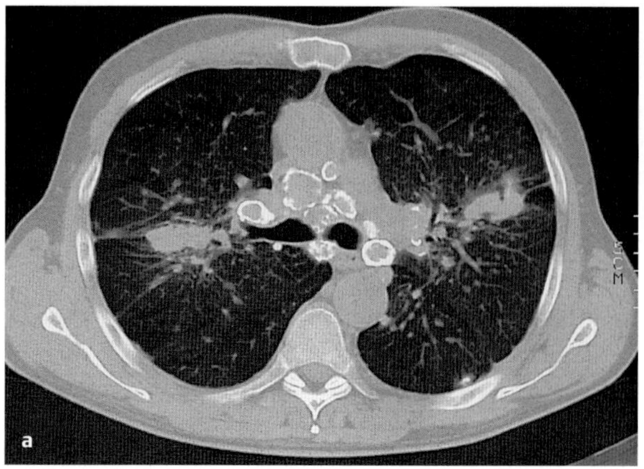

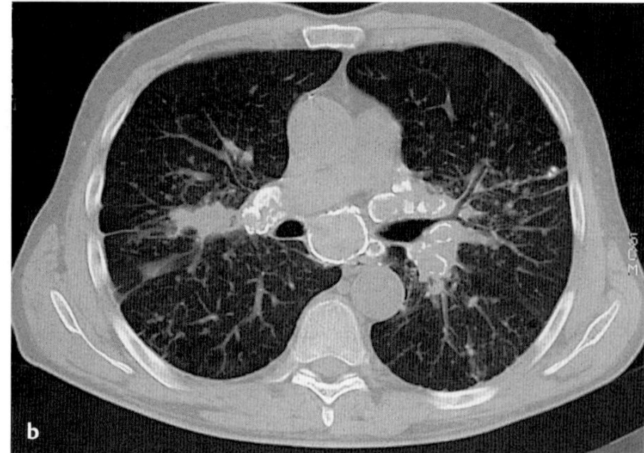

Abb. 5.18 a u. b **Eierschalenförmige Verkalkung der hilären Lymphknoten bei Silikose.**

Klinik

Oft erst 20 Jahre nach der Exposition entwickeln sich Dyspnoe, Zyanose, Bronchiektasen, rezidivierende Bronchitiden, Kachexie und Trommelschlegelfinger und schließlich ein Cor pulmonale. Spirometrisch besteht eine restriktive Ventilationsstörung mit obstruktiven Komponenten. Die pulmonale Diffusionskapazität ist herabgesetzt. Im Sputum können manchmal Asbestkörperchen nachgewiesen werden.

Radiologische Diagnostik

Übersichtsaufnahme

Die pleuralen Veränderungen sind röntgenologisch augenfälliger als die pulmonalen (Fletcher u. Edge 1970; Abb. 5.**19**):

- *Pleuraplaques:* Ihr Prädilektionsort sind die parietale Pleura ventrolateral an der unteren Thoraxhälfte und die Pleura diaphragmatica. Im Gegensatz zur postpleuritischen Fibrose ist der Sinus phrenicocostalis oft nicht verlötet. Häufig verkalken die Pleuraplaques (Abb. 5.**20** u. 5.**23**).
- *Rezidivierender Pleuraerguss:* Bei entsprechender Grundkrankheit kann diese seltene Ursache eines Ergusses per exclusionem angenommen werden. Ausnahmsweise finden sich Asbestnadeln im Pleurapunktat.
- *Lungenfibrose:* Eine verstärkte Netz- und Streifenzeichnung findet sich in den basalen Lungenpartien und nimmt nach kranial ab. Später entwickeln sich ein Honigwabenmuster, ein Narbenemphysem und Bronchiektasen. Nodöse und massive Fibrosen sind eher Ausdruck einer Mischstaubexposition, finden sich aber im Gegensatz zur reinen Silikose bei Asbestbeteiligung vorwiegend in den basalen Lungenfeldern.
- *Zottenherz:* Eine Fibrosierung des dem Perikard anliegenden Pleurablatts bzw. eine zackenkranzartige pulmonale Fibrose in den herznahen Lungenschichten machen die Herzkontur unscharf.
- *Unscharfe Zwerchfellkontur:* Die basale Pleuraschwarte, die in eine pleuranahe Lungenfibrose übergeht, lässt die Kontur unscharf erscheinen.

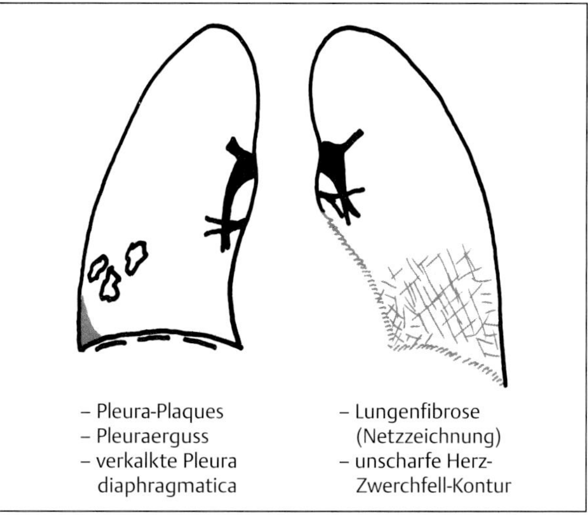

Abb. 5.**19** **Asbestose**.

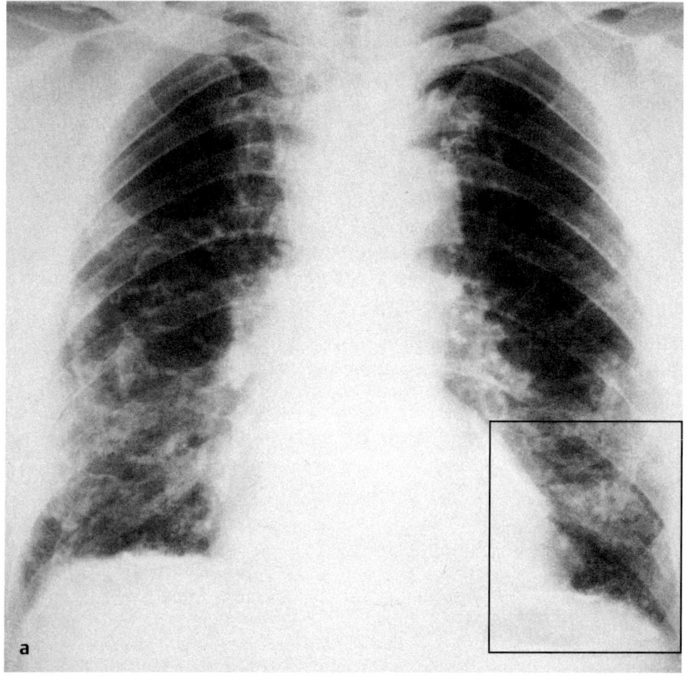

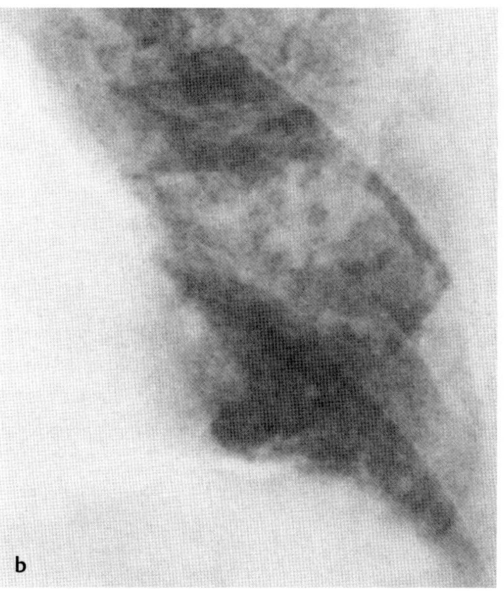

Abb. 5.**20** **a** u. **b** **Asbestose**. Lungenfibrose, verkalkende Pleuraplaques, insbesondere auch in der Pleura diaphragmatica (Ausschnittsvergrößerung in **b**).

Computertomografie

Die Untersuchung, zumindest der basalen Lungenpartien, sollte mit HRCT-Technik und in Bauchlage durchgeführt werden. Pleuraplaques und Lungenfibrose lassen sich mit der CT früher erfassen als mit Röntgenaufnahmen (Abb. 5.**21** bis Abb. 5.**25**).

- *Pleuraplaques:* Die in der parietalen und diaphragmalen Pleura gelegenen Plaques haben eine kleinknotige oder tafelbergartige Form, sind gegen das Lungengewebe glatt begrenzt und lagern häufig Kalk ein. Im Gegensatz dazu stehen die Narbenverdichtungen der viszeralen Pleura (Pseudo-Plaques), die auch an Interlobien beobachtet werden und wegen der fibrotischen Mitbeteiligung der angrenzenden Lungenpartien gegen die Lunge unregelmäßig und unscharf begrenzt sind.
- *Lungenfibrose:* Die interlobulären Septen sind verdickt, das perivasale und peribronchiale Bindegewebe ist vermehrt und strahlt ins Lungenparenchym ein, sodass die Gefäßkonturen unscharf werden. Durch lokale Schrumpfungsprozesse kann ein Honigwabenmuster entstehen. Als Besonderheiten der asbestbedingten Lungenfibrose werden genannt:
  a. Kurvilineare Verdichtungslinie: In wenigen Millimetern Abstand läuft eine dünne, perlschnurartig aufgetriebene Linie parallel zur Pleura. Diese Veränderungen können oft nur in Bauchlage von den sonst auch normalerweise gefundenen Parenchymverdichtungen in den abhängigen Lungenpartien unterschieden werden (s. Abb. 14.**2 a**).
  b. Fibrosebänder (Parenchymal Bands): Bis zu mehrere Millimeter dicke Stränge ziehen von der Pleura ausgehend hiluswärts. Es handelt sich um verdickte, strangartig vernarbte Interlobulärsepten oder um Plattenatelektasen (s. Abb. 14.**2 d**).
  c. Rundatelektase: Dies sind subpleural gelegene Rundschatten mit einem Durchmesser von mehreren Zentimetern, in die Bronchien und Gefäße bogenartig einmünden (Kometenschwanzzeichen; s. Abb. 5.**24**, Abb. 5.**25**, Abb. 15.**66** u. Abb. 15.**65**).

Differenzialdiagnose

Lungenfibrosen anderer Genese (s. interstitielles Muster, Kapitel 15 „Radiologische Zeichen und Differenzialdiagnostik", Abschnitt „Form der Verschattungen"); Pleuraschwarten postinfektiös und posttraumatisch (s. Kapitel 9 „Pleuraerkrankungen").

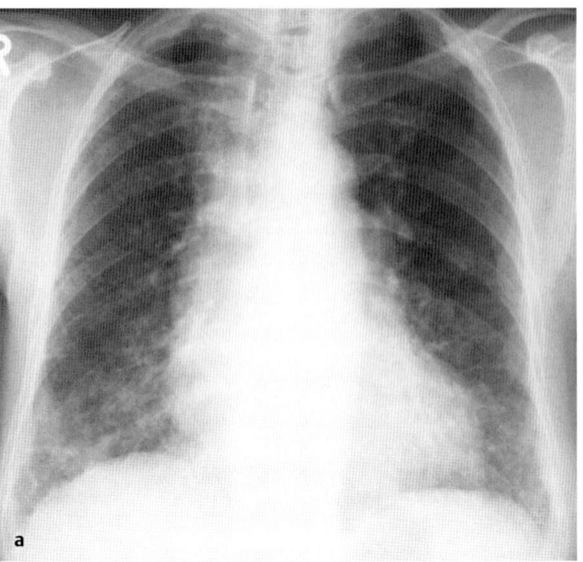

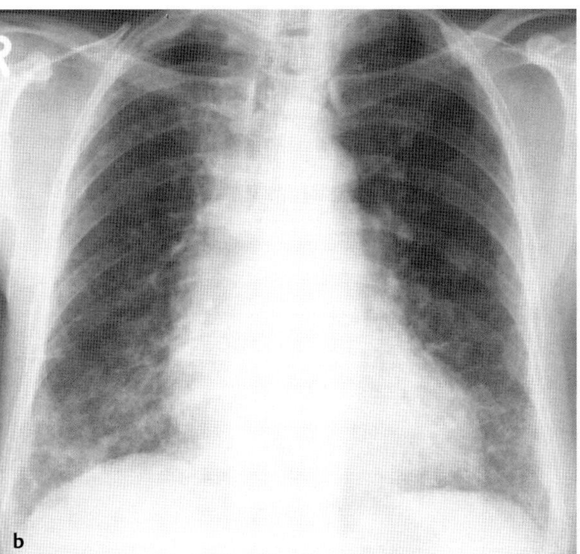

Abb. 5.**21 a** u. **b** **Asbestose mit Lungenfibrose.** Vermehrte Netzzeichnung, Zottenherz, basolaterale Pleuraschwielen. Bei der postmortalen Lungenveraschung wurden Asbestfasern in deutlich erhöhter Menge nachgewiesen.

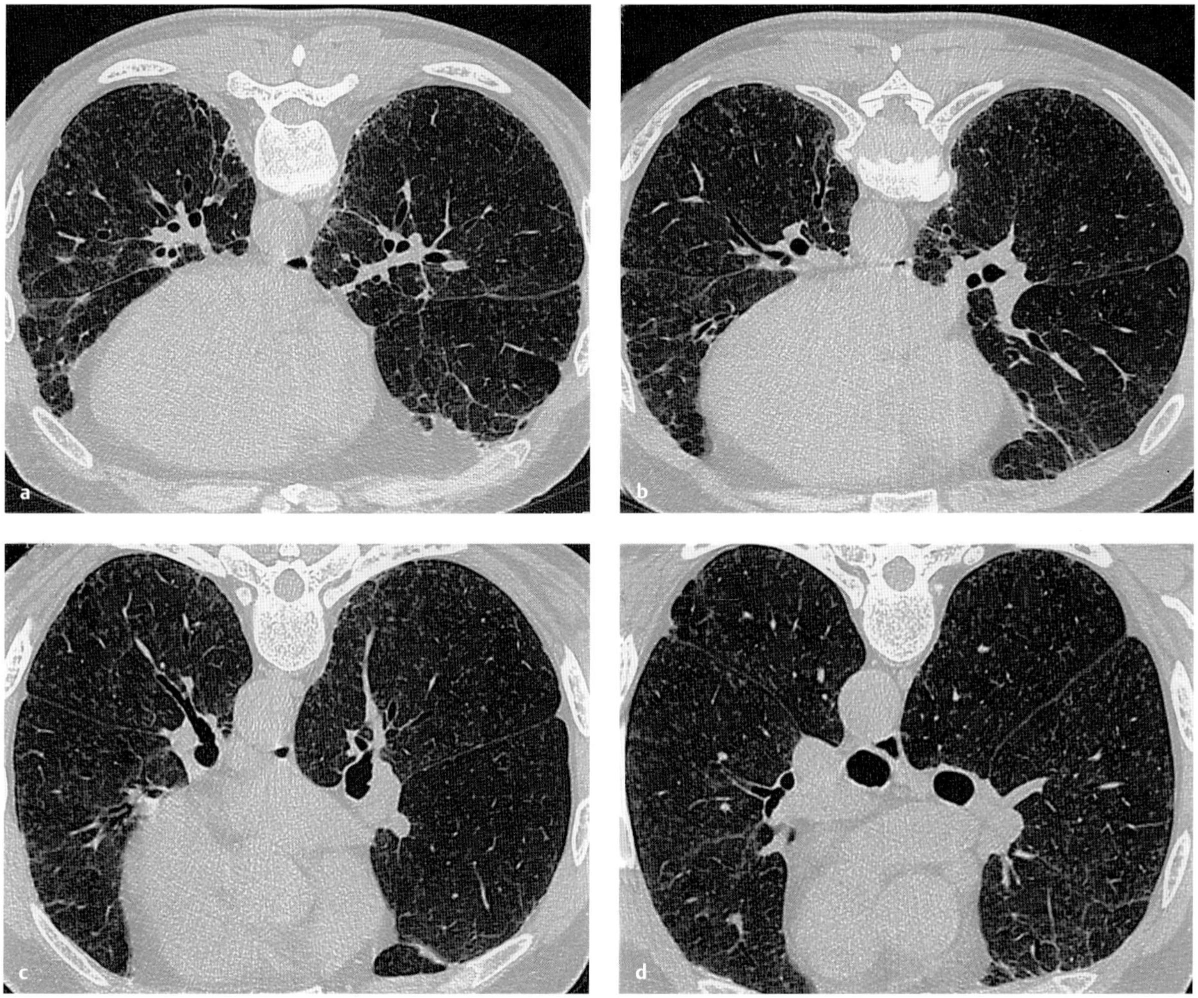

Abb. 5.22 a–d **Lungenfibrose bei Silikatexposition**. Die Aufnahmen wurden in Bauchlage angefertigt. Beachte die diskrete basale Pleuraschwarte, die verdickten Interlobulärsepten und die Fibrosebänder.

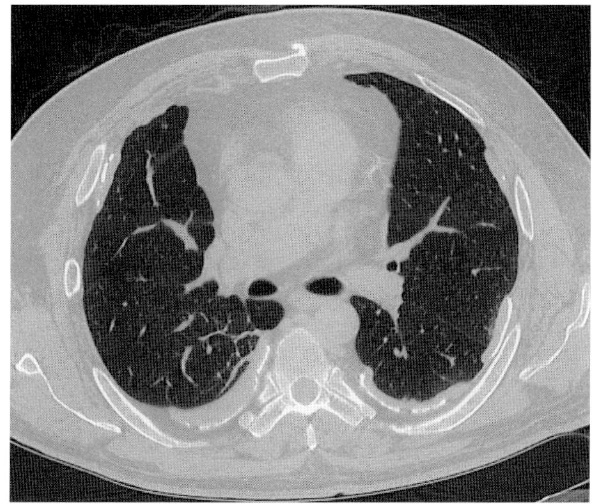

Abb. 5.23 **Asbestose mit Pleuraschwarte und verkalkten Plaques**.

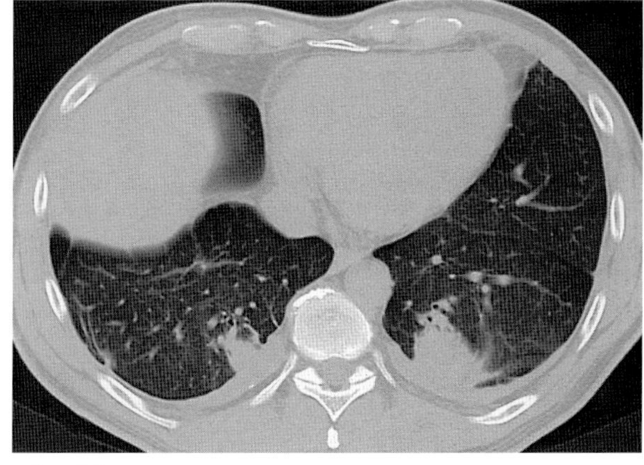

Abb. 5.24 **Rundatelektase bei bekannter Asbestose**. Beachte die kometenschweifartig einstrahlenden Gefäße.

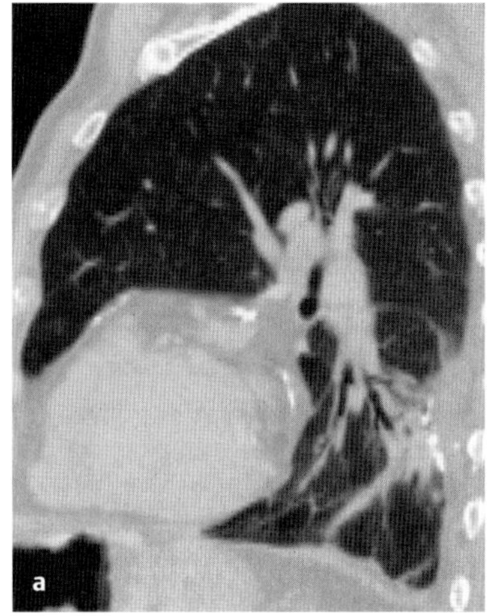

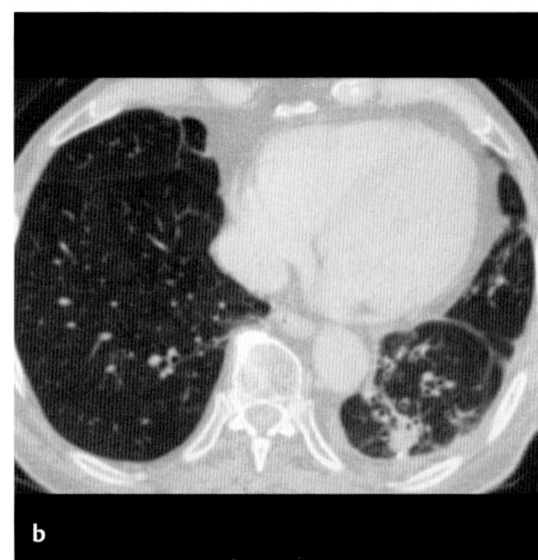

Abb. 5.**25 a** u. **b** **Rundherdatelektase und Pleurakalzifikation bei Asbestexponiertem.** Nebenbefund: Koronarverkalkung.

Andere anorganische Pneumokoniosen

Tabelle 5.**1** Pneumokoniosen durch anorganische Stäube (nach Matthys).

Syndrom	Antigenherkunft	Auswirkung
Progrediente Pneumokoniosen durch silikathaltige Stäube mit relativ starker Fibrose		
Talkumlunge	Kalk (Magnesium, Silikat) Gummischmiermittelindustrie i. v. Rauschgift von zerriebenen Tabletten (Amphetamin, Hydromorphium)	asbestoseähnliche Veränderungen, teils noduläre Fibrose; Talk ist im polarisierten Licht nachweisbar
Kaolinlunge	Aluminiumsilikat, Porzellan- und Keramikindustrie	Fibrose durch Quarzstaubbeimischung
Persistierende Pneumokoniosen durch quarzfreie Stäube mit nur geringer Fibrose		
Anthrakose	Kohlenstaub, Kohlenbergbau, Heizer	keine klinischen Auswirkungen, kein Röntgenbefund, autoptisch schwarze Lungen
Siderose	Eisenoxid, Bogenschweißer, Silberpoliere, Eisenbergbau	reaktionslose Ablagerung, kleinfleckige Röntgenschatten; Fibrose nur bei Quarzstaubbeimengung
Bauxitlunge	Aluminiumherstellung, Korundschmelzer	Emphysem und Lungenfibrose
Aluminiumlunge	Sprengstoffherstellung	feine retikuläre und fleckige Röntgenschatten, Spontanpneumothorax
Berylliose	Flugzeugbau	nur 2 % der Exponierten erkranken, akute Form: Alveolitis, chronische Form: generalisierte Granulomatose ähnlich der Sarkoidose
Hartmetalllunge	Wolfram, Karbid, Kobalt, Titan, Vanadium, Antimon, Zinn, Stahlwerkzeugbau	obstruktive Ventilationsstörung; kleine, röntgendichte Ablagerungen
benigne Pneumokoniose	Baryt, Cerit, Titan	keine Fibrose, aber kleinfleckige Ablagerung im Röntgenbild

Exogen-allergische Alveolitis durch organische Stäube

Organische Stäube pflanzlicher oder tierischer Herkunft verursachen selten Lungenerkrankungen. Meist sind den Stäuben Pilzantigene beigemischt, die eine hyperergische Reaktion der Lunge auslösen. Die Erkrankung beginnt mit einer exogenen-allergischen Alveolitis und Bronchiolitis; später kann sie in eine chronische, diffuse oder granulomatöse Lungenfibrose einmünden.

Das klassische Beispiel ist die *Farmerlunge.* Ihre klinische Symptomatik und ihr Röntgenaspekt ähneln den anderen (Tab. 5.**2**) bekannten organischen Stauberkrankungen. Zwischen 4 und 12 h nach der Arbeit im feuchten Heu, in dem thermophile Aktinomyzeten wachsen, entwickeln sich Fieber und ein schweres Krankheitsgefühl mit trockenem Husten und Dyspnoe. Die Symptome dauern meist nur 1 oder 2 Tage und treten bei erneuter Exposition wieder auf. Der zeitliche Zusammenhang zwischen Exposition und Erkrankung lässt die Diagnose vermuten, die durch den Nachweis von präzipitierenden Antikörpern gegen Aktinomyzeten bestätigt wird (Brünger u. Reither 1978, Matthys 1982, Müller et al. 2001).

Röntgenologisch zeigt sich im akuten Stadium ein diffuses interstitielles Muster mit mikronodulären, retikulären Schatten sowie eine diffuse Transparenzminderung, die im CT als bilateral-symmetrisches Milchglasmuster imponiert. Im chronischen Stadium können nach jahrelang wiederholter Exposition Honigwabenlunge und Narbenemphysem entstehen (Abb. 5.**26** u. Abb. 5.**27**).

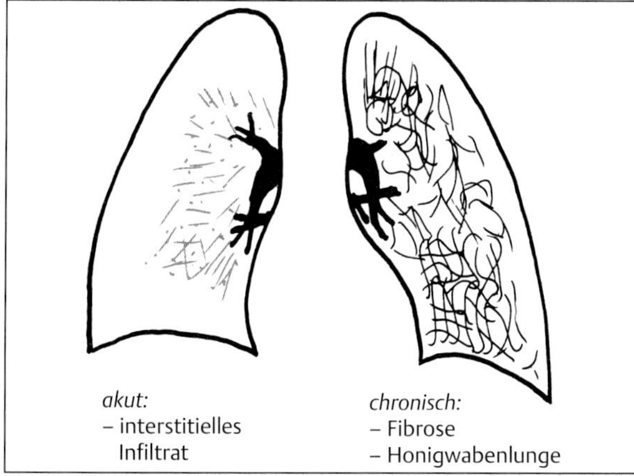

Abb. 5.**26** **Farmerlunge**.

Tabelle 5.**2** Pneumokoniosen durch organische Stäube (nach Baum).

Syndrom	Antigenherkunft	Präzipitine gegen
Farmerlunge	feuchtes Heu	Thermoactinomyces vulgaris
Vogelhalterlunge (s. Abb. 5.27)	Vogelkot	Kotproteine
Bagassose	Bagasse (Zuckerrohrfaser)	Pilzsporen, Thermoactinomyces vulgaris
Pilzarbeiterlunge	Pilzkompost	Micropolyspora faeni und vulgaris
Korkarbeiterlunge (Suberose)	schimmeliger Kork	Korkstaub
Holzstaublunge (Ahornschäler, Pappelschäler, Sequoiose)	schimmeliger Holzstaub	Cryptostroma corticale, Graphium, Altenaria
Käsewascherlunge	schimmeliger Käsestaub	Penicillium casei
Malzarbeiterlunge	schimmelige Gerste	Aspergillus clavatus
Klimaanlagenalveolitis	kontaminierte Luftbefeuchter	Schimmelpilze
Getreidearbeiterlunge	infizierter Getreidestaub	Getreidekäfer, Sitophilus granarius
Weitere zahlreiche Erkrankungen: Hormonschnupferlunge (Pituitrin bei Diabetes insipidus), Kaffeearbeiterlunge, Fischmehlarbeiterlunge, Waschmittelarbeiterlunge, Paprikaspalterlunge		

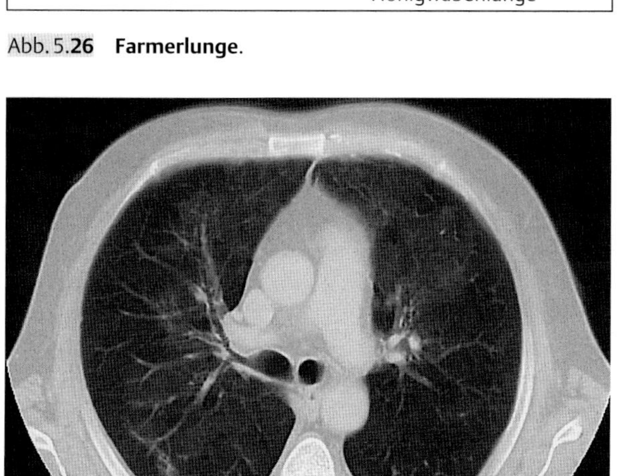

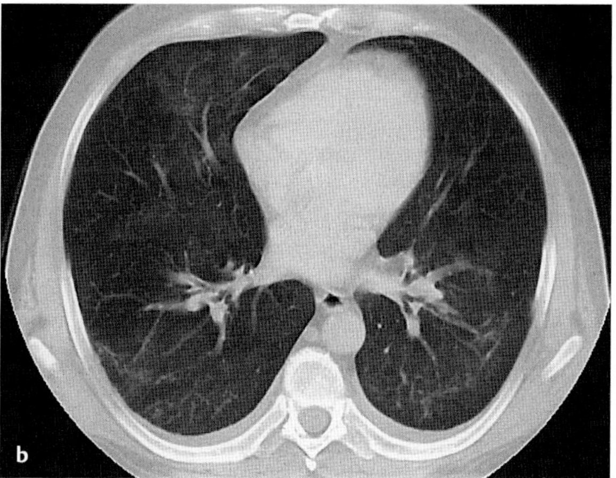

Abb. 5.**27** **a** u. **b** **Taubenzüchterlunge**. Der Patient erkrankte jeweils mehrere Stunden nach dem Reinigen des Taubenschlags mit bronchitischen Symptomen. Milchglasartige regionale Trübungen als Ausdruck einer Alveolitis.

Lungenschäden durch giftige Gase und Dämpfe

Nach der Inhalation von giftigen Gasen und Dämpfen kann es zur akuten Bronchitis, zur akuten Bronchiolitis und zum akuten Lungenödem kommen (Tab. 5.**3**). Es scheint von der Löslichkeit und dem Permeationsvermögen der Substanzen abzuhängen, ob die bronchiale oder alveoläre Erkrankung im Vordergrund steht. Die Schäden entstehen vor allem bei Unfällen der chemischen Industrie und sind in der Regel voll reversibel. Die allgemeine Luftverschmutzung (Smog) exazerbiert eine präexistente Bronchialerkrankung, obwohl der ursächliche Zusammenhang oft schwer beweisbar ist.

Unmittelbar nach der Exposition entwickeln sich eine akute Dyspnoe und ein schweres Krankheitsgefühl. Spirometrisch ist die Ventilationsstörung meist obstruktiv, seltener auch restriktiv.

Röntgenologisch zeigt die akute Bronchitis eine so geringe Vermehrung der normalen Streifenzeichnung, dass dieser Befund nur anhand von Verlaufskontrollen zu verifizieren ist. Das toxische Lungenödem manifestiert sich mit konfluierenden fleckigen Infiltraten (Abb. 5.**28** u. Abb. 5.**29**), die manchmal schmetterlingsförmig im Lungenkern angeordnet sind.

Tabelle 5.**3** Bronchitis, Bronchiolitis und Lungenödem durch giftige Gase und Dämpfe (nach Baum u. Matthys).

Substanz	Quelle	Wirkort
Sauerstoff	Beatmung	Alveolen
Chlorgas	chemische und plastische Industrie	Bronchien > Alveolen (s. Abb. 5.29)
Phosgen	chemische und Plastikindustrie	Alveolen > Bronchien
Ammoniak	Kühlschränke, Düngemittel	Bronchien > Alveolen
Schwefeldioxid	chemische Industrie, Verbrennung von schwefelhaltigen Ölen	Bronchien > Alveolen
Ozon	Bleichmittelindustrie, Lichtbogenschweißen	Bronchien > Alveolen
Stickstoffdioxid	Sprengstoff, Silos, Autoabgase	Bronchien > Alveolen
Toluylen-Isocyanat	Polyurethanschaumherstellung	Bronchien
(Bacterium-subtilis-Enzyme)	Detergentin	Bronchien

Als ein Beispiel der Lungenschäden durch Gase sei die *Silofüllererkrankung* genannt, bei der es sich um eine Stickstoffdioxidvergiftung handelt. Das Gas entsteht bei der Reduktion von Nitraten in Kornsilos und kann innerhalb von Stunden nach der Inhalation zu einer akuten Bronchiolitis und einem Lungenödem mit Pleuraergüssen führen. In einer Erholungsphase, die bis zu 5 Wochen dauert, bilden sich die klinischen Symptome und die Röntgenveränderungen zurück. Als Spätkomplikation entsteht gelegentlich eine Bronchiolitis fibrosa obliterans mit pulmonaler Insuffizienz, die sich röntgenologisch und computertomografisch als diffuses oder geografisch angeordnetes, interstitielles Muster manifestiert.

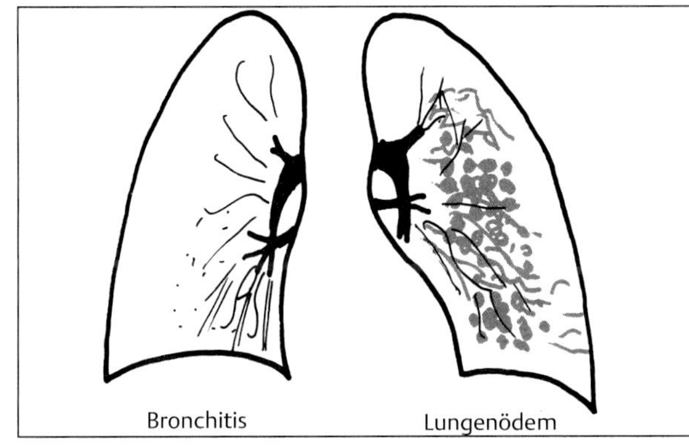

Abb. 5.**28** **Gas- und Dampfvergiftung.**

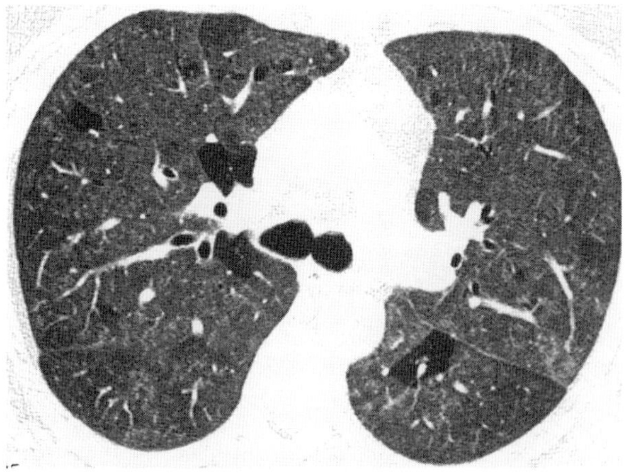

Abb. 5.**29** **Chlorgasvergiftung.** 4 Stunden nach dem Arbeitsunfall Dyspnoe und Husten. Milchglasmuster und disseminiertes, kleinfleckiges Airtrapping.

6 Neoplasien

Benigne Tumoren

Benigne Geschwülste machen nur 2% aller Lungentumoren aus und sind deshalb im Vergleich zum Bronchialkarzinom selten. Sie wachsen langsam und ändern ihre Größe jahrelang nicht (Tab. 6.**1**).

Ihre Lokalisation in der Lunge bestimmt die klinische Symptomatik und auch den Röntgenbefund (Abb. 6.**1**).

- Die *zentral im Lungenkern gelegenen* und endobronchial wachsenden Tumoren verursachen Husten, Hämoptysen, poststenotische Pneumonien und asthmoide Dyspnoe. Röntgenologisch und tomografisch verursachen sie Füllungsdefekte im Luftband der Trachea und der großen Bronchien. Nach der bronchoskopischen Sicherung werden die Tumoren beim operablen Patienten chirurgisch entfernt.
- Die *peripher gelegenen* parenchymalen Tumoren sind asymptomatisch und werden nur zufällig im Röntgenbild als solitäre, periphere Rundherde erfasst.

Die benignen Tumoren lassen sich gegenüber Bronchialkarzinomen nur bioptisch abgrenzen, wenn man von seltenen Ausnahmen absieht. Diese Ausnahmen sind dann gegeben, wenn bei Verlaufskontrollen über Jahre hinaus das Tumorvolumen konstant bleibt, wenn sich typische puffreisartige Verkalkungen in einem Hamartom zeigen,

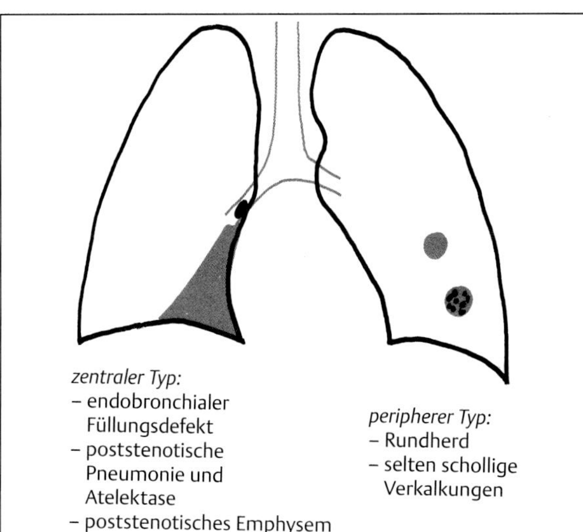

Abb. 6.1 **Benigne Tumoren.**

Tabelle 6.**1** WHO-Klassifikation der Lungentumoren (nach Scholman et al.).

Benigne	Maligne
I. Epitheliale Tumoren	
• Papillome • Adenome • (Dysplasien) • (Carcinoma in situ)	• Plattenepithelkarzinom • kleinzelliges Karzinom • Adenokarzinom • großzelliges Karzinom • adenosquamöses Karzinom • Karzinoidtumor • Bronchialdrüsenkarzinome • sonstige
II. Nicht epitheliale („Soft-Issue") Tumoren	
• Lipom • Fibrom • Neurofibrom • Lymphangiom • Hämangiom • Leiomyom • Granularzelltumor • Chondrom	• Fibrosarkom • Neurofibrosarkom • Hämangiosarkom • Leiomyosarkom • malignes Hämangioperizytom
III. Mesotheliale Tumoren	
• (benignes) Mesotheliom	• malignes Mesotheliom
IV. Verschiedene Tumoren	
• Klarzelltumor • Paragangliom • (Chemodektom) • Teratom	• Karzinosarkom • pulmonales Blastom • malignes Melanom • maligne Lymphome • sonstige
V. Metastasen	
VI. Unklassifizierte Tumoren	
VII. Tumorähnliche Läsionen	
• Hamartome • lymphoproliferative Prozesse • „Tumorlets" • eosinophiles Granulom • „sklerosierendes Hämangiom" • entzündlicher Pseudotumor • sonstige	

und wenn computertomografisch die charakteristischen Dichtewerte eines Lipoms erfasst werden. Da die Mehrzahl der benignen Tumoren nicht röntgenologisch, sondern nur pathohistologisch diagnostizierbar sind, sollen hier nur die beiden häufigsten Tumoren näher beschrieben werden.

Hamartome

Hamartome sind mit 55% die häufigsten benignen Lungentumoren. Es handelt sich bei ihnen um geschwulstartige Fehlbildungen aus Knorpel-, Binde-, Fett- und Muskelgewebe mit epithelialen Anteilen. In 80% der Fälle sind die Hamartome peripher und intrapulmonal lokalisiert, in 20% zentral und endobronchial (Roiksch u. Krause 1973).

Röntgenologisch sind die Rundherde homogen, scharf konturiert, leicht lobuliert und haben einen Durchmesser von bis zu 4 cm. Selten sind sie puffreisartig und schollig verkalkt, was als pathognomonisch gilt (Abb. 6.**2**, Abb. 6.**3** u. Abb. 6.**4**).

Karzinoide und Zylindrome

Diese Tumoren wachsen langsam mit lokaler Infiltration und können als semimaligne Tumoren ausnahmsweise in die Lymphknoten, die Wirbelsäule und die Leber metastasieren. Die häufigsten Typen sind:

- Karzinoid
- Zylindrom

Nach der histologischen Klassifikation der WHO werden die Karzinoide als eigene Gruppe und die Zylindrome unter die Karzinome der Bronchialdrüsen eingereiht (s. Tab. 6.**1**).

80% der genannten Tumoren, bei denen es sich meist um Karzinoide handelt, sind in den großen Bronchien und der Trachea lokalisiert und können deshalb bronchoskopisch erfasst werden. Sie führen zu rezidivierenden Hämoptysen, poststenotischen Pneumonien und Atelektasen sowie zu asthmoider Dyspnoe. Beim operablen Patienten werden die Tumoren chirurgisch reseziert.

Röntgenologisch sind die endobronchial wachsenden Tumoren dadurch charakterisiert, dass sie der Wand breitbasig aufsitzen und im Tomogramm und im Bronchogramm als Füllungsdefekte imponieren. Im CT zeigt sich intraluminales Fremdgewebe, das Kontrastmittel aufnimmt. Verlegen die Tumoren das Bronchiallumen, so resultieren lokales Airtrapping und später atelektatische Flächenschatten (Abb. 6.**5** bis 6.**7**). Peripher lokalisierte Tumoren sind homogene, scharf konturierte Rundherde, die einen Durchmesser bis zu 10 cm haben können. Gelegentlich können Karzinoide mit einem Oktreotidszintigramm diagnostiziert werden. Abb. 6.**8** zeigt ein von der Pleura ausgehendes Lipom.

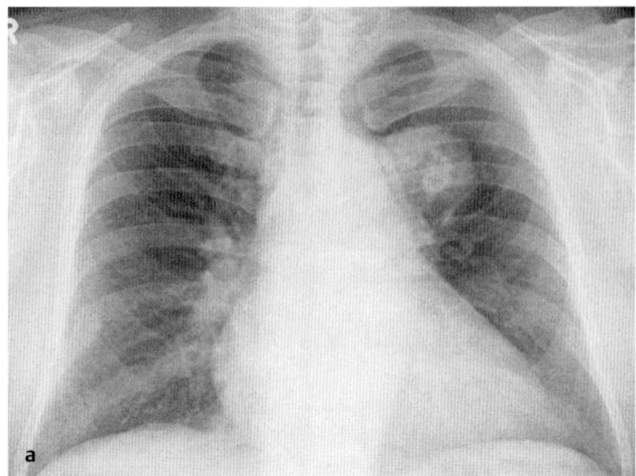

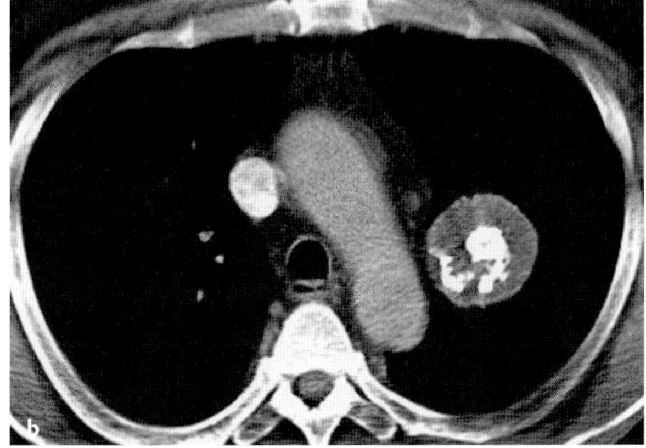

Abb. 6.**2a** u. **b** **Hamartom.** Schollig verkalkter, glatt berandeter Rundherd.

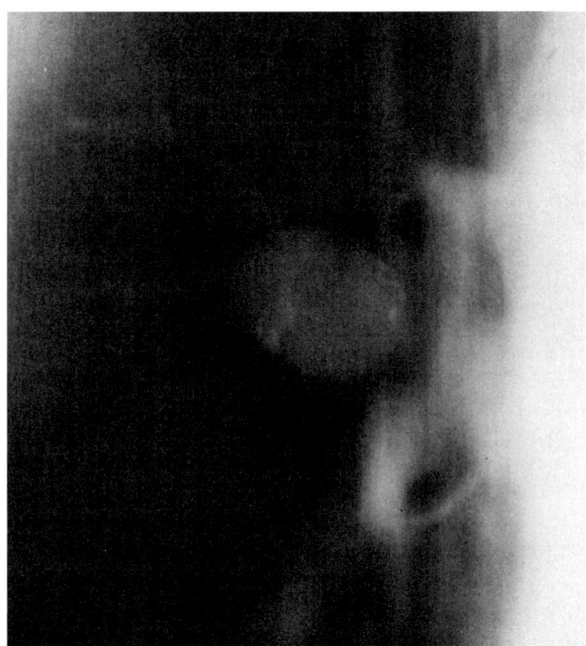

Abb. 6.**3** **Chondrom.** Glatt berandeter Rundherd mit scholliger Verkalkung.

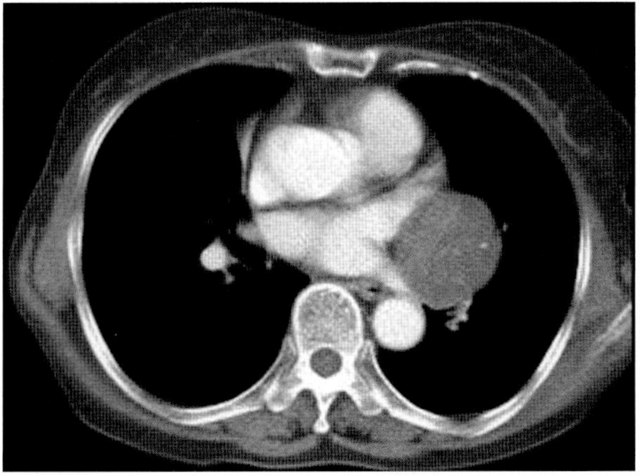

Abb. 6.4 **Chondrom**. Beachte den kleinen Kalkeinschluss, der auch im Nativ-CT sichtbar war. Das Chondrom wurde nach der Operation histologisch verifiziert.

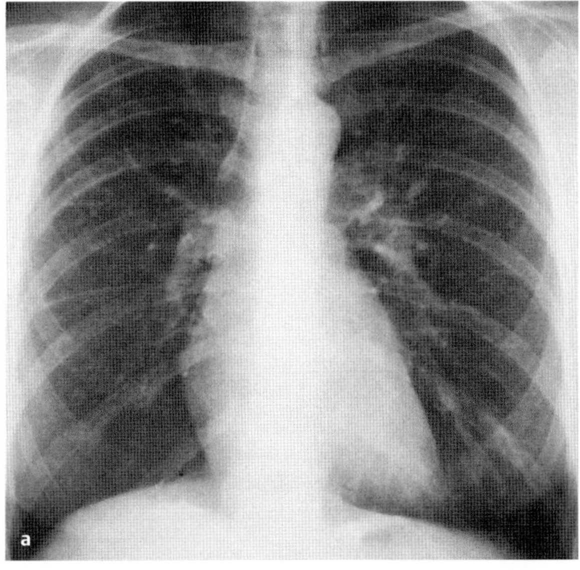

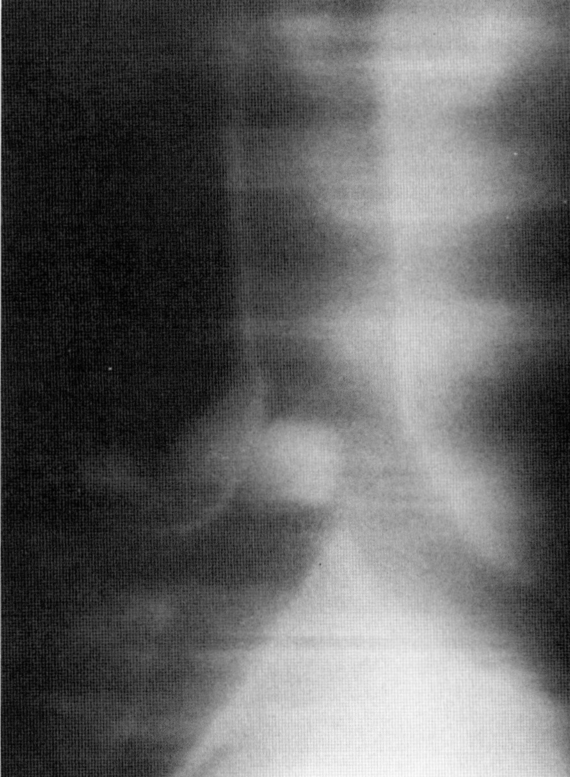

Abb. 6.5 **Fibrom**. Runder Füllungsdefekt im Luftband der Trachea.

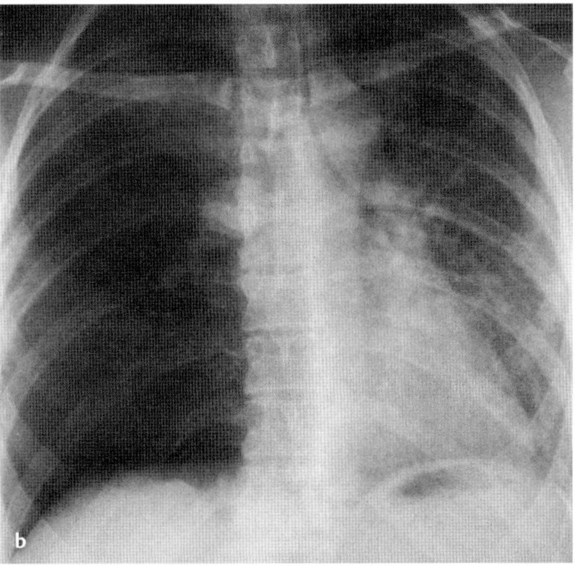

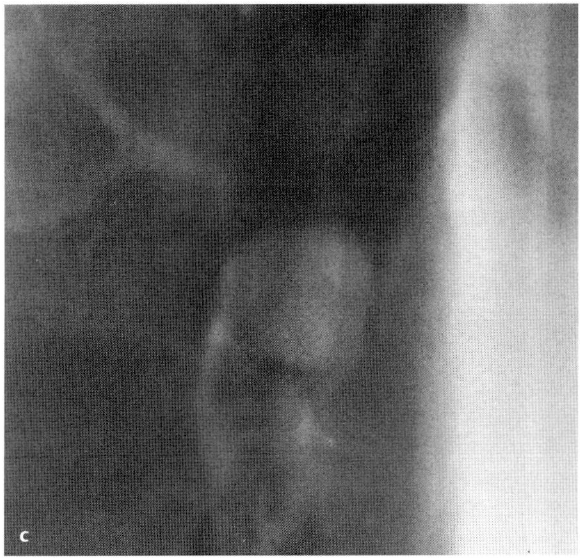

Abb. 6.6 a–c **Bronchialadenom im Bronchus intermedius**. Das ▷ Tomogramm zeigt den glatt berandeten intraluminalen Tumor, die Exspirationsaufnahme dokumentiert seine Ventilfunktion.

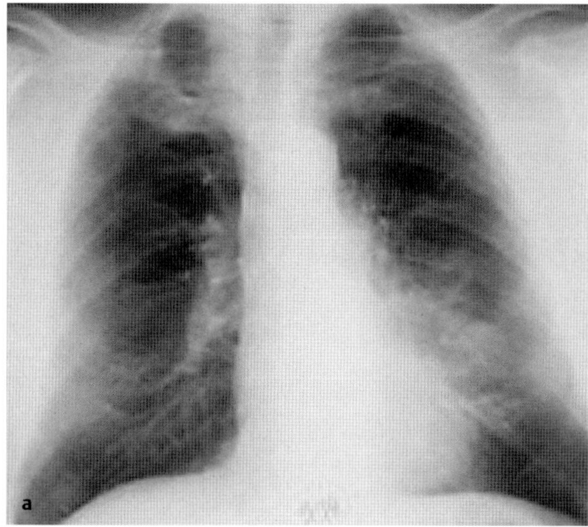

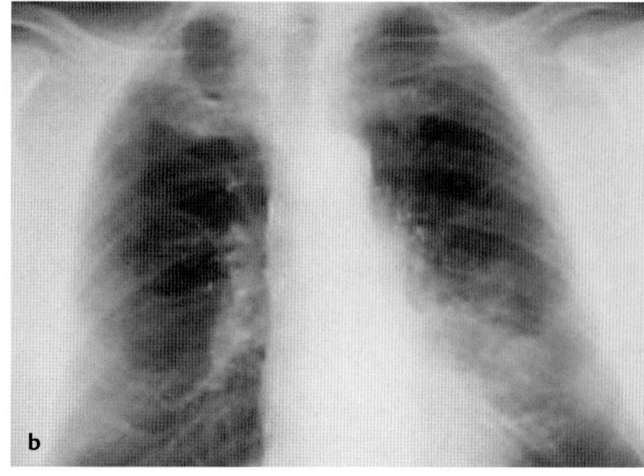

Abb. 6.7 a u. b **Karzinoid**. Im Röntgenbild Dystelektase des Lingulasegments. Im CT intraluminale Tumormassen, die den Bronchus aufweiten.

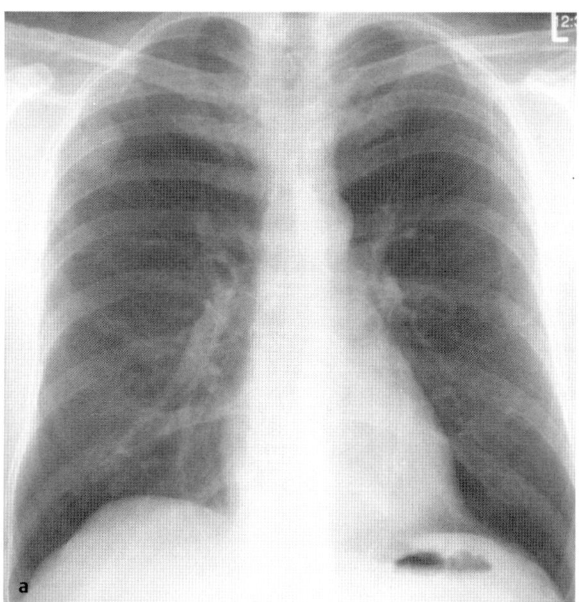

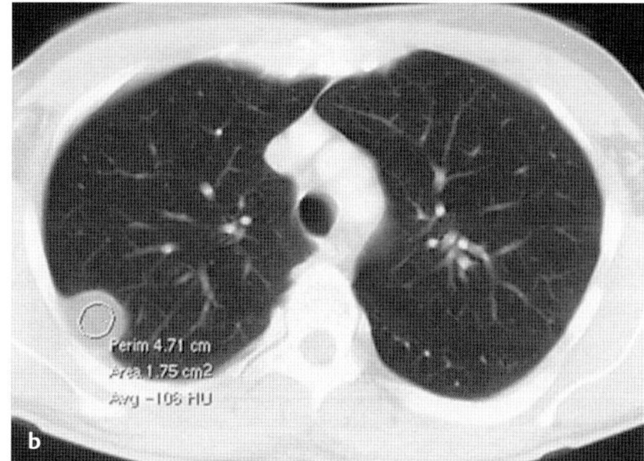

Abb. 6.8 a u. b **Lipom, von der Pleura ausgehend, mit negativen HU-Einheiten**.

Bronchialkarzinom

Das Bronchialkarzinom ist ein vom Bronchialepithel ausgehender Tumor, der lokal expansiv wächst, das Nachbargewebe infiltriert und lymphogene sowie hämatogene Metastasen setzt.

Es ist heute in Europa der dritthäufigste Organkrebs, weist aber die höchste Letalität auf. In Deutschland sterben jährlich mehr Menschen (ca. 40000) an diesem Tumor als an Mamma-, Kolon- und Prostatakarzinomen zusammen. Die 5-Jahres-Überlebenszeit beträgt in den Stadien IIIb und IV weniger als 5%. Die insgesamt schlechten Behandlungsergebnisse sind zum Teil dadurch bedingt, dass der Tumor zu spät diagnostiziert wird. Allein die Frühdiagnose und die dann noch mögliche Resektion bieten eine Heilungschance, obwohl auch dann die 5-Jahres-Überlebenszeit weniger als 50% beträgt (Mountain 1997).

Männer erkranken häufiger als Frauen, was hauptsächlich mit den Rauchgewohnheiten zusammenhängt. Die Korrelation zwischen Zigarettenkonsum und Erkrankungsrate ist gesichert (Abb. 6.**9**). Es gilt die 20er-Regel: Wer 20 Jahre lang 20 Zigaretten täglich raucht, dessen Erkrankungsrisiko ist 20-fach erhöht (Wynder et al. 1977). Das Bronchialkarzinom gehört zu den besonders bösartigen Neubildungen, die schnell zum Tode führen.

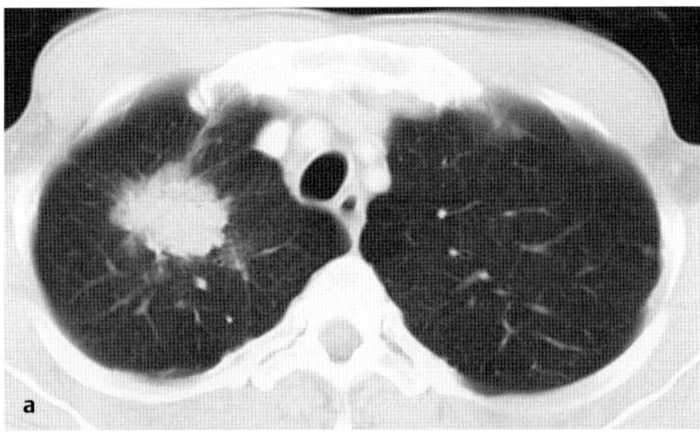

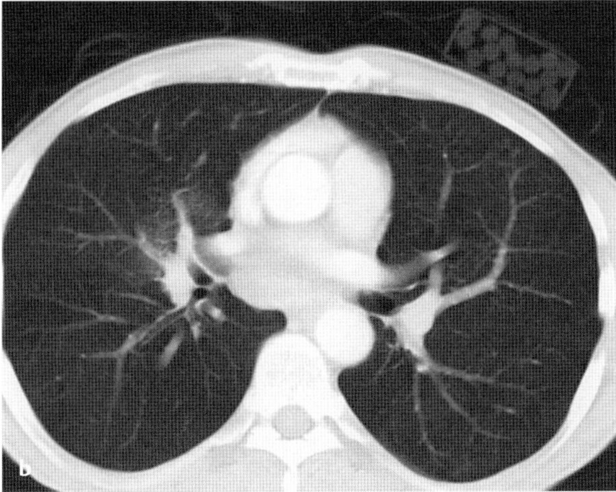

Abb. 6.**9 a** u. **b** **Bronchialkarzinom eines passionierten Rauchers, der sich selbst im CT von seinen Zigaretten nicht trennen wollte.**

Ziele der radiologischen Diagnostik

1. Das Karzinom möglichst früh entdecken. Die radiologischen Zeichen sind im Anfangsstadium meist vieldeutig, sodass lediglich der Verdacht ausgesprochen wird, der zytologisch und bioptisch gesichert werden muss. Reihenuntersuchungen zur Früherkennung des Bronchialkarzinoms sind aufwendig und bisher nicht ermutigend, denn sie ändern kaum den schicksalhaften Ablauf der Erkrankung. Groß angelegte prospektive Studien kommen aus den USA (Weiss et al. 1973, Fontana 1977, Melamed et al. 1977). Über besonders günstige Ergebnisse hat die Mayo-Foundation bei 10 000 Probanden berichtet: In einem Vorsorgekollektiv, das alle 4 Monate mit Sputumanalysen und Röntgenthoraxaufnahmen kontrolliert wurde, waren 62% der diagnostizierten Karzinome noch resezierbar, und die errechnete 5-Jahresüberlebensrate betrug 45%. Demgegenüber war beim Kontrollkollektiv die Resektionsrate 28% und die errechnete 5-Jahresüberlebensrate 19%. Interessant ist, dass die Röntgenaufnahme bei der Früherkennung etwa 3-mal so häufig fündig war wie die Sputumzytologie. Insgesamt betonen die Autoren aber, dass sie aufgrund ihrer Studie bisher keine allgemeingültigen Empfehlungen zu Vorsorgeuntersuchungen geben können
2. Das Stadium der Karzinomerkrankung bestimmen. Die Größe des Tumors und ein evtl. vorhandener Pleuraerguss werden mit dem Röntgenübersichtsbild erfasst, Lymphknotenmetastasen mit der CT und Fernmetastasen mit anderen radiologischen Verfahren (CT, MRT, Szintigrafie; Abb. 6.**10**)
3. Die gutachterlich wichtigen prädisponierenden Faktoren entdecken, wie z. B. die Asbestose. Auch dabei geben die Röntgenzeichen nur Hinweise, die histologisch gesichert werden müssen
4. Pulmonale Zweiterkrankungen, wie Emphysem, Herzinsuffizienz u. a., feststellen, die die Prognose im Einzelfall verschlechtern und oft auch im frühen Tumorstadium eine Operation vereiteln

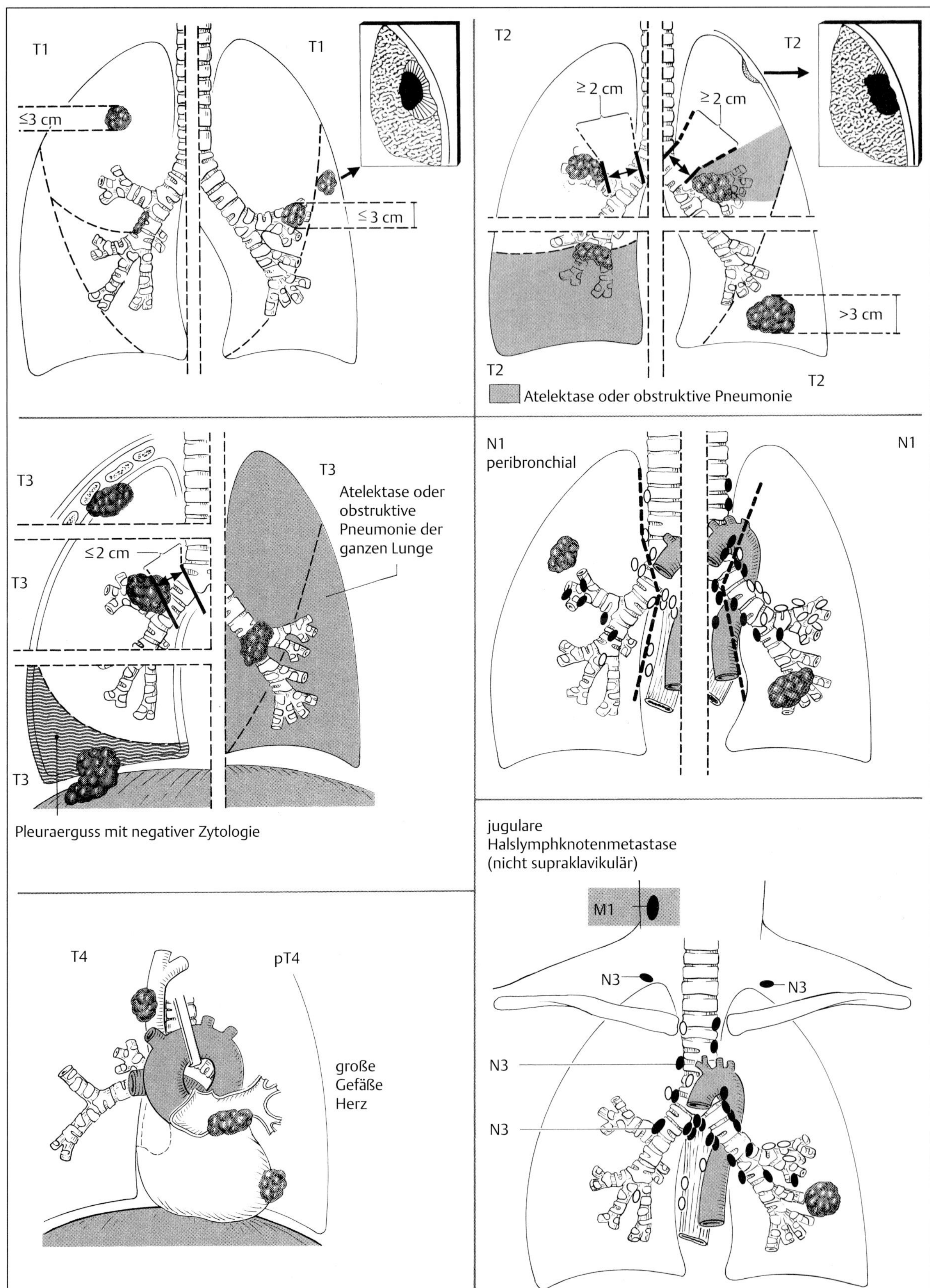

Abb. 6.10 **Prätherapeutische TNM-Klassifikation** (Minimaldiagnostik: Röntgenbild und Bronchoskopie).

Pathologie

Nach der Lokalisation, die auch für die Therapie wichtig ist, unterscheidet man:

- Das *zentrale Bronchuskarzinom* (75–85%) entsteht in den Ostien der Segment- und Subsegmentbronchien, seltener in den Stammbronchien. Die Tumoren wachsen teils im Bronchiallumen, teils entlang den Lymphspalten in der Bronchialwand und im Interstitium.
- Das *periphere Bronchialkarzinom* (15–30%) geht von der Schleimhaut der kleineren Bronchien aus. Es wächst zunächst expansiv knotig und in der Regel etwas langsamer als das zentrale Karzinom.
- Das *Ausbrecherkarzinom* (Abb. 6.**11**) liegt in der Lungenperipherie und infiltriert früh die Pleura und benachbarte extrapulmonale Strukturen. Eine bevorzugte Lokalisation des Tumors ist die Lungenspitze im Sulcus superior: Dort infiltriert das Karzinom die Thoraxwand, den Plexus brachialis und den Grenzstrang, sodass eine typische klinische Symptomatik mit Brachialgie und Horner-Trias entsteht (Pancoast-Syndrom).
- Das *multilokulär wachsende Lungenkarzinom* ist selten (2,5%), und es handelt sich fast ausschließlich um Adenokarzinome vom Typ des bronchioloalveolären Karzinoms.

Die Stadien nach dem TNM-System der WHO zeigt Abb. 6.**10**. Die Tumoren metastasieren anfangs lymphogen zu den hilären, mediastinalen, supraklavikulären und paraaortalen Lymphknoten. Doch auch die hämatogene Aussaat erfolgt früh, und die Tochtergeschwülste befallen Gehirn, Nebennieren, Leber, Skelettsystem und andere Organe.

Histologisch werden die Bronchialkarzinome heute meist nach dem Vorschlag der WHO klassifiziert (Tab. 6.**1**; TNM-Klassifikation: Tab. 6.**2** u. 6.**4**; Stadieneinteilung: Tab. 6.**3**). Es gibt aber zwischen den Gruppen Übergänge, und in ein und demselben Tumor können Regionen mit unterschiedlicher Histologie nachgewiesen werden. Deshalb ist bei mindestens 25% der Fälle die Klassifikation unsicher (Feinstein et al. 1970). Die häufigsten histologischen Typen sind:

- Das *Plattenepithelkarzinom* ist das häufigste und entwickelt sich vor allem im Bereich der Segment- und Subsegmentbronchien, kommt aber auch peripher vor. Es wächst meist knotig und endobronchial, und es zerfällt oft nekrotisch.
- Das *Adenokarzinom* ist der zweithäufigste histologische Typ und wächst besonders in der Peripherie. Es ist bei Frauen häufiger als bei Männern. Eine Sonderform ist das bronchioloalveoläre Karzinom, das vorwiegend intraalveolär wächst und auch multilokulär als Alveolarzellkarzinose (Lungenadenomatose) anzutreffen ist.
- Das *kleinzellige Karzinom* ist der dritthäufigste Typ. Es ist ebenfalls vorwiegend zentral lokalisiert, wächst aber vorwiegend entlang von präformierten Gewebsspalten und setzt sehr früh Metastasen (Abb. 6.**12**).
- Das *großzellige Karzinom* ist ein solider Lungentumor, der sich wachstumsbiologisch, klinisch und röntgenologisch ähnlich verhält wie das Adenokarzinom.

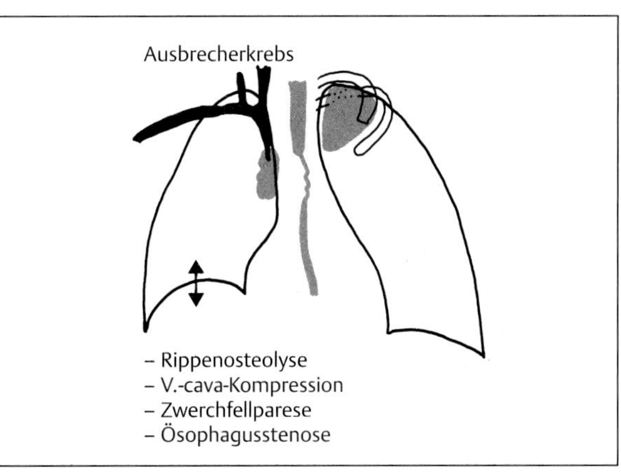

Abb. 6.**11** **Ausbrecherkrebs.**

Tabelle 6.**2** TNM-Klassifikation (nach UICC).

TX	positive Zytologie
T1	3 cm
T2	3 cm, Ausbreitung in Hilusregion, Invasion von viszeraler Pleura, partielle Atelektase
T3	Brustwand, Zwerchfell, Perikard, mediastinale Pleura u. a., totale Atelektase
T4	Mediastinum, Herz, große Gefäße, Trachea, Speiseröhre u. a., maligner Erguss
N1	peribronchiale, ipsilaterale hiläre Lymphknoten
N2	ipsilaterale mediastinale Lymphknoten
N3	kontralaterale mediastinale, Skalenus- oder supraklavikuläre Lymphknoten

Tabelle 6.**3** Stadieneinteilung des Bronchialkarzinoms. Beachte: Ab Stadium IIIb ist für viele Chirurgen eine Operation nicht mehr indiziert. Der Nachweis oder Ausschluss von kontralateralen Lymphknoten- und Fernmetastasen ist also präooperativ sehr wichtig.

Okkultes Karzinom	TX	N0	M0
Stadium 0	Tis	N0	M0
Stadium IA	T1	N0	M0
Stadium IB	T2	N0	M0
Stadium IIA	T1	N1	M0
Stadium IIB	T2	N1	M0
	T3	N0	M0
Stadium IIIA	T1, T2	N2	M0
	T3	N1, N2	M0
Stadium IIIB	jedes T	N3	M0
	T4	jedes N	M0
Stadium IV	jedes T	jedes N	M1

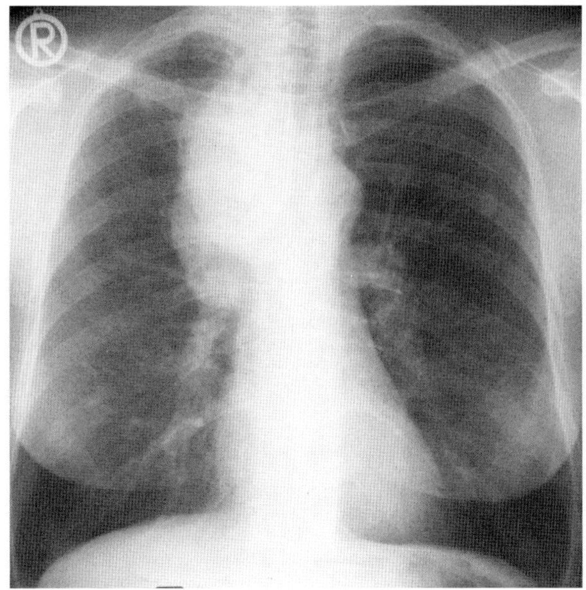

Abb. 6.12 **Kleinzelliges Bronchialkarzinom.** Kleiner peripherer Rundherd im linken Oberfeld und große kontralaterale, mediastinale Metastasen.

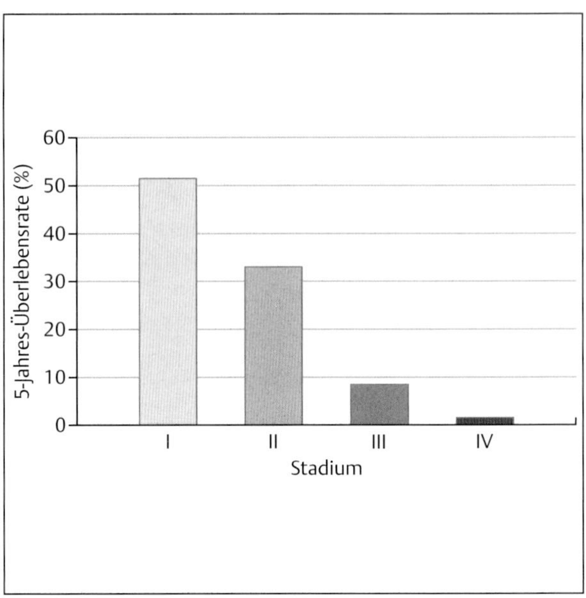

Abb. 6.13 **5-Jahres-Überlebenszeiten in Abhängigkeit vom Stadium beim nicht kleinzelligen Bronchialkarzinom** (US Gov. Surveillance Epidemiology and End Results [SEER] 2009).

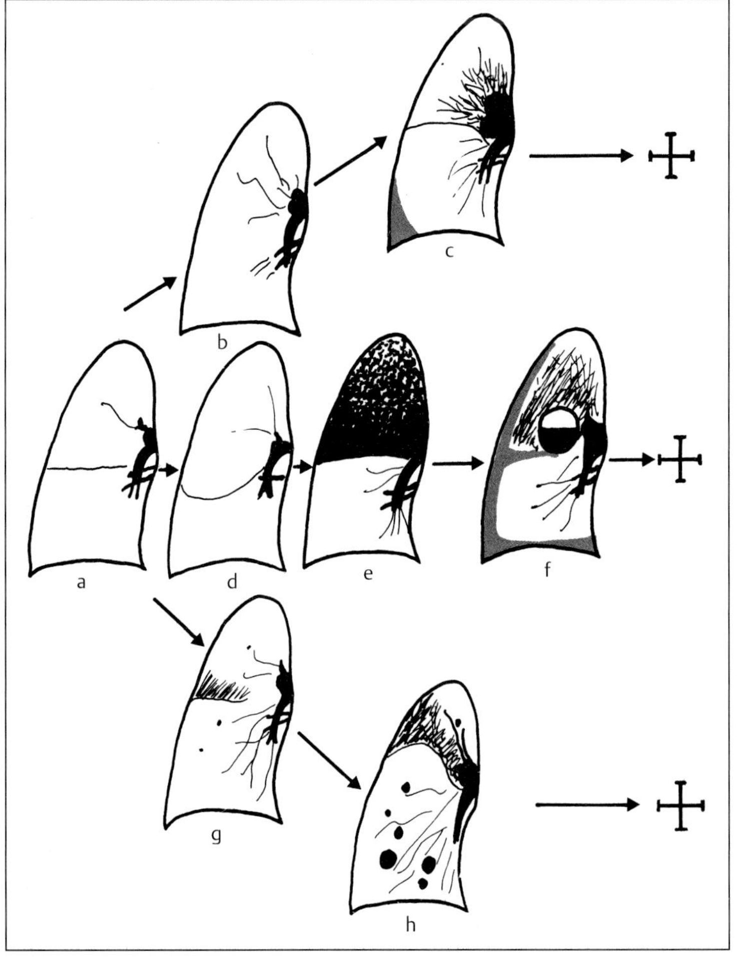

Abb. 6.14 a–h **Mögliche Verlaufsformen eines Bronchialkarzinoms** (Bohlig 1975).

a → b → c	Vorwiegend peribronchiales Wachstum; Tod durch Fernmetastasierung.
a → d → e → f	Bronchusverschluss, anfangs Überblähung, Atelektase, poststenotische Pneumonie und Abszedierung, Marasmus.
a → g → h	Langsames örtliches Wachstum mit früher Fernmetastasierung.

Vor allem aus Gründen der Prognose und Therapie werden die histologischen Typen zu 2 Gruppen zusammengefasst:

- *Kleinzelliges Karzinom* mit schnellem Wachstum und früher Metastasierung, vergleichweise schlechter Prognose und der Notwendigkeit einer konsequenten Chemotherapie.
- *Nicht kleinzelliges Karzinom* mit langsamerem Wachstum und späterer Metastasierung, etwas besserer Prognose und dem therapeutischen Schwerpunkt auf Chirurgie und Strahlentherapie (Abb. 6.**13**).

Mögliche Verlaufsformen eines Bronchialkarzinoms zeigt Abb. 6.**14**.

Klinik

Klinische Symptome stellen sich in der Regel erst bei fortgeschrittenen Stadien ein. Neben den allgemeinen Tumorzeichen (Leistungsknick, Kachexie, Anorexie, beschleunigte Senkung und Anämie) finden sich chronischer Husten und rezidivierende Pneumonien. Später kommt es zu Hämoptysen und Dyspnoe. Eine Invasion der extrapulmonalen Strukturen führt zu Einflussstauung (V. cava superior), Dysphagie (Ösophagus), Heiserkeit (N. laryngeus recurrens), Horner-Trias (Grenzstrang) und Brachialgien (Plexus brachialis). Gar nicht selten sind es auch die Fernmetastasen, besonders im Gehirn und im Skelettsystem, die die ersten klinischen Beschwerden verursachen.

Tabelle 6.**4** TNM: Klinische Klassifikation des Bronchialkarzinoms.

T – Primärtumor	
TX	Primärtumor kann nicht beurteilt werden oder Nachweis von malignen Zellen im Sputum oder bei Bronchialspülungen, jedoch Tumor weder radiologisch noch bronchoskopisch sichtbar
T0	kein Anhalt für Primärtumor
Tis	Carcinoma in situ
T1	Tumor 3 cm oder weniger in größter Ausdehnung, umgeben von Lungengewebe oder viszeraler Pleura, kein bronchoskopischer Nachweis einer Infiltration proximal eines Lappenbronchus (Hauptbronchus frei)[1]
T2	Tumor mit wenigstens 1 der folgenden Kennzeichen hinsichtlich Größe oder Ausbreitung: • Tumor mehr als 3 cm in größter Ausdehnung • Tumor befällt Hauptbronchus, 2 cm oder weiter distal der Karina • Tumor infiltriert viszerale Pleura • assoziierte Atelektase oder obstruktive Entzündung bis zum Hilus, aber nicht der ganzen Lunge
T3	Tumor jeder Größe mit direkter Infiltration einer der folgenden Strukturen: Brustwand (einschließlich der Sulcus-superior-Tumoren), Zwerchfell, mediastinale Pleura, parietales Perikard; oder Tumor im Hauptbronchus weniger als 2 cm distal der Karina[1], aber Karina selbst nicht befallen, oder Tumor mit Atelektase oder obstruktiver Entzündung der ganzen Lunge
T4	Tumor jeder Größe mit Infiltration wenigstens einer der folgenden Strukturen: Mediastinum, Herz, große Gefäße, Trachea, Ösophagus, Wirbelkörper, Karina; vom Primärtumor getrennte Tumorherde im gleichen Lappen; oder Tumor mit malignem Pleuraerguss[2]
N – regionäre Lymphknoten	
NX	regionäre Lymphknoten können nicht beurteilt werden
N0	keine regionären Lymphknotenmetastasen
N1	Metastase(-n) in ipsilateralen peribronchialen und/oder ipsilateralen Hilus- oder intrapulmonalen Lymphknoten (einschließlich eines Befalls durch direkte Ausbreitung des Primärtumors)
N2	Metastase(-n) in ipsilateralen mediastinalen und/oder subkarinalen Lymphknoten
N3	Metastase(-n) in kontralateralen mediastinalen, kontralateralen Hilus-, ipsi- oder kontralateralen Skalenus- oder supraklavikulären Lymphknoten
M – Fernmetastasen	
MX	Fernmetastasen können nicht beurteilt werden
M0	keine Fernmetastasen
M1	Fernmetastasen, einschließlich vom Primärtumor getrennte Tumorherde in einem anderen Lungenlappen (ipsi- oder kontralateral)

Anmerkungen

[1] *Ein seltener, sich oberflächlich ausbreitender Tumor jeder Größe mit einer nur auf die Bronchialwand begrenzten Infiltration wird auch dann, wenn er sich weiter proximal ausdehnt, als T1 klassifiziert.*

[2] *Die meisten Pleuraergüsse bei Lungenkarzinomen sind durch den Tumor verursacht. Es gibt jedoch einige wenige Patienten, bei denen die mehrfache zytologische Untersuchung des Pleuraergusses negativ und der Erguss weder hämorrhagisch noch exsudativ ist. Wo diese Befunde und die klinische Beurteilung einen tumorbedingten Erguss ausschließen, sollte der Erguss als Kriterium der Klassifikation nicht berücksichtigt und der Tumor als T1, T2 oder T3 eingestuft werden.*

Radiologische Diagnostik

Tab. 6.**5** und Abb. 6.**15** geben einen Überblick über die Röntgenzeichen des Bronchialkarzinoms, die Abb. 6.**16** bis Abb. 6.**37** zeigen verschiedene Befunde.

Übersichtsaufnahme

Bronchusstenose

Da die meisten Karzinome im Bronchiallumen oder manschettenartig in der Bronchialwand wachsen, ist die Bronchusstenose mit ihren poststenotischen Veränderungen der häufigste Befund. Obwohl in der Regel erst die poststenotische Dys- oder Atelektase die Aufmerksamkeit auf den Bronchus lenkt, kann eine Stenose der Hauptbronchien und der Trachea bereits auf dem Übersichtsbild erkannt werden (s. Abb. 6.**37**), und die Stenose der Lappen- und Segmentbronchien kann tomografisch sichtbar gemacht werden. Das Bronchiallumen ist konzentrisch eingeengt oder bricht komplett ab; intraluminale polypöse Schatten sind seltener.

Häufiger als die Stenose selbst werden deren Folgen röntgenologisch erkannt (Rigler 1977a):

- Die *Dys- und Atelektasen* sind das häufigste Zeichen eines Bronchialkarzinoms. Segmente, Lappen oder ganze Lungenflügel sind nicht mehr belüftet und kollabieren partiell (Dystelektase) oder total (Atelektase). Es resultieren streifig-fleckige Verdichtungen bzw. homogene Schatten in segmentaler Anordnung. Die betroffenen Lungenabschnitte werden kleiner und verziehen die Interlobärsepten, das Mediastinum, das Zwerchfell und die Rippen (s. Abb. 6.**20; **s. Atelektase, Kap. 15 „Radiologische Zeichen und Differenzialdiagnostik", Abschnitt „Segment- und Lappenverschattungen").
- Die *poststenotischen Pneumonien* zeigen röntgenologisch eine vermehrte Streifen- und Fleckzeichnung in segmentaler und lobärer Anordnung. Das Röntgenbild kann sich nach einer antibiotischen Therapie normalisieren. Trotzdem muss im Karzinomalter und besonders bei rezidivierenden Pneumonien der Verdacht auf Bronchialkarzinom bis zum Beweis des Gegenteils weiter bestehen.
- Eine *poststenotische Überblähung* von Lungenabschnitten findet sich in weniger als 2% der Fälle (Müller et al. 2001). Partielle Bronchialstenosen werden inspiratorisch geweitet und exspiratorisch komprimiert, sodass sie als Ventil wirken. Röntgenologisch sind die geblähten Lungenanteile hypertransparent und können angrenzende Strukturen verdrängen. Verlagert sich dadurch der Mediastinalschatten zur Gegenseite, so wird der kontralaterale Hilus prominent. Diese kontralaterale Vergrößerung des Hilusschattens, die auch noch durch die Perfusionsdrosselung auf der Seite des Karzinoms zustande kommen kann, wurde „paradoxes Hiluszeichen" genannt. Die einseitige Lungenüberblähung wird in der Exspirationsphase deutlicher und sollte deshalb so dokumentiert werden. Inspiratorisch ist das Volumen der erkrankten Seite eher kleiner als das des gesunden Lungenflügels.
- *Reflektorische Oligämie:* Bei einer partiellen Bronchialstenose ist selbst beim normalen oder gesteigerten Luftvolumen die Ventilation eingeschränkt. Deshalb drosselt der Euler-Liljestrand-Reflex die Perfusion und kontrahiert die Gefäße röntgenologisch. Die Oligämie kann aber auch Folge einer Einengung der Pulmonalarterie durch den Tumor sein. In dem betroffenen Areal sind die Gefäßstrukturen rarefiziert, und die Strahlentransparenz ist entsprechend erhöht. In einem Übergangsstadium zur Dystelektase kann die Lunge kleiner als auf der Gegenseite sein und trotzdem transparent erscheinen (Fraser-Zeichen).

Hilärer Tumorschatten

Manche zentralen Bronchialkarzinome wachsen anfangs vorwiegend peribronchial (s. Abb. 6.**11** u. Abb. 6.**19**). Bei ihnen ist röntgenologisch ein Tumorkernschatten in der Hilusregion zu erkennen, und zwar ehe eine Bronchusstenose und deren Folgen auftreten. Zunächst ist ein Hiluspol verplumpt und aufgetrieben, dann füllt der Tumor die laterale Konkavität des Hilusschattens aus, und schließ-

Tabelle 6.**5** Röntgenzeichen in Abhängigkeit von der Tumorhistologie (nach Müller et al.).

Röntgensymptom	Plattenepithel	Kleinzelliges Karzinom	Adenokarzinom	Großzelliges Karzinom
hilärer Tumor	40	78	18	32
peripherer Tumor	27	29	71	59
(davon >4 cm)	(18)	(26)	(8)	(41)
apikaler Tumor	(3)	(2)	(1)	(4)
multiple Tumoren	(0)	(1)	(2,4)	(2)
Atelektase	36	17	10	1
Pneumonie	15	22	15	23
Einschmelzung	7	0	2	4
mediastinale Lymphknoten	1	13	2	10

lich verdeckt er als Kernschatten alle Hilusstrukturen. Vom Kernschatten gehen besenreiserartige Streifenzeichnungen aus, die hilifugalen Infiltrationen der Lymphangien entsprechen. Besonders im Anfangsstadium muss der Befund eines hilären Tumorschattens immer auch tomografisch in 2 Ebenen bzw. computertomografisch geklärt werden.

Peripherer Rundherd

Es handelt sich um homogene Rundschatten in der Lungenperipherie (s. Abb. 6.**15** u. 6.**22**). Die Erkennungsgrenze auf dem Übersichtsbild liegt bei 6 mm; oft werden aber auch Rundschatten mit einem Durchmesser von 1 cm oder mehr übersehen, wenn sie von anderen Strukturen überlagert sind (Heitzman 1997). Die röntgenologische Artdiagnose eines Rundherds ist in der Regel nicht möglich. Einige Zeichen machen aber die Malignität wahrscheinlich:

- Ein Durchmesser größer als 3 cm.
- Eine unscharfe Kontur, die bei 85 % der malignen Läsionen gefunden wird (Müller et al. 2001).
- Eine Einkerbung der Kontur, die dem vaskulären Hilus des Tumors entspricht und „Rigler-Nabelzeichen" genannt wird.
- Die Corona radiata zeigt sich als radiäre Streifenzeichnung an der Grenze zum Lungenparenchym, die der zentrifugalen Ausbreitung entlang den Lymphangien entspricht.
- Eine exzentrische Kaverne, die besonders häufig beim Plattenepithelkarzinom vorkommt.

Pneumonisches Karzinom

Es ähnelt röntgenologisch einem pneumonischen Infiltrat, d. h. es zeigen sich umschriebene, streifige bis homogene Verschattungen mit unscharfen Rändern in segmentaler und nicht segmentaler Anordnung. Gelegentlich können Pneumoalveologramm und Pneumobronchogramm gesehen werden (s. Abb. 6.**23** u. 6.**27**). Zunächst wird diese Verschattung meist als Pneumonie gedeutet, und erst die fehlende Rückbildung unter Antibiotikatherapie führt zur Biopsie und damit zur Diagnose. Histologisch handelt es sich in der Regel um Adenokarzinome oder bronchioloalveoläre Karzinome (Lee 1997).

Eine Sonderform des pneumonischen Karzinoms ist das multizentrische bronchioloalveoläre Adenokarzinom (die Lungenadenomatose), bei dem sich in zahlreichen Lungenpartien multiple, teilweise konfluierende Fleckschatten zeigen (s. Abb. 6.**26**).

Ausbrecherkrebs

Dass ein Lungenkarzinom die Lungengrenzen überschritten hat, kann oft schon auf dem Thoraxübersichtsbild demonstriert werden:

- Rippen- und Wirbelsäuleninvasion führt zu Osteolysen und pathologischen Frakturen (s. Abb. 6.**29** bis Abb. 6.**31**).
- Die Zwerchfellparese wird durch eine Infiltration des N. phrenicus verursacht. Röntgenologisch zeigt sich in Inspirationsstellung ein ipsilateraler Hochstand und bei der Durchleuchtung eine gegensinnige Bewegung von gesundem und gelähmtem Zwerchfell („Waagebalkenphänomen").
- Eine Ösophagusstenose kann durch die prästenotische Dilatation bereits auf dem Übersichtsbild auffallen, wird aber mit dem Kontrastmittelbreischluck verifiziert.
- Eine Obstruktion der V cava superior durch Tumorinvasion oder -kompression, die oft sekundär durch eine Thrombose kompliziert wird, führt zum klinischen Bild der Einflussstauung (Chemosis, Schwellung von Gesicht und Armen sowie Caput medusae der Brustwand). Das Kontrastmittel-CT und die Phlebografie zeigen diverse erweiterte Kollateralen (V. azygos, V. hemiazygos und Venen der Throaxwand; s. Abb. 6.**34** und 6.**35**). Palliativ-therapeutisch sind eine Stent-Behandlung oder eine Radiatio möglich.
- Der Pleuraerguss ist in der Regel Ausdruck einer Pleuritis carcinomatosa, was durch maligne Zellen im Punktat bewiesen wird. Gelegentlich entsteht er aber lediglich durch eine Lymphabflussstörung bei zentralem Bronchuskarzinom und bildet sich zurück, wenn der zentrale Tumor durch eine Radiotherapie einschmilzt.

Mediastinale Lymphome

Voluminöse paratracheale, subkarinale und parabronchiale Lymphknoten verbreitern den Mediastinalschatten, der nach lateral auch polyzyklisch begrenzt sein kann. Selten wird die Karina durch subkarinale Lymphknoten gespreizt. Die Mediastinalverbreiterung kann das röntgenologische Erstsymptom eines Bronchialkrebses besonders beim kleinzelligen Karzinom sein („Der Tod lauert in der Kulisse" [Schinz 1983]; s. Tab. 6.**5**).

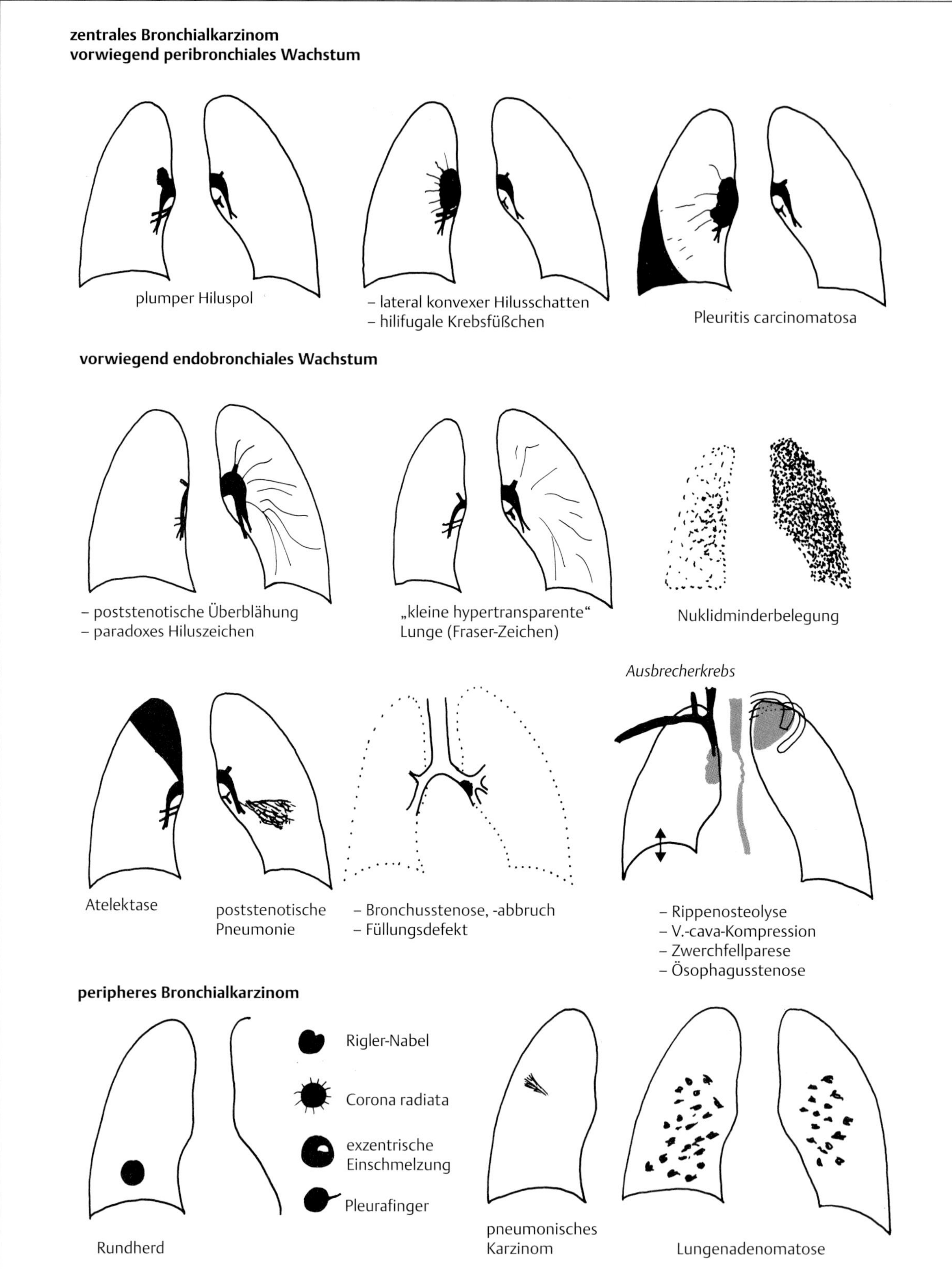

Abb. 6.15 **Röntgenzeichen des Bronchialkarzinoms.**

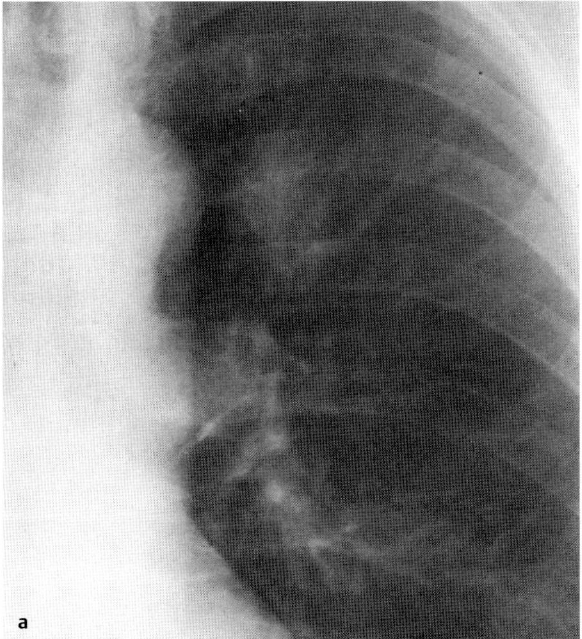

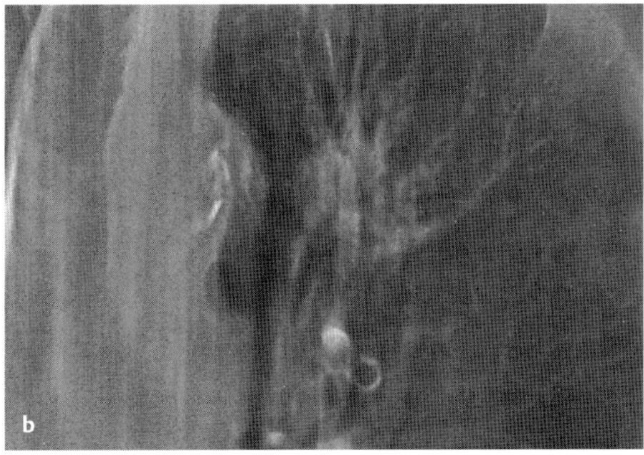

Abb. 6.**16a** u. **b** **Bronchialkarzinom am oberen Hiluspol links.** Im November verplumpter oberer Hiluspol links. Im Juni des folgenden Jahres Größenzunahme des Tumors und Dystelektase.

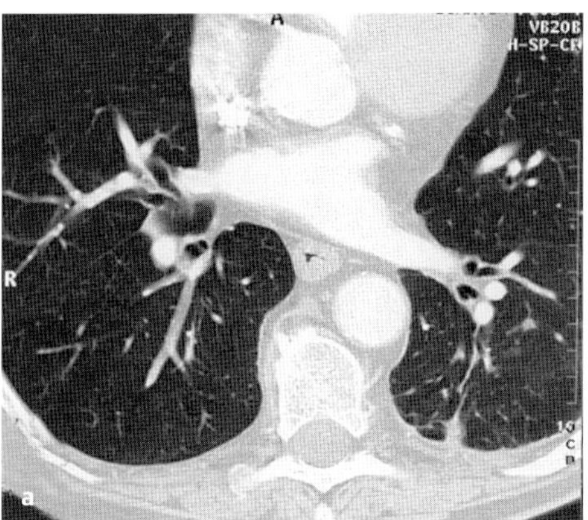

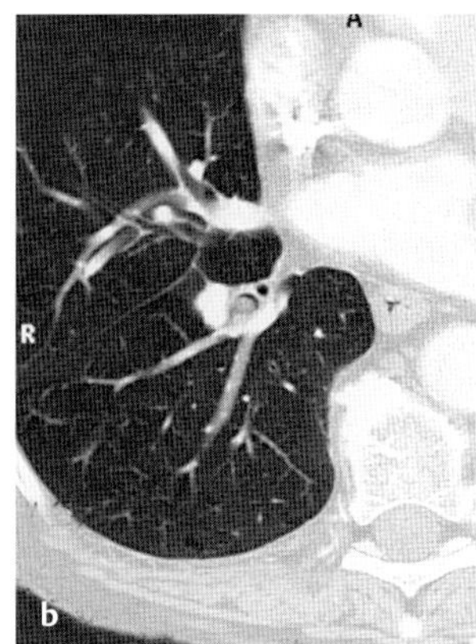

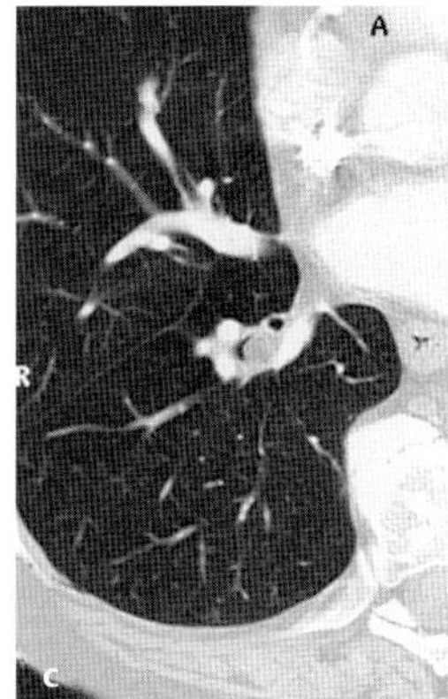

Abb. 6.**17a–c** **Bronchialkarzinom.** Fremdgewebe im rechten Unterlappenbronchus (beachte die mittlere Schicht), bronchoskopisch gesichert.

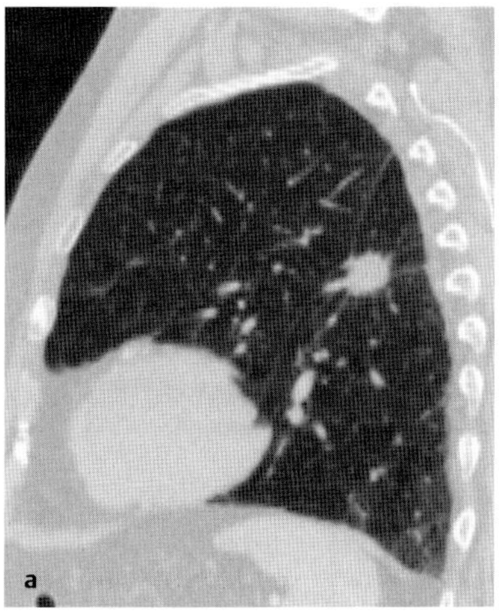

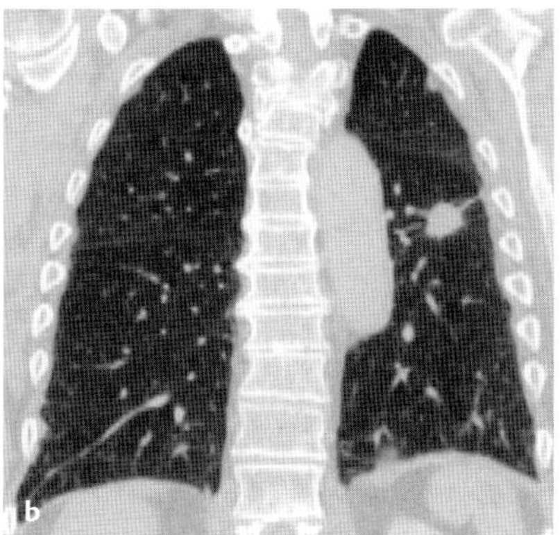

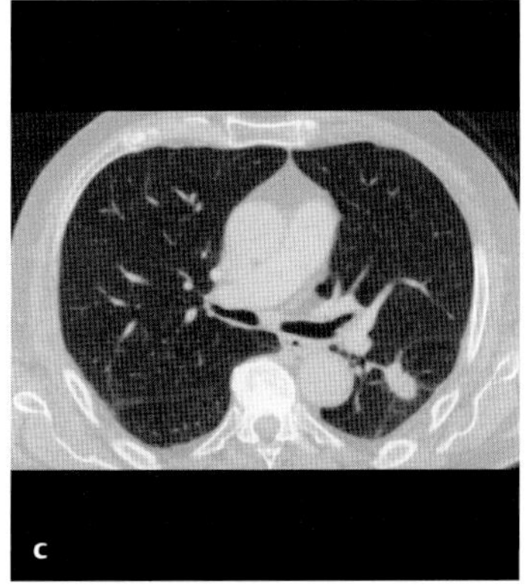

Abb. 6.**18a–c** **Peripheres Bronchialkarzinom im apikalen Unterlappensegment links.** Beachte die lymphangiotischen Ausläufer bis zum großen Lappenspalt.

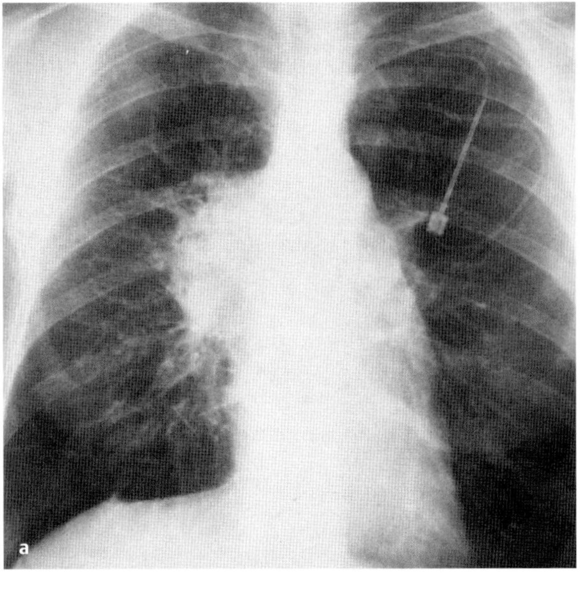

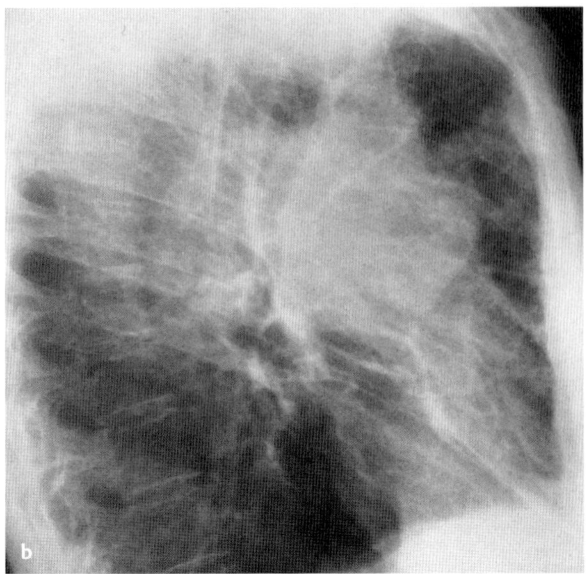

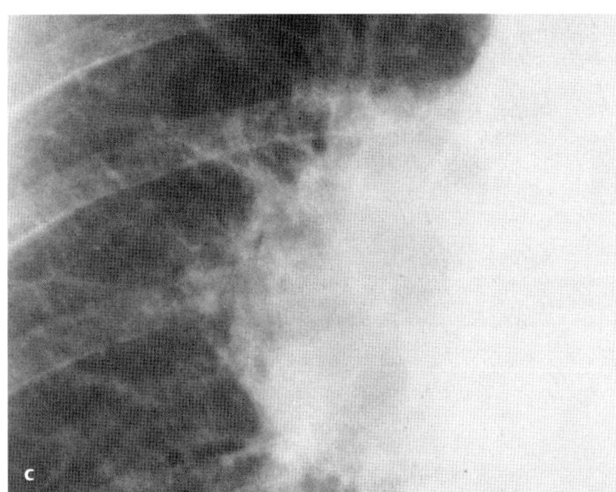

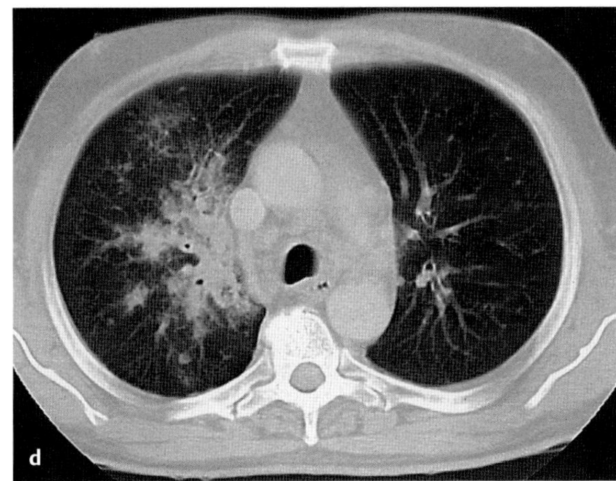

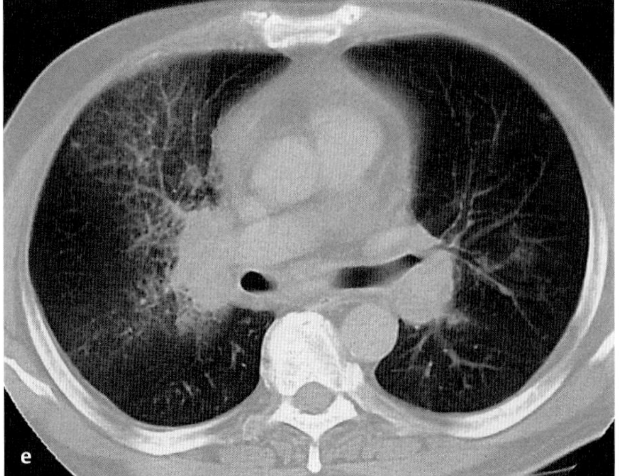

Abb. 6.19 a–e **Zentrales Bronchialkarzinom**. Vorwiegend peribronchiales Wachstum. Hilifugale Krebsfüßchen (Lymphangiosis carcinomatosa). Im CT auch paratracheale Lymphknotenmetastase.

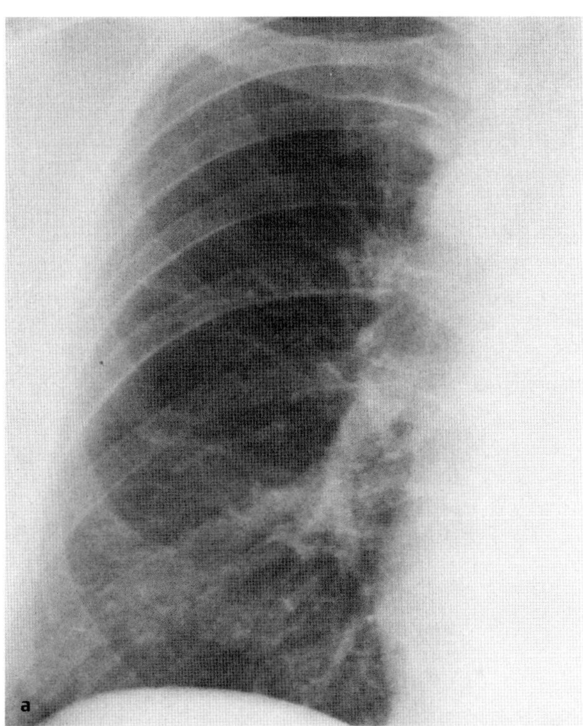

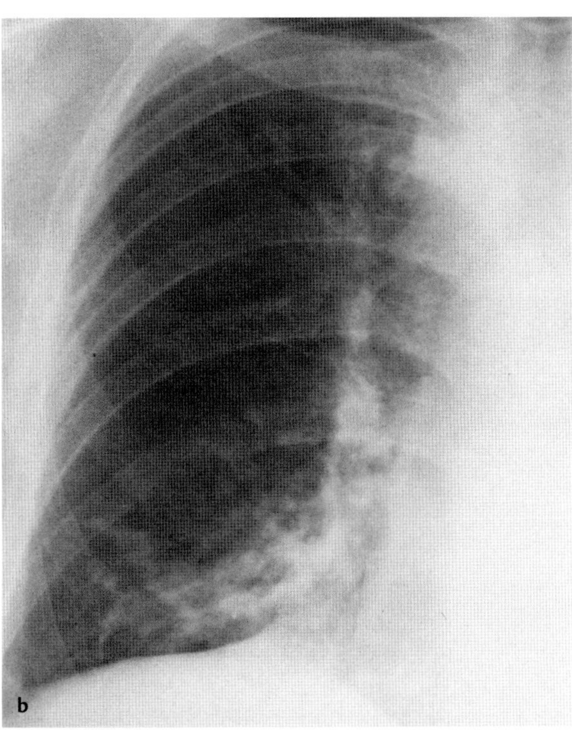

Abb. 6.**20 a** u. **b** **Zentrales Bronchialkarzinom des Unterlappens mit Lymphknotenmetastasen.**
a Im Februar zeigt sich lediglich eine Verschattung im Tracheobronchialwinkel, die einer Lymphknotenmetastase entspricht.
b Im Oktober entstand eine poststenotische Pneumonie und Dystelektase im Unterlappen. Diagnose bronchoskopisch gesichert.

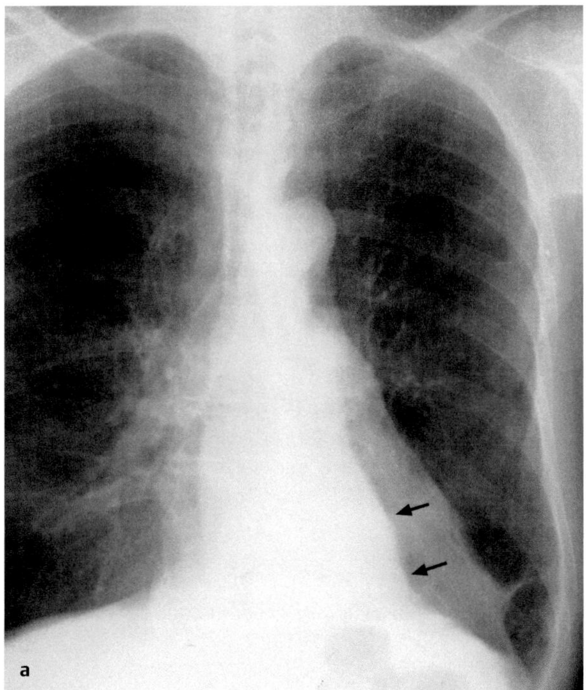

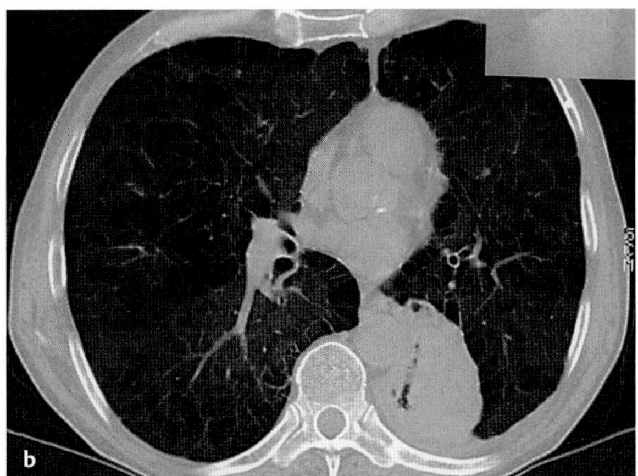

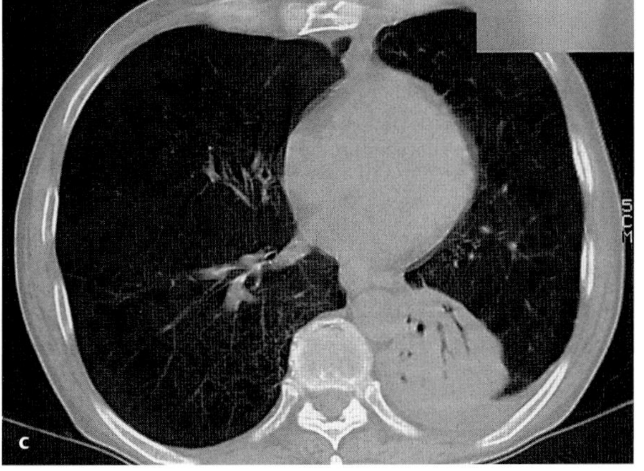

Abb. 6.**21 a–c** **Unterlappenatelektase bei bronchoskopisch nachgewiesenem Bronchialkarzinom.** Beachte den zeltförmigen Schatten in Projektion auf das Herz, das Fehlen der linken Unterlappenarterie (Pfeile) und im CT das Pneumobronchogramm, das panlobuläre Emphysem und den pleuralen Erguss.

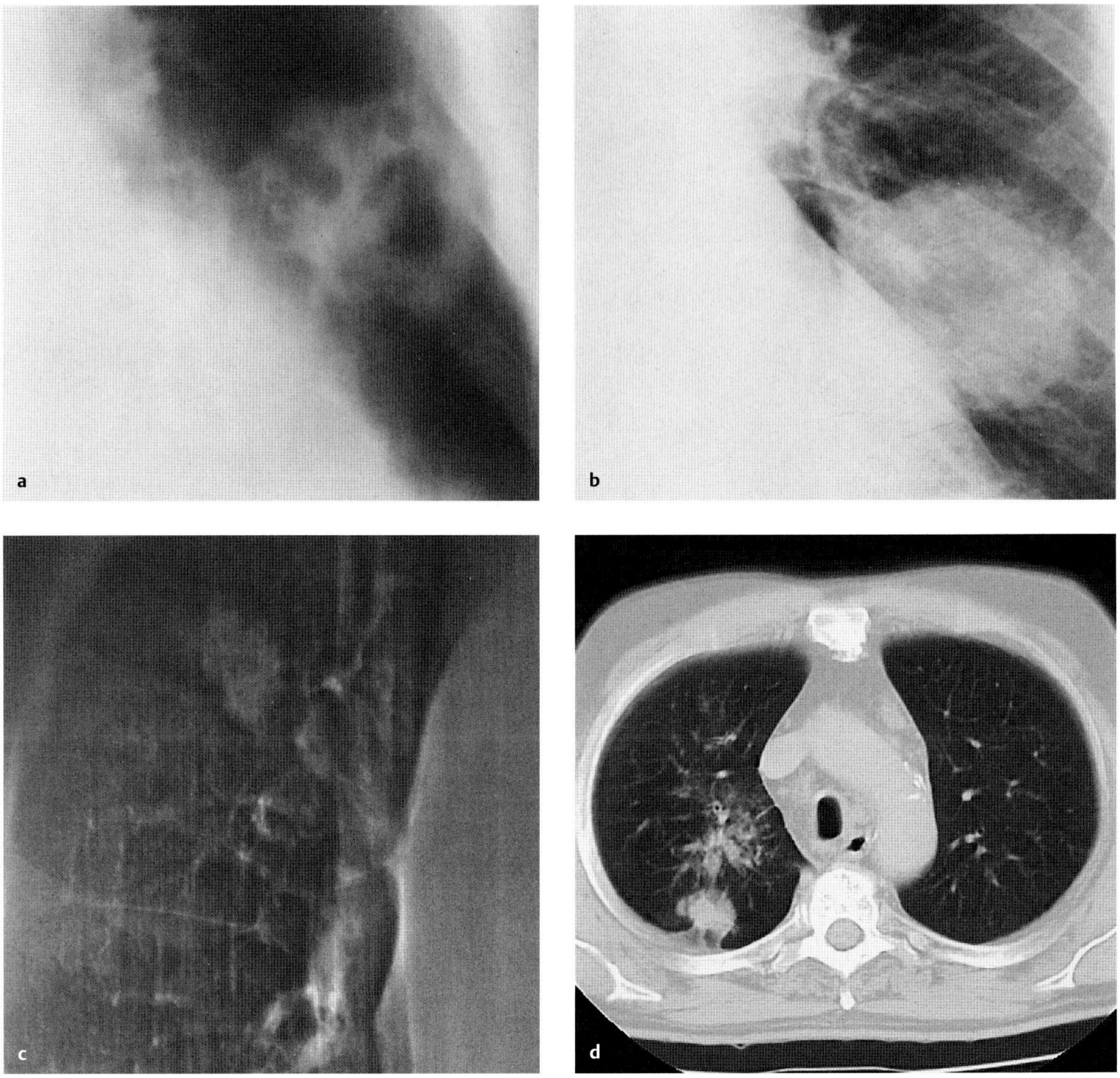

Abb. 6.**22 a–d** **3 verschiedene periphere Bronchialkarzinome (Plattenepithelkarzinome)**. Tomografische Darstellungen (**a** u. **c**), CT (**d**).

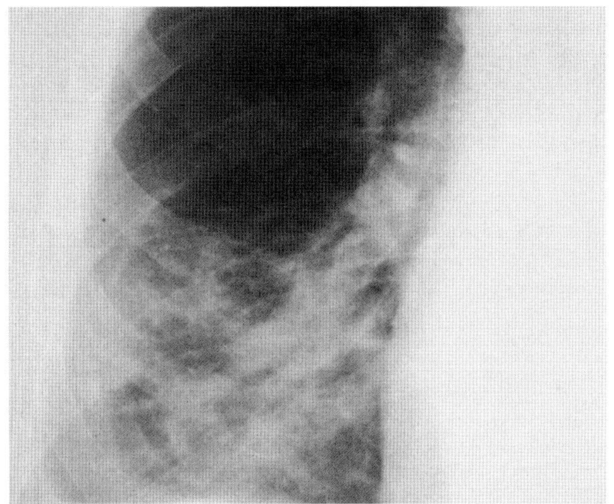

Abb. 6.**23** **Adenokarzinom des rechten Unterlappens**. Pneumonische Form des Karzinoms. Die Tumorzellen wachsen im Alveolarraum, wie die Histologie zeigte.

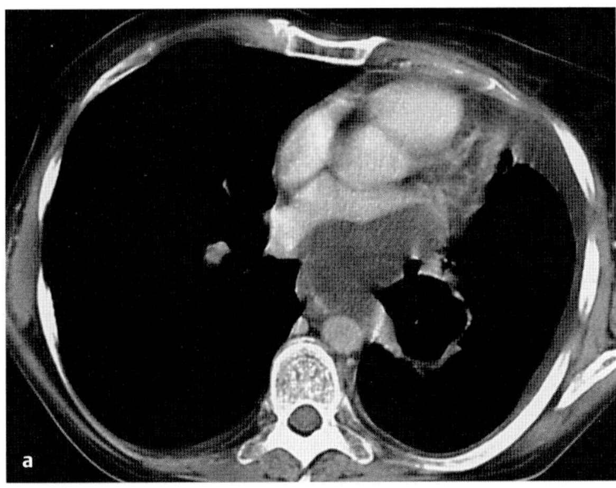

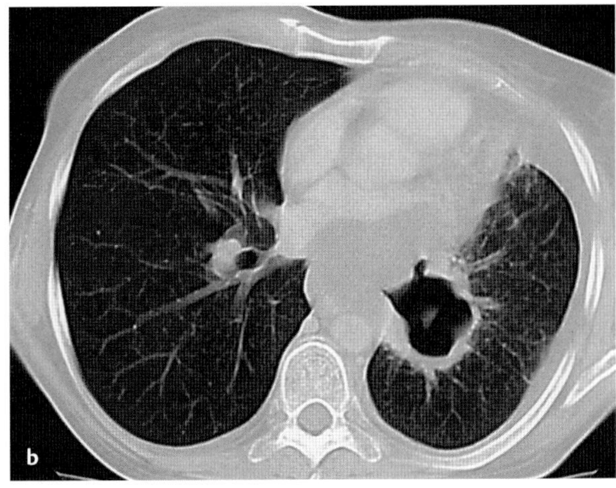

Abb. 6.**24 a** u. **b** **Plattenepithelkarzinom mit Höhlenbildung und Infiltration des linken Vorhofs.**

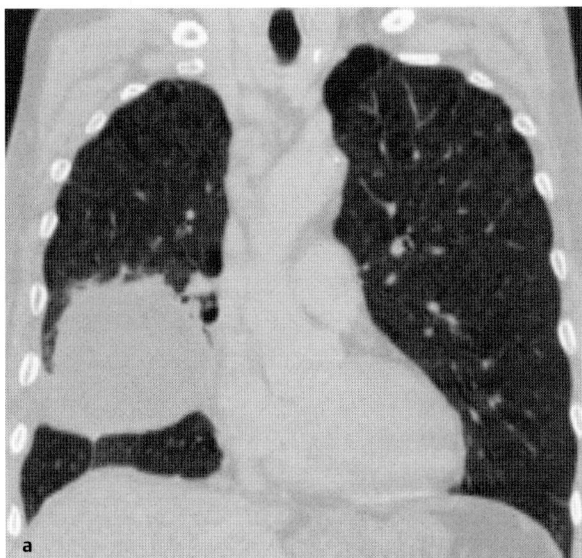

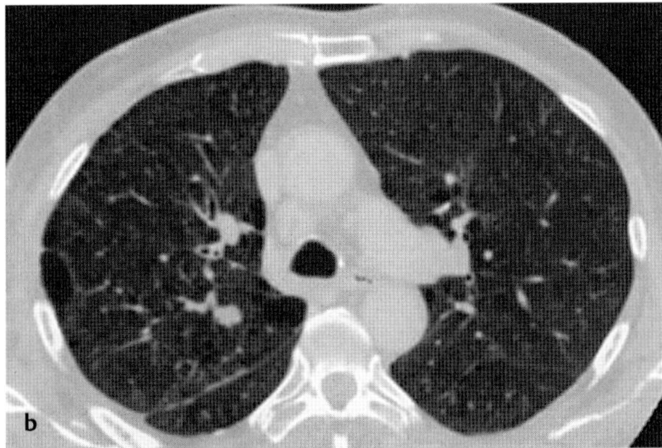

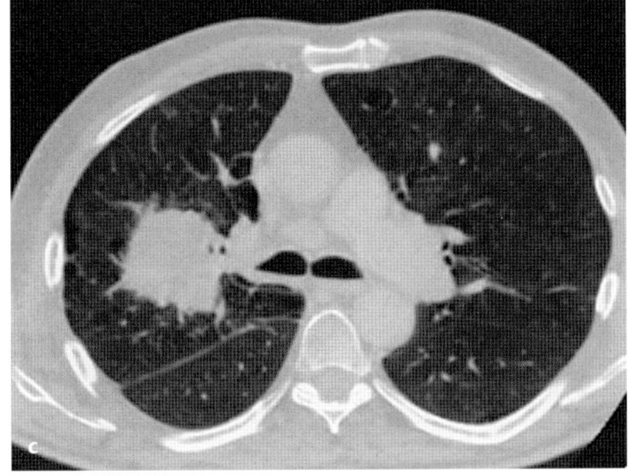

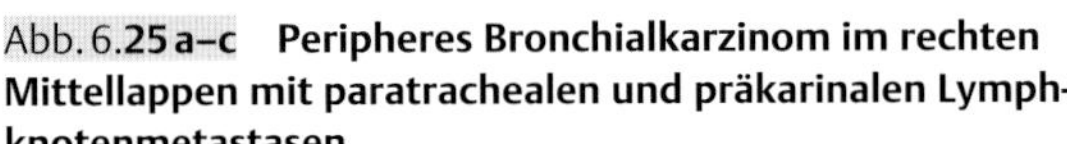

Abb. 6.**25 a–c** **Peripheres Bronchialkarzinom im rechten Mittellappen mit paratrachealen und präkarinalen Lymphknotenmetastasen.**

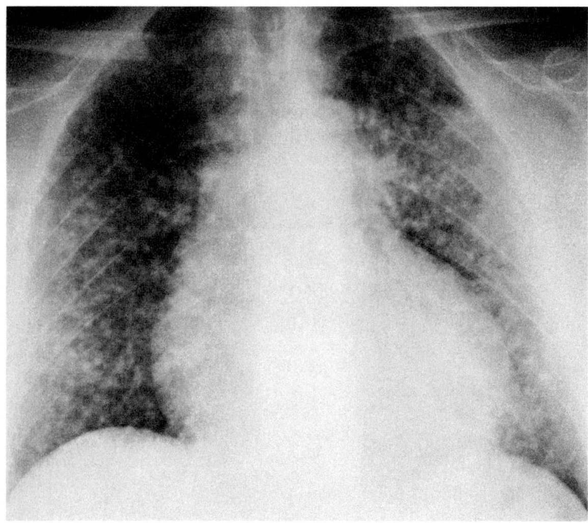

Abb. 6.**26** **Lungenadenomatose (multilokuläres alveobronchioläres Karzinom)**. Herzvergrößerung infolge einer Pericarditis carcinomatosa.

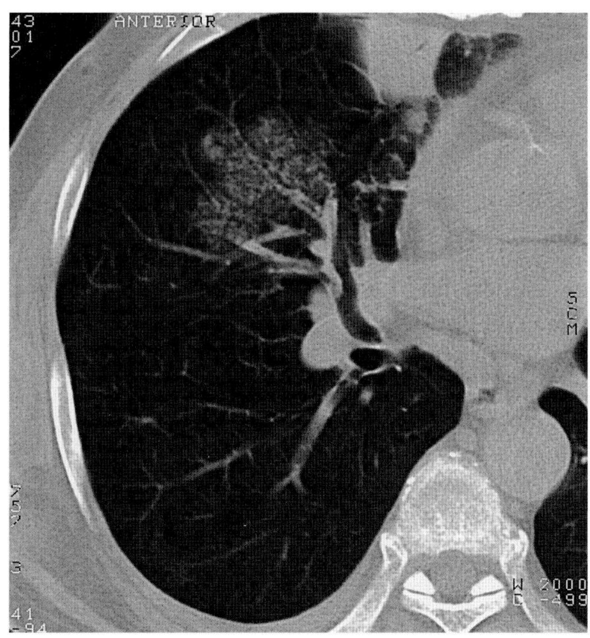

Abb. 6.**27** **Alveolarzellkarzinom**. Beachte die azinären Schatten, das Pneumobronchogramm, das Pneumoalveologramm und die im infiltrierten Bereich sichtbaren Gefäße. Bioptisch gesichert.

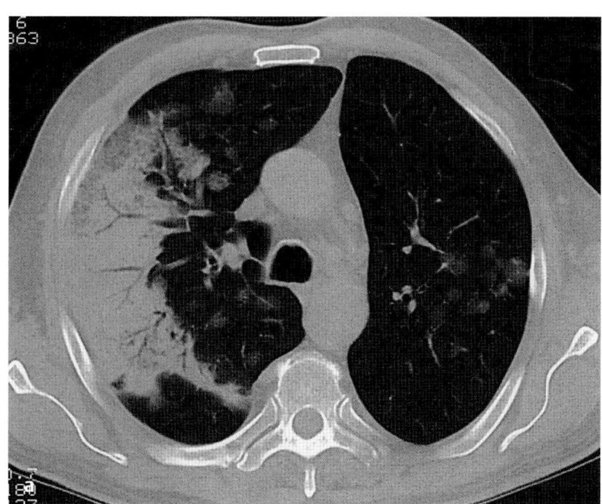

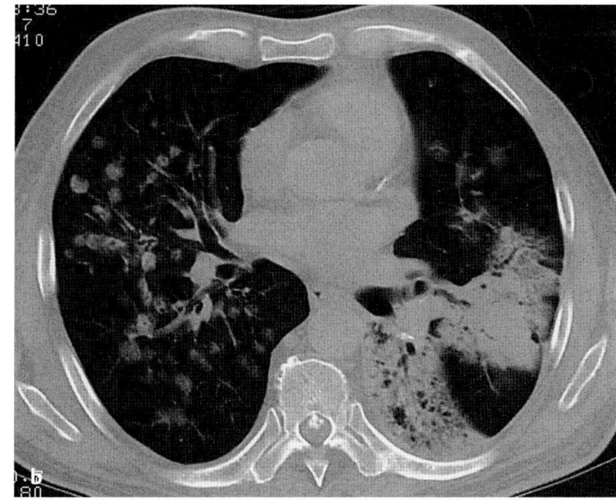

Abb. 6.**28 a** u. **b** **Multilokuläres bronchoalveoläres Karzinom mit multiplen Rundherden, segmentalen Infiltraten und Dystelektasen.**

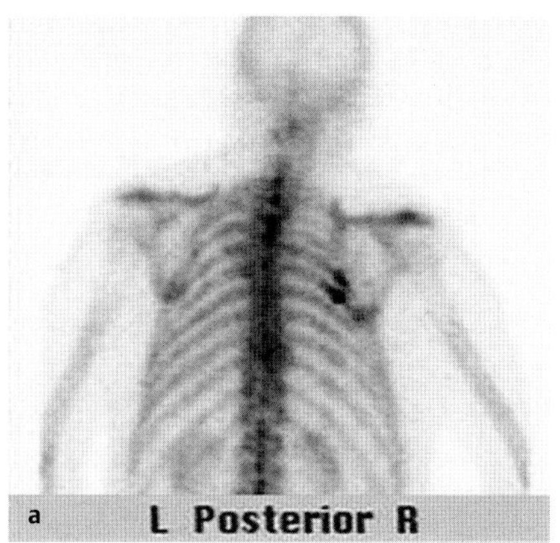

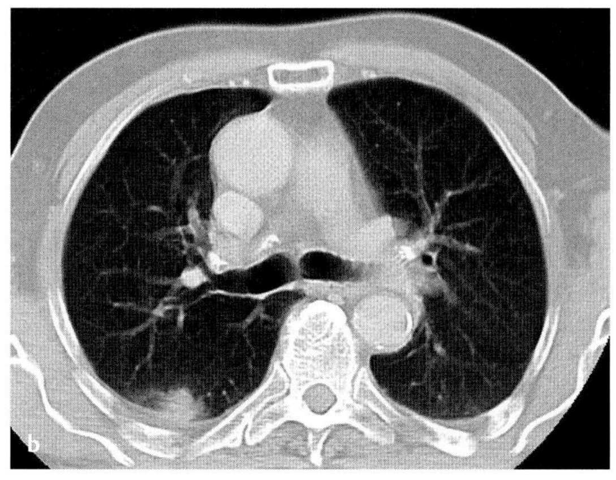

Abb. 6.**29 a** u. **b** **Peripheres Bronchialkarzinom mit Rippenarrosion, die am deutlichsten szintigrafisch nachgewiesen wurde.**

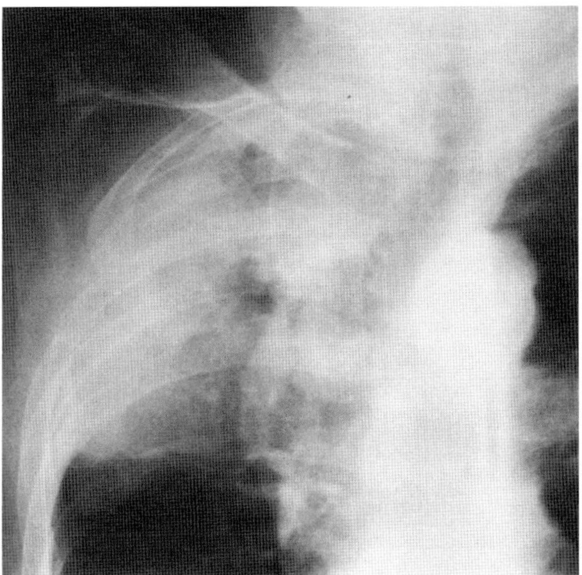

Abb. 6.30 **Pancoast-Tumor**. Plattenepithelkarzinom im rechten Oberlappen. Destruktion der III.–V. Rippe.

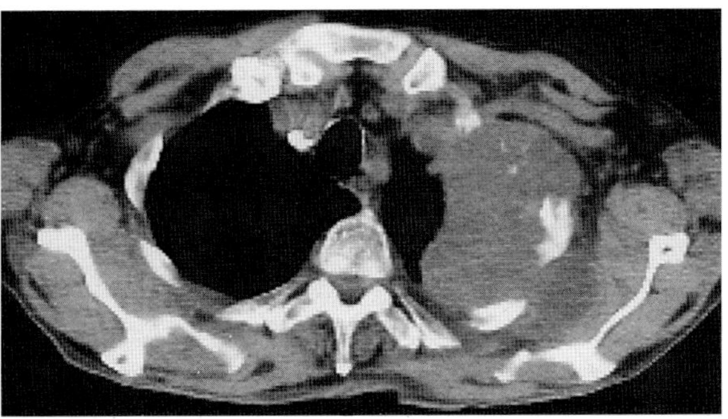

Abb. 6.32 **Pancoast-Tumor mit Rippenosteolyse und Infiltration des M. subscapularis.**

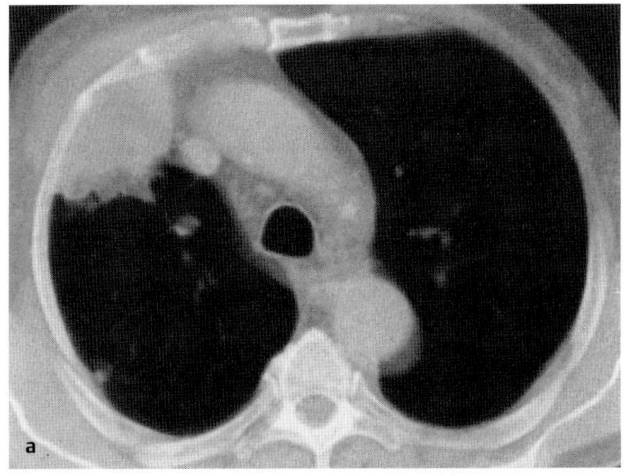

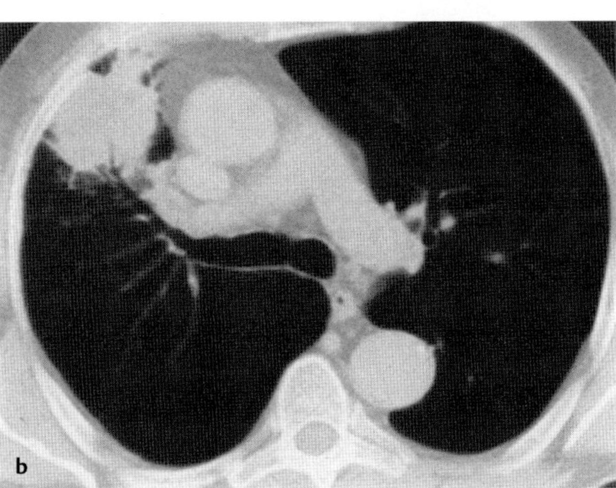

Abb. 6.31 a u. b **Pancoast-Tumor**. Plattenepithelkarzinom im anterioren Oberlappensegment rechts mit Infiltration des M. pectoralis. Verziehung des Mediastinums nach rechts.

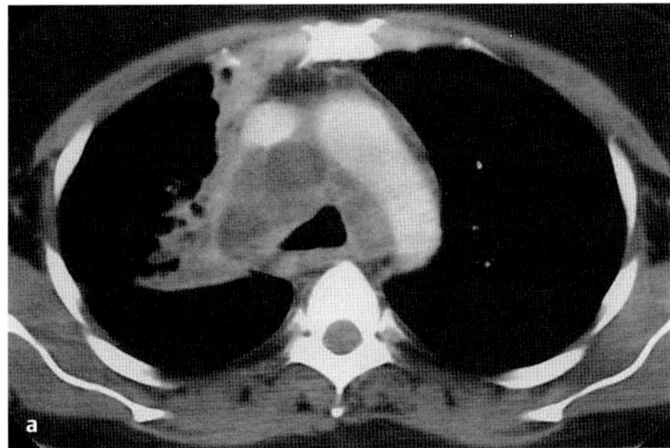

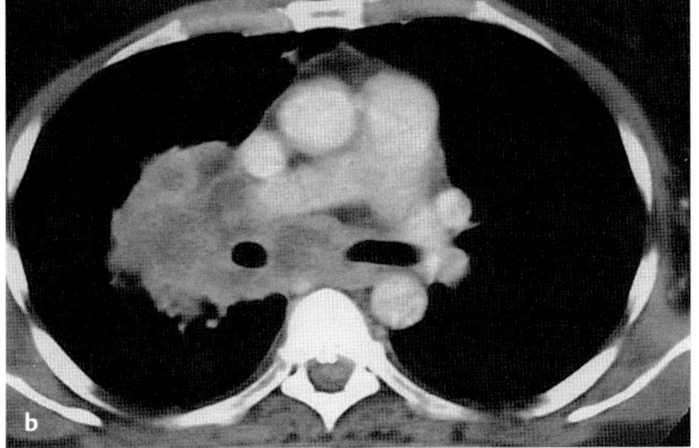

Abb. 6.33 a u. b **Bronchialkarzinom mit subkarinalen Lymphknotenmetastasen sowie mit Einbruch in die A. pulmonalis rechts.**

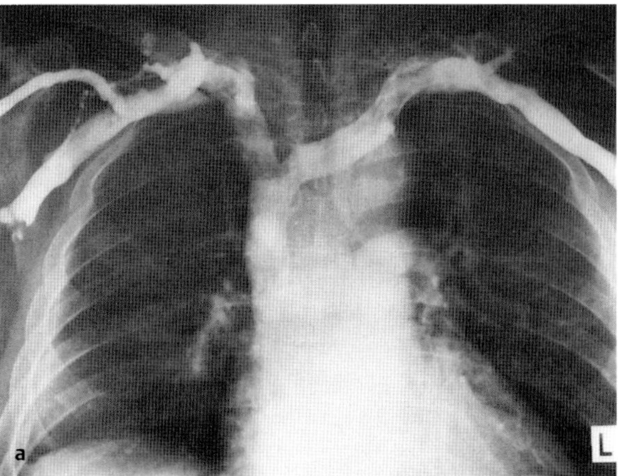

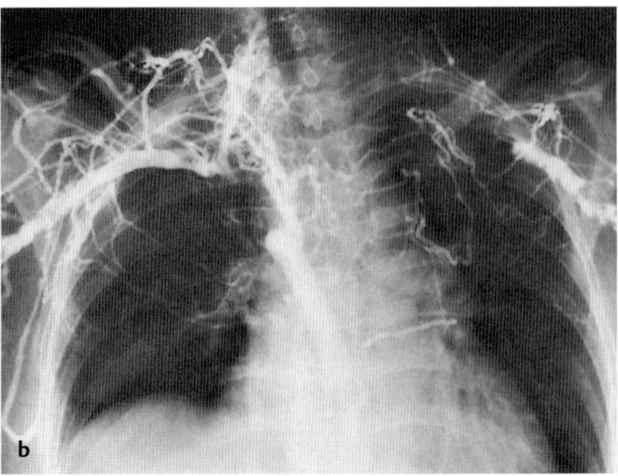

Abb. 6.**34a** u. **b** **Obere Einflussstauung infolge einer karzinomatösen Infiltration der V. cava superior mit ausgedehnter Thrombosierung** (**b**), im Vergleich zum normalen Kavogramm (**a**).

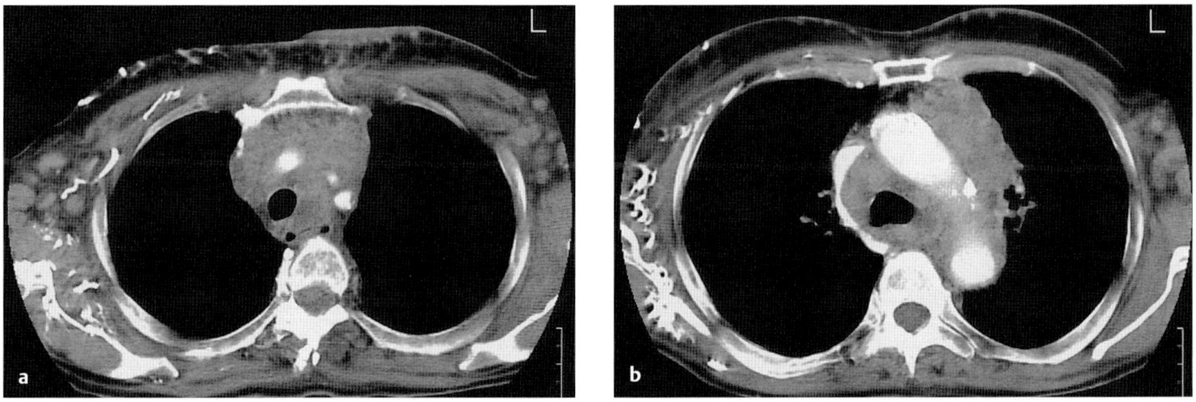

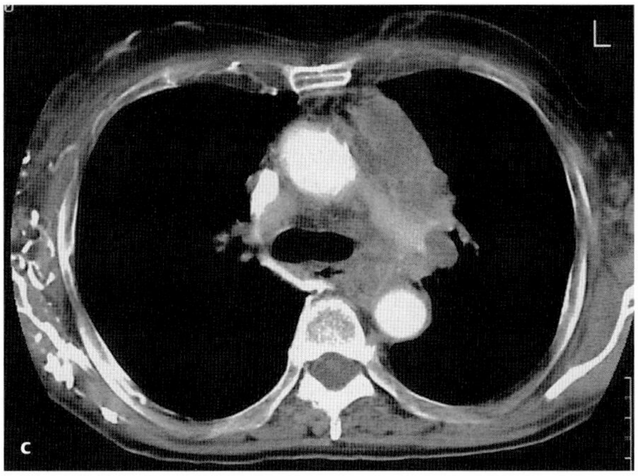

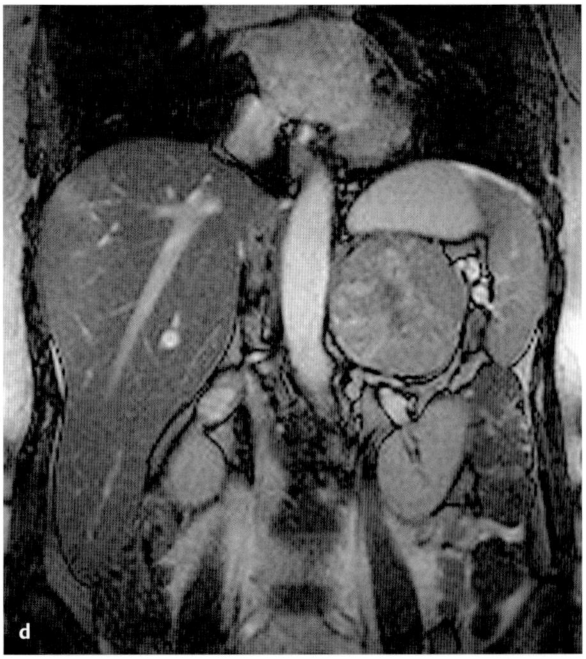

Abb. 6.**35a–d** **Bronchialkarzinom mit oberer Einflussstauung**. Nach Kontrastmittelinjektion in die V. cubitalis füllen sich über Brustwandvenen die V. azygos und dann die V. cava inferior. Im koronalen MRT bei diesem Patienten auch eine große Nebennierenmetastase.

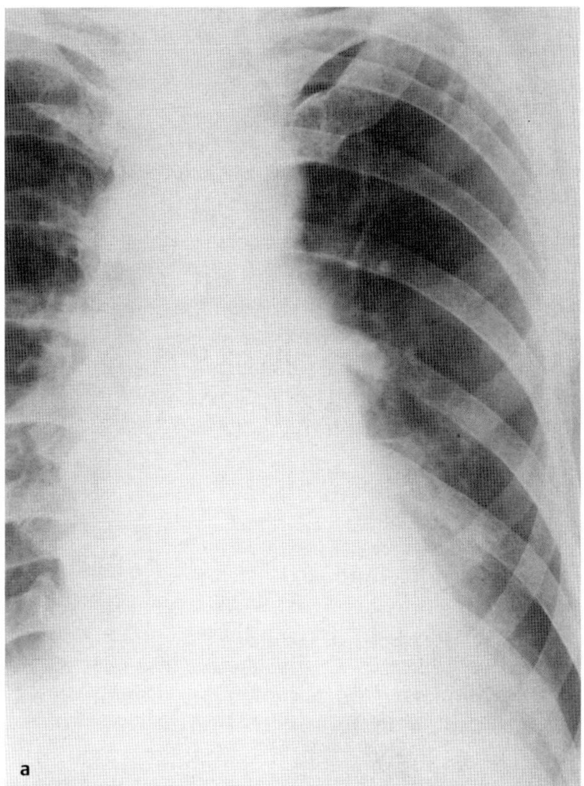

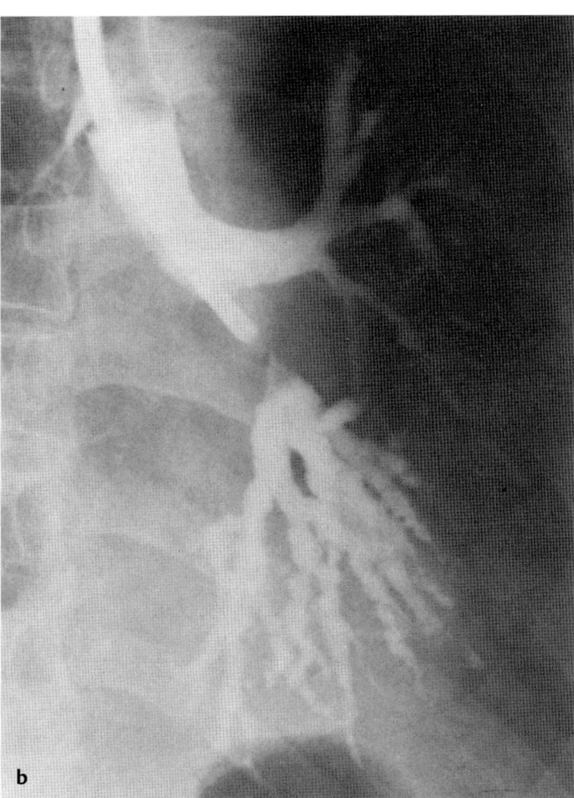

Abb. 6.**36 a** u. **b** **Zentrales Bronchialkarzinom**. Auf der Übersichtsaufnahme Unterlappenatelektase links. Das Bronchogramm zeigt eine konzentrische Stenose des linken Unterlappenbronchus.

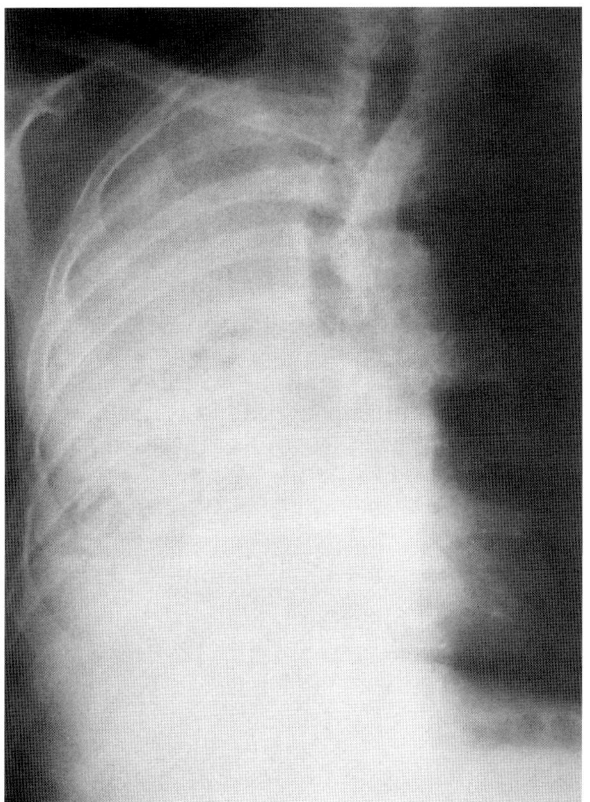

Abb. 6.**37** **Zentrales Bronchialkarzinom**. Lungenflügelatelektase rechts. Abbruch des rechten Hauptbronchus an der Bifurkation. Noch einzelne, gering belüftete Lungenareale.

Computertomografie

Die CT ist das wichtigste radiologische Verfahren für die Früherkennung und die Stadienzuordnung (das Staging) eines Bronchialkarzinoms.

Besonders die peripheren Karzinome können früh mit hoher Sensitivität erfasst werden (Abb. 6.**38**). Karzinomverdächtig sind vor allem weichteildichte Rundherde, deren Durchmesser größer als 1 cm ist und die bei Verlaufskontrollen eine Größenzunahme aufweisen (Diederich 1999). Noduli mit einem Duchmesser zwischen 5 und 10 mm sind in etwa 7 % der Fälle maligne, Noduli kleiner als 5 mm in lediglich 3–4 % der Fälle, sodass bei Letzteren unter Umständen ein exspektatives kontrolliertes Vorgehen gerechtfertigt ist (Kim et al. 2002).

Das CT zeigt die paratrachealen und subkarinalen Lymphknoten früher als die konventionellen Methoden. Auch die Beziehung des Tumors zur Thoraxwand und zu den Mediastinalstrukturen wird deutlicher.

Die virtuelle Bronchoskopie mit der Mehrzeilenspiral-CT kann zur Vorbereitung einer Bronchoskopie hilfreich sein.

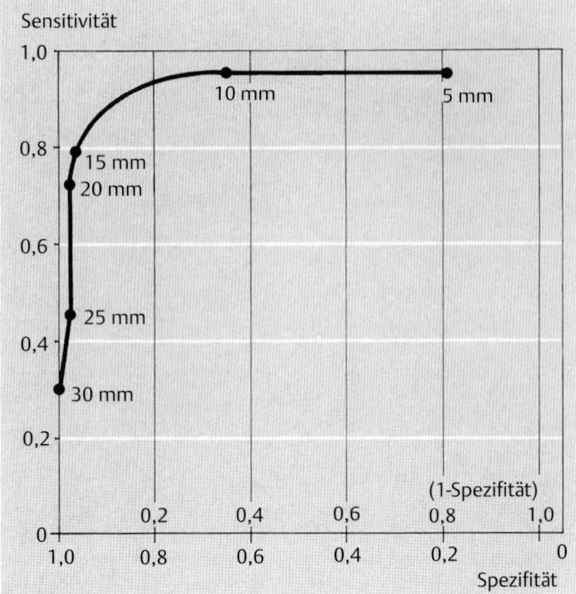

Abb. 6.**38** **CT-Nachweisempfindlichkeit von Lymphknotenmetastasen in Abhängigkeit vom Querdurchmesser der Lymphknoten bei nicht kleinzelligem Bronchialkarzinom.** Werden Lymphknoten-Querdurchmesser von 10 mm als pathologisch angesehen, so erzielt man eine Spezifität von 70 % bei einer Sensitivität von 95 %. Bei Zugrundelegung von 15 mm Lymphknoten-Querdurchmesser wird die Spezifität auf 95 % erhöht, die Sensitivität sinkt auf 80 % ab.

Szintigrafie

Das Bronchialkarzinom führt sehr früh zu einer reflektorischen Drosselung der Perfusion, sodass szintigrafisch relativ große Lungenareale das Nuklid nicht fixieren, auch wenn im Röntgenbild die Lungen noch ausreichend belüftet erscheinen. Präoperativ sollte der regionale Perfusionsfall auch quantitativ erfasst werden. Bei unklaren Befunden und besonders zum posttherapeutischen Nachweis einer malignen Restaktivität wird die Positronenemissionstomografie (PET) eingesetzt.

Angiografie

Die Phlebografie der oberen Extremität kann eine tumoröse Infiltration und Thrombosierung der V. cava superior zeigen. Die Kontrastmittelsäule bricht ab, und es füllen sich zahlreiche Kollateralen der Brustwand (s. Abb. 6.**34**).

Bronchografie

Durch die Perfektionierung der Bronchoskopie hat die Bedeutung der Bronchografie bei der Tumordiagnostik abgenommen. Bronchusstenosen und -verschlüsse lassen sich jedoch bronchografisch deutlich darstellen und topografisch oft besser zuordnen, als es mit der Bronchoskopie möglich ist (s. Abb. 6.**36**).

Magnetresonanztomografie

Eine tumoröse Invasion des Mediastinums und der Brustwand sowie eine Thrombosierung der V. cava werden im MRT deutlich sichtbar. Außerdem kann die Ausdehnung der mediastinalen Lymphknotenmetastasen durch die sagittale und koronale Darstellung übersichtlicher dokumentiert werden als mit transversalen CT-Schnitten.

Differenzialdiagnose

Hilusverplumpung durch Gefäßektasie, Morbus Boeck, Morbus Hodgkin (s. Kapitel 15 „Radiologische Zeichen und Differenzialdiagnostik“, Abschnitt „Hilusverbreiterung“); segmentale Verschattung durch Pneumonie, Fremdkörperaspiration usw. (s. Kapitel 15 „Radiologische Zeichen und Differenzialdiagnostik“, Abschnitt „Segment- und Lappenverschattungen“); Rundherd, wie Tuberkulom, Abszess, benigner Tumor (s. Kapitel 15 „Radiologische Zeichen und Differenzialdiagnostik“, Abschnitt „Form der Verschattungen“); Mediastinalverbreiterung z. B. bei Struma, Morbus Hodgkin usw. (s. Kapitel 11 „Mediastinale Erkrankungen“, Abschnitt „Tumoröse Mediastinalverbreiterungen“).

Lungenmetastasen

Tumormetastasen in der Lunge sind beim älteren Menschen häufig, und sie kommen bei 20–30% aller Malignome vor (Weiss et al. 1973; Tab. 6.**6**). Die Tumorzellen werden durch die V. cava in das rechte Herz und das pulmonale Kapillarnetz eingeschwemmt. Seltener breiten sie sich lymphogen aus, was besonders beim Magen-, beim Pankreas- und beim Mammakarzinom beobachtet wird. Sehr selten ist die bronchogene Aussaat, die vor allem bei Hals-Nasen-Ohren-(HNO-)Tumoren angenommen wird, wobei insbesondere bei Rauchern die Abgrenzung gegen ein bronchiales Zweitkarzinom kaum möglich ist. In der Regel ähnelt der histologische Aufbau der Metastase dem des Primärtumors, sodass z. B. auch eine Knochenbildung bei Osteosarkomen vorkommen kann (Müller 1983). Etwa 80% der Metastasen liegen im äußeren Drittel der Lunge; sie werden von Ästen der Pulmonalarterien versorgt. Die selteneren perihilär gelegenen Metastasen zapfen Bronchialarterien an (Heilmann u. Doppelfeld 1976).

Nach ihrer Wuchsform unterscheidet man:

- *Rundherdmetastasen*, die kugelförmig expansiv wachsen: Die Absiedelungen können hirsekorn-, erbsen- und kirschgroß sein oder auch als sog. Golfballmetastasen imponieren. In einer Lunge ist die Größe der Herde manchmal einheitlich, was auf eine einzeitige Entstehung hinweisen könnte. Zwischen der Art des Primärtumors und der Größe der metastatischen Herde besteht eine gewisse Abhängigkeit (Heuck u. Roloff 1979; Abb. 6.**39**).
- *Lymphangiosis carcinomatosa*: Das Tumorgewebe wächst strangartig in den subpleuralen, septalen, perivasalen und peribronchialen Lymphangien. Dadurch werden weite Lungenareale auch von der gleichzeitig einsetzenden reaktiven Fibrose versteift und von der Ventilation ausgeschlossen.
- *Pleurakarzinose:* Diese führt meist zu einem massiven Pleuraerguss, seltener zu einer pleuralen Tumorschwarte.
- *Pneumonische Metastase:* Bei dieser breiten sich die Tumorzellen in den präformierten intraalveolären und intrabronchialen Räumen aus.

Tabelle 6.**6** Häufigkeit (in %) von Lungenmetastasen bei unterschiedlichen Primärtumoren (nach Dähnert).

Anteil der Primärtumoren bei Lungenmetastasen	
Mamma	22
Niere	11
HNO-Tumoren	10
kolorektale Karzinome	9
Uterus	6
Pankreas	5
Ovar	5
Prostata	4
Magen	4
Häufigkeit, mit der Primärtumoren in die Lunge metastasieren	
Niere	75
Osteosarkom	75
Choreokarzinom	75
Schilddrüse	65
Melanom	60
Mamma	55
Prostata	40
HNO-Tumoren	30
Ösophagus	20

Aufgabe der Radiologie ist es, die Metastasen zu diagnostizieren, was beim Vorliegen von multiplen Rundherden und bekanntem Primärtumor unproblematisch ist. Beim solitären Rundherd sollte ab einer Größe von 5–10 mm die Resektion angestrebt werden, nachdem die häufigsten Primärtumoren (Mamma, Niere, Gastrointestinaltrakt, Hoden) ausgeschlossen worden sind.

Klinik

Rundherdmetastasen sind meist asymptomatisch. Die Lymphangiosis carcinomatosa hingegen verursacht früh Husten und Belastungsdyspnoe. Das Gleiche gilt für die Pleurakarzinose, bei der oft ein blutig-seröser Erguss mit malignen Zellen abpunktiert werden kann.

Radiologische Diagnostik (Abb. 6.**39**–6.**49**)

Übersichtsaufnahme

- *Rundherdmetastasen:* Die homogenen Rundherde sind meist glatt und scharf konturiert. Kavitationen sind selten und dann gewöhnlich Ausdruck von Plattenepithelkarzinommetastasen aus dem HNO-Bereich oder der Cervix uteri. Kalkeinlagerungen sind die Ausnahme und können bei Osteo- und Chondrosarkommetastasen vorkommen. Die verschiedene Größe der Metastasen kann auf den Primärtumor hindeuten, obwohl ein Beweis nicht möglich ist und Ausnahmen häufig vorkommen (Abb. 6.**39**–Abb. 6.**42**).
- *Lymphangiosis carcinomatosa:* In umschriebenen Lungenregionen ist eine verstärkte Netz- und Streifenzeichnung mit Kerley-B- und -A-Linien nachweisbar. Infolge einer Lungenschrumpfung ist der Hemithorax verkleinert, und das Zwerchfell steht hoch. Bei der Hälfte der Fälle sind auch Pleuraergüsse nachweisbar. Beim Mammakarzinom findet sich der maligne Erguss doppelt so häufig auf der Seite des Mammakarzinoms

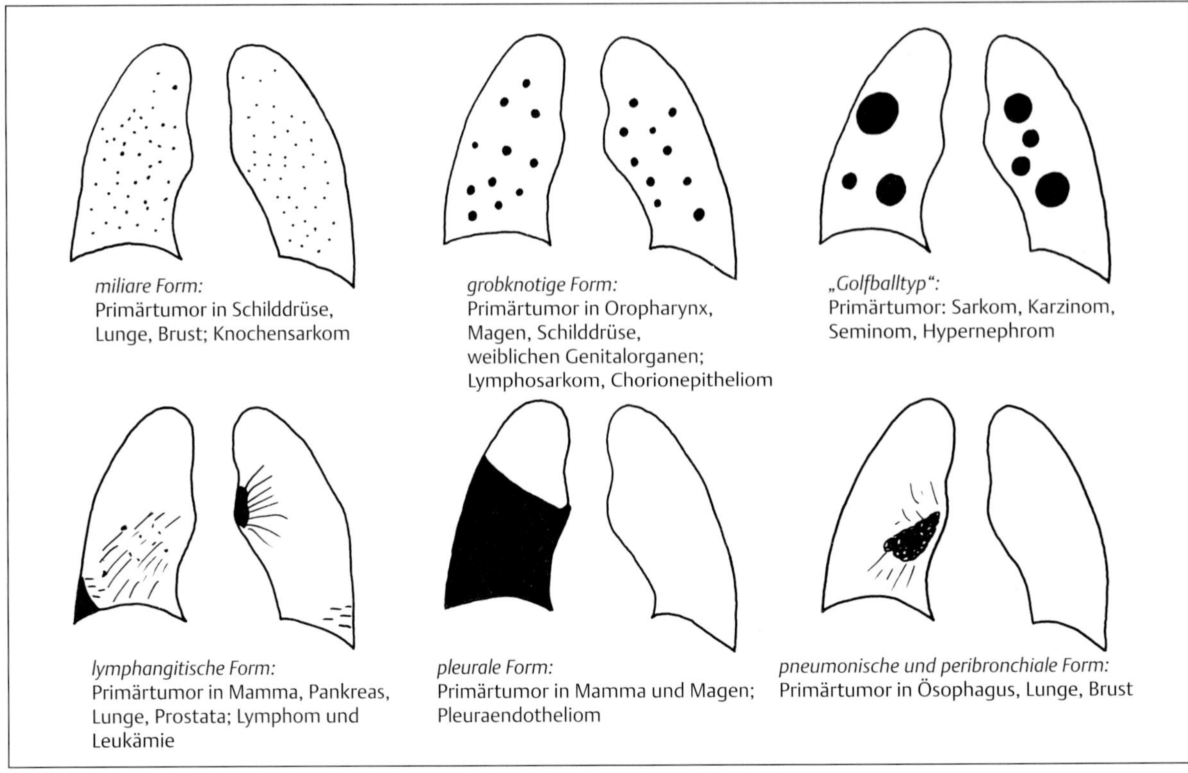

Abb. 6.**39** **Formen der pulmonalen Metastasierung.**

wie kontralateral, was auf eine Entstehung per continuitatem hinweisen könnte (Janower u. Blennerhassett 1971, Lange u. Minck 1983; Abb. 6.**47 u.** Abb. 6.**48**).

- *Pleurakarzinose:* Röntgenologisch zeigen sich ein Pleuraerguss oder eine Pleuraschwiele. Die Pleurakarzinose ist beim Mamma- und beim Magenkarzinom besonders häufig.
- *Pneumonische Metastase:* Das intraalveoläre und endobronchiale Wachstum führt zu unscharf berandeten Flächenschatten und zu segmentalen Atelektasen (Abb. 6.**49**).

Szintigrafie

Bei der Lymphangiosis carcinomatosa zeigen sich regionale Perfusions- und Inhalationsausfälle, die gelegentlich dem Röntgenbefund vorauseilen. Metastasen von differenzierten Schilddrüsenkarzinomen speichern oft Radiojod und können dadurch identifiziert werden (s. Abb. 6.**33**).

Computertomografie

Kleine, besonders auch subpleural gelegene Rundherde werden computertomografisch früher erfasst als mit der Röntgenübersichtsaufnahme, sodass die CT prätherapeutisch zum Staging auch extrapulmonaler Primärtumoren immer eingesetzt werden sollte. Ebenso müssen, falls die Exzision einer röntgenologisch nachgewiesenen Metastase geplant ist, weitere kleine Herde computertomografisch ausgeschlossen werden. Sehr selten kann bei Metastasen, die zu Hämorrhagien neigen (Chorionkarzinom, Hypernephrom, Melanom), ein Halo-Zeichen beobachtet werden, d. h. der solide Rundherd ist von einem Streifen aus Milchglasmuster gesäumt (Seo et al. 2001).

Differenzialdiagnose

Bronchialkarzinom, Tuberkulom (s. Rundherd, Kapitel 15 „Radiologische Zeichen und Differenzialdiagnostik“, Abschnitt „Form der Verschattungen“); Lungenstauung, interstitielle Fibrose (s. interstitielles Muster, Kapitel 15 „Radiologische Zeichen und Differenzialdiagnostik“, Abschnitt „Form der Verschattungen“); Pleuraerguss (s. Kapitel 9 „Pleuraerkrankungen“), Atelektase (s. Kapitel 15 „Radiologische Zeichen und Differenzialdiagnostik“, Abschnitt „Segment- und Lappenverschattungen“).

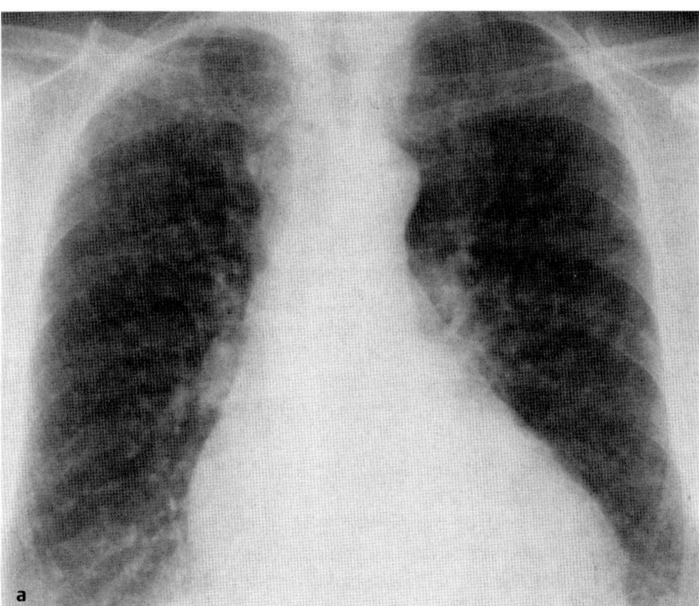

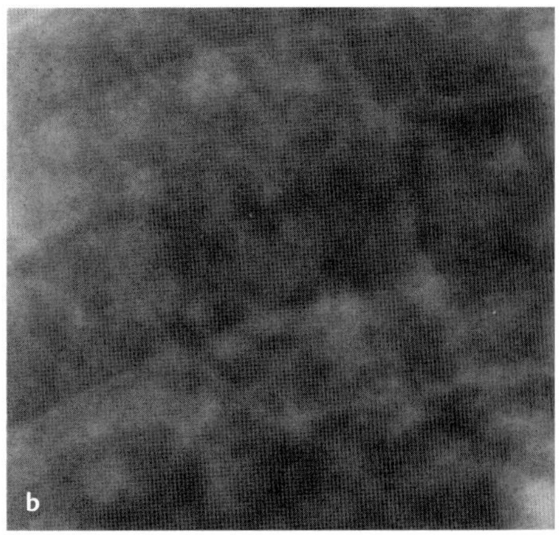

Abb. 6.**40 a** u. **b** **Lungenmetastasen**. Multiple, kleinknotige Herde bei bekanntem Magenkarzinom.

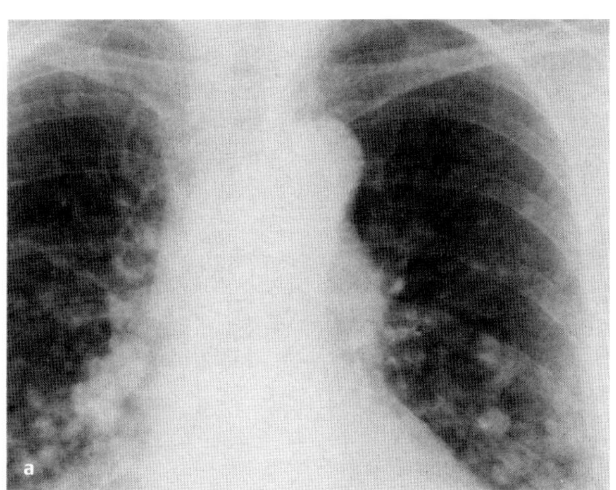

Abb. 6.**41 a–c** **Metastasen**. Kleinknotige Herde bei bekanntem follikulärem Schilddrüsenkarzinom. Das Szintigramm mit ^{99m}Tc-MOP (**b**) und ^{131}I (**c**) zeigt einen einzelnen jodspeichernden Herd im linken Lungenparenchym.

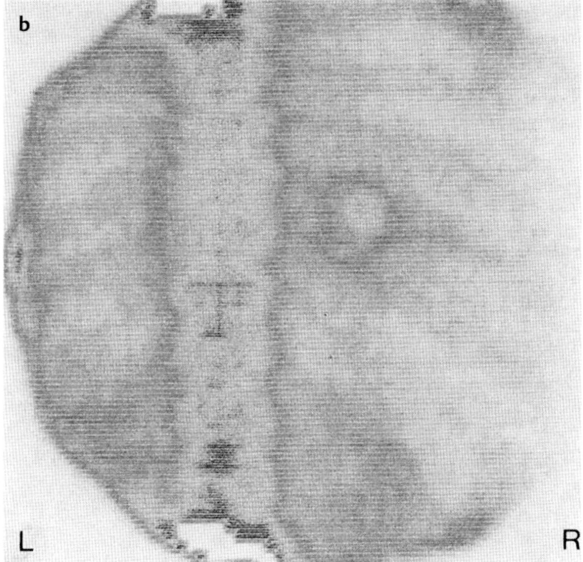

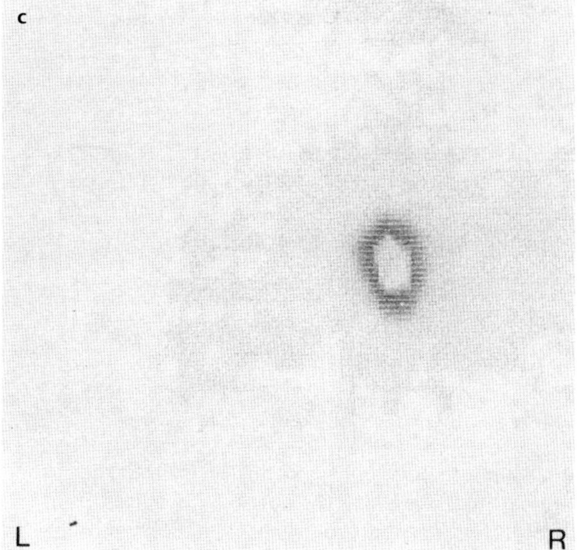

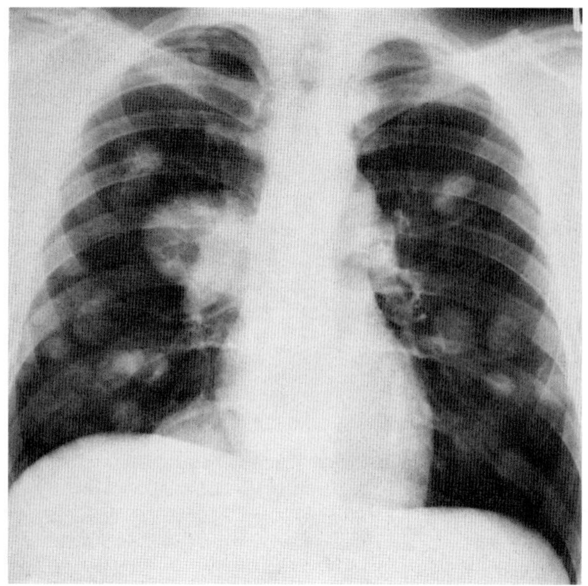

Abb. 6.42 **Metastasen**. Golfballgroße Rundherde bei Teratokarzinom des Hodens.

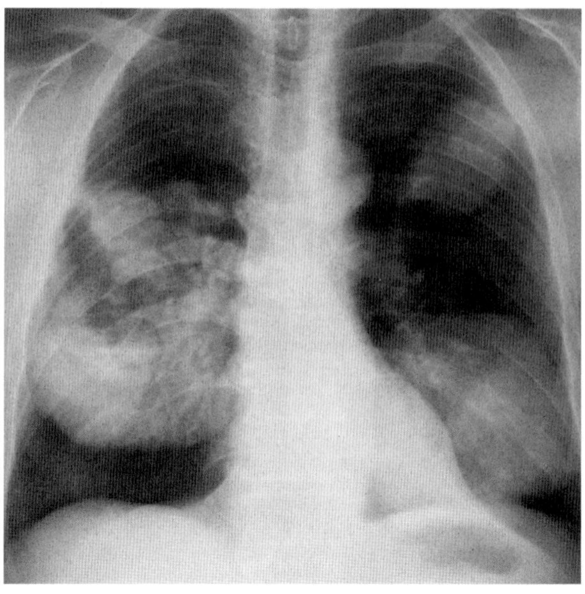

Abb. 6.43 **Metastasen**. Bis zu faustgroße Tumormassen bei Fibrosarkom des Unterschenkels.

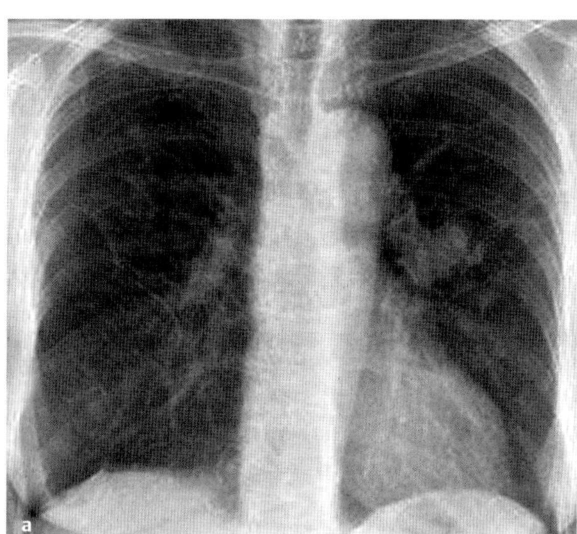

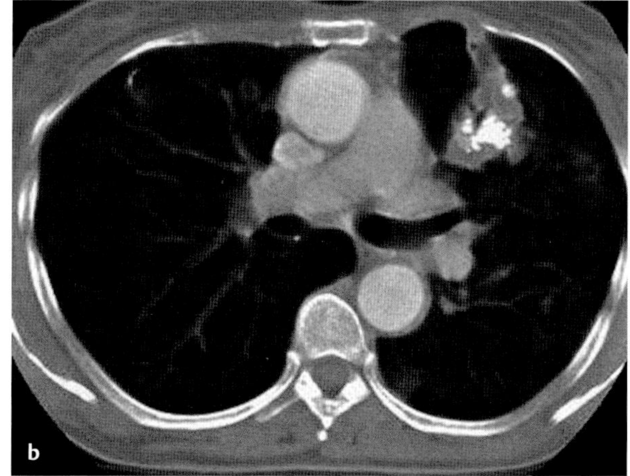

Abb. 6.44 **a** u. **b** **Kalzifizierte Metastase bei bekanntem Osteosarkom**.

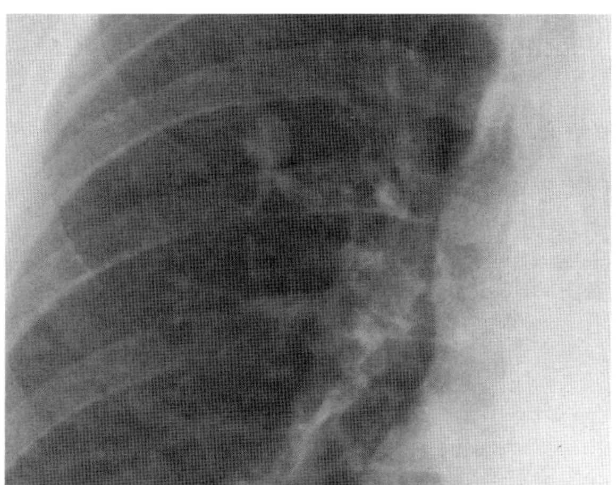

Abb. 6.**45** **Metastasen im rechten Mittelfeld.** Der solitäre Rundherd wurde operiert. Später fand sich als Primärtumor ein Hypernephrom.

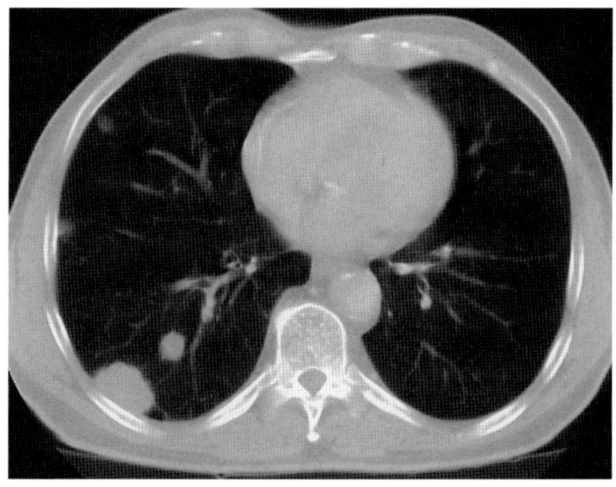

Abb. 6.**46** **Lungenmetastasen bei Sigmakarzinom.**

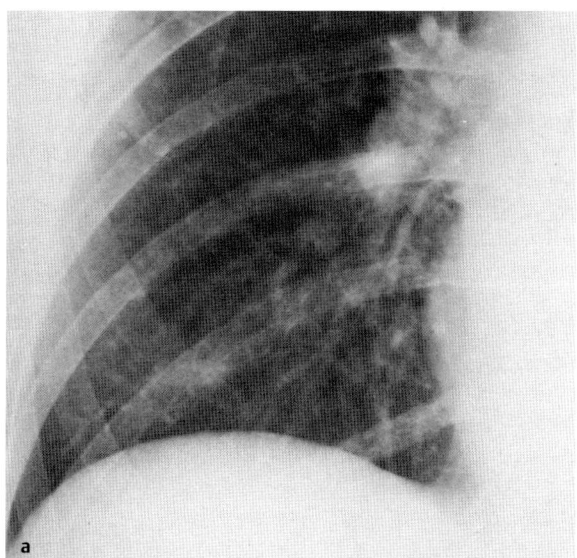

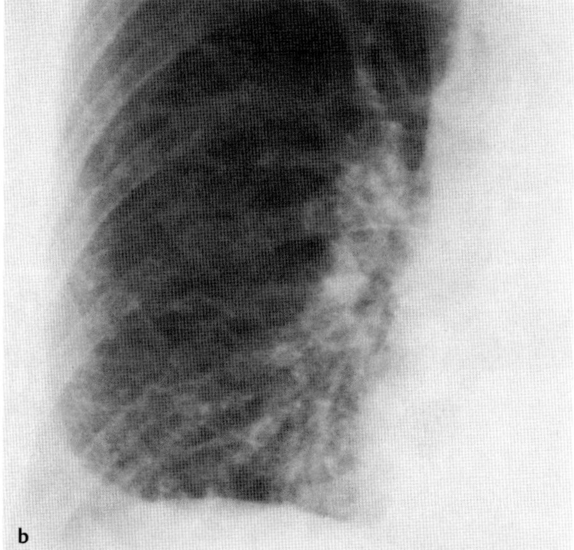

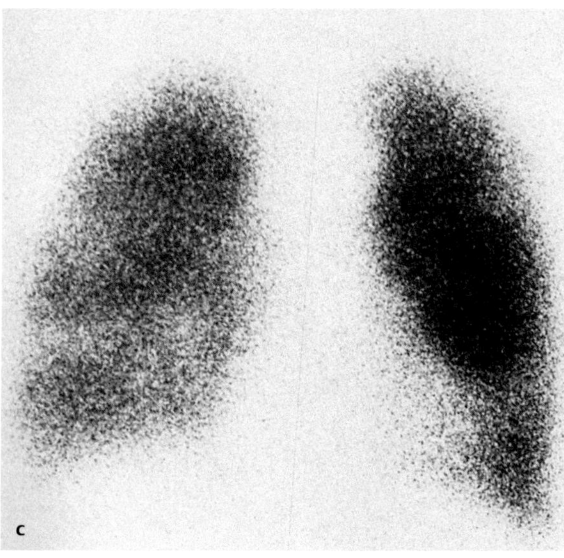

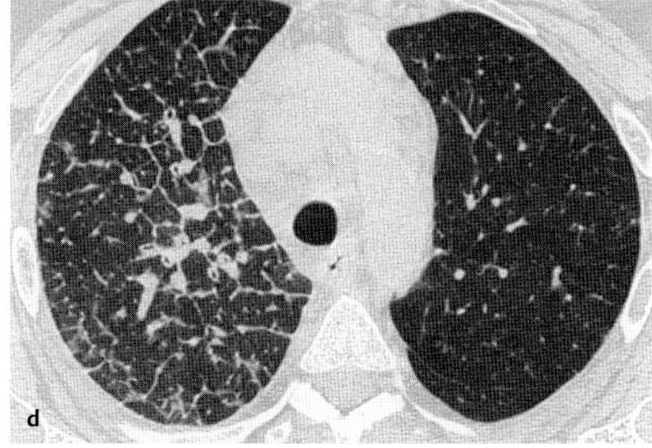

Abb. 6.**47 a–d** **Lymphangiosis carcinomatosa.** Vermehrte Netzzeichnung des Unter- und Mittelfelds mit Pleurabegleiterguss (**b** u. **d**). Diese Veränderung war 1 Jahr vorher noch nicht nachweisbar, jedoch im Szintigramm diffuse Perfusionsausfälle und klinisch starke Dyspnoe (**a** u. **c**).

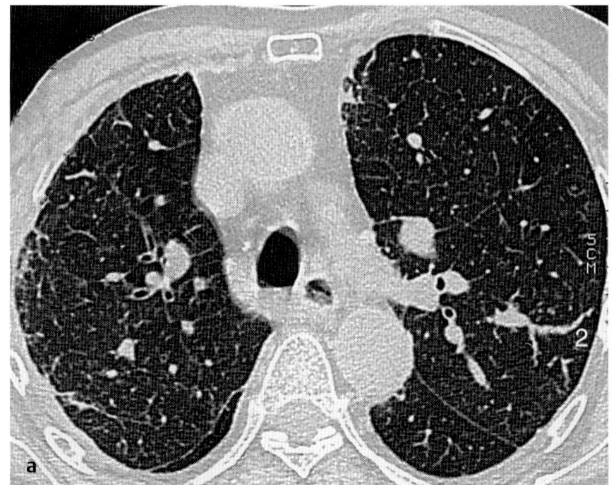

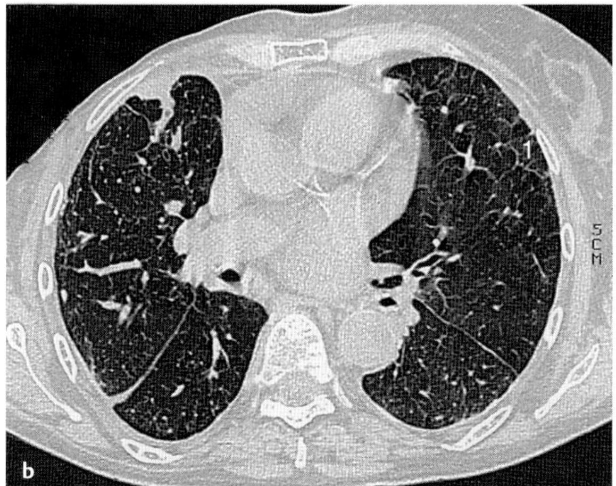

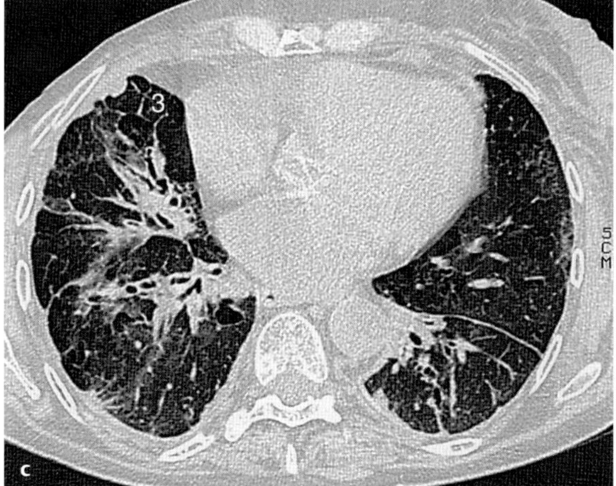

Abb. 6.**48 a–c** **Lymphangiosis carcinomatosa bei Mammakarzinom**. Beachte die Interlobulärsepten, die teilweise perlschnurartig verdickten bronchovaskulären Bündel und die Verdickung des parabronchialen Bindegewebes.

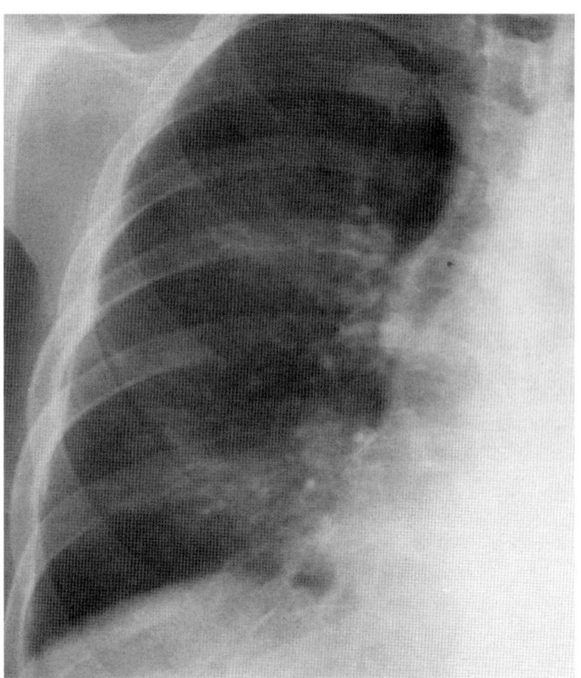

Abb. 6.**49** **Pneumonische Metastase**. Bei Mammakarzinom konfluierende Fleckzeichnung im medialen Mittellappensegment. Die histologische Untersuchung zeigte ein intraalveoläres Wachstum von Tumorgewebe.

Malignes Lymphom (Abb. 6.**50**)

Das maligne Lymphom vom Hodgkin- und Non-Hodgkin-Typ ist eine Blastomatose des lymphatischen Systems, die an den Lymphknoten beginnt und in späteren Stadien auch die inneren Organe, wie Milz, Leber, Knochen und Lunge, befällt. Das maligne Lymphom macht etwa 2% aller Neoplasien aus und hat einen Altersgipfel im 2.–3. Dezennium (Morbus Hodgkin) sowie im Kindesalter und im 6. und 7. Dezennium (Non-Hodgkin). In 40–65% der Fälle manifestiert sich die Erkrankung auch intrathorakal, vor allem mit einer Vergrößerung der mediastinalen und hilären Lymphknoten (North et al. 1982), seltener mit einer neoplastischen Infiltration des Lungenparenchyms. Die Diagnose und die histologische Zuordnung ergeben sich aus einer Biopsie, meist von zervikalen, axillären oder inguinalen Lymphomen.

Ziele der radiologischen Diagnostik
- Einen intrathorakalen Befall feststellen und damit das Stadium der Erkrankung festlegen. Davon hängen Art und Umfang der Therapie ab, die heute vielen Patienten Heilung bringen kann
- Auch der Erfolg einer Chemo- oder Strahlentherapie muss röntgenologisch überprüft und dokumentiert werden

Pathologie

Intrathorakal sind die hilären und mediastinalen Lymphknoten vergrößert. Per continuitatem kann die Lunge über die Lymphangien des bronchovaskulären Bündels infiltriert werden; es können aber auch solitäre und multiple intrapulmonale Herde vorhanden sein (Abb. 6.**53** u. 6.**54**).

Gelegentlich ist der Lymphabfluss blockiert, sodass Pleuraergüsse entstehen. Gelegentlich manifestiert sich das Lymphom auch mit einem Perikarderguss.

Histologisch ist der Morbus Hodgkin u. a. durch eine Lymphozytenproliferation, durch Hodgkin- und Sternberg-Riesenzellen gekennzeichnet. Eine histologische Klassifikation wurde von Rye angegeben, und die Stadien der Erkrankung sind nach der Ann-Arbor-Klassifikation definiert (Tab. 6.**7**).

Bei den Non-Hodgkin-Lymphomen ist die WHO-Klassifikation gebräuchlich, wobei heute eine zusätzliche Typisierung mit spezifischen Antikörpern angestrebt wird (Rassiga; s. Tab. 6.**7**).

Klinik

Das klinische Leitsymptom sind zervikale, axilläre und inguinale Lymphome und allgemeine Zeichen, wie Fieber, Schwäche, Kachexie und Nachtschweiß. Ein massiver intrathorakaler Befall kann Husten, Dyspnoe und retrosternale Schmerzen verursachen.

Radiologische Diagnostik

Übersichtsaufnahme

- *Mediastinale Lymphome:* Das obere Mediastinum ist schornsteinartig verbreitert (Abb. 6.**51**). Auf dem Seitenbild ist der obere Retrosternalraum durch Lymphome verschattet, was bei der Sarkoidose nur selten vorkommt (Abb. 6.**52**).
- *Hiläre Lymphome:* Die Hilusstrukturen sind bilateral knollig verdickt und nach lateral polyzyklisch begrenzt. Oft ist der Befall symmetrisch (s. Abb. 6.**51**).
- *Lymphangiosis blastomatosa:* Per continuitatem wächst das Tumorgewebe aus den hilären und mediastinalen Lymphknoten in die Lunge ein. Entsprechend finden sich perihiläre und paramediastinale Regionen mit konfluierenden Streifen- und Fleckzeichnungen, die als chronische Pneumonie fehlgedeutet werden können (Abb. 6.**53**).
- *Metastasen:* Die solitären oder multiplen Rundherde sind klein- bis grobknotig und können sehr selten auch einschmelzen (Hofner et al. 1979; Abb. 6.**54**).

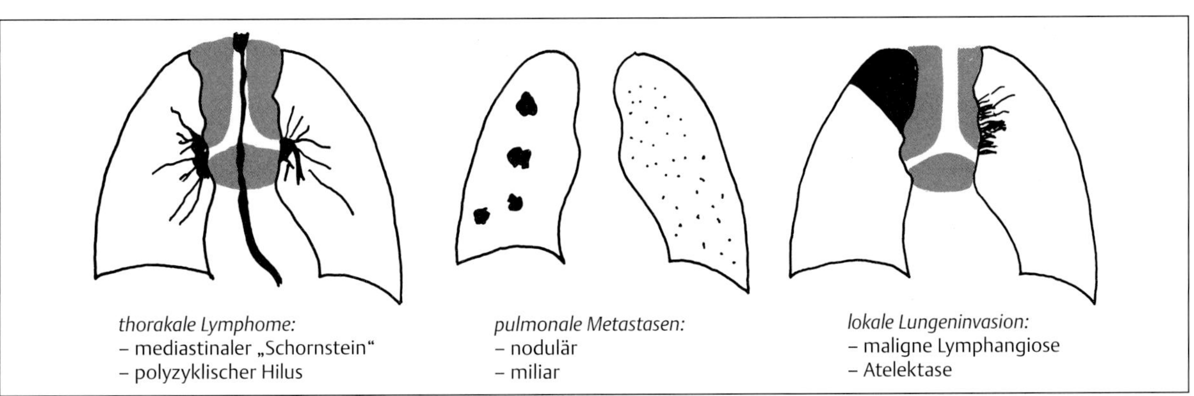

Abb. 6.**50** **Malignes Lymphom.**

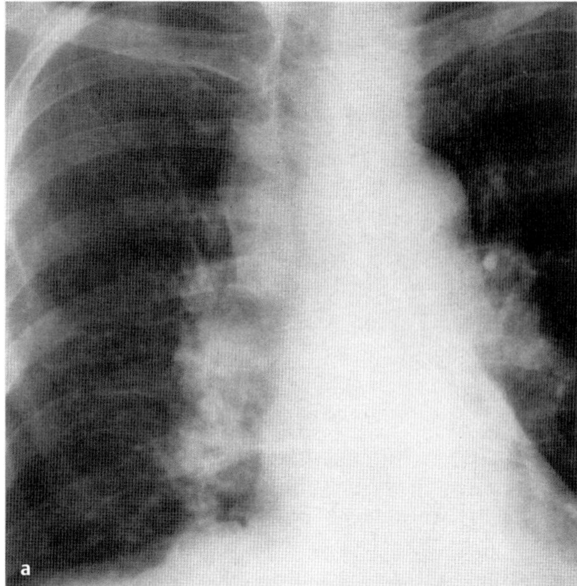

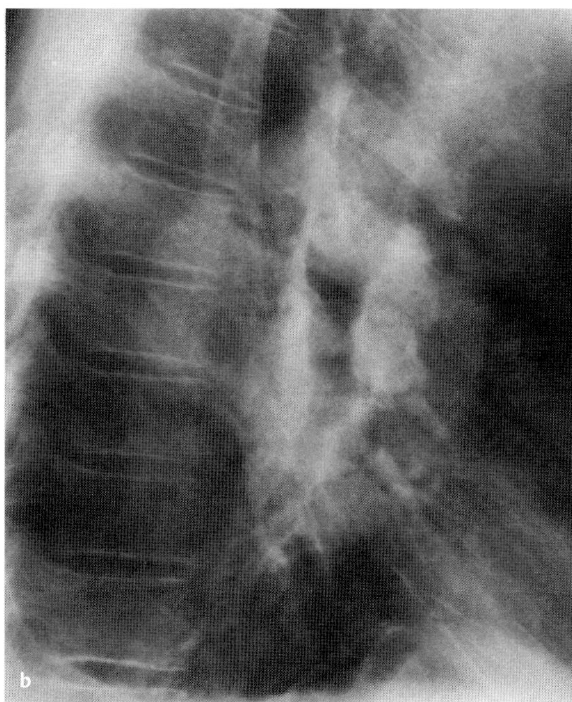

Abb. 6.**51 a** u. **b** **Morbus Hodgkin**. Beide Hilusschatten sind verplumpt und polyzyklisch begrenzt. Das obere Mediastinum ist schornsteinartig verbreitert. Pleuraerguss im Sinus dorsalis.

Computertomografie

Sie weist die mediastinalen Lymphome und pulmonalen Herde früher und genauer nach als die konventionelle Röntgendiagnostik (Abb. 6.**55** u. Abb. 6.**56**).

Tabelle 6.**7** Klassifikationen der Hodgkin- und Non-Hodgkin-Lymphome.

Stadieneinteilung der Hodgkin- und Non-Hodgkin-Lymphome: Ann-Arbor-Klassifikation	
Stadium I	unilokulärer Lymphknotenbefall
Stadium I e	extranodulärer Befall, umschriebener Organbefall (z. B. Rundherd Lunge)
Stadium II	multilokulärer Lymphknotenbefall einseitig vom Zwerchfell
Stadium II e	extranodulärer lokalisierter Befall und Lymphknotenbefall (dazu gehören z. B. perihiläre Parenchyminvasion bei homolateraler Lymphadenopathie und unilateraler Pleuraerguss bei hilärer Lymphadenopathie)
Stadium III	Lymphknotenbefall beiderseits vom Zwerchfell
Stadium III e	umschriebener extralymphatischer Befall bei Lymphknotenbefall beiderseits vom Zwerchfell
Stadium IV	diffuser Organbefall (dazu gehören z. B. multifokaler Lungenbefall, bilateraler Erguss)

Histologische Klassifikation des Morbus Hodgkin (Rye-Klassifikation)

1. lymphozytenreich (Paragranulom), Häufigkeit 15 %
2. nodulär-sklerosierend, Häufigkeit 40 %
3. gemischtzellig, Häufigkeit 30 %
4. lymphozytenarm (Hodgkin-Sarkom), Häufigkeit 15 %

WHO-Klassifikation der Non-Hodgkin-Lymphome

I) Indolente Lymphome (Low Risk)

B-Zell-Lymphome:
- lymphozytisches Lymphom, CLL
- Immunozytisches Lymphom (Morbus Waldenström)
- Haarzellleukämie
- Marginalzonenlymphom
- extranodales MALT-B-Zell-Lymphom
- Follikelzentrumlymphom
- Mycosis fungoides/Sézary-Syndrom

II) Aggressive Lymphome (Intermediate Risk)

B-Zell-Ursprung:
- Plasmozytom
- Mantelzelllymphom
- Follikelzentrumlymphom
- diffuses großzelliges B-Zell-Lymphom
- thymisches B-großzelliges Lymphom
- hochmalignes B-Zell-Lymphom

T-Zell-Ursprung:
- peripheres T-Zell-Lymphom
- angioimmunoblastisches Lymphom
- angiozentrisches Lymphom
- anaplastisches T-Zell-Lymphom

III) Sehr aggressive Lymphome (High Risk)

B-Zell-Ursprung:
- Burkitt-Lymphom
- Plasmazellleukämie

T-Zell-Ursprung:
- adultes T-Zell-Lymphom (s. Abb. 6.**51**)

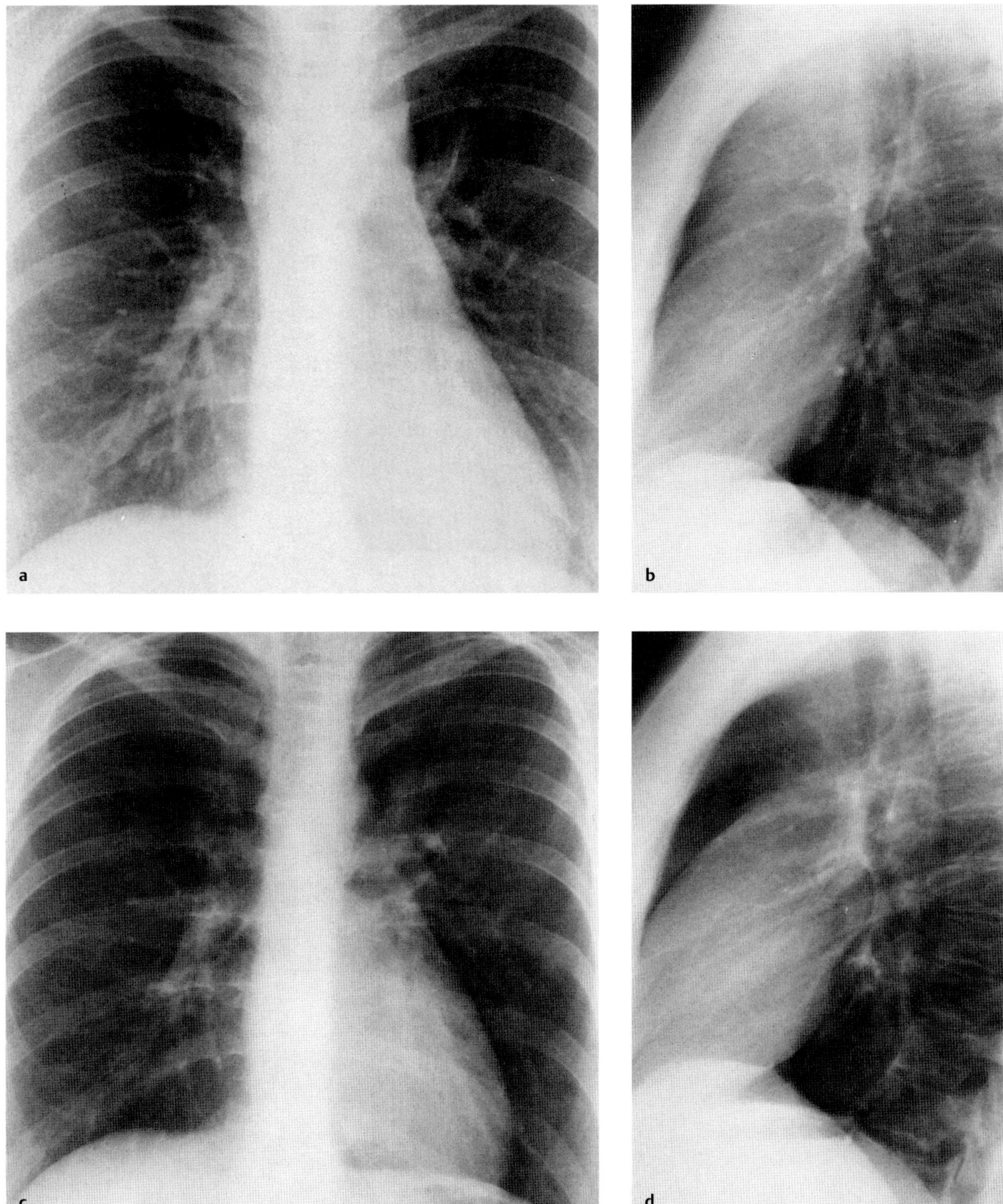

Abb. 6.**52 a–d** **Morbus Hodgkin**. Verbreiterung der mediastinalen Lymphknoten und Verschattung im oberen Retrosternalraum auf dem Seitenbild. 4 Monate nach Strahlentherapie sind die Lymphome verschwunden.

Magnetresonanztomografie

Sie weist die Lymphome ähnlich gut wie die CT nach, wobei gelegentlich die Struktur eines nodulär-sklerosierenden Lymphoms deutlicher dargestellt ist (Abb. 6.**57**).

Szintigrafie

Die Wertigkeit von ^{67}Ga-Scans und PET-Untersuchungen zur Bestimmung der Tumoraktivität ist umstritten, wird jedoch von einigen Autoren propagiert (Kaplan et al. 1990).

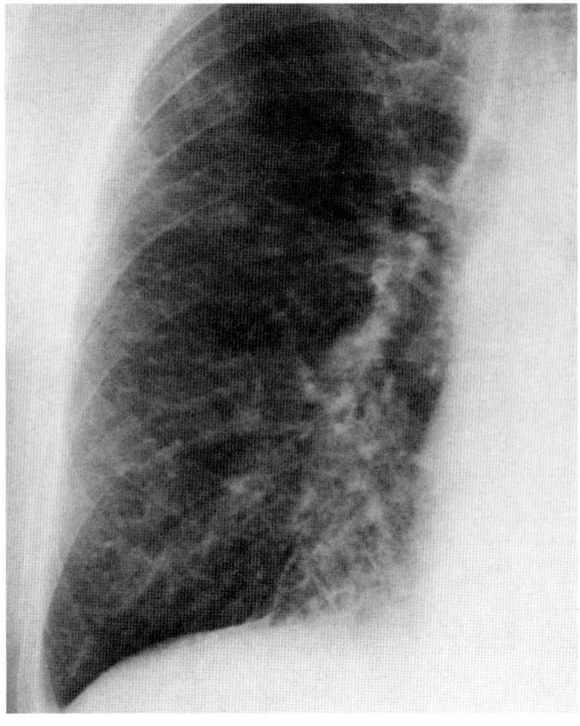

Abb. 6.53 **Morbus Hodgkin**. Interstitielles Muster mit feinen pulmonalen Knötchen, histologisch gesichert.

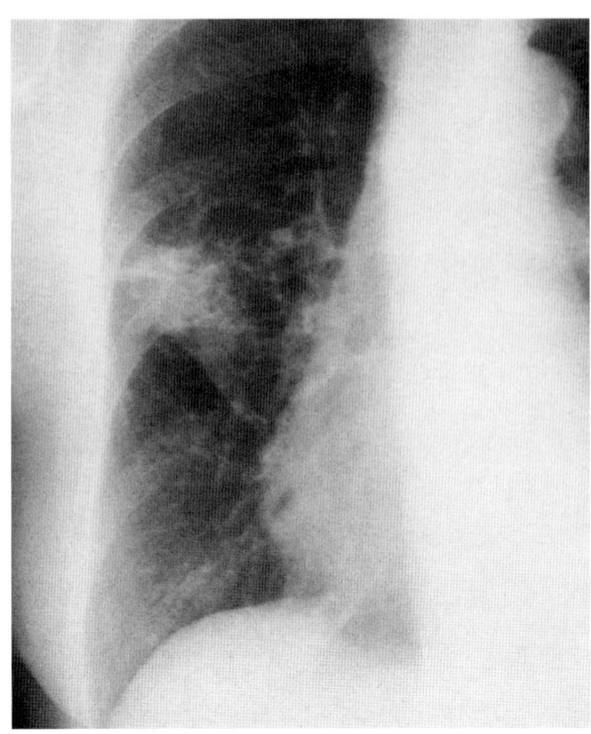

Abb. 6.54 **Non-Hodgkin-Lungeninfiltrat**. Histologisch gesichert.

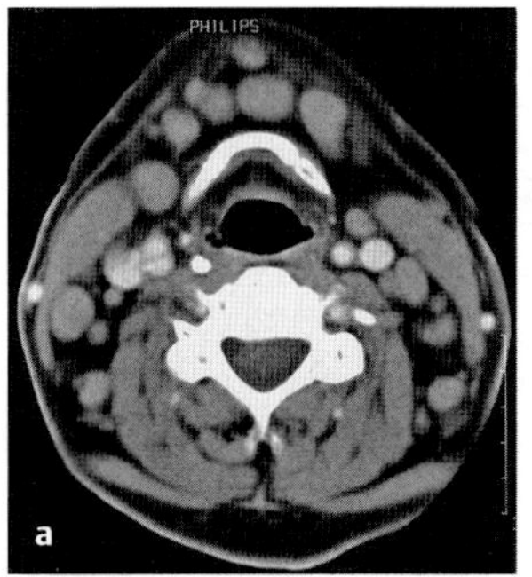

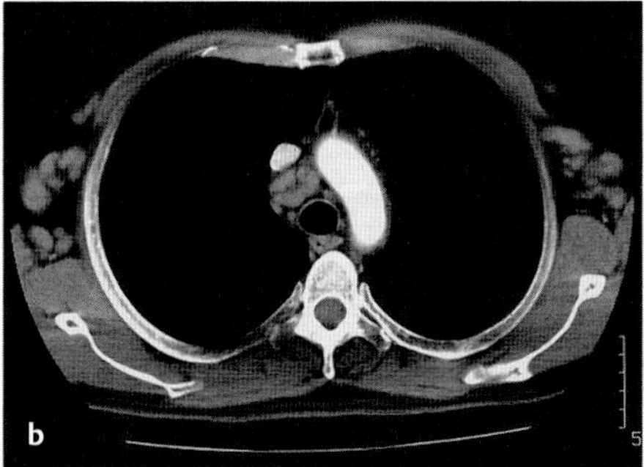

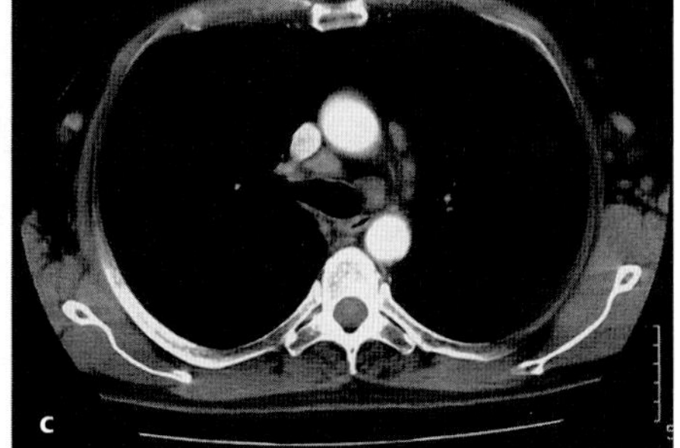

Abb. 6.55 a–c **Morbus Hodgkin**. Zervikale, axilläre und mediastinale Lymphome.

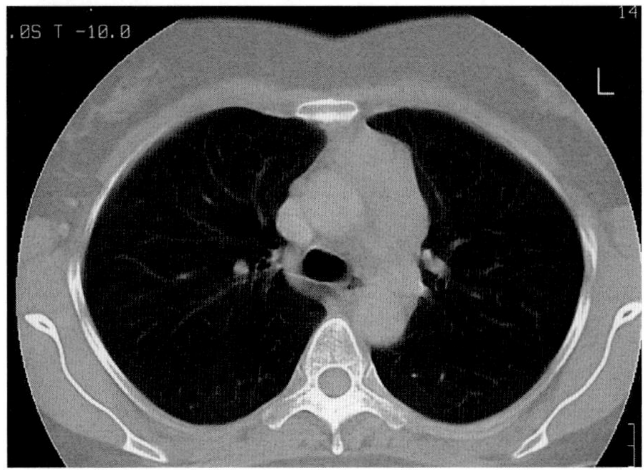

Abb. 6.56 **Non-Hodgkin-Lymphom**. Paraaortales Lymphom.

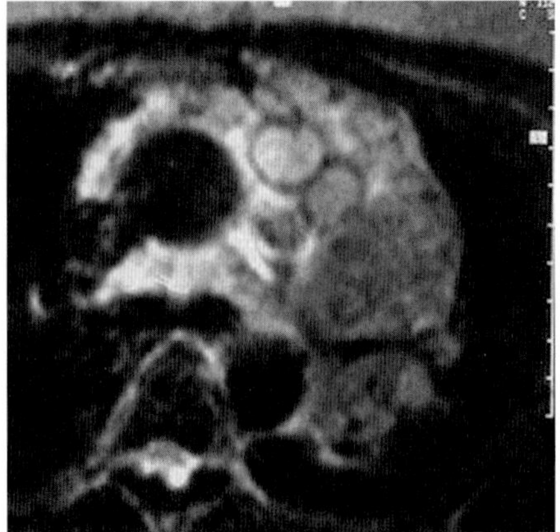

Abb. 6.57 **Morbus Hodgkin**. Beachte die knotige Struktur der vergrößerten Lymphknoten im MRT eines nodulär-sklerosierenden Morbus Hodgkin.

7 Gefäßerkrankungen

Pulmonale Hypertonie

Zahlreiche Lungen- und Herzerkrankungen führen zur pulmonalen Hypertonie, die dann vorliegt, wenn bei Kathetermessungen der mittlere Druck in der A. pulmonalis höher als 2,7 kPa (= 20 mmHg) ist. Bei der leichten Form liegen die Druckwerte zwischen 2,7 und 4,0 kPa (= 20–30 mmHg), bei der mäßiggradigen Hypertonie zwischen 5,3 und 9,3 kPa (= 40–70 mmHg) und beim schweren Lungenarterienhochdruck über 9,3 kPa (= 70 mmHg; Baum 1974).

Eine chronische Erhöhung des pulmonal-arteriellen Drucks (P_{pa}) resultiert nach dem Ohm-Gesetz

$P_{pa} - P_{pv} = R \times I$

- entweder als Folge einer Flusserhöhung (I), einer Widerstandserhöhung (R) oder einer Erhöhung des Pulmonalvenendrucks (P_{pv}). Entsprechend kann man die verschiedenen Ursachen klassifizieren (Tab. 7.**1**):
- Eine *pulmonale Flusserhöhung* findet sich z. B. beim Rezirkulationsvitium. So kann beim Ventrikelseptumdefekt infolge des Links-rechts-Shunts der Blutfluss im pulmonalen Kreislauf auf das Vielfache der Norm gesteigert sein.

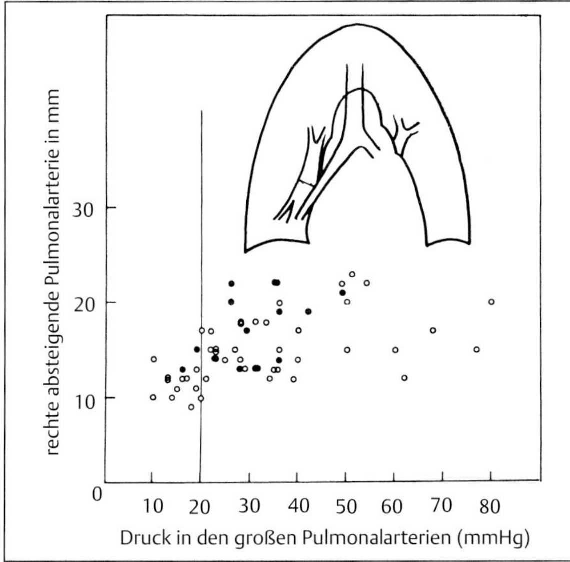

Abb. 7.**1** **Korrelation von Pulmonalarteriendruck und Weite der Unterlappenarterie rechts.**

Tabelle 7.**1** Klassifikation der pulmonalen Hypertension.

Pulmonale Vasookklusion
- Lungenparenchymerkrankung, wie chronisch obstruktives Emphysem und Lungengerüsterkrankung
- Lungenarterienembolie (Thromben, neoplastische Metastasen, Fettembolie, Parasitenembolie)
- Vasospasmus durch alveoläre Hypoventilation (Muskeldystrophie, Poliomyelitis, Pickwick-Syndrom, Wotans-Fluch-Syndrom, Thoraxdeformation infolge von Kyphoskoliose, Thorakoplastik und Fibrothorax)
- idiopathische Hypertension

Pulmonalvenöse Hypertonie
bei Linksherzversagen, Mitralklappenfehler, Cor triatriatum, Vorhofmyxom und Pulmonalvenenstenose

Pulmonale Blutzirkulation
beim Links-rechts-Shunt des Herzes (offener Ductus arteriosus, Vorhofseptumdefekt, Ventrikelseptumdefekt, aortopulmonales Fenster, Fehlmündung der Lungenvenen in die V. cava oder das rechte Herz)

Eine *Widerstandserhöhung* in der pulmonalen Gefäßbahn wird z. B. durch Thrombembolien oder durch das chronisch obstruktive Emphysem verursacht. Es müssen aber mehr als 50% der pulmonalen Gefäßbahn obturiert sein, ehe sich der Druck messbar erhöht; d. h. erst bei recht fortgeschrittenen Erkrankungen resultiert eine pulmonale Hypertonie.

- Eine *Drucksteigerung* in der Pulmonalvene, wie sie bei Linksherzinsuffizienz oder bei Mitralstenose vorkommt, führt über einen Rückstau zur Erhöhung des pulmonal-arteriellen Druckes (Abb. 7.**1**).

Ziele der radiologischen Diagnostik
- Den Verdacht auf eine pulmonale Hypertonie lenken, der bei entsprechend schwerer klinischer Symptomatik mit Kathetermessung bestätigt werden muss
- Außerdem muss die Radiologie Hinweise auf die zugrunde liegende Erkrankung geben, wie z. B. Emphysem, Thrombembolie, Herzinsuffizienz, Herzvitium u. a.

Pathologie

Die großen Pulmonalarterien sind erweitert, ihre Intima ist arteriosklerotisch verändert und die Mediamuskulatur ist hyperplasiert. An den kleineren Pulmonalarterien finden sich Intimafibrosen, die im Spätstadium das Lumen obliterieren. Dadurch wird der Gefäßwiderstand weiter erhöht, und es entsteht ein Circulus vitiosus, der endlich zum Rechtsherzversagen führt.

Klinik

Allen Formen der pulmonalen Hypertonie ist eine Belastungsdyspnoe gemeinsam. Im fortgeschrittenen Stadium kommt es zum Cor pulmonale mit elektrokardiografischer Rechtsherzhypertrophie und P pulmonale. Beim Rechtsherzversagen bestehen periphere Ödeme, Aszites und eine obere Einflussstauung, evtl. mit sichtbaren Pulswellen in der V. jugularis als Hinweis auf eine Trikuspidalinsuffizienz.

Radiologische Diagnostik

Übersichtsaufnahme

Die pulmonalen Arterien gehören zum Niederdrucksystem und sind deshalb stärker dehnbar als die Arterien des großen Kreislaufs. Ein Druckanstieg verbreitert deshalb früh die Gefäßschatten, was röntgenologisch nachweisbar ist.

Eine chronische Druckerhöhung in der Pulmonalarterie belastet des Weiteren das rechte Herz, das sich dem anfangs durch eine muskuläre Hypertrophie anpasst (kompensiertes Cor pulmonale), schließlich aber dilatiert (Rechtsherzversagen; Abb. 7.**2**).

- Die perihilären Gefäßschatten sind verbreitert.
- Der Durchmesser der rechten Pulmonalarterien in der Pars intermedia ist größer als 18 mm.
- Der Truncus pulmonalis ist dilatiert und legt sich im Seitenbild an das Sternum an, sodass der Retrosternalraum eingeengt wird. Auf der p.–a. Aufnahme beträgt der Abstand zwischen Karina und Außenkontur des Pulmonalissegments mehr als 4,5 cm.
- Der rechte Ventrikel ist vergrößert und hypertrophiert; der Basaldurchmesser des Herzes beträgt mehr als 15 cm.
- Je nach Ursache der pulmonalen Hypertonie finden sich eine Rarefikation der peripheren Gefäßzeichnung, z. B. beim Emphysem und bei der idiopathischen pulmonalen Hypertonie. Die Differenz zwischen den verbreiterten zentralen Gefäßkalibern und den schmalen peripheren Gefäßen imponiert als Kalibersprung (Abb. 7.**3**).
- Eine verstärkte periphere Gefäßzeichnung im Anfangsstadium eines Rezirkulationsvitiums (Abb. 7.**4**).
- Verschiedene Veränderungen, die auf die Grunderkrankung hindeuten, wie z. B. Emphysem, Thoraxdeformation, Zwerchfellhochstand bei Hypoventilation und Herzvergrößerung bei Insuffizienz oder kongenitalen Vitien.

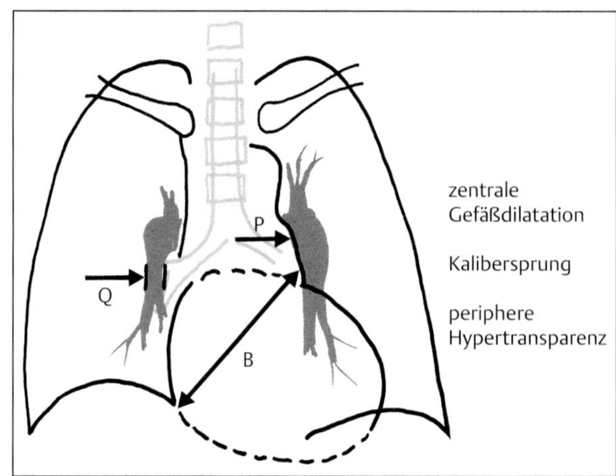

Abb. 7.2 **Kriterien der pulmonalen Hypertonie.** Die Normalwerte nach Fochem u. Klumair sind: B ≤ 15 cm, P ≤ 4,5 cm, Q ≤ 1,8 cm.

Szintigrafie

Je nach Grunderkrankung finden sich fleckige (Emphysem) oder keilförmige Nuklidausfälle (Embolien). Eine Kranialisierung der Nuklidbelegung (Mitralstenose und Herzinsuffizienz) ist nur beweisbar, wenn das Nuklid dem aufrecht stehenden Patienten injiziert wird.

Sonografie

Die verdickte Wand des rechten Ventrikels kann sonografisch gemessen werden.

Magnetresonanz- und Computertomografie

Die Dilatation der großen pulmonalen Gefäße, die Vergrößerung des rechten Ventrikels beim Cor pulmonale und die Verformung der Kammern bei Shuntvitien können dargestellt werden.

Angiografie

Die bereits auf der Übersichtsaufnahme sichtbaren Verbreiterungen der zentralen Gefäße sowie der Kalibersprung werden im Arteriogramm deutlicher, und embolisch obturierte Gefäßabschnitte werden aufgedeckt. Darüber hinaus kann die Kardioangiografie ein Rezirkulationsvitium beweisen und den Shunt lokalisieren und messen.

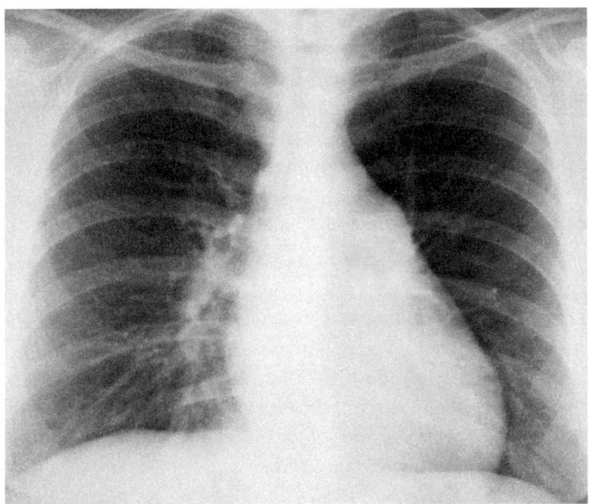

Abb. 7.3 **Pulmonaler Hypertonus nach Appetitzüglermedikation.** Beachte den Kalibersprung zwischen zentralen und peripheren Gefäßen.

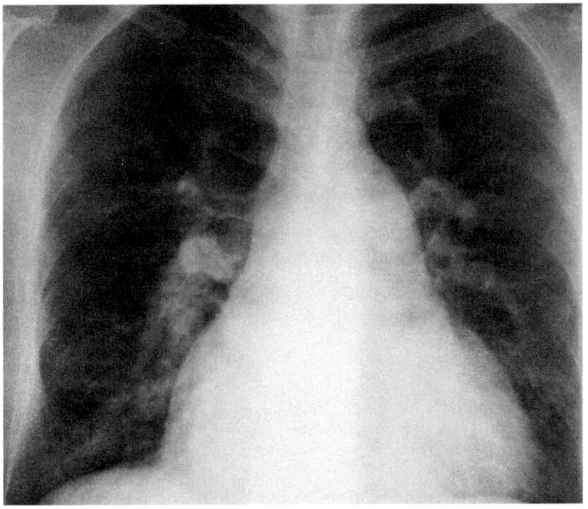

Abb. 7.4 **Rezirkulationsvitium.** Vorhofseptumdefekt, prominenter Pulmonalisbogen, weite Pulmonalarterien, die bei der Durchleuchtung stark pulsierten („tanzende Hili").

Seltenere Formen der pulmonalen Hypertonie

Die häufigsten Ursachen eines pulmonalen Hypertonus sind die Linksherzinsuffizienz (s. Kapitel 7 „Gefäßerkrankungen", Abschnitt „Lungenstauung"), das Emphysem (s. Kapitel 4 „Emphysem, chronisch obstruktive Lungenerkrankungen und Asthma") und die Lungenembolie (s. Kapitel 7 „Gefäßerkrankungen", Abschnitt „Lungenthrombembolie"). Hier werden einige seltenere Formen kurz dargestellt.

Primäre pulmonale Hypertonie

Die primäre pulmonale Hypertonie ist selten (Inzidenz 1 : 1 000 000; Grimminger 2001). Sie tritt familiär gehäuft auf und manifestiert sich meist beim Jugendlichen. In den 60er-Jahren häufte sich die Erkrankung in Deutschland, Österreich und der Schweiz, was auf den Appetitzügler Menocil zurückgeführt wurde.

Klinisch finden sich Dyspnoe, Synkopen und Thoraxschmerzen und im Spätstadium ein Rechtsherzversagen mit Ödemen, Aszites, Lebervergrößerung und Einflussstauung. Im EKG sind die Zeichen des Cor pulmonale festzustellen.

Röntgenologisch und computertomografisch sind die zentralen Pumonalarterien stark erweitert, und die Lungenperipherie ist oligämisch.

Die Rechtsherzvergrößerung engt den Retrosternalraum ein und verursacht eine Herzrotation, wodurch die rechte Ausflussbahn links randbildend wird, was vor allem bei Verlaufskontrollen diagnostischen Wert gewinnt.

Rezirkulationsvitium

Beim Gesunden fließt ebensoviel Blut durch die Pulmonal- wie durch die Körpergefäße. Malformationen mit Shunt-Bildung können aber den Blutfluss in der Lunge 3- bis 6-mal so groß werden lassen wie im Körperkreislauf. Beim Vorhof- und Ventrikelseptumdefekt, beim Ductus arteriosus apertus Botalli und beim aortopulmonalen Fenster strömt nämlich ein Teil des Blutes aus dem linken Herz durch den Defekt zurück ins rechte Herz und wird dann durch die Lunge rezirkuliert. Auch bei Fehlmündungen der Lungenvenen in die V. cava oder das rechte Herz kommt es zu einer Rezirkulation des Blutes.

Trotz des gesteigerten Flusses ist der pulmonal-arterielle Druck zunächst normal. Erst wenn unter der Flussbelastung die Lungenarteriolen sklerosieren und dadurch der Widerstand zunimmt, erhöht sich auch der pulmonal-arterielle Druck. Dies führt zu einer Hypertrophie des rechten Herzmuskels, und schließlich kann dadurch der Druck in der rechten Herzkammer so hoch werden, dass sich die Shunt-Richtung umkehrt (Eisenmenger-Reaktion). Dies ereignet sich, in Abhängigkeit von der Größe des ursprünglichen Shunt-Volumens, in der Kindheit oder erst im Erwachsenenalter.

Klinisch leiden die Patienten an Belastungsdyspnoe und verstärkten Herzpulsationen. Man kann pathologische Herzgeräusche auskultieren, und im EKG finden sich charakteristische Veränderungen.

Röntgenologisch ist der Herzschatten vergrößert und deformiert. Die zentralen Pulmonalgefäße sind monströs erweitert und oft geschlängelt (s. Abb. 7.**4**). Anfangs sind auch die Gefäße in der Lungenperipherie weit; erst im späteren Stadium werden sie mit zunehmender Widerstandserhöhung schmal. Recht eindrucksvoll ist bei der Durchleuchtung der sog. Hilustanz, d.h. eine extreme Pulsation der zentralen Pulmonalarterien, was besonders zuverlässig an der rechten Unterlappenarterie zu beobachten ist. Beim offenen Ductus arteriosus Botalli ist diese Pulsation geringer, weil dabei kontinuierlich, d.h. auch während der Diastole, Blut übertritt. Angiokardiografisch wird der Shunt lokalisiert und das Shunt-Volumen bestimmt (s. auch Kapitel 10 „Herzerkrankungen", Abschnitt „Kongenitale Angiokardiopathien").

Pulmonaler Hypertonus durch alveoläre Hypoventilation

Eine Hypoventilation der Lunge verursacht reflektorisch einen Vasospasmus der pulmonalen Arteriolen. Ist die Minderbelüftung chronisch, so entwickelt sich langsam eine pulmonale Hypertonie. Einige Ursachen werden als Syndrome benannt.

Wotans-Fluch-Syndrom

Es ist eine angeborene oder postenzephalitische Hyposensibilität des Atemzentrums auf CO_2 (Mellins et al. 1970). Diese Patienten vergessen gewissermaßen intermittierend das Atmen; ihnen kann gelegentlich mit einem elektrischen Atemschrittmacher geholfen werden.

Pickwick-Syndrom

Wenn die Atemexkursion infolge einer Adipositas permagna über mehrere Jahre eingeschränkt ist, kann das Atemzentrum sekundär refraktär auf den Hyperkapniereiz werden, sodass eine chronische Hypoxämie mit Leistungseinschränkung und Schlafsucht resultiert. Dieses Phänomen findet sich aber auch bei der Atemmuskelinsuffizienz durch Poliomyelitis, Muskeldystrophie, amyotrophe Lateralsklerose u.a. (Thalhofer 1997).

Chronisches Hyperkapniesyndrom

Auch die chronische Hyperkapnie, wie sie bei einer Verteilungsstörung der Perfusion und Ventilation durch bullöses Emphysem, Thoraxdeformation und Fibrothorax vorkommt, macht das Atemzentrum refraktär und führt zur Hypoventilation.

Lungenthrombembolie

Wenn bei Autopsien sorgfältig darauf geachtet wird, findet man in 65% der Fälle Lungenembolien, die damit beim Krankenhauspatienten den häufigsten pathologischen Befund überhaupt darstellen (Heinrich u. Klink 1981). Klinisch bleiben die Lungenembolien allerdings in mehr als 80% der Fälle stumm. Der in eine Lungenarterie eingeschwemmte Thrombembolus drosselt die Perfusion in der distal davon gelegenen Lungenregion. Meist reicht das Blut der Bronchialarterien aus, um den Lungenbezirk zu ernähren; in 10–15% der Fälle entstehen aber Infarkte, d.h. durch die lokale Hypoxie kommt es zu Kapillarschäden mit Transsudationen, Einblutungen und Nekrosen (Mittermayer 1983).

Ziel der radiologischen Diagnostik

Die Lungenembolie erkennen, was mit CT-Angiografie und Lungenszintigrafie bei großen und damit klinisch relevanten Thromben auch recht sicher gelingt. Die Thoraxübersichtaufnahme kann lediglich Hinweise auf die Erkrankung gebe.

Pathologie

Bei der Autopsie findet man zusammengeknäuelte Thromben in den Lumina der Pulmonalarterien. Als Zeichen des akuten Cor pulmonale kann der rechte Ventrikel dilatiert sein. Bei chronisch rezidivierenden Mikroembolien können die zentralen Gefäße als Ausdruck der pulmonalen Hypertonie dilatiert sein; dazu müssen aber mehr als 50% der Strombahn obliteriert sein. Distal von der Obliteration ändert sich die Morphologie der Lunge in der Regel nicht, da sie ausreichend von Bronchialarterien versorgt wird. Der Druck in diesem System kann aber eine pulmonalvenöse Hypertension, z.B. bei Linksherzinsuffizienz, nicht überwinden; es kommt dann dabei zu hypoxischen Schäden der Alveolarwände, zur Transsudation und zu Einblutungen in die Alveolen. Der hämorrhagische Infarkt ist auf der Schnittfläche fest, luftleer und livide dunkelrot. Im weiteren Verlauf wird er vom Rande her revaskularisiert und organisiert, was bei kleineren Infarkten zur restitutio ad integrum oder bei größeren zu Narben führt. Die Infarktzonen werden nicht selten superinfiziert und können abszedieren.

Klinik

Lungenembolien ereignen sich besonders bei immobilisierten Patienten, posttraumatisch und bei Patienten mit bekannter Becken-Beinvenen-Thrombose. Die klassische Trias – plötzlich einsetzender Thoraxschmerz, Dyspnoe und Hämoptoe – ist eher selten, jedoch sind einzelne Symptome dieser Trias meist vorhanden Der D-Dimertest ist sehr sensitiv, jedoch leider wenig spezifisch. Bei angemessener Therapie (Antikoagulation) ist die Prognose günstig, da sich die meisten Thromben auflösen. Kavafilter sind bei rezidivierenden Embolien und Thrombektomien bei der foudroyanten, lebensbedrohenden Embolie zu erwägen.

Radiologische Diagnostik

Übersichtsaufnahme

Es ist geradezu charakteristisch für die Thrombembolie, dass die Thoraxübersichtsaufnahme keine oder nur diskrete Veränderungen zeigt, dass der Patient aber an starken pulmonalen Symptomen leidet und dass die Szintigrafie und die CT sowie die nur ausnahmsweise notwendige Pulmonalisangiografie deutliche Befunde aufweisen (Abb. 7.**5**).

Gemäß der verstärkten Perfusion in den basodorsalen Lungenarealen finden sich Embolien dort gehäuft und werden in den Oberlappen nur in 10% der Fälle angetroffen.

Die Röntgenzeichen der *Embolie ohne Infarkt* sind:

- *Lokale Oligämie (Westermark-Zeichen):* Regional ist die Gefäßzeichnung rarefiziert. Der an sich unzuverlässige Befund gewinnt an Bedeutung, wenn Voraufnahmen in dieser Region eine deutlich stärkere Vaskularisation zeigen (Westermark 1938; Abb. 7.**6**).
- *Ballonierte Hilusarterie* mit Kalibersprung (Finger-Knöchel-Zeichen): Eine Lappen- oder Segmentarterie wird durch die Thrombembolie kugelförmig balloniert, und die distal gelegenen Gefäße kontrahieren sich (Greenspan 1973).
- *Plattenatelektasen:* Sie sollen infolge eines Surfactant-Mangels der betroffenen Lungenareale entstehen und zeigen sich röntgenologisch als 1–3 mm dicke, mehrere Zentimeter lange intrapulmonale Streifenschatten, die bis zur Pleura ziehen (Simon 1970).
- *Zwerchfellhochstand:* Er ist Ausdruck einer reflektorischen Schonung des betroffenen Lungenflügels. Auch eine beginnende, röntgenologisch noch nicht sichtbare Dystelektase könnte den Befund erklären (Talbot et al. 1973).
- *Rechtsherzdekompensation* mit Vergrößerung der Herzsilhouette, Verbreiterung des Mediastinalschattens durch Kavadilatation und Verbreiterung des Azygosschattens. Die Diagnose ist nur ausnahmsweise möglich, da bei den schwer kranken Patienten meist nur Liegeaufnahmen möglich sind.
- *Pulmonale Hypertonie:* Bei chronisch rezidivierenden Mikroembolien, die mehr als 50% der Gefäßbahn obturieren, sind die zentralen Gefäße verbreitert und die peripheren Gefäßstreifen rarefiziert.
- *Pleuraerguss:* Die Sinus phrenicocostales sind homogen verschattet, und bei Lagewechsel fließt der Erguss nach kranial ab. Bei der Punktion ist er in der Regel sanguinolent.

Zeichen der *Embolie mit Infarkt* sind:

- *Keilförmige oder ovale Flächenschatten* (Hampton's Hump; Abb. 7.**7**): Im typischen Fall manifestiert sich die Verschattung 1 Tag nach dem embolischen Ereignis; sie hat einen Durchmesser von 3–5 und maximal 10 cm. Hat sie Keilform, so grenzt die Basis des Keiles an die viszerale Pleura, und seine abgerundete Spitze zeigt hiluswärts. Bildet sich die Verschattung innerhalb von 4–7 Tagen zurück, so können als deren Ursachen ein intraalveoläres Ödem und eine Einblutung angenommen werden, während eine langsame Resorption in 3–5 Wochen auf eine Parenchymnekrose hinweist. Charakteristischerweise wird diese Verschattung vom Rande her kleiner und bleibt bis zuletzt homogen („schmelzender Eisblock"); dies steht im Gegensatz zur Pneumonie, bei der sich der Flächenschatten von innen her auflockert.

Die Resorption verzögert sich durch eine Superinfektion. Die Verschattung kann dann vorübergehend größer werden und auch abszedieren (Abb. 7.**8**).

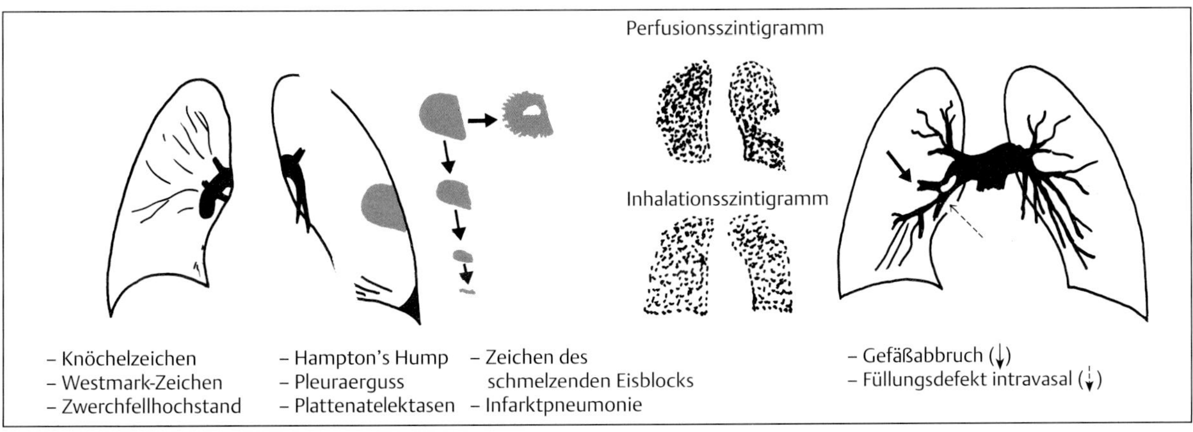

Abb. 7.5 **Lungenembolie und -infarkt.**

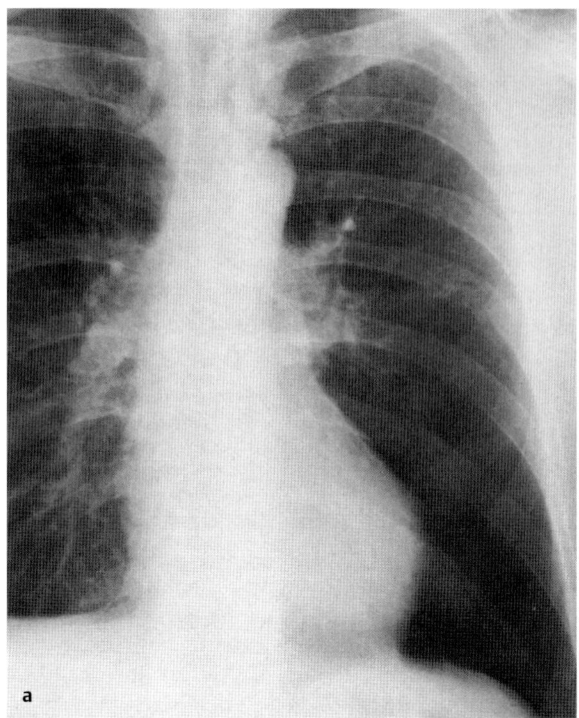

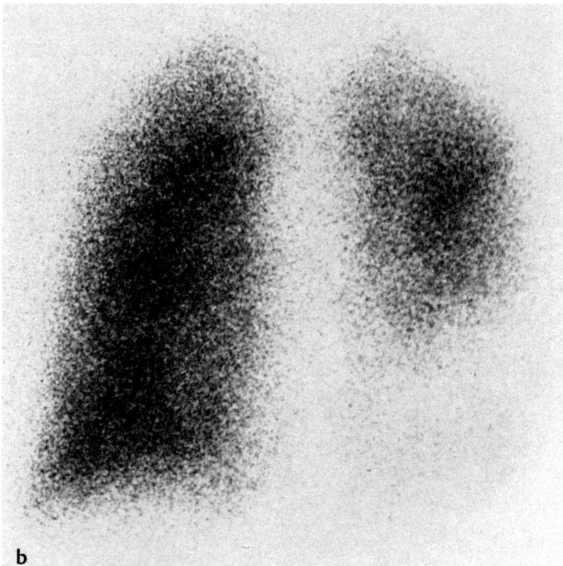

Abb. 7.**6 a** u. **b** **Lungenembolie**. Im linken Unterfeld rarefizierte Gefäßzeichnung (Westermark-Zeichen). Im Perfusionsszintigramm entsprechender Nuklidausfall.

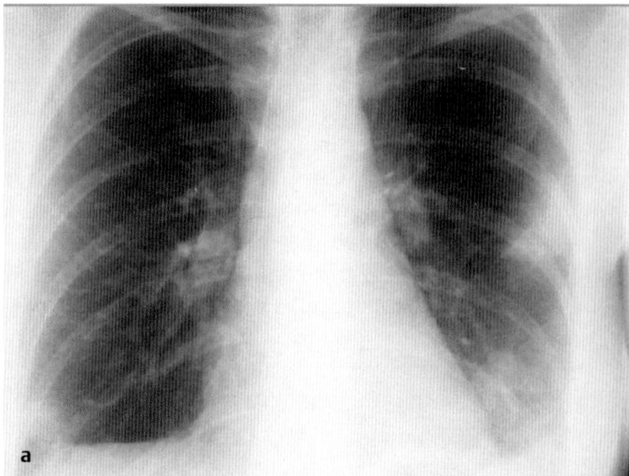

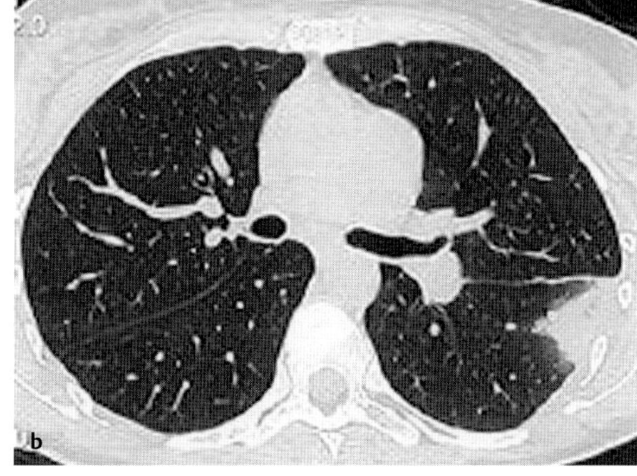

Abb. 7.**7 a** u. **b** **Lungeninfarkt**. Pleuranahe keilförmige Verschattung im linken Unterlappen und Begleiterguss bei bekannter Becken-Bein-Thrombose.

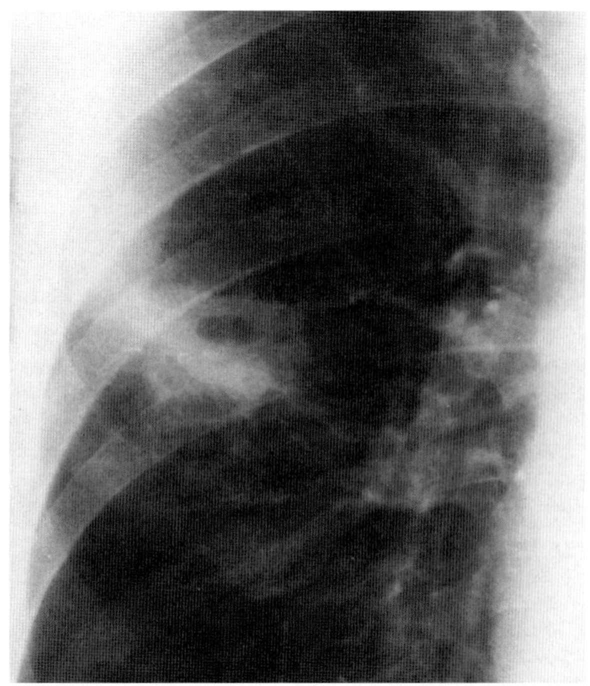

Abb. 7.**8** **Infarkt mit Pneumonie und Abszedierung**. ▷

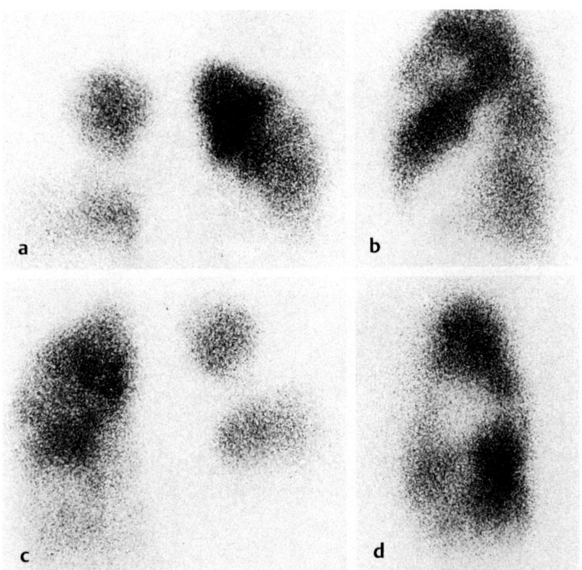

Abb. 7.**9** **a–d** **Multiple Lungenembolien.** Trotz erheblicher klinischer Symptomatik mit Dyspnoe und Hämoptysen war das Röntgenbild stets unauffällig. Multiple Perfusionsausfälle in allen Lungenabschnitten.
a Ventral anliegend.
b Links anliegend.
c Rückenanliegend.
d Rechts anliegend.

Szintigrafie

Ein normales Szintigramm schließt eine massive operationsbedürftige Embolie aus (Greenspan 1973). Klinisch relevante Gefäßverschlüsse zeigen szintigrafisch einen keilförmigen Perfusionsausfall. Bei röntgenologisch nachgewiesener Verschattung ist der szintigrafische Ausfall oft größer als der Röntgenbefund; allerdings ist eine sichere Abgrenzung zwischen Infarkt und pneumonischen Infiltraten nicht möglich. Bei unauffälligem Röntgenbefund kann ein Nuklidausfall auch durch ein lokalisiertes Emphysem verursacht sein; ein solcher Ausfall kann mit der Inhalationszintigrafie geklärt werden, die beim Embolus eine nur wenig gestörte Ventilation zeigt, während diese beim Emphysem stark reduziert ist (Abb. 7.**9**; s. auch Abb. 1.**58** u. Abb. 1.**59**).

Computertomografie

Die CT-Angiografie hat beim Nachweis einer Lungenembolie eine sehr hohe Sensitivität und Spezifität, sodass sie heute als Methode der Wahl gilt.

Kaliberstarke Thromben, die die Aa. pulmonales oder Lappenarterien obturieren (Abb. 7.**10**), können nach Kontrastmittelbolusinjektion als Füllungsdefekte nachgewiesen werden, oder sie führen zum kompletten Gefäßabbruch. Die Dichte frischer Thromben beträgt etwa 33 HU, die von chronischen Thromben ungefähr 87 HU (Gurney 2007). In weiter distal gelegenen Lungenarealen ist die Gefäßzeichnung oft rarefiziert (Westermark-Zeichen), was nur im Seitenvergleich nachweisbar ist, besonders wenn die Fenstereinstellung auf Gefäßschatten ausgerichtet ist (Abb. 7.**11**).

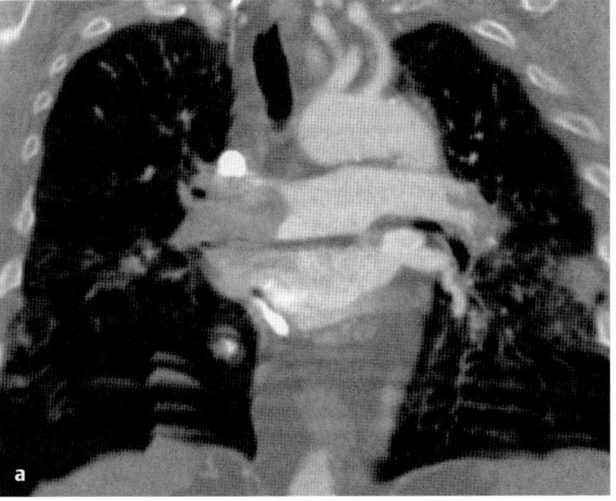

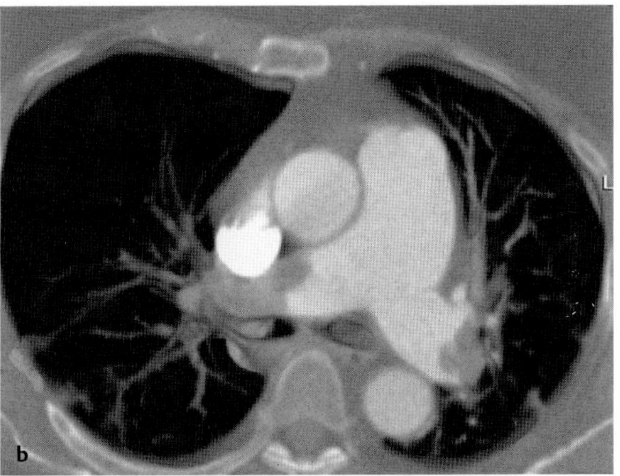

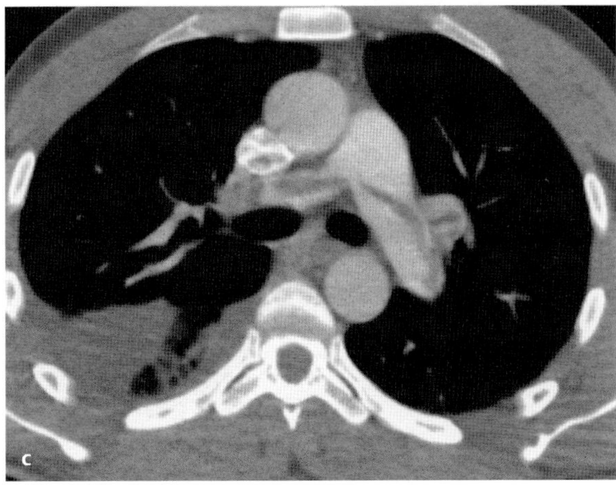

Abb. 7.**10** **a–c** **Multiple kaliberstarke Thrombembolien in den Pulmonalarterien und mehrere Infarktzonen.**

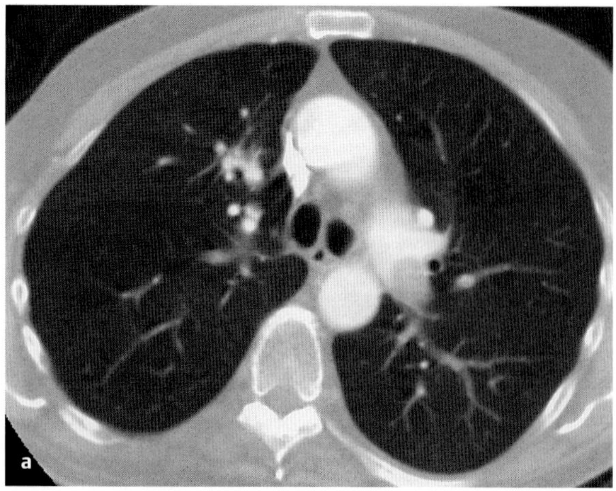

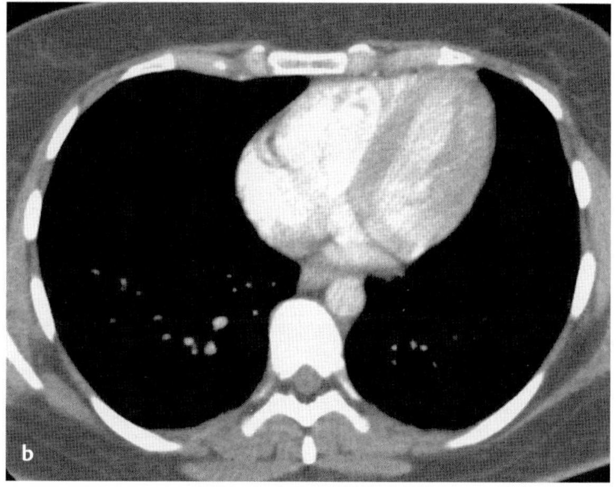

Abb. 7.**11 a** u. **b** **Thrombus in der linken Unterlappenarterie.** Beachte die rarefizierte Gefäßzeichnung links basal im Weichteilfenster.

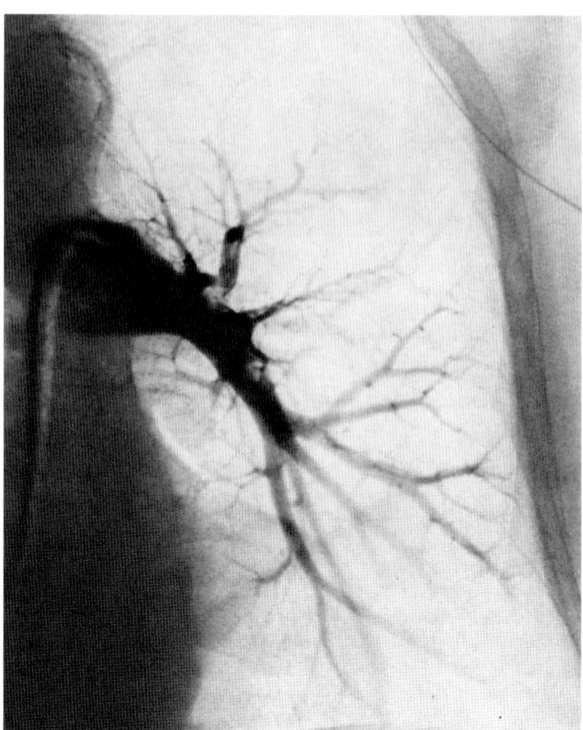

Abb. 7.**12** **Embolie.** Füllungsdefekt in der linken Oberlappenarterie und poststenotische Gefäßrarefikation.

Angiografie

Die invasive Katheterangiografie wird heute in der Diagnostik von der CT-Angiografie ersetzt. Sie hat aber weiterhin ihre Bedeutung bei einer geplanten Thrombolyse. Sie zeigt Füllungsdefekte, Gefäßabbrüche und lokale Oligämien (Abb. 7.**12**).

Differenzialdiagnose

Pneumonie, in die Pulmonalarterie eindringende Bronchialtumoren, Metastasen und selten Pulmonalistumoren; Infarkte durch Vaskulitis (z. B. Wegener-Granulomatose), Medistinalfibrose, Pleuranarben (s. Streifenschatten, Kapitel 15 „Radiologische Zeichen und Differenzialdiagnostik", Abschnitt „Form der Verschattungen"); lokalisiertes Emphysem (s. Hypertransparenzen, Kapitel 15 „Radiologische Zeichen und Differenzialdiagnostik", Abschnitt „Form der Verschattungen").

Lungenstauung

Eine Lungenstauung entsteht, wenn der Abfluss aus den Lungenvenen behindert ist, was vor allem bei Linksherzinsuffizienz und Mitralstenose vorkommt. Die Drucksteigerung in den Lungenvenen überträgt sich wegen der fehlenden Klappen im Lungenkreislauf auf alle Gefäßabschnitte. Die unmittelbare Folge ist eine starke Volumenzunahme des intravasalen Bluts, denn die Lungengefäße gehören zum Niederdrucksystem und sind ähnlich leicht dehnbar wie das Venensystem im Körperkreislauf. Später führt die intrakapilläre Drucksteigerung zu einer Flüssigkeitstranssudation in das Interstititum und den Intraalveolarraum. Die akute Lungenstauung ist reversibel. Eine langjährige chronische Stauung lässt aber eine Fibrose des Lungengerüsts entstehen. Die Lungenstauung als Symptom der Linksherzinsuffizienz ist überaus häufig und wird in fast jedem Röntgeninstitut mehrfach täglich gesehen.

Aufgabe der Röntgendiagnostik ist es, die Lungenstauung zu diagnostizieren und Begleiterkrankungen, wie z.B. Pneumonien und Herzklappenfehler, aufzudecken. Dies gelingt in der Regel mit der Thoraxübersichtsaufnahme in 2 Ebenen. Obwohl in einer auf Verlaufsbeobachtungen fußenden Studie die Röntgenzeichen eines interstitiellen Ödems in 30% der Fälle vor der klinischen Symptomatik auftraten (Müller et al. 2001), muss man bei der Beurteilung eines einzelnen Bildes, wenn Voraufnahmen fehlen, größte Vorsicht walten lassen, da die Röntgenzeichen des interstitiellen Ödems oft diskret oder, wenn vorhanden, vieldeutig sind; d.h. die Diagnose ergibt sich meist erst im Zusammenhang mit der klinischen Symptomatik.

Pathologie

Autoptisch sind bei der akuten Stauung die Lungen groß, blutreich und schwer. Die Kapillaren sind erweitert und können die Alveolen einengen (angiektatische Alveolarkompression).

Das Interstititum ist ödematös durchtränkt, wobei die Flüssigkeitseinlagerung infolge des höheren hydrostatischen Druckes in den abhängigen Lungenpartien stärker ausgeprägt ist. Diese durch die Gravitationskraft bewirkte ungleiche Verteilung des Ödems führt auch beim aufrecht stehenden Patienten zu einer Umverteilung der Perfusion, die röntgenologisch erkennbar ist.

Diese Umverteilung der Durchblutung hat eine relativ stärkere Perfusion in den apikalen Lungenpartien (Kranialisation) zur Folge und kann durch mindestens 2 Faktoren erklärt werden: Zum einen vermindert das basale Ödem die Elastizität dieser Lungenabschnitte, und bei der Inspiration können deshalb die Gefäße nicht wie üblich gedehnt werden. Zum anderen führt die verminderte Elastizität auch zu einer Hypoventilation, die über den Euler-Liljestrand-Reflex in den betroffenen Lungenarealen die Gefäße eng stellt und die Perfusion drosselt (s. Abb. 1.**36** u. Abb. 1.**37**).

Im fortgeschrittenen Stadium dringt das Ödem auch in den Intraalveolarraum. Dabei laufen die Azini und die Lobuli einzeln mit Flüssigkeit voll und liegen dann zwischen noch belüfteten Lobuli. Daraus erklärt sich das röntgenologisch grobfleckige Muster, das mit zunehmendem Befall zu homogenen Schatten konfluiert.

Bei der chronischen Lungenstauung bilden sich kollagene Fasern in der Alveolarwand und in den interlobulären Septen. Dadurch nimmt die Konsistenz der Lunge, die weiterhin prall mit Blut gefüllt ist, zu (rote Induration). Im weiteren Verlauf kommt es zu Diapedeseblutungen, die von Makrophagen aufgenommen werden. Diese Makrophagen finden sich in der Alveolenlichtung, in der Alveolenwand und in den lobulären Septen; sie enthalten Siderin, färben die Lunge homogen braun (braune Induration; Mittermayer 1983) und sind als sog. Herzfehlerzellen im Sputum nachweisbar.

Klinik

Die Zeichen der Herzinsuffizienz sind Nykturie, periphere Ödeme, Zyanose und Dyspnoe, die im Anfangsstadium nur bei Belastung, später auch in Ruhe auftritt. Beim Lungenödem steigert sich die Atemnot zur Polypnoe, und es wird schaumiges, leicht hämorrhagisches Sputum ausgehustet. Auskultatorisch finden sich feuchte Rasselgeräusche.

Radiologische Diagnostik

Übersichtsaufnahme

Während die Diagnose der fortgeschrittenen Lungenstauung und die des Lungenödems eindeutig und leicht sind, kommt es in der täglichen Praxis immer wieder vor, dass erfahrene Röntgenologen uneins sind, ob bei einem Röntgenbild bereits eine beginnende Lungenstauung oder nur eine Normvariante vorliegt. Die Beurteilung ist nämlich schwierig und basiert auf der Anhäufung und Kombination von mehreren unsicheren Einzelzeichen. Diese Zeichen lassen sich aus der Pathomorphologie der Lungenstauung ableiten:

- Dilatation der Lungengefäße infolge der pulmonalvenösen Hypertonie
- Zephalisation der Perfusion
- interstitielles Ödem
- alveoläres Ödem

Die röntgenologischen Äquivalente dieser Veränderungen sind (Milne 1973; Abb. 7.**13**):

- verbreiterte Pulmonalarterie
- vermehrte Gefäßzeichnung
- „verwaschener" Hilus
- markiertes Interlobium
- basale Schleierung
- Zwerchfellhochstand
- zephalisierte Perfusion
- Bronchialmanschette
- Kerley-A- und -B-Linien
- Herzvergrößerung
- Pleuraerguss

- basales alveoläres Ödem
- Pleuraerguss

- perihiläres alveoläres Ödem (Schmetterlingsödem)

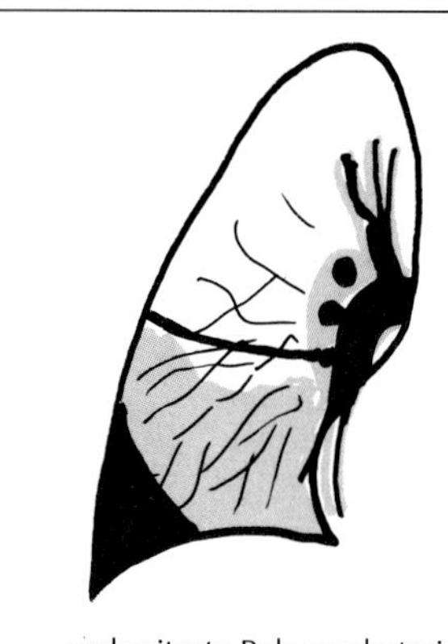

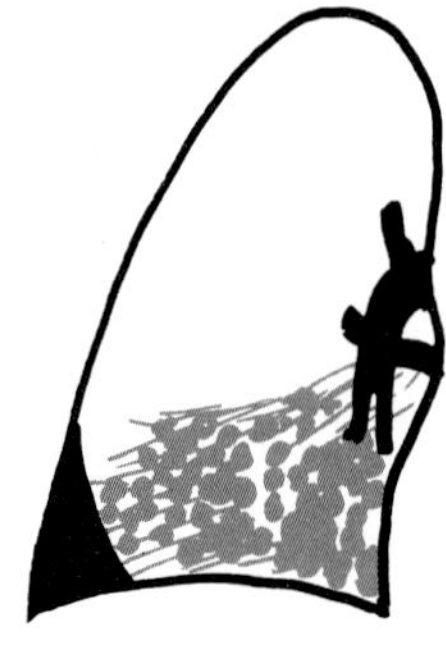

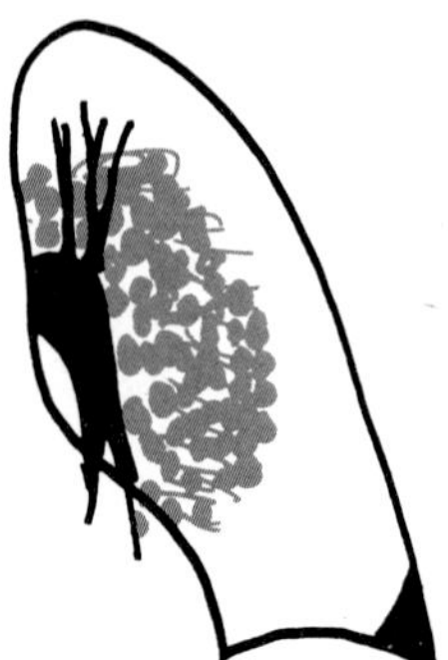

Abb. 7.13 **Lungenstauung und -ödem.**

- *Verbreiterte Lappen- und Segmentgefäße:* Wegen der großen Streuung der normalen Gefäßkaliber ist eine Verbreiterung am sichersten dann zu beurteilen, wenn Voraufnahmen zur Verfügung stehen. Eine Verbreiterung der rechten Unterlappenarterie in Höhe des Bronchus intermedius über 1,8 cm gilt als pathologisch (Abb. 7.**14** u. Abb. 7.**15**).
- *Vermehrte Gefäßzeichnung:* Die Dilatation der kleinen – vorher nicht erkennbaren – Gefäße erhöht die Zahl der auf dem Röntgenbild pro Quadratzentimeter sichtbaren vaskulären Schatten. Auch die verminderte Dehnbarkeit der Lunge mit Stauchung des Parenchyms lässt die Gefäßschatten näher aneinanderrücken.
- *Vermehrte perihiläre orthograde Gefäßschatten:* Erweiterte Segment- und Subsegmentarterien, die parallel zum Röntgenstrahl verlaufen, bilden sich als ovale oder runde Schatten ab.
- *Zephalisation:* Beim Gesunden sind im Stehen die Oberfeldgefäße schmaler als die Gefäße im Untergeschoss, und das apikobasale Querschnittsverhältnis beträgt etwa 0,8. Bei der Blutumverteilung kann dieses Verhältnis Werte von 1 bis maximal 3 haben (zum Entstehungsmechanismus s. Pathologie, S. 197).
- *Unscharfe Gefäßkonturen* erklären sich durch das perivasale interstitielle Ödem.
- *Verwaschener Hilus:* Das perivasale und peribronchiale Ödem der Hilusstrukturen strahlt in die Septen des Parenchyms ein. Da die Größe dieser Mikroausläufer unter dem röntgenologischen Auflösungsvermögen liegt, wird lediglich die Kontur unscharf (Abb. 7.**16**).
- *Peribronchiale Manschette:* Das Schleimhautödem und die evtl. vorhandene Stauungsbronchitis verdicken die Wand des Bronchus. Dies zeigt sich deutlich an den anterioren Oberlappensegmentbronchien, die vom Röntgenstrahl orthograd als dickwandige Ringschatten abgebildet werden (s. Abb. 7.**15**).
- *Verdicktes Interlobium:* Das subpleurale Ödem markiert die interlobären Pleuraduplikaturen, die röntgenologisch oft erst dadurch sichtbar werden.
- *Septumlinien:* Sie entsprechen ödematös aufgequollenen Interlobulärsepten. Als Kerley-B-Linien werden sie besonders gut im Zwerchfell-Rippen-Winkel als horizontale, etwa 1 cm lange, schmale Streifen sichtbar. Kerley-A-Linien zeigen sich perihilär in den Mittelfeldern als hilifugale, etwa 4 cm lange Streifen, die sehr viel schmaler als Gefäßschatten sind. Dennoch ist ihre Dichte hoch, da die Septen parallel zum Röntgenstrahl laufen und diesen deshalb stark absorbieren (s. Abb. 7.**15**).
- *Diffuse Schleierung:* Die vermehrte Wassereinlagerung im Interstitium führt besonders in den Unterfeldern zu einer erhöhten Strahlenabsorption.
- *Basales Lungenödem:* In den abhängigen Lungenpartien bilden sich konfluierende Fleckschatten, deren pathomorphologisches Äquivalent die mit Flüssigkeit gefüllten Azini (Durchmesser: 5 mm) sind (Abb. 7.**17**). Die Differenzialdiagnose gegen basale Bronchopneumonien kann im Einzelfall rein röntgenologisch unmöglich sein (Imhoff 1975).
- *Schmetterlingsödem:* In nur etwa 5 % der Fälle manifestiert sich das Ödem nicht in den basalen Lungenpartien, sondern bilateral im Lungenkern, und seine Form erinnert an die eines Schmetterlings (Abb. 7.**18**). Die Entstehung im Lungenkern wird über den razemösen Verzweigungstyp der Arterien im Lungenkern erklärt, der den Druck in den Kapillaren erhöht. Auch soll die Atemexkursion den Lymphstrom im Lungenmantel begünstigen und die subpleuralen Lungenschichten quasi mechanisch auswringen. Des Weiteren sind Ödeme in den abhängigen Partien wegen der paravertebral ausladenden Form des Thorax vorwiegend dorsomedial lokalisiert (Abb. 7.1**9b**).

- *Regional lokalisiertes Lungenödem:* Bei zuvor bestehenden Lungenerkrankungen, z.B. lokalisierten Emphysemen und Fibrosen, bildet sich das Ödem vorwiegend in den gut durchbluteten Lungenpartien aus. Zum Zeitpunkt der Herzdekompensation kann damit die Lungenerkrankung erstmals röntgenologisch in Erscheinung treten (Calenoff et al. 1978; Abb. 7.**20**).
- *Fibrose des Lungengerüsts:* Zu dieser kommt es bei der chronischen Lungenstauung. Die Fibrose lässt sich röntgenologisch durch persistierende Kerley-Linien nachweisen. Gelegentlich entstehen auch infolge von Diapedeseblutungen multiple kleine Granulome im Lungenparenchym, die als miliare Fleckschatten imponieren (Hämosiderose). Diese Granulome können selten bis erbsengroß werden und als entsprechende Rundschatten imponieren, die meist in den Unterfeldern lokalisiert sind und auch verknöchern können.

Wichtige *Begleitzeichen* der Lungenstauung sind:

- *Herzvergrößerung:* Sie ist Ausdruck der myogenen Dilatation der Ventrikel.
- *Pleuraerguss (*Abb. 7.**21***):* Dieser ist rechts oft stärker ausgeprägt als links (s. Abb. 7.**13**). Erklärungsversuche beziehen sich auf die durch den Mittellappen vergrößerte viszerale Pleurafläche mit entsprechend höherer Transsudation und auf die im rechten Zwerchfell vorhandenen Lymphspalten, die auch unter physiologischen Bedingungen peritoneale Flüssigkeit in den Pleuraspalt drainieren (Light 1983).
- *Zwerchfellhochstand:* Er erklärt sich durch die verminderte Dehnbarkeit der Lunge infolge des interstitiellen Ödems. Besteht eine Rechtsherzinsuffizienz, so kann auch eine Lebervergrößerung Ursache eines rechtsseitigen Zwerchfellhochstands sein (Meschan 1981).

Computertomografie

Ein interstitielles Lungenödem zeigt sich – früher als mit dem Röntgenbild – durch verdickte Interlobulärsepten und durch herdförmig angeordnete, milchglasartige Trübungen, die die Folge verdickter Alveolarwände sind. Ein alveoläres Ödem manifestiert sich mit konfluierenden azinären Schatten und einem Pneumoalveologramm (= Nebeneinander von belüfteten und flüssigkeitsgefüllten Azini). Auch Pleura- und Perikardergüsse können früher als mit dem Röntgenbild entdeckt werden.

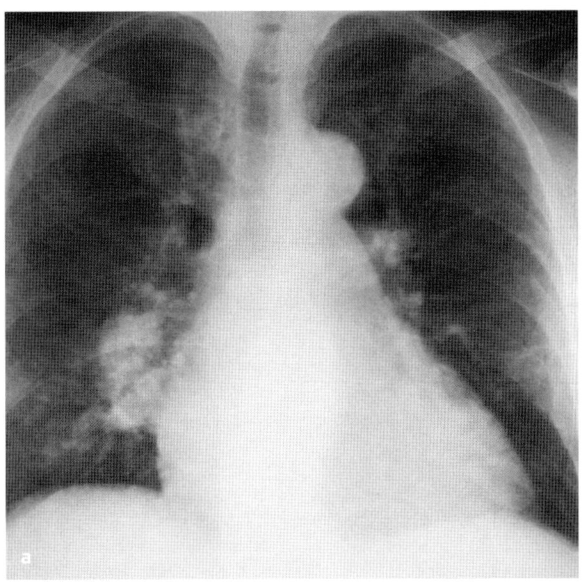

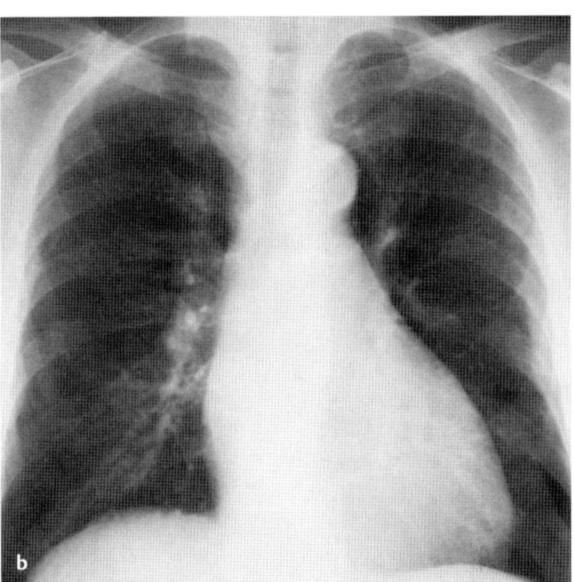

Abb. 7.**14a** u. **b** **Dekompensierte Herzinsuffizienz.** Deutliche Verbreiterung der zentralen Gefäße als Ausdruck einer venösen pulmonalen Hypertonie. Nach Rekompensation, 1 Woche später, sind die Lungengefäße unauffällig; der Herzschatten ist weiterhin vergrößert.

Differenzialdiagnose

Lungenstauchung bei flacher Inspiration, Lungenfibrose (s. interstitielles Muster, Kapitel 15 „Radiologische Zeichen und Differenzialdiagnostik", Abschnitt „Form der Verschattungen"); Herdpneumonien, toxische Ödeme (s. Fleckschatten, Kapitel 15 „Radiologische Zeichen und Differenzialdiagnostik", Abschnitt „Form der Verschattungen").

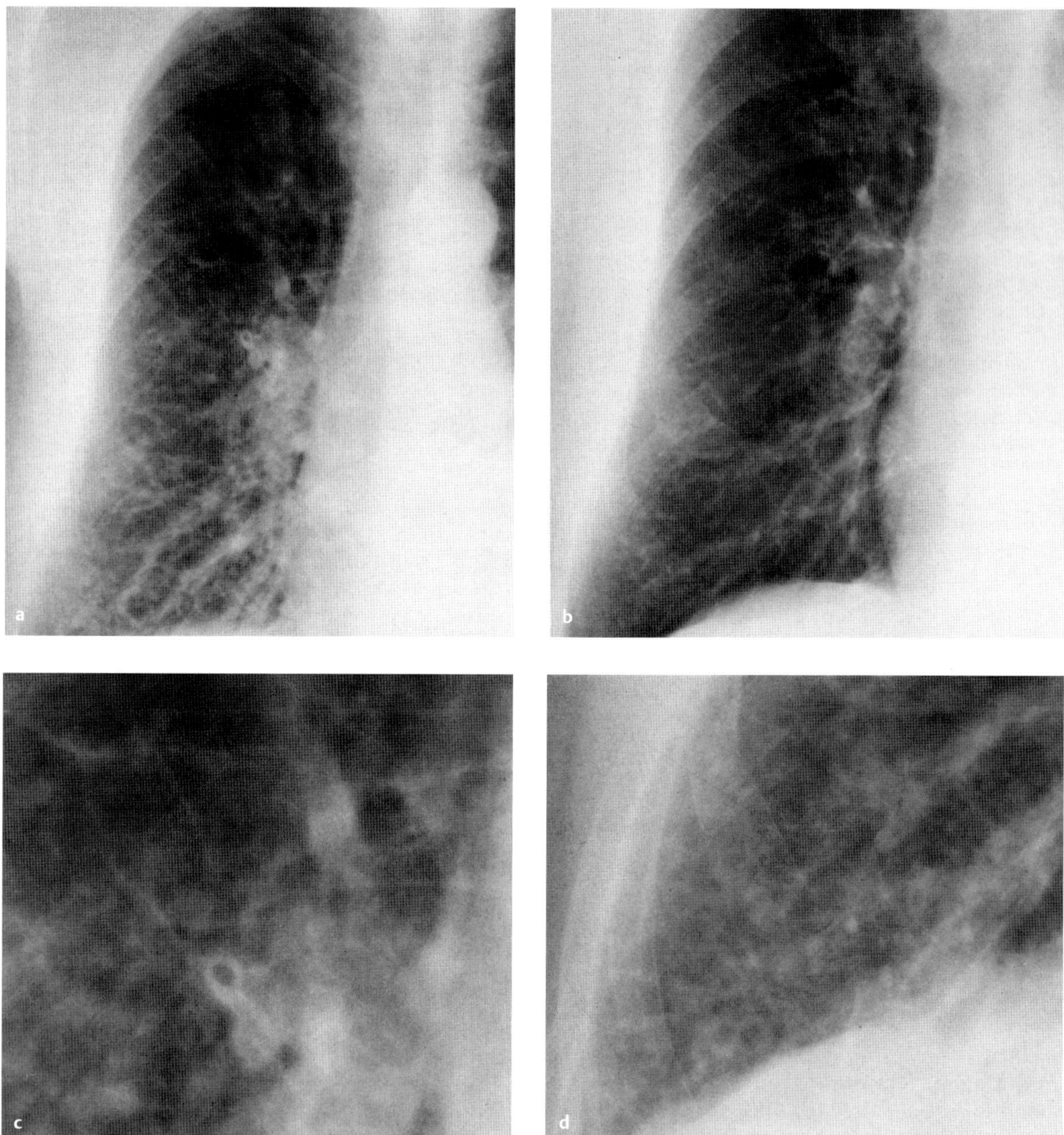

Abb. 7.**15 a–d** **Lungenstauung**. Verbreiterte, unscharf konturierte, zentrale Gefäße, dicke Bronchialmanschette, Kerley-A-Linien (**c**), Kerley-B-Linien (**d**). Nach kardialer Rekompensation Normalisierung des Röntgenaspekts (**b**).

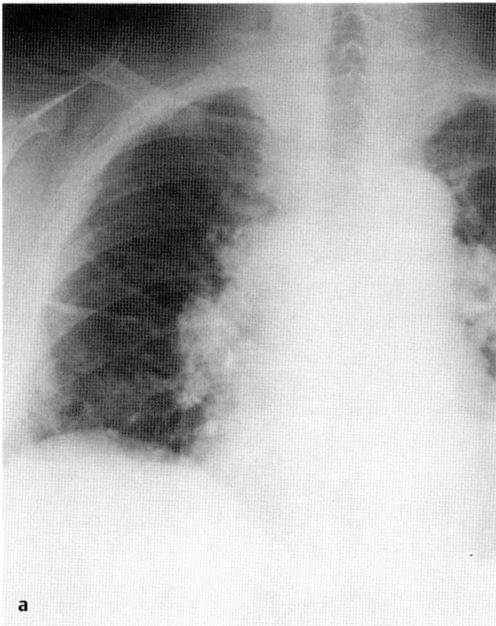

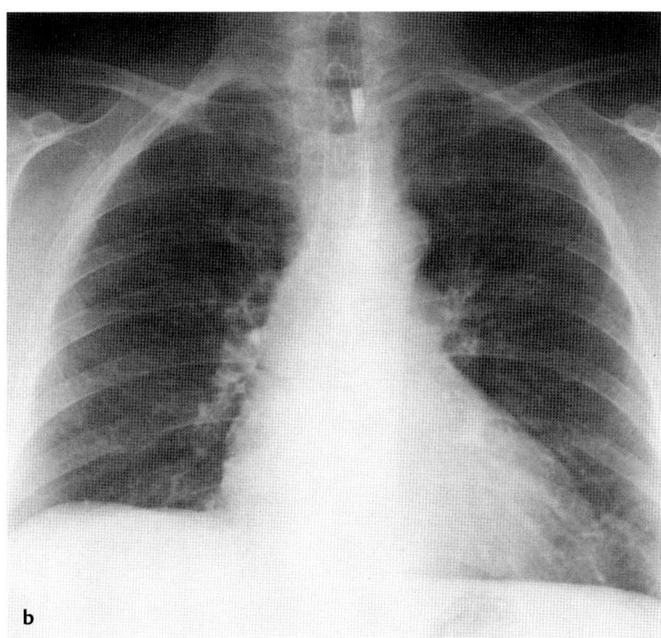

Abb. 7.**16 a** u. **b** **Herzinsuffizienz mit Lungenstauung** (verbreiterte, unscharfe Gefäße, kleiner Pleuraerguss rechts auch im Interlobium, verkleinertes Lungenvolumen). Nach kardialer Rekompensation Rückgang der Lungenstauung.

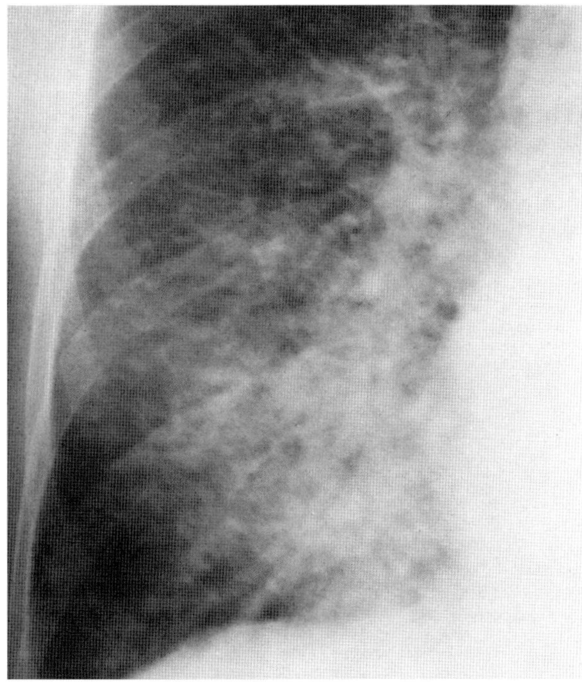

Abb. 7.**17** **Lungenödem**. Konfluierende azinäre Fleckschatten.

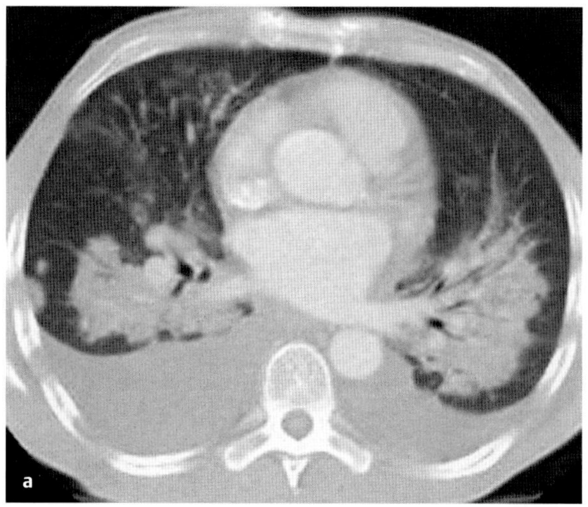

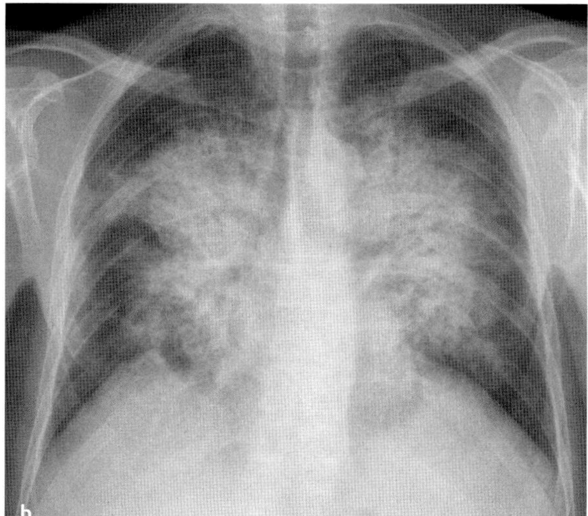

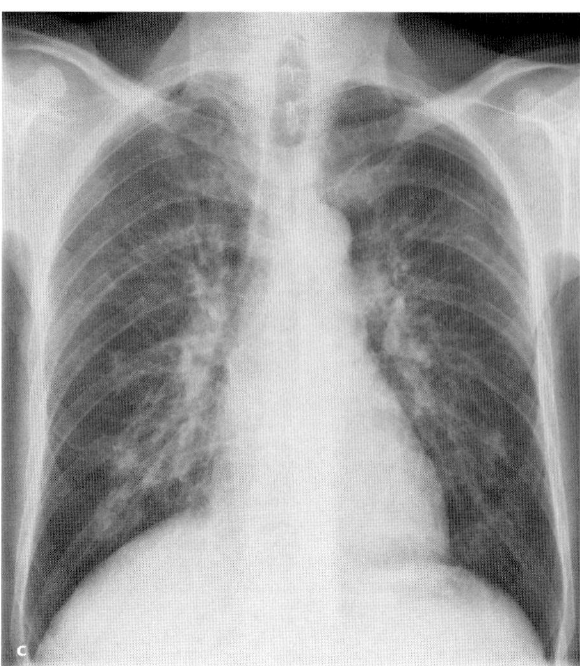

Abb. 7.**18 a–c** **Lungenödem bei Herzinfarkt**. Schmetterlingsförmiges Ödem und beidseitiger Pleuraerguss. Vierzehn Tage später pneumonisches Infiltrat rechts basal und komplette Rückbildung des Ödems.

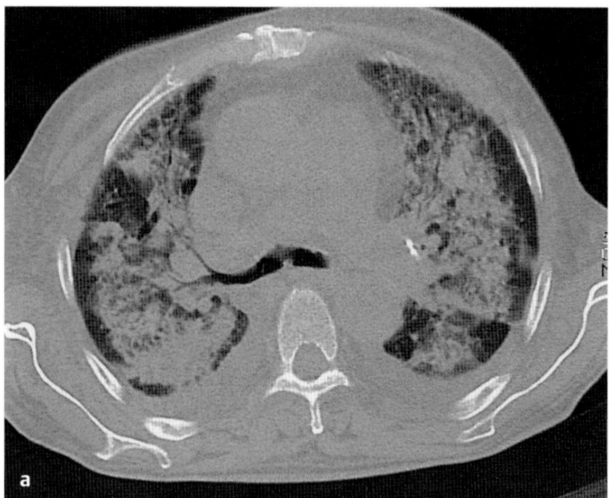

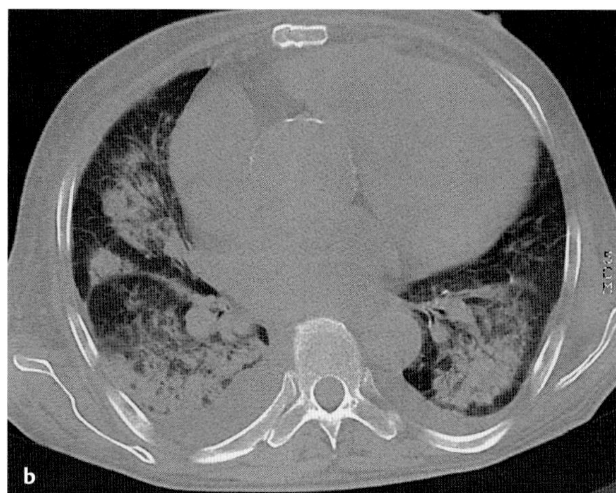

Abb. 7.**19 a** u. **b** **Alveoläres Lungenödem bei Herzinsuffizienz**. Beachte die Aussparung des Lungenmantels und die Pleuraergüsse auf beiden Seiten.

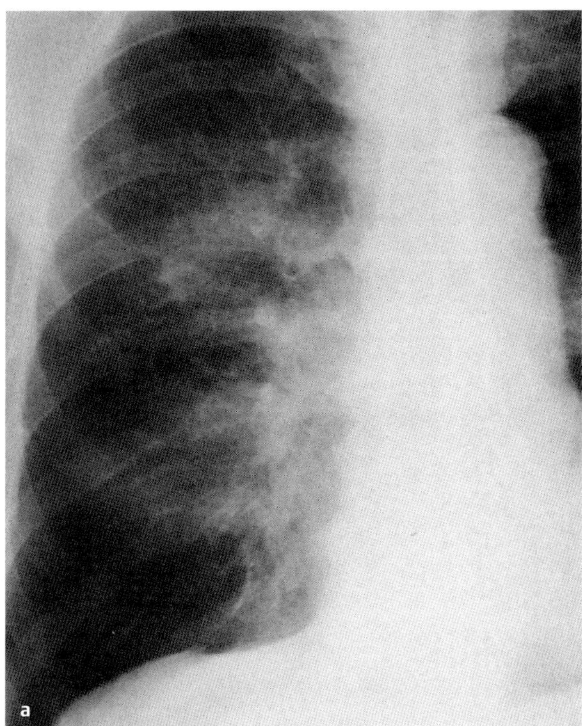

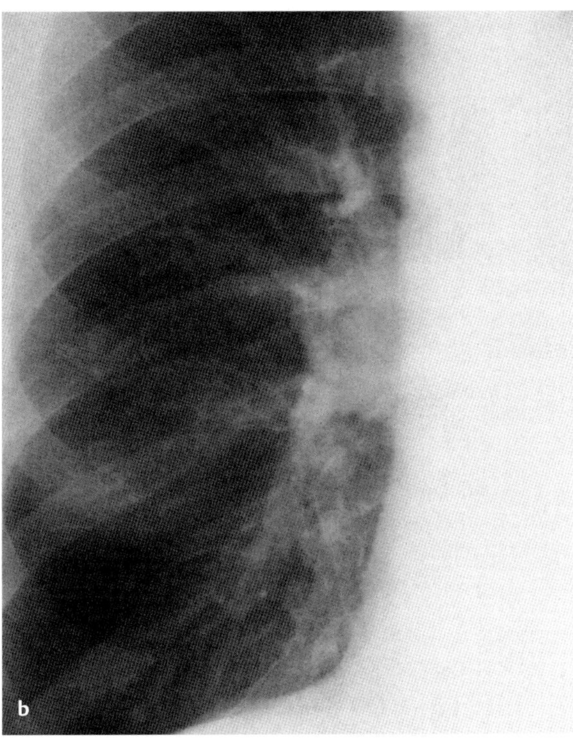

Abb. 7.20 a u. b **Kardiales Ödem bei Emphysem**. Das Ödem bildet sich nur in den noch gut erhaltenen Lungenpartien, während die emphysematös veränderten Partien relativ frei bleiben. 2 Tage später nach kardialer Rekompensation Rückgang des Ödems.

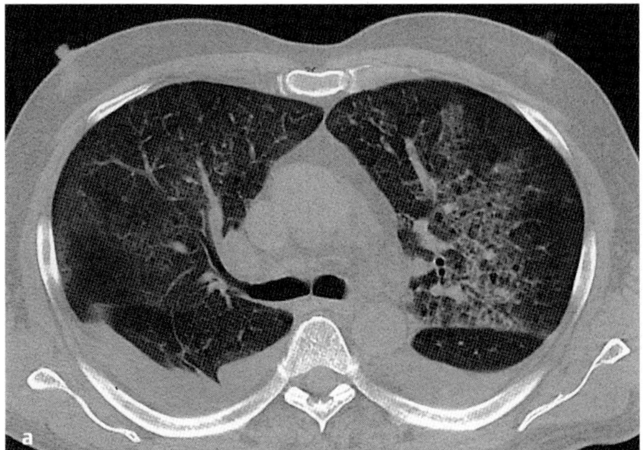

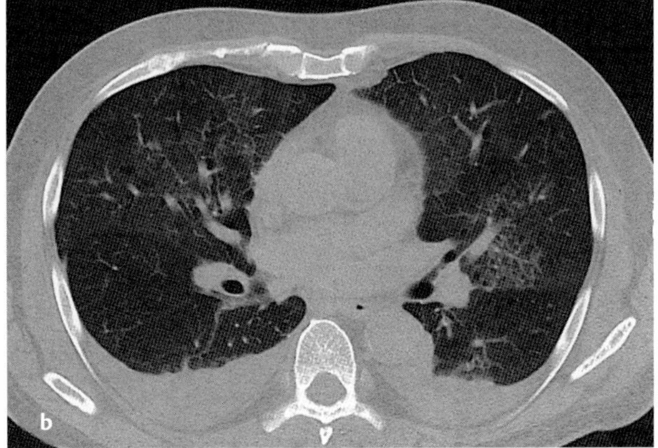

Abb. 7.21 a u. b **Lungenstauung**. Interstitielles Ödem (milchglasartige Trübung), intraalveoläres Ödem (fleckige Verschattungen) und Pleuraerguss (= sichelförmige dorsale Schatten) auf beiden Seiten.

8 Thoraxverletzungen

Verletzungen der Thoraxorgane sind im Zeitalter des motorisierten Straßenverkehrs häufig. In der Regel sind es stumpfe Traumata; perforierende Verletzung durch Messer und Projektile sind die Ausnahme. Die große klinische Bedeutung ergibt sich u. a. daraus, dass bei der Hälfte aller Unfalltoten das Thoraxtrauma den letalen Ausgang verursacht (Wiot 1975, Voegele u. Bachofen 1976). Bei polytraumatisierten Patienten sollte deshalb immer zuerst die Verletzungsfolge an den Thoraxorganen geklärt werden. Dazu reicht in der Regel eine Röntgenübersichtsaufnahme, die, wenn möglich, durch eine CT ergänzt werden sollte.

Obwohl die Verletzungen der einzelnen Thoraxstrukturen meist kombiniert sind, werden unterschieden:

- Thoraxwandverletzungen
- Pleuraverletzungen
- Lungenverletzungen
- Mediastinalverletzungen
- Zwerchfellverletzungen

Thoraxwandverletzungen

Rippenfrakturen

Einen Überblick gibt Abb. 8.**1**.

Eine einzelne Rippe frakturiert am Ort einer umschriebenen Gewalteinwirkung. Bei großflächiger Gewalteinwirkung wird hingegen der gesamte knöcherne Thorax verformt, und die Rippen brechen dann oft serienweise an ihrer schwächsten Stelle, d. h. dorsal im Rippenwinkel und in den lateralen Anteilen (Abb. 8.**2** u. Abb. 8.**3**). Auch Frakturen der Rippenknorpel sowie kostosternale und -vertebrale Luxationen sind möglich.

Ist infolge von multiplen Frakturen ein größerer Teil der Brustwand nicht mehr am übrigen knöchernen Thorax fixiert, so kann dieser losgelöste Teil eine paradoxe Atemexkursion zeigen und die Ventilation lebensbedrohlich behindern (instabiler Thorax; Abb. 8.**4**).

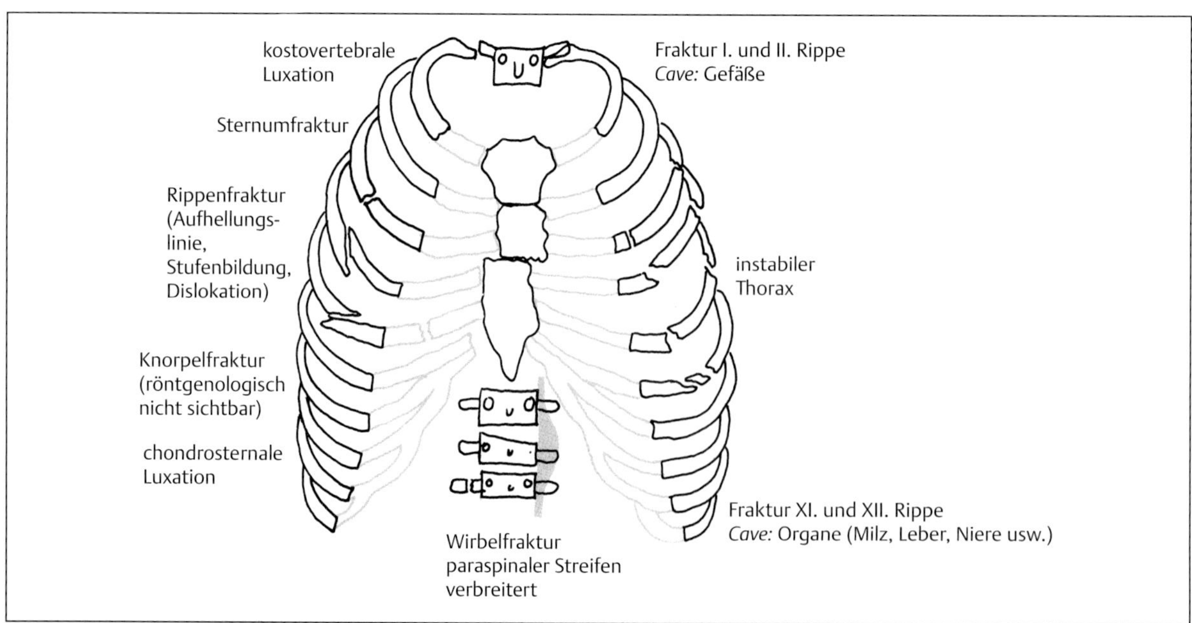

Abb. 8.1 **Thoraxwandfrakturen.**

Die I., II., XI. und XII. Rippe brechen selten. Ihre Fraktur kompliziert sich aber oft durch ernste Gefäß- (A. subclavia) und Organverletzungen (Leber, Milz, Niere), die computertomografisch untersucht werden müssen.

Röntgenologisch wird der Verdacht auf Rippenfraktur mit der Darstellung des knöchernen Thorax in Weichstrahltechnik und mehreren Projektionen geklärt. Der Frakturspalt imponiert als Aufhellungslinie, die Rippenkontur kann eine Stufe bilden und die Fragmente können gegeneinander verschoben sein. Frakturen der Rippenknorpel sind röntgenologisch stumm und werden allenfalls bei grober Dislokation am Verlauf der knöchernen Rippenanteile abgelesen. Eine Rippenfraktur an sich ist keine gefährliche Verletzung, sie ist jedoch ein Warnzeichen für den Untersucher, der nach anderen thorakalen Traumafolgen fahndet.

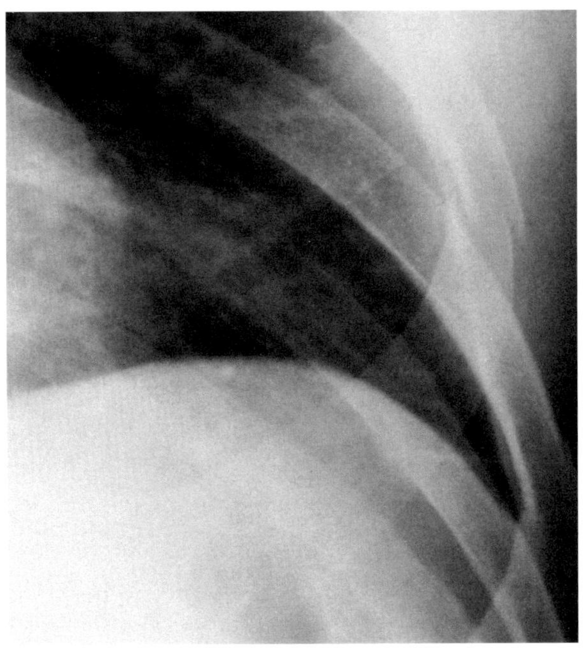

Abb. 8.**2** **Rippenfrakturen.** Verdickung des Pleurablatts als Ausdruck eines kleinen Hämatoms.

Sternumfraktur

Sie entsteht durch heftige direkte Gewalteinwirkung, wie z. B. bei Lenkradverletzungen. Die radiotransparenten Frakturlinien und die dislozierten Fragmente können am besten tomografisch und computertomografisch dargestellt werden. Oft bestehen gleichzeitig ein Mediastinalemphysem, ein Pneumothorax und eine Lungenverletzung (s. Abb. 8.**19**).

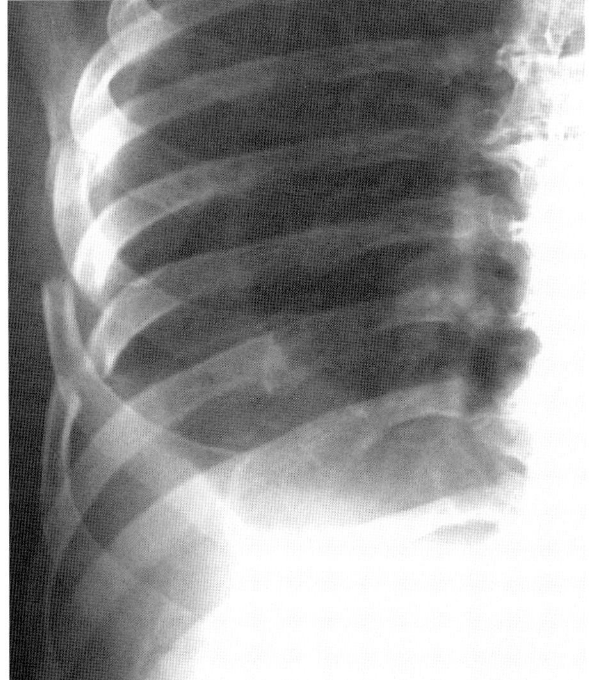

Abb. 8.**3** **Rippenserienfraktur rechts und hämorrhagischer Pleuraerguss.**

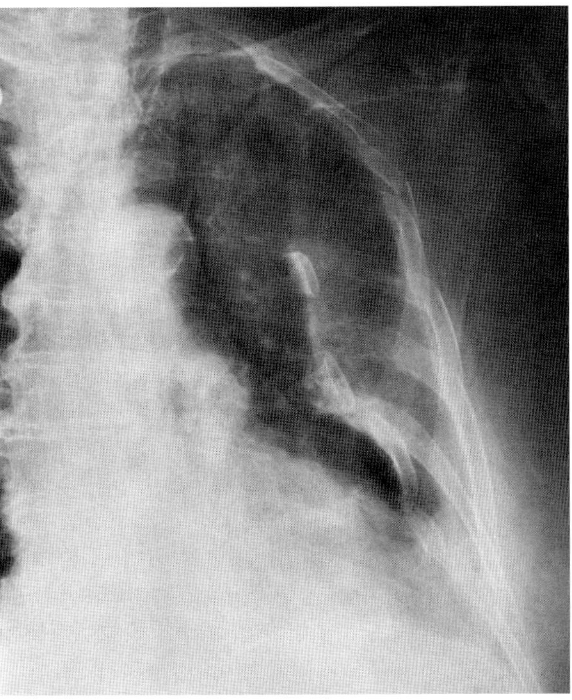

Abb. 8.**4** **Instabiler Thorax bei Rippenserienfraktur.**

Wirbelkörperfraktur

Sie entstehen meist durch Hyperflektionstraumen.

Röntgenologisch ist der Wirbelkörper keilförmig deformiert. An der ventralen Wirbelkörperkante entsteht eine Stufe, und die ineinander gestauchten Spongiosabälkchen zeigen sich als Verdichtungslinie. Auf dem p.–a. Bild kann das Weichteilhämatom den paraspinalen Streifen konvexbogig nach lateral verlagern. Alte Frakturen können von frischen Frakturen *szintigrafisch* abgegrenzt werden, da Letztere ab dem 3. Tag posttraumatisch ein knochenaffines Nuklid anreichern. *Computertomografisch* werden paravertebrale Hämatome erfasst, und es können instabile Wirbelkörperfrakturen mit Verlagerung der Hinterkante erkannt werden, bei denen eine Querschnittlähmung droht.

Hautemphysem

Ein Emphysem der Thoraxwand (Abb. 8.**5**) kann entstehen, wenn durch eine Rippenfraktur die subkutanen Bindegewebsräume Anschluss an einen Pneumothorax gewinnen oder wenn sich ein interstitielles Mediastinalemphysem über die Bindegewebsräume des Halses auf die Thoraxwand fortsetzt. Bei der Palpation hört man ein charakteristisches subkutanes Knistern.

Röntgenologisch zeigen sich in den tangential getroffenen Weichteilen blasige, streifige Lufteinschlüsse, die die Haut monströs verdicken können. Charakteristischerweise breitet sich die Luft entlang den Fasern des M. pectoralis maior aus, sodass in Projektion auf die Lungenoberfelder fächerförmig angeordnete, transparente Streifen sichtbar sind (Abb. 8.**6**).

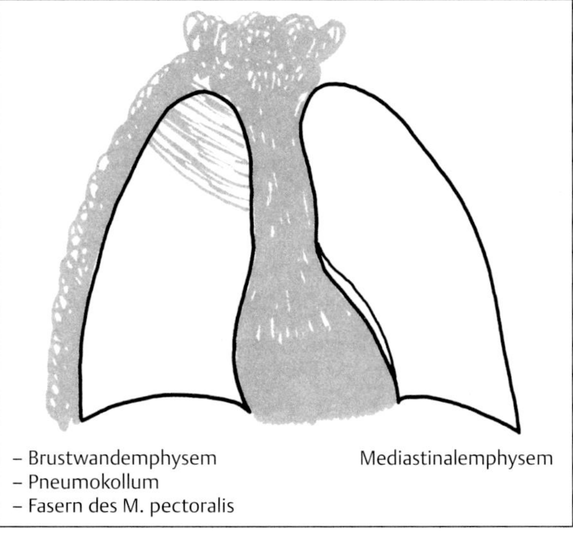

Abb. 8.**5** **Mediastinal- und Brustwandemphysem.**

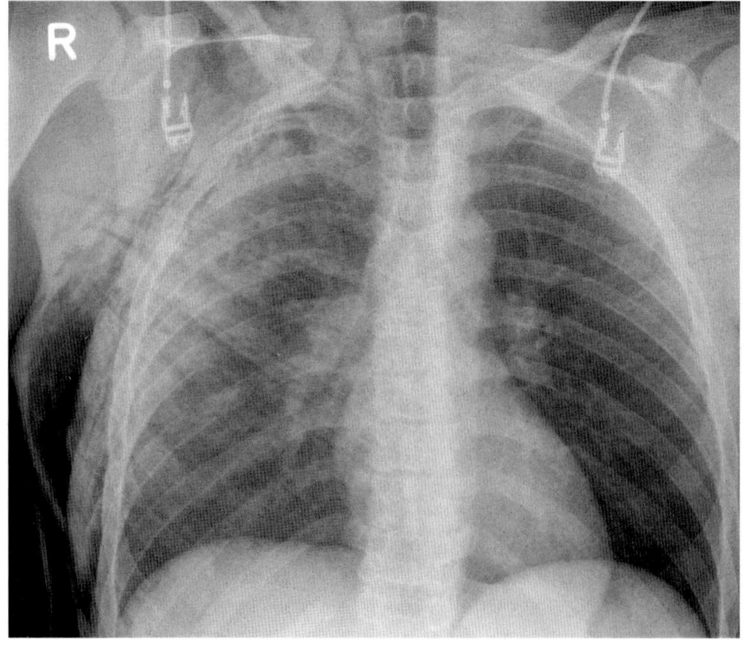

Abb. 8.**6** **Brustwandemphysem.** Beachte die Fiederung des Pektoralmuskels und das Pneumokollum.

Pleuraverletzungen

Pneumothorax

Pathologie

Beim Pneumothorax gelangt Luft in den Pleuraspalt. Dies ist nur möglich, wenn die Verletzung eine Verbindung zwischen Pleurahöhle und Außenluft schafft. Messerstiche und Stichverletzungen setzen pleurokutane Fisteln, sie sind aber selten. Sehr viel häufiger sind die bronchopleuralen Fisteln. Sie entstehen meist dadurch, dass eine traumatische Thoraxkompression den intraalveolären Druck plötzlich erhöht, einige Alveolen rupturieren und die Pleura visceralis einreißt. Der Unterdruck im Pleuraspalt saugt dann die Luft an. Auch spitze Rippenfragmente können die Pleurablätter lädieren und Ursache einer Fistel sein.

Die elastischen Fasern verkleinern die Lunge solange, bis sich infolge der Entspannungsatelektase der Riss in Pleura und Lungenparenchym von selbst schließt. Gelegentlich kann aber die Läsion der Pleura visceralis als Ventil wirken, das sich während der Inspiration öffnet und exspiratorisch schließt; dann entsteht ein Spannungspneumothorax mit zunehmendem intrapleuralem Luftvolumen, das die Mediastinalstrukturen verlagert, die großen Gefäße abknickt und so zum Tode führen kann.

Seltene, aber für die Therapie wichtige Ursachen eines Pneumothorax sind:

- *Bronchusruptur:* Bestehen ein Mediastinalemphysem, ein Pneumothorax und eine Lungenteilatelektase, evtl. in Kombination mit Frakturen der ersten 3 Rippen, sollte an die Bronchusruptur gedacht werden, die bronchoskopisch abzuklären ist.
- *Ösophagusruptur:* Posttraumatisch finden sich ein Hydropneumothorax und eine Dysphagie. Der Verdacht wird über einen Kontrastmittelbreischluck und evtl. ösophagoskopisch abgeklärt.

Klinik

Ein kleiner Pneumothorax ist asymptomatisch. Ist sein Volumen aber größer als ¼ des Hemithorax, so können durch den partiellen Lungenkollaps Hypoxämie und Dyspnoe entstehen. Der Klopfschall ist hypersonor, und auskultatorisch ist das Atemgeräusch abgeschwächt. Beim Spannungspneumothorax entwickeln sich zunehmende Thoraxschmerzen, Vernichtungsgefühl, Dyspnoe und Zyanose.

Radiologische Diagnostik

Übersichtsaufnahme

Zur Erstellung der Übersichtsaufnahme (Abb. 8.**7**) sollte der Patient im Stehen und – wenn nicht möglich – in Seitenlage geröntgt werden. Kann der Patient nur auf dem Rücken liegen, ist eine seitliche Aufnahme mit angestellter Kassette oder eine CT möglich. Eine Exspirationsaufnahme vergrößert die intrapleurale Luft relativ zur Lungenluft und lässt deshalb den Pneumothorax deutlicher erkennen. Die viszerale Pleura ist von der Thoraxwand abgehoben und als lateral-konvexe Haarlinie sichtbar, die mehr oder weniger parallel zur Thoraxwand läuft; lateral von dieser Haarlinie fehlt die Lungengefäßzeichnung. Bei der Stehaufnahme ist die pleurale Luft besonders in den apikalen Partien zu erkennen, bei der Seitenaufnahme am höchsten Punkt lateral, es sei denn, die Luft ist von präexistenten Pleuraadhäsionen abgekapselt (Abb. 8.**8**). Beim Spannungspneumothorax ist die Lunge kollabiert und entsprechend homogen verdichtet. Das Zwerchfell steht tief, die Interkostalräume sind weit und das Mediastinum ist nach kontralateral verlagert (Abb. 8.**9**).

Eine Pleura-Drainage wird von einigen Autoren befürwortet, wenn das Volumen des Pneumothorax mehr als 25 % des Hemithorax beträgt, wenn bei Verlaufskontrollen über 3 Tage eine Progredienz festzustellen ist oder wenn der Pneumothorax länger als 1 Woche persisiert (Light 1983).

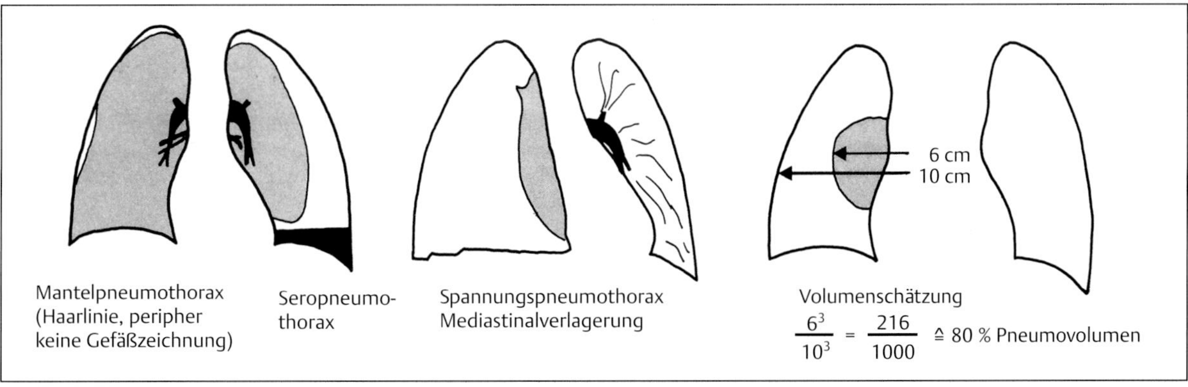

Abb. 8.**7** **Pneumothorax.**

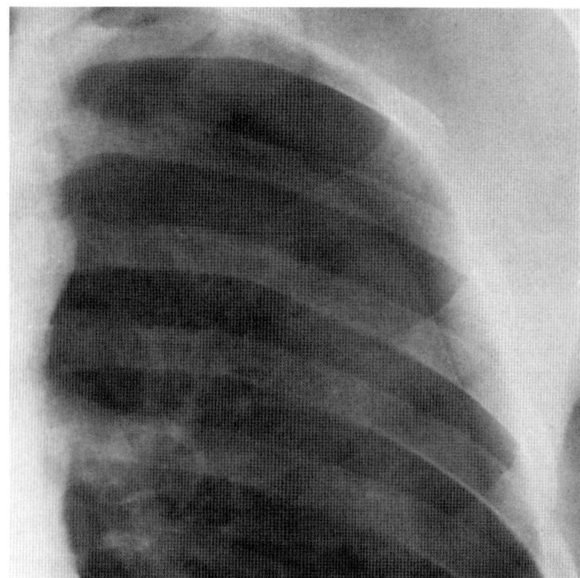

Abb. 8.8 **Mantelpneumothorax.**

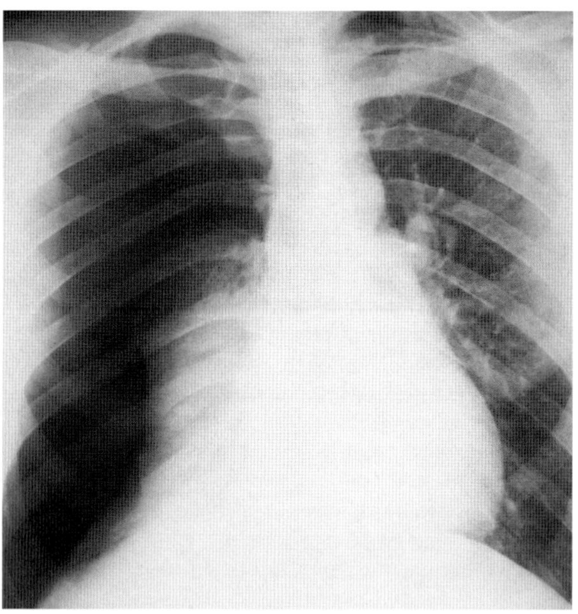

Abb. 8.9 **Spannungspneumothorax mit Verlagerung des Mediastinums zur Gegenseite.**

Bronchografie und Ösophagusbreischluck

Sie sind beim Pneumothorax nur in den seltenen Fällen indiziert, wenn der Verdacht auf Tracheobronchial- oder Ösophagusruptur besteht.

Computertomografie

Auch relativ kleine Pneumothoraxvolumina können in Rückenlage als strukturfreie Sichel ventral von der Lunge nachgewiesen werden.

Differenzialdiagnose

Emphysem, Riesenbullae (s. Aufhellung der Lungenfelder, Kapitel 15 „Radiologische Zeichen und Differenzialdiagnostik", Abschnitt „Hypertransparenzen"); Hautfalten, pleurale Narbenstränge (s. solitäre Streifenschatten, Kapitel 15 „Radiologische Zeichen und Differenzialdiagnostik", Abschnitt „Form der Verschattungen").

Hämatothorax

Aus verletzten Interkostalgefäßen sowie aus Lungen-, Mediastinal- und Zwerchfellgefäßen kann Blut in den Pleuraspalt fließen. Größere Blutvolumina stammen meist nicht aus der Lunge, da der Hämatothorax die Lunge komprimiert und damit auch die Blutung zum Stehen bringt (Light 1983). Ein mehr als minimaler Hämatothorax sollte abgesaugt werden, um dessen fibröse Umwandlung mit Ausbildung einer Pleuraschwarte zu verhindern. Ist das Hämatomvolumen größer als 1500 ml oder blutet es stärker als 200 ml/h, so ist eine Thorakotomie indiziert (Light 1983).

Übersichtsaufnahme

Beim stehenden Patienten sinkt das Blut in die basalen Pleurapartien, sodass sich eine Verschattung des Sinus phrenicocostalis zeigt, die mit medial-konkaver Grenze nach lateral ansteigt und in einen Thoraxwandbegleitschatten ausläuft. In Rückenlage führt das dorsal gelegene Blut zu einer homogenen Transparenzminderung des Lungenfelds. Oft ist der Hämatothorax mit einem Pneumothorax kombiniert, sodass eine Spiegelbildung nachweisbar ist.

Bald nach dem Trauma organisiert sich das Hämatom und ist dann in der Pleurahöhle nicht mehr frei beweglich.

Computertomografie und Sonografie

Kleine Blutmengen im Pleuraspalt können sonografisch und computertomografisch besser nachweisbar sein als mit der konventionellen Technik (Toombs et al. 1981).

Differenzialdiagnose

Differenzialdiagnostisch müssen andere Ursachen eines posttraumatischen Pleuraergusses bedacht werden: die Ösophagusfistel, eine Verletzung des Ductus thoracicus mit Chylothorax und eine Liquorfistel bei traumatischer Eröffnung des spinalen Subarachnoidalraums. Die chemische Analyse des Pleurapunktats auf Amylase und Chylomikronen sowie die Myelografie und der Ösophagusbreischluck klären die Diagnose.

Lungenverletzungen

Lungenkontusion

In einem kontusionierten Lungenareal entstehen sowohl interstitiell als auch intraalveolär Blutungen und Ödeme (Abb. 8.**10** u. 8.**11**). Umschriebene Parenchymrisse führen zu Hohlräumen, die mit Blut und später auch mit Luft (posttraumatische Zyste) gefüllt sind. Bei jungen Patienten sind diese Veränderungen häufiger, da ihre Thoraxwand leichter verformbar ist und die einwirkende Kraft schneller auf die Lunge übertragen wird. Klinisch leiden die Patienten an einer leichten Dyspnoe, an geringem Fieber und an leichten Hämoptysen; der Zustand kann sich aber innerhalb von 36 h dramatisch verschlechtern und in ein akutes Atemnotsyndrom einmünden.

Röntgenologisch finden sich fleckig konfluierende Verschattungsbezirke, die nicht segmental angeordnet sind und oft an der Seite der Gewalteinwirkung, seltener auf der Gegenseite (Contrecoup) lokalisiert sind. Die Verschattungen werden innerhalb von 6 h nach dem Trauma manifest und bilden sich innerhalb von 2–4 Tagen zurück (Voegele u. Bachofen 1976). *Computertomografisch* sind die umschriebenen Hämatome und Zysten, die im akuten Stadium meist mit einer Spiegelbildung einhergehen, genauer als mit der Übersichtsaufnahme zu erkennen.

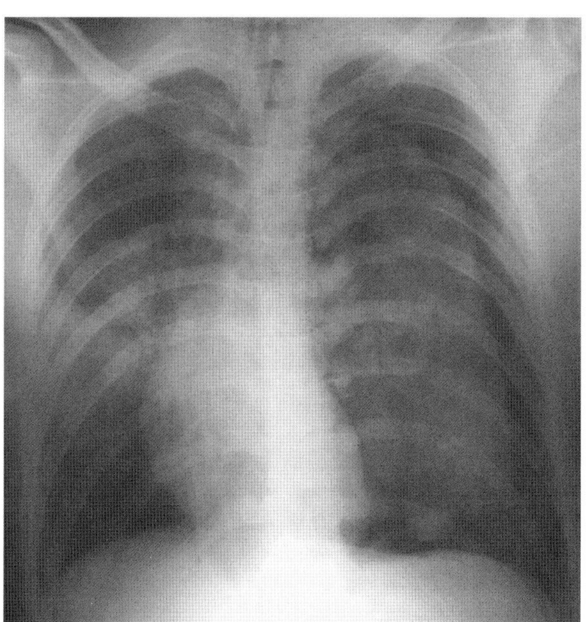

Abb. 8.**10** **Lungenkontusion und Pneumothorax.** Trotz fehlendem Lungenkollaps wird das Mediastinum nach rechts verlagert, was durch das Kontusionsödem und -hämatom bedingt ist. Beachte auch Lufteinschlüsse im linken Lungenflügel (Verdacht auf Parenchymriss).

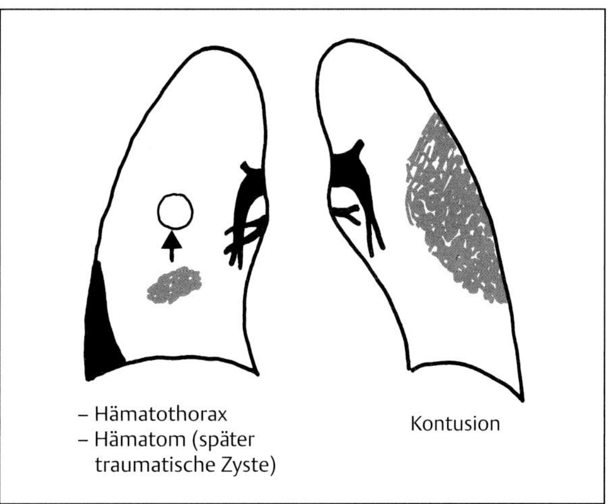

Abb. 8.**11** **Lungenhämatom und -kontusion.**

Posttraumatische Atelektase

Ein Schleimpfropf, ein Blutkoagel oder Aspirationsmaterial können einen Bronchus verschließen und eine posttraumatische Obturationsatelektase entstehen lassen.

Röntgenologisch finden sich segmental angeordnete, homogene Verschattungen. Bei diesen Zuständen ist eine Bronchoskopie indiziert, um das obturierende Material abzusaugen und gleichzeitig eine Bronchusruptur auszuschließen.

Posttraumatische Pneumonie

Beim polytraumatisierten, bewusstlosen Patienten kann es zu Aspirationspneumonien kommen. Lungenkontusionsherde und andere Lungenareale können sich aber auch superinfizieren, weil sie infolge der Schmerzen reflektorisch vermindert ventiliert sind.

Röntgenologisch zeigen sich Areale mit konfluierenden Fleckschatten, meist in den basalen und dorsalen Lungenfeldern.

Traumatische Hämatome und Zysten

Wird die Lunge beim Trauma stark verformt, so können durch Scherkräfte kurze Parenchymrisse entstehen, die sich mit Blut oder Luft füllen.

Die *Hämatome* (Abb. 8.**12**) zeigen sich röntgenologisch als ovale Schatten, die im Gegensatz zu Kontusionsherden sehr dicht sind und scharf berandet werden. Innerhalb von Wochen bilden sich diese Hämatome vollständig zurück (Vanishing Tumor; Gullota u. Wenzl 1974).

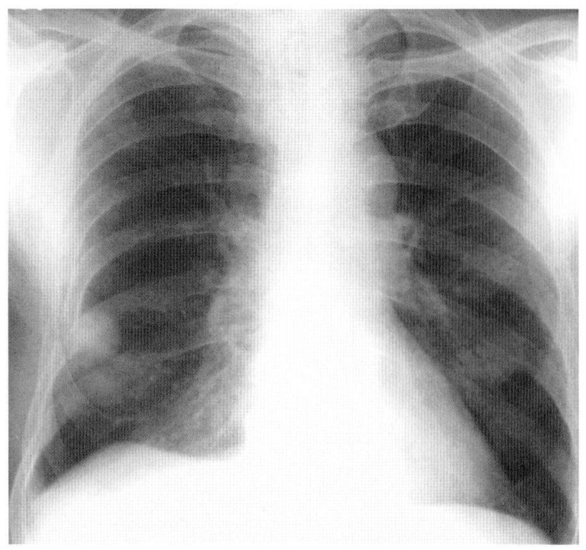

Abb. 8.12 **Postkontusionelles Lungenhämatom.**

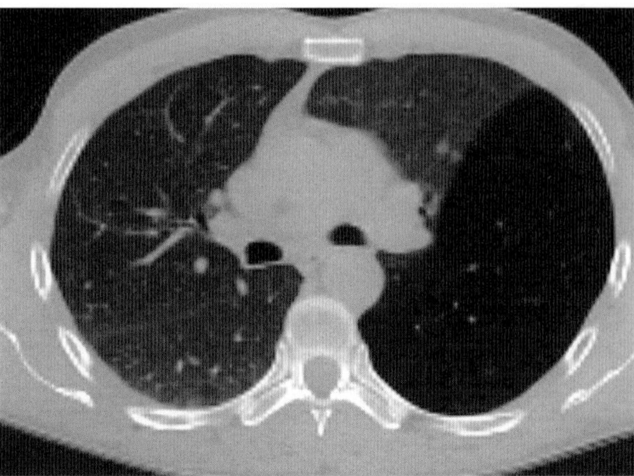

Abb. 8.13 **Posttraumatische Stenose des linken Unterlappenbronchus.** Überblähung und Gefäßrarefikation im linken Unterlappen ein halbes Jahr nach einem schweren Thoraxtrauma. Bronchoskopisch fand sich eine narbige Striktur.

Die *Lungenzysten* sind röntgenologisch unilokuläre, ovale, mit Luft gefüllte Hohlräume, die meist subpleural im Lungenmantel gelegen sind. Oft manifestieren sie sich röntgenologisch erst einige Tage posttraumatisch, wenn die Kontusionsherde teilweise resorbiert sind. Sie können sich aber auch schon am 1. Tag zeigen. In der Regel kollabieren die Zysten im weiteren Verlauf und bilden sich innerhalb von 4 Monaten zurück (Gullota u. Wenzl 1974, Müller et al. 2001).

Tracheobronchiale Ruptur (Abb. 8.13 u. 8.14)

Nur bei einem schweren Thoraxtrauma, das meist mit Sternumfrakturen und Frakturen der ersten 3 Rippen kombiniert ist, können Trachea oder Bronchien rupturieren. Diese Veränderung ist sehr selten und wird deshalb oft übersehen. Sie endet in 30 % der Fälle letal. Der Prädilektionsort für die Ruptur liegt 2 cm distal von der Karina, weil dort der Trachealbaum Scherkräften am stärksten ausgesetzt ist. Spätfolgen eines Risses in der Tracheobronchialwand können narbige Strikturen sein (Abb. 8.13).

Röntgenologisch zeigen sich Lungenflügelatelektasen, ein Pneumothorax, der durch Bülau-Drainagen nicht zu beseitigen ist, und ein Mediastinalemphysem. Bei vollständigem Abriss der Lunge sinkt der atelektatische Lungenflügel im Pneumothorax nach basal (Kumpe-Zeichen, „Fallen Lung Sign") (Kumpe et al. 1970). Die multiplanare *CT* kann Wandverdickungen und sehr selten auch Defekte des Tracheobronchialbaums nachweisen.

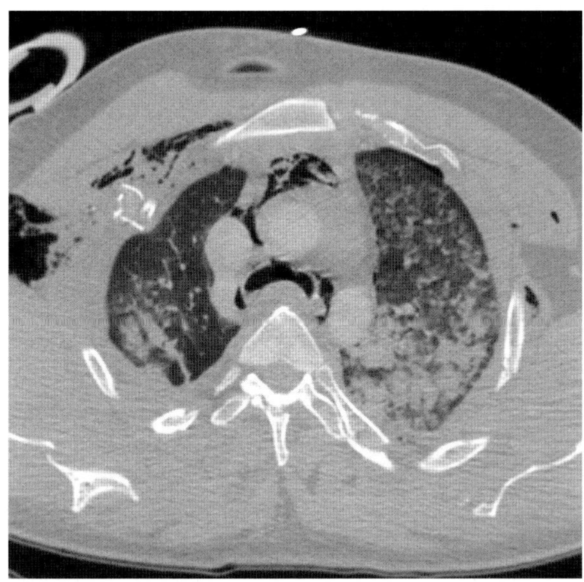

Abb. 8.14 **Trachealruptur, Pneumomediastinum und Hautemphysem, Rippenfrakturen und alveoläre Verschattungen (pulmonales Kontusionsödem oder pulmonale Blutung).**

Lungentorsion

Die sehr seltene Lungentorsion kommt nur bei Kleinkindern vor. Die Lunge wird am Hilus um 180° gedreht. Die Basis mit den größeren Gefäßen liegt apikal, die Lungenspitze liegt basal. In der Regel wird der Lungenflügel dabei schnell atelektatisch (Müller et al. 2001).

Akutes Atemnotsyndrom des Erwachsenen (Schocklunge, Da-Nang-Syndrom, Syndrom der steifen Lunge)

Posttraumatisch wird das akute Atemnotsyndrom des Erwachsenen (ARDS) durch einen hämorrhagischen Schock oder durch eine schwere Lungenkontusion ausgelöst (Abb. 8.**15** bis Abb. 8.**18**). Jedoch sind zahlreiche andere Ursachen bekannt: septischer Schock, akute Pankreatitis, Heroinvergiftung, Verbrauchskoagulopathie, Übertransfusion sowie Sauerstoff- und Druckbeatmung (Sutton et al. 1974, Rovner u. Westcott 1976).

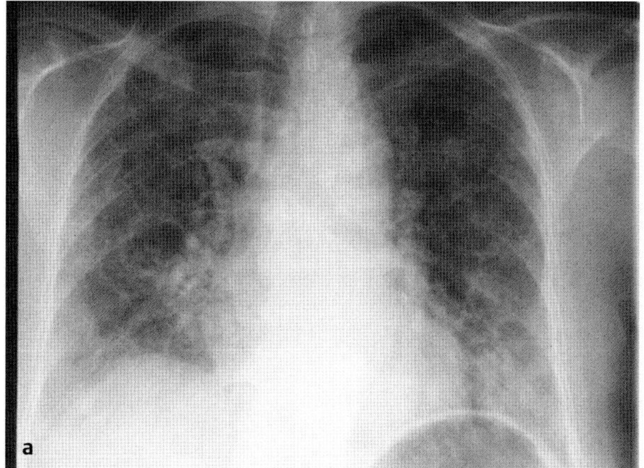

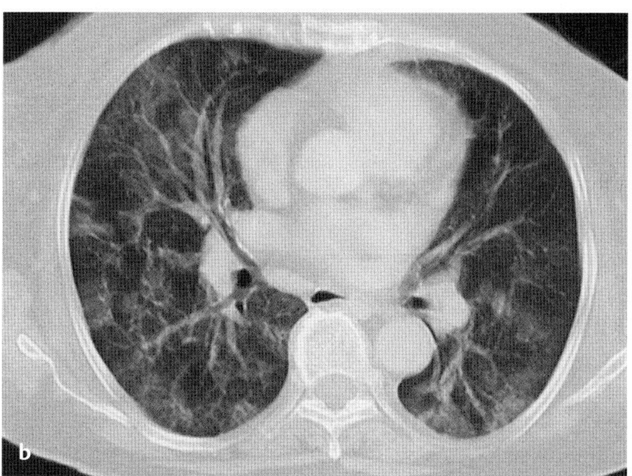

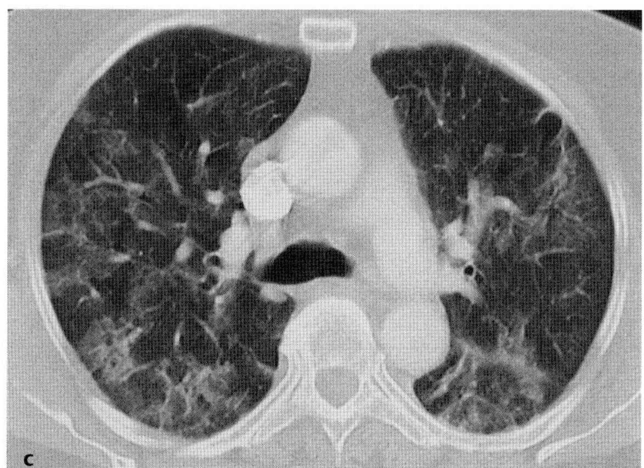

Abb. 8.**15 a–c** **Posttraumatische Schocklunge.** Der Patient hatte ausgeprägte abdominale und knöcherne Verletzungen. Im Röntgenbild interstitielles Muster. Im CT fleckig disseminiertes Milchglasmuster.

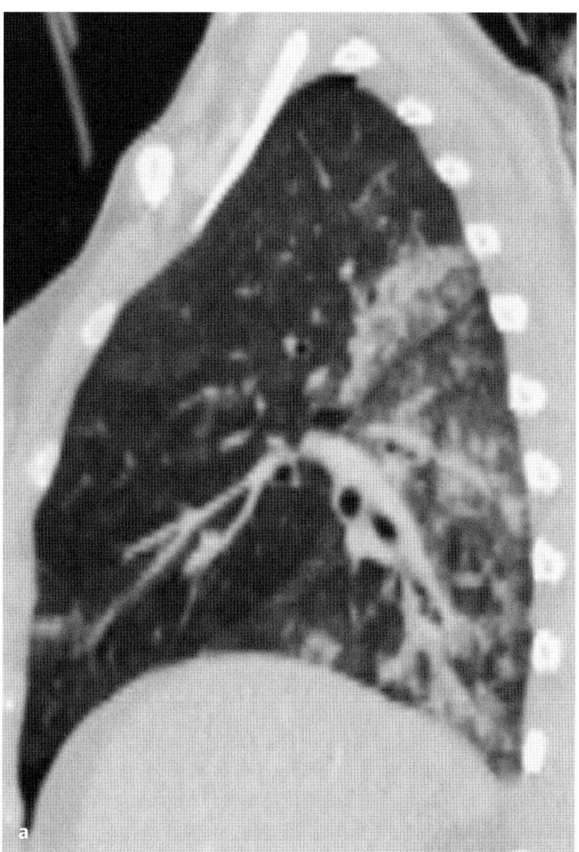

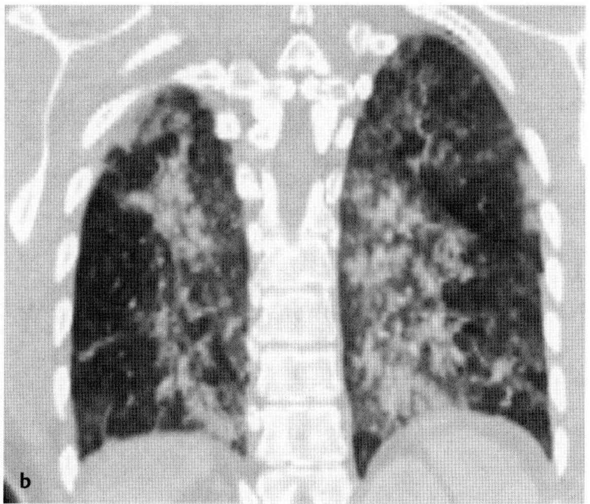

Abb. 8.**16 a** u. **b** **Lungenkontusion nach Auffahrtrauma.** Ödem und Einblutungen dorsal.

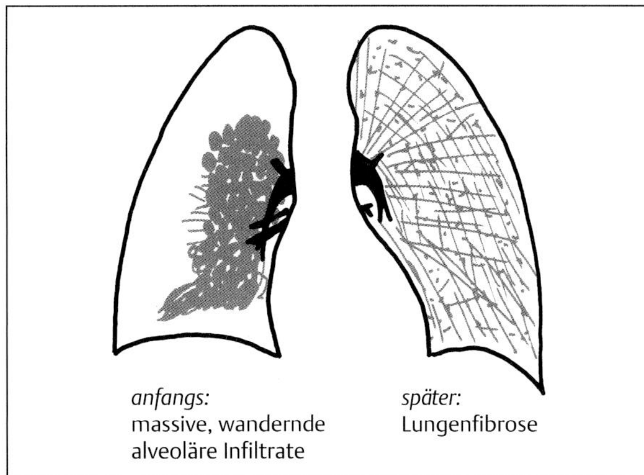

Abb. 8.17 **Schocklunge.**

Die Pathogenese ist bisher nicht vollständig geklärt; angeschuldigt werden aber disseminierte Thrombosen in den Lungenkapillaren (Petty u. Ashbaugh 1971), Kapillarpermeabilitätsstörung durch Endoxine, wie Histamin und Serotonin, sowie eine Produktionsstörung des Surfactant-Faktors (Greenfield et al. 1968). Die Diagnose ergibt sich aus der Kombination von Anamnese, Röntgenbefund und Blutgasanalyse bei meist geringem Auskultationsbefund und stellt eine Indikation zur Intubation mit Überdruckbeatmung dar.

Pathologie

Im akuten Stadium sind die Lungen autoptisch schwer, rot und von wasserkissenartiger Konsistenz, histologisch zeigen sich intrakapilläre Mikrothromben sowie intraalveoläre und interstitielle Blutungen und ödematöse Exsudationen. Vom 5.–7. Tag an bilden sich in den Alveolen hyaline Membranen. Danach entsteht eine progrediente interstitielle und alveoläre Fibrose. Aufgepfropft sind oft Bronchopneumonien, die auch abszedieren können (Fraser u. Paré 1983).

Klinik

Innerhalb von wenigen Stunden entwickelt sich eine schwere Dyspnoe mit Zyanose, trockenem Husten und einer metabolischen Azidose. Die Prognose des Syndroms ist immer ernst und die Erkrankung führt oft zum Tod (Kauffmann et al. 1983b).

Radiologische Diagnostik

Übersichtsaufnahme

Etwa 12 h nach dem Trauma zeigt das Röntgenbild Gefäßunschärfen und kleinfleckig generalisierte Verschattungen, die vom Aspekt her einem Lungenödem gleichen. Später können in einzelnen Lungenregionen die Verschattungen zu dichten Flächenschatten mit positivem Pneumobronchogramm konfluieren; zu diesem Zeitpunkt oder auch schon früher sind Intubation und Beatmung notwendig. Dadurch lösen sich die Infiltrate oft vorübergehend, befallen dann aber auch andere Regionen. Ab dem 7. Tag posttraumatisch entwickelt sich eine Fibrose mit retikulären, mikronodulären Schatten in allen Lungenfeldern. In jedem Stadium kann die Erkrankung durch Pneumonien kompliziert werden (Ostendorf et al. 1975, Thelen et al. 1976, Fraser u. Paré 1983).

Computertomografie

Nebeneinander stellen sich sehr unterschiedliche Veränderungen dar:

- Ödeme, besonders in den abhängigen Partien paravertebral
- Atelektasen der Unterlappen mit positivem Pneumobronchogramm
- multifokal unregelmäßig über die gesamte Lunge verteilte Luftrauminfiltrationen
- lokalisierte, mikrozystische Veränderungen (durch lokalisiertes interstitielles Emphysem)
- große Zysten („Schweizer-Käse-Muster") insbesondere bei Überdruckbeatmung, bei deren Vorkommen die Prognose als infaust gilt (Stark 1987)

Differenzialdiagnose

Lungenstauung (die für Herzinsuffizienz typische Kardiomegalie fehlt; Ödeme anderer Genese s. interstitielles Muster, Kapitel 15 „Radiologische Zeichen und Differenzialdiagnostik", Abschnitt „Form der Verschattungen"); Pneumonie, Kontusionsherde und Infarkt (s. Flächenverschattungen, Kapitel 15 „Radiologische Zeichen und Differenzialdiagnostik", Abschnitt „Segment- und Lappenverschattungen").

Fettembolie

Nach 1–3 Tage nach multiplen Frakturen der Röhrenknochen oder auch einer Marknagelung kann die klinische Trias „Ateminsuffizienz, kutane oder subkonjunktivale Petechien und Somnolenz" (sehr selten auch Fetttröpfchen im Sputum und im Urin) auf eine Fettembolie hinweisen. Die Fettsäuren reizen die pulmonalen Kapillaren und erhöhen ihre Permeabilität. *Röntgenologisch* und *computertomografisch* ist eine Unterscheidung vom ARDS nicht möglich. Sehr selten können Fetteinschlüsse in den Pulmonalarterien im CT nachgewiesen werde.

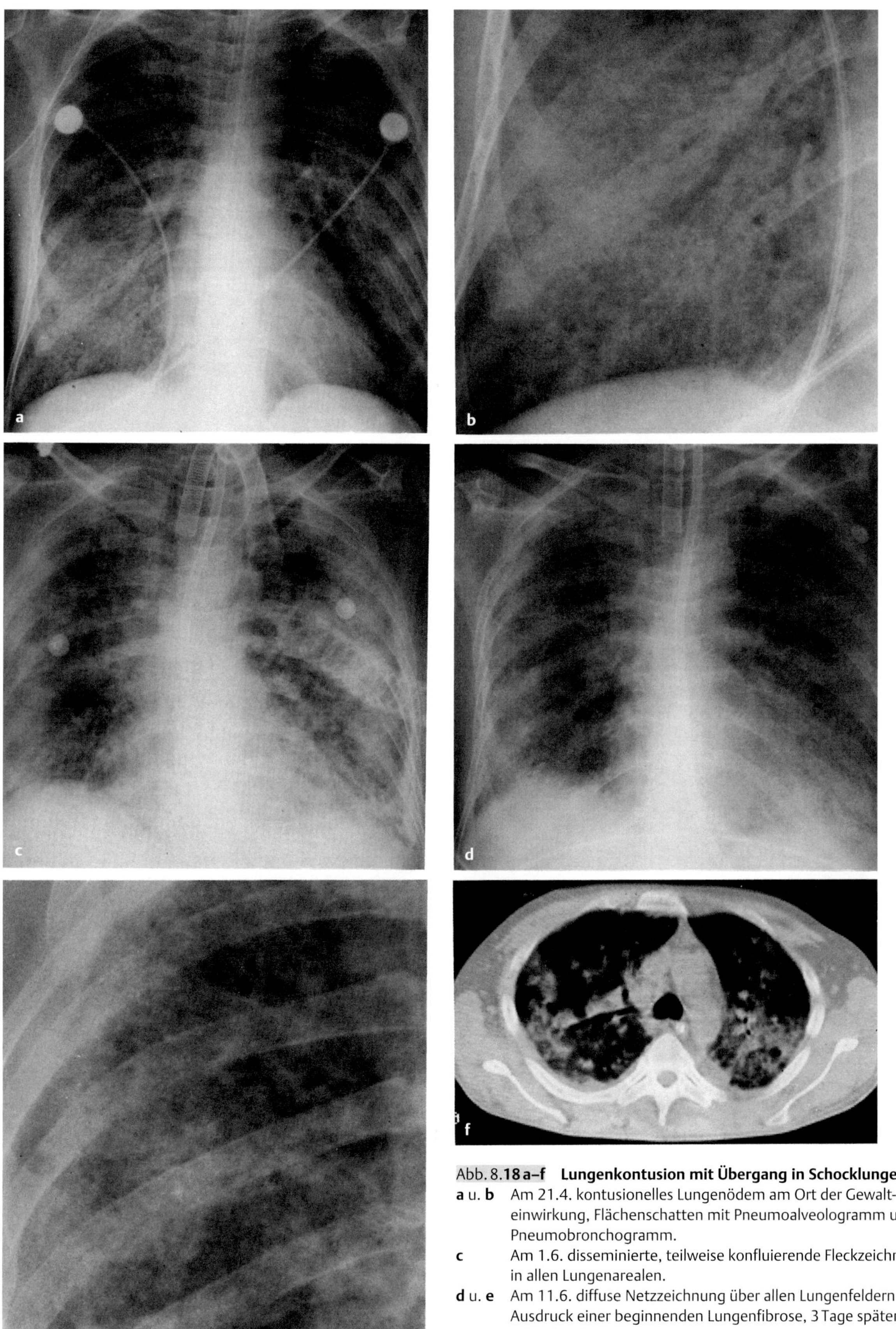

Abb. 8.18 a–f **Lungenkontusion mit Übergang in Schocklunge.**

a u. **b** Am 21.4. kontusionelles Lungenödem am Ort der Gewalteinwirkung, Flächenschatten mit Pneumoalveologramm und Pneumobronchogramm.

c Am 1.6. disseminierte, teilweise konfluierende Fleckzeichnung in allen Lungenarealen.

d u. **e** Am 11.6. diffuse Netzzeichnung über allen Lungenfeldern als Ausdruck einer beginnenden Lungenfibrose, 3 Tage später Exitus letalis.

f Das CT wurde am 1.6. angefertigt und zeigt disseminierte, intraalveoläre Infiltrate.

Mediastinalverletzungen

Pneumomediastinum

Ein Pneumomediastinum ist dadurch gekennzeichnet, dass zwischen die Bindegewebslagen des Mediastinums Luft gelangt. Die häufigste Ursache dafür ist eine traumatische Ruptur einiger Alveolen, aus denen Luft ins Lungeninterstitium dringt und durch die Atemexkursion in das Bindegewebe des Mediastinums gedrückt wird. Seltenere Ursachen sind eine tracheobronchiale Ruptur, eine Ösophagusruptur oder eine zygomatikomaxilläre Fraktur. Letztere schafft eine Verbindung zwischen den Nasennebenhöhlen und dem Bindegewebe des Halses, das mit dem Bindegewebe des Mediastinums kommuniziert.

Röntgenologisch finden sich im oberen Mediastinalschatten vertikal angeordnete transparente Streifen. Die Pleura mediastinalis kann etwas abgehoben sein und sich dann als Haarlinie zeigen, die parallel zum Mediastinal- und Herzschatten läuft. Oft bestehen gleichzeitig ein Pneumokollum und ein Hautemphysem der Thoraxwand (Abb. 8.**19**; s. auch Abb. 11.**2** bis 11.**5** u. Abb. 8.**6**).

Computertomografisch kann ein Mediastinalemphysem früher als im Röntgenbild nachgewiesen werden.

Hämatomediastinum

Risse und Rupturen der brachiozephalen Gefäße und der Aorta kommen nur bei schweren Thoraxtraumen vor, die oft mit Frakturen des Sternums und der ersten 3 Rippen kombiniert sind.

Röntgenologisch ist der obere Mediastinalschatten verbreitert, und wenn das Blut absinkt, ist auch der rechte Paravertebralstreifen breit (Peters u. Gamsu 1980; Abb. 8.**20**). Wichtig sind kurzfristige Verlaufskontrollen, um eine Volumenzunahme zu erfassen. Bei der Aortenruptur ist der Aortenknopf nicht mehr abgrenzbar. Die Trachea ist nach rechts verlagert, und es finden sich ein Pleurakuppenhämatom oder ein linksseitiger Hämatothorax.

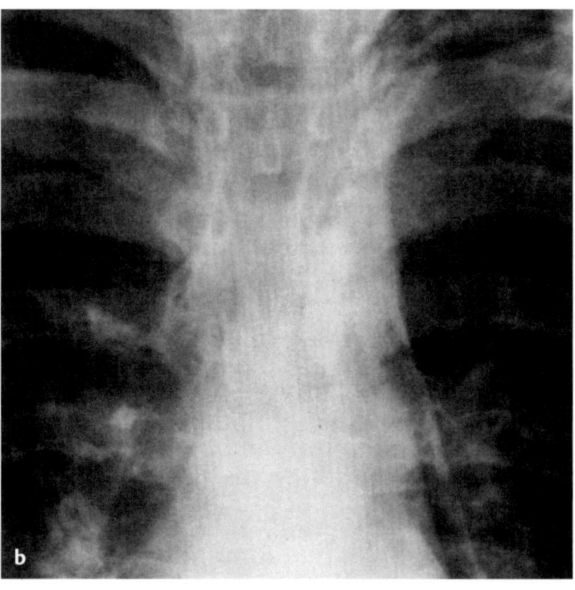

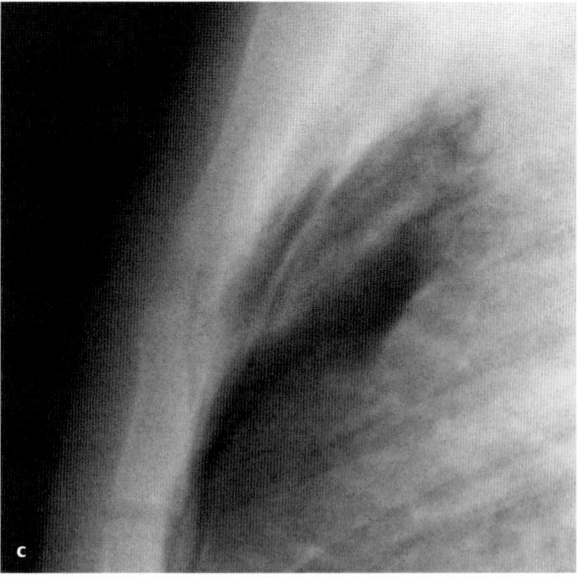

Abb. 8.**19 a–c** **Mediastinalemphysem bei Sternumfraktur.** Beachte die von der linken Herzkontur abgehobene Pleura mediastinalis, das Pneumokollum und die Luft im retrosternalen Mediastinum.

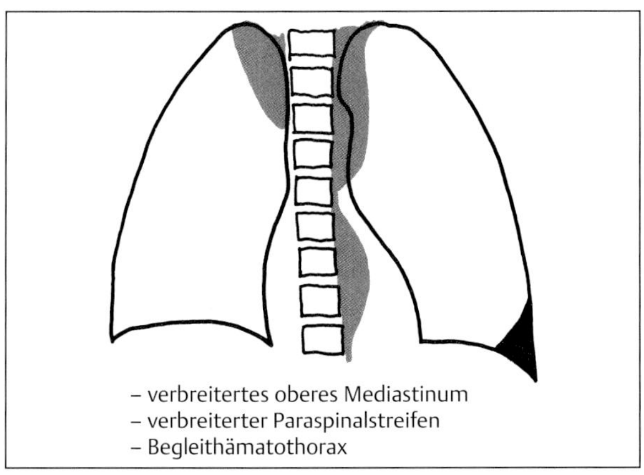

Abb. 8.**20** **Mediastinalblutung.**

Computertomografisch werden nach einer Kontrastmittelbolusinjektion die mediastinalen Gefäßlumina deutlich kontrastiert, und die Mediastinalhämatome können besser als mit der konventionellen Röntgenaufnahme nachgewiesen werden (Walter u. Hübener 1980, Toombs et al. 1981).

Die *Angiografie* des Aortenbogens und der abgehenden Gefäße zeigt Rupturen bzw. wandständige Füllungsdefekte infolge von subintimalen Blutungen.

Aortenruptur

Traumatische Aortenverletzungen sind lebensbedrohlich und machen bei schweren Verkehrsunfällen etwa 15% aller Todesfälle aus. Ist die Zirkumferenz der Aortenwand in allen 3 Schichten durchtrennt, stirbt der Patient an inneren Blutungen, und eine Therapie kommt zu spät. Oft entstehen aber nur kleinere Risse von Intima oder Media; dann können eine frühe Diagnose und Therapie (intrathorakale Chirurgie oder endovaskuläre Stents) lebensrettend sein, obwohl auch dann die Prognose insgesamt ernst bleibt. Bei den Dezelerationstraumata reißt die Aortenwand in 90% der Fälle am Lig. arteriosum ein, weil dort das Gefäß am Herz fixiert ist. Hingegen führen Verletzungen des knöchernen Thorax, insbesondere des Sternums und der I. oder II. Rippe, zu Lazerationen der Aortenwand in Höhe der Aorta ascendens bzw des Aortenbogens.

Klinisch handelt es sich in der Regel um schwere Polytraumata, und die Patienten sind bei der Ankunft im Krankenhaus bewusstlos und im Schock, sodass eine intensivmedizinische Betreuung notwendig ist.

Röntgenologisch kann die Übersichtsaufnahme meist nur im Liegen angefertigt werden. Der Mediastinalschatten ist verbreitert, der paraspinale Streifens links ist abgehoben, die Trachea ist nach rechts verlagert und eine frühe intrapleurale Blutung zeigt sich als apikale, halbmondförmige Verschattung über der linken Pleurakuppe. Oft sind Begleitverletzungen (Frakturen, Lungenkontusionsherde, Pneumothorax usw.) vorhanden, wobei besonders Frakturen des Sternums und der ersten Rippen indirekte Hinweise auf eine Aortenverletzung sein können.

Computertomografisch lassen sich das paraaortale Hämatom bzw. das Hämatom in der Aortenwand meist sicher diagnostizieren. Methode der Wahl ist aber die CT-Angiografie mit multiplanarer Rekonstruktion von dünnen Schichten am Mehrschicht-CT. Damit kann über die Kontrastmittelextravasation der Defekt evtl. direkt nachgewiesen werden, und beim Aneurysma dissecans kann die abgehobene Intimalasche („Intima Flap") dargestellt werden (s. Abb. 11.**12** u. Kapitel 11 „Mediastinale Erkrankungen").

Zwerchfellverletzungen

Risse und Rupturen des Diaphragmas sind die seltene Folge von schweren stumpfen Traumata, die meist mit anderen Verletzungen, wie z. B. Frakturen der unteren Rippen, Hämatothorax und Lungenkontusionen, kombiniert sind. Durch die entstandenen Lücken können Abdominalorgane nach intrathorakal herniieren (s. Abb. 12.**11**), was links häufiger geschieht als rechts. Sehr selten werden dabei kleine Teile der Milz abgelöst und wachsen im linken Brustfell an (Splenosis), was sich in disseminierten pleuralen Knoten manifestiert.

Das *Übersichtsbild* zeigt oft Frakturen der unteren Rippen und einen Hämatothorax. Die Herniation der Darmschlingen wird man vermuten, wenn sich typische Luftkonfigurationen und Spiegelbildungen intrathorakal zeigen; mit einer Kontrastuntersuchung des Magen-Darm-Kanals werden sie bewiesen. Eine Abgrenzung gegen eine Relaxation des Zwerchfells kann schwierig sein, gelingt aber, wenn die Darmschlingen in der Bruchpforte eng aneinander gerückt sind (Abb. 8.**21** u. Abb. 8.**22**).

Die *CT* zeigt die Beziehung des Bruchsacks zum Zwerchfell oft besser als die Übersichtsaufnahme, sodass eine Abgrenzung gegen Zwerchfellrelaxationen leichter gelingt.

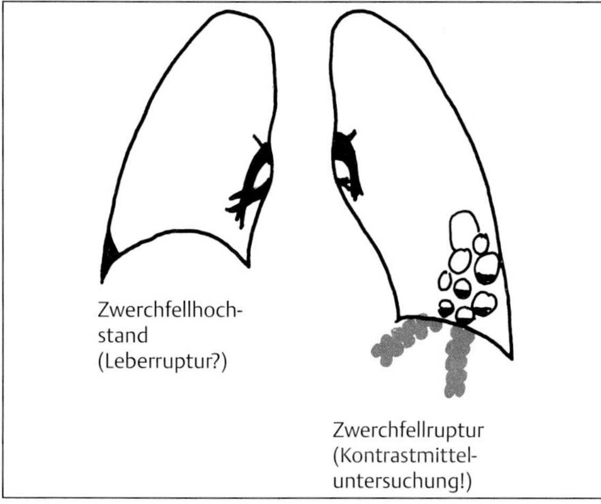

Abb. 8.**21** **Zwerchfell- und Leberruptur.**

Differenzialdiagnose

Relaxatio diaphragmatis, Hiatushernie, Chilaiditi-Syndrom (s. Kapitel 12 „Zwerchfellerkrankungen"); multilokuläre Zysten (s. Ringschatten, Kapitel 15 „Radiologische Zeichen und Differenzialdiagnostik", Abschnitt „Form der Verschattungen").

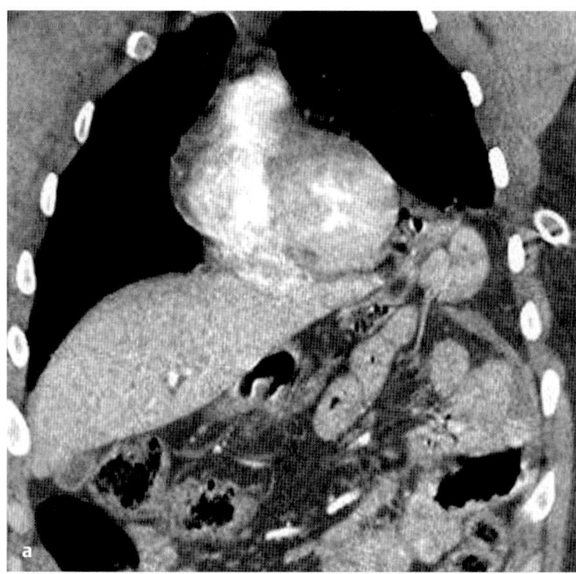

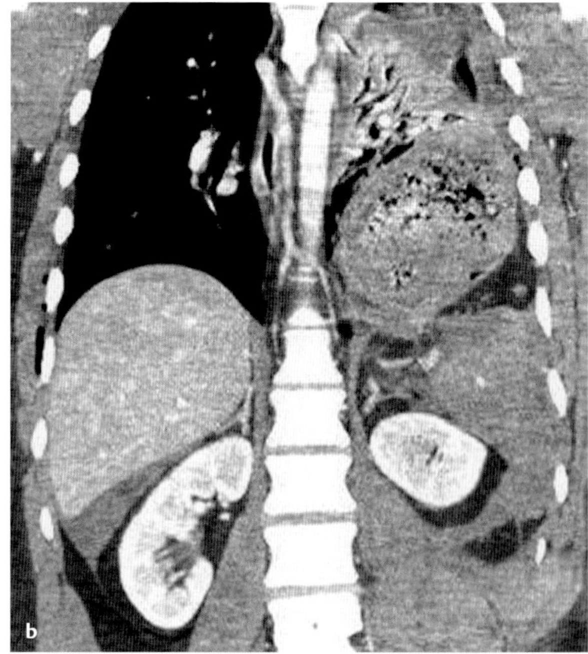

Abb. 8.**22 a** u. **b** **Posttraumatische Zwerchfellruptur.** Retroperitoneale Blutung.

9 Pleuraerkrankungen

Pleuraerguss

Der Pleuraerguss ist eine pathologische Flüssigkeitsansammlung in der Pleurahöhle. Beim Gesunden finden sich zwar auch wenige Milliliter Flüssigkeit, die das Gleiten der Pleurablätter erleichtern; beim Pleuraerguss kann dieses Volumen aber mehrere Liter betragen und dann die Lunge komprimieren und Mediastinum und Zwerchfell verlagern.

Ziele der radiologischen Diagnostik

- Den Erguss diagnostizieren und ihn gegen andere Pleuraverschattungen, wie Schwarten und Tumoren, abgrenzen. Dies gelingt, wenn man den Patienten umlagert und die freie Beweglichkeit der Flüssigkeit in der Pleurahöhle beweist
- Darüber hinaus müssen pulmonale und abdominale Erkrankungen, die einen Pleuraerguss bedingen, erkannt werden, wie z. B. Herzinsuffizienz, Pneumonie, Lungenkarzinom, Lungenembolie, Leberzirrhose u. a. (Tab. 9.**1** u. Tab. 9.**2**)
- Die Artdiagnose eines Pleuraergusses gelingt aber erst mit dem Pleurapunktat, das zytologisch, bakteriologisch und chemisch analysiert wird

Pathologie

Nach der Zusammensetzung des Ergusses kann man unterscheiden:

- *Pleuratranssudat:* Es ist eine klare Flüssigkeit mit einem spezifischen Gewicht unter 1,016 und einem Eiweißgehalt unter 3 g/dl. Entsprechend ist die Pandy-

Tabelle 9.**1** Ungefähre Häufigkeit verschiedener Pleuraergüsse in den USA (nach Light).

Herzinsuffizienz	1:500 000
Pneumonie (bakteriell)	1:300 000
Malignome	1:200 000
• Lunge	1:60 000
• Brust	1:50 000
• Lymphome	1:40 000
• Varia	1:50 000
Thrombembolie	1:150 000
Pneumonie (viral)	1:100 000
Leberzirrhose mit Aszites	1:50 000
gastrointestinale Erkrankung (Pankreatitis)	1:25 000
Kollagenosen	1:6000
Tuberkulose	1:2600
Asbestose	1:2000
Mesotheliom	1:450

Tabelle 9.**2** Ursachen eines Pleuraergusses. Die mit „M" gekennzeichneten Erkrankungen zeigen neben dem Pleuraerguss in der Regel auch andere Veränderungen auf dem Thoraxbild; bei den mit „O" gekennzeichneten kann der Pleuraerguss alleiniges Röntgensymptom sein (nach Light).

Vaskulär	
O	Lungeninfarkt
M	Herzinsuffizienz
O	Pericarditis constrictiva
Entzündlich	
O	Tuberkulose
M	parapneumonisch (Virus, Mykoplasmen, Bakterien, Pilze)
O	Kollagenosen (Lupus erythematodes, rheumatoid)
M	Wegener-Granulomatose
M	Löffler-Syndrom
O	Postinfarktsyndrom (Dressler)
M	Mononukleose
O	Morbus Whipple
O	Mittelmeerfieber
O	familiäre rezidivierende Polyserositis
Neoplastisch	
M	Bronchialkarzinom
O	malignes Lymphom
M	Rippensarkom oder Metastase
O	metastatische Pleurakarzinose
O	Mesotheliom
Iatrogen	
O	intrapleurale Infusion (z. B. bei fehlerhafter Katheterlage)
M	nach Thorakotomie
M	Strahlentherapie
Traumatisch	
O	Hämatothorax
O	Ösophagusruptur
O	Chylothorax
Mediastinal	
M	Cava-superior-Obstruktion
M	Aortenruptur
O	Ösophagusfistel (z. B. Karzinom)
O	Ductus-thoracicus-Fistel (Filiaren, Karzinom)
M	rupturierte Dermoidzyste
Subphrenisch	
O	Pankreatitis oder Pankreastumor
O	subphrenischer Abszess
O	Zirrhose mit Aszites
O	Meigs-Syndrom (Aszites bei Ovarialtumor)
Varia	
O	Asbestose
O	nephrotisches Syndrom
O	Myxödem
O	Urämie
O	spontane Pleurablutung bei Koagulopathie
O	genuines Lymphödem (Milroy)
M	Lymphangioleiomyomatose (multiple kleine Lungenzysten)
M	Yellow-Nail-Syndrom (Bronchiektasen, Lymphödem, Nageldystrophie)

Probe negativ. Häufigste Ursache des Pleuratranssudats ist die dekompensierte Herzinsuffizienz. Aber auch ein Aszites bei Leberzirrhose oder Ovarialtumoren, ein nephrotisches Syndrom oder ein Myxödem kommen als Ursachen infrage.

- *Pleuraexsudat:* Es ist eine trübe Flüssigkeit mit einem Eiweißgehalt über 3 g/dl und einem spezifischen Gewicht von mehr als 1,016. Entsprechend ist die Pandy-Probe positiv. Die mikroskopische Bestimmung der zellulären Elemente, wie Granulozyten, Lymphozyten, Erythrozyten und maligne Zellen, engt die Differenzialdiagnose ein. Häufigste Ursache des Pleuraexsudats ist die Pleuritis, die meist parapneumonisch bei unspezifischen Infekten der Lunge vorkommt; auf eine tuberkulöse Genese weist ein hoher Lymphozytengehalt hin. Auch maligne Pleuraergüsse sind Exsudate, wobei darin zytologisch nicht immer maligne Zellen gefunden werden.
- *Empyem:* Die intrapleurale eitrige Exsudation entsteht meist para- und postpneumonisch; selten ist sie Folge einer per continuitatem Ausbreitung von subdiaphragmalen, wie z. B. hepatischen, Abszessen.
- *Hämatothorax:* Einblutungen in die Pleurahöhle finden sich bei Traumen, bei Aortenrupturen, bei Pleura- und Lungenmalignomen und gelegentlich postembolisch.
- *Chylothorax:* Die milchig-trübe Flüssigkeit, deren Triglyzeridkonzentration höher als 110 mg/dl ist und in der mikroskopisch Chylomikronen nachweisbar sind, gelangt aus tumorösen und traumatischen Fisteln des Ductus thoracicus in die Pleura (Tab. 9.**3**). Die MRT kann gelegentlich den Fettgehalt des Ergusses nachweisen, die sichere Diagnose gelingt aber erst nach der Punktion (s. Tab. 9.**3**).
- *Cholo- und Liquorthorax:* Beide Veränderungen sind extrem selten. Biliäre Ergüsse kommen posttraumatisch bei Leber- und Zwerchfellrupturen vor. Eine traumatische Eröffnung des spinalen, liquorhaltigen Subarachnoidalraums lässt Liquor in die Pleurahöhle übertreten.
- *Iatrogener Fluidothorax:* Durch Katheterfehllagen werden manchmal große Mengen Flüssigkeit in die Pleura infundiert.

Klinik

Ein Erguss ist asymptomatisch, er kann aber auch Thoraxschmerzen und einseitige Schonatmung bedingen. Ist er voluminös, so resultiert eine Dyspnoe. Auskultatorisch sind Atemgeräusch und Bronchophonie abgeschwächt.

Radiologische Diagnostik

Übersichtsaufnahme

Die Form des Pleuraergusses ist ein Resultat folgender einwirkender Kräfte:

- Adhäsions- und Kohäsionskräfte zwischen Pleura und Erguss
- elastische Retraktionskräfte, die die Lunge form- und proportionsgetreu verkleinern
- vor allem die Schwerkraft, die die Flüssigkeit in den abhängigen Partien sammelt

Demzufolge ist die Flüssigkeitsverteilung lageabhängig und ändert entsprechend ihren Röntgenaspekt (Abb. 9.**1**, Abb. 9.**2** u. Abb. 9.**3**).

Tabelle 9.3 Ursachen eines Chylothorax (nach Reeder u. Felson).

- Traumatisch
- Tumorinvasion (Bronchialkarzinom, Mesotheliom, Hodgkin usw.)
- Filiarien
- Kongenitale Atresie oder rupturiertes Aneurysma
- Leberzirrhose
- Thrombose der linken V. subclavia
- Lymphangiom, Lymphangiomatose, Lymphangioleiomyomatose
- Fibrosierende Mediastinitis
- Iatrogen (nach Thoraxchirurgie)
- Idiopathisch

Im Stehen

- Die *Seitenaufnahme* zeigt eine Verschattung des dorsalen Sinus, der nach oben konkav begrenzt wird. Erst ab einem Volumen von 100 ml ist der Erguss nachweisbar; kleinere Ergüsse sammeln sich zwischen Diaphragma und Lungenunterfläche und sind röntgenologisch nicht sichtbar. Für die klinische Praxis gilt aber, dass ein nennenswerter Erguss ausgeschlossen ist, wenn beide dorsalen Sinus transparent sind.

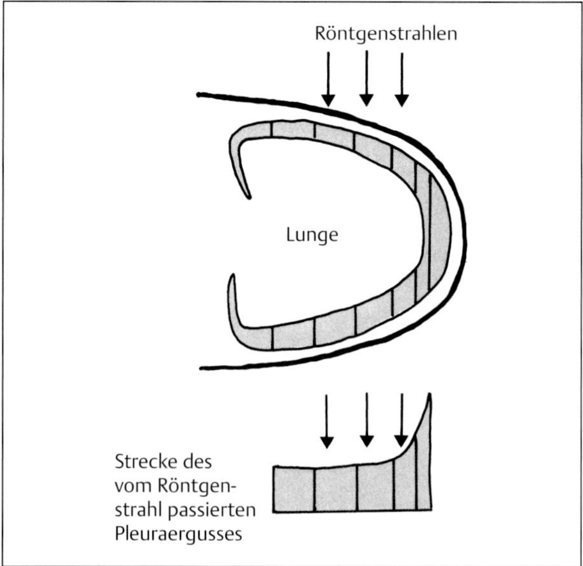

Abb. 9.1 Abbildung eines Pleuraergusses in der p.–a. Thoraxaufnahme. Obwohl der Erguss die gesamte Lungenbasis mantelförmig umspült, wird er nur dort sichtbar, wo ihn der Röntgenstrahl tangential trifft.

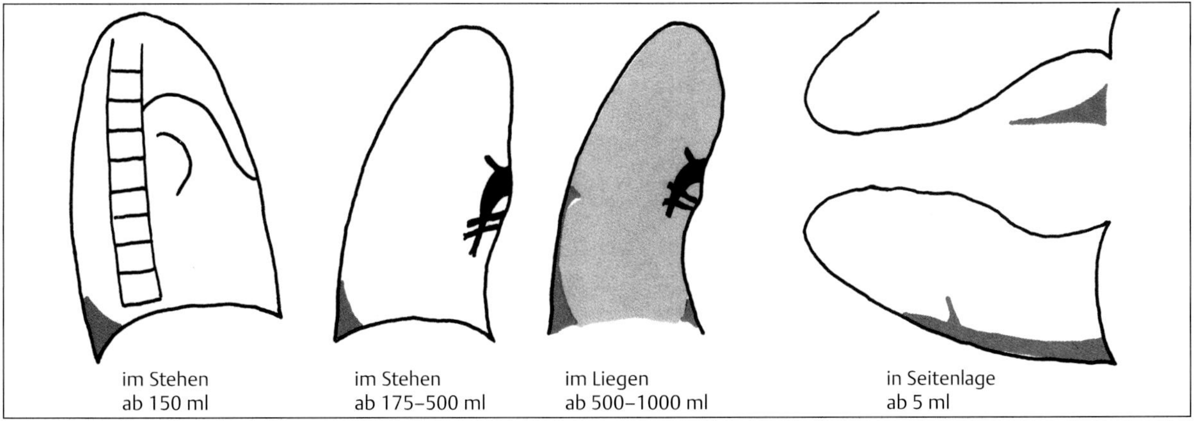

Abb. 9.2 **Nachweisgrenzen eines Pleuraergusses.**

- Die *p.-a. Aufnahme* zeigt Verschattung der kosto- und mediastinodiaphragmalen Winkel, wenn das Ergussvolumen größer als 175–500 ml ist. Er ist zur Lunge hin konkav berandet und wird nach kranial schmal. Im mediastinalen Pleuraraum ist diese Verschattung schmaler und weniger hoch, da die Pleurablätter am Lig. pulmonale ineinander übergehen.

In Rückenlage

Erst bei mindestens 500 ml wird der Pleuraerguss röntgenologisch sichtbar, und zwar aufgrund folgender Eigenschaften:

- Die Sinus laterales sind verschattet.
- Die Strahlentransparenz des gesamten Hemithorax ist homogen vermindert.
- Dabei sind im Gegensatz zur Pneumonie oder Atelektase die Lungengefäße gut abgrenzbar, und es fehlen Pneumoalveologramm und Pneumobronchogramm.

In Seitenlage

Die Flüssigkeit sammelt sich zwischen der lateralen Thoraxwand und der Lunge und bewirkt eine bandartige Verschattung, die auch dornförmig in den kleinen Lappenspalt einstrahlen kann.

Untersuchungen an Leichen zeigten, dass bereits 5 ml in Seitenlage nachweisbar sind (Moskowitz et al. 1973). Ist das Flüssigkeitsband schmaler als 1 cm, so ist das Volumen des Pleuraergusses gering und eine Punktion schwierig.

Atypische Formen eines Pleuraergusses

(Abb. 9.**4**–Abb. 9.**9**):

- *Abgekapselter Erguss:* Sind die Pleurablätter partiell verklebt, so kommt es zu umschriebenen pseudotumorösen Ergussansammlungen, die halbkugelig der inneren Thoraxwand aufsitzen. Bei der orthograden Projektion können sie als Rundschatten imponieren; die tangentiale Projektion zeigt aber einen flachen, halbkreisförmigen Schatten, dessen Ränder stumpfwinkelig in die Thoraxwand übergehen, im Gegensatz zum peripher gelegenen pulmonalen Tumor, dessen Kontur sich spitzwinkelig in die Thoraxwand fortsetzt (s. Abb. 6.**22**).
- Der *Interlobärerguss* (Abb. 9.**6**) kommt häufig im kleinen Lappenspalt vor (Abb. 9.**7**), selten auch in den großen Lappenspalten. Er zeigt sich röntgenologisch als flacher, bikonvexer, homogener Schatten, der auch zitronenförmig oder kugelrund erscheinen kann. Ein Erguss im kleinen Lappenspalt muss röntgenologisch von einer Mittellappenatelektase unterschieden werden. Dies gelingt, da 1. der Erguss bikonvex und die Atelektase konkav oder plan konturiert ist, da 2. nur die Atelektase den rechten Herzrand auslöscht und da 3. bei der Atelektase der Lappenspalt nicht sichtbar ist, während er beim Erguss oft in den peripheren Abschnitten strichförmig erkannt wird. Am sichersten ist aber wohl die Unterscheidung im CT: Der Erguss ist homogen, die Atelektase hat eine gewisse Binnentextur.
- *Posteromediastinaler Erguss:* Die Flüssigkeitssäule ist mediastinal höher und breiter als lateral. Dies ist die Folge einer verstärkten Retraktion des Unterlappens, sodass an eine Dystelektase des Unterlappens gedacht werden muss.
- *Subpulmonaler Erguss:* Gelegentlich kann ein Ergussvolumen bis zu 1 l zwischen Zwerchfell und Lungenbasis angesammelt sein, ohne dass die Flüssigkeit in den Sinus phrenicocostalis übertritt. Eine zufrieden stellende Erklärung für dieses Phänomen existiert noch nicht. Röntgenologisch findet sich ein scheinbarer Zwerchfellhochstand; die Kuppe des Diaphragmas ist lateralisiert und fällt lateral entsprechend steil ab. Der Abstand zwischen der linken Lungenunterfläche und der Magenblase beträgt mehr als 2 cm. In Seitenlage läuft der Erguss nach kranial ab (Rudikoff 1981).
- *Zwerchfellinversion:* Bei voluminösen Ergüssen kann sich das linke Zwerchfell nach kaudal durchbiegen. Röntgenologisch findet sich dann eine entsprechende Impression von Magen- und Kolonluft. Bei der Inspiration kontrahiert sich das Zwerchfell und verkleinert dadurch den Hemithorax, was röntgenologisch als paradoxe Zwerchfellbewegung zu erkennen ist (Rigler 1977b).

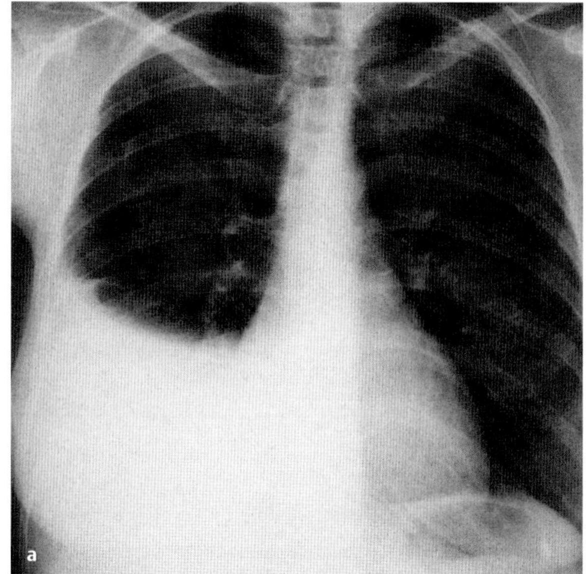

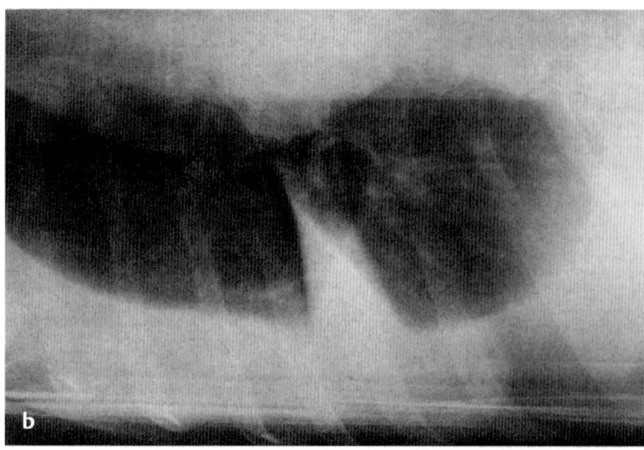

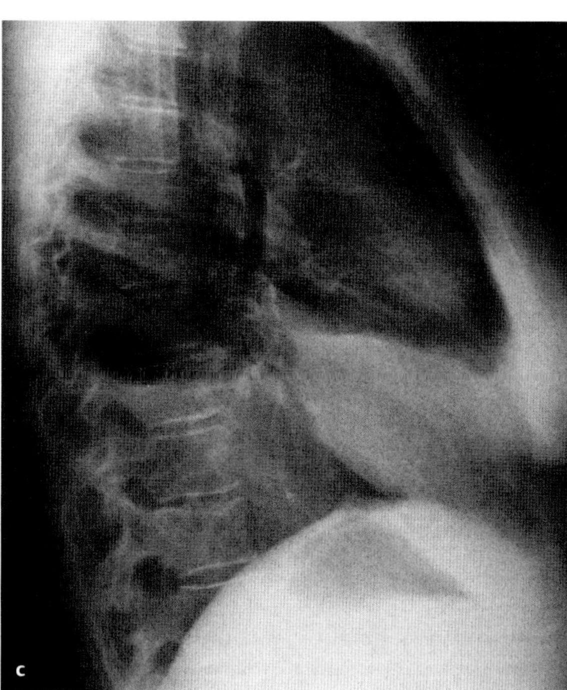

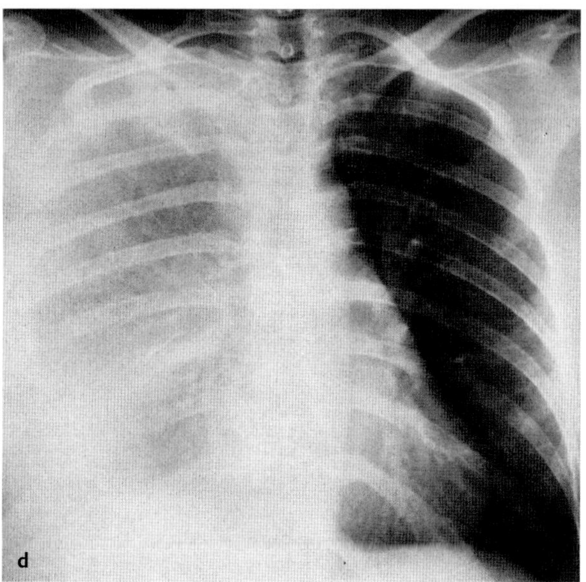

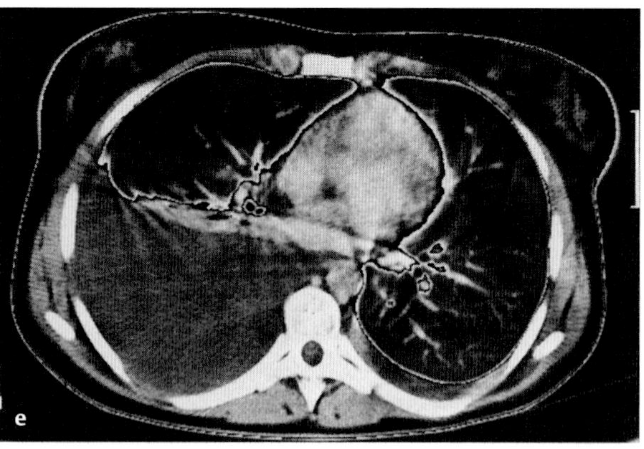

Abb. 9.**3 a–e** **Chylothorax**, der in Seitenlage noch kranial und in den kleinen Lappenspalt abfließt und in Rückenlage den gesamten Hemithorax verschattet. Ursache war eine Missbildung der Lymhangien Milroy-Trenaunay. Im CT Mantelatelektase in der Nachbarschaft des Ergusses.

Sonografie

Mit der transdiaphragmalen und transthorakalen Sonografie kann der flüssigkeitsgefüllte Pleuraspalt als echofreies Band identifiziert werden. Die Sonografie bewährt sich besonders bei abgekapselten, brustwandnahen Ergüssen, die röntgenologisch nicht mit letzter Sicherheit von Tumoren und Schwarten abzugrenzen sind (Abb. 9.**8**)

Computertomografie

Das in Rückenlage angefertigte CT (z. B. Abb. 9.**9**) zeigt dorsal zwischen Thoraxwand und Lunge ein sichelförmiges Band wasseräquivalenter Dichte. Recht gut sind dabei meist auch die verdichteten ergussnahen Lungenanteile zu erkennen, was Ausdruck einer Manteldystelektase oder -atelektase ist (s. Abb. 9.**3 e**).

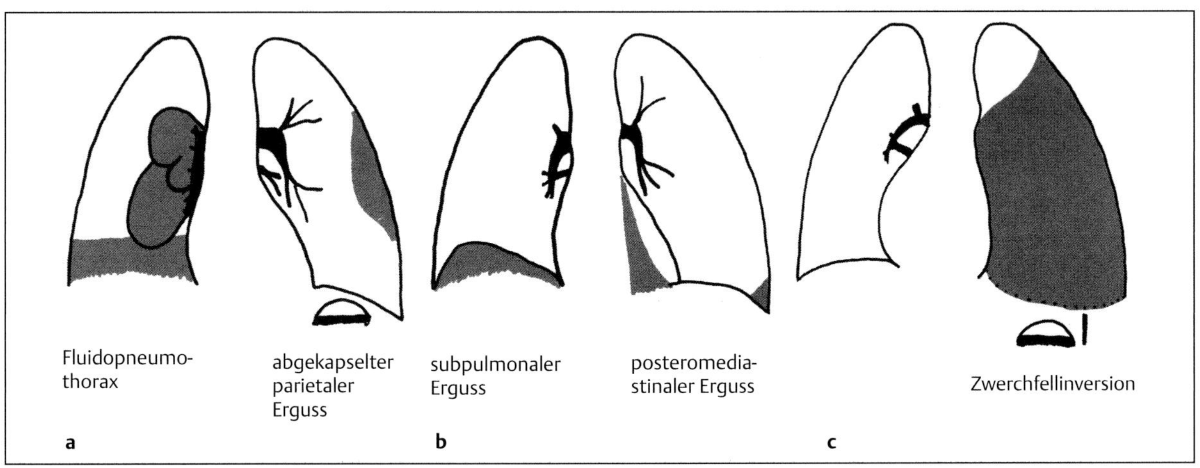

Abb. 9.4 a–c **Atypische Formen des Pleuraergusses.**

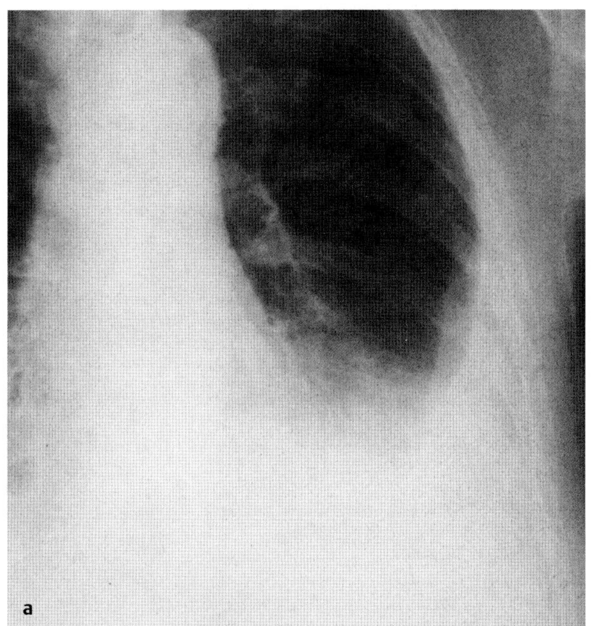

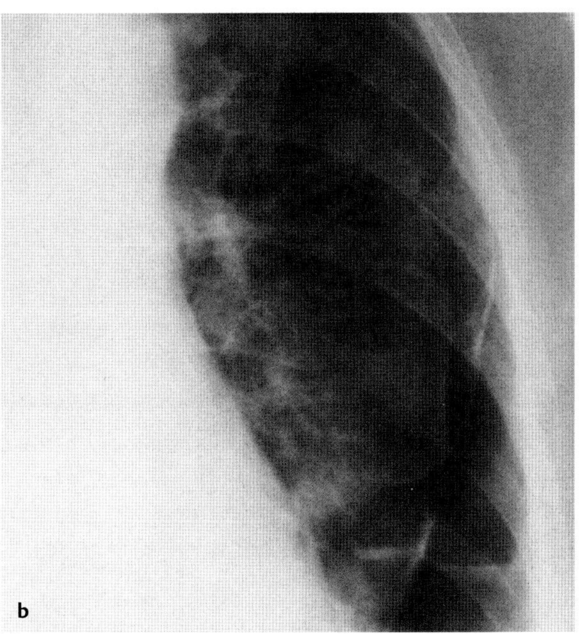

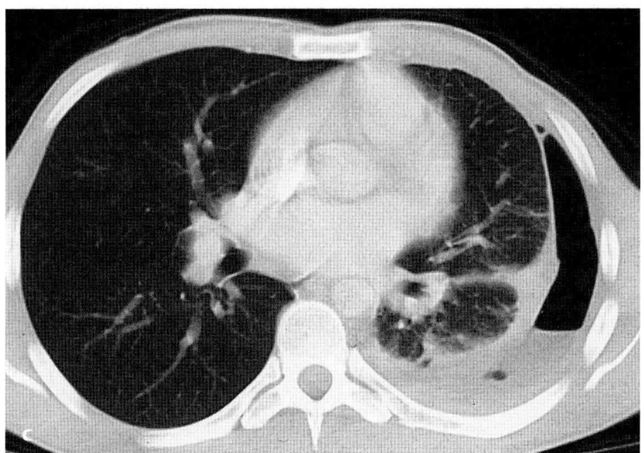

Abb. 9.5 a–c **Maligner Pleuraerguss bei metastasierendem Mammakarzinom links**. Nach Punktion Fluidopneumothorax (**b** u. **c**). Im CT auch verdickte Pleura visceralis und Erguss im großen Lappenspalt.

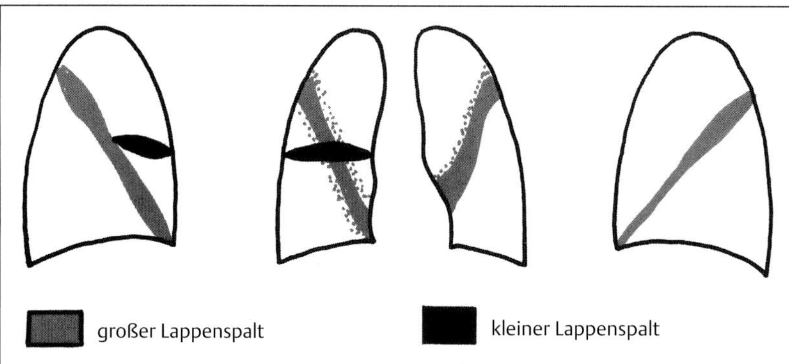

Abb. 9.6 **Interlobärergüsse.**

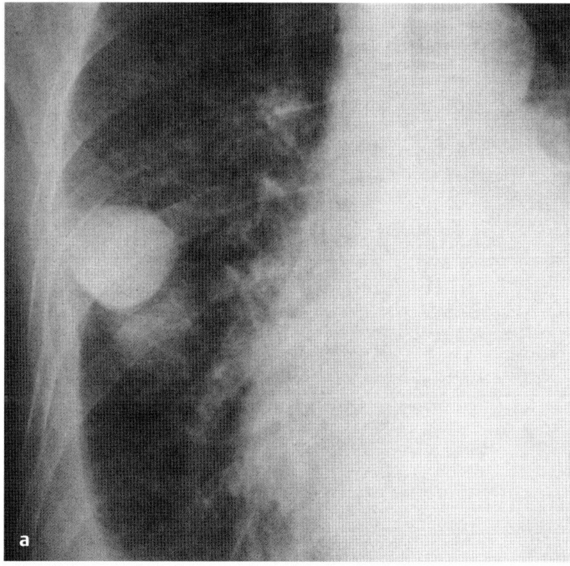

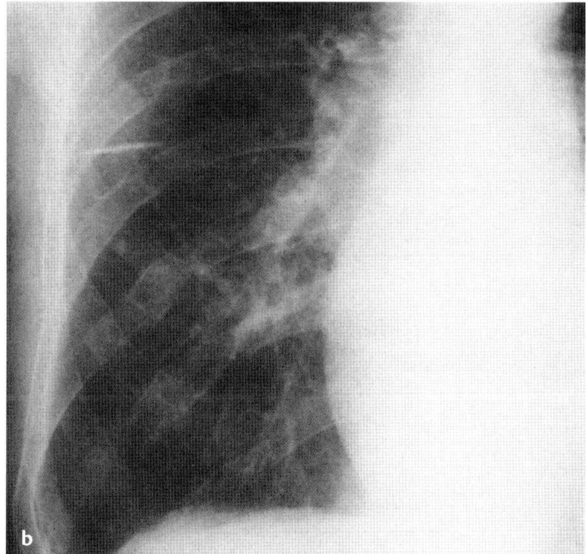

Abb. 9.7 **a** u. **b** **Interlobärerguss.** Zitronenförmige Verschattung im kleinen Lappenspalt bei Herzinsuffizienz. Nach kardialer Rekompensation nur noch streifenförmiger Resterguss.

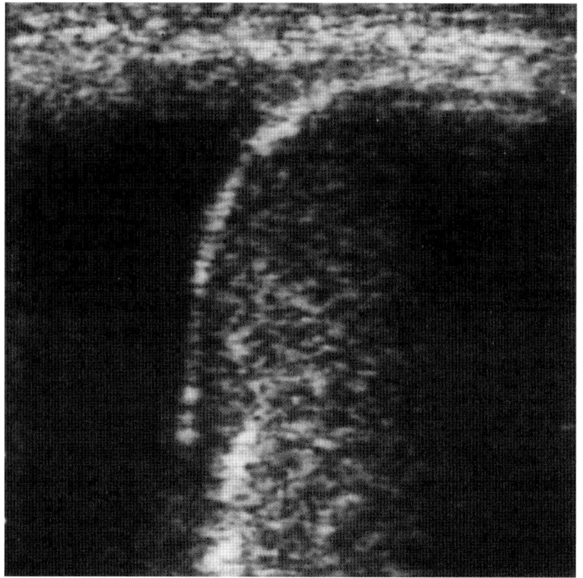

Abb. 9.8 **Pleuraerguss im interkostalen Sonogramm.** Der Erguss ist echofrei, das Zwerchfell ist als echogene Grenzfläche gut sichtbar.

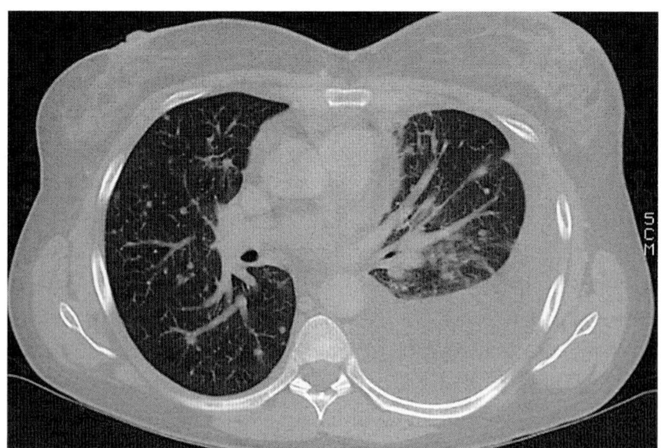

Abb. 9.9 **Pleuraerguss, Lungenfiliae und Lymphangiosis carcinomatosa bei bekanntem Mammakarzinom.**

Pneumothorax

Pathologie und Klinik

Der Pneumothorax ist dadurch gekennzeichnet, dass Luft in den Pleuraspalt eindringt. Dies ist nur möglich, wenn ein Riss der Pleura visceralis eine Verbindung zwischen der Pleurahöhle und der Lungenluft schafft. Meist schließt sich dieser Riss infolge der Lungenverkleinerung von selbst; es kann aber auch durch einen Ventilmechanismus ein Spannungsthorax mit hochgradiger Lungenatelektase, Verlagerung des Mediastinums und lebensgefährlichem Abknicken der großen Gefäße entstehen.

Nach der Ursache werden unterschieden:

- *Traumatischer Pneumothorax:* Er ist am häufigsten und wird in Kapitel 8 „Thoraxverletzungen“, Abschnitt „Pleuraverletzungen“, beschrieben.
- *Iatrogener Pneumothorax:* Er entsteht durch eine Läsion der Pleura visceralis nach Pleurapunktionen, kann aber auch bei einer Überdruckbeatmung auftreten.
- *Spontaner Pneumothorax* (z.B. Abb. 9.**10**)*:* Bei zahlreichen Lungenerkrankungen (Tab. 9.**4**) kann eine pleuropulmonale Fistel entstehen. Die häufigste Ursache sind subpleurale Emphysemblasen, die besonders oft apikal lokalisiert sind. Der Spontanpneumothorax findet sich sehr viel häufiger bei Männern als bei Frauen und besonders bei hoch gewachsenen, schlanken Personen, was auf die Überdehnung der apikalen Lungenpartien durch das größere Lungeneigengewicht zurückgeführt wurde (Huzly 1970). Es kommt dann plötzlich und ohne äußeren Anlass zu akutem Thoraxschmerz mit Dyspnoe.

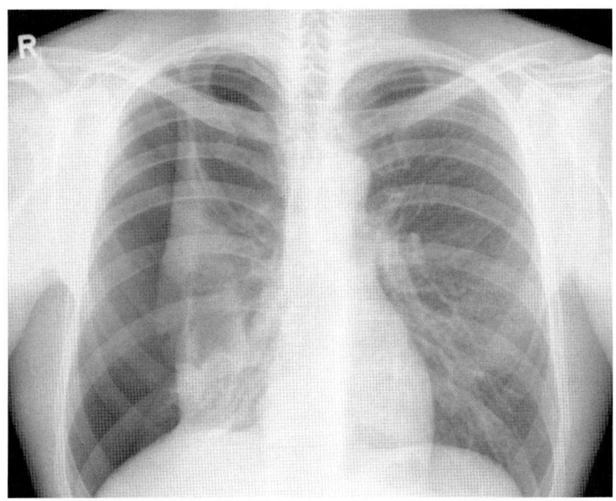

Abb. 9.**10** **Spontanpneumothorax**. Fixation der Lunge durch eine apikale Schwartenbildung.

Tabelle 9.**4** Ursachen eines Pneumothorax.

Ursachen
Traumatisch
• Rippenfraktur
• Messerstichverletzung
Iatrogen
• Pleurapunktion (z. B. Subklaviakatheter)
• Lungenpunktion
• Überdruckbeatmung
• Tracheostoma
Spontane bronchopleurale Fistel
• subpleurale Emphysemblase
• Pneumatozele
• Lungenfibrose (z. B. eosinophiles Granulom)
• Mukoviszidose
• Pneumokoniose
• abszedierende Pneumonie
• tuberkulöse Kaverne
• Bronchialtumor oder Metastase
• Infarkt
Ösophagusruptur
• Pneumoperitoneum (fortgeleitet durch Zwerchfelllücken)
• Mediastinalemphysem

Radiologische Diagnostik

Die abgehobene Pleura visceralis bildet sich als Haarlinie parallel zur Thoraxwand ab. Peripher von dieser Linie fehlt die Lungengefäßzeichnung. Im Stehen ist der Pneumothorax apikal am deutlichsten zu erkennen. Bei der Exspirationsaufnahme nimmt das Volumen der intrapulmonalen Luft relativ zum Volumen des Pneumothorax ab, sodass dieser dadurch gelegentlich etwas besser erkannt wird. In Rückenlage sammelt sich die Luft ventral, was auf einer seitlichen Aufnahme mit angestellter Kassette und besser mit der CT nachweisbar ist; seltener gelingt auch der Nachweis mit der a.-p. Aufnahme: Da sich die Luft am höchsten Ort – d. h. in der Gegend des unteren Rippenbogens – sammelt, werden die Herzkontur, das Zwerchfell und die Zwerchfellmedialstinalwinkel ungewöhnlich scharf konturiert (Abb. 9.**11**). Beim Spannungspneumothorax ist die Lunge zu einem faustgroßen perihilären Schatten kollabiert, und das Mediastinum wird zur Gegenseite verlagert (Abb. 9.**12**).

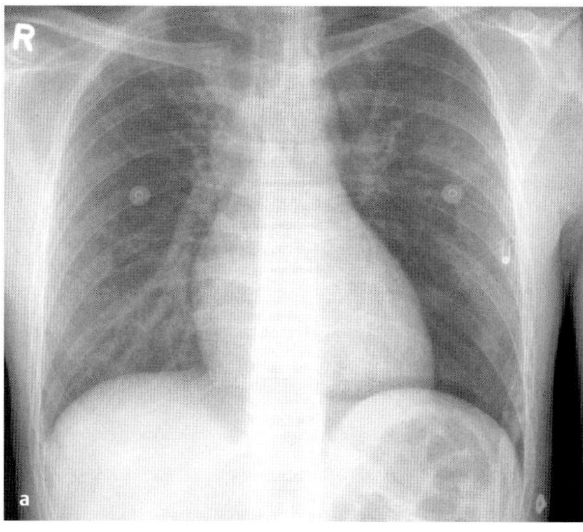

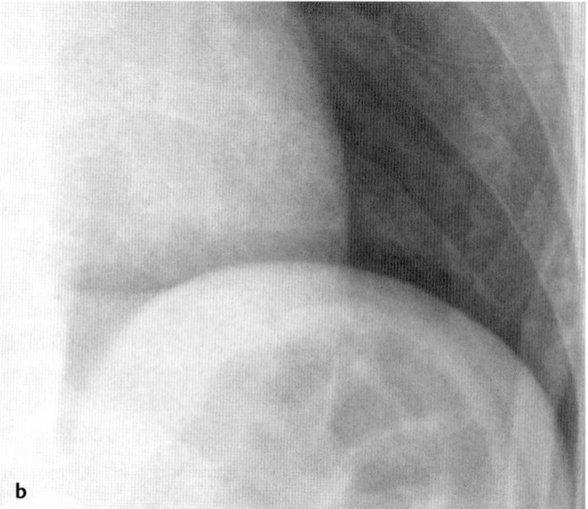

Abb. 9.**11 a** u. **b** **Pneumothorax, im Liegen aufgenommen**. Beachte die Ansammlung der Luft über dem Zwerchfell und die scharfe Herzkontur.

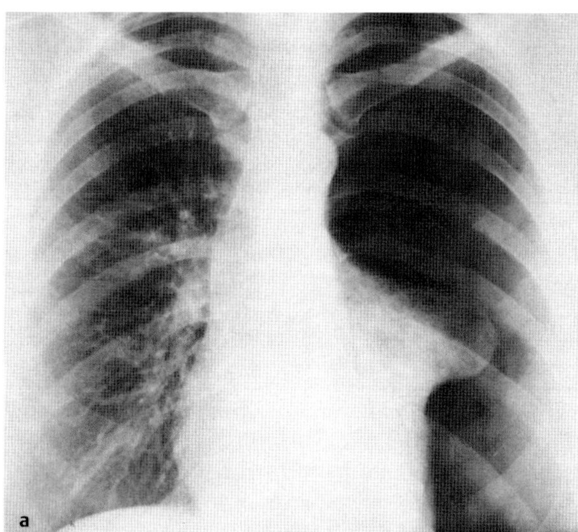

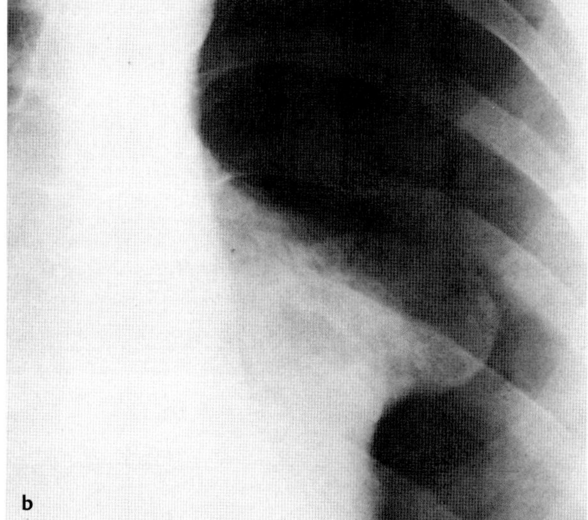

Abb. 9.**12 a** u. **b** **Spontanpneumothorax**. Retraktionsatelektase der Lunge, keine Mediastinalverlagerung.

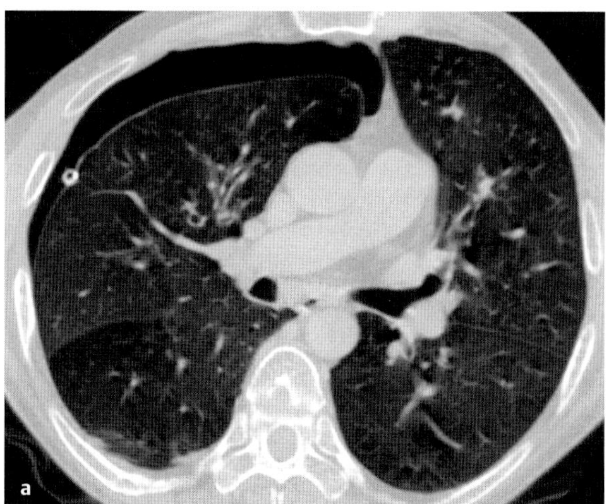

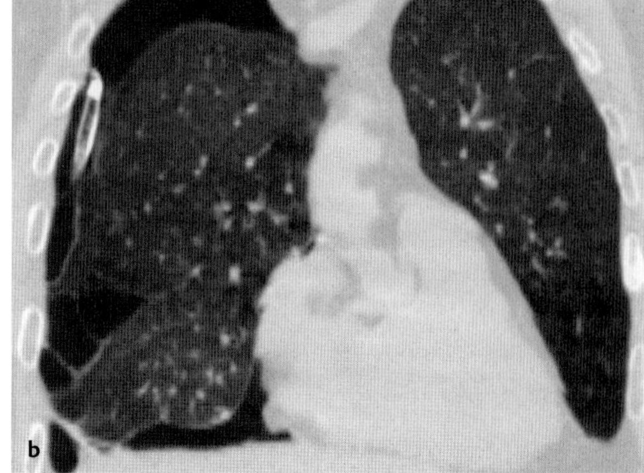

Abb. 9.**13 a** u. **b** **Restpneumothorax trotz Bülau-Drainage**.

Schwielen, Schwarten, Fibrothorax

Narbige Veränderungen der Pleura sind häufig und meist Folge einer Pleuritis. Andere Ursachen sind ein Hämatothorax, postoperative Narben, ein Pleuraempyem und der chronisch rezidivierende Pneumothorax.

Kleinere *Schwielen und Schwarten* finden sich oft basal und führen zu einer Verschattung des Sinus phrenicocostalis und zu zipfeligen Ausziehungen der Zwerchfellkontur (Abb. 9.**14** u. Abb. 9.**15**). Auch im Bereich der Pleurakuppe sind Schwielen häufig, besonders infolge der Spitzentuberkulose. Sie zeigen sich als kappenartig der Lunge aufsitzende Schatten, die wegen der Einstrahlung ins Lungenparenchym kleine Ausziehungen und eine wellige Kontur haben (s. Abb. 9.**15**); differenzialdiagnostisch müssen sie gegen die Begleitschatten der oberen Rippen abgegrenzt werden, die zur Lungenspitze hin glatt berandet sind. Auch von subpleuralen Fettstreifen müssen sie unterschieden werden, die meist bilateral-symmetrisch und vorwiegend an der seitlichen Thoraxwand angeordnet sind (Hauger 1974, Dihlmann 1975).

Pleuranarben sind gelegentlich strangartig und imponieren dann als mehrere Zentimeter lange Linienschatten. Oft sind sie auch ring- und kokardenartig angeordnet; diese fribrösen *Pleura-Plaques* können hyalin umgewandelt werden und auch verknöchern; sie sind röntgenologisch dicht (Abb. 9.**16** u. Abb. 9.**17**). Pleura-Plaques können als Hinweis auf eine stattgehabte Asbestexposition gewertet werden; die fleckig-flächigen Verschattungen, die teilweise kalkdicht sind, finden sich dann besonders häufig entlang den unteren Rippen und in der Pleura diaphragmatica. Die Pleura-Plaques können besonders gut computertomografisch mit HRCT-Technik erfasst werden.

Ein *Fibrothorax* entsteht, wenn ein Hämatothorax oder ein Empyem fibrös organisiert wird. Es finden sich dann mehrere Zentimeter dicke Narbenplatten, die die Lunge

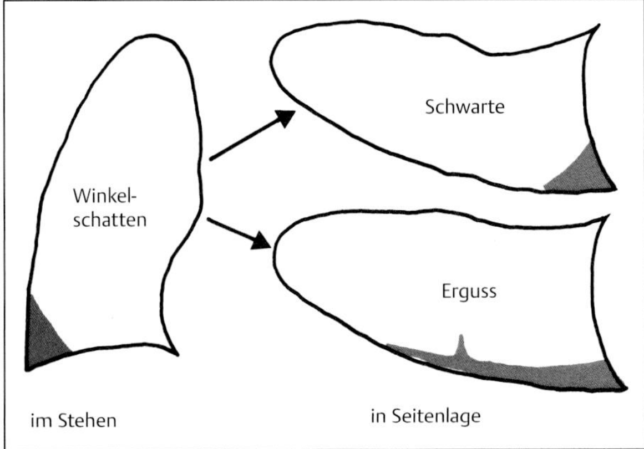

Abb. 9.**14** **Unterscheidung zwischen Schwarte und Erguss** (nach kranial auslaufend) mit der Aufnahme in Seitenlage.

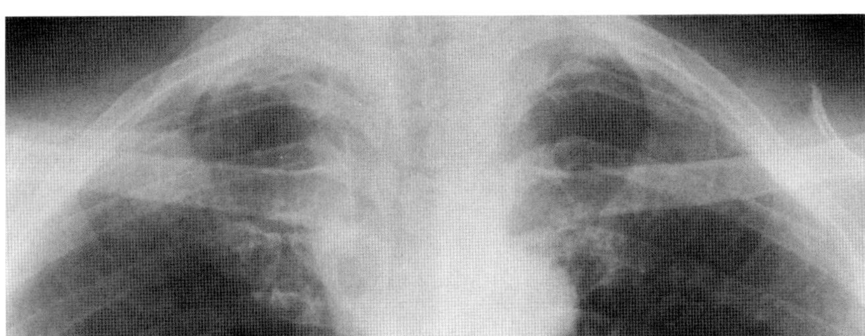

Abb. 9.**15** **Pleurakuppenschwielen.** Im Gegensatz zum Begleitschatten der II. Rippe ist die Schwiele girlandenförmig begrenzt und zipfelig ausgezogen.

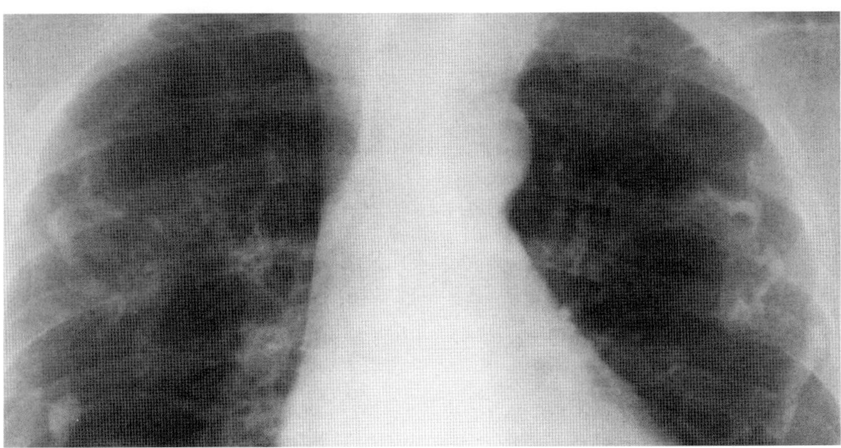

Abb. 9.**16** **Kalzifizierte ring- und girlandenförmige Pleura-Plaques.**

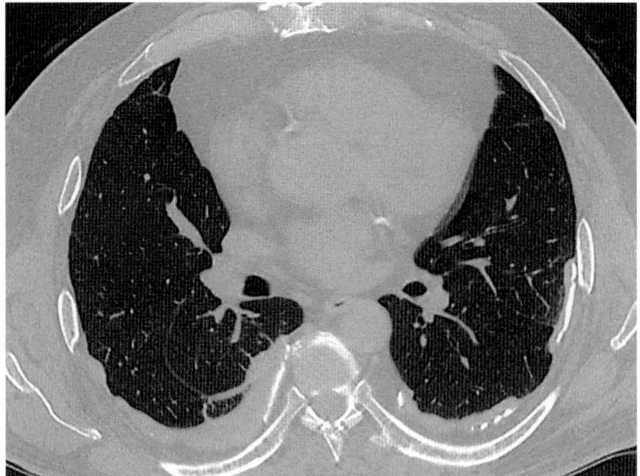

Abb. 9.**17** **Kalzifizierte Pleura-Plaques und -schwarte bei bekannter Asbestose**. Beachte den „tafelbergähnlichen" Plaque.

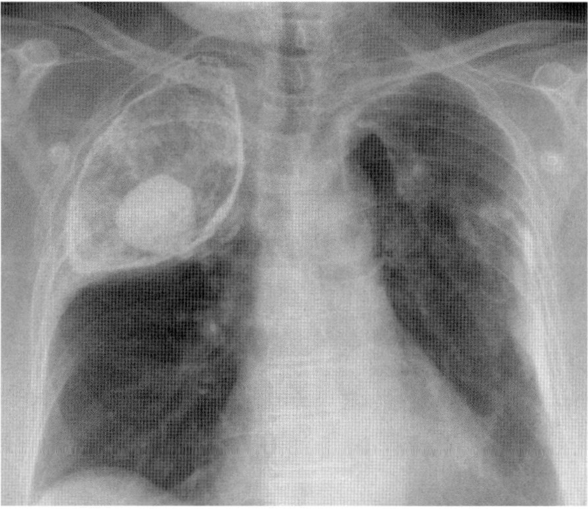

Abb. 9.**18** **Oleothorax mit Fibrinball und kalzifizierter Schale**. Kostale und diaphragmale Pleuritis calcarea.

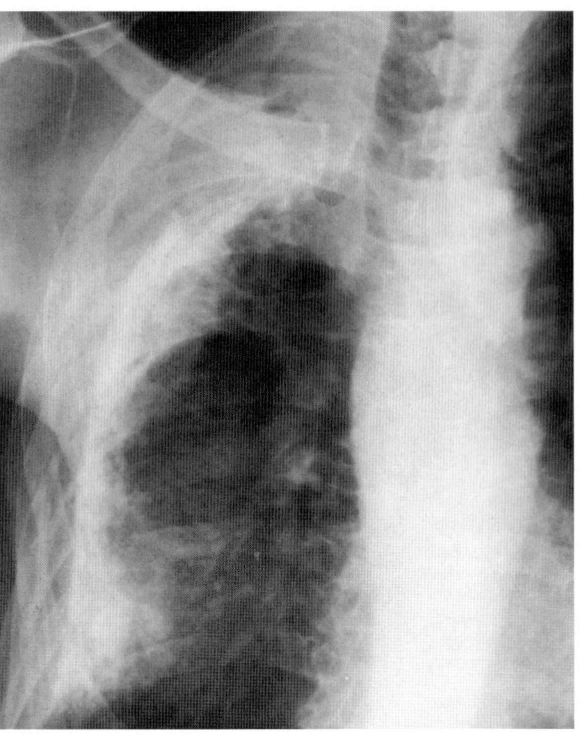

Abb. 9.**19** **Mantelschwarte der Pleura mit pleurogener Skoliose und Verkalkung an der Grenze zur Lunge**.

panzerartig umgeben (Abb. 9.**18**). Oft verkalken sie an der Grenze zur Lunge. Ein Fibrothorax fesselt die Lunge und verhindert die Atemexkursion. Durch die einseitige Hypoventilation werden die Lungengefäße reflektorisch eng gestellt, was aus dem Röntgenbild abzulesen ist und szintigrafisch bewiesen werden kann. Schrumpfende Narben können zu erheblichen Thoraxdeformationen und Skoliosen führen sowie Narbenemphyseme mit einer pulmonalen Hypertension verursachen (Abb. 9.**19**).

Pleuramesotheliom

Das diffuse Pleuramesotheliom ist mit etwa 120 Neuerkrankungen pro Jahr in Deutschland ein seltenes Malignom. Seine Prognose ist schlecht; die mittlere Überlebenszeit beträgt nur 8 Monate. Das Erkrankungsrisiko ist bei Asbestarbeitern etwa 300-mal so groß wie bei Nichtexponierten (Greene et al. 1977). Das Pleuramesotheliom wird als Berufserkrankung anerkannt, wenn eine entsprechende Exposition bekannt ist und eine erhöhte Konzentration an Asbestnadeln im Lungenparenchym nachgewiesen wurde.

Ziel der radiologischen Diagnostik
Den Pleuraprozess erkennen und lokalisieren, um mit der Punktionszytologie bzw. mit der Thorakoskopie und Biopsie die Diagnose zu klären.

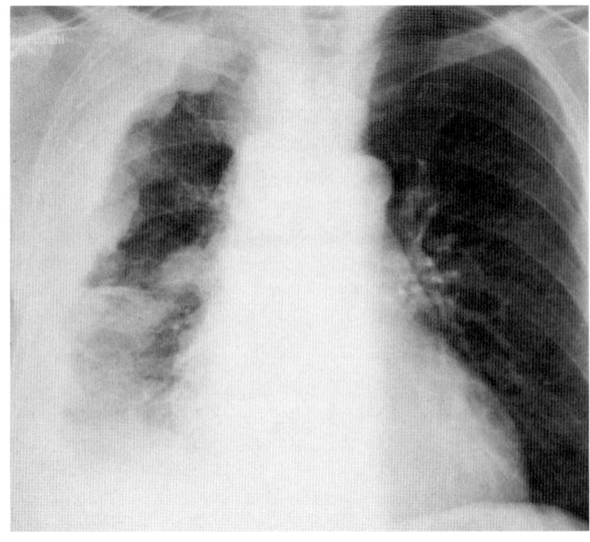

Abb. 9.**20** **Mesotheliom**. Polyzyklisch begrenzte Tumorschwarte.

Pathologie

Der Tumor, der meist von der Pleura diaphragmatica ausgeht, wächst entlang des Pleuraspalts, bis er die Lunge mit einer dicken Schwarte panzerartig umgibt. Später infiltriert er Brustwand, Lungenparenchym, Zwerchfell und Herzbeutel. Oft findet sich zusätzlich ein Pleuraerguss. Es werden der epitheliale Typ mit drüsenähnlichen Strukturen, der mesenchymale Typ mit meist reichlich Kollagenbildung und der bivalente Typ (Mischform) unterschieden. Histologisch und zytologisch ist die Abgrenzung gegen eine metastatische Pleurakarzinose manchmal schwierig.

Klinik

Die Thoraxschmerzen sind das Leitsymptom und beginnen oft in der Schulter (Head-Zone des Diaphragmas!). Später entwickelt sich eine Dyspnoe mit Reizhusten. Das Pleurapunktat ist in 50% der Fälle serös, in 50% hämorrhagisch. Im Gegensatz zum Adenokarzinom ist der CEA-Titer (karzinoembryonales Antigen) im Pleurapunktat nicht erhöht.

Radiologische Diagnostik

Übersichtsaufnahme

- *Pleuraerguss:* In 80% der Fälle ist er das röntgenologische Initialsymptom. Wird er abpunktiert, so entsteht oft ein Pneumothorax, da sich die Lunge infolge der tumorös verschwarteten Pleura visceralis nicht entfalten kann (Lange u. Anhuth 1984).
- *Tumorschwarte:* Sie wird oft erst nach Abpunktion des Ergusses sichtbar und ist an der Pleura parietalis dicker als an der Pleura visceralis. Sie kann gegen die Lunge glatt oder höckerig konturiert sein (Abb. 9.**20**).
- *Tumorknoten:* Der periphere Rundschatten liegt der Brustwand an. Die Übergänge zur höckerigen Pleuraschwarte sind fließend (Abb. 9.**21**).
- *Rippenosteolysen,* kontralaterale Rundherdmetastasen und eine Herzvergrößerung als Ausdruck der Perikardinvasion finden sich im Spätstadium.

Computertomografie

Die panzerartige Ummauerung der Lunge wird im Axialschnitt besonders deutlich (Abb. 9.**22**, Abb. 9.**23** u. Abb. 9.**24**), und die Infiltrationen von Thoraxwand, Lunge, Herz und Diaphragma sind früher zu sehen. Die bei Asbestose vorhandenen Pleura-Plaques mit Kalkeinlagerungen lassen sich leichter erkennen (Pugatch et al. 1978, Lochner et al. 1983).

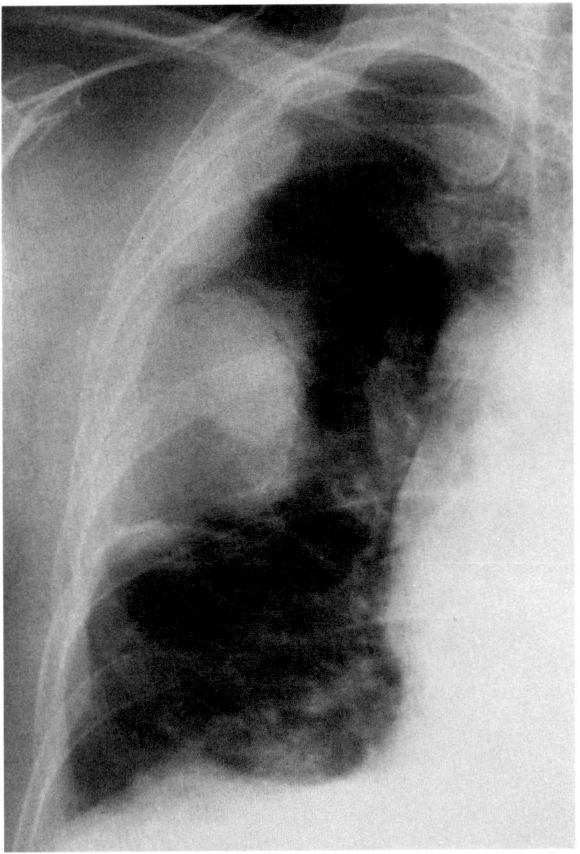

Abb. 9.**21** **Mesotheliom der Pleura**. Vereinzelte Tumorknoten der Pleura.

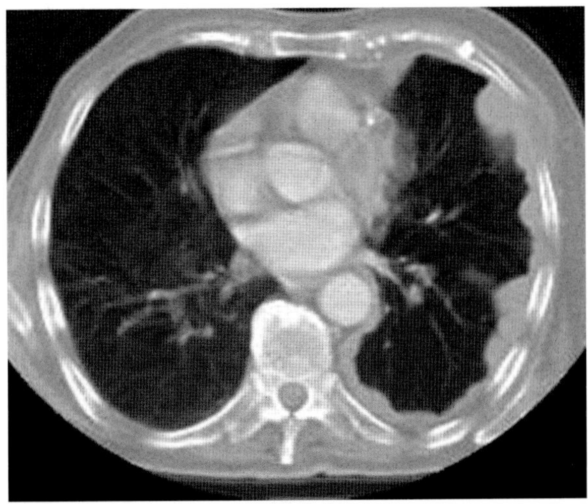

Abb. 9.**22** **Pleuramesotheliom**. Histologisch gesichert.

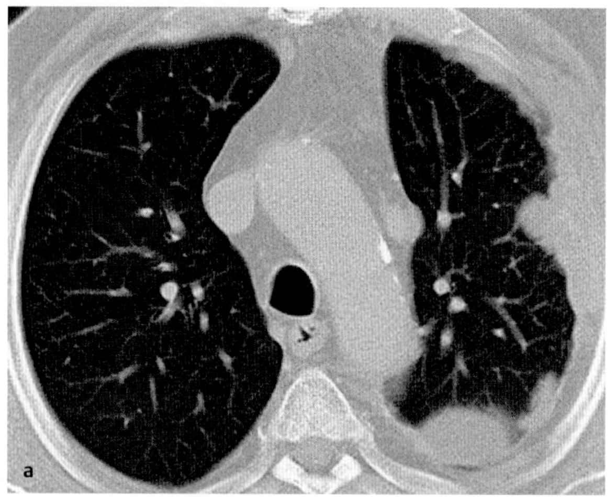

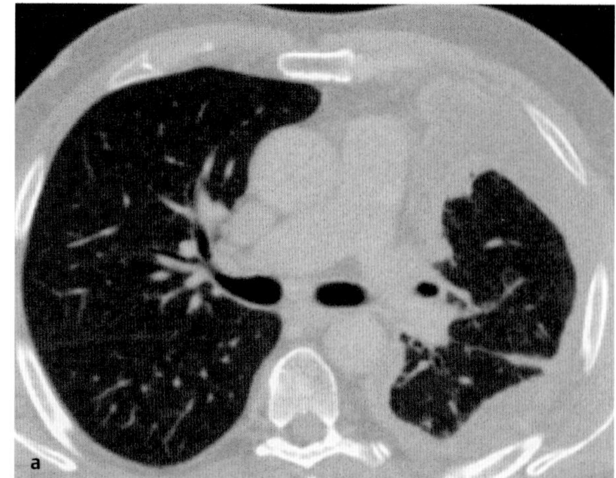

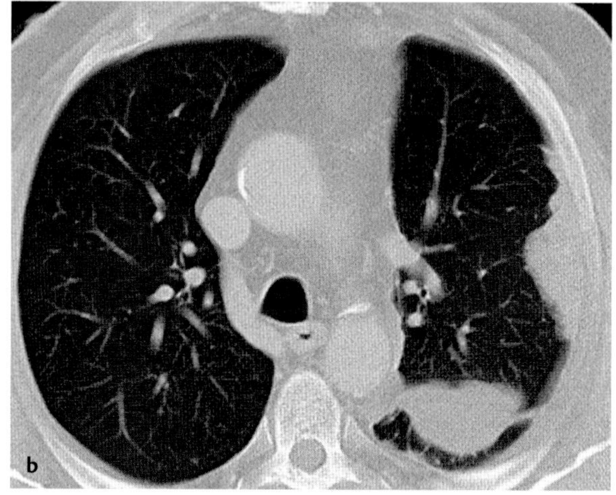

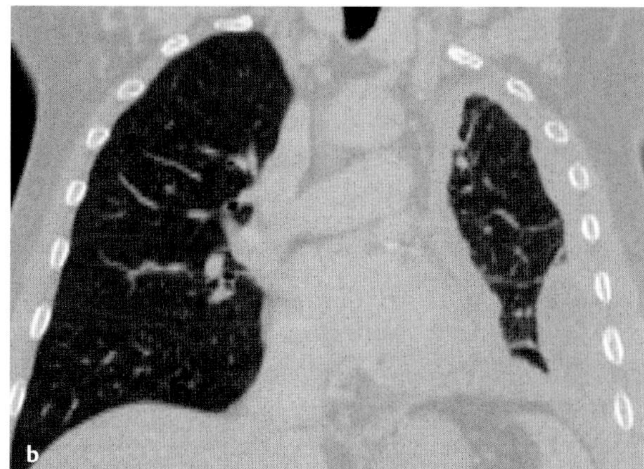

Abb. 9.**24 a** u. **b** **Pleuramesotheliom**. Knotige Verdickung der Pleura costalis und mediastinalis und des Interlobiums.

Differenzialdiagnose

Pleurakarzinose, andere Pleuratumoren (Hämangioendotheliom, Fibrom, Angiom, Chondrom, Lipom), die aber Raritäten darstellen. Pleuraergüsse jeglicher Genese (s. Kapitel 9 „Pleuraerkrankungen"), peripheres Bronchialkarzinom (s. Flächenschatten, Kapitel 15 „Radiologische Zeichen und Differenzialdiagnostik", Abschnitt „Form der Verschattungen").

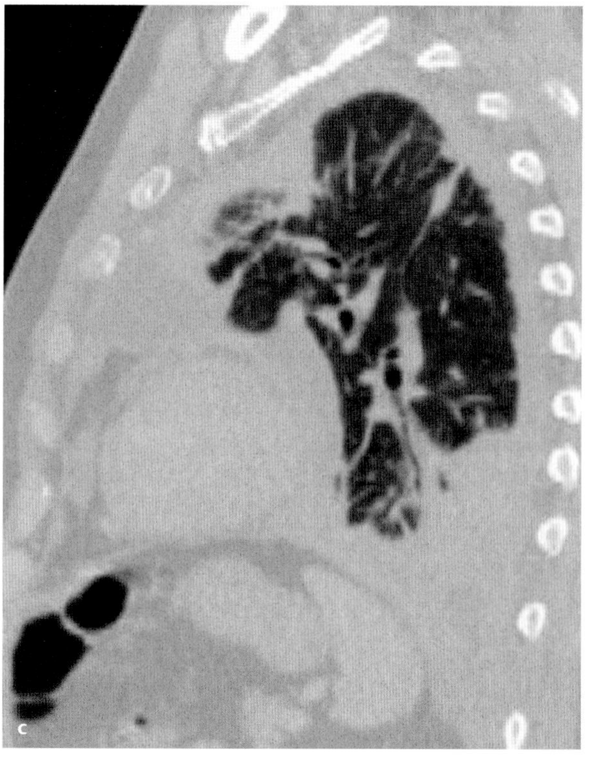

Abb. 9.**23 a–c** **Pleuramesotheliom**. Der Tumor umgibt panzerartig die linke Lunge. Beachte auch die Verkleinerung des Hemithorax links. ▷

10 Herzerkrankungen

Das normale Herz

Röntgenologisch wird das Herz üblicherweise mit der Thoraxfernaufnahme (2 m Film-Folien-Abstand) im dorsoventralen (p.–a.) und seitlichen Strahlengang bei tiefer Inspirationstellung untersucht. Diese beiden Standardprojektionen können durch die links-schräge (LAO = left anterior oblique = Boxerstellung) und die rechts-schräge Projektion (RAO = right anterior oblique = Fechterstellung) ergänzt werden.

Da sich das Herz auf dem Röntgenbild als homogener Weichteilschatten darstellt, sind die einzelnen Herzabschnitte und -kammern (Abb. 10.**1**) nicht mit letzter Sicherheit identifizierbar. Dennoch sind in der Regel auf der p.–a. Aufnahme die V. cava superior und der rechte Vorhof rechts randbildend, während sich die linke Herzkontur aus den Abschnitten von Aortenbogen, Pulmonalisbogen, Herzohr (als Teil des linken Vorhofs) und linkem Ventrikel zusammensetzt (s. Abb. 1.**8**).

In seitlicher Projektion liegt der rechte Ventrikel dem Sternum an, und die vom Sternum nach dorsokranial ziehende Kontur entspricht der Ausflussbahn des rechten Ventrikels und dem Conus pulmonalis. Der dorsale Rand des Herzschattens wird vom linken Vorhof und vom linken Ventrikel gebildet. Kaudal geht dieser Schatten in die V. cava inferior über (s. Abb. 1.**9**).

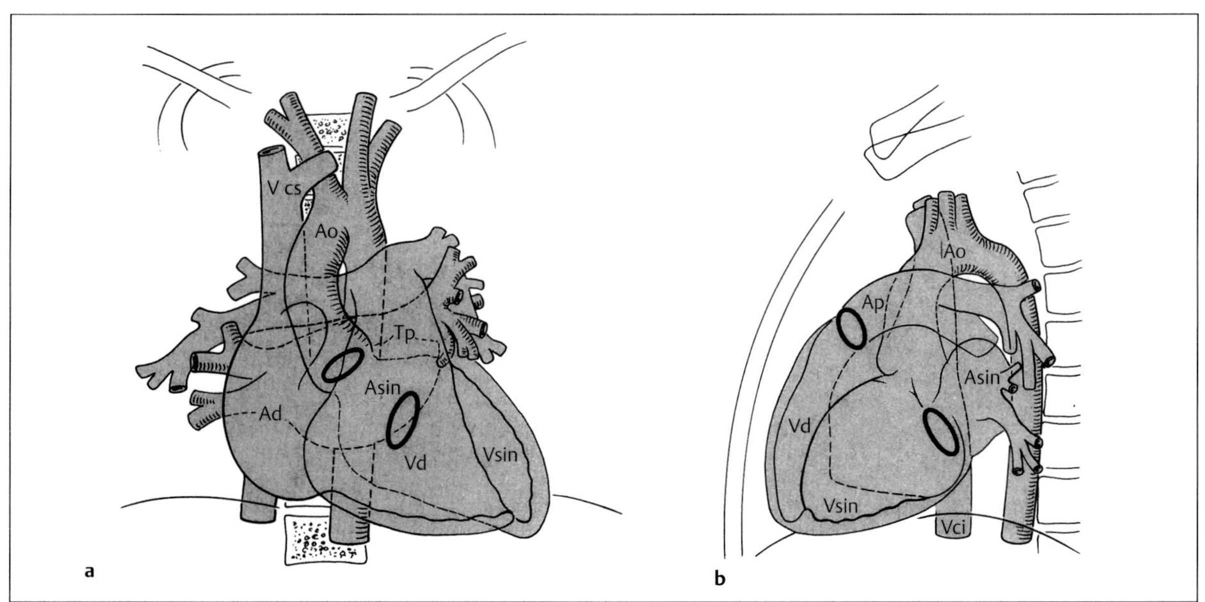

Abb. 10.**1 a u. b** **Schematische anatomische Gliederung des Herzes** im Übersichtsbild (**a**) und im Seitenbild (**b**).

Ao	Aorta	Vd	Ventriculus dexter
Tp	Truncus pulmonalis	Vci	V. cava inferior
Ap	A. pulmonalis	Vcs	V. cava superior
Ad	Atrium dextrum	Vsin	Ventriculus sinister
Asin	Atrium sinistrum		

Größenänderung des Herzschattens

Für die Größenbeurteilung des Herzes gilt die Faustregel: Der transversale Herzdurchmesser soll nicht länger als der Durchmesser eines Hemithorax sein. Eine genauere Volumenberechnung ist mithilfe der seitlichen Aufnahme möglich (Abb. 10.**2**). Wegen der großen Streubreite der Werte bei Gesunden muss man aber bei der Festlegung auf pathologische Werte vorsichtig sein. Ursachen für die Größenänderung gibt Tab. 10.**1** an.

Tabelle 10.**1** Ursachen für Größenänderungen des Herzschattens (nach Higgins).

Verkleinerung des Herzschattens

- asthenischer Körperbau
- marantischer Patient
- Emphysem (schmal, aber lang)
- restriktive Kardiomyopathie
- Pericarditis constrictiva

Normal großer Herzschatten trotz Kardiopathie

- Aortenklappenstenose
- arterielle Hypertonie
- Mitralstenose
- hypertrophe Kardiomyopathie
- akuter Herzinfarkt
- zahlreiche angeborene Herzfehler

Vergrößerung des Herzschattens

- Normvariante, z. B. bei Sportlern
- globale Herzinsuffizienzen
- kongestive Kardiomyopathie
- Aortenklappeninsuffizienzen
- Mitralklappeninsuffizienzen
- dekompensierte Klappenstenosen
- zahlreiche angeborene Herzfehler
- Perikarderguss (Bocksbeutel- und Dreiecksform)

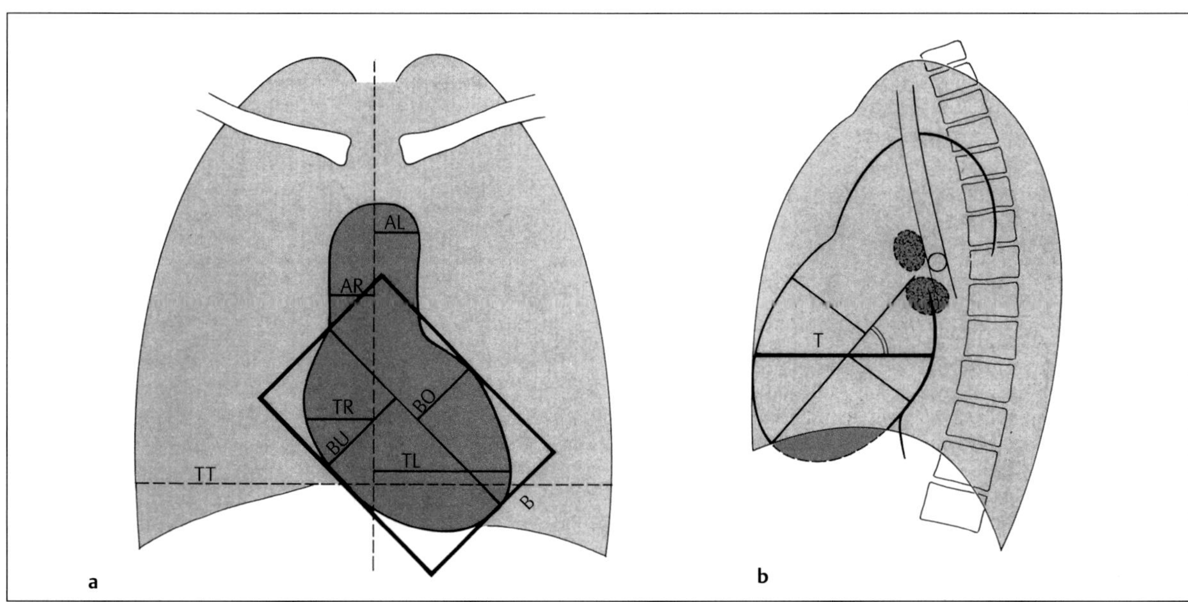

Abb. 10.**2 a** u. **b** **Herzmaße im Übersichtsbild.**
Herztransversaldurchmesser T = TR + TL
CT-Quotient = Thoraxtransversaldurchmesser TT : T
AL = Durchmesser der linksseitigen Aorta
AR = Durchmesser der rechtsseitigen Aorta (AL + AR = 1,8–3,8 cm)
L = längste Diagonale durch das Herz
B = BU + BO, senkrecht auf L stehende Diagonale
V = relatives Herzvolumen = 0,4 · L · B · T
L = Längendurchmesser
B = Breitendurchmesser
T = Tiefendurchmesser
Normalwerte: Herzvolumen/Körperoberfläche
bei Frauen: 450–490 cm^3/m^2
bei Männern: 500–540 cm^3/m^2 (Amundsen 1959)

Lage- und Formveränderungen des Herzschattens

Situs inversus

Beim *Situs inversus totalis* sind sowohl die Thorax- als auch die Abdominalorgane kongenital seitenverkehrt angelegt, sodass sich auf der p.–a. Aufnahme Herzspitze und Magenblase rechts finden (Abb. 10.**3**). Der Befund hat meist keinen Krankheitswert, wird aber bei geplanten chirurgischen Eingriffen bedeutsam (cave: korrekte Seitenmarkierung der Röntgenbilder!). Bei etwa 20% der Fälle ist der Situs inversus mit einem Kartagener-Syndrom (s. Tab. 4.**2**) vergesellschaftet.

Beim *Situs inversus partialis* sind entweder die Thorax- oder die Abdominalorgane seitenverkehrt angelegt, sodass auf der p.–a. Aufnahme Herzspitze und Magenblase nicht auf derselben Seite liegen (cave: Chilaiditi-Syndrom). Der Befund kann mit Herz- und Milzfehlbildungen (Aplasie, Polysplenie) einhergehen (Applegate et al. 1999).

Formveränderungen des Herzschattens

Bei den angeborenen oder erworbenen Herzfehlern sind vorwiegend einzelne Herzabschnitte vergrößert, sodass sich die Form des Herzschattens ändert. Die röntgenologischen Hinweise für die einzelnen Kammervergrößerungen sind:

- *Linker Ventrikel* (z. B. bei Hypertonus oder Aortenstenose): Der Herzschatten ist im p.–a. Bild nach links verbreitert, die Herzspitze ist verstärkt gerundet und die Herzbucht wird betont („aortale Konfiguration"). Auf dem Seitenbild reicht die dorsale Herzkontur weit in den Retrokardialraum hinein, und der Ventrikel überragt die Einmündungsstelle der V. cava inferior um mehr als 2 cm (Abb. 10.**4** u. Abb. 10.**5 c** u. **d**).
- *Rechter Ventrikel* (z. B. bei pulmonaler Hypertonie): Nur starke Vergrößerungen des rechten Herzes können im Übersichtsbild erkannt werden. Die Rechtsherzvergrößerung lässt das Herz nach links rotieren. Dadurch wird der linke Ventrikel nach dorsal verlagert, und der rechte Ventrikel wird links randbildend. Durch die Rotation wird aber vor allem der Conus pulmonalis nach links gedreht und im p.–a. Bild prominent (s. Abb. 10.**5 e** u. **f**).

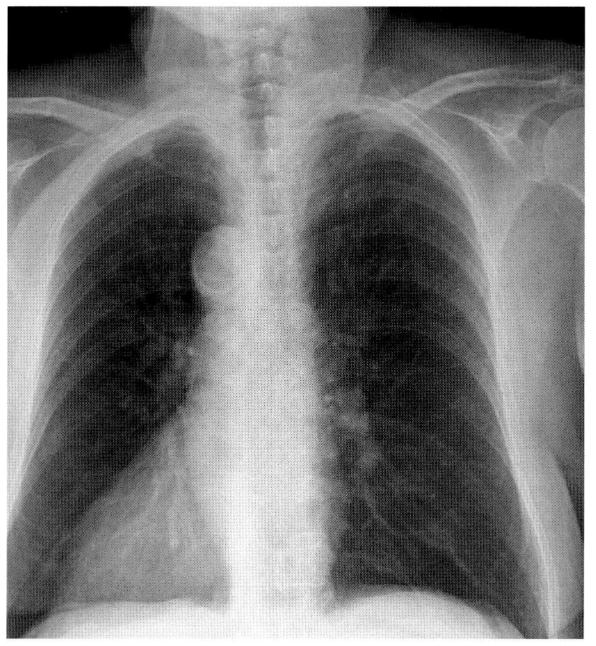

Abb. 10.**3** **Situs inversus.**

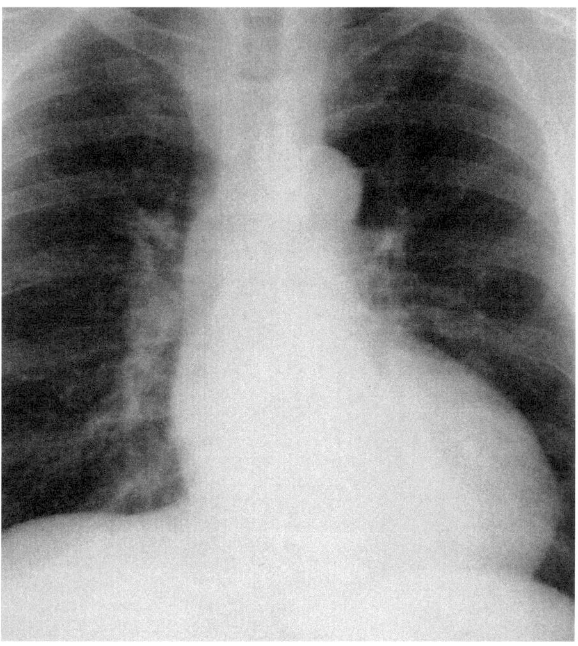

Abb. 10.**4** **Aortenklappenstenose**. Abgerundete Herzspitze, Linksherzverbreiterung und geringe Ektasie der Aorta ascendens.

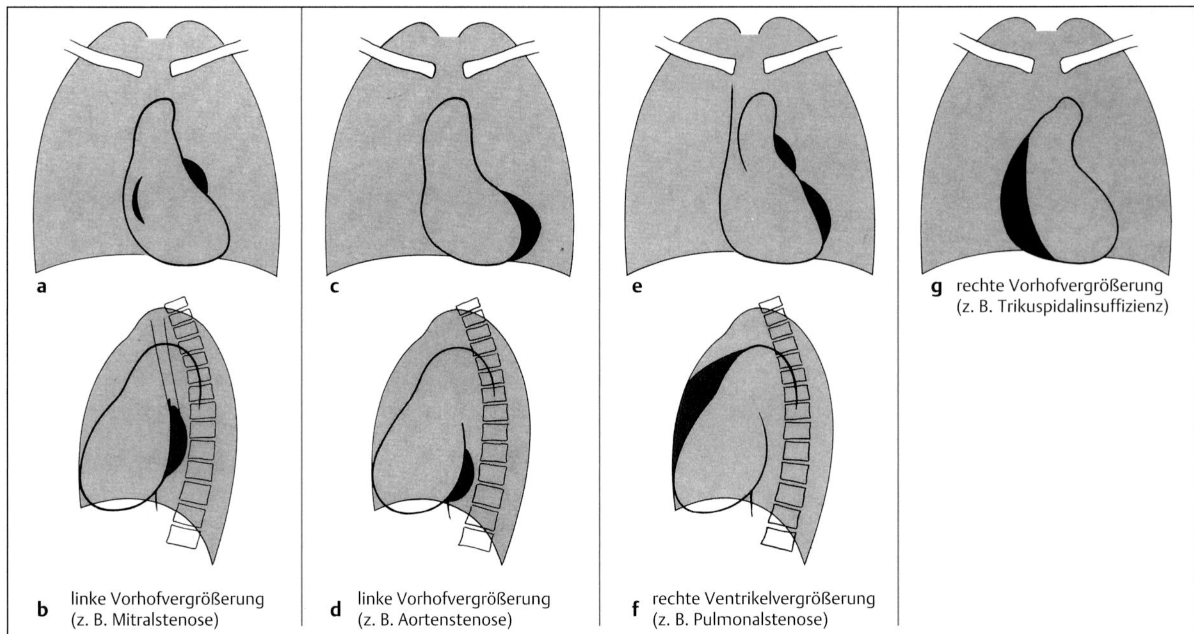

Abb. 10.**5 a–g** **Pathologische Form der Herzkammern.**

- *Linker Vorhof* (z.B. bei Mitralstenose): Der vergrößerte linke Vorhof füllt die Herzbucht aus (= „verstrichene Herztaille", „Zeltform", „Mitralkonfiguration"). Die Karina wird von unten angehoben und gespreizt, sodass ihr Winkel mehr als 90° betragen kann. Da der linke Vorhof weit nach dorsal ausladt, projiziert sich im p.–a. Bild sein rechter Rand auf den Herzschatten, sodass parallel zur Kontur des rechten Vorhofs ein weiterer, intensiverer Schatten sichtbar wird (Vorhofkernschatten; Abb. 10.**6**). Im Seitenbild ist der Retrokardialraum in Höhe des Vorhofs eingeengt (s. Abb. 10.**5 a** u. **b**; s. auch Abb. 10.**29**).
- *Rechter Vorhof* (z.B. bei Trikuspidalinsuffizienz): Die rechte Herzkontur lädt konvexbogig nach rechts aus und ist in vertikaler Richtung elongiert. Als Faustregel gilt, dass eine rechtsatriale Vergrößerung vorliegt, wenn die Höhe des Vorhofbogens mehr als 50% der Strecke zwischen Zwerchfell und Artenbogen beträgt (Higgins 1992; s. Abb. 10.**5 g**).

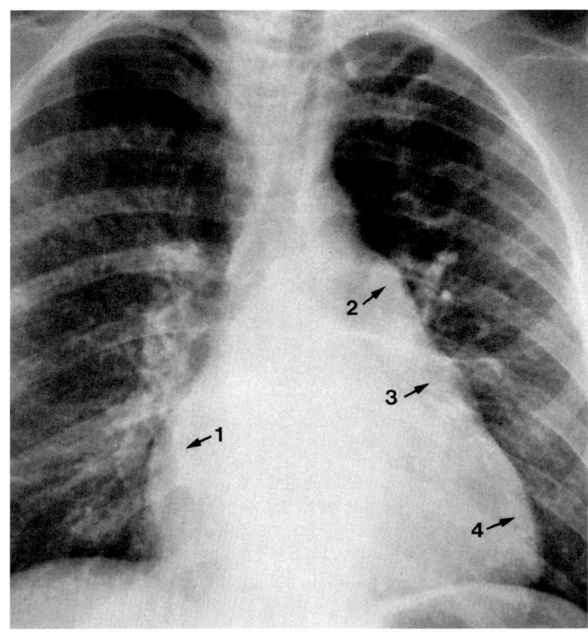

Abb. 10.**6** **Kombiniertes Mitralvitium**. Vorhofkernschatten (1), prominentes Pulmonalissegment (2), prominentes Herzrohr (3), Verbreiterung des linken Ventrikels (4). Der Aortenbogen ist relativ klein.

Herzverkalkungen

Die Verkalkung der Koronarien, der Klappen, des Herzmuskels und des Perikards (Abb. 10.**7** bis Abb. 10.**10**) entstehen degenerativ nach rheumatischen oder anderen Entzündungen, nach Nekrosen und auf dem Boden einer Arteriosklerose. Seltener sind sie Folge einer Kalziumstoffwechselstörung (z. B. Hyperparathyreoidismus) oder finden sich bei intrakardialen Thromben (s. Abb. 10.**28**) und bei Herztumoren (osteogenes Sarkom, Myxom).

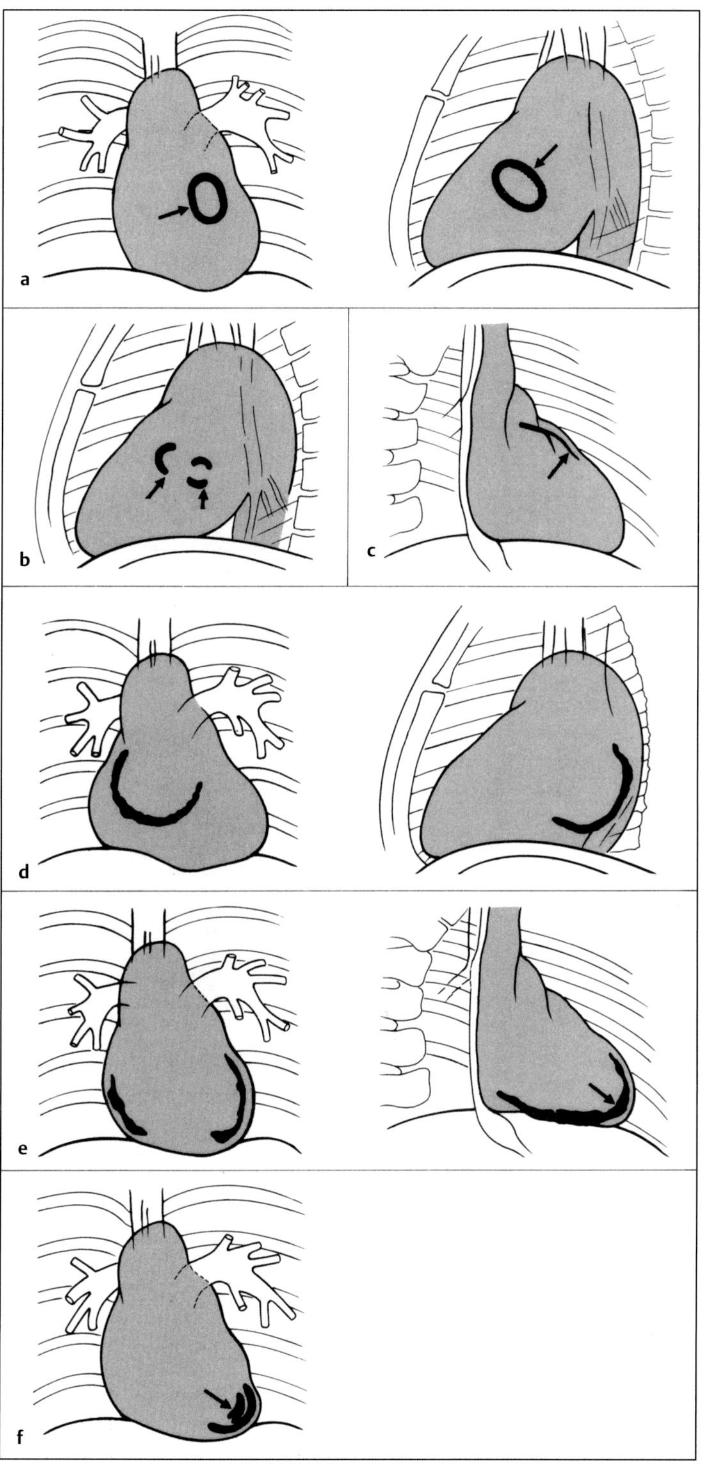

Abb. 10.**7 a–f** **Lokalisation intrakardialer Verkalkungen.**
a Verkalkter Mitralklappenring; Übersichts- und Seitbild (weiter zentral gelegene Kalkherde bei stenosierender Klappensegelverlötung).
b Verkalkung der Aorten- und Mitralklappe; Seitbild.
c Verkalkung des R. interventricularis anterior (RIA) der linken Herzkranzarterie; RAO-Projektion.
d Verkalkung der linken Vorhofwand (meist auf dem Boden einer rheumatischen Karditis); Übersichts- und Seitbild.
e Verkalkung des Perikards (kalzifizierende Perikarditis); Übersichtsbild, RAO-Projektion.
f Verkalktes Herzwandaneurysma (meist linksventrikulär nach Myokardinfarkt); Übersichtsbild.

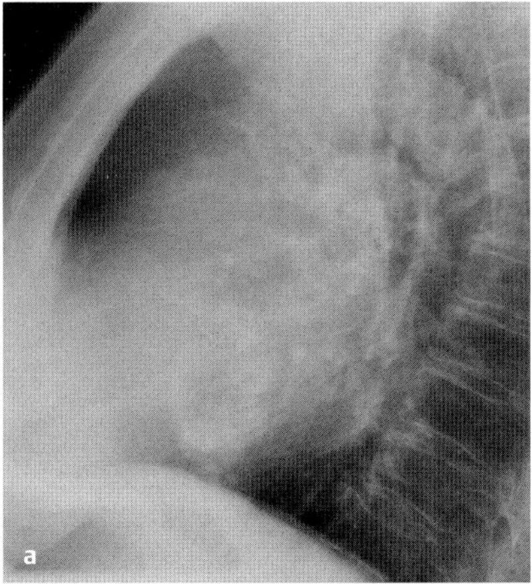

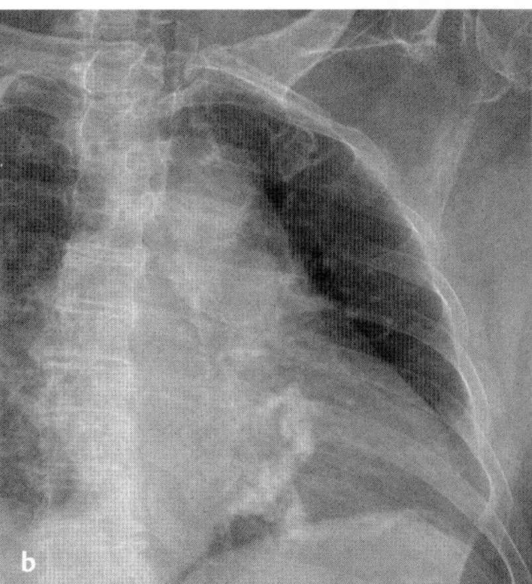

Abb. 10.**8 a u. b** **Verkalkung der Mitralklappe**.

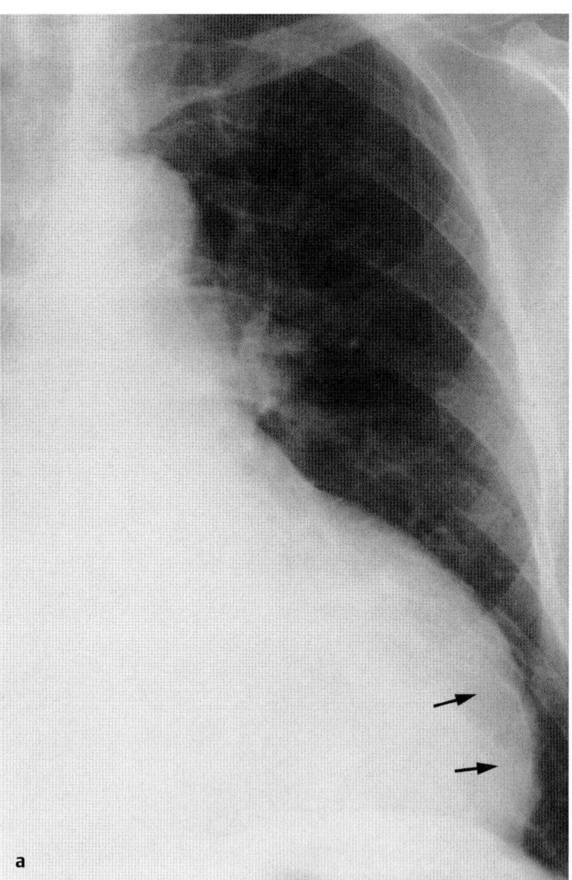

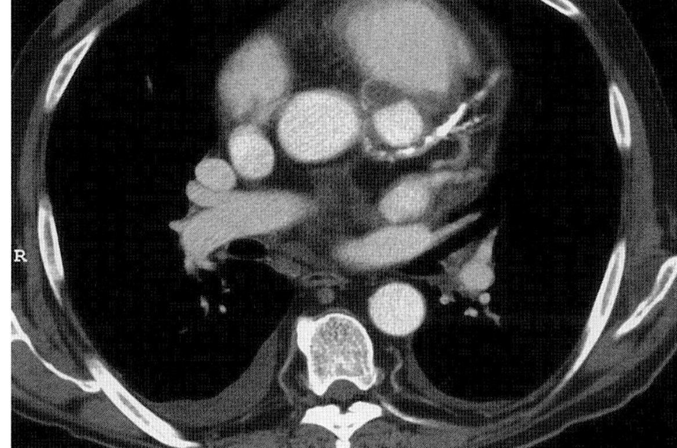

Abb. 10.**9** **Verkalkte Koronararterie**.

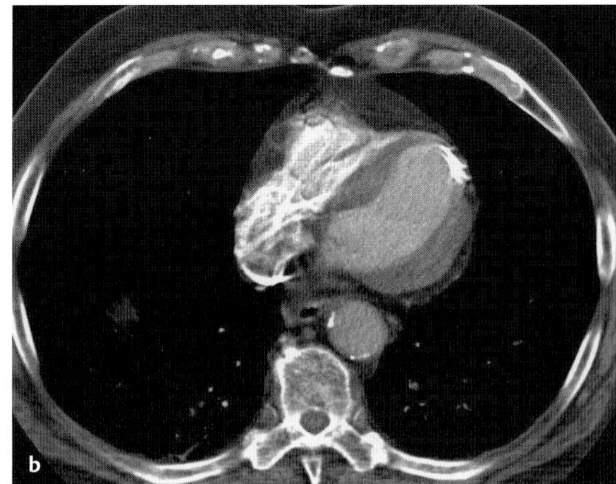

Abb. 10.**10 a** u. **b** **Verkalktes Herzwandaneurysma nach Myokardinfarkt**.

Kongenitale Angiokardiopathien

Etwa 0,2–0,4% aller Menschen werden mit Angiokardiopathien geboren, die teils primär letal sind, teils bereits im Säuglings- und Kindesalter zu klinischen Symptomen führen, teils aber lange Zeit unerkannt bleiben und erst im Erwachsenenalter oder auch nie Herzbeschwerden verursachen.

Die Morphologie der Herzfehler ist mannigfach: Neben Klappenstenosen und -insuffizienzen durch Segelmissbildungen kommen Defekte in der Herzscheidewand, Gefäßkurzschlüsse, Gefäßstenosen und fehlerhafte Einmündungen bzw. Abgänge der großen Venen und Arterien vor. Durch die Kombination dieser Fehler entstehen komplizierte Strömungsverhältnisse, die ihrerseits mit Umbau und Anpassungsleistungen des Herzes einhergehen.

Es ist sinnvoll, die kongenitalen Angiokardiopathien nach ihren hämodynamischen Auswirkungen einzuteilen, je nachdem, ob sie ohne Shunt, mit Rechts-links-Shunt oder mit Links-rechts-Shunt verbunden sind.

Angiokardiopathien ohne Shunt

Klinisch besteht fast nie eine Zyanose, jedoch eine mehr oder weniger ausgeprägte Leistungsschwäche. Die häufigsten Formen sind die isolierte Pulmonalisstenose, die 10–15% aller kongenitalen Angiokardiopathien ausmacht, gefolgt von der Aortenisthmusstenose (5–9%) und der Aortenstenose (3–7%).

Isolierte Pulmonalisstenose

Es handelt sich um Verklebungen der Pulmonalklappen (valvuläre Stenose), um fibröse Einengungen des Truncus pulmonalis (supravalvuläre Stenose) oder um fibromuskuläre Verdickungen der ventrikulären Ausflussbahn (infundibuläre bzw. infravalvuläre Stenose).

Wichtig für die klinische Symptomatik und die evtl. notwendige chirurgische Korrektur ist der transvalvuläre Druckgradient. Bei höhergradigen Stenosen kommt es infolge der Drucküberlastung zur Hypertrophie und schließlich zur Insuffizienz des rechten Herzes.

Röntgenologisch kann bereits bei den asymptomatischen Formen eine poststenotische Dilatation des Truncus pulmonalis (Abb. 10.**11**) auffallen; später zeigt sich eine Rechtsherzhypertrophie.

MRT, Sonografie und *CT* zeigen die Rechtsherzhypertrophie deutlicher als das Übersichtsbild. Mithilfe der *Angiografie* wird die Stenose im selektiven Dextrokardiogramm dargestellt – oft erkennt man dabei eine typische domartige Vorwölbung der Klappe in Richtung auf den Truncus pulmonalis.

Kongenitale Aortenstenose

Es handelt sich um Einengungen der Klappe (valvuläre Stenose), der Aorta ascendens (supravalvuläre Stenose) oder um fibromuskuläre Einengungen der linksventrikulären Ausflussbahn (infravalvuläre Stenose). Die Stenose wird meist durch eine linksventrikuläre Hypertrophie

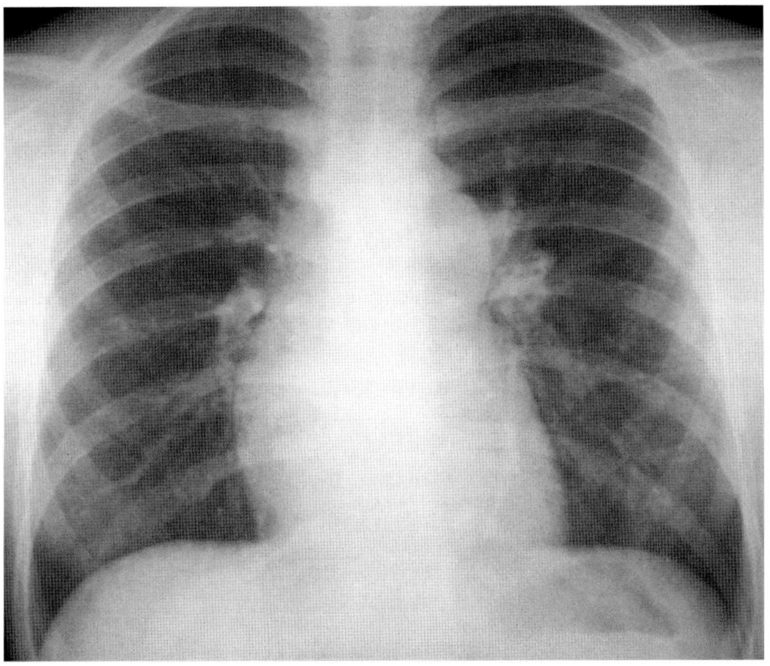

Abb. 10.**11** **Kongenitale Pulmonalisstenose.** Poststenotische Erweiterung des Pulmonalisbogens und relativ schmale Pulmonalarterien.

kompensiert, sodass anfangs klinisch kaum Symptome bestehen. Eine ausgeprägte Stenose kann jedoch bereits beim Neugeborenen zur linksventrikulären Herzinsuffizienz mit Lungenödem führen.

Auf der Übersichtsaufnahme finden sich die Vergrößerung des linken Ventrikels und die poststenotische Erweiterung der Aorta nur bei stärker ausgeprägten Stenosen; sie sind von der erworbenen Aortenstenose meist nicht zu unterscheiden.

Sonografie, MRT und *CT* decken die linksventrikuläre Hypertrophie auf. Die *Aortografie* und das *Lävogramm* zeigen Ausmaß und Lokalisation der Stenose.

Aortenisthmusstenose (AIS)

Durch Mediawulstungen und Intimaproliferationen im Aortenbogen können Stenosen entstehen, die hämodynamisch bei einer Lumeneinengung auf unter 50% wirksam werden.

Es werden unterschieden:

- *Präduktale (infantile) Aortenisthmusstenose:* Die Einengung liegt vor dem Abgang des Ductus Botalli, der offen bleibt. Daraus resultiert ein Rechts-links-Shunt mit Zyanose der unteren Körperhälfte (Abb. 10.**12a**).
- *Postdukale (adulte) Aortenisthmusstenose:* Die untere Körperhälfte erhält ihr Blut über ein Kollateralsystem aus A. subclavia, A. thoracica und Interkostalarterien. Es resultiert eine Hypertonie der oberen Körperhälfte und eine Minderversorgung der unteren Körperabschnitte (kalte Füße, Claudicatio intermittens).

Auf der Übersichtsaufnahme ist die Aorta ascendens dilatiert, der Aortenbogen bleibt jedoch schmal (Abb. 10.**13** u. Abb. 10.**14**). Bei der adulten Form können Rippen durch die kollateral erweiterten Interkostalarterien usuriert sein. Beim infantilen Typ kann eine Dilatation der Pulmonalgefäße auf eine Rezirkulation hinweisen.

MRT und *Angiografie* erfassen das Ausmaß und die Lokalisation der Stenose (Abb. 10.**15**).

Angiokardiopathien mit Links-rechts-Shunt (= Rezirkulationsvitien)

Pathologie

Die häufigste Form ist der Ventrikelseptumdefekt (VSD, 20–28% der Fälle), gefolgt vom Vorhofseptumdefekt (ASD) und dem Ductus Botalli apertus, die je 10–15% aller kongenitalen Angiokardiopathien ausmachen. Seltene Veränderungen sind das Lutembacher-Syndrom (Vorhofseptumdefekt + Mitralstenose) und die Lungenvenentransposition.

Bei diesen Vitien besteht eine pathologische Verbindung zwischen den Vorhöfen (Vorhofseptumdefekt), den Ventrikeln (Ventrikelseptumdefekt), zwischen Aorta und A. pulmonalis (offener Ductus Botalli) oder zwischen den Lungenvenen und dem rechten Herz (Fehlmündung der Lungenvenen). Alle Veränderungen bedingen, dass sauerstoffbeladenes Blut zurück ins rechte Herz gelangt und dann erneut durch die Lunge zirkuliert. Dabei kann das rezirkulierende Blutvolumen größer sein als dasjenige, das durch den großen Kreislauf fließt. Der Lungenkreislauf ist dadurch überlastet, das Lungengefäßbett wird sklerosiert, und der Lungenwiderstand erhöht sich. Dies kompensiert das rechte Herz durch Hypertrophie. Dadurch erhöht sich aber der pulmonal-arterielle Druck noch mehr. In einem Endstadium, das oft erst im fortgeschrittenen Alter erreicht wird, übersteigt der Druck des rechten Herzes den des linken, und die Shuntrichtung kehrt sich infolgedessen um (Eisenmenger-Reaktion).

Klinik

Abgesehen von auskultierbaren Herzgeräuschen finden sich Symptome erst bei größeren Shuntvolumina; dann handelt es sich stets um ein schweres Krankheitsbild mit körperlichen Entwicklungsstörungen der Kinder und eingeschränkter Leistungsfähigkeit. Das vergrößerte Herz deformiert schon früh den Thorax, sodass zeitlebens ein Herzbuckel (Voussure) vorhanden ist. Gar nicht selten pfropfen sich auch Endokarditiden auf. Die Zeichen der Rechtsherzinsuffizienz (Halsvenendilatation, Ödeme, Hepatomegalie) sowie die Durchmischungszyanose bei Shuntumkehr gehören zu den Spätsymptomen. Bei der Herzkatheteruntersuchung ist der führende Befund die erhöhte Sauerstoffspannung im rechten Herz, aus der auch das Shuntvolumen berechnet wird. Ein Shuntvolumen von über 40% wird in der Regel als Indikation zum operativen Verschluss des Defekts angesehen.

Radiologische Diagnostik

Das führende Röntgenzeichen der Rezirkulationsvitien auf der *Übersichtsaufnahme* ist die Lungenhyperämie mit verstärkten Pulsationen der zentralen Pulmonalgefäße („tanzende Hili") und einer Erweiterung der pulmonalen Gefäßkaliber (Lungenplethora), die jedoch erst ab Shuntvolumina von 2 : 1 sichtbar sind (Higgins 1992). Der Herzschatten ist in der Regel vergrößert. Eine weitere Differenzierung der Rezirkulationsvitien ist nativröntgenologisch meist nicht möglich, obwohl einige Besonderheiten der Herzsilhouette diagnostische Hinweise geben können und im Folgenden bei den einzelnen Fehlern genannt werden (Abb. 10.**16**).

Vorhofseptumdefekt (ASD)

Nach der Lage des Defekts im Septum interatriale werden unterschieden:

- Der *Septum-secundum-Defekt* (Abb. 10.**17**) ist im mittleren Anteil gelegen. Die Größe des Defekts ist unterschiedlich; die geringste Ausprägung ist ein schlitzförmig offenes Foramen ovale, das sich normalerweise nach der Geburt vollständig verschließen sollte.

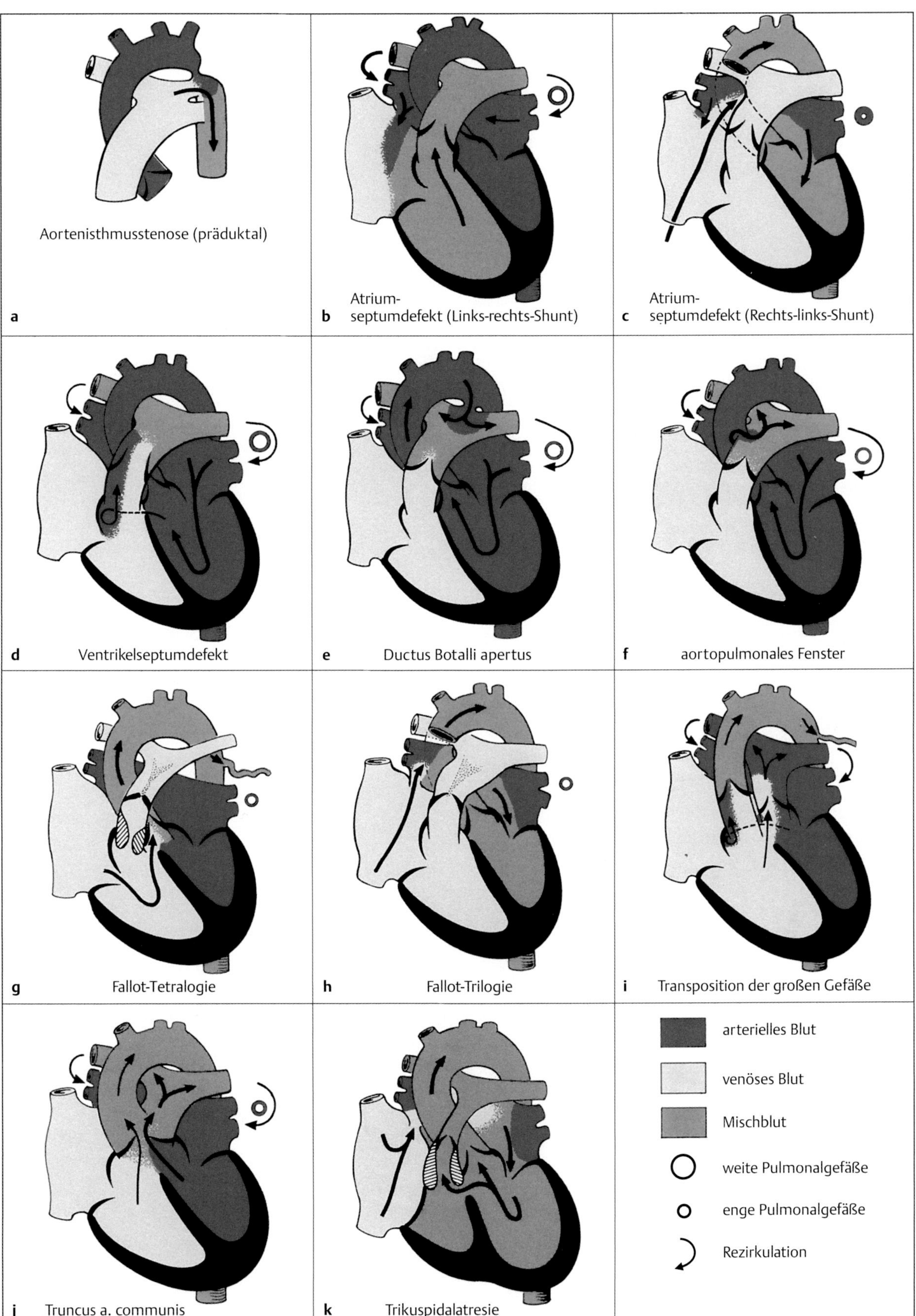

Abb. 10.**12 a–k** **Schema angeborener Herzfehler.**

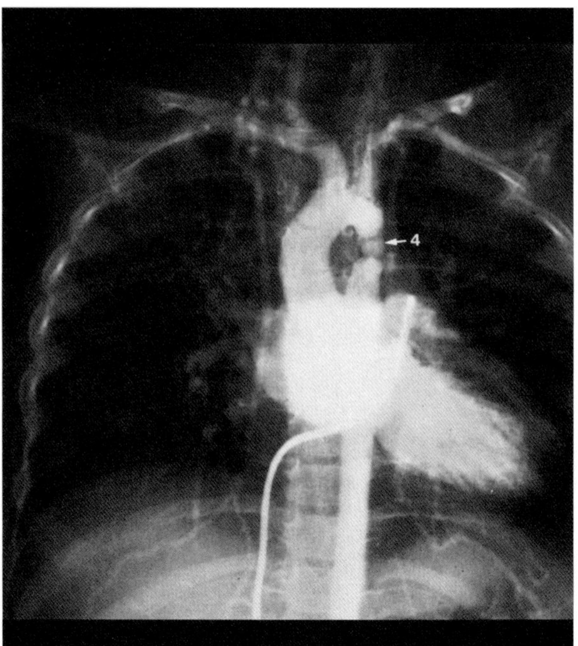

Abb. 10.**13** **Aortenisthmusstenose**. Katheter in der A. pulmonalis, Kontrastmittel im linken Vorhof, im linken Ventrikel und in der Aorta.

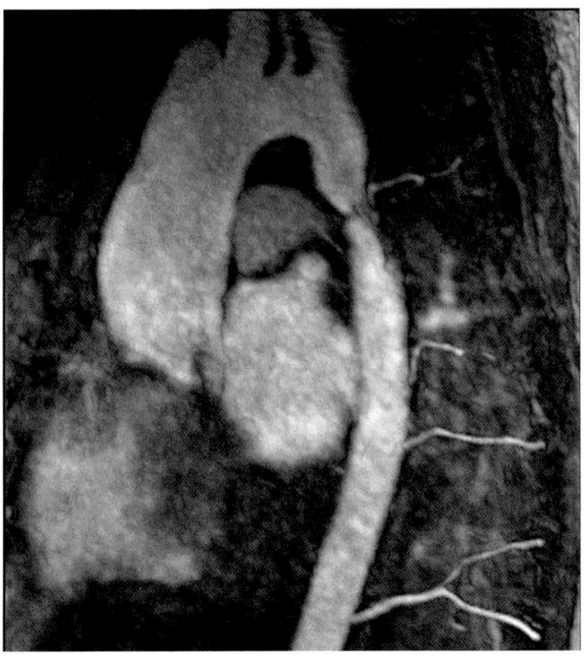

Abb. 10.**15** **Aortenisthmusstenose im MRT**. Beachte auch den verstärkten Fluss in den Interkostalarterien.

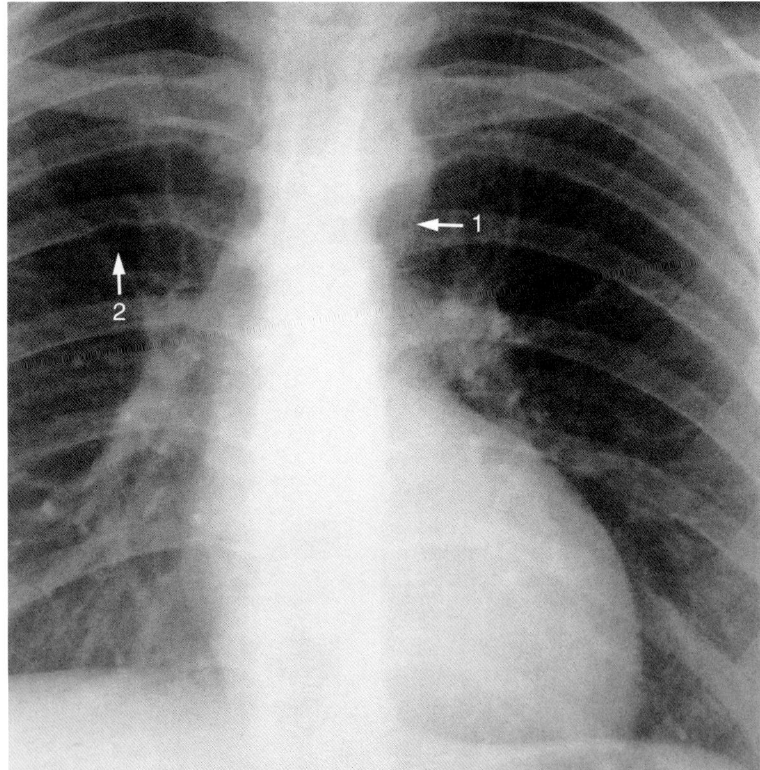

Abb. 10.**14** **Aortenisthmusstenose**. Beachte den vergrößerten linken Ventrikel, die Taillierung der Aorta (1) und die Rippenusuren (2).

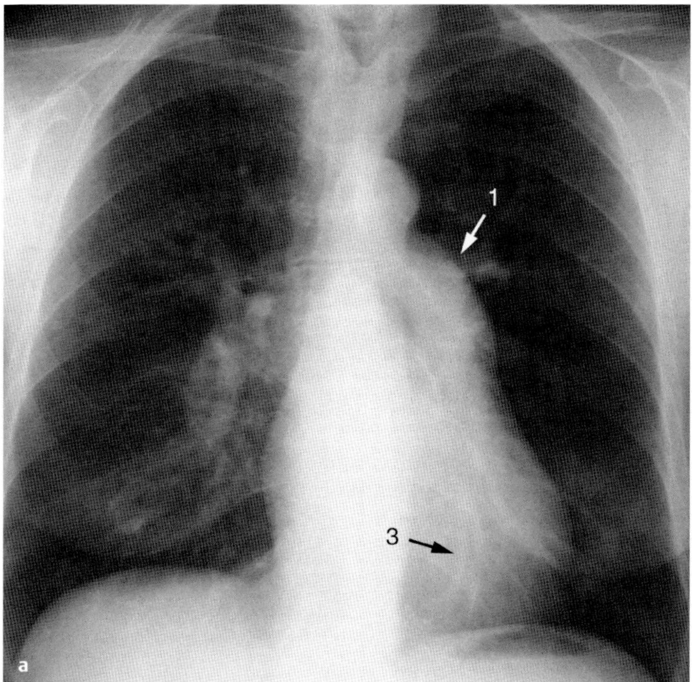

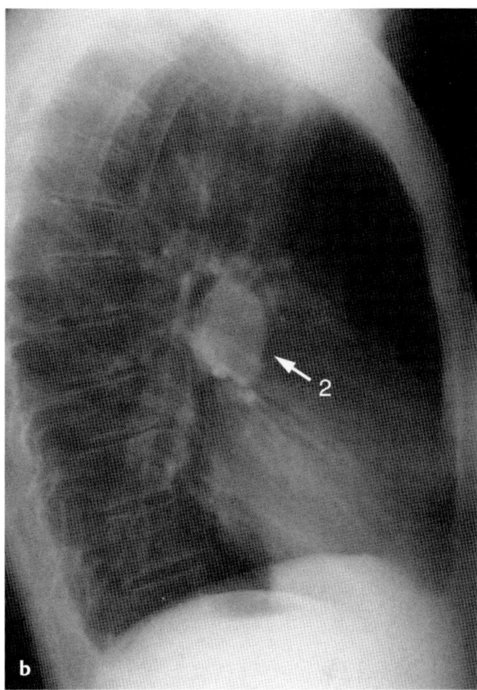

Abb. 10.**16 a** u. **b** **Vorhofseptumdefekt (Rezirkulationsvitium)**. Beachte den prominenten Pulmonalisbogen (1), die dicke rechte Pulmonalarterie (2) und die bis in die Peripherie hinein kaliberstarken Lungengefäße (3).

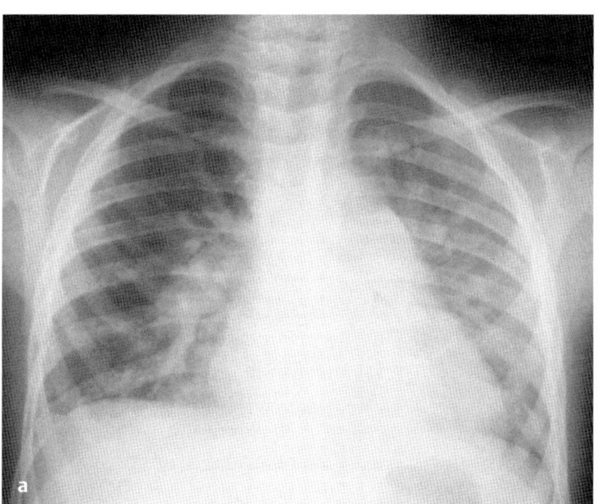

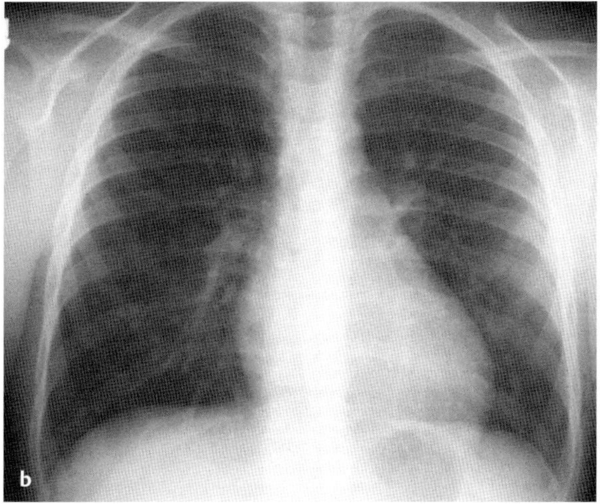

Abb. 10.**17 a** u. **b** **Sekundumdefekt**. Herzvergrößerung, Pulmonalisprominenz, Lungenstauung. Vier Jahre nach der Operation fast komplette Normalisierung (**b**).

- Der *Septum-primum-Defekt* (Abb. 10.**18**) liegt im basalen Anteil und ist wegen seiner unmittelbaren Nähe zur Klappenebene häufig mit Spaltbildungen in den Mitral- bzw. Trikuspidalsegeln verbunden (inkompletter Canalis atrioventricularis). Zusätzlich kann auch noch ein hoch sitzender Ventrikelseptumdefekt vorhanden sein (kompletter Canalis atrioventricularis). Während der Systole regurgitiert das Blut durch die Mitralklappe, und der kleine Kreislauf wird mit dem hohen systemischen Blutdruck belastet, was entsprechende morphologische Veränderungen an den Lungengefäßen und am rechten Herz zur Folge hat (s. Abb. 10.**12 b u. c**).

Röntgenologisch finden sich eine Lungenhyperämie, „tanzende Hili", eine Vergrößerung des rechten Ventrikels und beider Vorhöfe sowie ein prominenter Pulmonalisbogen.

Sonografie, CT, MRT und Kardiografie zeigen die Vergrößerung der Vorhöfe und des rechten Ventrikels. Sonografie, MRT und Kardiografie weisen darüber hinaus Lage und Größe des Defekts nach.

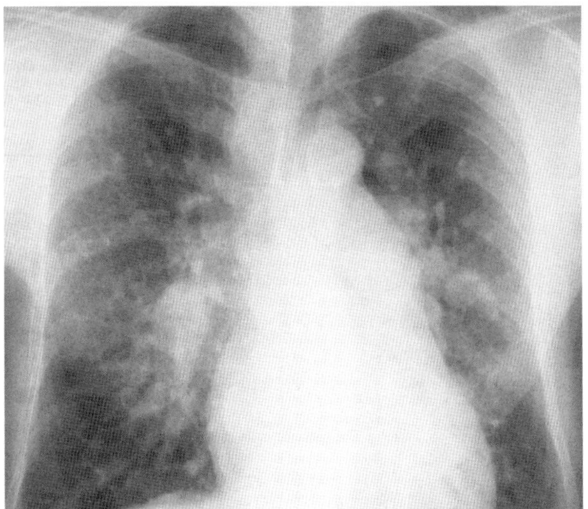

Abb. 10.**18** **Primumdefekt.** Rezirkulationsvitium. Beachte die Herzvergrößerung, den prominenten Pulmonalisbogen und die erweiterten Lungengefäße.

Ventrikelseptumdefekt (VSD)

Größere Defekte finden sich meist in dem klappennahen membranösen Anteil des Kammerseptums. Kleinere Defekte kommen auch im muskulären Anteil vor (Morbus Roger); sie werden während der Systole zusammengezogen und können sich beim Wachsen des Herzmuskels weiter verkleinern. Infolge des höheren linksventrikulären Druckes wird das Blut während der Systole teils vorwärts durch die Aorta, teils durch den Defekt zurück ins rechte Herz getrieben.

Das Shuntvolumen ist ungefähr proportional zur Fläche des Defekts. Kleinere Defekte (Fläche: unter 0,5 cm²) verhindern durch die systolische Muskelkontraktion einen Druckausgleich zwischen rechtem und linkem Herz (drucktrennende Defekte). Bei größeren Defekten steigt aber der rechtsventrikuläre Druck, und die Wand der rechten Herzkammer hypertrophiert. Dadurch kann das Shuntvolumen wieder etwas abnehmen; oft hat sich dann aber schon der pulmonale Widerstand erhöht (s. Abb. 10.**12 d**).

Röntgenologisch sind kleine Defekte nicht sichtbar. Bei größeren Defekten finden sich die Zeichen des Rezirkulationsvitiums (Lungenhyperämie, „tanzende Hili", prominenter Pulmonalisbogen, Rechtsherzvergrößerung) und zusätzlich eine Vergrößerung der linken Herzkammer.

Sonografie, MRT und Kardiografie zeigen den septalen Defekt und die Vergrößerung des linken und rechten Ventrikels.

Offener Ductus Botalli

Die in der Embryonalzeit notwendige Verbindung zwischen Aorta ascendens und A. pulmonalis obliteriert postnatal. Bleibt dieser physiologische Verschluss aus, so fließt gemäß dem Druckgradienten Blut aus der Aorta in die A. pulmonalis und damit erneut durch die Lungen. Fast immer ist der Defekt jedoch drucktrennend, da seine Fläche im Querschnitt 1 cm² meist nicht übersteigt. Da das Shuntblut den rechten Ventrikel nicht passiert, wird zunächst allein die linke Herzkammer überlastet; sie vergrößert sich. Erst wenn sich infolge des erhöhen Flusses in den Lungenarterien der pulmonale Gefäßwiderstand erhöht, kommt es zu einer Druckbelastung auch des rechten Herzes (s. Abb. 10.**12 e**).

In der Übersichtsaufnahme findet sich neben den Zeichen des Rezirkulationsvitiums eine erweiterte Aorta ascendens (Abb. 10.**19**).

Bei der *Angio-* und der *Kardiografie* füllt eine Kontrastmittelinjektion in die Aorta ascendens die Lungenstrombahn (Abb. 10.**20**).

Lungenvenentransposition

Bei der kompletten Transposition münden alle Lungenvenen in das rechte Herz, was nur bei gleichzeitig vorhandenem Vorhofseptumdefekt mit dem Leben vereinbar ist, dann aber zu schwerer Zyanose und Reduzierung des Allgemeinzustands führt.

Bei der partiellen Transposition münden nur einzelne Lungenvenen in den rechten Vorhof, in die Hohlvenen, in die V. subclavia oder in den Koronarvenensinus. Dadurch rezirkuliert das arterialisierte Blut innerhalb des Lungenkreislaufs. Nur bei größerem Shuntvolumen kommt es klinisch zu Beschwerden.

Bei einer Mündung in die Cava superior wird diese dilatiert („Schneemannform" des Mediastinalschattens), wie auf der *Übersichtsaufnahme* zu erkennen ist. Die Mündung der Lungenvenen in die V. cava inferior ist oft kombiniert mit einer Lungenhypoplasie, mit einer Dextrokardie und mit einem Scimitar-Syndrom (s. Abb. 2.**21**, Abb. 2.**22** u. Abb. 2.**23** sowie Abb. 2.**25**).

Die Venenfehlmündung lässt sich mit einer *Pulmonalisangiografie* lokalisieren, bzw. die Vene kann retrograd über einen Kavakatheter gefüllt werden.

Angiokardiopathien mit Rechts-links-Shunt

Die häufigste Form ist die Fallot-Tetralogie, die 10–15 % aller kongenitalen Angiokardiopathien ausmacht, gefolgt von der Transposition der großen Gefäße (5–9 %), der Trikuspidalatresie (1,2–3 %), dem Truncus arteriosus communis (0,7–3 %) und der Ebstein-Anomalie (0,23–1 %; Klose et al. 1991).

Sind Kammer- oder Vorhofseptumdefekt mit einer Pulmonalisstenose kombiniert, so führt der erhöhte Widerstand vor dem rechten Herz zu einem von Geburt an bestehenden Rechts-links-Shunt. Eine ähnliche hämodynamische Situation ist gegeben, wenn neben einem Vorhofseptumdefekt eine Trikuspidalstenose oder ein verkleinerter rechter Ventrikel (Ebstein-Anomalie) vorhanden sind. Hämodynamisch ist der Lungenkreislauf sehr viel weniger durchströmt als der Körperkreislauf. Klinisch findet sich durch die Zumischung des venösen Blutes zum großen Kreislauf eine Zyanose (Blue Babies), eine Polyglobulie, Trommelschlegelfinger, verminderte Leistungsfähigkeit, hypoxische Synkopen und Hautdystrophien. Zum Endstadium des Leidens gehört die Rechtsherzinsuffizienz.

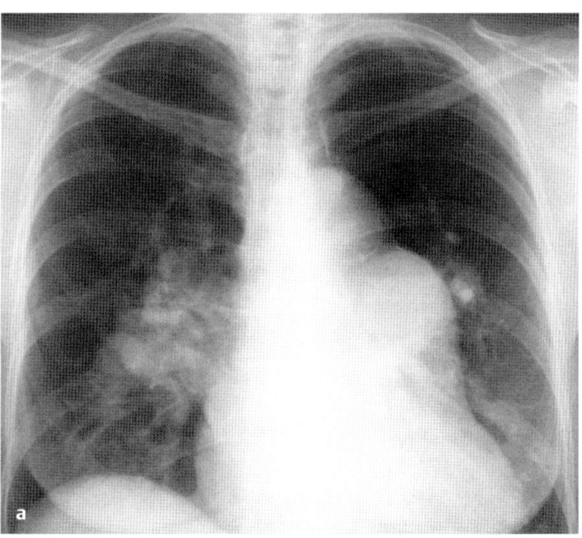

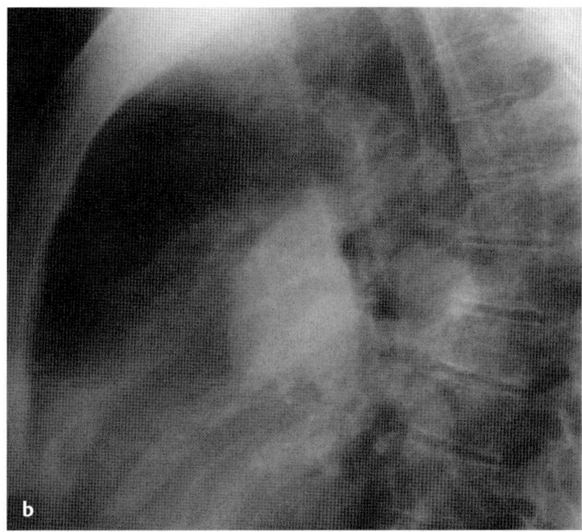

Abb. 10.**19a** u. **b** **Ductus Botalli apertus**. Prominenter Pulmonalisbogen und erweiterte tortuöse Pulmonalarterien.

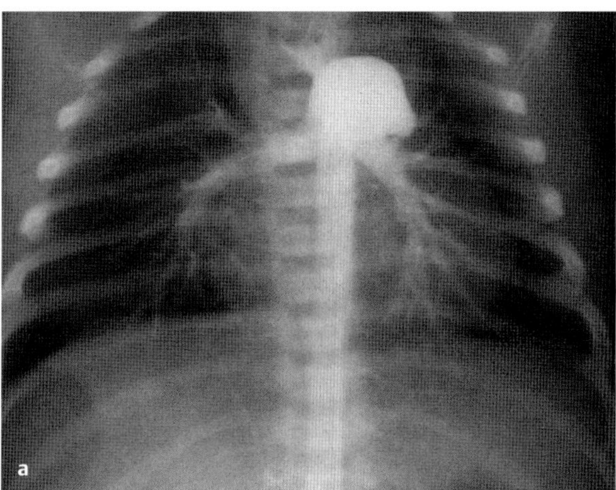

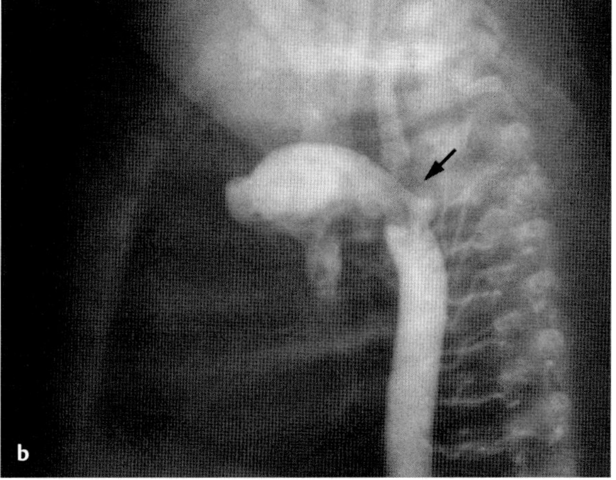

Abb. 10.**20a** u. **b** **Ductus Botalli apertus**. Das Kontrastmittel wurde über den Katheter in den Aortenbogen gespritzt und füllte über den offenen Duktus die Pulmonalarterien (Pfeil).

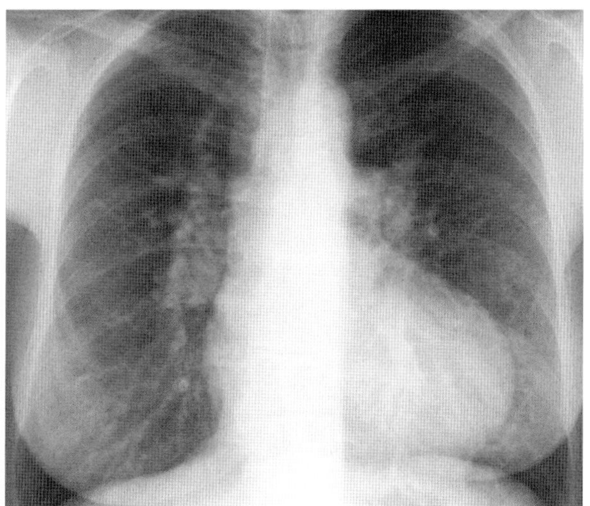

Abb. 10.**21** **Fallot-Tetralogie**. „Holzschuhherz“. Angiografisch war die Pumonalisstenose nur geringfügig ausgeprägt.

Fallot-Tetralogie

Die Fehlbildung ist gekennzeichnet durch eine infundibuläre Pulmonalstenose mit konsekutiver Rechtsherzhypertrophie und durch einen hohen Ventrikelseptumdefekt, über dem die nach rechts verschobene Aorta reitet. Der Schweregrad der Pulmonalstenose bestimmt das Shuntvolumen und damit das Ausmaß der klinischen Symptomatik (Grad I und II: Pink Fallot, Grad III und IV: Blue Fallot). Eine operative Korrektur des Fehlers bei den Graden III und IV wird vor dem 5. Lebensjahr, bei den leichteren Graden vor dem 15. Lebensjahr angestrebt (s. Abb. 10.**12 g**).

Die Übersichtsaufnahme zeigt eine Verminderung der Lungengefäßzeichnung und die Hypoplastizität des Pulmonalissegments. Je nach dem Schweregrad ist die Herzkonfiguration noch normal, oder sie hat die charakteristische Holzschuhform (Abb. 10.**21**). Die Rechtsherzvergrößerung rotiert das Herz dann nämlich nach links und verbreitert dadurch die linke Hälfte des Herzschattens, und zusätzlich vertieft sich die Herzbucht durch die Hypoplasie des Pulmonalissegments und die Dilatation der Aorta (pseudoaortale Konfiguration).

Sonografie, MRT und Angiokardiografie zeigen den vergrößerten Ventrikel, den Septumdefekt, die Verlagerung der Aortenwurzel und die eingeengte Pulmonalarterie.

Transposition der großen Gefäße

Es ist die häufigste Missbildung mit primärer Zyanose, die bereits im 1. Lebensjahr operativ korrigiert werden muss, um das Leben der Kinder zu retten. Die Aorta entspringt aus dem rechten, die A. pulmonalis aus dem linken Ventrikel, sodass 2 getrennte Kreislaufsysteme existieren, die allerdings durch einen bidirektionalen Shunt (meist ein Vorhofseptum-, seltener ein Ventrikelseptumdefekt oder ein Ductus Botalli apertus) verbunden sind (s. Abb. 10.**12 i**).

In der *Übersichtsaufnahme* ist der Herzschatten vergrößert, und das mediastinale Gefäßband ist relativ schmal, da die A. pulmonalis und die Aorta in der Medianebene hintereinander liegen und sich im p.–a. Bild aufeinander projizieren.

Sonografie, MRT und *Angiokardiografie* zeigen den fehlerhaften Ursprung von Aorta und A. pulmonalis sowie den bidirektionalen Shunt.

Truncus arteriosus communis

Aorta und Pulmonalis sind in ihrem Anfangsabschnitt zum Truncus verbunden, der auf einem großen Ventrikelseptumdefekt reitet, sodass der große und der kleine Kreislauf gleichzeitig aus rechten und linken Ventrikeln gefüllt werden. Es resultieren eine pulmonale Rezirkulation und eine Volumenüberlastung des linken Ventrikels (s. Abb. 10.**12 j**).

Der Herzschatten zeigt sich in der *Übersichtsaufnahme* vergrößert, das mediastinale Gefäßband ist verbreitert, und bei ⅓ der Fälle liegt der Aortenbogen rechts.

Sonografie, MRT und *Angiografie* lassen den Truncus und den Ventrikelseptumdefekt erkennen.

Ebstein-Anomalie

Die Trikuspidalklappe ist nach kaudal in den rechten Ventrikel hinein verlagert, wodurch der obere Abschnitt des Ventrikels funktionell atrialisiert und das Fassungsvermögen des kaudalen Restventrikels stark vermindert ist. Die dislozierte Klappe ist insuffizient und kann zusätzlich die rechtsventrikuläre Ausflussbahn einengen. Durch einen gleichzeitig in 80% der Fälle vorhandenen Vorhofseptumdefekt entsteht ein geringgradiger Rechts-links-Shunt und damit klinisch eine Zyanose.

Auf der *Übersichtsaufnahme* ist das Herz bilateral vergrößert, mit Betonung des rechten Vorhofs. Die Lungengefäßzeichnung ist vermindert, und das Aortenband ist schmal.

Sonografie, MRT, CT und *Angiografie* zeigen den auf Kosten des Ventrikels vergrößerten rechten Vorhof.

Trikuspidalatresie

Die Trikuspidalöffnung ist verschlossen. Das Blut fließt aus dem rechten Vorhof über einen Vorhofseptumdefekt in das linke Herz und von dort über einen Ventrikelseptumdefekt zurück in den rechten Ventrikel oder über einen offenen Ductus Botalli in die A. pulmonalis (s. Abb. 10.**12 k**).

In der *Übersichtsaufnahme* ist zu erkennen, dass das Herz links verbreitert und die Herzbucht vertieft ist.

Sonografie, MRT und Angiografie zeigen den Blutfluss durch den Defekt und den Verschluss der Trikuspidalklappe.

Erworbene Herzerkrankungen

Herzinsuffizienz

Die Herzinsuffizienz ist eine überaus häufige Erkrankung, vor allem des älteren Menschen, und ist durch eine Verminderung der kardialen Förderleistung gekennzeichnet (Abb. 10.**22**). Bei der Linksherzinsuffizienz staut sich das Blut vor dem linken Herz in der Lunge. Dies führt einerseits zur Dyspnoe und Zyanose; andererseits wird die Körperperipherie ungenügend mit Blut versorgt, was die Leistungsfähigkeit des Patienten mindert. Die Rechtsherzinsuffizienz hingegen führt zu einer Stauung des venösen Blutes vor dem rechten Herz und damit zu erweiterten Halsvenen, Ödemen, Hepatomegalie und Aszites. Meist sind jedoch beide Herzhälften gleichzeitig betroffen (globale Herzinsuffizienz). Es werden unterschieden:

- *Myokardinsuffizienz:* Sie wird als die Herzinsuffizienz im engeren Sinne angesehen. Die Kontraktionsschwäche der Kammermuskulatur kann durch verschiedene Noxen (Degeneration, Ischämie, Entzündung, metabolische Störungen usw.) bedingt sein und führt zu einem unvollständigen systolischen Blutauswurf und einer Abnahme des diastolischen Bluteinstroms.
- *Mechanisch-hämodynamische Herzinsuffizienz:* Sie entsteht z. B. bei schweren Klappenfehlern. Anfangs kompensiert das Myokard die erhöhte Druck- oder Volumenbelastung durch eine Muskelhypertrophie. Nach Überschreiten eines kritischen Herzgewichts kommt es aber zur arteriellen Mangelversorgung des Myokards, zur myogenen Dilatation und zur klinisch manifesten Herzinsuffizienz.
- *Herzinsuffizienzen bei schweren Rhythmusstörungen:* Infolge der Störung von Reizbildung oder -leitung fehlt die für die effektive Herzarbeit notwendige Synchronisation der Vorhöfe und der Kammern.

Die *Übersichtsaufnahme* in 2 Ebenen zeigt die Herzvergrößerung, die Lungenstauung und den Pleuraerguss (s. Lungenstauung, Abb. 7.**13** bis Abb. 7.**21**).

Die Quantifizierung der Kammergrößen und der Myokarddicken ist mithilfe von *Sonografie, CT und MRT möglich und* kann auf die Ursache einer Herzinsuffizienz hinweisen.

CineMRT, CineCT und *Sequenzszintigrafie* zeigen die eingeschränkte systolische Kontraktion und Entleerung des Ventrikels und evtl. umschriebene hypo- oder akinetische Herzwandsegmente. Zusätzlich lassen sie die Kenngröße „Ejektionsfraktion" (endsystolisches Volumen/enddiastolisches Volumen) berechnen.

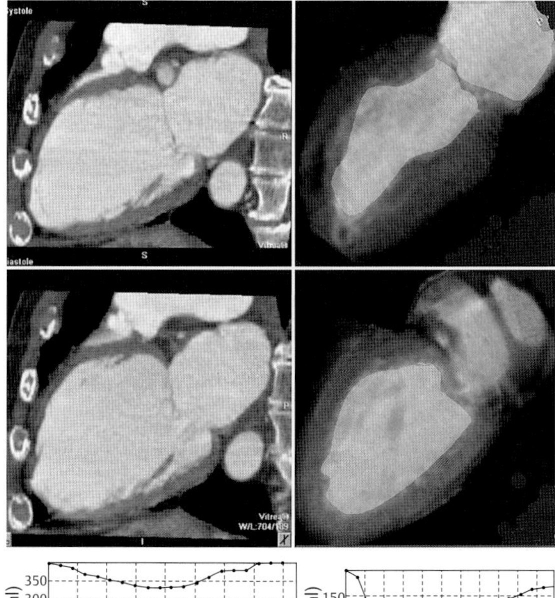

Abb. 10.**22** **Ejektionsfraktion.** Links Systole und Diastole bei Herzinsuffizienz. Rechts Systole und Diastole bei normaler Herzfunktion.

Koronare Herzkrankheit (KHK)

Die Koronarsklerose (= KHK) ist eine überaus häufige Erkrankung. Bei Autopsien wurde bei der Hälfte aller 45- bis 60-jährigen Männer eine Koronarsklerose nachgewiesen. Risikofaktoren sind eine Hyperlipidämie, der Tabakkonsum, eine arterielle Hypertonie und der Diabetes mellitus. Formalgenetisch lagert sich Cholesterin herdförmig in der Intima der Koronarien ab, was eine umschriebene fibröse Gewebswucherung induziert, die dann als Plaque das Lumen einengt. Darüber hinaus können die Plaques geschwürig aufbrechen, Fibrin und lokale Thromben anlagern und damit das Lumen weiter stenosieren.

Klinisches Symptom ist die Angina pectoris; d. h. bei Stress und Belastung kommt es anfallsweise zu einem Engegefühl der Brust und zu präkordialen Schmerzen mit Ausstrahlung in den linken Arm und andere Head-Zonen.

In der Mehrzahl der Fälle ist das *Röntgenübersichtsbild* bei der Koronarsklerose unauffällig. Bei der Durchleuchtung können aber mithilfe der dabei verwendeten weicheren Röntgenstrahlen und der verfolgbaren Bewegung umschriebene Koronarwandverkalkungen erkannt werden, die insofern eine Bedeutung haben, als bei ihrem Nachweis in 90 % der Fälle auch mit pathologischen Koronarangiogrammbefunden gerechnet werden muss.

Mithilfe der EKG-getriggerten *Mehrschicht-Spiral-CT* lässt sich das Ausmaß einer Koronarverkalkung quantitativ bestimmen. Die so ermittelte „Kalklast" gilt als eigenständiger Risikofaktor für Herzinfarkte (Agatston et al. 1990). Des Weiteren macht die 3D-Rekonstruktion der Koronarien ihre Morphologie und ihre Durchgängigkeit sichtbar (Kopp 2000), sodass einigen Patienten die invasive Koronarangiografie erspart werden kann. Dies gilt insbesondere für Kontrollen nach Bypass-Operationen.

Die *Myokardszintigrafie* zeigt „kalte“ Myokardzonen, und zwar – im Gegensatz zum Infarkt – nur in der Belastungsphase der Untersuchung (Abb. 10.**23**), da dann der geschädigte Bezirk relativ weniger durchblutet wird als die gesunde Nachbarschaft. In der Ruhephase der Untersuchung gleichen sich diese Unterschiede wieder aus.

Die *Koronarangiografie* ist die Methode der Wahl zum Nachweis einer koronaren Herzkrankheit (Abb. 10.**24**). Es finden sich umschriebene Stenosen besonders an den Ostien und den großen Verzweigungen der Koronararterien bzw. komplette Verschlüsse.

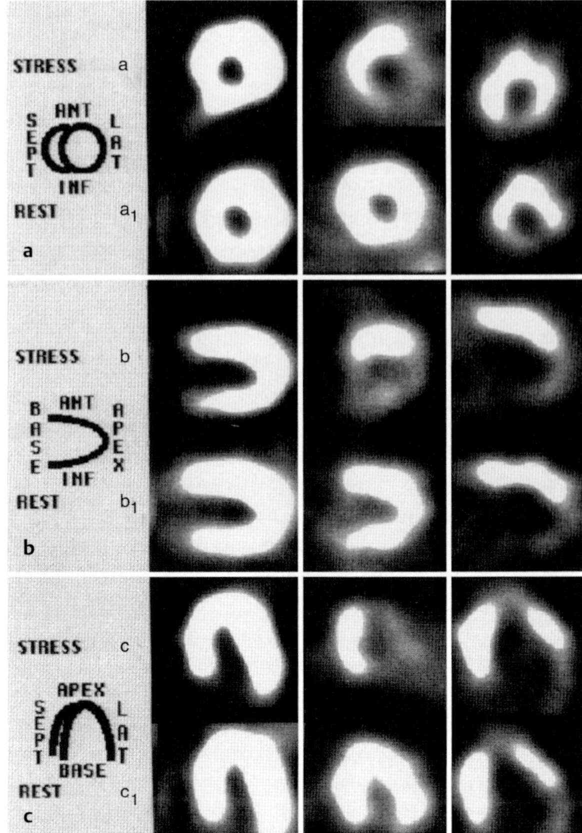

Abb. 10.**23 a–c** **Myokardszintigrafie bei Ischämie und Infarkt.** Das i. v. injizierte Radio-Thallium wird in der Belastungsphase im linken Ventrikel akkumuliert und in 3 aufeinander senkrecht stehenden Schnittebenen sofort (a, b, c) und in der anschließenden Ruhephase (a1, b1, c1) dokumentiert. Beim Gesunden ist die Einlagerung sowohl in der Belastungsphase als auch in der Ruhephase homogen. Bei der Ischämie findet sich in der Belastungsphase eine kalte Zone (hier im Bereich der laterobasalen Ventrikelwand), die aber in der Ruhephase wieder Radio-Thallium aufgenommen hat. Beim Infarkt besteht die kalte Zone sowohl in der Belastungs- als auch in der Ruhephase.

Myokardinfarkt

Ursache eines Herzinfarkts ist in der Regel eine Koronarsklerose, auf die sich ein Thrombus aufpropft. Seltener wird eine Koronararterie durch einen Embolus oder durch eine Arteriitis verschlossen. Der Verschluss bewirkt eine Nekrose des Versorgungsgebiets der betroffenen Koronararterie. In der akuten Phase des Infarkts kann es zu letalen Komplikationen, wie Rhythmusstörungen, Herzwandruptur, Papillarmuskelrissen oder Septumperforationen, kommen.

Im weiteren Verlauf wird die Nekrosezone narbig organisiert. Selten kann in den ersten Wochen bis Monaten nach dem Infarkt ein Dressler-Syndrom mit Perikard- und Pleuraergüssen auftreten, das Folge einer hyperergischen Reaktion auf durch den Infarkt freigesetzte Gewebsantigene sein soll. Spätfolgen eines Infarkts können echte oder falsche Herzwandaneurysmen sein. Die echten Aneurysmen betreffen alle Wandschichten und sind meist in der anterolateralen und apikalen Region lokalisiert.

Symptome bzw. Befunde sind eine nitratrefraktäre Angina pectoris, ein Vernichtungsgefühl, ein Kreislaufkollaps, eine Dyspnoe und infarkttypische EKG-Veränderungen.

Innerhalb der ersten 24 h nach dem akuten Ereignis ist bei der Hälfte der Patienten das *Röntgenthoraxbild* unauffällig. Bei den anderen findet sich eine mehr oder weniger starke Lungenstauung, wobei die Herzgröße oft normal ist. Die Beurteilung der Lungenstauung gibt ein prognostisches Indiz. Patienten ohne nachweisbare Stauung haben in den ersten 30 Tagen eine 5 %ige Letalität, während in Abhängigkeit vom Ausmaß der Stauung die Letalität zunimmt und schließlich 80 % erreichen kann (Battler et al. 1980). Die akuten Komplikationen (s. o.) sind röntgenologisch meist nicht direkt nachweisbar, gehen aber mit einer höhergradigen Lungenstauung einher. Bildet sich im Spätstadium ein Herzwandaneurysma, so kann dieses an einer umschriebenen Vorbuckelung, an einer

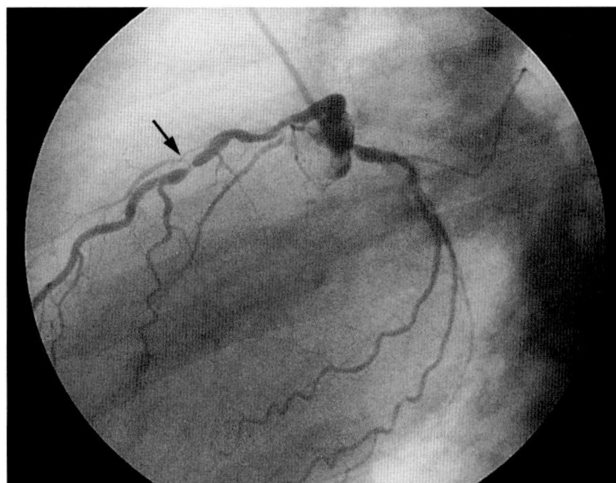

Abb. 10.**24** **Koronarangiografie bei Koronarsklerose.** Hochgradige Stenose des R. interventricularis anterior. Rechts im Bild ist der R. circumflexus mit dargestellt.

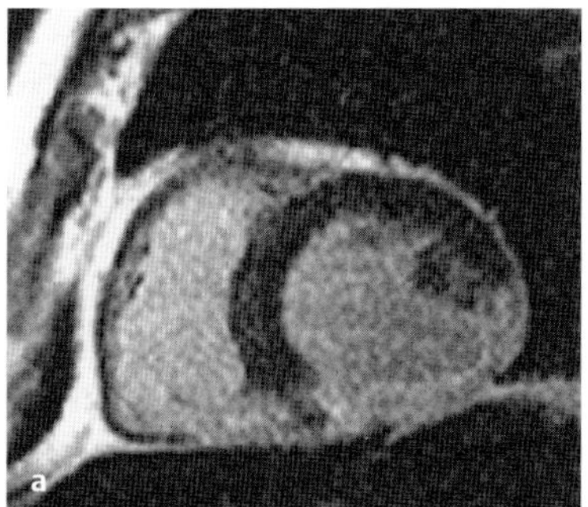

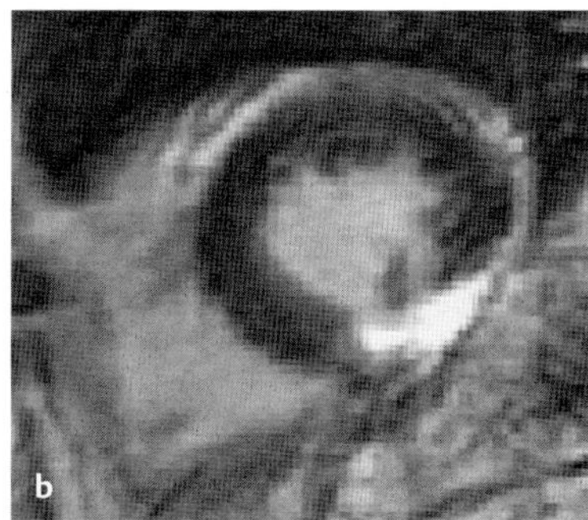

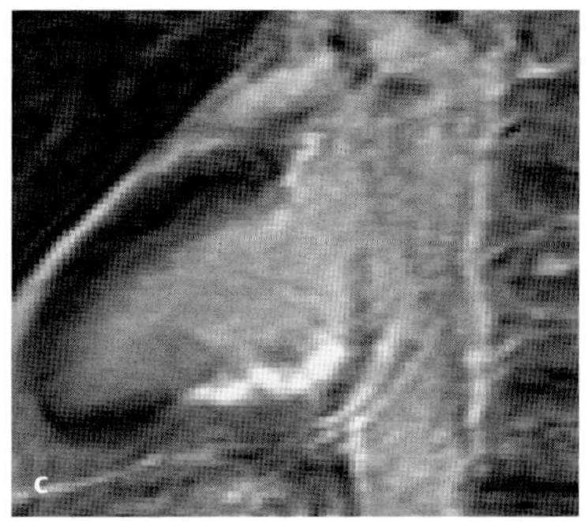

Abb. 10.**25 a–c** **CT-Myokarddiagnostik: alter Hinterwandinfarkt.** Frühes (**a**) und spätes Enhancement (**b** u. **c**) der Myokardnarbe nach Kontrastmittelinjektion.

schalenförmigen Kalkeinlagerung und bei der Durchleuchtung an hypo- und akinetischen Herzwandsegmenten erkannt werden.

Im akuten Stadium verbietet sich die *Myokardszintigrafie* wegen der damit verbundenen Belastung für den Patienten. Im chronischen Stadium finden sich „kalte" Zonen sowohl in der Belastungs- als auch in der Ruhephase der Untersuchung.

Der frische Infarkt kann im EKG-getriggerten, T_2-gewichteten *MRT* als signalintensive Zone dargestellt werden, während alte Infarktzonen mit umschriebener Ausdünnung des Myokards einhergehen und einen verminderten Auswascheffekt von i.v. appliziertem Kontrastmittel aufweisen („Late Enhancement"; Abb. 10.**25**; Stork 2003).

Komplikationen des Infarkts, wie Herzwandaneurysmen, intraventrikuläre Thromben und Perikarderguss, lassen sich in der Regel gut nachweisen. Im *Sonogramm* und im *CineMRT* werden akinetische und hypokinetische Wandabschnitte sichtbar.

Kardiomyopathien

Kardiomyopathien sind Herzmuskelerkrankungen, die weder durch Drucküberlastungen (Klappenfehler, Hypertonus usw.) noch durch Mangelversorgung (Koronarsklerose) verursacht sind. Oft ist die Ätiologie unbekannt (primäre Form); zum anderen entstehen sie durch toxische, infektiöse oder metabolische Noxen (sekundäre Form; Tab. 10.**2**).

Die primären Kardiomyopathien werden nach hämodynamischen Kriterien klassifiziert:

- *Dilatative Kardiomyopathie:* Sie ist bei Weitem die häufigste Form und durch eine systolische Förderinsuffizienz mit Erweiterung der Kammern und Vorhöfe gekennzeichnet. Zunächst handelt es sich lediglich um eine Vorwärtsinsuffizienz mit eingeschränkter Leistungsfähigkeit des Patienten. In Phasen der Dekompensation kommt es aber auch zur Lungenstauung (kongestive Kardiomyopathie).
- *Hypertrophe Kardiomyopathie:* Die Kammerwände sind infolge einer auch histologisch nachweisbaren Herzmuskelzellen-Hypertrophie verdickt. Die daraus resultierende Abnahme der Ventrikeldehnbarkeit behindert den Bluteinstrom während der Diastole. Meist ist das Kammerseptum überproportional von der Hypertrophie betroffen und kann dann die linksventrikuläre Ausflussbahn zusätzlich einengen.
- *Konstriktive Kardiomyopathie:* Sie ist eine seltene Erkrankung. Primär handelt es sich um eine Endokardfibrose. Die Beteiligung der Papillarmuskeln und der Sehnenfäden führt sekundär zu Klappenfehlern. Die verminderte Dehnbarkeit der Ventrikel behindert die diastolische Füllung.

Symptome sind Zeichen der Herzinsuffizienz, wie Leistungsminderung, Dyspnoe und periphere Ödeme.

Die *Übersichtsaufnahmen* in 2 Ebenen zeigen bei der dilatativen Kardiomyopathie eine Herzvergrößerung und im Dekompensationsstadium eine Lungenstauung und Pleuraergüsse. Bei der hypertrophen Kardiomyopathie liegt die Herzgröße oft im Normbereich und wird erst bei massiver Hypertrophie verändert. Bei der konstriktiven Kardiomyopathie ist der Herzschatten normal groß; der rechte Vorhof kann vergrößert sein, und die Lungengefäße sind infolge der geringen Auswurfleistung des rechten Herzes typischerweise schmal (Abb. 10.**26** und Abb. 10.**27**).

Die Herzwanddicke ist mithilfe von *Sonografie, CT und MRT* beurteilbar, was besonders neben der Vorhofdilatation bei der hypertrophischen Form der Kardiomyopathie für die Diagnose richtungweisend ist. Bei der dilatativen Kardiomyopathie ist der Ventrikelinnenraum erweitert, und das Myokard ist gleichmäßig ausgedünnt.

Tabelle 10.2 Ätiologische Klassifizierung der sekundären Kardiomyopathien (nach Schettler).

Myokarditis
- *Virus:* Coxsackie B und A, Echo-Virus, Influenza, infektiöse Mononukleose, Poliomyelitis, Mumps, Masern, Pocken, Varizellen, Psittakose, Lymphogranuloma venereum, Herpes simplex, Zytomegalievirus, infektiöse Hepatitis, Gelbfieber
- *Bakterien:* Diphtherie, Sepsis
- *Protozoen:* Trypanosoma cruzi (Chagas-Krankheit), Toxoplasmose, Amöbiasis, Malaria, Leishmaniosis
- *Parasiten:* Trichinen, Echinokokken, Askariden
- *Spirochäten:* Syphilis, Leptospirosen

Kollagenosen
- rheumatisches Fieber
- Lupus erythematodes disseminatus
- Dermatomyositis
- Sklerodermie
- Spondylarthritis ankylopoetica
- primär chronische Polyarthritis

Hyperergische Kardiomyopathien
- Medikamente, z. B. Penizillin, Phenylbutazon, Aureomycin, Antituberkulostatika, Reserpin
- Postvakzination
- Postkardiotomiesyndrom (Dressler)

Toxische Kardiomyopathien
- Alkohol
- Medikamente, z. B.:
- Zytostatika
  - trizyklische Antidepressiva
  - Urämie
- CO-Vergiftung

Stoffwechsel- und endokrine Erkrankungen
- Hyperthyreose
- Hypothyreose
- Akromegalie
- Phäochromozytom
- Diabetes mellitus
- Hämochromatose
- Amyloidose
- Speicherkrankheit, Lipoidosen, Glykogenosen

Neuromuskuläre Erkrankungen
- Friedreich-Ataxie
- myotonische Muskeldystrophie
- progressive Muskeldystrophie
- Myasthenia gravis

Neoplastische Kardiomyopathien
- primäre und metastatische Neoplasmen
- lymphatische und myeloische Leukämie

Granulomatöse Kardiomyopathie
- Sarkoidose

Kardiomyopathien aus physikalischen Ursachen
- Therapie mit ionisierenden Strahlen
- Elektroschock
- Hitzschlag
- Herztraumen

Puerperale Kardiomyopathie

Ernährungsstörungen
- Beriberi
- Kwashiorkor
- Pellagra
- Skorbut

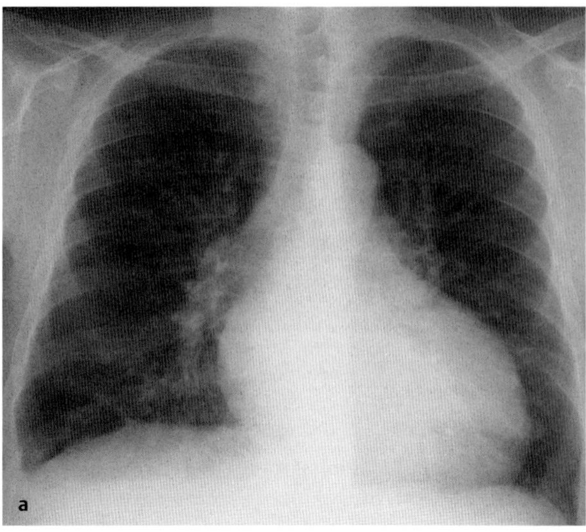

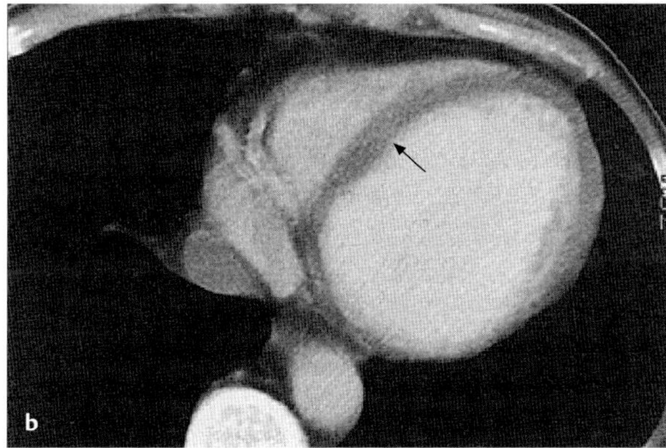

Abb. 10.26 a u. b **Dilatative Kardiomyopathie**. Beachte die Herzvergrößerung, die Lungenstauung und den geringfügigen Pleuraerguss sowie im CT das vergrößerte Lumen von linkem und rechtem Ventrikel. Bei dem Patienten wurden angiografisch Vitien und eine koronare Herzerkrankung ausgeschlossen.

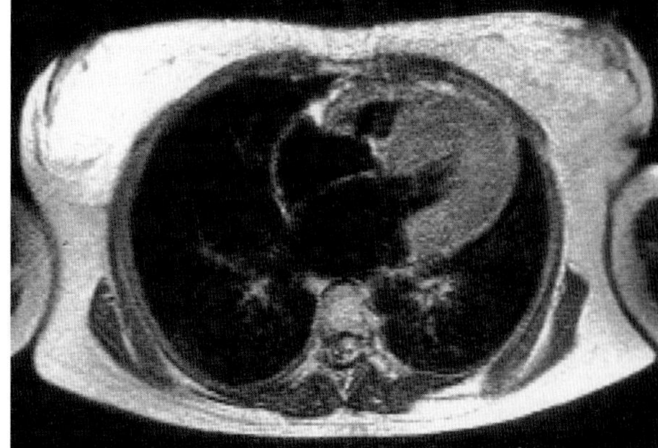

Abb. 10.27 **Hypertrophe Kardiomyopathie**. Beachte die Zunahme der Herzmuskelmasse; bei dem Patienten bestand weder ein Klappenfehler noch ein Hypertonus.

Erworbene Herzklappenfehler

Mitralstenose

Die Mitralstenose ist dadurch gekennzeichnet, dass sich die Klappe während der Diastole nicht ausreichend öffnet. Die bei Weitem häufigste Ursache ist die rheumatische Endokarditis, die zu einer narbigen Verdickung der Klappensegel und zu einer Verklebung ihrer Kommissuren führt. Dadurch wird der Öffnungsquerschnitt der Mitralklappe von 4–6 cm² (Normalwert) auf bis zu 2,5 cm² (Grad 1 der Mitralstenose), auf bis zu 1 cm² (Grad 2) und sogar auf weniger als 1 cm² (Grad 3) herabgesetzt. Der Druckanstieg in der prämitralen Gefäßbahn hat folgende Auswirkungen:

- Dilatation und Hypertrophie des linken Vorhofs
- Lungenstauung

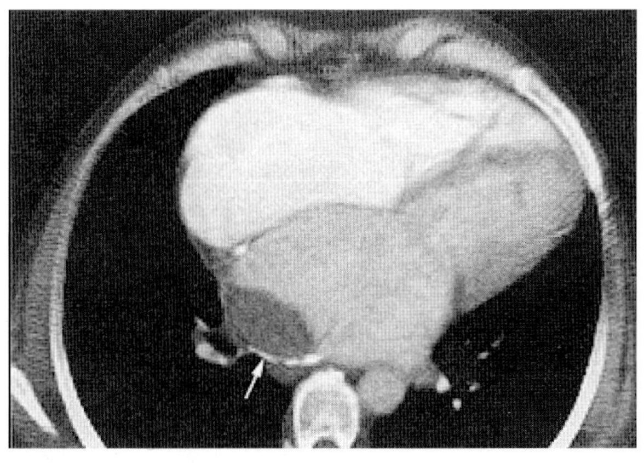

Abb. 10.**28** **Vorhofthrombus bei Vorhofflimmern.**

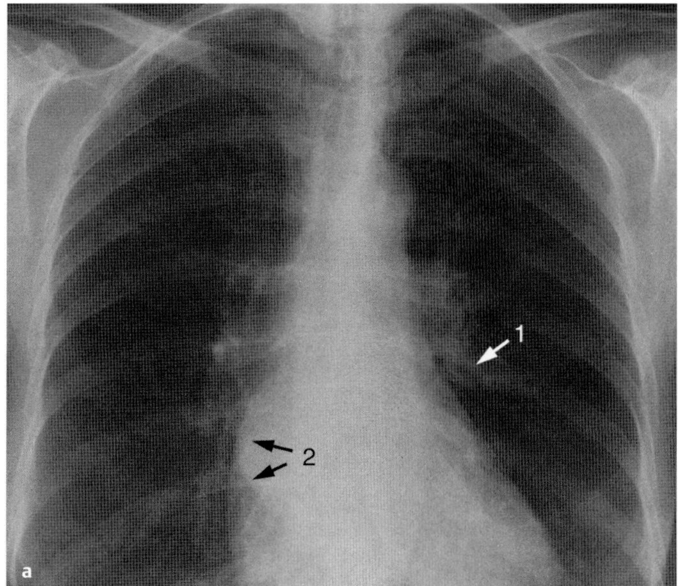

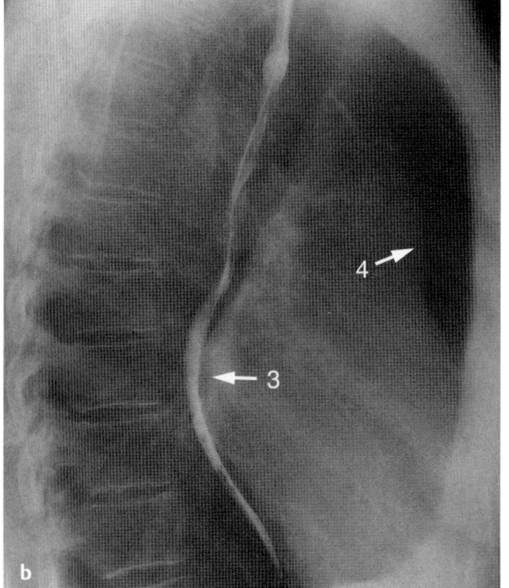

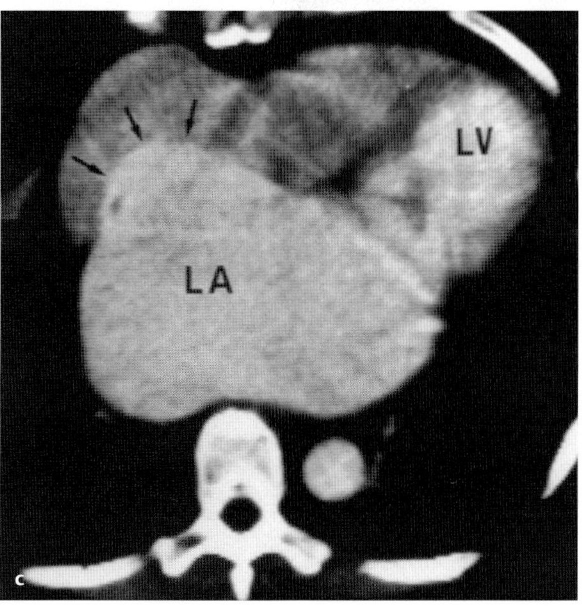

Abb. 10.**29 a–c** **Mitralstenose.** Beachte die verstrichene Herztaille (1), den Vorhofkernschatten (2), die Einengung des Retrokardialraums in Höhe des Vorhofs (3) und den angehobenen Truncus pulmonalis (4). Im CT nach Boluskontrastmittelinjektion (**c**) Füllung von linkem Vorhof (LA) und linkem Ventrikel (LV) mit stark vergrößertem Lumen des linken Vorhofs (Pfeile).

- Hypertrophie des rechten Ventrikels und schließlich ein Rechtsherzversagen mit myogener Dilatation und Trikuspidalinsuffizienz
- Atrophie des linken Ventrikels, die eine Folge des verringerten Zuflusses und der reduzierten Förderleistung ist

Folgende *Symptome* bzw. *Befunde* werden beobachtet: Anamnestisch ist häufig eine Streptokokkeninfektion (Angina, Scharlach) bekannt. Auskultatorisch findet sich ein paukender 1. Herzton, ein präsystolisches Crescendo-Geräusch, ein Mitralöffnungston und ein Decrescendo-Diastolikum. Oft besteht eine Arrhythmie infolge von Vorhofflimmern (Abb. 10.**28**). Die Patienten leiden an Belastungsdyspnoe, die sich rezidivierend zur Ruhedyspnoe und Orthopnoe steigern kann. Es kann eine Lippenzyanose und eine reaktive Kapillarerweiterung der Haut (Mitralisbäckchen) vorhanden sein. Im Endstadium dekompensiert das rechte Herz, und es bilden sich periphere Ödeme, gestaute Halsvenen und eine Hepatomegalie aus.

Röntgenaufnahme:
- Linksatriale Vergrößerung mit Einengung des retrokardialen Raumes in Höhe des Vorhofs, mit einer verstrichenen Herztaille und mit einem Vorhofkernschatten („Mitralkonfiguration“; s. Abb. 10.**29**).
- Zeichen der pulmonalen Hypertonie mit Erweiterung der zentralen Gefäße, mit einer Zephalisation der Perfusion und mit interstitiellen und alveolären Ödemen. Im chronischen Stadium kann eine feinfleckige interstitielle Zeichnungsvermehrung auf eine Hämosiderose hinweisen, die durch kleinste, narbig organisierte Blutungen entstanden ist.
- Rechtsherzhypertrophie mit verlängerter sternaler Kontaktfläche im Seitenbild und prominentem Pulmonalisbogen.

Sonografie:
- Die Mitralsegel sind verdickt.
- Die Mitralöffnungsfläche ist verkleinert.
- Der linke Vorhof ist vergrößert.
- Die Ventrikeleinstromgeschwindigkeit ist beschleunigt.

Im CT und *MRT* wird deutlich, dass der linke Vorhof und der rechte Ventrikel erweitert sind (s. Abb. 10.**29 c**). Infolge des Vorhofflimmerns können atriale Thromben entstehen, die im Kontrastmittel-CT Füllungsdefekte verursachen bzw. bei partieller Verkalkung im CT ohne Kontrastmittel zu erkennen sind. Das *CineMRT* kann die diastolischen postvalvulären Turbulenzen im linken Ventrikel nachweisen.

Präoperativ wird mithilfe der *Angiokardiografie* der transvalvuläre Druck zwischen dem linken Vorhof und dem linken Ventrikel bestimmt. Im anschließend durchgeführten Lävogramm zeigen sich folgende Befunde:
- Die Klappensegel sind verdickt und beulen sich in der Füllungsphase aus (diastolisches Doming).
- Die endsystolischen und enddiastolischen Volumina sind normal oder vermindert.
- Das schnell und dünnstrahlig einschießende Blut verdrängt während der Diastole das linksventrikuläre Kontrastmittel (Wash-in-Jet).

Mitralinsuffizienz

Die Mitralinsuffizienz ist dadurch gekennzeichnet, dass während der Systole die Klappe nicht vollständig schließt und demzufolge Blut aus dem Ventrikel in den Vorhof regurgitiert. Ursachen sind:
- degenerativ bedingte Dehnungen und Verkalkungen des Mitralklappenannulus
- Ruptur der Chordae tendineae oder Papillarmuskelinsuffizienz nach Infarkten
- narbige Klappenschrumpfungen nach bakteriellen oder rheumatischen Endokarditiden

Die transvalvuläre Regurgitation während der Systole hängt vor allem vom Druck im linken Ventrikel ab und ist z. B. beim systemischen Hypertonus sehr viel größer als bei normalen Blutdruckwerten. Das Pendelvolumen überlastet den linken Vorhof und den linken Ventrikel, sodass beide Kammern erweitert sind. Im Vergleich zur Mitralstenose kommt es aber erst relativ spät zu einer stärkeren pulmonal-venösen Druckerhöhung.

Es zeigen sich folgende *Symptome/Befunde*: Infolge des reduzierten Schlagvolumens sind die Patienten leicht ermüdbar. Im fortgeschrittenen Stadium kommt es zur Lungenstauung mit Belastungs- und Ruhedyspnoe. Auskultatorisch können ein abgeschwächter 1. Herzton, ein hoch frequentes Holosystolikum und ein 3. Herzton erfasst werden. Oft ist die Herzaktion infolge von Vorhofflimmern arrhythmisch.

Die *Röntgenaufnahme* macht einen vergrößerten linken Vorhof und linken Ventrikel sichtbar (Abb. 10.**30**); erst in späteren Stadien bestehen eine pulmonal-venöse Stauung und eine Rechtsherzhypertrophie. Infolge der geringen Auswurfleistung des linken Ventrikels ist die Aorta meist schmal, sodass ein prominenter Aortenbogen den Verdacht auf einen gleichzeitig bestehenden Aortenklappenfehler hervorrufen sollte.

Sonografie.
- Die Mitralklappen sind verdickt.
- Der Klappenannulus ist dilatiert.
- Der maximale Durchmesser des linken Vorhofs beträgt mehr als 40 mm.
- Beim Mitralklappenprolaps beulen sich die Segel in der Systole zum Vorhof hin aus.
- Abgerissene Chordae tendineae oder Papillarmuskeln bedingen flottierende Zusatzechos im Mitralklappenapparat.

MRT und *CT* lassen den vergrößerten linken Vorhof und die vergrößerte linke Kammer erkennen, das *CineMRT* die Regurgitation.

Präoperativ wird *angiografisch* der transvalvuläre Druckgradient erfasst. Das Lävogramm erfasst 4 Schweregrade der Mitralinsuffizienz:

- *Grad I:* Das Kontrastblut regurgitiert nur bis in den Klappenbereich des linken Vorhofs.
- *Grad II:* Das Kontrastmittel kontrastiert den Vorhof jedoch weniger als die Kammer.
- *Grad III:* Das Kontrastmittel kontrastiert den Vorhof gleich stark wie die Kammer.
- *Grad IV:* Das Kontrastmittel kontrastiert den Vorhof und die Pulmonalvenen.

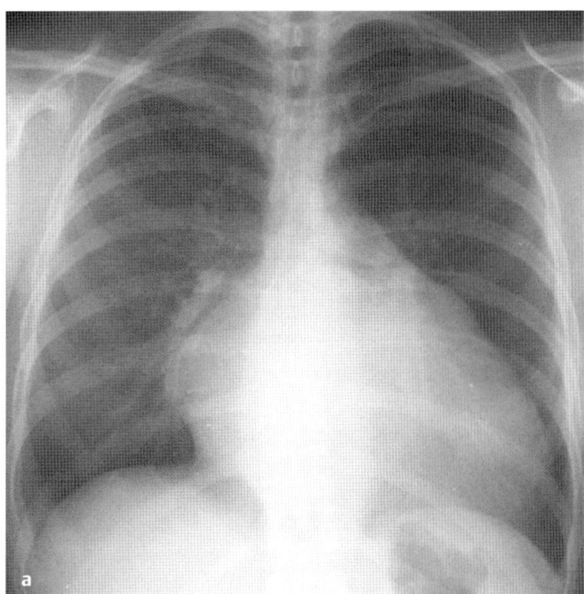

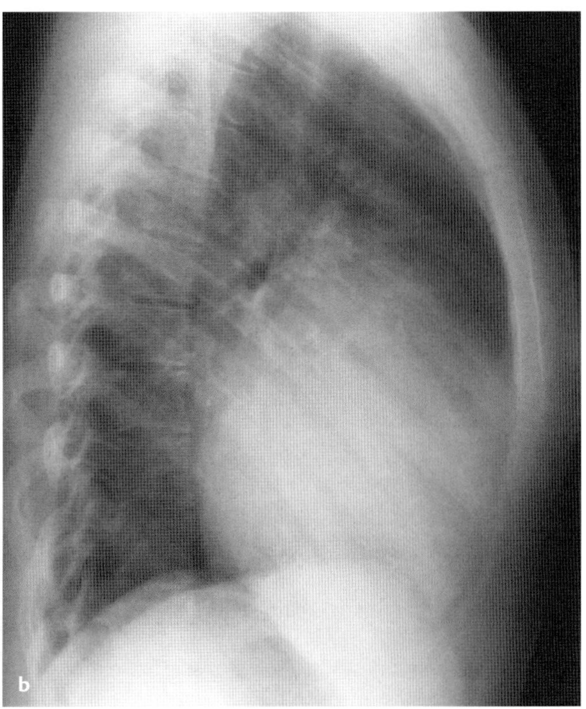

Abb. 10.**30 a** u. **b** **Mitralinsuffizienz**. Vergrößerung des linken und rechten Ventrikels sowie des linken Vorhofs (verstrichene Herztaille und Einengung des Retrokardialraums).

Aortenklappenstenose

Die Aortenstenose ist dadurch gekennzeichnet, dass sich die Klappe in der Systole nicht ausreichend öffnet. Ursachen sind die rheumatische Endokarditis, die die Klappensegel narbig verdickt und sie partiell verlötet, und die Arteriosklerose, bei der die Klappen atheromatös verfestigt und verkalkt sind. Die Drucküberlastung in der Herzkammer lässt den Muskel adaptiv hypertrophieren. Diese sog. konzentrische Hypertrophie engt die Kammer zwar ein, vergrößert aber nicht oder nur kaum den Außenumfang des gesamten Herzes. Erst spät, wenn beim Überschreiten einer kritischen Muskelmasse eine relative Koronarinsuffizienz resultiert, kommt es zur myogenen Dilatation der Herzkammer und dann auch zu einer Vergrößerung des gesamten Herzes (exzentrische Hypertrophie) mit konsekutiver Linksherzinsuffizienz.

Auskultatorisch besteht ein in die Karotiden fortgeleitetes Systolikum. Während des Kompensationsstadiums findet man kaum klinische *Symptome*; später kommt es zur Angina pectoris (relative Koronarinsuffizienz), zu Synkopen (verminderte aortale Auswurfleistung) und zur Dyspnoe (Linksherzinsuffizienz).

Im Kompensationsstadium ist das *Röntgenbild* stumm, selbst wenn Sonografie und MRT bereits eine deutliche Wandverdickung nachweisen. Frühzeichen sind die Verkalkung der Aortenklappe und eine poststenotische Dilatation der Aorta ascendens, die aber differenzialdiagnostisch gegen die senile oder arteriosklerotische Ektasie abgegrenzt werden muss (bei Letzterer ist aber in der Regel nicht nur die Pars ascendens, sondern die gesamte Aorta dilatiert und elongiert). Im Stadium der myogenen Dilatation findet man die typische „aortale Konfiguration" mit abgerundeter Herzspitze, linksventrikulärer Vergrößerung und tiefer Herzbucht (Abb. 10.**31**). Im Spätstadium kommen die Zeichen der venösen Lungenstauung hinzu.

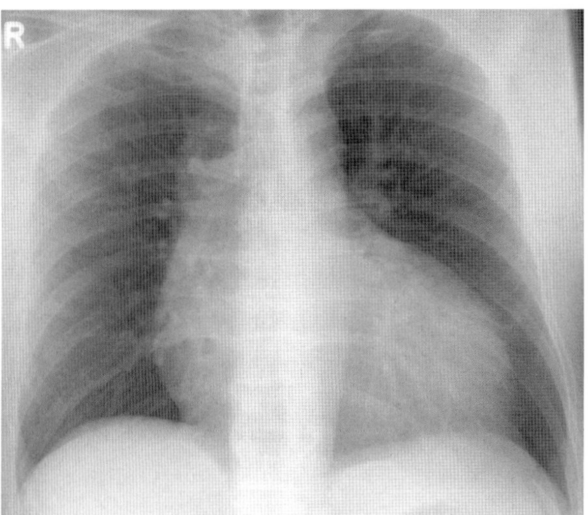

Abb. 10.**31** **Aortenklappenstenose**. Hypertrophie und Dilatation des linken Ventrikels.

Die Wand des linken Ventrikels zeigt sich im *Sonogramm* verdickt, die Klappensegel sind aufgetrieben und schlecht beweglich, und es finden sich Turbulenzen beim Ausstrom.

Die verdickte linksventrikuläre Wand und die Klappenverkalkung werden im *CT* und *MRT* erkannt. Das *CineCT* und das *CineMRT* lassen die Ejektionsfraktion bestimmen und oft die verminderte Beweglichkeit der Klappe sowie die poststenotische Strömungsturbulenz nachweisen.

Mit dem Lävogramm werden *angiografisch* präoperativ die Kammergröße und die Auswurffraktion bestimmt. Gleichzeitig kann eine oft vorhandene Koronararterienstenose aufgedeckt werden.

Aortenklappeninsuffizienz

Die Aorteninsuffizienz ist dadurch gekennzeichnet, dass die Klappe während der Diastole nicht vollständig schließt und Blut aus der Aorta in den Ventrikel regurgitiert. Ursachen sind Schrumpfungen der Klappensegel nach rheumatischen oder bakteriellen Endokarditiden, degenerativ oder traumatisch bedingte Segelrupturen sowie eine Aortendissektion mit Beteiligung des Klappenrings.

Durch die diastolische Regurgitation des Blutes aus der Aorta in den Ventrikel ist das enddiastolische Kammervolumen vergrößert, ohne dass im Kompensationsstadium auch der enddiastolische Druck ansteigt. Dieser Druck steigt aber im Dekompensationsstadium, was zur Dehnung des Mitralklappenrings und damit zur sekundären Mitralinsuffizienz mit konsekutiver Vorhofvergrößerung und pulmonal-venöser Stauung führt.

Folgende *Symptome* bzw. *Befunde* werden beobachtet: Auskultatorisch bestehen ein Systolikum und ein Decrescendo-Diastolikum. Die Blutdruckamplitude ist vergrößert (Pulsus celer et altus). Im Dekompensationsstadium findet man Herzklopfen, Tachykardie und eine Linksherzinsuffizienz mit Lungenstauung und Dyspnoe.

Die Linksherzverbreiterung mit „aortaler Konfiguration" (tiefer Herzbucht) in der *Röntgenaufnahme* ist Ausdruck der adaptiven Dilatation und nicht, wie bei der Aortenstenose, Ausdruck der myogenen Dekompensation. Die Dilatation der Aorta beschränkt sich, nicht wie bei der Aortenstenose, auf die Pars ascendens, sondern zieht bis weit in die Pars descendens hinein. Erst im Dekompensationsstadium kommt es zu einer linksatrialen Vergrößerung und zur pulmonal-venösen Stauung.

Die Vergrößerung und die erhöhte Kontraktionsamplitude der linken Kammer werden *sonografisch* erfasst. Darüber hinaus lässt sich gelegentlich die Ursache der Insuffizienz (Aortensegelruptur, Prolaps oder Perforation) direkt darstellen.

Die Dilatation des linken Ventrikels wird mithilfe von *CT* und *MRT* erkannt. Das CineCT und das CineMRT lassen die Ejektionsfraktion bestimmen.Darüber hinaus zeigt das CineMRT auch die Regurgitation durch Signalverlust (Abb. 10.**32**).

Eine Kontrastmittelinjektion in die Aorta ascendens zeigt bei der *Angiografie* das Ausmaß des Refluxes:

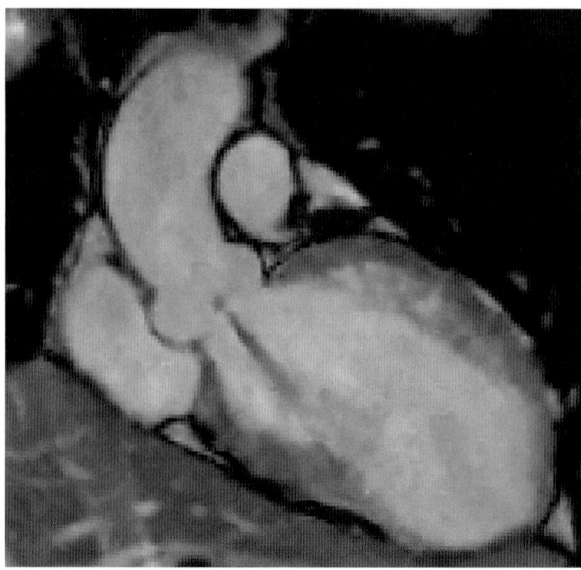

Abb. 10.**32** **Aorteninsuffizienz**. MRT mit Regurgitationsjet.

- *Grad I:* Kontrastmittelreflux in den klappennahen Ventrikelanteil.
- *Grad II:* Reflux in den gesamten Ventrikel.
- *Grad III:* Das gesamte Kontrastmittel regurgitiert, und die Aorta ist fast kontrastmittelfrei.
- *Grad IV:* Das regurgitierte Kontrastmittel verbleibt über mehrere Herzzyklen im linken Ventrikel. Gleichzeitig lässt sich angiografisch eine evtl. vorhandene Koronareinengung erkennen.

Multivalvuläre Vitien

Bei den erworbenen Klappenfehlern ist der Befall von 2 Klappen recht häufig, wobei es sich meist um die Aorten- und die Mitralklappe handelt. Selten sind auch 3, sehr selten 4 Klappen gleichzeitig befallen. Zu sekundären relativen Klappeninsuffizienzen kommt es, wenn z. B. im Endstadium einer Aortenstenose durch die myogene Dilatation des linken Ventrikels auch der mitrale Klappenring gedehnt und die Klappe damit insuffizient wird.

Das Herz ist in der *Übersichtsaufnahme* deutlich vergrößert, wobei wegen der Häufigkeit des primären Befalls der Mitralklappe oft die linksatriale Vergrößerung im Vordergrund steht.

Hypertonusherz

Eine systemische arterielle Hypertonie, die bei Blutdruckwerten von mehr als 160/95 mmHg angenommen werden muss, begünstigt eine Arteriosklerose aller Arterien einschließlich der Koronarien und führt zu einer Drucküberlastung des linken Herzes. Zu Beginn wird diese Drucküberlastung von einer Herzmuskelhypertrophie kompensiert (konzentrische Hypertrophie). Später kommt es jedoch infolge einer relativen Koronarinsuffizienz zu einer myogenen Dilatation (exzentrische

Hypertrophie) mit Minderung der Pumpleistung, und schließlich durch die Dilatation auch zur relativen Mitralinsuffizienz mit Lungenstauung.

Im Anfangsstadium sind trotz bereits vorhandener Hypertrophie in der *Übersichtsaufnahme* die Herzform und -größe normal. Später zeigt sich die Linksherzverbreiterung mit tiefer Herzbucht („aortale Konfiguration") und abgerundeter Herzspitze. Auf dem Seitenbild ist der retrokardiale Raum in Höhe des Ventrikels eingeengt (s. Abb. 10.**5c** u. **d**). Die gleichzeitig vorhandene Aortensklerose bewirkt eine aortale Lumenerweiterung (Ektasie), einen geschlängelten Verlauf (Elongation), einen prominenten Aortenbogen und Wandverkalkungen.

Sonografie, CT und MRT zeigen bereits im frühen Stadium die Zunahme der linksventrikulären Wanddicke.

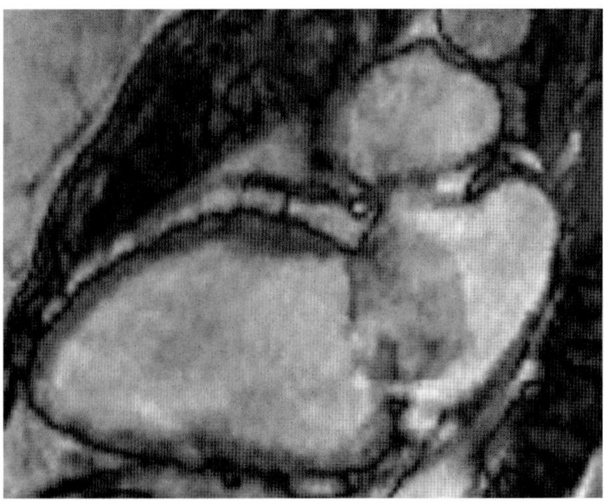

Abb. 10.**33** **Vorhofmyxom.** MRT: Beachte die hypointense Aussparung im linken Vorhof klappennah.

Herztumoren

Herzeigene Tumoren sind selten; häufiger sind maligne Infiltrationen des Herzes durch Lungentumoren und Perikardmetastasen, die in der Regel auch zu einem Perikarderguss führen. Unter den herzeigenen Tumoren ist das Myxom (Abb. 10.**33**), das mit Erfolg exstirpiert werden kann, besonders zu erwähnen. Es geht vom Septum interatriale aus und wächst im Lumen des linken Vorhofs, wo es zu einer venösen Einflussstauung führen kann. Andere Tumoren sind Rhabdomyome, Myosarkome, Liposarkome und Fibrosarkome. Alle Tumoren sind mit *Sonografie, MRT* oder *CT* als Füllungsdefekte im Ventrikellumen oder durch ihre Infiltration des Myokards nachweisbar (Abb. 10.**34**). Myxome können in der Diastole transvalvulär in den linken Ventrikel prolabieren, was *sonografisch* und mit der *CineMRT* gut nachweisbar ist.

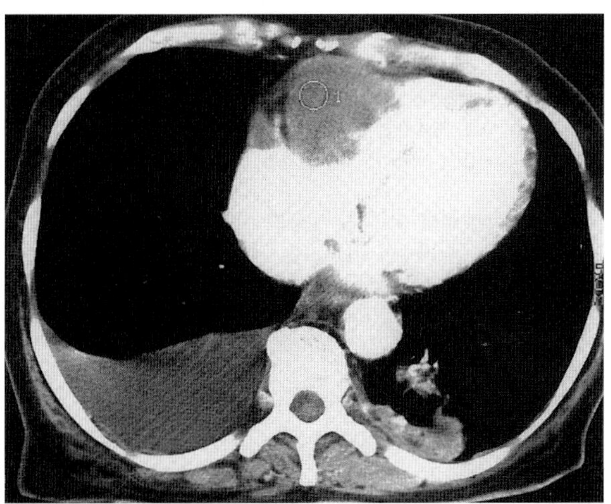

Abb. 10.**34** **Rhabdomyom des rechten Ventrikels.**

Das operierte Herz

Zahlreiche recht unterschiedliche chirurgische Eingriffe werden heute am Herz ausgeführt.

Herzschrittmacher

Üblicherweise werden Geräte mit einer Elektrode (VVI) für den rechten Ventrikel verwendet, die die ventrikuläre Erregung registrieren (V), bei Bedarf ventrikulär stimulieren (V) und, falls die Eingenfrequenz des Patienten ausreicht, den Impuls inhibieren (I; Abb. 10.**35**). Soll bei AV-Blocks der Impuls aus dem Vorhof als Trigger genutzt werden, so wird eine Elektrode zusätzlich im Vorhof verankert (Abb. 10.**36**), sodass die oben genannten Funktionen doppelt zur Verfügung stehen (DDD; Abb. 10.**36**). Für jede Schrittmacherart ergibt sich die Kennzeichnung mit 3 Buchstaben:

- 1. Buchstabe: Bezeichnet die stimulierte Kammer (V = Ventrikel, A = Atrium oder D = dual, d. h. beide).
- 2. Buchstabe: Bezeichnet die Kammer, in der registriert wird (V = Ventrikel, A = Atrium oder D = dual, d. h. beide).
- 3. Buchstabe: Bezeichnet die Art des Effekts (I = Inhibition, T = Triggerung oder D = dual d. h. Inhibition + Triggerung).

Im Übersichtsbild (s. Abb. 10.**35**) werden die Lage der Schrittmacherbatterie in der Brustwand und die Lage der Elektroden dokumentiert. Die Durchleuchtung kann evtl. eine fehlende endokardiale Verankerung der Elektrodenspitze („flottierende Elektrode") nachweisen.

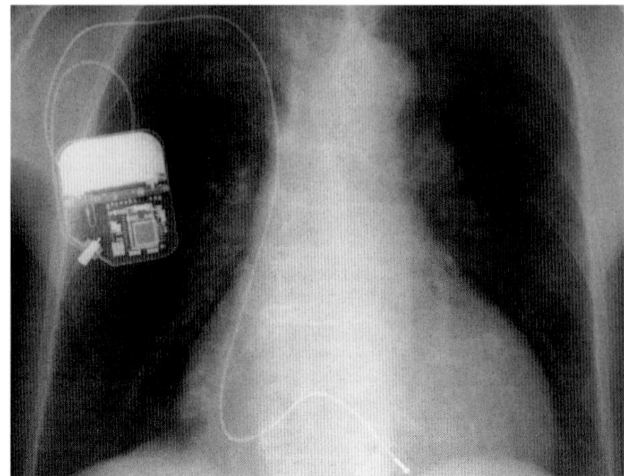

Abb. 10.**35** **Schrittmacher mit einem Elektrodenkabel (VVI) bei Vorhofflimmern.**

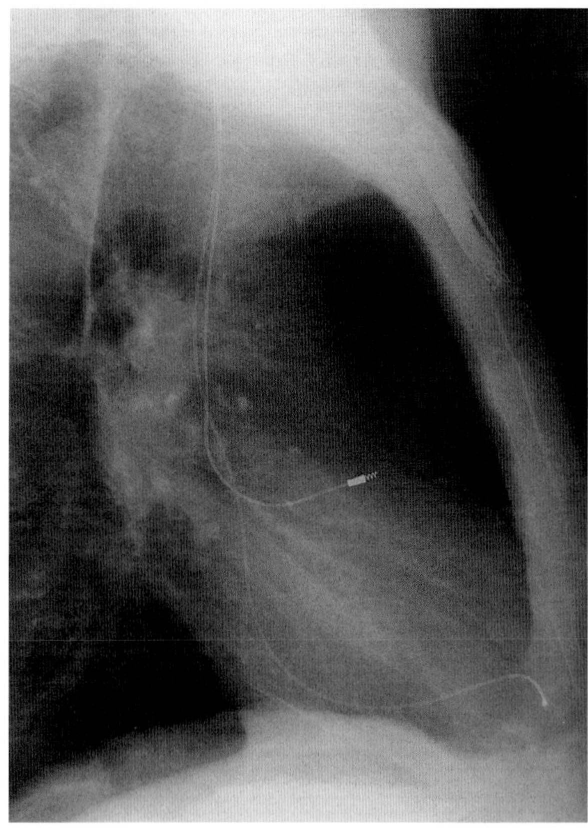

Abb. 10.**36** **Herzschrittmacher mit Vorhof- und Ventrikelelektrode.** Die Doppelelektrode wird z. B. bei erhaltener Sinusknotenfunktion und AV-Block eingesetzt.

Aortokoronarer Venenbypass (ACVB)

Bei der Koronarsklerose kann zur Verbesserung der Myokardperfusion ein Bypass zwischen Aorta und Koronararterie angelegt werden.

Im Thoraxübersichtsbild erkennt man die Draht-Cerclage nach Sternotomie und meist wenige Operations-Clips an den Nahtstellen des Bypass (Abb. 10.**38**).

Die Durchgängigkeit der Shunts kann mithilfe von *CT*, *MRT* und *Angiografie* nach Kontrastmittelinjektion überprüft werden.

Koronarstenosen können mit Ballonkathetern dilatiert werden. Zur Verhinderung einer Reststenose wird oft ein *Stent* platziert, dessen Metallgeflecht röntgenologisch und computertomografisch nachweisbar ist. Darüber hinaus kann seine Durchgängigkeit nach Kontrastmittelapplikation mit der Mehrzeilenspiral-CT gezeigt werden (Abb. 10.**39** u. Abb. 10.**40**).

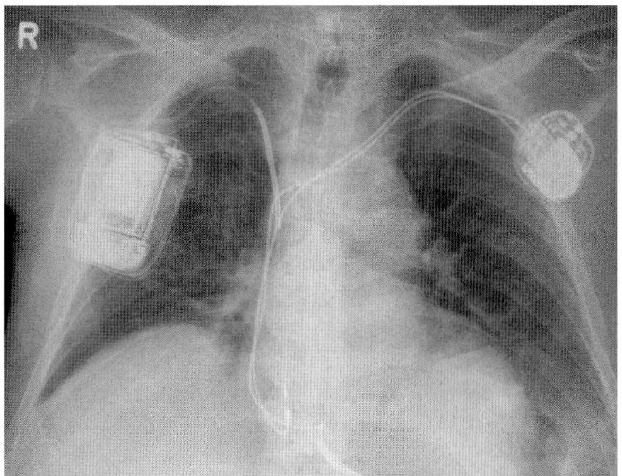

Abb. 10.**37** **Schrittmacher mit Doppelelektrode (DDD) und Defibrillator.**

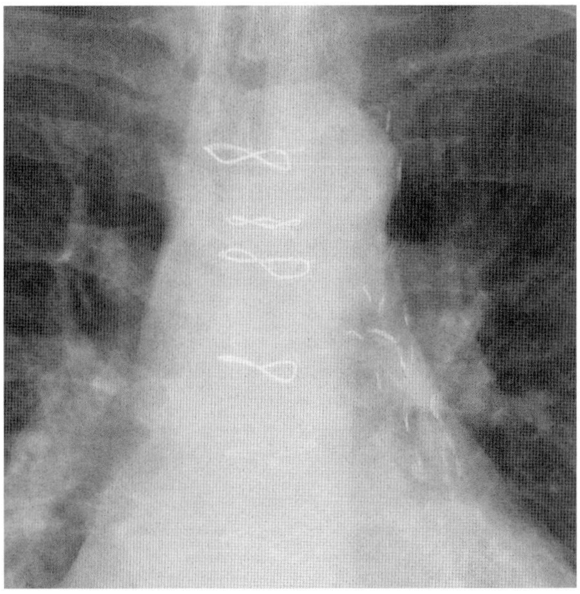

Abb. 10.**38** **Clips nach aortokoronaler Venenbypassoperation.**

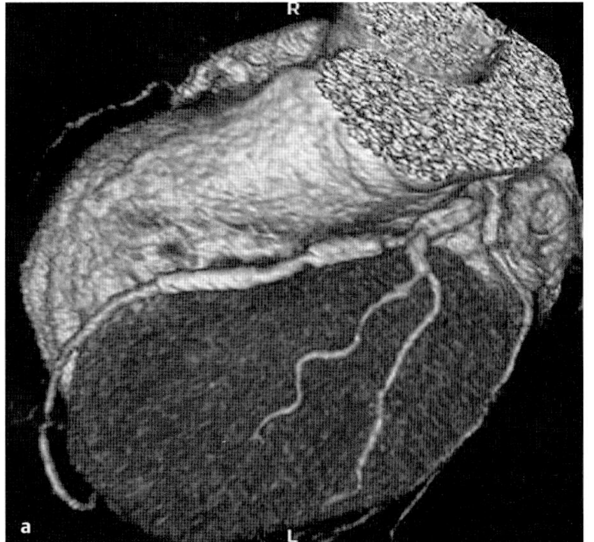

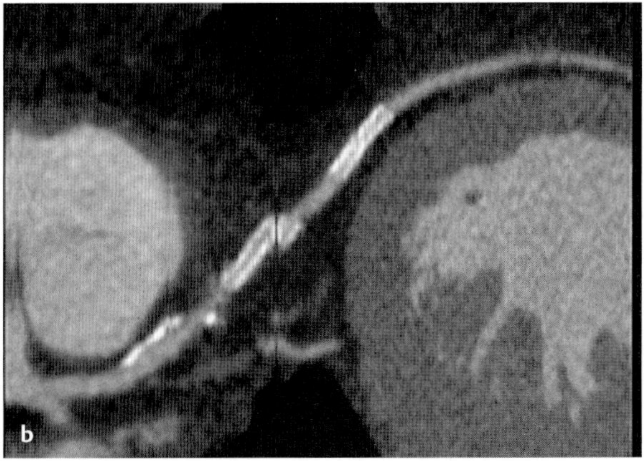

Abb. 10.**39a** u. **b** **Zweifachstent im R. interventricularis.** Spiral-CT: Rekonstruktion entlang des Gefäßverlaufs (**b**) und Oberflächenrekonstruktion (**a**).

Klappenprothesen

Historisch wurde zuerst die Star-Edwards-Kugelventilprothese (Abb. 10.**41**), später die Kippscheibenprothese nach Björk-Shiley eingesetzt. Heute werden vor allem Bioprothesen verwendet. Postoperative Komplikationen sind das Postkardiotomiesyndrom (Dressler-Syndrom mit Perikard- und Pleuraerguss) und im weiteren Verlauf Thrombenbildungen, infektiöse Endokarditiden, Klappenausrisse bzw. -insuffizienzen und -stenosen (Attili u. Kazerooni 2004).

Neben den Draht-Cerclagen im Sternum sind auf der *Übersichtsaufnahme* die mechanischen Klappen als Drahtgeflechte zu erkennen (Abb. 10.**42**). Aufgabe der Verlaufskontrollen ist die Beurteilung der Rückbildung der Herzvergrößerung und der Lungenstauung sowie mit der Durchleuchtung der feste Sitz der Klappen (Abb. 10.**43**).

Insuffizienzen, Stenosen, Lecks und Ausrisse der Klappen sollten *angiografisch* abgeklärt werden.

Komplexe Operationen bei kongenitalen Vitien

Die individuell angepassten Operationen sollen Defekte der Herzscheidewand schließen bzw. zur besseren Oxygenierung eine Rezirkulation herbeiführen (z. B. Blalock-Taussig-Operation, bei der die A. subclavia End-zu-Seit auf die A. pulmonalis aufgepflanzt wird). Eine *röntgenologische Beurteilung* des Operationsergebnisses ist nur bei genauer Kenntnis des angewandten Verfahrens möglich.

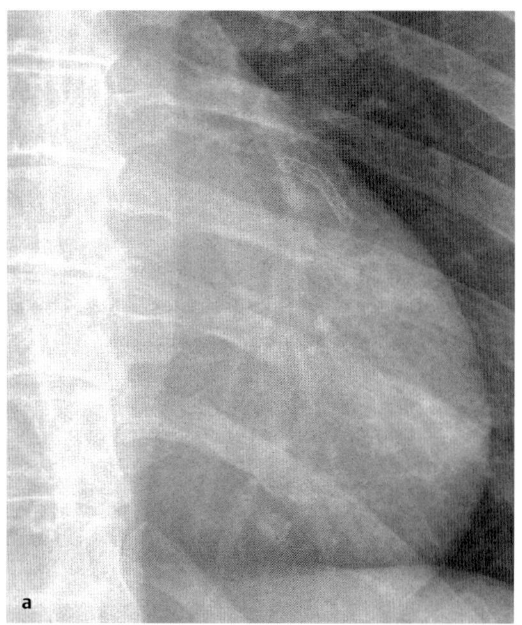

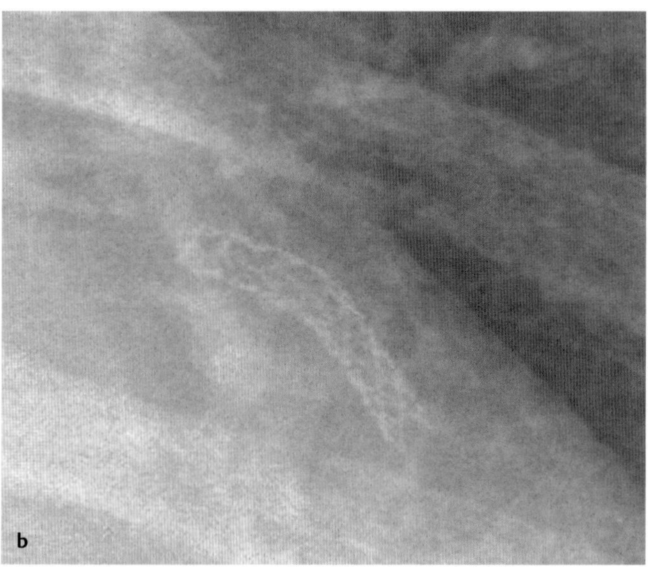

Abb. 10.**40** a u. b **Stentmaterial.**

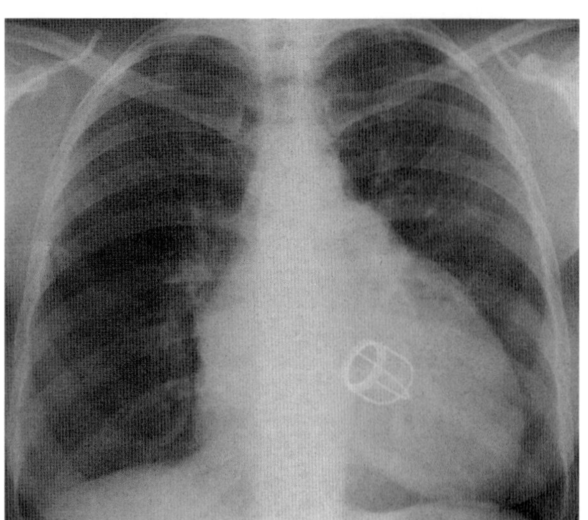

Abb. 10.**41** **Kombiniertes Mitralvitium und Star-Edwards-Kugelklappe.**

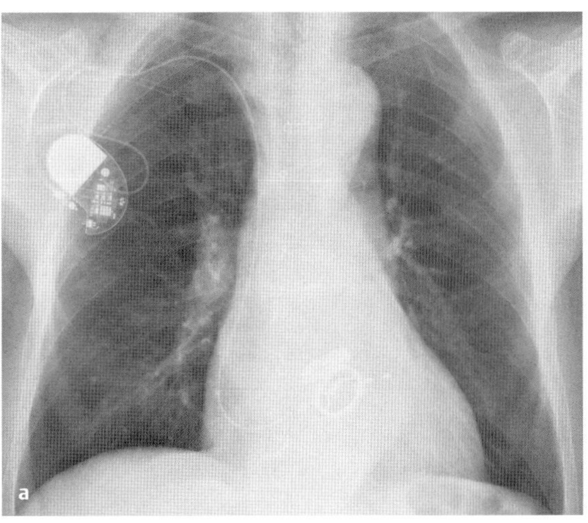

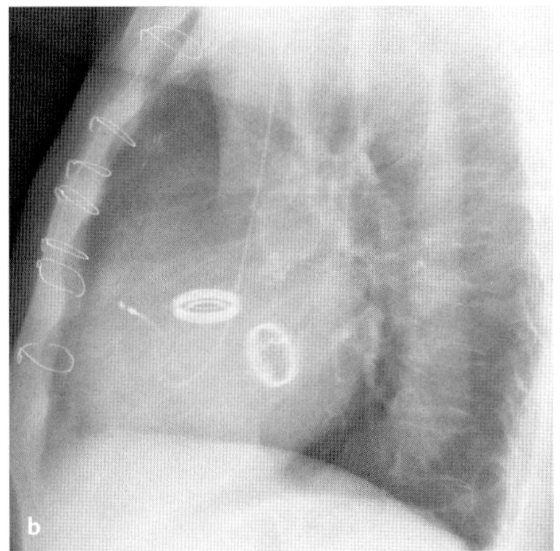

Abb. 10.**42 a** u. **b** **Schrittmacher, Aorten- und Mitralisprothese.**

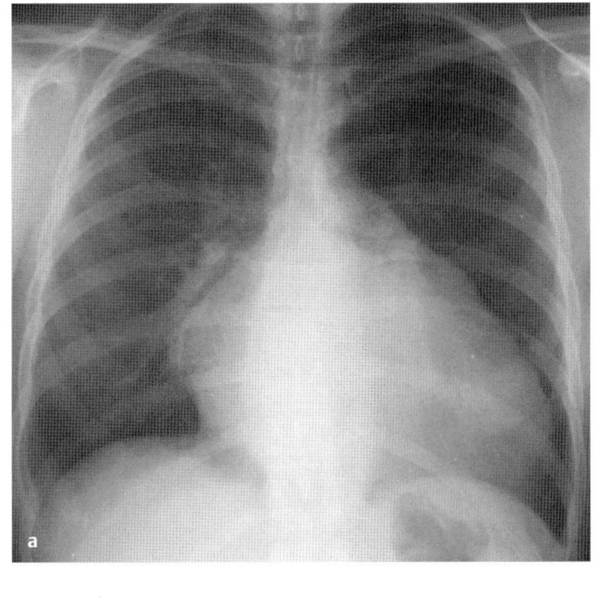

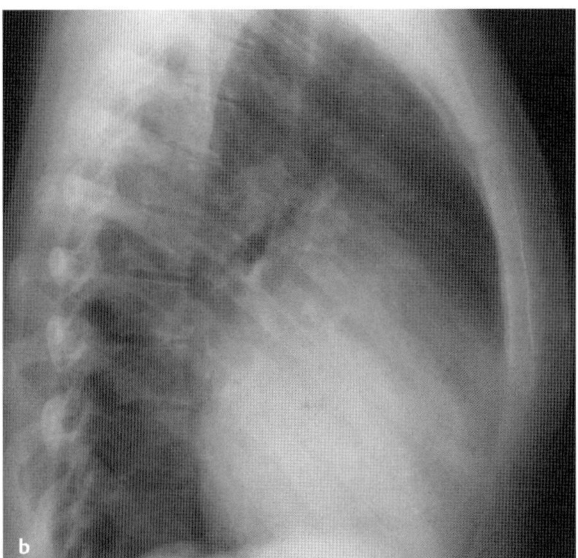

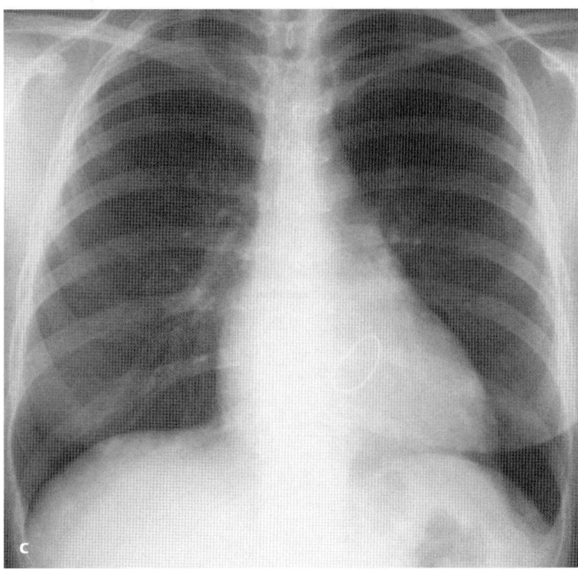

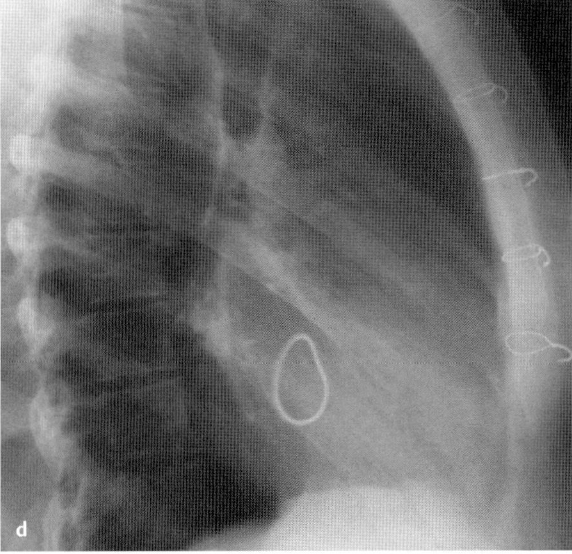

Abb. 10.**43 a–d** **Mitralinsuffizienz vor und 3 Jahre nach Operation.**

Herzbeutelerkrankungen

Der Herzbeutel umhüllt das Herz. Sein mit dem Myokard verwachsenes viszerales Blatt (Epikard) gleitet während der Herzaktion im parietalen Blatt (Perikard).

Perikarderguss

Ergussvolumina über 200 ml können die Herzaktion behindern (Herzbeuteltamponade) und sollten deshalb abpunktiert werden. Ursachen sind entzündliche Exsudate (z. B. tuberkulöse oder rheumatische Perikarditis), Transsudationen (Herzinsuffizienz, Myxödem), Blutungen (Infarkt, Trauma) oder Malignome (z. B. Non-Hodgkin-Lymphom).

Der Herzschatten ist auf der *Übersichtsaufnahme* vergrößert und kann eine Bocksbeutel- oder Zeltform annehmen. Infolge der Kompression des rechten Herzes sind die Lungen oft wenig durchblutet, sodass die Kombination aus großen Herzschatten und fehlender Lungenstauung den Verdacht erwecken sollte. Auf dem Seitenbild kann gelegentlich die epimyokardiale Fettlinie zwischen Myokard und Erguss erkannt werden.

Mit allen Schnittbildverfahren (*MRT, CT, Sonografie;* Abb. 10.**44**) ist der Erguss sicher nachzuweisen, wobei die Sonografie wegen ihrer leichten Verfügbarkeit die Methode der Wahl ist. Ein hämorrhagischer Erguss ist auch im T_1-gewichteten MRT-Bild signalintensiv.

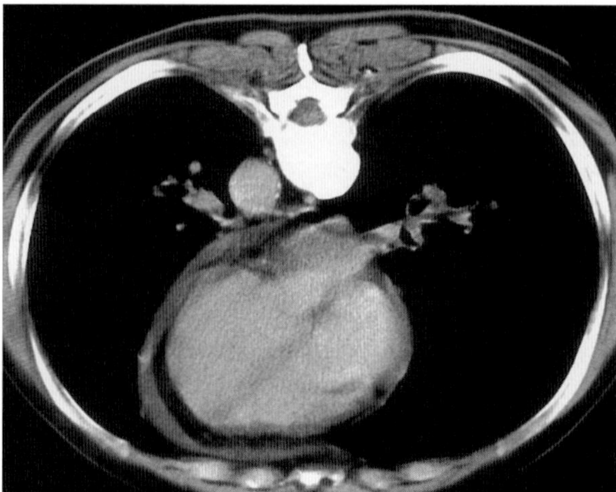

Abb. 10.**44** **Perikarderguss.** Beachte das epikardiale Fettgewebe und den peripher davon liegenden Erguss.

Pericarditis constrictiva

Eine chronische Entzündung des Perikards – nach Infekten (z. B. Tuberkulose), nach Traumen und nach Infarkten – kann die Herzbeutelblätter narbig verlöten (Concretio pericardii). Die dicken Narbenplatten, die auch Kalk einlagern können (Abb. 10.**45**), behindern sowohl die systolische Kontraktion als auch die diastolische Füllung (Panzerherz). Da die Veränderung häufig das rechte Herz stärker beeinträchtigt, resultiert eine venöse Stauung mit Hepatomegalie, Aszites und peripheren Ödemen.

Das Herz ist auf der *Übersichtsaufnahme* normal groß, und es können Kalkspangen im Perikard nachgewiesen werden. Bei der Durchleuchtung ist die Pulsation abgeschwächt.

CineMRT, CT und Sonografie zeigen die abgeschwächte Pulsation und die Perikardverdickung (kritischer Wert: 4 mm). Das CT ohne Kontrastmittel weist die evtl. vorhandene Perikardverkalkung nach.

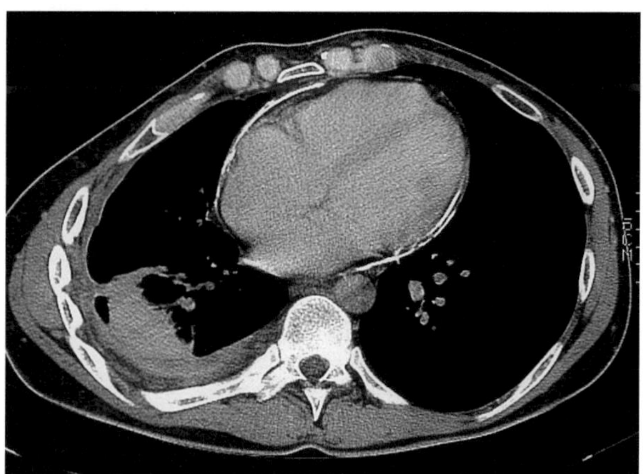

Abb. 10.**45** **Pericarditis calcarea.** Nebenbefund: Pleuraschwarte.

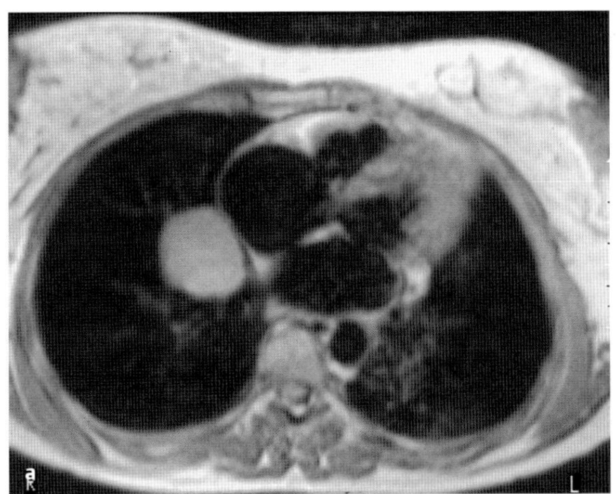

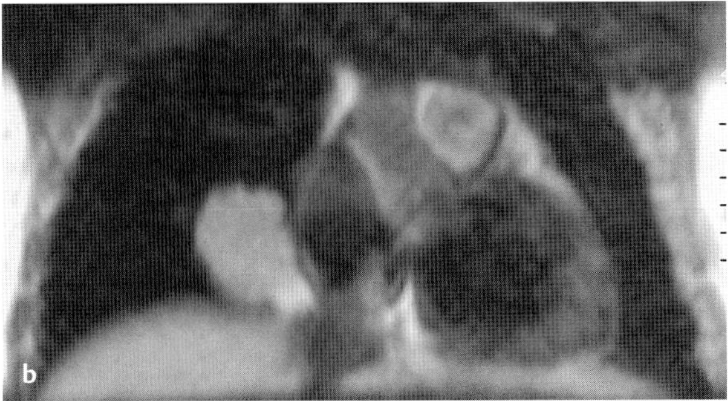

Abb. 10.**46 a** u. **b** **Perikardzyste**. Im protonengewichteten Bild ist die Flüssigkeit signalintensiv dargestellt.

Perikardzysten und -divertikel

In Nachbarschaft des Perikards können flüssigkeitsgefüllte Raumforderungen vorkommen. Während die Flüssigkeit der Perikardzysten keine Verbindung zum Herzbeutel hat, kommuniziert das Divertikel mit dem Herzbeutel. Perikardzysten finden sich oft im rechten Herz-Zwerchfell-Winkel, Divertikel meist über dem rechten Vorhof. Beide Veränderungen sind Zufallsbefunde und haben keinen Krankheitswert. Sie können mit CT und MRT (wasseräquivalente Dichte bzw. Intensität) eindeutig identifiziert werden.

Sie imponieren in der *Übersichtsaufnahme* als dem Herz anliegende rundliche Verschattung.

Sonografie, CT und *MRT* identifizieren den flüssigen Inhalt und erlauben die diagnostische Abgrenzung gegen Fettbürzel des Herzes (Abb. 10.**46**).

Pneumoperikard

Luft in der Perikardhöhle ist meist die Folge von iatrogenen Eingriffen (Punktion, Operation). Die diagnostische Abgrenzung des radiotransparenten perikardialen Streifens gegen ein Pneumomediastinum orientiert sich am kranialen Ende dieses Streifens.

11 Mediastinale Erkrankungen

Das Mediastinum ist der Raum zwischen den beiden Pleurae mediastinales und erstreckt sich von der oberen Thoraxapertur bis zum Zwerchfell. Nach vorn wird es vom Sternum und nach hinten von der Wirbelsäule und den paravertebralen Rippenanteilen begrenzt. Es enthält das Herz, die Speiseröhre, die Trachea, die Schilddrüse, den Thymus sowie große Blutgefäße, den Ductus thoracicus und Nerven. Wenn man von der Linksvorwölbung der Herzkammern absieht, steht das Mediastinum in der Mitte zwischen den fast gleich großen symmetrischen Lungenflügeln.

Zur Erleichterung der Differenzialdiagnose (s. Tab. 11.**2**) wird das Mediastinum in 3 Kompartmente unterteilt. Das mittlere Kompartment grenzt nach vorn an die Aorta ascendens bzw an das Herz und nach hinten an die ventrale Kante der Wirbelsäule. Das vordere Mediastinum liegt ventral von diesem Raum und das hintere Mediastinum entsprechend dorsal davon.

In der chirurgischen Literatur wird oft ein 4. Kompartment beschrieben: Es ist der Raum oberhalb des Aortenbogens (Aquino et al. 2001).

Mediastinalverlagerungen

Bei einer Verlagerung des gesamten Mediastinums einschließlich des Herzes sind die Lungenflügel ungleich groß und asymmetrisch dargestellt. Werden nur Teile des Mediastinums verlagert, so kann sich dies mit einer einseitigen Ausbuchtung einer Pleuraumschlagsfalte manifestieren (Lungenhernie); solche Teilverlagerungen finden sich bei schrumpfenden Lungenprozessen und dann vor allem im vorderen Mediastinum und retrokardial (Schwörer 1974).

Permanente Mediastinalverlagerung
Sie wird verursacht von:
- Skoliosen
- schrumpfender Pleuraschwarte
- Atelektasen
- Pneumonektomie

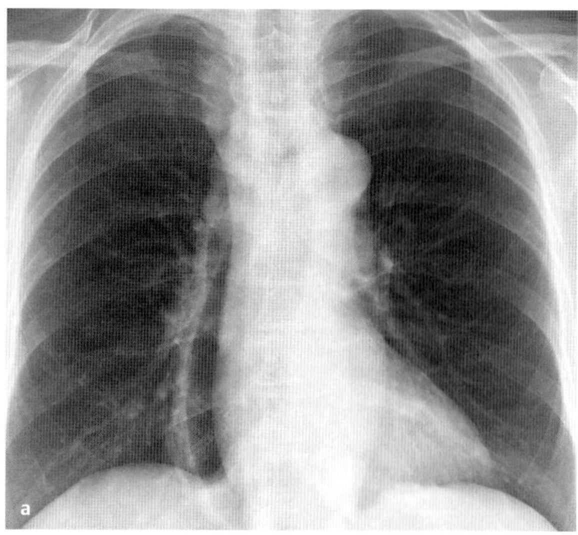

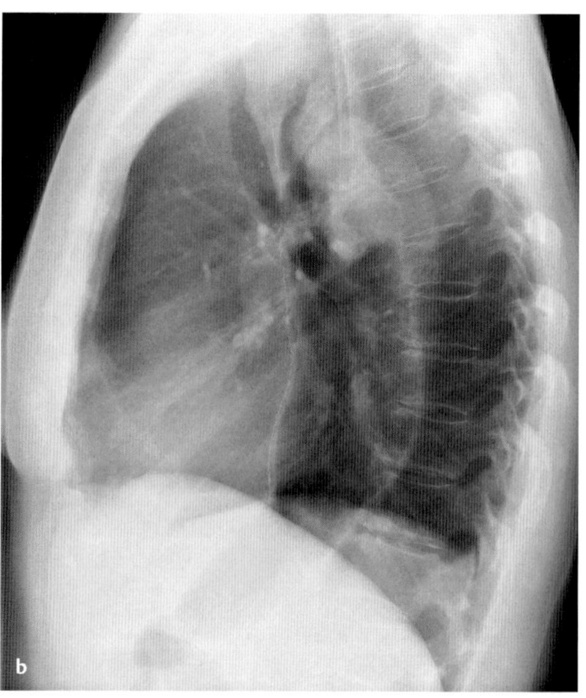

Abb. 11.**1 a** u. **b** **Magenhochzug nach Ösophagusresektion.**

Dynamische Mediastinalverlagerung
Das Mittelfell pendelt in Abhängigkeit von der Atemexkursion hin und her, was besonders gut mit der Durchleuchtung erfasst wird. Ursachen dieses Mediastinalpendelns sind:

- Spannungspneumothorax
- Lungenüberblähung (z. B. durch Fremdkörperaspiration)
- einseitige Zwerchfellparesen

Mediastinale Lufteinschlüsse

Luft in Ösophagus und Magen

Selten findet sich auch beim Gesunden verschluckte Luft im Ösophagus; die linke Ösophaguswand ist dann vom azygoösophagealen Streifen durch ein schmales Luftband getrennt (s. Abb. 1.**20**). Pathologische Veränderungen des Ösophagus, wie Megaösophagus, Ösophagusdivertikel, Hiatushernien und kommunizierende Duplikationszysten des Ösophagus, oder auch der chirurgische Ersatz des Ösophagus durch Darmanteile (Abb. 11.**1**) imponieren als größere, raumfordernde Prozesse mit Lufteinschlüssen und evtl. mit einer Spiegelbildung durch zusätzlich vorhandene Flüssigkeit (s. Abb. 12.**6** bis Abb. 12.**9**).

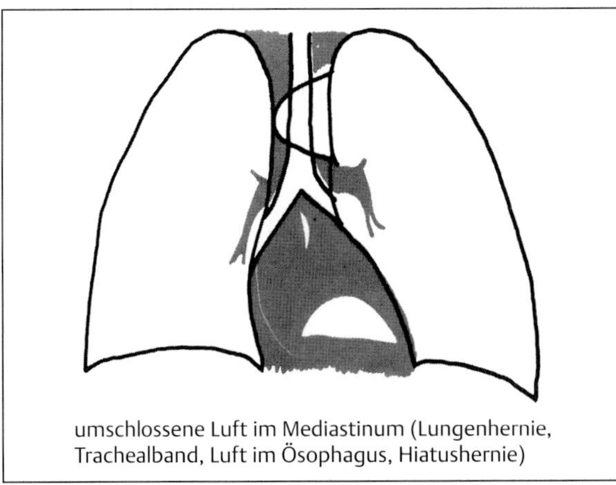

umschlossene Luft im Mediastinum (Lungenhernie, Trachealband, Luft im Ösophagus, Hiatushernie)

Abb. 11.2 **Umschlossene Luft im Mittelschatten.**

Trachealerweiterung

Der Morbus Mounier-Kuhn (s. Tab. 4.**2** und Abb. 4.**23**) kann auf der p.–a. Übersichtsaufnahme mit einer Ösophaguserweiterung oder einer mediastinalen Raumforderung verwechselt werden. Die CT klärt den Befund jedoch eindeutig.

Lungenhernie

Transmediastinale Hernie
Bei Druckdifferenzen zwischen rechtem und linkem Hemithorax kann sich die Pleura mediastinalis in den Medistianalschatten vorwölben (Abb. 11.**2**).

Apikale Lungenhernie
Als seltene Normvariante besteht ein Defekt der Fascia endothoracica (Sibson-Faszie), durch den die rechte Lungenspitze in die Halsregion zwischen M. scalenus und M. sternocleidomastoideus prolabiert (McAdams et al. 1996).

Pneumomediastinum

Aus rupturierten Alveolen gelangt die Luft über das perivasale pulmonale Bindegewebe in das sich anschließende mediastinale Interstitium. Meist ist die Alveolenruptur Folge eines stumpfen Thoraxtraumas, seltener auch eines zu starken Druckanstiegs bei der Überdruckbeatmung und beim Husten (spontanes Pneumomediastinum), was besonders bei Kindern vorkommt. Sehr selten kann auch eine Ösophagusruptur (traumatisch und nach forcierter Emesis [=Boerhaave-Syndrom]) oder eine Tracheobronchialwandruptur Ursache des Pneumomediastinums sein (Tab. 11.**1**).

Klinisch bestehen oft gleichzeitig ein Pneumokollum und ein Hautemphysem der Thoraxwand, sehr selten auch eine obere Einflussstauung mit Atembehinderung.

Auf dem p.–a. *Röntgenbild* zeigen sich vertikal angeordnete, streifige Lufteinschlüsse in Projektion auf den Herzschatten und die paratrachealen Weichteile. Die mediastinale Pleura kann von einer Luftschicht vom Mediastinalschatten abgehoben sein und sich als Haarlinie parallel zu diesem auf die Lunge projizieren; dieser Befund ist oft minimal und wird nur bei sorgfältiger Betrachtung erkannt. Im Seitenbild sind die Strukturen des vorderen Mediastinums, wie Gefäße und besonders der Thymus, von Luft umsäumt (Meschan 1981; Abb. 11.**3** u. Abb. 11.**4**; s. auch Abb. 11.**2** u. Abb. 8.**19**).

Computertomografisch kann ein Pneumomediastinum früher als mit dem Röntgenbild erfasst werden (Abb. 11.**5**).

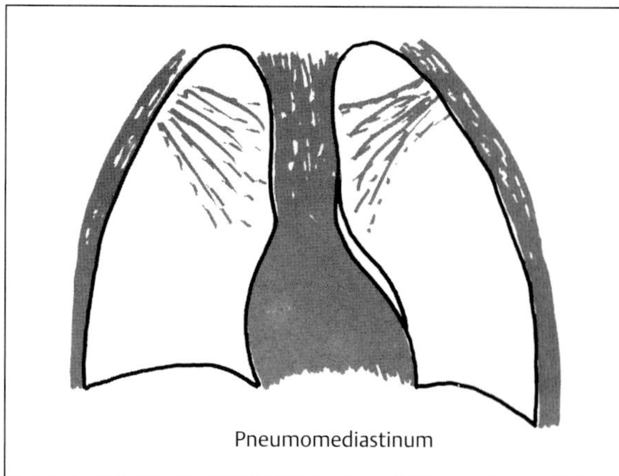

Abb. 11.3 **Pneumomediastinum und Weichteilemphysem.** Abgehobener Streifen der Pleura mediastinalis, streifige Lufteinschlüsse im oberen Mediastinum, Fiederung der Pektoralisfasern, Luft in den lateralen Thoraxweichteilen.

Tabelle 11.1 Ursachen eines Mediastinalemphysems.

Traumatisch
• Lungenkontusion, Pneumothorax
• Bronchialruptur (partiell oder total)
• Tracheotomie
Überdruckbeatmung
Asthmaanfall
Pneumonie (besonders bei Kindern)
Ösophagusfistel
• Karzinom
• nach Bougieren
• spontane Ruptur (Boerhave-Syndrom)
Mediastinitis mit gasbildenden Keimen
Retroperitoneale Darmperforation
• Duodenal- oder Kolonprozess

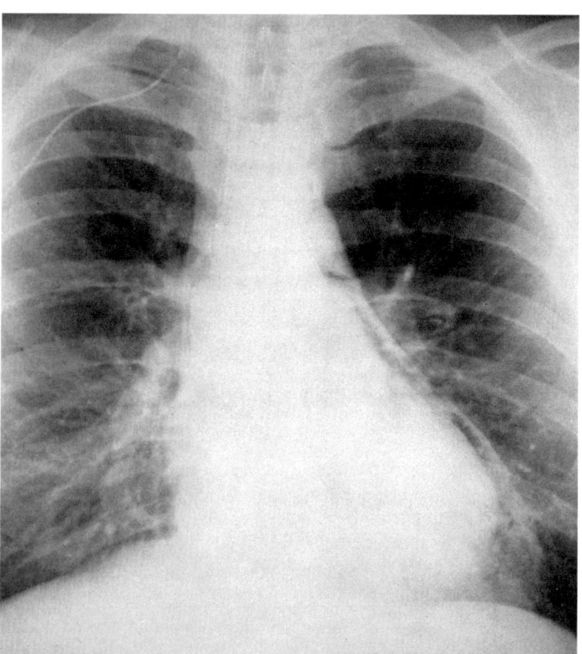

Abb. 11.4 **Mediastinalemphysem.** Die Pleura mediastinalis ist vom Herzschatten abgehoben.

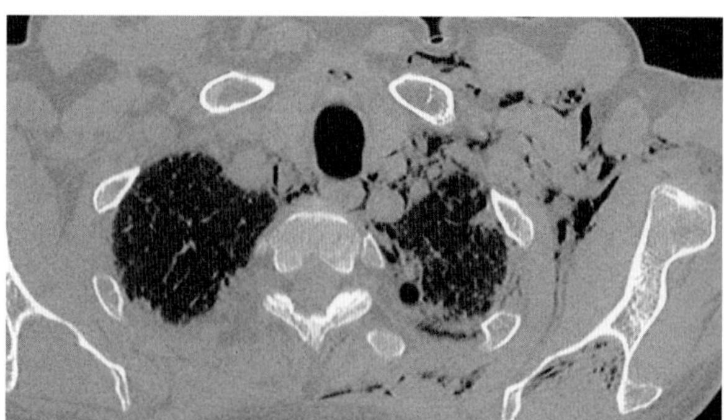

Abb. 11.5 **Mediastinalemphysem und Luft in der Thoraxwand bei Narbenemphysem in der linken Lungenspitze.**

Mediastinalverbreiterung

Eine Mediastinalverbreiterung kommt häufig vor und hat zahlreiche Ursachen. Schon bei der Liegeaufnahme und der Aufnahme in flacher Inspiration stauchen sich die Mediastinalstrukturen und sind dann auch beim Gesunden scheinbar verbreitert (s. Abb 1.**39**). Pathologische Verbreiterungen finden sich bei Aufweitungen von mediastinalen Strukturen (Aorta, Herzteilen, Ösophagus, großen Gefäßen), bei Blutungen sowie bei exsudativen bzw. proliferativen Entzündungen und Tumoren (Tab. 11.**2**).

Nicht tumoröse Mediastinalverbreiterung

Akute Mediastinitis

Die akute Mediastinitis ist eine seltene und schwere Erkrankung mit auch heute noch hoher Letalität. Aus der zunächst diffusen Entzündung entwickeln sich oft multiple Abszesse. Die Mediastinitis ist meist Folge einer Ösophagusfistel; seltener entsteht sie durch fortgeleitete Entzündung aus dem Retropharyngealraum, aus den Lungen oder den mediastinalen Lymphknoten.

Die schwere akute Erkrankung manifestiert sich mit Fieber, retrosternalen Schmerzen und Atembehinderung. Dysphagie und Pneumokollum können Hinweis auf eine Ösophagusfistel sein.

Röntgenologisch ist der Mittelschatten verbreitert; oft finden sich ein Begleitpleuraerguss und evtl. ein Pneumomediastinum mit streifigen Lufteinschlüssen.

Computertomografisch lassen sich Mediastinalprozesse als hypodense Raumforderung nachweisen, die Kontrastmittel ringförmig einlagern. Der *Kontrastmittelschluck* stellt Ösophagusmediastinalfisteln dar.

Chronische Mediastinitis (= Mediastinalfibrose)

Es handelt sich um eine diffuse (20% der Fälle) oder fokale granulomatöse Entzündung (80%) und Fibrosierung des Mediastinums, deren Ursache meist unbekannt, teilweise aber auf Tuberkulose, Histoplasmose oder Sarkoidose zurückzuführen ist. Eine idiopathische Mediastinalfibrose soll Beziehung zur genuinen Retroperitonealfibrose Morbus Ormond haben (Schmidt 1973, Günter et al. 1975).

Klinisch sind die Patienten meist asymptomatisch. Es können sich aber Beschwerden durch die Obstruktion der V. cava superior und durch eine Einengung des Ösophaguslumens und des Tracheobronchialbaums einstellen.

Röntgenologisch ist der obere Mediastinalschatten verbreitert und nach lateral gelappt konturiert. Die fokalen Fibrosen finden sich meist paratracheal bzw. subkarinal und besitzen oft (in 80% der Fälle nach Murray 2008)

Tabelle 11.**2** Raumfordernde Prozesse, geordnet nach dem vorwiegend betroffenen Kompartment (nach Meschan).

Vorderes Mediastinum	Mittleres Mediastinum	Hinteres Mediastinum
Gefäße: Anomalien oder erweiterte V. cava superior, Aortenbogenanomalie, Aneurysma der A. ascendens, Aneurysma des Sinus valsalvae; ausgebuchtete A. brachiocephalica	**Gefäße:** Aneurysmen von Aorta oder großen Hals-Arm-Arterien, Aortic Nipple, paraösophageale Varizen, Pulmonalarterienektasie (bei Pulmonalhypertonie oder seltener auch idiopathisch), Azygosdilatation	**Gefäße:** Aneurysma der A. descendens, Azygos-/Hemiazygoserweiterung, Zysten des Ductus thoracicus
Thyreoidea: Struma, Adenom, Zyste und Karzinom), Parathyreoidatumor **Thymus:** (Hyperplasie, Tumor, Zysten) **Teratom:** (Teratokarzinom, Dermoidzyste), Seminom, Chorionkarzinom, Lymphangiom (zystisches Hygrom), Lymphom**, Mesenchymaltumor*, Chemodektom	**Lymphknoten:** Lymphom*, Leukosen, Metastasen, Lymphadenitis (Mononuklease, Sarkoidose, Tuberkulose, Silikose, Histoplasmose usw.), Vagus- oder Phrenikusneurinom, Chemodektom, mesenchymale Tumoren*	**neurogen:** Neurofibrom, Schwannom, Neuroblastom, Phäochromozytom, Glomustumor, Chemodektom, Zyste des Neuralrohrs, laterale Meningozele
Sternum: (Tumor, Arthrose, Osteomyelitis, Anomalie)	**Trachea und Ösophagus:** (Tumor, Divertikel, Megaösophagus)	**Wirbelsäule:** (Spondylose, Abszess, Tuberkulose, Metastase, Missbildung)
Perikard: (Tumor, Zyste, Divertikel, Erguss, Fettbürzel), Herzwandaneurysma, Morgagni-**Hernie**, Lebervorfall	bronchogene u. Darmzysten, Hiatushernie	Bochdalek-**Hernie**, extramedulläre Blutbildung
In allen Kompartmenten: Mediastinitis, Abszesse, hämatome Metastasen, mesenchymale Tumoren, Lymphome, Lipomatose, Fibrose		

* *Zu den mesenchymalen Tumoren gehören: Lipome, Fibrome, Myome, Hämangiome, Lymphangiome, Chondrome, Xanthofibrome, Mischtumoren und ihre malignen Abwandlungen.*

** *Zu den Lymphomen gehören: Lymphosarkome, Leukosen, Retikulozellsarkome, Hodgkin-Lymphogranulomatose, Non-Hodgkin-Lymphome usw.*

Kalkeinschlüsse. Eine Einengung bzw. der Verschluss der V. cava superior werden *computertomografisch* und *venografisch* nachgewiesen.

Lipomatose des Mediastinums
Eine diffuse Verfettung des Mediastinums kann bei extremer alimentärer Obesitas, bei genetischer Prädisposition, bei Hormonstörungen (insbesondere Kortison) und genuin entstehen. Die Veränderung ist in der Regel asymptomatisch und ein *röntgenologischer* Zufallsbefund. Im p.–a. Bild ist der obere Mediastinalschatten schornsteinartig verbreitert. *CT* und *MRT* zeigen fettäquivalente Dichte- bzw. Intensitätswerte und vor allem keine Verformung der Gefäße (Abb. 11.**6**). Zusätzliche weichteildichte Komponenten, umschriebene Kontrastmittelanreicherungen und Deformation der Gefäßstrukturen sollten zum Verdacht auf das Vorliegen eines Liposarkoms führen.

Mediastinalhämatom

Blutungen ins Mediastinum sind meist Folge eines Traumas. Spontanblutungen kommen ebenfalls vor, wenn z. B. ein Aortenaneurysma platzt, wenn Malignome Gefäße arrodieren oder wenn eine allgemeine Gerinnungsstörung vorliegt.

Klinisch sind kleinere Blutungen asymptomatisch; größere Hämatome und besonders Aortenrupturen werden von akuten Thorax- und Rippenschmerzen begleitet, die zunächst an einen Herzinfarkt denken lassen.

Röntgenologisch ist das obere Mediastinum verbreitert, und diese Verbreiterung kann bei Verlaufskontrollen zunehmen. Oft findet sich zusätzlich eine Pleuraverschattung als Ausdruck eines Hämatothorax. Die *CT* nach Kontrastmittelinjektion zeigt das periaortale Hämatom. Die *Angiografie* lokalisiert das Gefäßleck.

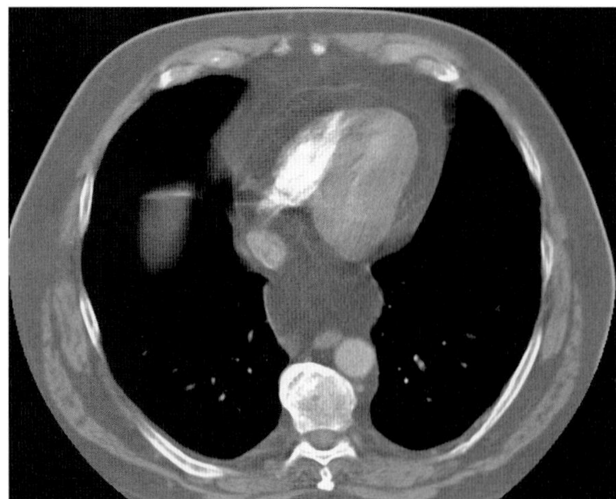

Abb. 11.**6** **Mediastinale Lipomatose.**

Erkrankungen der Aorta und der großen Gefäße

Die Aorta thoracica entspringt am Aortenklappenring, zieht als Aorta ascendens im vorderen Mediastinum nach kranial, wendet sich im Arcus aortae, der auf dem linken Stammbronchus reitet, nach hinten und zieht dann als Aorta descendens paravertebral nach kaudal zum Zwerchfell. Die Normalwerte ihres Durchmessers wurden u. a. mit CT bestimmt und betragen an der Aortenwurzel 3,7 ± 0,3 cm, an der Aorta ascendens 3,3 ± 0,6 cm und an der Aorta descendens 2,4 ± 0,3 cm (Gutana 1979).

Im Bereich des Isthmus, der sich unmittelbar nach Abgang der A. subclavia sinister an der Fixationsstelle des Lig. arteriosum befindet, kann das Lumen besonders bei Kindern deutlich eingeengt sein. Als oberer Grenzwert eines normalen Aortendurchmessers gelten 4–5 cm.

Fehlbildungen der Aorta
Die Koarktation der Aorta wurde, da sie oft mit Herzfehlern vergesellschaftet ist, bereits in Kapitel 10 „Herzerkrankungen" beschrieben. Andere angeborene Fehllagen der Aorta sind in der Regel harmlose Normvarianten ohne Krankheitswert (Abb. 11.**7**) und haben lediglich differenzialdiagnostische Bedeutung. Allerdings kann eine Lageanomalie gelegentlich den Ösophagus oder die Trachea einengen, was zur Dysphagia lusoria bzw. zu stridorösen Atembeschwerden führt (Abb. 11.**8**).

Atheromatose der Aorta
Eine Arteriosklerose der Aorta ist beim älteren Mensch sehr häufig. Ihre Entstehung wird durch Diabetes und die familiäre Hypercholesterinämie begünstigt. Die zunächst kleinen Intimaläsionen lagern Thromben an, die in das Aortenlumen hineinragen und verkalken können. Später erreichen die Intimageschwüre die Media, was zur Elastizitätsminderung der Aorta führt (Verlust der Windkesselfunktion).

Das *Röntgenbild* und die *CT* zeigen die Kalkeinlagerungen, die oft besonders ausgeprägt am lateralen Aortenbogen sind, was auf die dort auftretenden Druckspitzen zurückgeführt wird. Das Kontrastmittel-CT und die *MRT* lassen Wandverdickungen und kleine oder auch größere wandständige Füllungsdefekte des Aortenlumens erkennen.

Aortenektasie
Ein degenerativer, besonders beim alten Menschen vorkommender Elastizitätsverlust der Aortenwand führt zur Dilatation. Oft sind auch der aortale Klappenring und der Sinus valsalvae beteiligt. Diese Ektasie gilt als die häufigste Ursache eines Aortenaneurysmas (Higgins 1992). Eine seltene, autosomal-dominante angeborene Elastizitätsschwäche der Aortenwand (Marfan-Syndrom) kann schon in jungen Jahren zur Aufweitung der Aorta führen. Die noch seltenere Mesaortitis luica bewirkt besonders eine Aufweitung der Aorta ascendens.

Das Lumen aller Aortenabschnitte erscheint auf der *Übersichtsaufnahme* verbreitert; die Aorta ascendens lädt

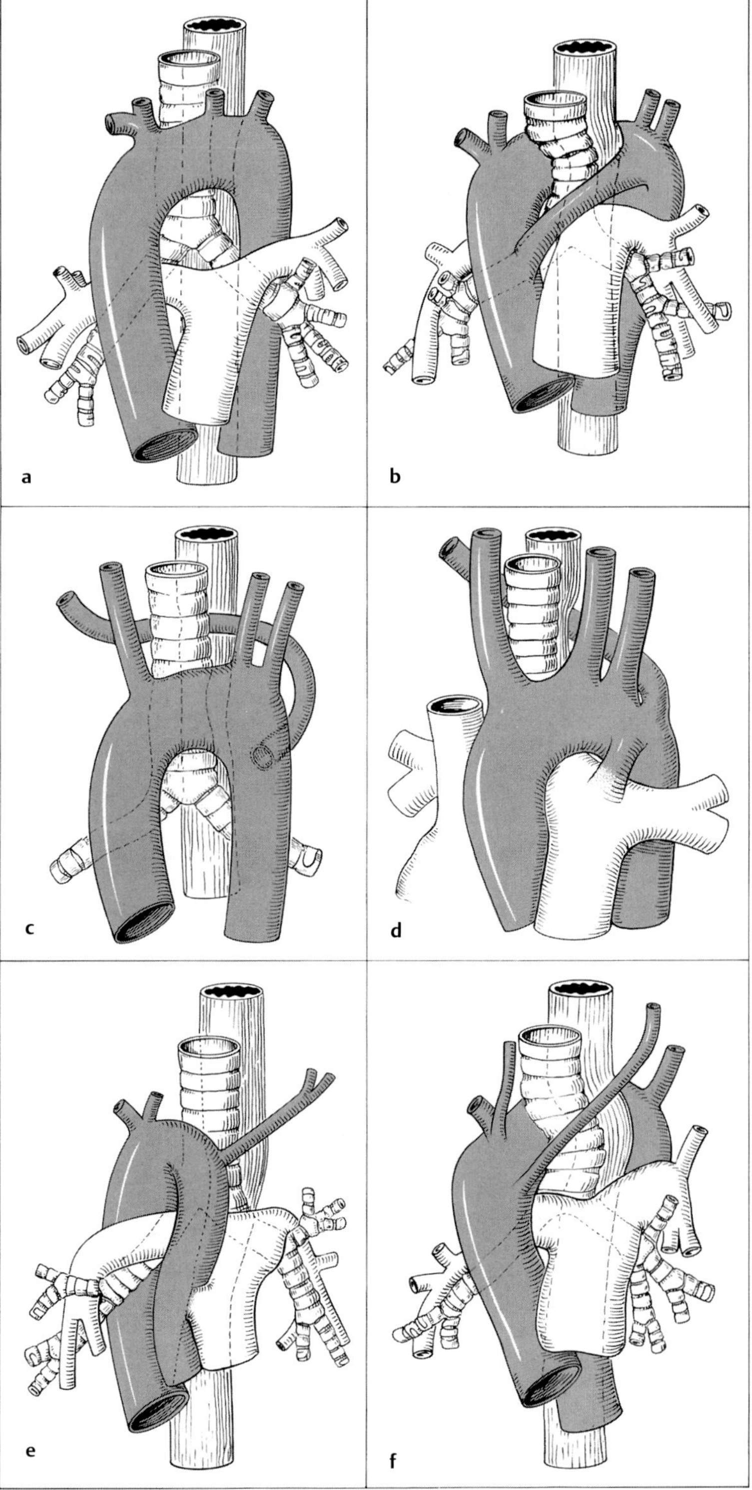

Abb. 11.7 **a–f** **Arcus aortae sinister**.
a Normalfall.
b Arcus aortae duplex.
c u. **d** Arcus aortae sinister mit Abgangsvariante der A. subclavia dextra. Die rechte A. subclavia entspringt normvariant als letzte der großen Arterien und kreuzt retrotracheal (**c**) oder retroösophageal nach rechts (A. lusoria).
e Arcus aortae dexter, vorderer Typ.
f Arcus aortae dexter, hinterer Typ.

weit nach rechts aus, der Aortenknopf ist prominent, und die elongierte Aorta descendens verläuft geschlängelt. Oft ist die Aortenwand spangenartig verkalkt. Im Seitenbild ist der kraniale Anteil des retrosternalen Raumes durch die verbreiterte Aorta ascendens ausgefüllt (Abb. 11.**9**).

Sonografie, CT, MRT und *Angiografie* zeigen das erweiterte Aortenlumen und die evtl. vorhandene Blutregurgitation durch die Aortenklappe.

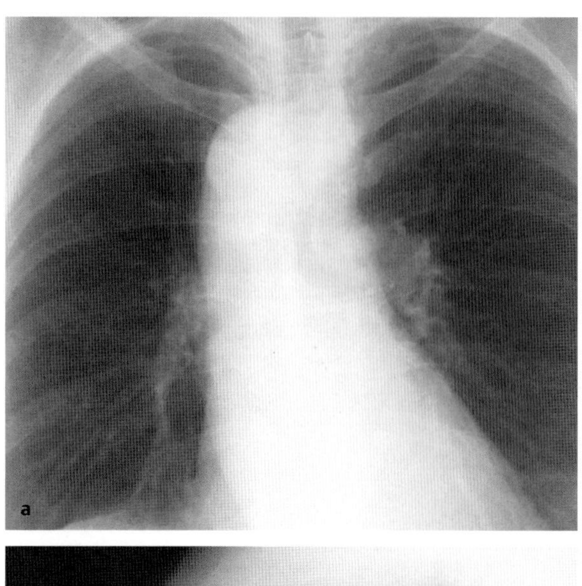

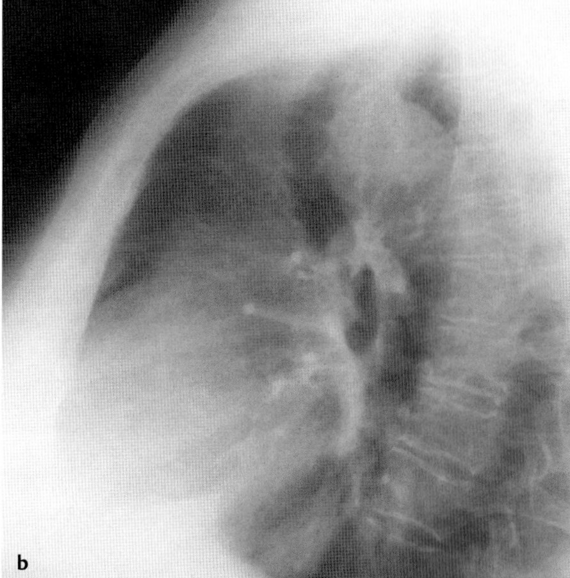

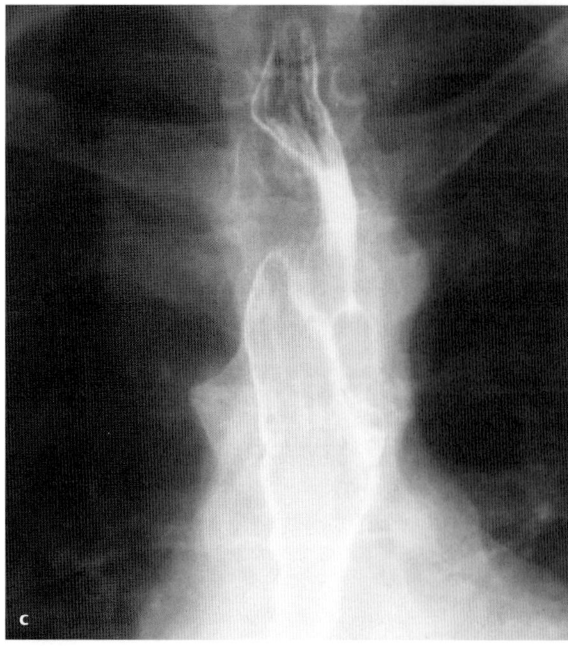

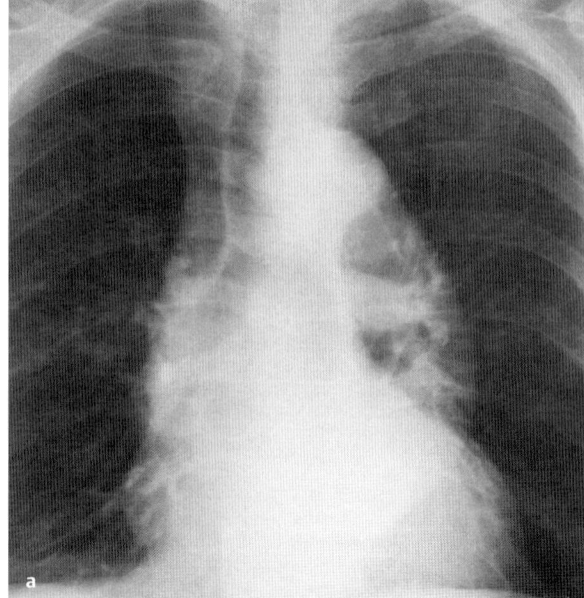

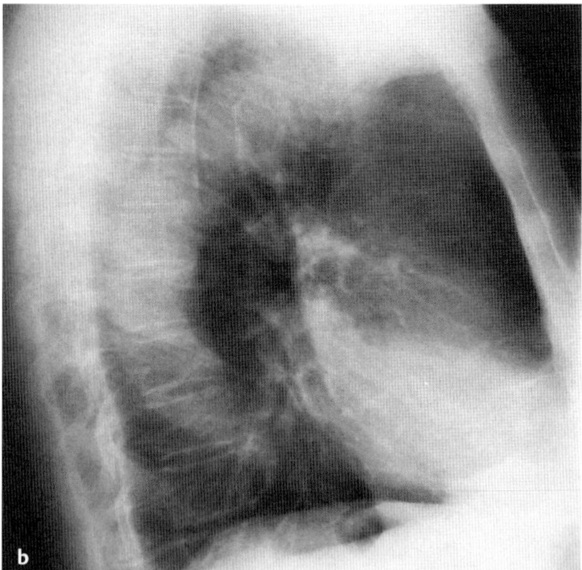

Abb. 11.**9 a** u. **b** **Aortenelongation.**

◁ Abb. 11.**8 a–c** **Arcus aortae dexter und A. lusoria.**

a u. **b** Arcus aortae dexter, hinterer Typ.

c A. lusoria. Retroösophageale A. subclavia dextra. Beachte die Impression des Ösophagus. Klinisch hatte der Patient Schluckbeschwerden (Dysphagia lusoria).

Aortenaneurysma
Es handelt sich um eine sakkiforme oder fusiforme Erweiterung des Aortenlumens mit einer Vergrößerung des Durchmessers über 5 cm hinaus. Ursachen sind die Arteriosklerose (besonders bei Hypertonus und Aortenklappenfehlern), die Medianekrose, das Marfan-Syndrom und Traumata. Es werden unterschieden:

- *Aneurysma verum:* Alle Wandschichten sind ausgesackt. Oft lagern sich der Aneurysmawand Thromben an, sodass das blutdurchströmte Lumen kleiner wird.
- *Aneurysma falsum:* Durch eine Intima- und Medialücke gelangt Blut unter die Adventitia und beult diese aus. Zum Teil entstehen die Aneurysmata auf dem Boden einer bakteriellen Sepsis (mykotisches Aneurysma).
- *Aneurysma dissecans:* Durch einen Intimariss gelangt Blut zwischen Intima und Media und hebt die Intima langstreckig ab, sodass ein 2. Aortenlumen entsteht, das weiter distal auch wieder Anschluss an das Hauptlumen gewinnen kann (sog. „geheiltes Aneurysma“). Prädilektionsorte der Entstehung sind die Wand unmittelbar über dem Klappenring und die Wand in der Isthmusregion der Aorta.

Die sakkiforme oder fusiforme Aufweitung der Aorta wird auf der *Übersichtsaufnahme* sichtbar. Oft ist die Aortenwand verkalkt. Zusätzlich vorhandene Pleuraergüsse, die oft an der Pleurakuppe links beginnen, legen den Verdacht auf Ruptur nahe.

CT, MRT und Angiografie sind beim Verdacht auf Aneurysma dissecans notwendig und zeigen die abgehobene verkalkte Intima und im transversalen Schnitt den sichelförmigen intramuralen Thrombus. Falls auch das „falsche Lumen“ durchströmt ist, wird dieses vom echten Lumen durch die Intima getrennt; beide Lumina füllen sich mit Kontrastmittel (Abb. 11.**10** bis Abb. 11.**13**).

Aortenruptur
Ursachen einer Aortenruptur sind schwere Traumata, eine fortgeschrittene Aortensklerose und angeborene Aortenwandschwächen. Klinisch besteht eine starke thorakale Schmerzsymptomatik. Für die notwendige und lebensrettende chirurgische Korrektur ist entscheidend, ob das Aneurysma lediglich die Aorta descendens betrifft oder ob die Aszendens und damit die Abgänge des Aortenbogens beteiligt sind. Entsprechend werden die Aneurysmen klassifiziert (Abb. 11.**14**). Die Gefahr einer Ruptur steigt mit zunehmendem Durchmesser des

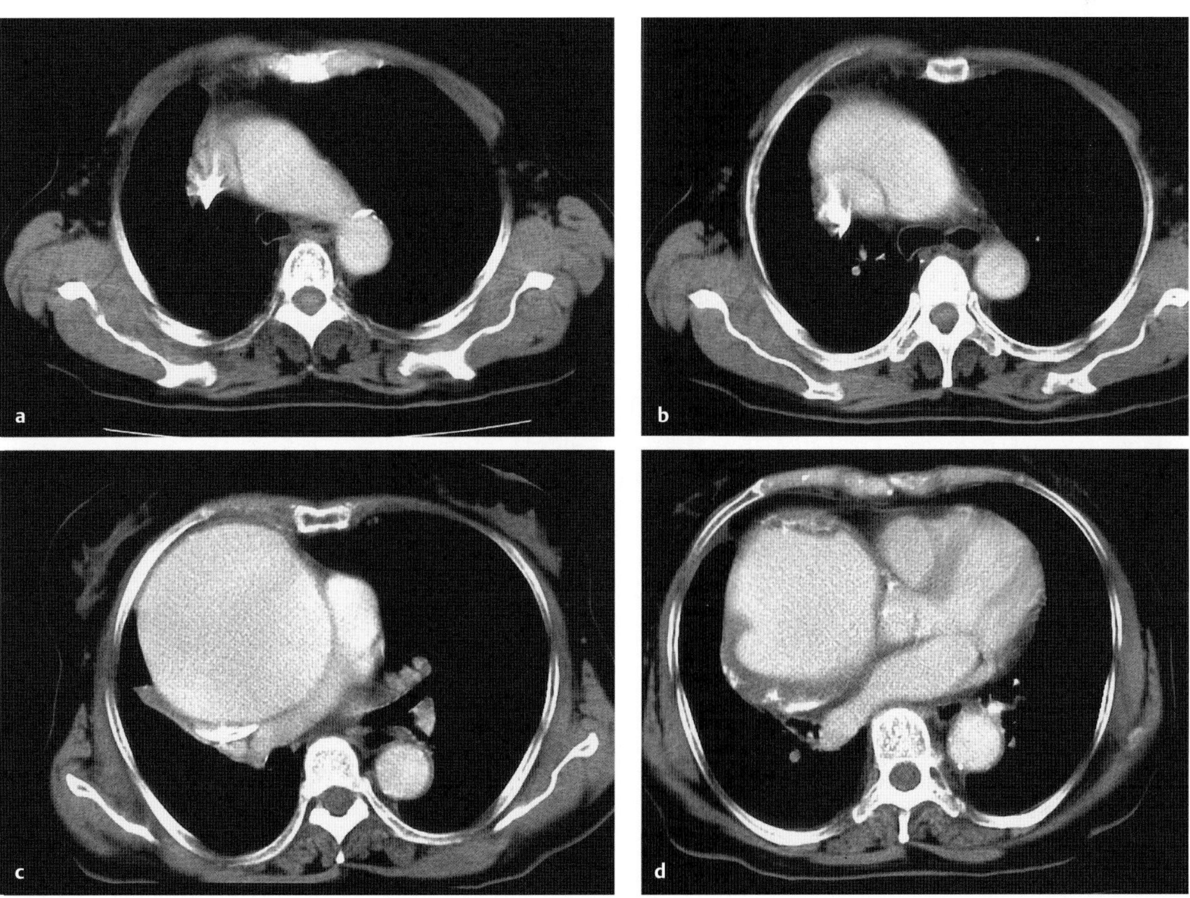

Abb. 11.**10 a–d** **Aneurysma der Aorta ascendens.** Beachte die mit Kontrastmittel gefüllte, komprimierte und verlagerte V. cava superior, die wandständigen Thromben und die infolge einer Dissektion abgehobene Intima.

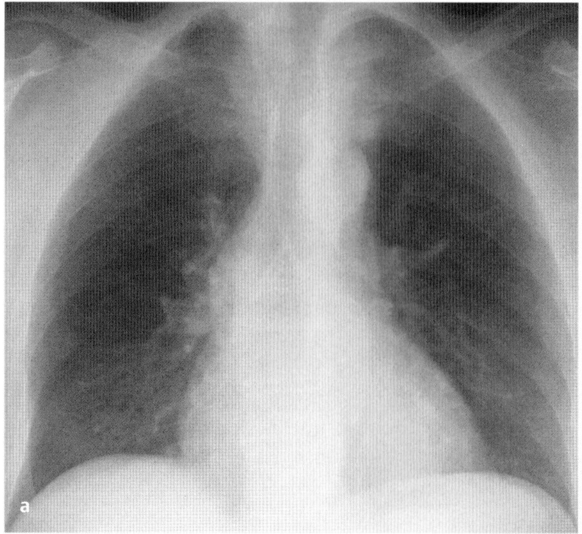

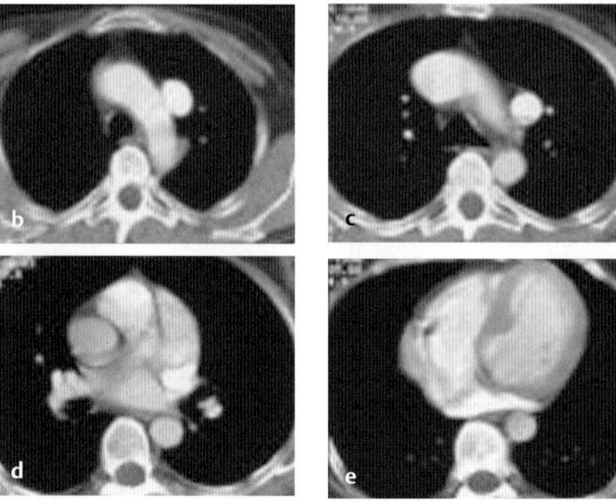

Abb. 11.**11** a–e **Linkslage der V. cava superior.** Beachte die Begleitkontur zur Aorta ascendens auf dem Röntgenbild und im CT den Verlauf der V. cava superior bis zum rechten Vorhof.

Aortenlumens. Eine Ruptur der Aorta ascendens kann zur Herzbeuteltamponade und zum rechtsseitigen Hämatothorax führen. Eine Ruptur der Aorta ascendens ist Ursache des linksseitigen Hämatothorax. Auch Rupturen in das Bronchialsystem hinein sind möglich (Abb. 11.**15**; s. auch Abb. 11.**12** u. Kapitel 8 „Thoraxverletzungen", Abschnitt „Zwerchfellverletzungen").

Aortitis

Aortitiden sind selten und dann meist Manifestation einer systemischen Arteriitis, wie bei der Riesenzellenarteriitis oder bei anderen Erkrankungen aus dem Formenkreis der Kollagenosen. Es finden sich Abgangsstenosen der Aortenbogengefäße und umschriebene Einengungen des Aortenrohrs, besonders im Bereich des Isthmus. Bei der heute selten gewordenen Mesaortitis luica ist die Aorta ascendens dilatiert, was in der Regel mit einer Aortenklappeninsuffizienz kombiniert ist.

Das Röntgenbild kann umschriebene Verkalkungen im Isthmusbereich und an den Abgängen der Hals-Arm-Arterien zeigen, *Angiografie, CT* und *MRT* lassen das Ausmaß und die Lokalisation der verschiedenen Gefäßstenosen erkennen.

Takayasu-Arteriitis

Die granulomatöse Vaskulitis beginnt mit mononukleären Infiltrationen in die Adventitia und die Media der Aorta und ihrer Aufzweigungen. Später führt sie zur Verdickung und Fibrosierung von Media und Intima, sodass umschriebene Stenosen der großen Gefäße entstehen. Die Erkrankung ist in Asien endemisch, kommt jedoch auch in Europa vor und befällt vorwiegen junge Frauen („Young female Arteriitis"). Klinisch ist infolge der Stenosierung der Puls abgeschwächt („Pulseless Disease"), und es entwickelt sich ein Hypertonus mit entsprechenden Komplikationen.

Im p.-a. *Röntgenbild* können eine für das Alter ungewöhnlich starke Aortenkalzifikation oder Rippenusuren infolge eines Umgehungskreislaufs auffallen.

CT, MRT und *Angiografie* zeigen fokale, konzentrische Wandverdickungen und Lumeneinengungen bzw. Gefäßabbrüche. Bei vorhandener Aktivität der Entzündung kann sich Kontrastmittel in der Gefäßwand anreichern, was im *PET* deutlicher wird. Letztere Methode macht auch Verlaufskontrollen unter Therapie (meist mit Kortikoiden) möglich (Kobayashi et al. 2005).

Mediastinale Varizen

Ösophagusvarizen können im unteren und mittleren Mediastinum so voluminös ausgeprägt sein, dass sie einen raumfordernden Prozess vortäuschen. Die Grunderkrankung (z. B. Leberzirrhose), der CT-Nachweis von tubulären, kontrastmitteleinlagernden Strukturen und die Ösophagusbreipassagen klären den Befund.

Vena cava superior sinistra

Die obere Körperhälfte des Embryos wird über die bilateral angelegten Vv. cardinaliae drainiert. In der 8. Entwicklungswoche hat sich normalerweise die linke V. cardinalia zurückgebildet. Sie kann aber als Normvariante persistieren und drainiert das Blut dann meist über den Sinus coronarius ins linke Herz. Bei weniger als 1 % der Erwachsenen sind so entweder beide oberen Hohlvenen oder nur die linke vorhanden. Röntgenologisch führt dies zu einer Verbreiterung des Mediastinalschattens links (s. Abb. 11.**11**).

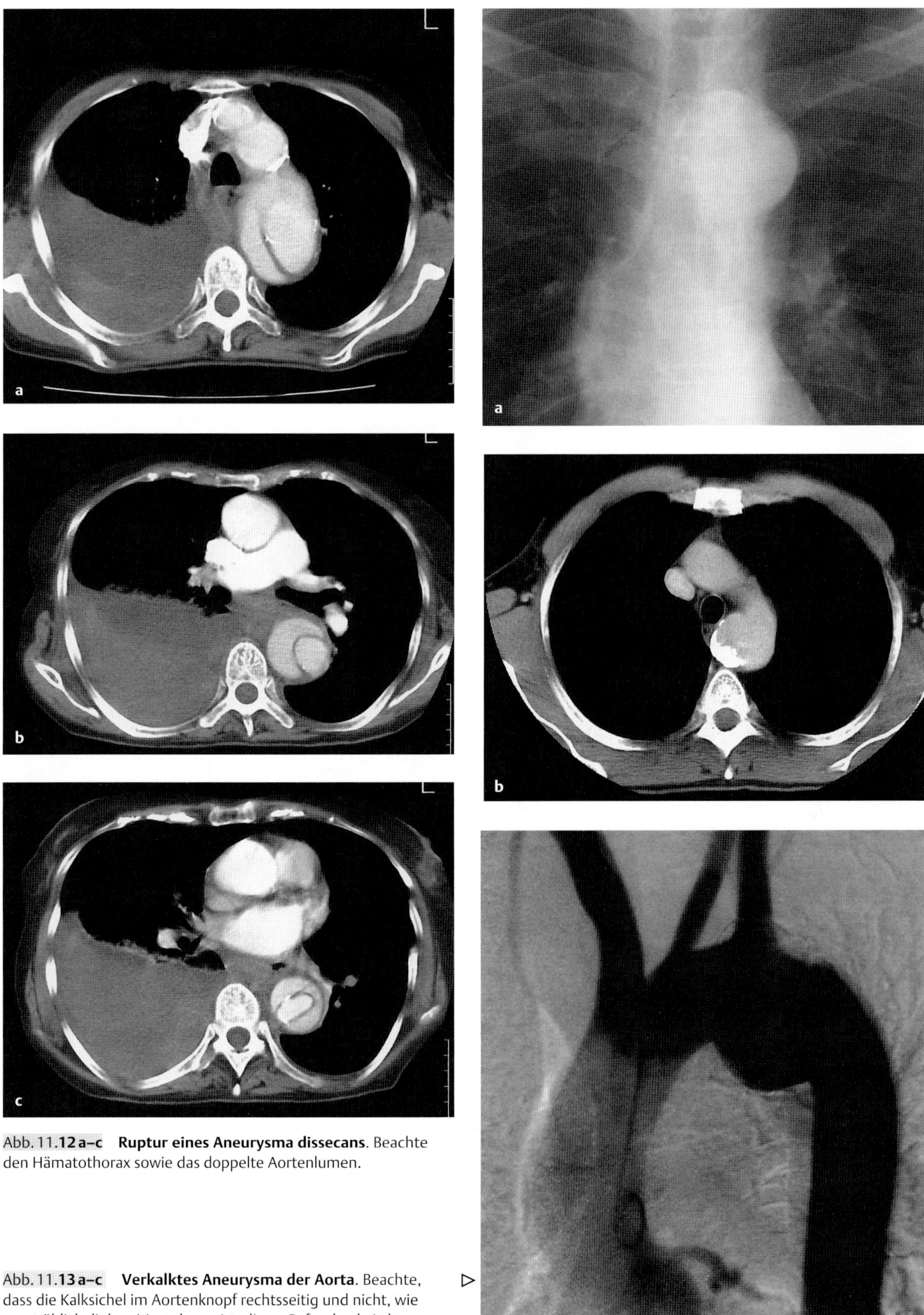

Abb. 11.12 a–c **Ruptur eines Aneurysma dissecans**. Beachte den Hämatothorax sowie das doppelte Aortenlumen.

Abb. 11.13 a–c **Verkalktes Aneurysma der Aorta**. Beachte, dass die Kalksichel im Aortenknopf rechtsseitig und nicht, wie sonst üblich, linksseitig gelegen ist; dieser Befund gab Anlass zur CT und Aortografie. Beim Patienten war ein schweres Thoraxtrauma vor 20 Jahren bekannt. ▷

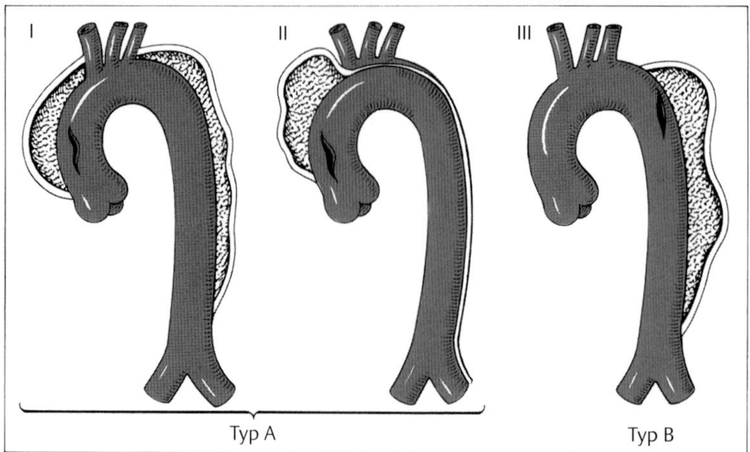

Abb. 11.14 **Typen der Aortendissektion.** Nach der DeBakey-Klassifikation unterscheidet man 3 Typen, nach der Stanford-Klassifikation die Typen A und B.

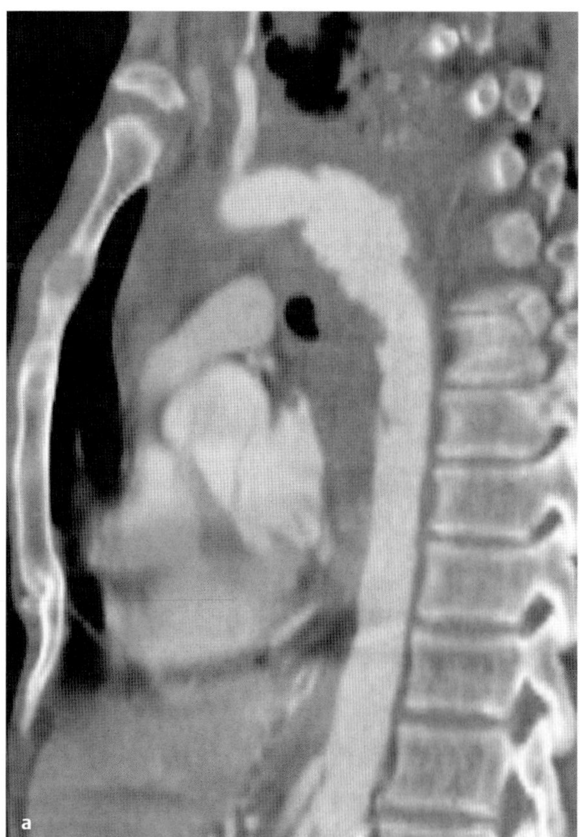

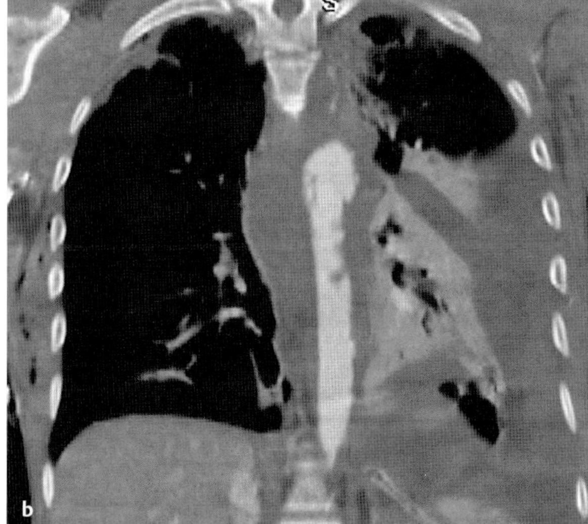

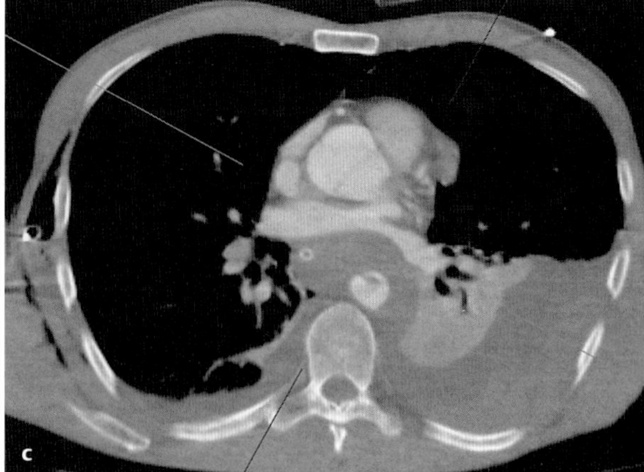

Abb. 11.15 **a–c Traumatisches Aneurysma und Aortenruptur mit Hämatopneumothorax und Mediastinaleinblutung.**

Tumoröse Mediastinalverbreiterungen

Organhyperplasien sowie benigne und maligne Tumoren führen im Mediastinum zu umschriebenen, raumfordernden Prozessen, die sich bogig in die Lunge vorwölben. Um sie von mediastinumnahen Lungentumoren zu unterscheiden, kann man den Winkel heranziehen, den die Tumorkontur mit dem Mediastinalschatten bildet; flache Winkel sprechen für einen mediastinalen Prozess, spitzere Winkel für einen Lungenprozess, obwohl dieses Zeichen nur als Hinweis und nicht als Beweis zu werten ist (Abb. 11.**16** u. Abb. 11.**17**). Es gibt viele und unterschiedliche Tumoren des Mediastinums. Eine endgültige Artdiagnose ist oft nur histologisch möglich. Ausnahmen sind die Struma, die Thymushyperplasie, die Lymphome, die Zysten und die neurogenen Tumoren, bei denen die radiologische Diagnostik oft eine ausreichende Sicherheit bietet (Duwe et al. 2005).

Artdiagnostische Hinweise geben zum einen die CT-Dichte und die MRT-Intensität des Prozesses (Abb. 11.**18**), zum anderen die Lokalisation in einem der mediastinalen Kompartmente (s. Tab. 11.**2**):

- *vorderes Mediastinum:* 4 T = **T**hyreoida, **T**hymus, **T**eratom, **t**errible Lymphoma
- *mittleres Mediastinum:* Lymphome, Ösophagustumoren, Trachealtumoren, kongenitale Zysten
- *hinteres Mediastinum:* neurogene Tumoren
- *alle 3 Kompartmente:* Aortenaneurysmen und Lymphome

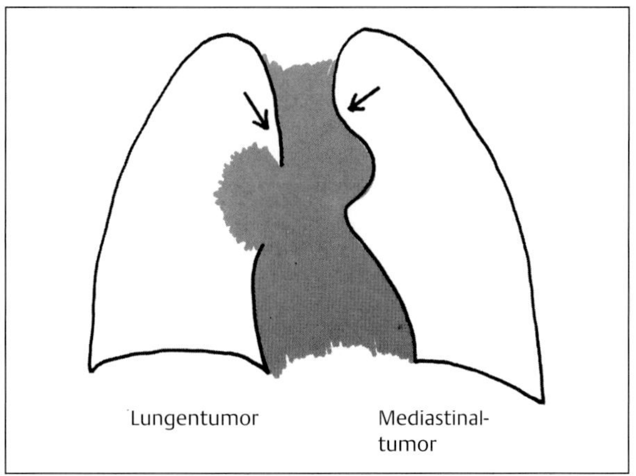

Abb. 11.**16** **Hinweis (jedoch kein Beweis) zur Unterscheidung zwischen Lungen- und Mediastinaltumor.** Ersterer ist unscharf gegen das belüftete Lungengewebe berandet, und sein Umschlagswinkel auf den Mediastinalschatten ist spitz. Beim Mediastinaltumor ist die Grenze zur Lunge scharf und der Umschlagswinkel stumpf.

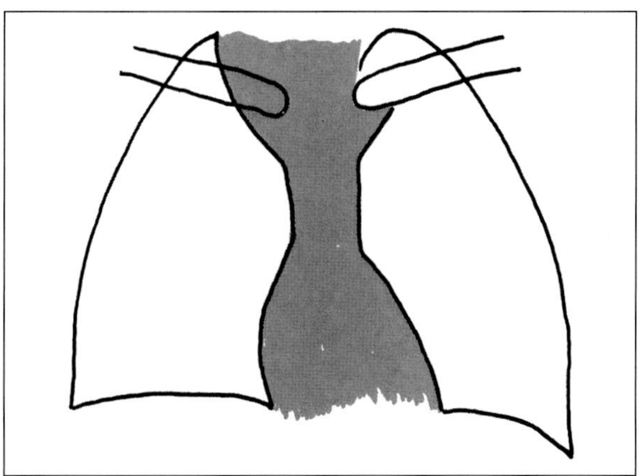

Abb. 11.**17** **Zervikothorakales Zeichen.** Prozesse im vorderen Mediastinum enden an der Klavikula (links). Prozesse im hinteren Mediastinum reichen bis ins Spitzenfeld (rechts).

Struma

Auf der *Übersichtsaufnahme* ist das obere Mediastinum becherförmig verbreitert, und die Trachea kann bogig verlagert oder eingeengt sein (Säbelscheidentrachea). Die Schilddrüse liegt gelegentlich retrotracheal oder erstreckt sich retrosternal weit nach kaudal bzw. befindet sich bei einer embryonalen Migrationsstörung auch nur intrathorakal. Strumaknoten können schollig verkalken. Im *CT* ist die Schilddrüse wegen ihres Jodgehalts hyperdens und lagert kräftig Kontrastmittel ein. In Kolloidzysten ist die Dichte vermindert. Die Diagnose wird *sonografisch* und *szintigrafisch* bestätigt, die thyreoidale Funktion wird durch Serumanalysen (TSH, T3, T4) gesichert. Bei geplanter Szintigrafie sollte bei der CT auf Kontrastmittel verzichtet werden (Abb. 11.**19** u. Abb. 11.**20**).

Thymushyperplasie und Thymome

Thymushyperplasie

Diese findet sich beim Kleinkind oft und beim Jugendlichen gelegentlich. Nur ausnahmsweise ist auch eine Zyste im hyperplasierten Thymus nachweisbar.

Röntgenologisch zeigt sich eine Verbreiterung des oberen Mediastinums meist rechts, das entweder glatt oder polyzyklisch begrenzt ist (Abb. 11.**21**–Abb. 11.**23**). Im Seitenbild ist der Retrosternalraum von Gewebe ausgefüllt und die Trachea leicht nach dorsal verlagert. Zur Differenzierung gegen andere raumfordernde Prozesse eignet sich eine kurzfristige Kortisontherapie, unter der sich das Thymusvolumen deutlich verkleinert. *Computertomografisch* ist die Thymushyperplasie als retrosternale hypodense, glatt berandete Raumforderung sichtbar.

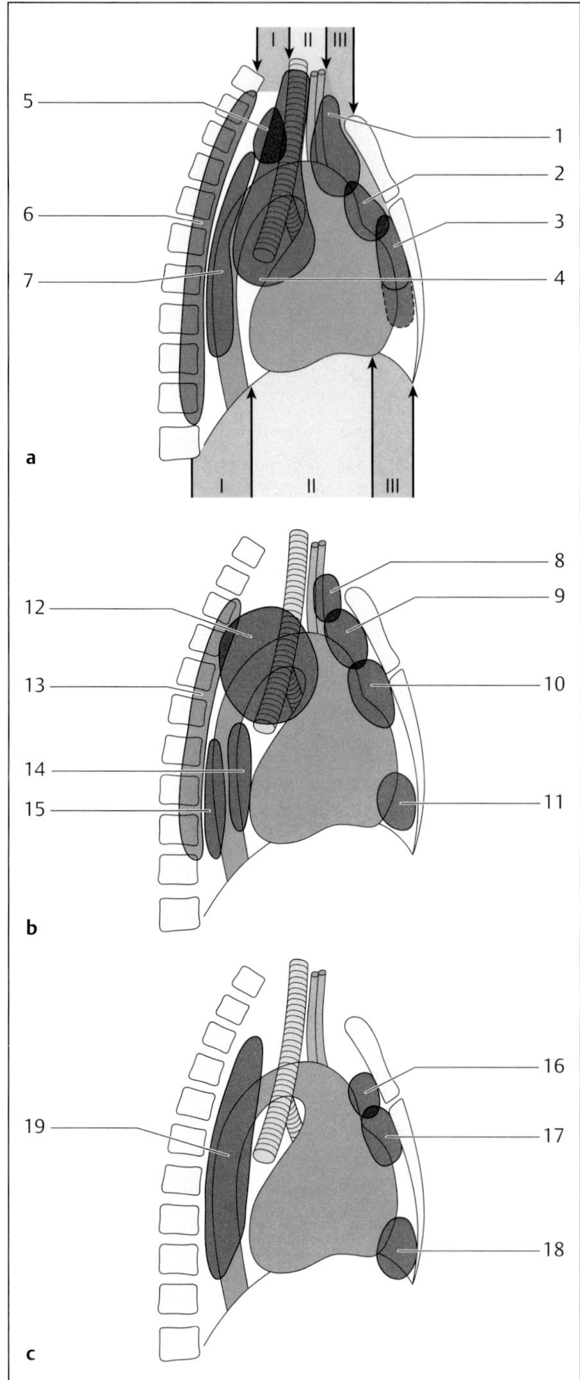

Abb. 11.18 a–c **Einteilung der Mediastinaltumoren nach computertomografischen Kriterien.**

a Solide Raumforderungen.
- 1 retrosternale Struma
- 2 Thymom, Schilddrüsenadenom, Hämangiom (Lymphogranulom)
- 3 Teratom, Dysgerminom (Fibrom)
- 4 primäre maligne Lymphome
- 5 retrotracheale Struma
- 6 neurogene Tumoren
- 7 Ösophagustumoren, Fibrosarkome
- I hinteres Mediastinum
- II mittleres Mediastinum
- III vorderes Mediastinum

b Zystische Raumforderungen.
- 8 Schilddrüsenzysten
- 9 Thymuszysten
- 10 zystische Teratome
- 11 (Perikardzyste)
- 12 bronchogene Zyste
- 13 Meningozelen
- 14 neuroenterale Zysten
- 15 Lymphangiome, Abszess, Lymphknotenmetastasen, Pankreaspseudozysten, neurogene Tumoren (besonders Neurinom)

c Fetthaltige Raumforderungen.
- 16 Thymuslipom
- 17 Teratom
- 18 Lipom, Lipomatose, Perikardlipom
- 19 Liposarkom, intestinale Lipodystrophie (Morbus Whipple), diaphragmale Hernien, extramedulläre Hämatopoese

d Kalk in Raumforderungen (nicht abgebildet): Aortenateromatose, Lymphadenitis calcarea bei Tuberkulose und Histoplasmose, Silikose (Eierschalenlymphome), Sarkoidose, kongenitale Zysten, Teratome, behandelte Hodgkin-Lymphome, Mediastinalfibrose.

e Kontrastmittelaufnehmende Raumforderungen (nicht abgebildet): Aneurysma, Varizen, Struma, Nebenschilddrüsentumor, Tuberkuloseadenopathie, Karzinoid, Paragangliom, extramedulläre Hämatopoese, Morbus Castlemann.

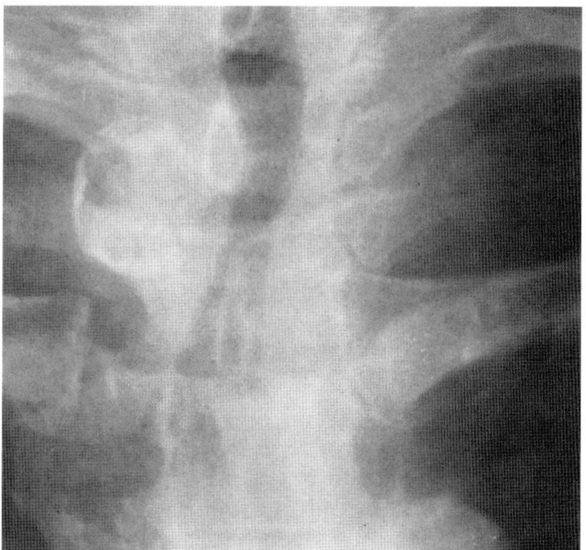

Abb. 11.19 **Struma nodosa**. Becherförmige Verbreiterung des oberen Mediastinums. Einengung der Trachea und kalzifizierter Strumaknoten.

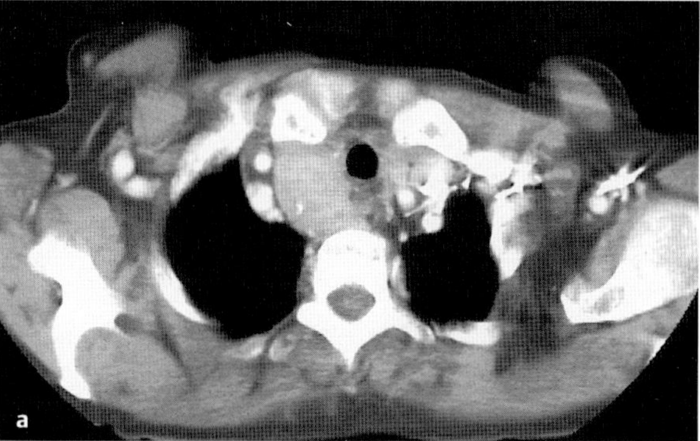

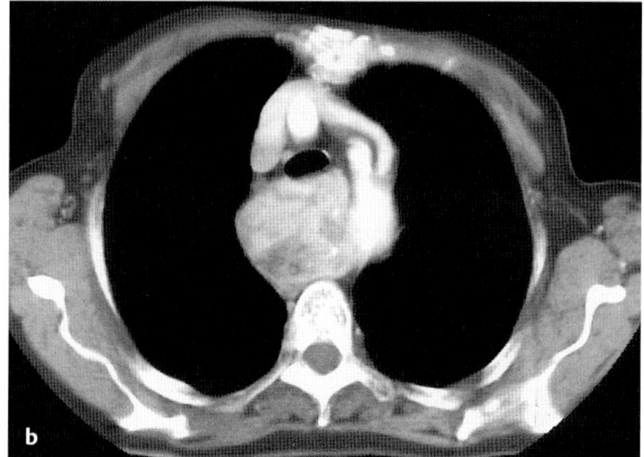

Abb. 11.20 a u. b **Struma mit retrotrachealen Anteilen**. Beachte die Verkalkungen und Zysten.

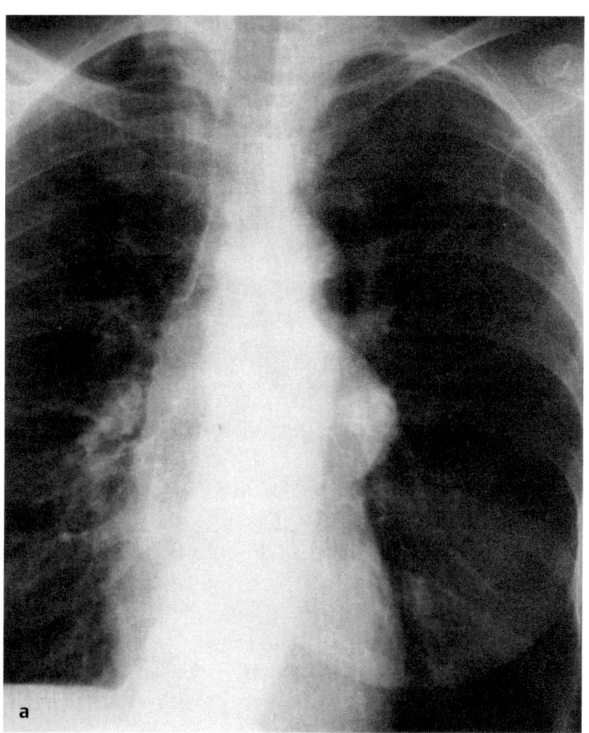

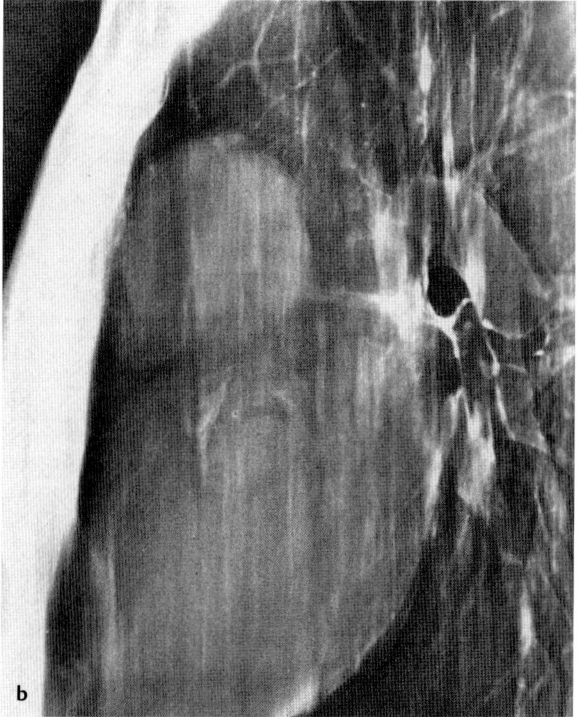

Abb. 11.21 a u. b **Tumor im vorderen Mediastinum**. Histologisch Thymom.

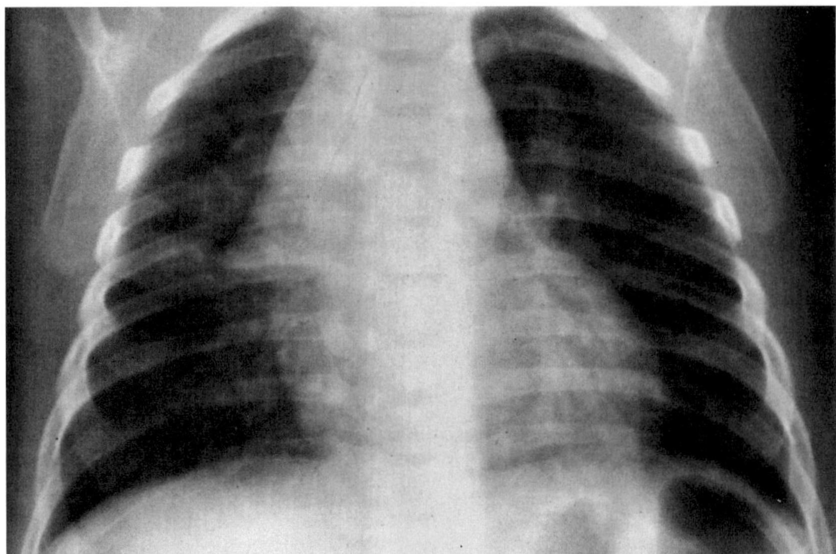

Abb. 11.22 **Thymushyperplasie.** „Focksegelförmig".

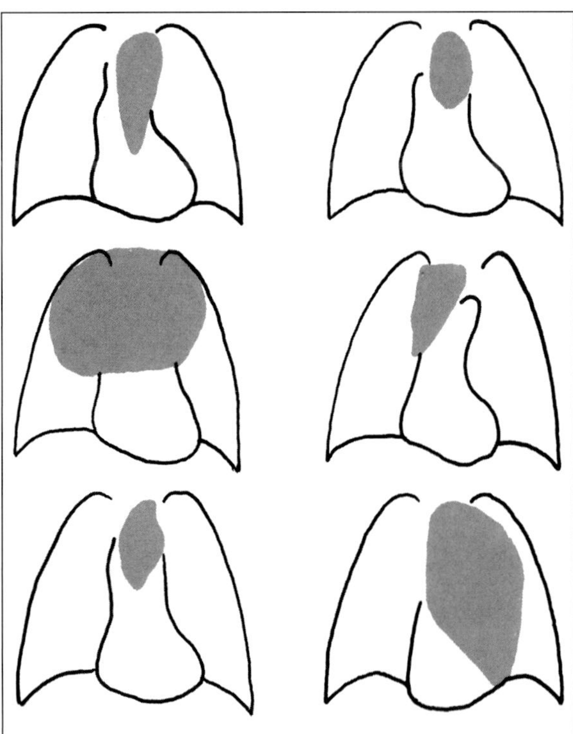

Abb. 11.23 **Mögliche Aspekte von Thymushyperplasien beim Kind und Jugendlichen.** Thymus grau.

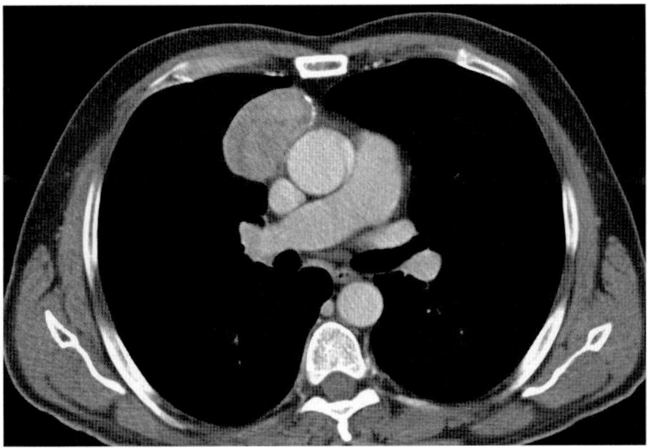

Abb. 11.24 **Thymom.** Histologisch gesichert.

Thymome

Thymome (Abb. 11.**24**) sind die häufigsten Primärtumoren im vorderen Mediastinum. Die Raumforderung ist oval oder lobuliert und kann insgesamt als Zyste mit oder ohne Wandverkalkung imponieren. Kleinere solide Thymome reichern Kontrastmittel an. Eine heterogene Kontrastmitteleinlagerung, eine Volumenzunahme bei Verlaufskontrollen und Zeichen der grenzüberschreitenden Invasion sprechen für das seltene Thymuskarzinom.

Eine operative Exzision der Thymome wird allgemein empfohlen (Kim et al. 2005). Ausgenommen von dieser Empfehlung sind kleine Zysten mit dünner Wand und der vergrößerte retrosternale Fettkörper, der mit CT und MRT identifizierbar ist.

Teratome und Germinome

Unter den germinativen Tumoren des Mediastinums finden sich zu ca. 70 % Teratome, von denen 90 % benigne sind, zu ca. 20 % Seminome und zu ca. 10 % nicht seminomatöse Germinome (Gurney 2007).

Teratome können bei der Erstdiagnose recht groß sein und imponieren im CT als multilokulär-zystische Tumoren mit Fett- und Kalkeinlagerungen (Abb. 11.**26**). Die Konturen sind lobuliert und scharf.

Germinome sind lobulierte, homogene, unscharf konturierte Raumforderungen, die Kontrastmittel anreichern. Sie metastasieren bevorzugt in die regionalen Lymphknoten, in die Knochen und die Lunge.

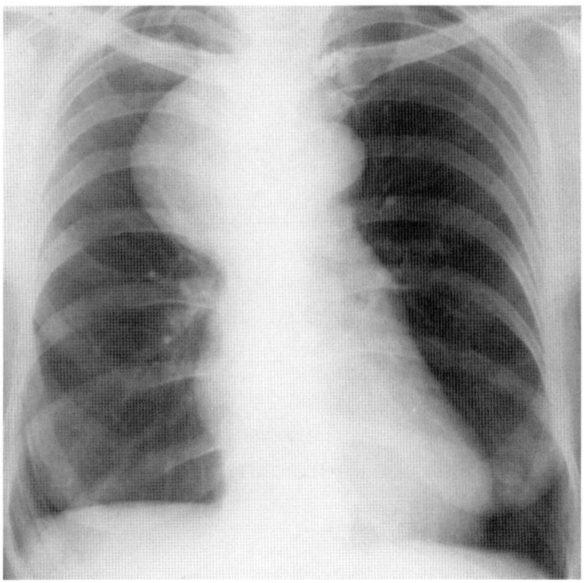

Abb. 11.**25** **Zystisches Lymphangiom**. Operativ gesichert.

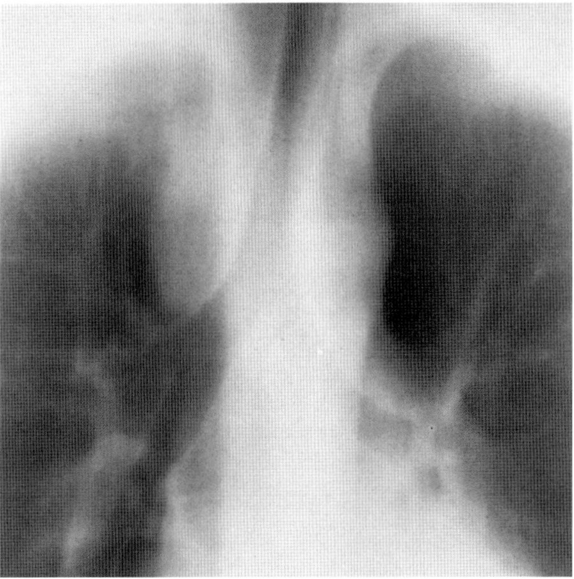

Abb. 11.**27** **Morbus Hodgkin**. Im Tomogramm Verbreiterung des Paratrachealschattens rechts.

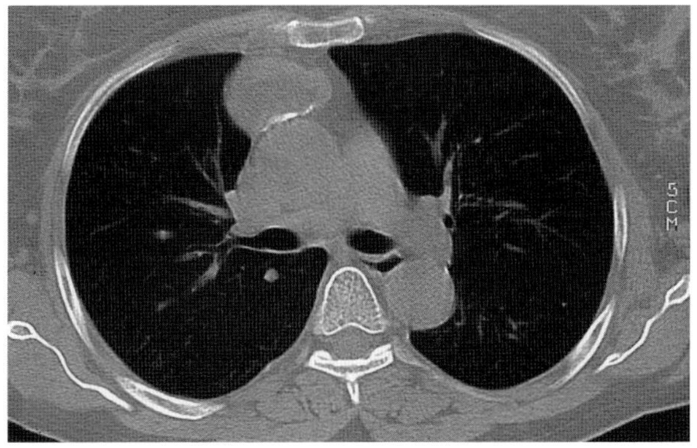

Abb. 11.**26** **Dermoidzyste**. Operativ gesichert.

Lymphome

Der Mensch besitzt etwa 50 mediastinale Lymphknoten, von denen nur ein geringer Anteil radiologisch erfasst wird. In der Praxis gilt ein mediastinaler Lymphknoten als pathologisch, wenn sein Querdurchmesser mehr als 1 cm beträgt. Sensitivität (60%) und Spezifizität (80%) sind anfangs unbefriedigend, verbessern sich aber mit zunehmendem Durchmesser (Gurney 2007).

Häufigste Ursachen mediastinaler Lymphknotenvergrößerung sind der Morbus Hodgkin, verschiedene Leukosen und Lymphknotenmetastasen beim Bronchialkarzinom, obwohl auch viele andere Karzinome in die mediastinalen Lymphknoten metastasieren. Entzündliche Schwellungen kommen u. a. bei der Sarkoidose, der Mononukleose, der Tuberkulose, der Silikose oder der Histoplasmose vor. Seltenere Ursachen sind der Morbus Castlemann (= angiofollikuläre Lymphknotenhyperplasie) und die angioimmunoblastische Lymphadenopathie, bei denen zusätzlich die Lunge mit einem mikroretikulären Muster befallen sein kann.

Röntgenologisch ist das obere Mediastinum vor allem beim Morbus Hodgkin, beim Bronchialkarzinom und bei der Sarkoidose verbreitert und polyzyklisch begrenzt (Abb. 11.**27**; s. auch Abb. 6.**51**). *Computertomografisch* finden sich besonders nach Kontrastmittelbolusinjektion zwischen den Mediastinalgefäßen kugelige, hypodense, raumfordernde Prozesse. Die Artdiagnose ergibt sich, je nach Grunderkrankung, aus der Biopsie von peripheren Lymphomen, bronchoskopisch oder immunserologisch.

Die *PET* kann posttherapeutisch noch vorhandene oder rezidivierte aktive Lymphknoten-Tumorreste nachweisen.

Hämangiome und Lymphangiome

Die recht seltenen Fehlbildungen der lymphatischen und vaskulären Strukturen sind, weil asymptomatisch, bei der Erstdiagnose oft recht voluminös, ohne aber die großen Gefäße und das Tracheobronchialsystem zu imprimieren oder zu verlagern. Sie reichern Kontrastmittel stark an. Gelegentlich enthalten die Hämangiome Phlebolithen, und die Lymphangiome (Abb. 11.**25**) können mit einem Chylothorax einhergehen. Etwa 10% der vaskulären Tumoren sind maligne (Hämangioperizytome; Charrau et al. 2000).

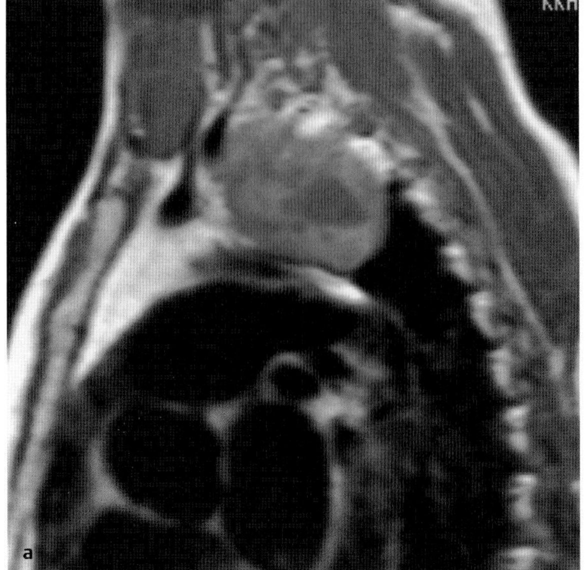

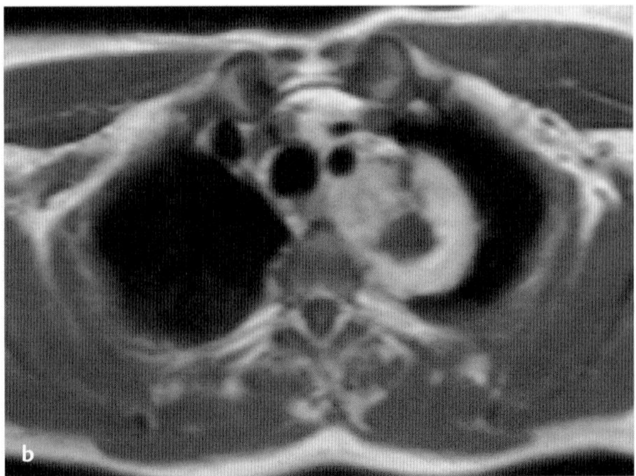

Abb. 11.**28** **a** u. **b** **Neuroblastom im hinteren Mediastinum**. Operativ gesichert.

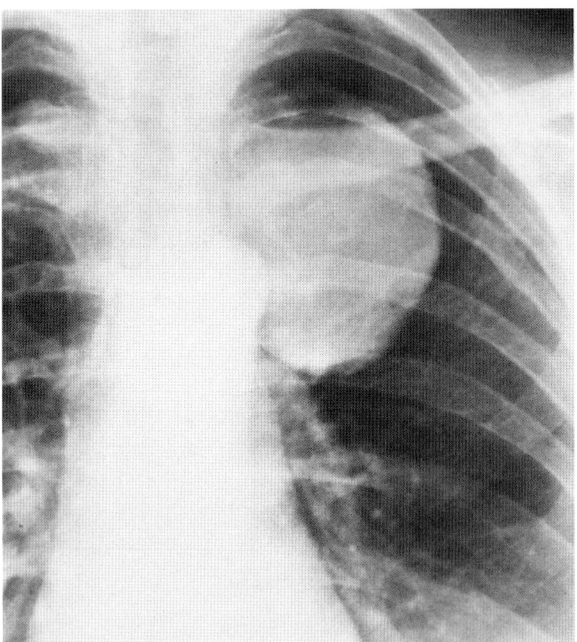

Abb. 11.**29** **Neurinom**. Operativ bestätigt. Der Tumorschatten reicht bis über die Skapula (d. h. der Tumor liegt dorsal), und die Kontur des Aortenbogens ist scharf (d. h. der Tumor liegt sehr weit dorsal).

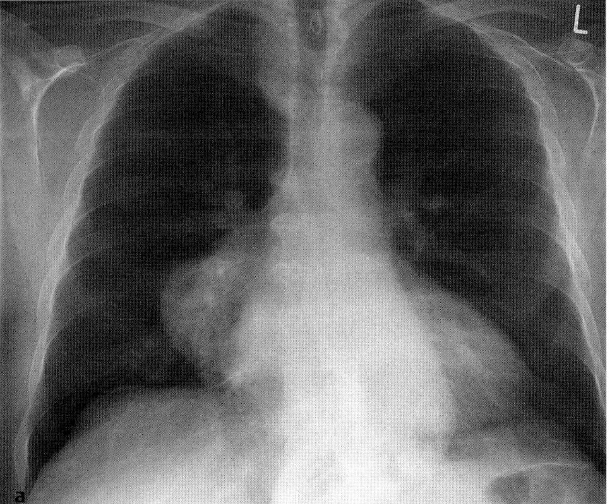

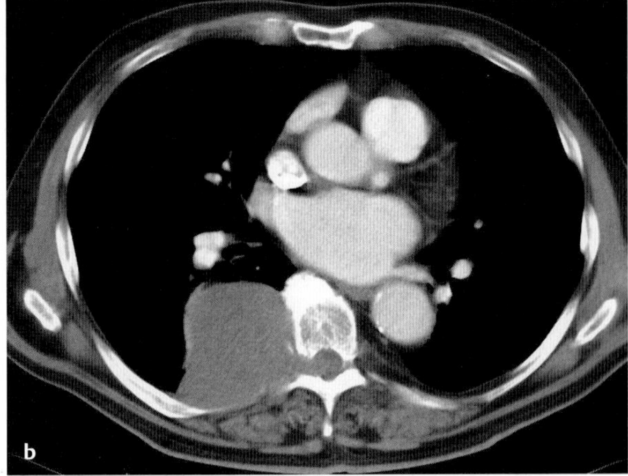

Abb. 11.**30** **a** u. **b** **Neurinom**. Beachte die Aufweitung des Foramen intervertebrale.

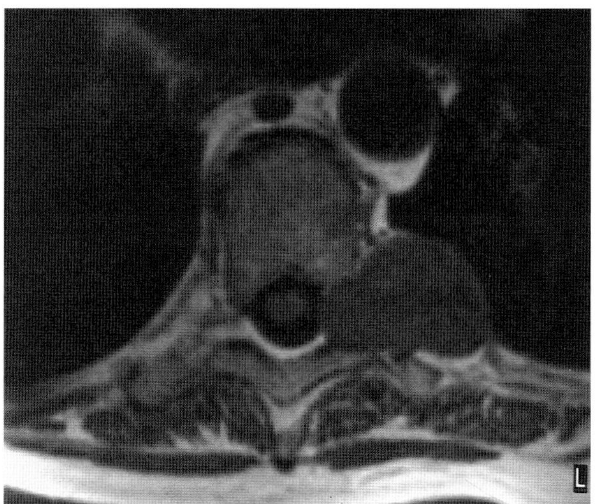

Abb. 11.**31** **Sanduhrneurinom im T1-MRT ohne Kontrastmittel.**

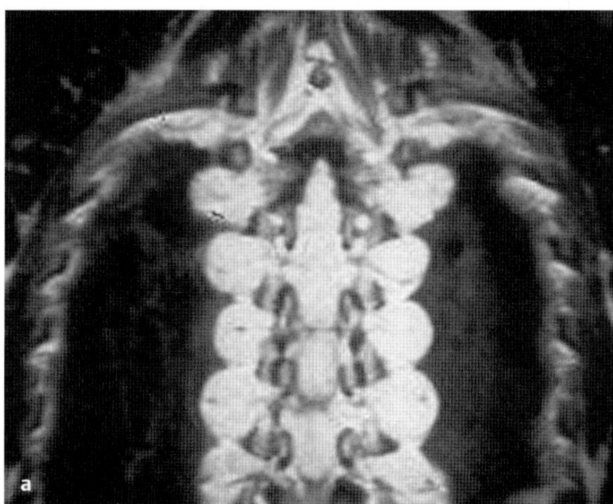

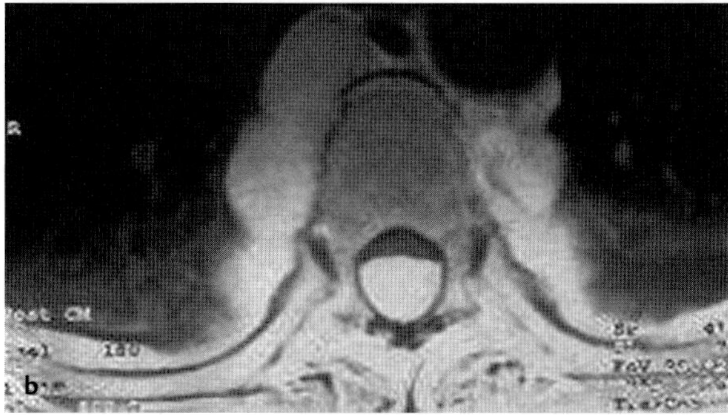

Abb. 11.**32** a u. b **Extramedulläre Hämatopoeseherde in der Pleura bei bekannter Thalassämie.**

Neurogene Tumoren

Neurogene Tumoren machen 20–30% aller mediastinalen und mehr als 70% der im hinteren Mediastinum gelegenen Tumoren aus. Sie entstehen in den Interkostalnerven (Neurofibrome und Schwannome), im Grenzstrang (Ganglioneurome und Neuroblastome [Abb. 11.**28**]) und in den paraganglischen Zellen (Phäochromozytome). Klinische Symptome treten spät oder gar nicht auf, sodass der radiologische Befund oft zufällig bemerkt wird.

In der Regel handelt es sich um glatt berandete, homogene, rundliche Läsionen, die Kontrastmittel anreichern. Neurinome (Abb. 11.**29**–Abb. 11.**31**) haben oft eine enge Beziehung zum Foramen intervertebrale und weiten dieses auf. Sie können gelegentlich zystisch einschmelzen, und ihre Längsachse ist horizontal ausgerichtet, während die Längsachse von Grenzstrangtumoren in vertikaler Richtung verläuft. Bei Kindern können intratumoröse Kalzifikationen auf das Vorliegen eines Neuroblastoms hinweisen.

Weitere differenzialdiagnostisch wichtige Raumforderungen

- *Extramedulläre Hämatopoeseherde:* Bei starker Anämie, wie z. B. bei der Thalassämie (Abb. 11.**32**), der Spherozytose und der Sichelzellanämie, kann es zu fokalen, extramedullären blutbildenden Herden kommen, die meist im unteren hinteren Mediastinum paravertebral liegen und als Raumforderungen imponieren. Sie lagern Kontrastmittel inhomogen ein.
- *Zentrale Bronchialkarzinome.*
- *Ösophagustumoren.*
- *Zwerchfellhernien und Ösophagusdivertikel.*
- *Bronchogene Zysten:* s. Kapitel 2 „Missbildungen“.
- *Perikardzysten:* s. Kapitel 10 „Herzerkrankungen“, Abschnitt „Herzbeutelerkrankungen“.

12 Zwerchfellerkrankungen

Das Zwerchfell bildet eine Trennwand zwischen dem Thoraxraum und der Abdominalhöhle. Seine pathologischen Veränderungen begleiten in der Regel thorakale oder abdominale Erkrankungen (Tab. 12.**1**). Zwerchfelleigene Prozesse sind vergleichsweise selten.

Tabelle 12.**1** Pathologische Veränderungen am Zwerchfell.

Beidseitiger Tiefstand (Abb. 12.**1**)

- asthenischer Habitus
- Emphysem
- Status asthmaticus
- beidseitiger Pneumothorax

Einseitiger Tiefstand

- einseitige Lungenblähung (Fremdkörper, lokalisiertes Emphysem)
- Spannungspneumothorax

Beidseitiger Hochstand

- Exspirationsstellung
- abdominale Raumforderung (Adipositas, Aszites, Hepatosplenomegalie, Ovarialkystom, Schwangerschaft usw.)
- restriktive Ventilationsstörung (z. B. Lungenstauung, Lungenfibrose)
- beidseitiger subpulmonaler Erguss
- Pleuraschwielen

Einseitiger Hochstand

- abdominaler Prozess (Lebertumor, Splenomegalie, Pankreatitis, subphrenischer Abszess, Magen- oder Kolonüberblähung)
- Lungenverkleinerung (Atelektase, Hypoplasie, Pleuraschwarte)
- Zwerchfellparese (idiopathische Relaxation, Bronchialkarzinom), Phrenikusexhärese
- subpulmonaler Pleuraerguss (scheinbarer Hochstand, der durch eine Aufnahme in Seitenlage widerlegt wird)

Zwerchfellbuckel

- Hernien (Hiatushernie, Morgagni-Hernie, Bochdalek-Hernie, kongenitale Lücken, traumatische Zwerchfellruptur)
- Zwerchfelltumoren
- basaler Pleuratumor
- abgekapselter subpulmonaler Erguss
- narbige Verziehung des Zwerchfells
- subdiaphragmatische Zyste oder Geschwulst
- umschriebene Relaxation (Abb. 12.**2**)

Luftunterkupplung

- Pneumoperitoneum (Abb. 12.**3**)
- Chilaiditi-Syndrom (Abb. 12.**4**)
- subphrenischer Abszess mit gasbildenden Bakterien

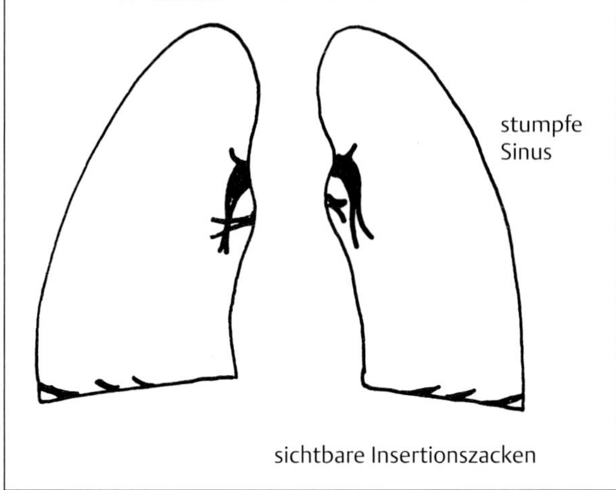

Abb. 12.**1** **Zwerchfelltiefstand**.

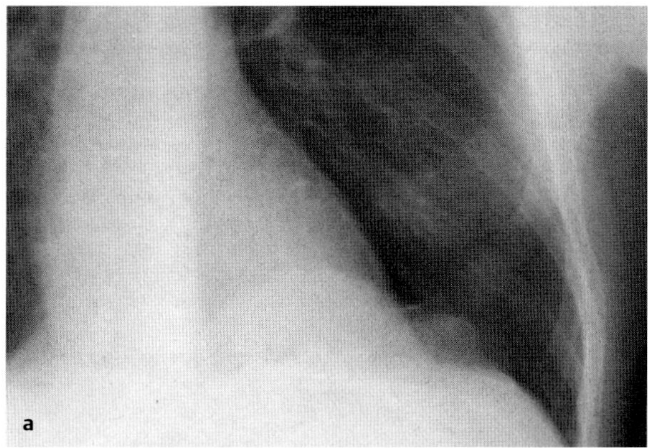

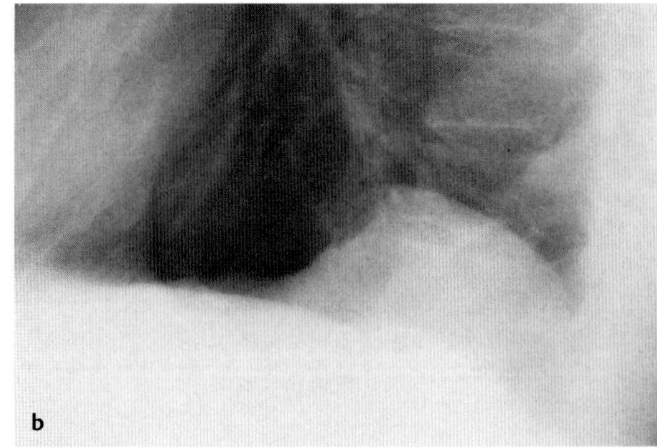

Abb. 12.**2a** u. **b** **Zwerchfellbuckelung**. Bei der Durchleuchtung war die Beweglichkeit des Zwerchfellbuckels eingeschränkt.

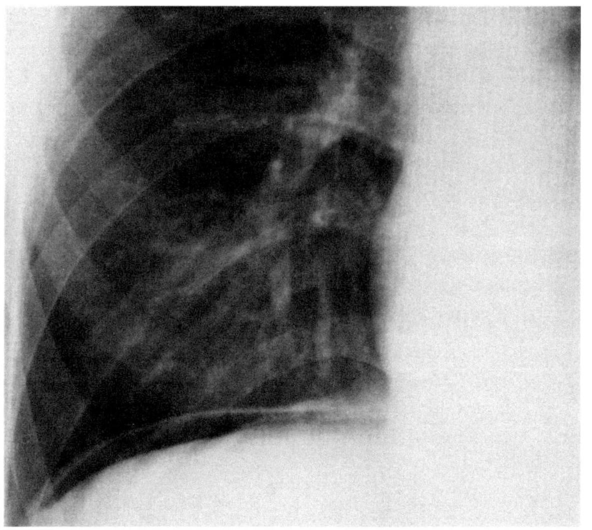

Abb. 12.3 **Pneumoperitoneum nach Appendektomie**.

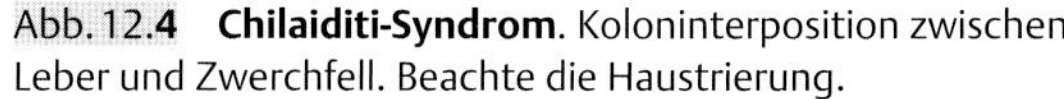

Abb. 12.4 **Chilaiditi-Syndrom**. Koloninterposition zwischen Leber und Zwerchfell. Beachte die Haustrierung. ▷

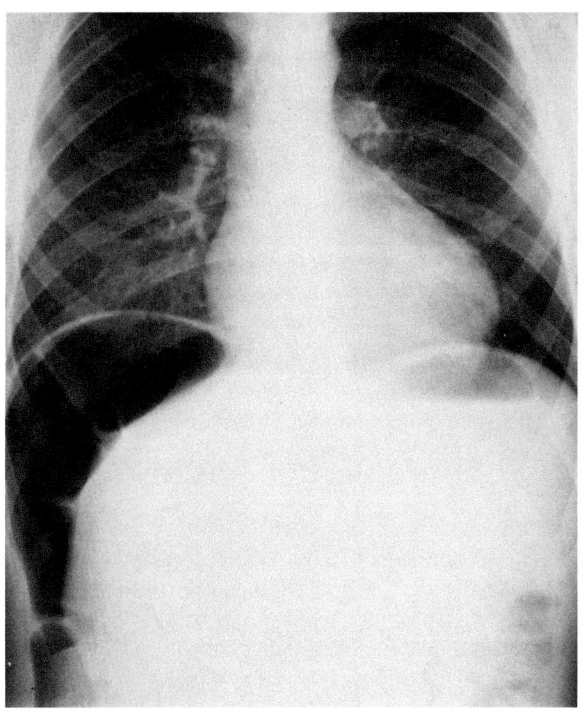

Zwerchfelllähmung

Ursache einer Zwerchfelllähmung ist meist eine Phrenikusparese, z. B. infolge eines Ösophagus- oder Bronchialkarzinoms. Des Weiteren können aber auch zwerchfellnahe Infektionen, wie subphrenische Abszesse und basale Pneumonien, den Muskel schwächen.

Besteht eine Zwerchfelllähmung länger als ein halbes Jahr, so resultiert eine Muskelatrophie. Von einigen Autoren wird auch die idiopathische Zwerchfelllähmung – die Relaxatio diaphragmatis – als Folgezustand einer frühkindlichen, länger dauernden Parese gedeutet.

Eine Zwerchfelllähmung wird vorgetäuscht, wenn ein voluminöser subpulmonaler Erguss vorhanden ist oder wenn größere transdiaphragmale Hernien intrathorakal liegen.

Die Röntgenzeichen einer Zwerchfelllähmung sind (Abb. 12.**5**):

- *Zwerchfellhochstand:* Normalerweise steht rechts die Zwerchfellkuppe bis zu 4 cm höher als links, da das rechte Hemidiaphragma von der Leber nach oben, das linke vom Herz nach unten gedrängt wird.
- *Kranialverlagerung von Darmteilen:* Beim Zwerchfellhochstand links können die linke Kolonflexur und der Magen stark mit Luft gebläht sein und den durch den Zwerchfellhochstand entstandenen Raum ausfül-

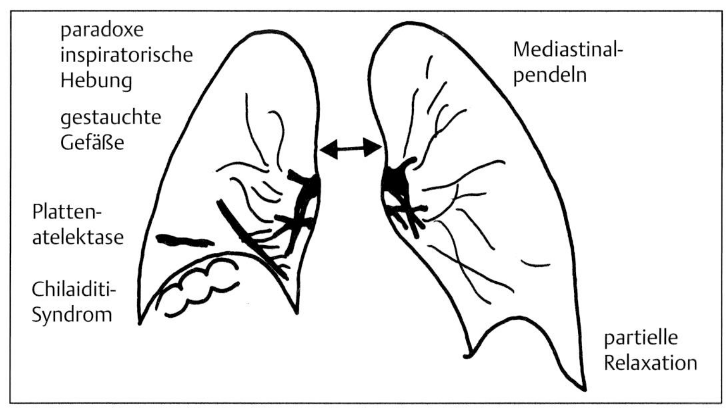

Abb. 12.5 **Zwerchfelllähmung**.

len. Rechts kann sich das Kolon zwischen Leber und Zwerchfell schieben (Chilaiditi-Syndrom).

- *Paradoxe Atmung:* Bei der Inspiration senkt sich das gesunde Hemidiaphragma, während das kranke nach kranial bewegt wird (Waagebalkenphänomen). Dies wird deutlicher, wenn der Patient bei geschlossenem Mund ruckartig durch die Nase einatmet (Hitzenberg-Schnupfversuch). Es schnellt dann das erkrankte Zwerchfell nach kranial, während sich das gesunde nach basal verschiebt. Ist die Zwerchfelllähmung weniger stark ausgeprägt, so verzögert sich lediglich die inspiratorische Abwärtsbewegung der erkrankten Seite (pseudoparadoxe Bewegung).
- *Mediastinalpendeln:* Bei einer ruckartigen Inspiration wird der Druck nur in der gesunden Seite erniedrigt, sodass das Mediastinum dorthin gezogen wird. Bei der Exspiration wird es zurückverlagert.
- *Basale Plattenatelektasen:* Der Zwerchfellhochstand staucht die basalen Lungenpartien. Dadurch wird zum einen die Gefäßzeichnung in der Lunge dichter, und zum anderen resultieren durch die lokale Hypoventilation Streifenatelektasen.

Subphrenischer Abszess

Der subdiaphragmale Raum ist besonders rechts ein Schmutzfang der Peritonealhöhle. Die intraperitoneale Flüssigkeit strömt nämlich dorthin, weil die periodische Atemexkursion eine Sogwirkung ausübt und weil transdiaphragmale Lymphgefäße die Peritonealhöhle drainieren.

Die häufigsten Ursachen eines subphrenischen Abszesses sind Perforationen der Appendix, des Magens, des Duodenums und der Gallenblase.

Röntgenologisch zeigen sich:

- ein *Zwerchfellhochstand* mit verminderter Beweglichkeit
- ein *Pleurabegleiterguss*, der in 80% der Fälle vorhanden ist und den Zwerchfell-Rippen-Winkel verschattet
- *Plattenatelektasen* in den basalen, minder belüfteten Lungenpartien
- subdiaphragmale *Luft-/Flüssigkeitsspiegel*, die die Folge von gasbildenden Bakterien sind und in etwa 30% der Fälle beobachtet werden
- eine *verlagerte Magenblase*, die von einem linksseitigen subphrenischen Abszess nach medial und kaudal gedrängt wird

Sonografisch findet sich zwischen Leber und Zwerchfell ein echoarmer, raumfordernder Prozess.

Computertomografisch wird ein subdiaphragmaler, hypodenser, raumfordernder Prozess sichtbar, dessen Randpartien gelegentlich Kontrastmittel anreichern.

Zwerchfellhernien

Kongenitale Zwerchfelldefekte, durch Konstitutionsschwäche erworbene Muskellücken und traumatische Zwerchfellrisse können eine freie Verbindung zwischen Abdominal- und Thoraxraum schaffen, sodass Darmschlingen und andere Organe nach intrathorakal verlagert werden (Abb. 12.**6**).

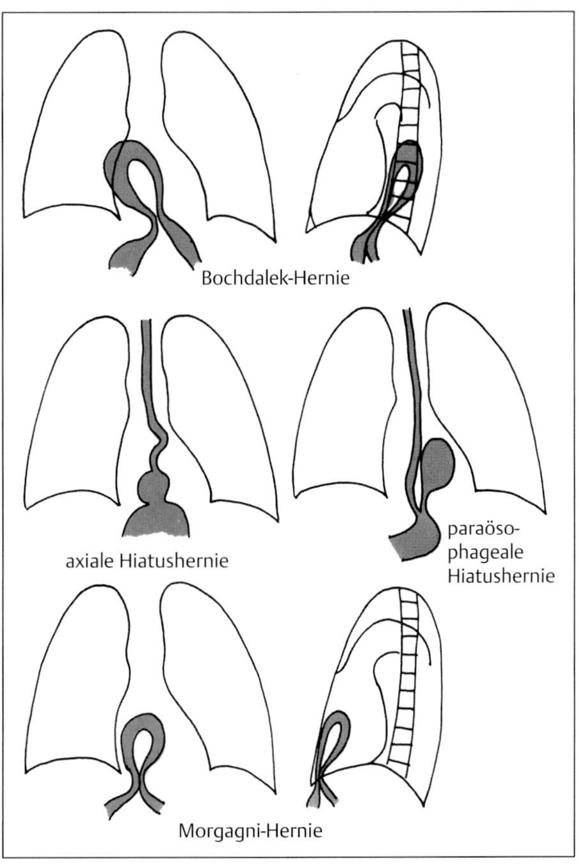

Abb. 12.**6** **Zwerchfellhernien.**

Hiatushernie

Durch einen erweiterten Hiatus oesophagei prolabieren Magenanteile nach intrathorakal und liegen dann hinter dem Herz bzw. im linken Thoraxunterfeld. Diese Verlagerung kann reversibel sein (Gleithernie), sie kann aber auch sekundär verkleben (fixierte Hernie).

Röntgenologisch zeigen sich eine Zwerchfellbuckelung bzw. ein scheinbarer Zwerchfellhochstand. Oft ist bereits auf der Übersichtsaufnahme ein charakteristischer Flüssigkeitsspiegel im prolabierten Magenanteil zu sehen. Die Diagnose wird durch den *Kontrastmittelbreischluck* gesichert, der auch meist eine Einschnürung des Magenlumens am Zwerchfelldurchtritt zeigt. Gelegentlich kann es jedoch bei großen Hiatushernien schwierig sein, röntgenologisch eine einseitige Relaxation des Zwerchfells auszuschließen. *Computertomografisch* lassen sich aber die meist gut sichtbaren, medialen Zwerchfellschenkel nach kranial verfolgen und ihre Lagebeziehung zum Magen bestimmen (Abb. 12.**7** u. Abb. 12.**8**).

Morgagni-Hernie

Durch das retrosternal gelegene, muskelschwache Trigonum sternocostale können sich Dünn- und Dickdarmschlingen nach intrathorakal verlagern. Rechts von der Medianebene bildet sich diese Lücke 10-mal so häufig wie links.

Röntgenologisch projizieren sich luftgefüllte Darmschlingen im a.–p. Bild auf das Herz, im Seitenbild vor das Herz. Die *Dünndarmpassage mit Kontrastmittel* klärt die Diagnose (Abb. 12.**9**).

Bochdalek-Hernie

Durch den muskelschwachen pleuroperitonealen Zwerchfellhiatus, der unmittelbar vor der Wirbelsäule liegt, können Dünndarmschlingen nach intrathorakal verlagert werden; gelegentlich prolabieren auch Leber- oder Milzanteile (Abb. 12.**10**). Bei Darmverlagerung klärt die *enterale Kontrastmittelpassage* die Diagnose. Bei einer Leberverlagerung kann die *röntgenologische* Abgrenzung gegen eine umschriebene Zwerchfelllähmung schwierig sein; dies gelingt aber *computer-* und *magnetresonanztomografisch* meist ohne Schwierigkeiten.

Traumatischer Zwerchfellbruch

Zwerchfellrisse ereignen sich meist links, da das rechte Zwerchfell die Leber schützt. Der Darm wird nach intrathorakal verlagert, wobei der Prolaps sich auch längere Zeit nach dem Trauma ausbilden kann (zweizeitiger Zwerchfellriss).

Röntgenologisch findet sich ein Zwerchfellbuckel oder ein scheinbarer Zwerchfellhochstand links. Kurz nach dem Trauma ist oft gleichzeitig ein Hämatothorax mit Pleuraverschattungen und Rippenfrakturen zu sehen. Die *Magen-Darm-Passage mit Kontrastmittel* zeigt die verlagerten Magen- bzw. Kolonanteile (Abb. 12.**11**).

Kongenitales Zwerchfellloch

Infolge einer Hypoplasie des Diaphragmas mit Defektbildung können sich voluminöse Anteile des Darmes und der Abdominalorgane nach intrathorakal verlagern. Die Veränderung wird meist schon beim Säugling diagnostiziert, bei dem Atem- und Verdauungsbeschwerden auffallen.

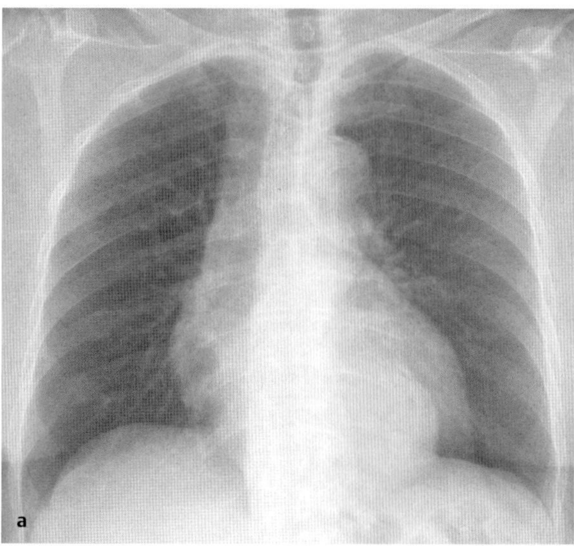

Abb. 12.7 a–c **Hiatushernie**. Beachte den Kernschatten in Projektion auf das linke Herz und die Verlagerung der Aorta.

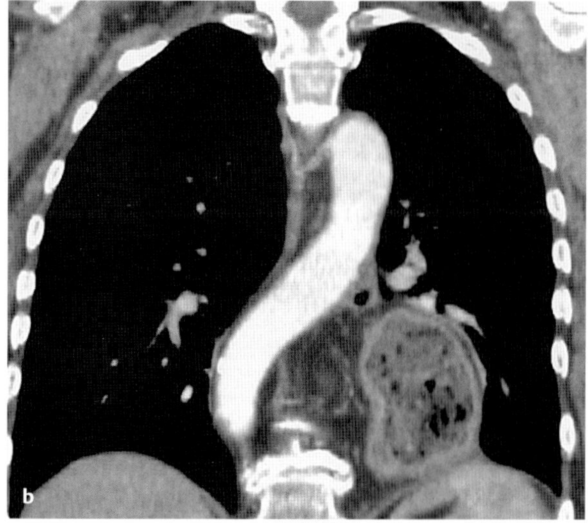

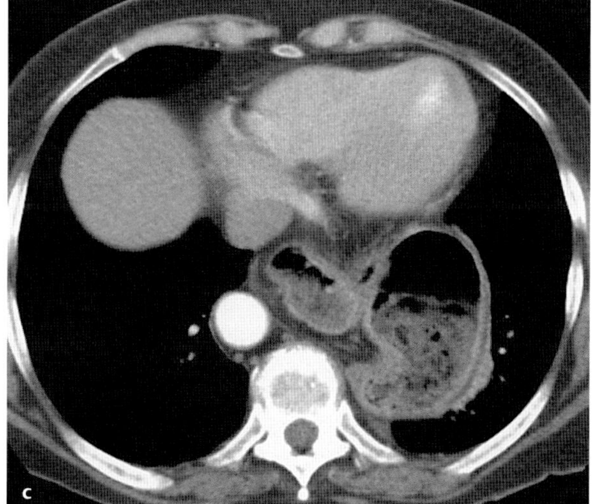

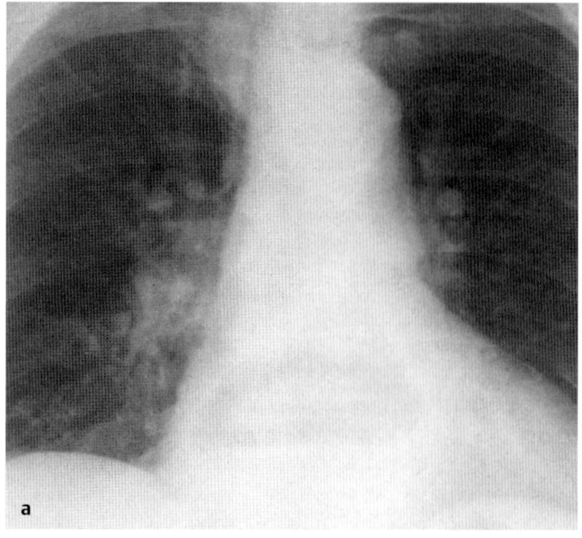

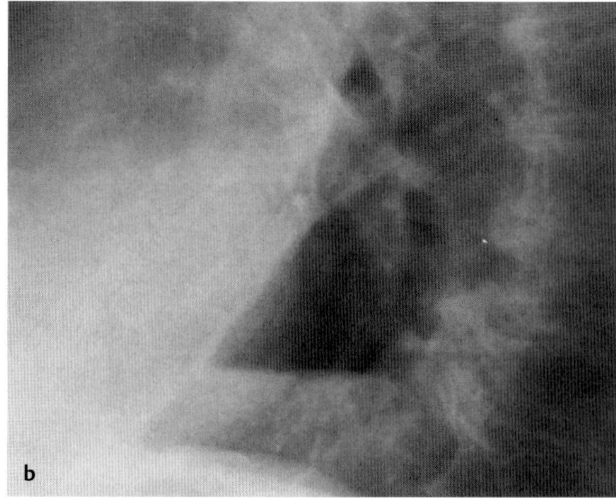

Abb. 12.8 a u. b **Pampelmusengroße Zwerchfellhernie mit Spiegelbildung**.

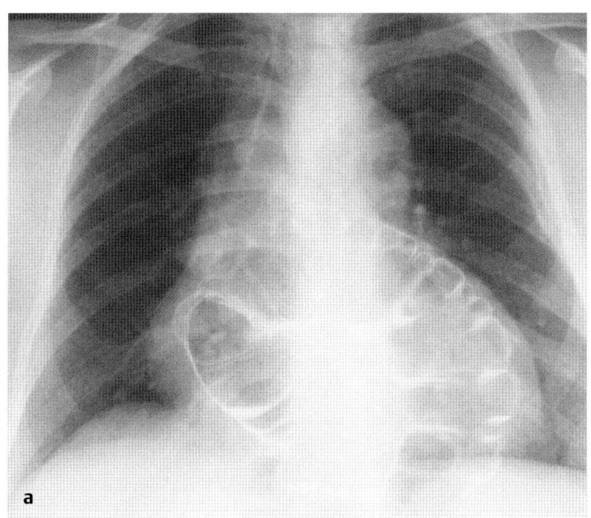

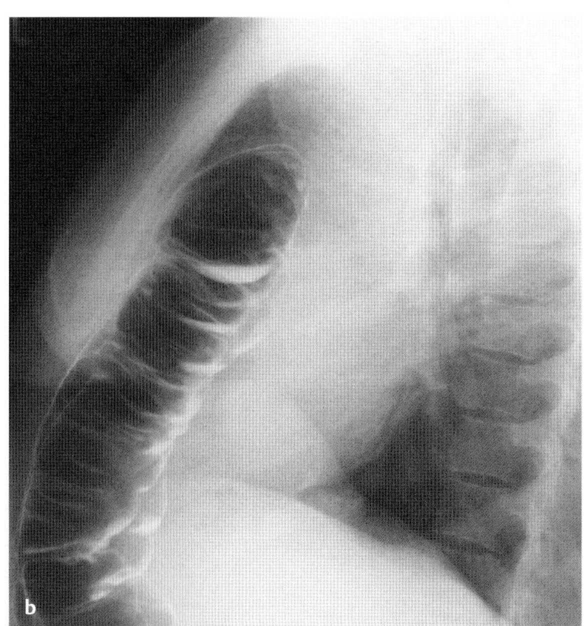

Abb. 12.9 a u. b **Morgagni-Hernie**. Kolonkontrasteinlauf.

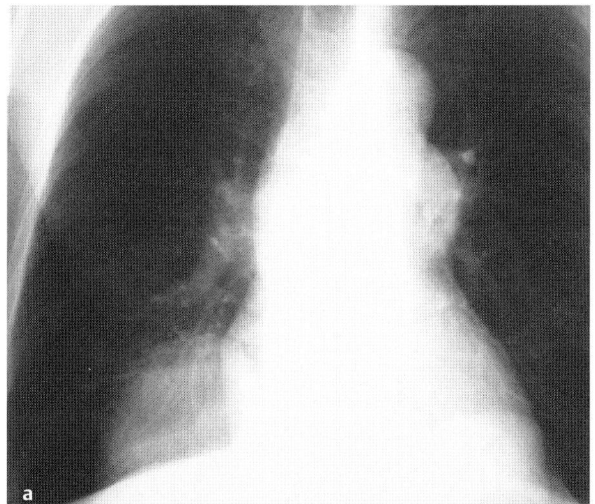

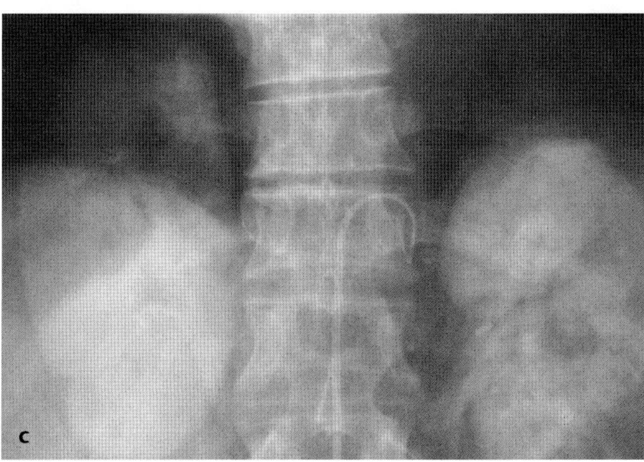

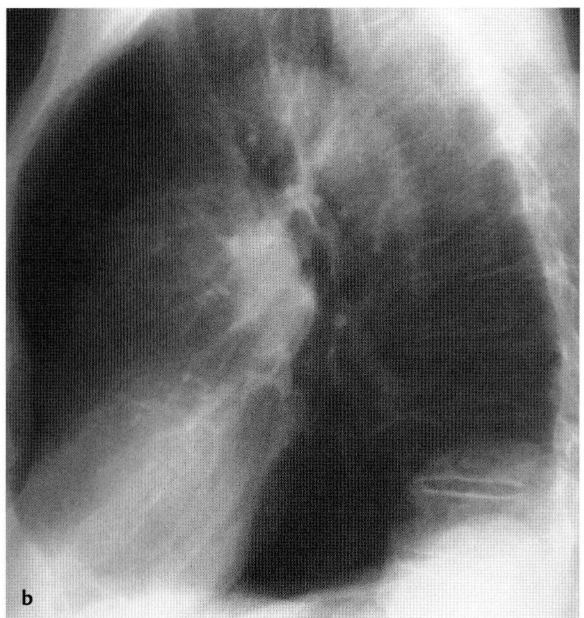

Abb. 12.10 a–c **Bochdalek-Hernie**. Beachte die Verlagerung der rechten Nieren nach intrathorakal.

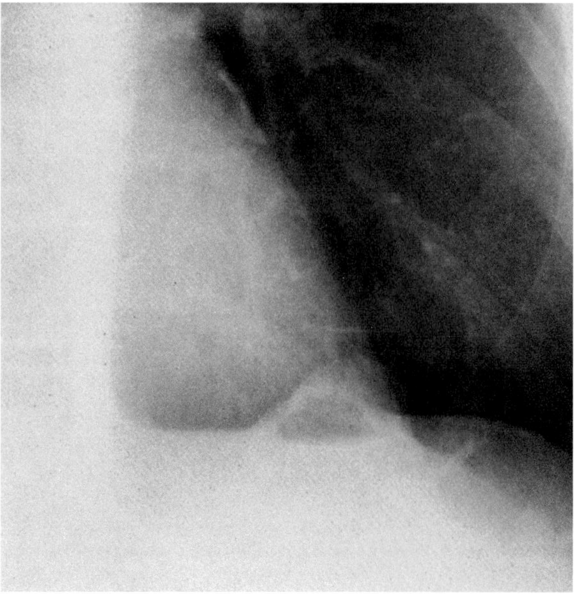

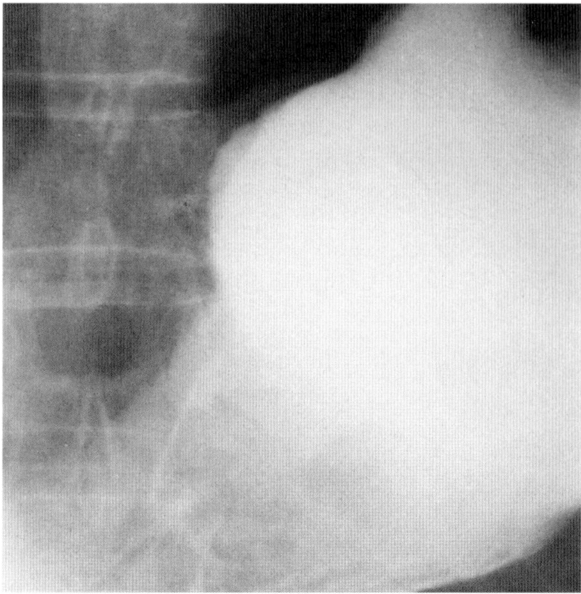

Abb. 12.**11** a u. b **Traumatische Zwerchfellhernie**. Auf der Übersichtsaufnahme kleiner Zwerchfellbuckel mit Spiegelbildung. Die Kontrastmittelfüllung des Magens zeigt die partielle Hernierung.

Zwerchfelltumoren

Zwerchfelltumoren sind selten und werden oft erst zufällig bei einer Thoraxaufnahme entdeckt. Es handelt sich um Fibrome und Lipome, selten auch um Sarkome und Mesothelzysten (Abb. 12.**12**).

Röntgenologisch findet sich eine Zwerchfellbuckelung. *Sonografisch* sind die Tumoren solide, was sie z. B. gegen abgekapselte subpulmonale Ergüsse abgrenzen lässt. *Computertomografisch* können Lipome an ihrer Dichte erkannt werden. Die Abgrenzung gegen basale Pleuratumoren gelingt aber letztlich nur thorakoskopisch und bioptisch.

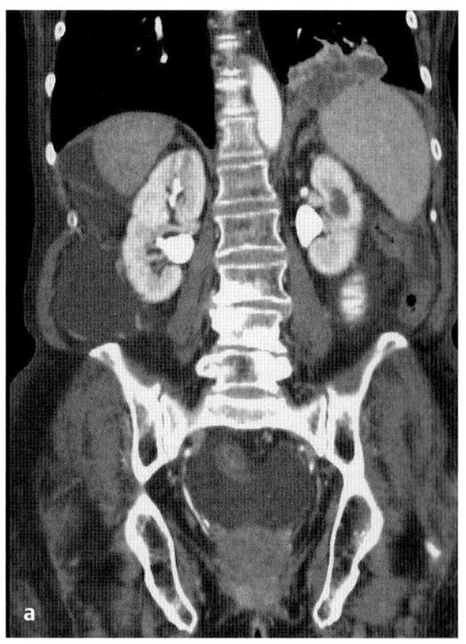

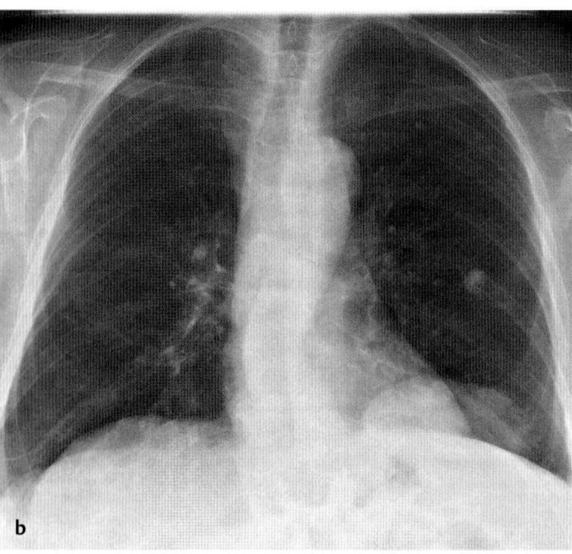

Abb. 12.**12** a u. b **Zwerchfellmetastase bei Ovarialkarzinom**. Aszites.

13 Brustwanderkrankungen

Obwohl bei der Beurteilung von Thoraxbildern das Hauptinteresse den intrathorakalen Strukturen zukommt, sollte man grundsätzlich auch die Weichteilstrukturen und das Skelettsystem der Thoraxwand mitbetrachten. Dies hat auch für den Pulmonologen 2 wichtige Aspekte:

Zum einen können Thoraxwandveränderungen Schatten verursachen, die sich auf die Lunge projizieren und gegen Lungenstrukturen abgegrenzt werden müssen. Zum anderen führen aber einige Lungenerkrankungen zu morphologischen Veränderungen der Thoraxwand, ebenso wie Thoraxwanddeformationen auf die Lungenfunktion zurückwirken (Abb. 13.**1** bis Abb. 13.**13**). Als Beispiele seien genannt.

- Fassthorax beim Emphysem
- Rippen- und Wirbelkörperosteolysen beim Pancoast-Tumor
- Knochenmetastasen bei pulmonalen Malignomen
- Rippenosteomyelitis bei einer aktinomykotischen Pneumonie
- subkostale Usuren bei intrathorakalen Gefäßerkrankungen
- Hautemphysem bei Pneumothorax
- Lungenkompression und Überdehnung bei Kyphoskoliose oder Thorakoplastik
- Emphysem und rezidivierende Pneumonien beim Morbus Bechterew
- Pneumothorax und Hämatothorax bei Rippenfrakturen

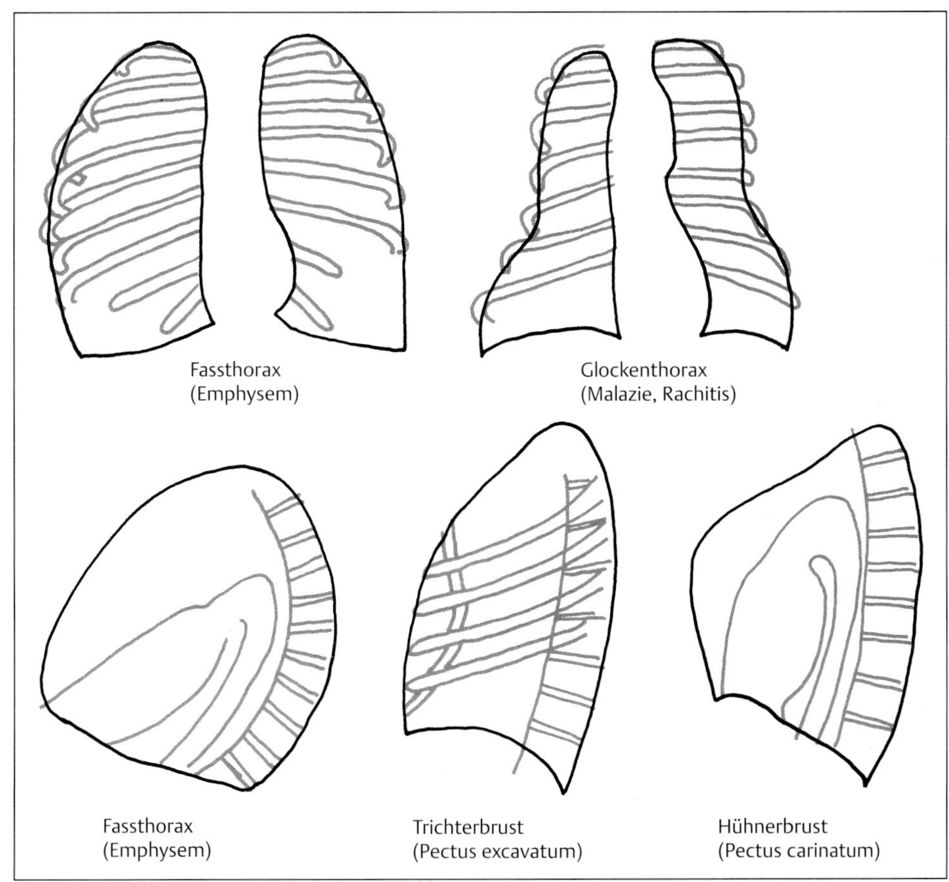

Abb. 13.1 **Verschiedene Formen des Thorax.**

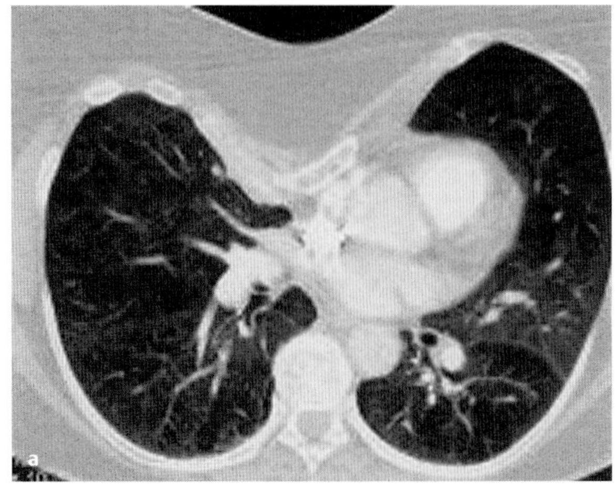

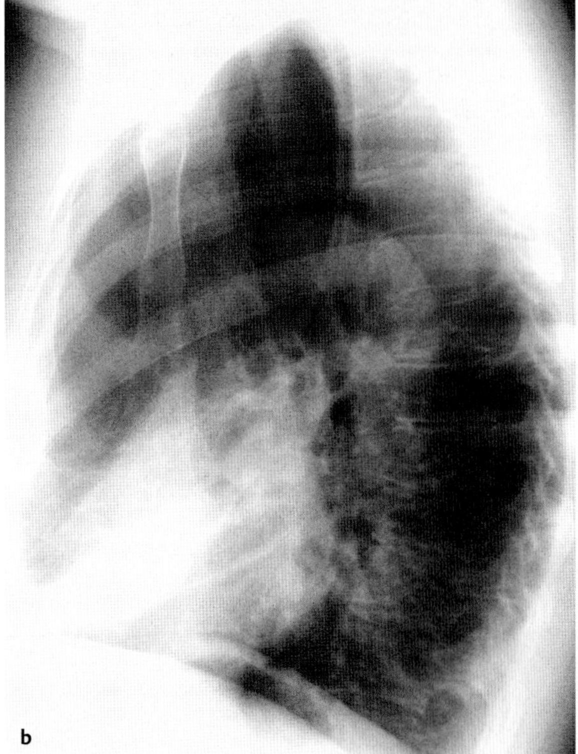

Abb. 13.2 a u. b **Trichterbrust**. Beachte die Projektion des Sternums im Seitenbild.

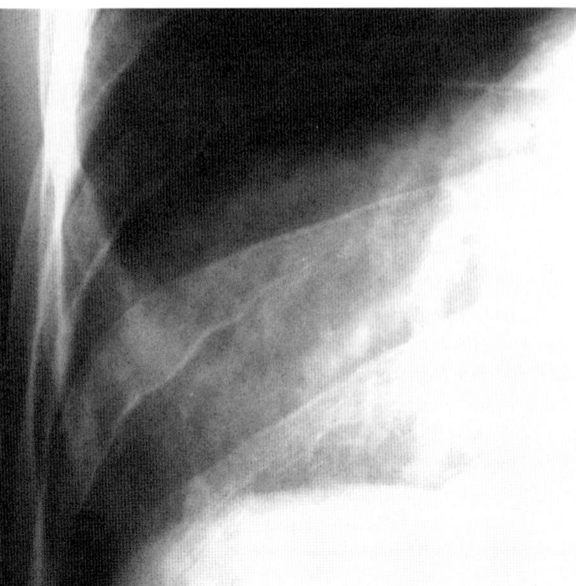

Abb. 13.3 **Rippenarrosion bei bekannter Aortenisthmusstenose als Folge der tortuös erweiterten und stark pulsierenden Interkostalarterie.**

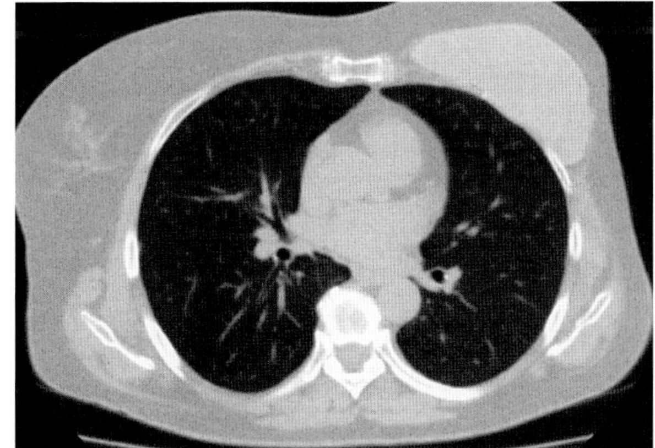

Abb. 13.4 **Mammasilikonprothese.**

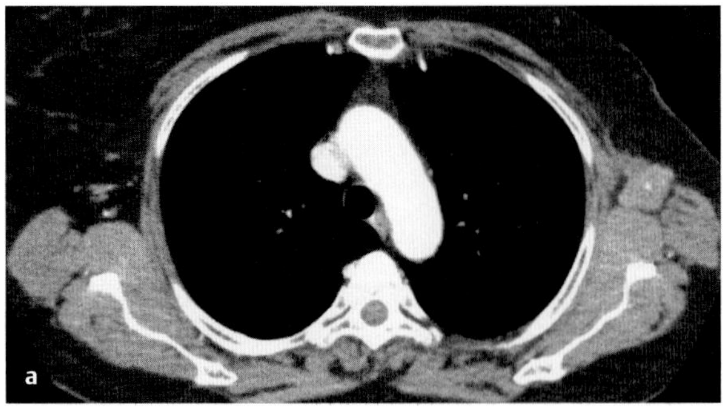

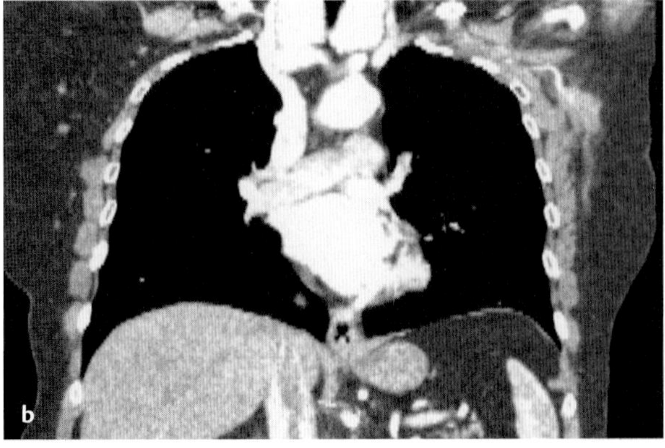

Abb. 13.5 a u. b **Axilläre Lymphknotenmetastase links bei bekanntem Mammakarzinom.**

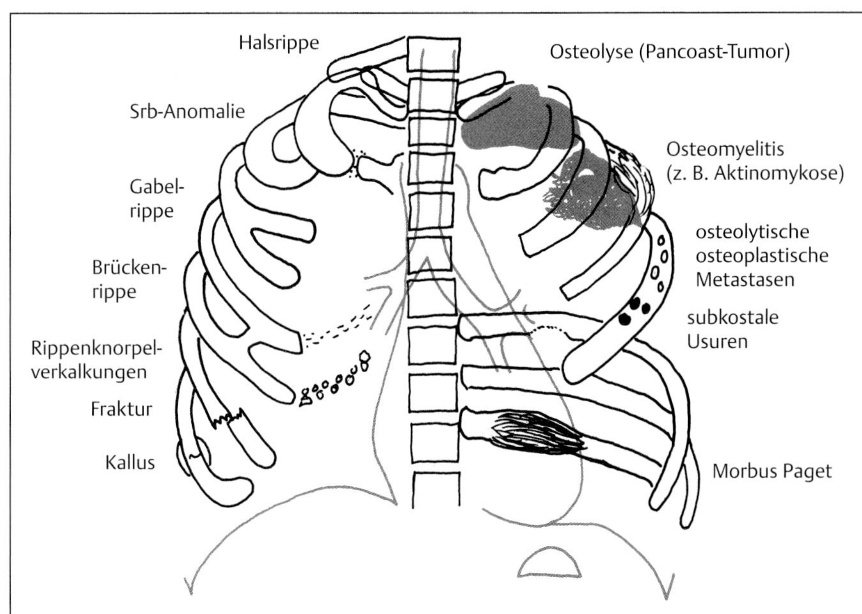

Abb. 13.6 **Pathologische Veränderungen im Bereich der Rippen**.

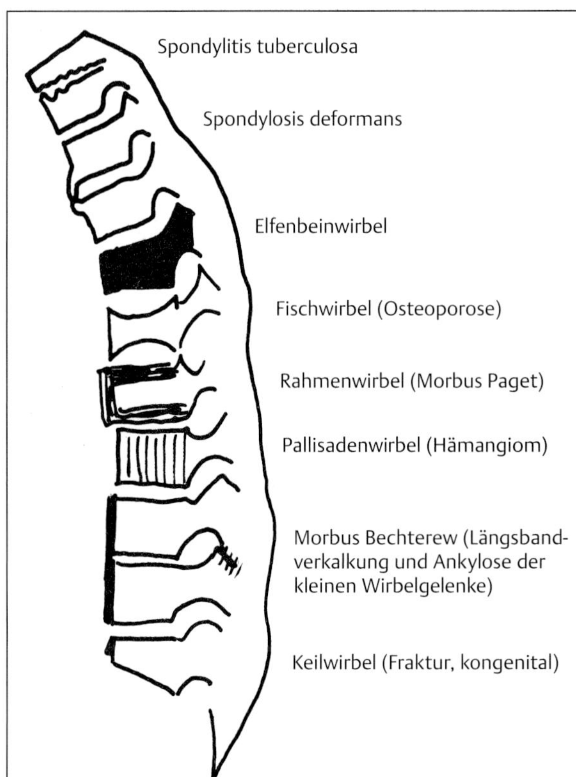

Abb. 13.7 **Pathologische Veränderungen im Bereich der Brustwirbelsäule**.

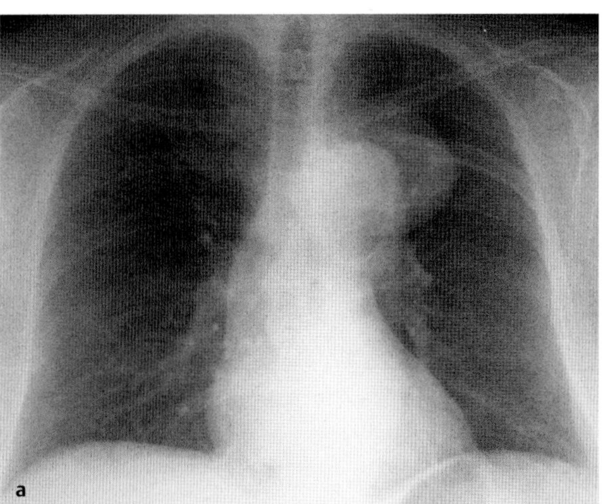

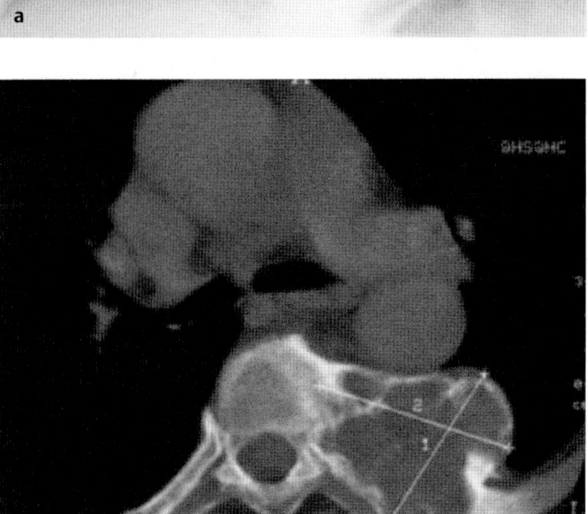

Abb. 13.8 **a u. b** **Aneurysmatische Knochenzyste**. Histologisch gesichert. ▷

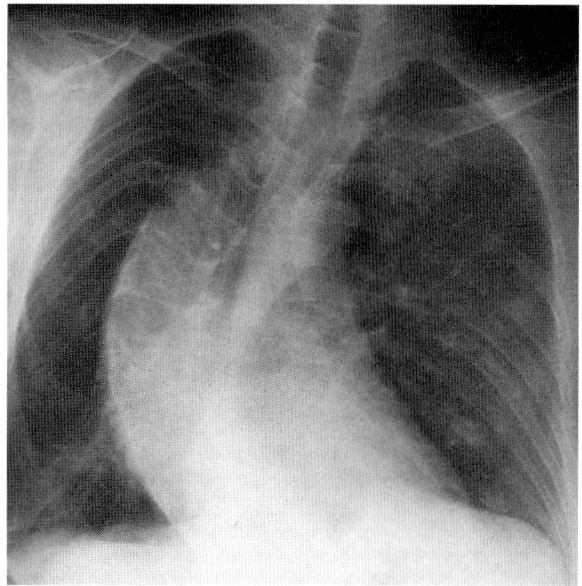

Abb. 13.9 **Skoliose mit Thoraxdeformation.** Beachte die schmalen Interkostalräume an der konkaven Seite der Krümmung.

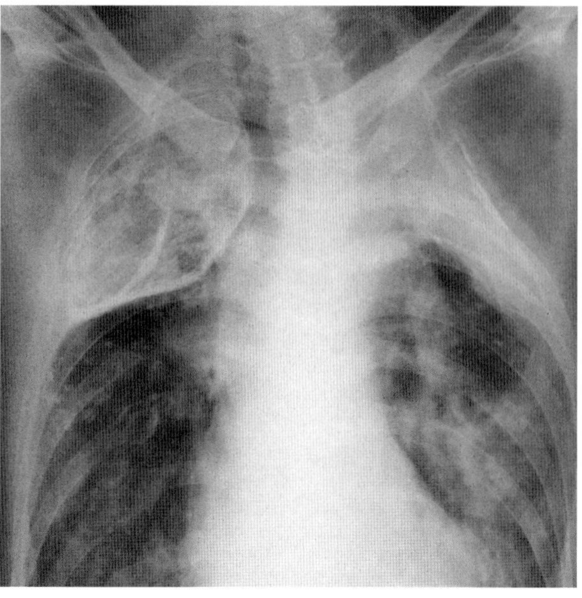

Abb. 13.10 **Thorakoplastik links und Oleothorax rechts bei alter Tuberkulose.**

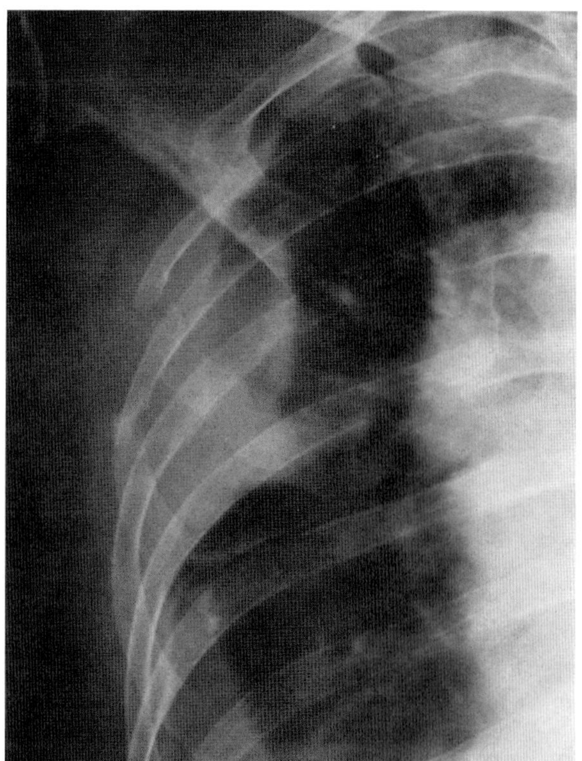

Abb. 13.11 **Rippendestruktion bei Pleuramesotheliom.**

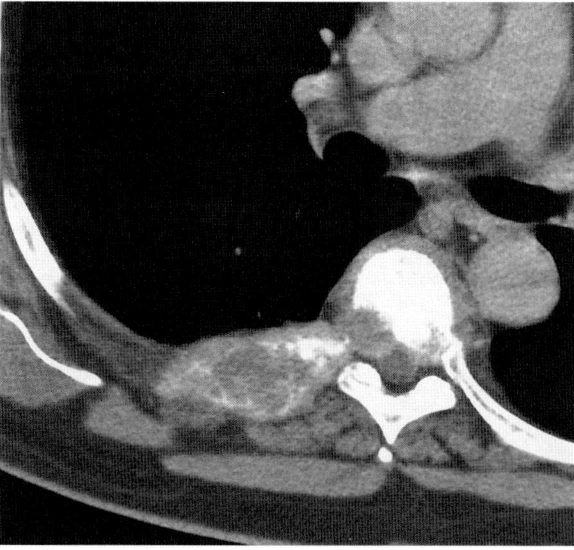

Abb. 13.12 **Rippenmetastase mit Infiltration des Wirbelkörpers bei Bronchialkarzinom.**

Abb. 13.13 **Osteosarkom der Skapula.** Nebenbefund: Venektasie der Brustwand. ▷

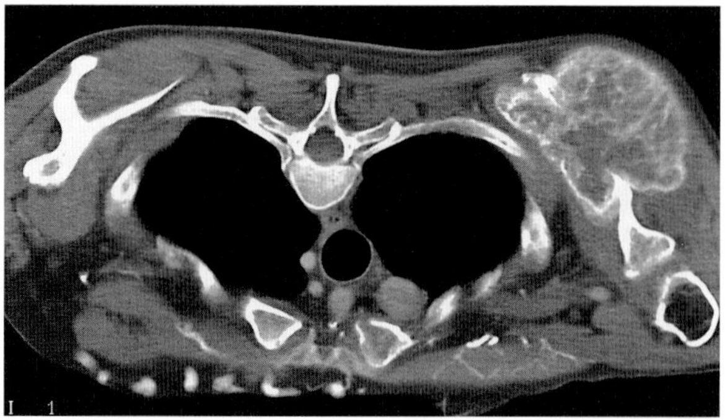

14 Pathologische Muster im Computertomogramm

Die allermeisten pathologischen Veränderungen der Lunge sind im CT deutlicher zu erkennen als auf der Röntgenübersichtsaufnahme. Dies gilt insbesondere für kleine Rundherde, Emphysemzonen, pleurale Veränderungen und interstitielle Erkrankungen, wobei allerdings der zu Beginn der CT-Ära vorhandene diagnostische Optimismus einer realitätsnahen Einschätzung gewichen ist. Das Lungengerüst reagiert nämlich auf die unterschiedlichsten Noxen so isomorph, dass die Ätiologie der Erkrankung anhand der morphologischen CT-Veränderungen nur ausnahmsweise zu klären ist. Hingegen kann die Synopse der computertomografischen, klinischen, funktionsanalytischen und evtl. bioptischen Befunde für die Diagnostik von großem Wert sein.

Die in der CT-Literatur beschriebenen Bildmuster und Begriffe (Abb. 14.**1** bis Abb. 14.**3**; Webb et al. 1992, Naidich et al. 1999) sollen in diesem Kapitel erläutert werden, während ihre allgemeine differenzialdiagnostische Bedeutung zusammen mit den Mustern der übrigen Untersuchungstechniken in Kapitel 15 abgehandelt wird.

Computertomografische Bildmuster

Noduli

Noduli sind relativ scharf konturierte, rundliche Verschattungen von homogener Weichteildichte. Sie kommen singulär, vereinzelt oder disseminiert vor und repräsentieren kleine Tumoren, Abszesse, Granulome und Fibroseknoten. Eine Abgrenzung gegen die sich ebenfalls rundlich darstellenden Gefäßquerschnitte gelingt mithilfe der Nachbarschichten, eine Abgrenzung gegen azinäre Schatten (s. u.) durch die topografische Anordnung und die vergleichsweise scharfen Konturen, und eine Unterscheidung von interstitiellen Mikronoduli ist dadurch möglich, dass Letztere kleiner sind und eine engere topografische Beziehung zum Interstitium haben.

- *Singuläre Noduli:* Prinzipiell kann jeder singuläre Nodulus ein Karzinom oder eine Metastase sein. Noduli mit einem Durchmesser zwischen 5 und 10 mm sind in etwa 7% der Fälle maligne, Noduli kleiner als 5 mm in lediglich 3–4% der Fälle, sodass bei Letzteren ein exspektatives kontrolliertes Vorgehen gerechtfertigt ist (Kim et al. 2002).
- *Disseminierte Noduli*: Die multiplen Knoten bei Metastasen haben oft unterschiedliche Durchmesser, während die Knötchen der Lymphangiosis carcinomatosa, der Pneumokoniosen (s. Abb. 14.**1 T.**-Abb. **b** u. T.-Abb. **c**), der miliaren Tuberkulose, der Sarkoidose und der Histiocytosis X eher von einheitlicher Größe sind.
- *Narbenschwielen:* Kleinnoduläre und lineare Narben können durch Schrumpfung konfluieren und bilden dann größere, weichteildichte Formationen mit strahligen Ausläufern. In der Nachbarschaft sind Bronchien und Gefäße gerafft, und ihre normale Architektur ist deformiert. Besonders häufig finden sich Schwielen bei der fibrozirrhotischen Tuberkulose, bei Pneumokoniosen (s. Abb. 14.**1c**) und bei der Sarkoidose.

Alveolarraumverschattungen

- *Segment- oder Subsegmentinfiltrationen* (s. Abb. 14.**1d**)*:* Die homogenen, weichteilisodensen Areale dehnen sich auf Lungensegmente oder Teile von ihnen aus und werden durch die Interlobien scharf begrenzt. Im Gegensatz zum Milchglasmuster (s. u.) sind Gefäßschatten nativcomputertomografisch in den Arealen nicht sichtbar. Gelegentlich finden sich in ihnen aber einzelne noch belüftete Azini (Pneumoalveologramm) oder luftgefüllte Bronchien (Pneumobronchogramm; s. Abb. 14.**1e**).
- *Azinäre Schatten*: Es handelt sich um multiple, meist regional gruppierte, peribronchioläre, bis 5 mm dicke Infiltrate oder Transsudate, die im Gegensatz zu interstitiellen Noduli unscharf berandet sind. Die subpleuralen Lobuli bleiben in der Regel ausgespart. Azinäre Schatten finden sich bei lobulärer Pneumonie, beim alveolären Lungenödem, bei der Bronchopneumonie, bei der bronchogenen Tuberkulose u. a.
- *Milchglasmuster: D*as Muster entsteht durch sehr kleine intra- oder perialveoläre Veränderungen, die unterhalb des örtlichen Auflösungsvermögens des HRCT liegen. Sind Alveolen partiell mit Flüssigkeit gefüllt oder ist die Alveolarwand verdickt, so resultieren Regionen, deren Dichte höher als die der Luft, jedoch niedriger als die von Gefäßstrukturen ist. Im Gegensatz zur Segmentinfiltration, bei der Gefäßkonturen wegen des fehlenden Kontrasts ausgelöscht werden, sind beim Milch-

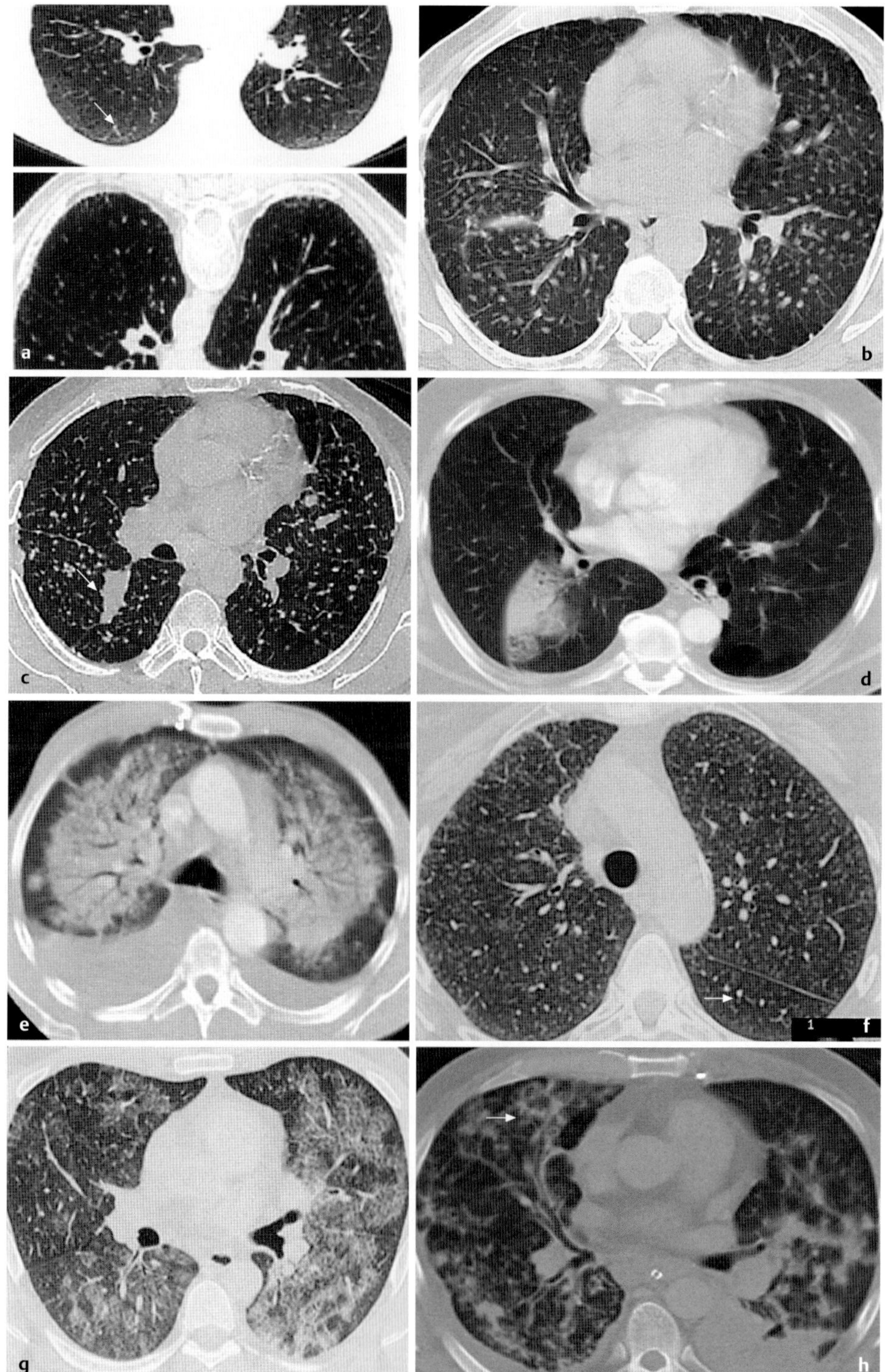

Abb. 14.1 **a–h Pathologische CT-Muster**.

a Dorsaler Hypostasestreifen, in Bauchlage reversibel.

b Multiple Mikronoduli bei Pneumokoniose.

c Mikronoduli und Schwielen bei Pneumokoniose.

d Segmentinfiltration bei Pneumonie. Beachte das Pneumoalveologramm, das Pneumobronchogramm und die scharfe Begrenzung durch das Interlobium.

e Lungenödem bei Herzinsuffizienz. Beachte das Pneumobronchogramm, die Aussparung der subpleuralen Lobuli und den Pleuraerguss.

f Verdickte, zentrilobuläre, bronchovaskuläre Bündel bei Sarkoidose. Zusätzlich ist das intralobuläre Bindegewebe vermehrt (diffuse kleinstfleckige Granulierung).

g Milchglasmuster bei einer allergischen Alveolitis. Beachte die regionale Dichteabnahme und die Sichtbarkeit der Gefäße.

h Tree-in-Bud-Muster bei einer bronchogenen Tuberkulose. Beachte die mit tuberkulösem Eiter gefüllten Bronchioli lobulares und terminales (Pfeil).

glasmuster die Gefäßstrukturen im Nativ-CT sichtbar. Zunächst hielt man dieses Muster pathognomonisch für eine Alveolitis (s. Abb. 14.**1g**), jedoch gehen zahlreiche interstitielle Erkrankungen, bei denen die Alveolarwände verdickt sind, ebenfalls mit einem Milchglasmuster einher. Das Muster kann – besonders bei Verlaufskontrollen – auf einen aktiven Prozess hinweisen, sodass das Zielgebiet einer Lungenbiopsie und gelegentlich auch therapeutische Maßnahmen davon beeinflusst werden (Collins u. Stern 1997).

- *Tree-in-Bud-Muster:* Bei einigen bronchiolären Erkrankungen sind der Bronchiolus terminalis und die von ihm abgehenden respiratorischen Bronchioli dilatiert (Bronchiolektasie) und mit entzündlichem Material gefüllt, sodass der Aspekt eines „knospenden Zweiges" resultiert (s. Abb. 14.**1h**) In Abhängigkeit von der Ausrichtung innerhalb der CT-Schicht können die mit Sekret gefüllten Bronchiolen auch als zentrilobuläre Noduli imponieren. Der Begriff „Tree-in-Bud" wurde zunächst für die endobronchiale Tuberkulose geprägt (Im 1995, Collins u. Blankenbaker 1998), das Muster findet sich aber auch bei der diffusen Panbronchiolitis, der Mukoviszidose und zahlreichen anderen bronchiolären Erkrankungen.

Interstitielles oder retikulomikronoduläres Muster

Nach Weibel werden 3 miteinander kommunizierende Komponenten des interstitiellen Bindegewebes unterschieden:

- axiale Fasern, die das bronchovaskuläre Bündel vom Hilus bis hinein in den sekundären Lobulus und die Ductus alveolares begleiten
- periphere Fasern, die subpleural gelegen sind und sich in die interlobulären Septen fortsetzen
- intralobuläres, d. h. periazinäres und perialveoläres Bindegewebe

Bei Erkrankungen des Lungengerüsts sind in der Regel alle 3 Komponenten mehr oder weniger stark affiziert:

- *Verdicktes peribronchiales und perivaskuläres Bindegewebe im Lungenkern:* Da zum einen die Dicke von Gefäß- und Bronchialwand eine erhebliche Varianz aufweist und zum anderen von technischen Parametern (Schichtbreite und Window Level) abhängt, wird man eine Volumenzunahme des bronchovaskulären Bündels nur dann mit einiger Sicherheit annehmen, wenn die Veränderung regional angeordnet ist und mit der Nachbarschaft und der Gegenseite kontrastiert. Sowohl die Bronchialwand als auch die Gefäßkaliber sind dann dicker als in der Referenzregion, und ihre Kontur gegen das Lungengewebe ist unscharf und ausgefranst („Interface Sign").
- *Verdickte Interlobulärsepten:* Sie zeigen sich meist subpleural und im Lungenmantel besonders deutlich. Es sind bis 1 cm lange, wenige Millimeter dicke Linien, die von der Pleura nach zentripetal ziehen bzw. arkadenförmig die polygonalen sekundären Lobuli umgeben, sodass ein netzförmiges Muster resultiert. Alle Lungengerüsterkrankungen (s. Differenzialdiagnose interstitielles Muster, Kapitel 15 „Radiologische Zeichen und Differenzialdiagnostik", Abschnitt „Form der Verschattungen") können sich mit diesen Veränderungen manifestieren. Gelegentlich – besonders bei der Lymphangiosis carcinomatosa und der Sarkoidose – sind die Septen auch kleinstknotig aufgetrieben (Perlenkettenzeichen, „Beaded Septum Sign"). Im Einzelfall sind diese Unterschiede jedoch gering und deshalb in der Bewertung unsicher (s. Abb. 14.**2c**).
- *Verdicktes intralobuläres Bindegewebe:*
  - *Verdickte zentrilobuläre Strukturen* (s. Abb. 1.**48b**): Das intralobuläre bronchovaskuläre Bündel ist in der Regel nur in der Lungenperipherie beurteilbar. Eine Zunahme der interstitiellen Fasern, eine Peribronchiolitis oder eine Mukusansammlung im Lumen des Bronchiolus verdicken den fleck- oder Y-förmigen, zentrilobulären Schatten. Gegen Gefäßquerschnitte ist dieser Schatten abgrenzbar, weil gleich große vaskuläre Kaliber lediglich weiter zentral vorkommen; von septalen Knötchen, die z. B. bei der Silikose auch in der Peripherie liegen können, sind sie unterscheidbar, weil Letztere meist dichter und schärfer konturiert sind.
  - *Pflastersteinmuster, Crazy Paving Pattern* (s. Abb. 14.**2h**): Sind neben den interlobulären Septen auch die intralobulären, d. h. die periazinären und perialveolären Bindegewebsstrukturen verdickt, so ergibt sich ein polygonales Netzmuster, dessen Maschen enger sind als bei der alleinigen Verbreiterung der interlobulären Septen, meist auch in Kombination mit einem Milchglasmuster. Das Muster findet sich zumeist regional angeordnet und wird dann von gesunden Lungenarealen umgeben. Früher galt es als pathognomonisch für die Alveolarproteinose, bei der sich intraalveolär Phospholipide an die Azinuswand anlagern (Stern u. Swensen 2001). Das Muster kommt aber auch bei der Pneumocystis-carinii-Pneumonie, bei der Sarkoidose, beim bronchoalveolären Karzinom u. a. vor.

Einige lokalisierte, besonders dicke Fibrosestränge haben in der Literatur zu eigenen Bezeichnungen geführt:

- *Fibrosebänder (Parenchymal Bands, Krähenfüße, Craw Foot; s.* Abb. 5.**22**): Dies sind mehrere Zentimeter lange Fibrosestränge, die von der Pleura ausgehend bogig in das Lungenparenchym einstrahlen. Sie entsprechen besonders starken Verdickungen einzelner zusammenhängender Interlobien. Sie finden sich bei allen fortgeschrittenen Lungenfibrosen, besonders aber bei der Asbestose und beim Pleuramesotheliom (s. Abb. 14.**2d**).
- *Kurvilineare Schatten (s.* Abb. 14.**2a**): Dies sind zarte Verdichtungslinien, die in einem Abstand von 0,5–1 cm parallel zur Pleura laufen und bis zu 6 cm lang werden können. Sie wurden zuerst bei der Asbestose

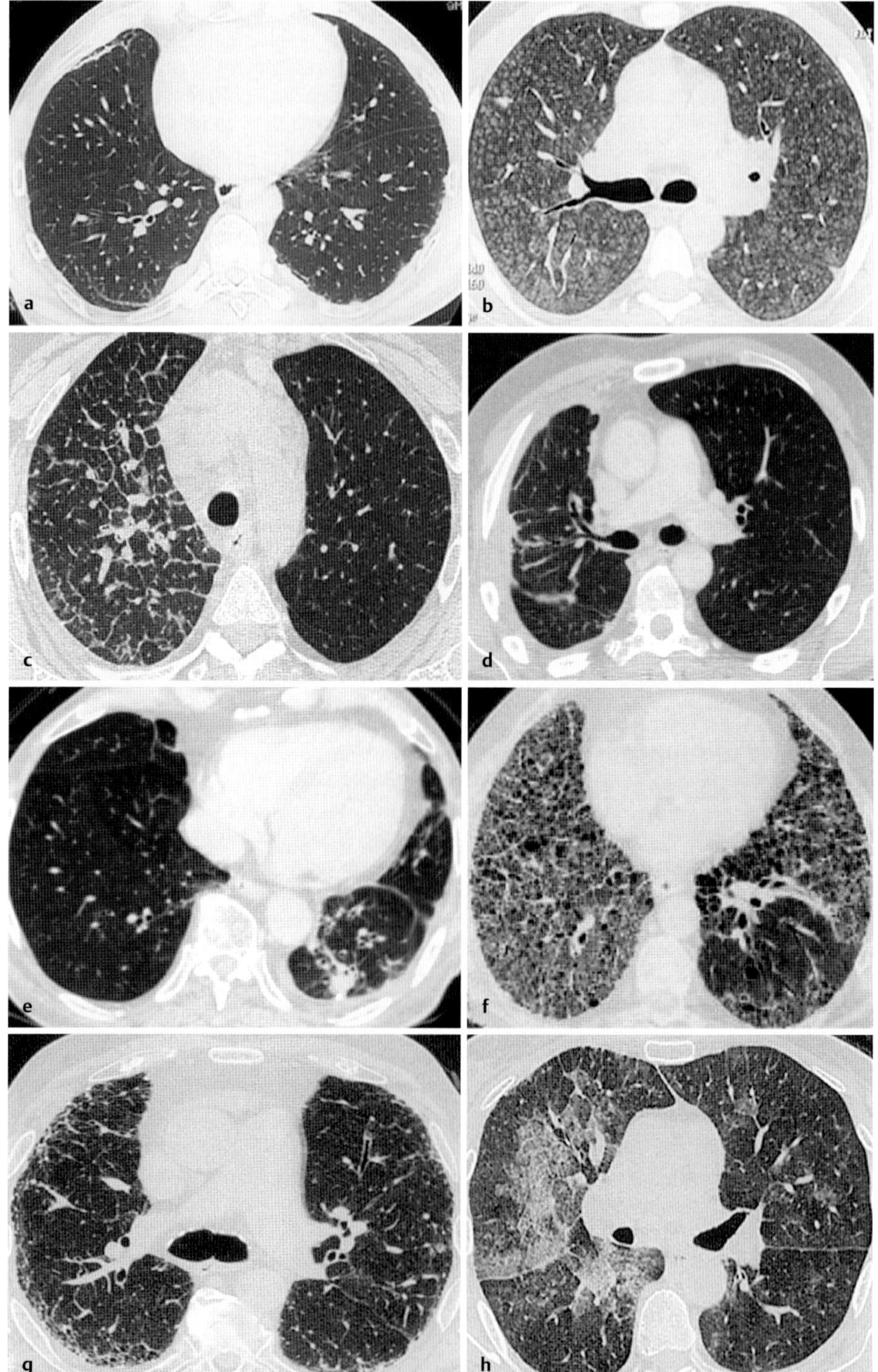

Abb. 14.2 a–h **Pathologische CT-Muster**.

a Kurvilineare Streifen bei einer Asbestose.

b Rosettenmuster bei bleomyzinbedingter, fibrosierender Alveolitis. Einige Ductus alveolares sind mit Bindegewebe ausgefüllt.

c Retikulomikronoduläres Muster bei Lymphangiosis carcinomatosa. Beachte die verdickten Interlobulärsepten mit kleinknotigen Auftreibungen (Perlenkettenmuster) und die mediastinalen Lymphknoten.

d Parenchymbänder bei einem Mesotheliom. Beachte auch die Verkleinerung des Hemithorax und die tumoröse Pleuraverdickung.

e Rundatelektase (= Pleurom) bei Asbestose. Beachte die Pleuraschwarte und die bogig verlaufenden Gefäße.

f Honigwaben- und Crazy-Paving-Muster bei Rheuma.

g Honigwabenmuster bei UIP. Beachte das Wabenmuster subpleural und die Rarefizierung der Gefäße.

h Crazy-Paving-Muster bei Sarkoidose. Beachte das engmaschige interstitielle Netzmuster in Kombination mit einem Milchglasmuster.

beschrieben, finden sich aber auch bei anderen Lungengerüsterkrankungen. Sie sollen durch eine Fibrosierung der Septen zustande kommen, die die Grenze zwischen der unmittelbar subpleuralen und der benachbarten, weiter zentral gelegenen Lobulusschicht bilden. Da diese Linien im Verlauf einer Herzinsuffizienz auch rückbildungsfähig sein können, wurden sie auch als flache Plattenatelektasen interpretiert (Kubota et al. 1983). Sie müssen von den hypostatisch bedingten Verdichtungsbändern in den abhängigen posterioren Lungenpartien abgegrenzt werden, was mit CT-Aufnahmen in Bauchlage gelingt (s. Abb. 14.**2a**).

- *Pleuraverdickung:* Eine Volumenzunahme des subpleuralen Bindegewebes durch Transsudate, Infilrate oder Fibrosen führt zu einer Verdickung des Pleurastreifens, was am besten an den Fissuren zu erkennen ist. Das subpleurale Bindegewebe strahlt dann meist unregelmäßig in die ebenfalls verdickten interlobulären Septen ein. Verdickte Pleurastreifen finden sich bei allen Lungengerüsterkrankungen, einschließlich des interstitiellen Ödems.
- *Pleura-Plaques:* Umschrieben tafelbergförmige Verdickungen, die auch Kalk enthalten können, finden sich vor allem bei der Asbestose (s. Abb. 5.**23**).

Transparenzerhöhung

Emphysem

Ein Emphysem ist computertomografisch dadurch gekennzeichnet, dass regional das pulmonale Luftvolumen vermehrt und das Parenchym entsprechend rarefiziert ist. Dadurch sind die CT-Dichtewerte im Emphysemareal insgesamt reduziert. Im Gegensatz zum Honigwabenmuster (s. u.), das mit narbigen Verdickungen des Bindegewebes, insbesondere der interlobulären Septen, einhergeht, umscheiden die interlobulären Septen beim Emphysem die Hohlräume als sehr dünne Haarlinien. Gelegentlich reißen diese Septen und bilden dann Bullae (s. u.). Bei geeigneter Fenstereinstellung (z. B. – 600 HU) heben sich die luftgefüllten Hohlräume deutlich vom gesunden Parenchym ab. Eine Quantifizierung des gesamten pulmonalen Emphysemvolumens ist mit geeigneten Programmen möglich, die alle Voxel mit niedriger Dichte (z. B. geringer als – 910 HU) auszählen und als Diagramm darstellen. Im Anfangsstadium lassen sich panlobuläre, zentrilobuläre und subpleurale Emphysemtypen unterscheiden; in späteren Stadien sind allerdings oft alle Komponenten gleichzeitig vorhanden und gehen ineinander über. Die HRCT gilt als die sensitivste Methode zur Früherfassung eines Emphysems; dennoch können insbesondere disseminierte, zentrilobuläre Emphysemzonen dem Nachweis entgehen, wenn nicht die HRCT-Technik mit entsprechender Fenstereinstellung benutzt wird (Copley et al. 2002).

- *Zentrilobuläres Emphysem* (Abb. 14.**3e** u. **f** u. Abb. 15.**103**): Dabei sind vorwiegend die Alveolarwände, die im Zentrum des sekundären Lobulus liegen, zerstört. Es ist der Emphysemtyp des Rauchers; er findet sich besonders in den Oberfeldern. Um das Zentrum des sekundären Lobulus bzw. um die zentrilobuläre Arterie herum gruppieren sich kleinere Hohlräume (< 1 cm), die nur mit der HRCT-Technik erfasst werden können. In späteren Stadien konfluieren diese Hohlräume zum panlobulären Emphysem.
- *Panlobuläres Emphysem (s.* Abb. 14.**3d***):* Das typische panlobuläre Emphysem ist das α1-Antitrypsinmangelemphysem, das vorwiegend in den basalen Lungenpartien lokalisiert ist. In ausgedehnten Regionen wird das intralobuläre Parenchym gleichmäßig destruiert, die interlobulären Septen sind haardünn oder ebenfalls zerstört, und der Gefäßbaum ist eingeengt und rarefiziert.
- *Subpleurales und paraseptales Emphysem:* In Zusammenhang mit anderen Emphysemtypen, aber auch häufig isoliert, wird das Parenchym einiger Lobuli zerstört, die subpleural oder in Nachbarschaft von Septen liegen, sodass sich eine Lage mehrerer aneinander gereihter Hohlräume ergibt (s. Abb. 4.**12**). Besonders apikal können diese Hohlräume konfluieren und zusammen mit der viszeralen Pleura platzen, was einen spontanen Pneumothorax verursacht.
- *Zikatrizielles Emphysem:* Narbige Schrumpfungen führen einerseits zu einer Überdehnung benachbarter Lungenareale (vikariierendes Emphysem), anderseits zu Abknickungen von Bronchien und damit zu Obstruktionen, die ebenfalls Emphysemzonen entstehen lassen. Der Emphysemtyp ist durch die Narben und die gestörte Bronchial- und Gefäßarchitektur meist leicht zu erkennen.

Honigwabenmuster (Honeycombing)

Es handelt sich um multiple zystische Hohlräume, die histologisch mit metaplasiertem Bronchialepithel ausgekleidet sind (s. Abb. 14.**2g** u. 14.**3a**). Die Hohlräume haben einen Durchmesser von einigen Millimetern bis mehreren Zentimetern und sind von einer dicken fibrösen Wand (1–3 mm) umgeben. Meist sind die Veränderungen subpleural in der Lungenperipherie und weniger stark im Lungenkern zu erkennen. Sie sind Ausdruck des Endstadiums einer Lungenfibrose (End Stage Lung).

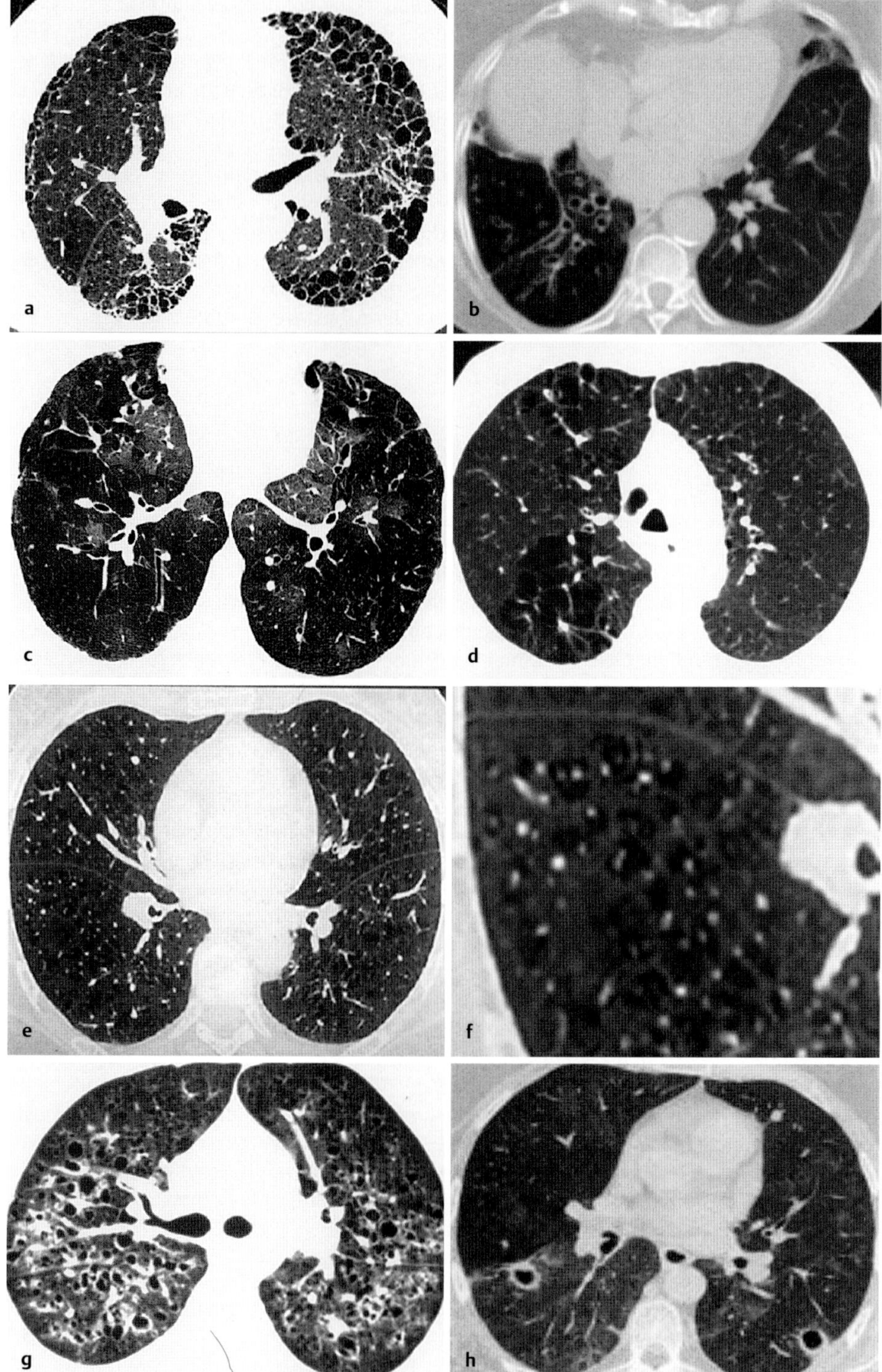

Abb. 14.3 a–h **Pathologische CT-Muster.**

a Honigwabenmuster bei idiopathischer Lungenfibrose. Beachte die subpleurale Lokalisation der Wabenstruktur.

b Bronchiektasen. Beachte die relativ zum Bronchiallumen schmalen Arterien (Siegelringzeichen).

c Mosaikmuster bei multiplen Thromboembolien. Beachte die Gefäßrarefizierung und die Dichteabnahme in den hypoperfundierten Regionen.

d Panobuläres Emphysem. Regional grobmaschige Hohlräume mit dünnen Wänden (im Gegensatz zum Honigwabenmuster).

e u. f Zentrilobuläres Emphysem mit Detailvergrößerung. Beachte die Cluster-artige Gruppierung der Hohlräume um die zentrolobuläre Arterie (Ausschnittsvergrößerung in f).

g Histiocytosis X. Beachte die multiplen dickwandigen Hohlräume und die Vermehrung des Bindegewebes.

h Septische Embolien mit Einschmelzungen.

Mosaikmuster

Nach Art eines Flickenteppichs zeigen sich dichtere und weniger dichte Lungenareale nebeneinander. Das Muster wurde anfangs für die chronische thrombembolische Erkrankung als typisch erachtet, bei der oligämische und infolge der schmalen Gefäßkaliber hypodense Lungenareale zwischen normal perfundierten und deshalb relativ hyperdensen Arealen liegen (s. Abb. 14.**3c**). Das Muster findet sich aber häufiger bei Erkrankungen der kleinen Luftwege (Small Airway Disease), bei der einzelne Regionen infolge eines Ventilmechanismus überbläht sind (Airtrapping) und eine reflektorische Oligämie aufweisen. Eine CT-Aufnahme in Exspiration kann diese Entitäten unterscheiden, da sich die Dichtedifferenzen nur beim Airtrapping verstärken (Lucidarme 1995). Neuerdings wird der Begriff auch für regional angeordnete interstitielle Milchglasmuster, wie z. B. bei der NSIP, verwendet (Glossary Fleischner Society, Hansell et al. 2008).

Bronchiektasen

Das Lumen einzelner Bronchien ist über die Norm erweitert, sodass das Kaliber der begleitenden Arterie schmaler als das des Bronchus ist (Siegelringzeichen, s. Abb. 14.**3b**). Die tubulären, gelegentlich auch varikös gewellten, luftgefüllten Hohlräume stehen zumeist regional gruppiert, und ihre Wand ist in der Regel entzündlich bzw. fibrotisch verdickt. Bei den Traktionsbronchiektasen und -bronchiolektasen können zystische und mikrozystische Formationen entstehen, die von Zysten und dem Honigwabenmuster im Einzelfall schwer zu unterscheiden sind, falls es nicht gelingt, mit der Hilfe benachbarter CT-Schichten eine direkte Verbindung zum Bronchialsystem nachzuweisen.

Emphysembullae

Es handelt sich um luftgefüllte Hohlräume, meist mit einem Durchmesser größer als 1 cm, die von einer dünnen Wand (< 1 mm) scharf demarkiert sind. Der früher in der angloamerikanischen Literatur verwendete Begriff „Bleb“ für Bullae mit einem Durchmesser kleiner als 1 cm wird heute abgelehnt (Hansell et al. 2008), da die Übergänge fließend sind. Eine Bulla ist in der Regel mit emphysematösen Veränderungen in der Nachbarschaft vergesellschaftet.

Zysten

Dies sind umschriebene, runde, meist multiple und lufthaltige Herde, die von einer epithelialen oder fibrösen Wand (meist < 2 mm) umgeben sind (Hansell et al. 2008). Sie finden sich bei der Histiocytosis X (s. Abb. 14.**3g**), der Lymphangioleiomyomatose (s. Abb. 15.**105**) und der Fibrose im Endstadium (Honigwabenmuster, s. Abb. 14.**3a**).

Einschmelzende Noduli und Kavernen

Diese Strukturen (s. Abb. 14.**3h**) haben im Gegensatz zu Bullae und Lungenzysten eine dicke und unregelmäßige Wand. Zahlreiche Erkrankungen führen zu diesem Bild, wie z. B. einschmelzende Tumoren, Metastasen, septische Embolien und Pneumokonioseschwielen sowie tuberkulöse Kavernen; aber auch bei der Sarkoidose, der Histiozytose und bei der rheumatoiden Lungenerkrankung kommen sie vor.

15 Radiologische Zeichen und Differenzialdiagnostik

Während in den vorangegangen Kapiteln des Buches die einzelnen Erkrankungen der Thoraxorgane abgehandelt wurden, soll im Folgenden auf die Differenzialdiagnostik eingegangen werden, die die Hauptschwierigkeit bei der täglichen Arbeit des Radiologen darstellt. Die Differenzialdiagnostik stützt sich auf visuell beobachtete Veränderungen, d.h. auf radiologische Zeichen und Zeichenkombinationen. Diese beziehen sich prinzipiell 1. auf die regionale Anordnung von Veränderungen, 2. auf deren Form und 3. auf deren Absorptionsverhalten. Dementsprechend sind auch die folgenden Abschnitte gegliedert:

- *regionale Anordnung von Verschattungen:*
  - gesamter Hermithorax
  - Lungenlappen und -segmente
  - Ober- und Unterfelder
  - Hilus und perihiläre Region
- *Form der Verschattungen:*
  - Flächenschatten
  - Rundschatten
  - disseminierte Fleckschatten
  - Streifenschatten
  - Netzschatten
  - Ringschatten
- *Absorptionswerte von Luft, Kalk und Metall:*
  - lokale Hypertansparenzen
  - thorakale Kalkschatten
  - Katheter, Sonden, Drainagen und Operationsmaterialien

Regionale Anordnung von Verschattungen (Abb. 15.**1**–15.**10**)

Hemithoraxverschattungen

Die Totalverschattung eines Hemithorax ist immer ein ernstes Symptom. Ihre Differenzialdiagnose umfasst (Abb. 15.**1**):

- entzündliche oder tumoröse Infiltrate des gesamten Lungenflügels
- Atelektasen oder Agenesien eines Lungenflügels
- pleurale Prozesse (Erguss, Fibrothorax, Pleuratumoren)

Die Entscheidung, welche Ursache im Einzelfall vorliegt (Tab. 15.**1**), wird etwas erleichtert, wenn die Belichtungstechnik der verschatteten Thoraxseite angepasst wird (Abb. 15.**4**). Oft müssen aber auch andere Verfahren eingesetzt werden, wie z.B Sonografie, CT und Bronchoskopie.

Für die Differenzialdiagnose ist es wichtig, wie sich das Volumen der verschatteten Thoraxseite zur Gegenseite verhält:

- Eine *Volumenzunahme* des Hemithorax erkennt man an einer Verlagerung des Mediastinums zur gesunden

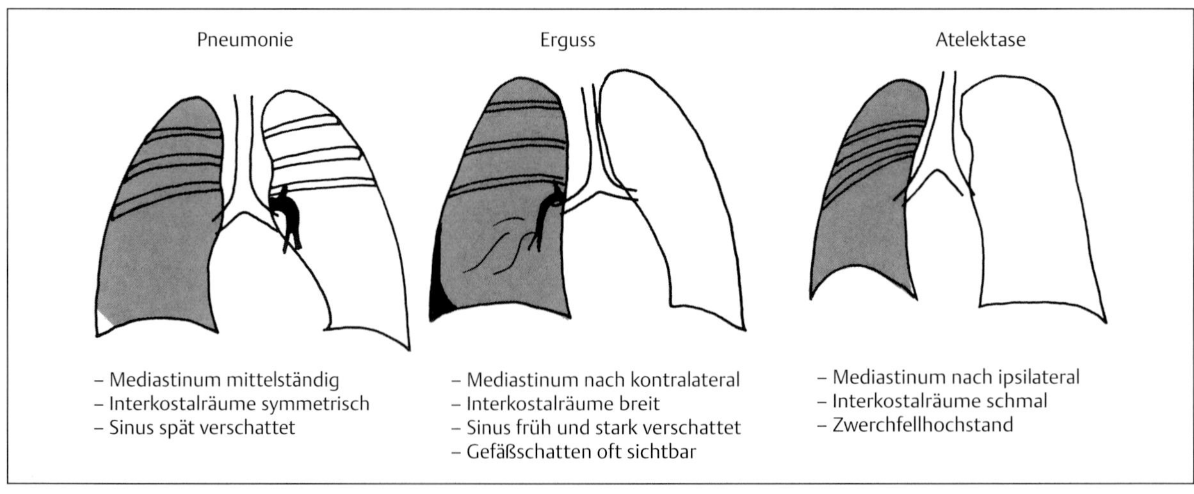

Abb. 15.1 **Totalverschattung des Hemithorax.**

Tabelle 15.1 Ursachen der Hemithoraxverschattung.

- Pleuraerguss
- Pneumonie
- Tuberkulose
- Pleuraschwarte und Fibrothorax
- Atelektase
- Lungenaplasie, Agenesie, adenomatoide Malformation
- Pleuramesotheliom
- Lungentumoren, Kardiomegalie
- Zwerchfellbruch
- Thoraxdeformation
- Pneumonektomie

Seite, einer Erweiterung der Zwischenrippenräume und einem Zwerchfelltiefstand. Sie weist auf massive Pleuraergüsse oder voluminöse Tumoren hin. Der Pleuraerguss wird meist, auch wenn er im Liegen den gesamten Hemithorax verschattet, im Stehen apikal kleinere, belüftete Lungenareale freilassen; außerdem ist er sonografisch und mit einer Pleuraprobepunktion sicher zu belegen. Voluminöse Lungen- oder Pleuratumoren, die oft auch mit einem Pleuraerguss kombiniert sind, lassen sich am besten computertomografisch abgrenzen; eine eventuelle Rippendestruktion wird mit der Weichstrahlaufnahme des Hemithorax erfasst, und eine Invasion der V. cava kann venografisch dokumentiert werden.

- Eine *Volumenabnahme* des Hemithorax erkennt man an einer Mediastinalverlagerung zur erkrankten Seite, einer Verschmälerung der Zwischenrippenräume und einem Zwerchfellhochstand. Sie weist auf schrumpfende Pleuraprozesse, eine vorangegangene Lungenoperation, auf Lungenflügelatelektasen oder Lungenhypoplasien hin. Dicke Pleuraschwarten sind oft an ihrer Grenzfläche zur Lunge verkalkt. Eine Lungenflügelatelektase wird meist von Bronchialkarzinomen verursacht, die computertomografisch erfasst werden können. Eine Lungenaplasie ist mit einer extremen Verlagerung des Mediastinums verbunden; sie wird computertomografisch und bronchografisch verifiziert (s. Kapitel 2 „Missbildungen", Abschnitt „Agenesie, Aplasie, Hypoplasie").
- Eine *Volumenkonstanz* des Hemithorax weist auf eine Lungenflügelinfiltration hin. Sie kann aber auch beobachtet werden, wenn Atelektasen und raumfordernde Pleuraergüsse kombiniert sind.

Pleuraerguss (Abb. 15.**2** u. 15.**3**)

Die Verschattung ist im Stehen basolateral besonders dicht und verlagert sich im Liegen, vor allem bei der Aufnahme in Seitenlage. Ein voluminöser Pleuraerguss kann den Hemithorax vergrößern (Abb. 15.**3**). In Zweifelsfällen ist die Sonografie beweisend. Meist ist aber aus diagnostischen und therapeutischen Gründen eine Pleurapunktion nötig, die dann über die Analyse des Aspirats weitere Hinweise gibt.

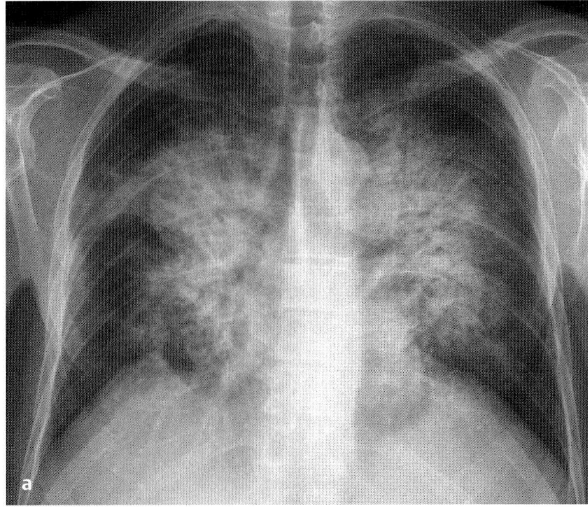

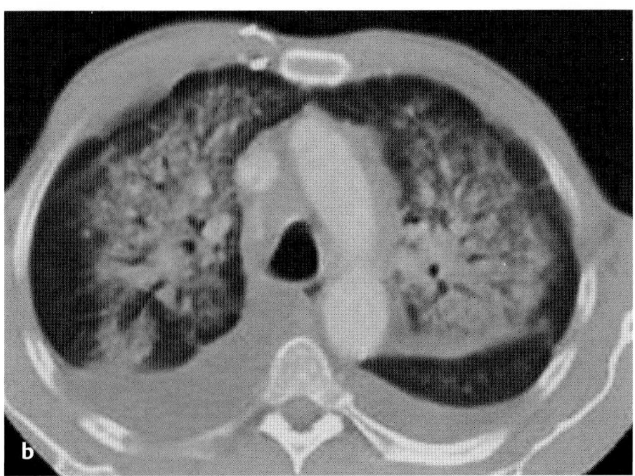

Abb. 15.2 **Schmetterlingsödem bei kardialer Insuffizienz.** Pleuraerguss.

Atelektase

Lungenflügelatelektasen (Abb. 15.**4** u. Abb. 15.**5**) entstehen, wenn der Hauptbronchus von einem Bronchialkarzinom verschlossen ist, seltener auch von Fremdkörperaspiraten, Schleimpfröpfen (Abb. 15.**6**), Strikturen und Bronchusfrakturen. Das Volumen des Hemithorax ist vermindert und das Mediastinum verlagert. Besteht aber gleichzeitig ein Pleuraerguss, so kann der Hemithorax normal groß oder sogar vergrößert sein. Hinweise auf die Ursache einer Atelektase gibt die CT. Wenn der Allgemeinzustand des Patienten eine Therapie erlaubt, sollte aber bei der Lungenflügelatelektase stets bronchoskopiert werden.

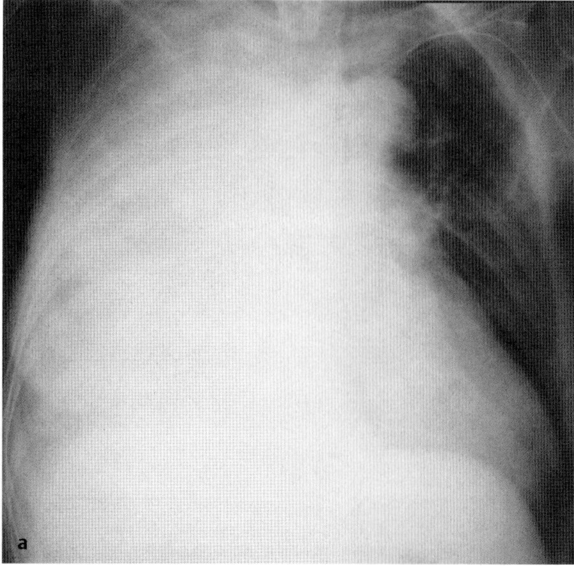

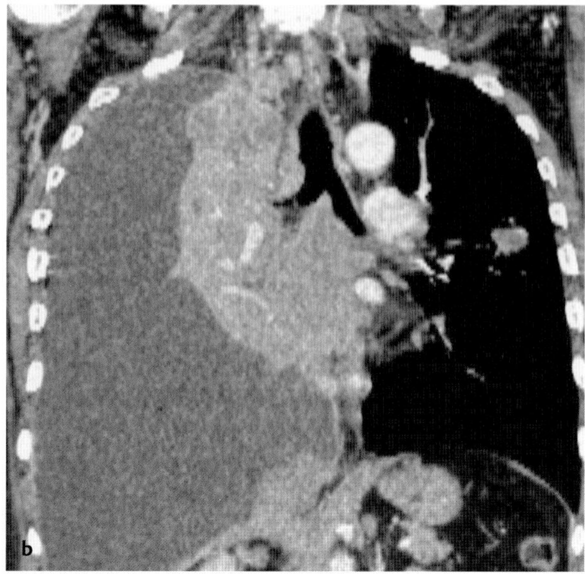

Abb. 15.3 a u. b **Voluminöser Pleuraerguss rechts mit Verlagerung des Mediastinums nach links bei Lungenflügelatelektase**, infolge eines zentralen Bronchialkarzinoms mit Lymphangiosis und Pleuritis carcinomatosa. Kontralateraler Rundherd (Metastase) im CT.

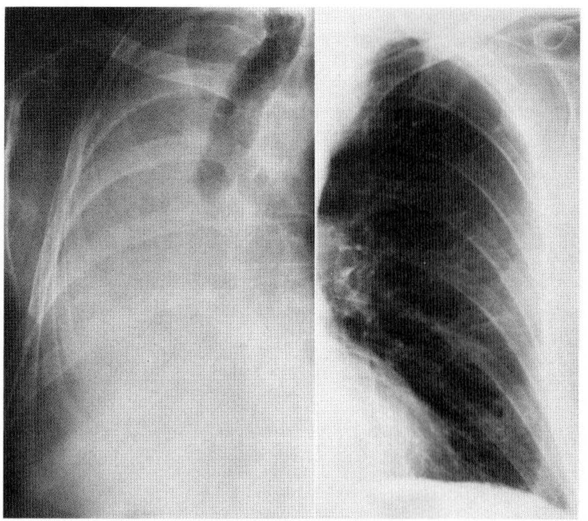

Abb. 15.4 **Lungenflügelatelektase rechts bei zentralem Bronchialkarzinom.** Verlagerung des Mediastinums nach rechts. Zur Darstellung von Trachea und Lunge waren 2 unterschiedliche Belichtungen notwendig.

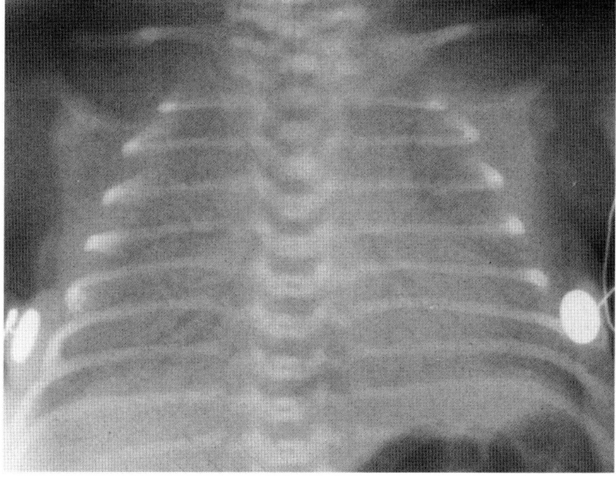

Abb. 15.5 **Hyaline Membran.** Atelektase beiderseits bei Frühgeborenem; deutliches Pneumobronchogramm.

Pneumonie

Nur selten dehnt sich ein pneumonisches Infiltrat auf einen gesamten Lungenflügel aus. Mit der stärker belichteten Aufnahme und der Tomografie werden stets kleinere lufthaltige Lungenareale (Pneumoalveologramm) und luftgefüllte Bronchien (Pneumobronchogramm) nachweisbar sein. Die Diagnose ergibt sich aus den klinischen Symptomen Fieber, Husten, Auswurf und Leukozytose sowie aus dem Erregernachweis im Sputum.

Tuberkulose

Nur ausnahmsweise erstreckt sich eine tuberkulöse Pneumonie vor allem bei Kindern auf den ganzen Lungenflügel. Computertomografisch finden sich dann meist auch Kavernen. Im zeitlichen Verlauf ändert sich die Verschattung langsamer als bei einer unspezifischen Pneumonie, die röntgenologisch nach spätestens 10 Tagen eine deutliche Änderung zeigt. Die Diagnose wird mit der Tuberkulinreaktion und mit dem Nachweis von Tuberkulosebakterien im Sputum gestellt.

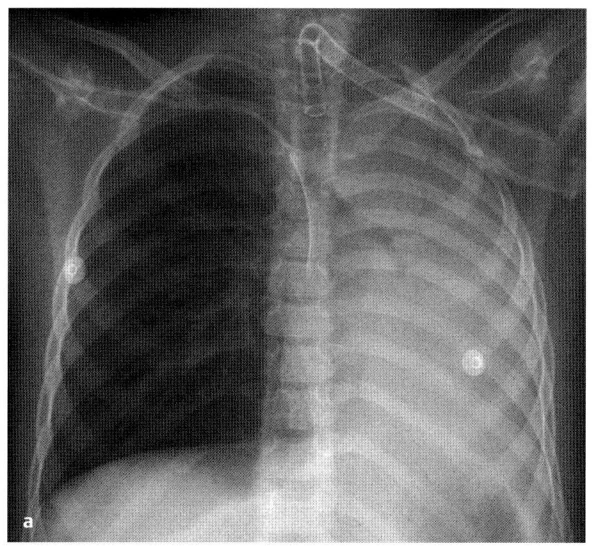

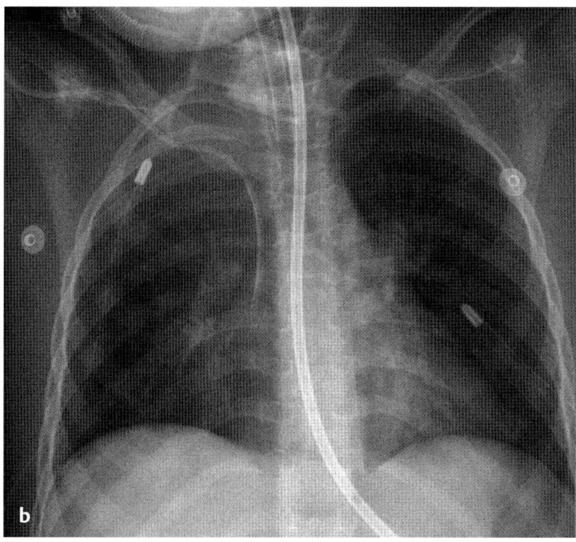

Abb. 15.6 a u. b **Lungenflügelatelektase durch Schleimpfropf**. Beachte auch die Verlagerung des Katheters in der V. cava inferior. Verlaufskontrolle nach 4 Tagen (**b**). Zwischenzeitlich aufgetretener Pneumothorax mit Bülau-Drainagen.

Pleuraschwarte und Fibrothorax

Ein Pleuraempyem, ein Hämatothorax oder eine Pleuritis tuberculosa können zu so starken Schrumpfungen führen, dass der gesamte Lungenflügel von der Beatmung ausgeschaltet wird. Das Volumen des Hemithorax ist vermindert, und die Schwarten sind oft regressiv verkalkt. Nach Pneumonektomie kann ein Höhlenexsudat ebenfalls verschwarten (Abb. 9.**19**).

Lungenaplasie, Agenesie und Pneumonektomie

Der Hemithorax ist verkleinert und vom Herz- und Mediastinalschatten ausgefüllt. Die Diagnose ergibt sich aus der Anamnese bzw. computertomografisch und bronchografisch (s. Kap. 2 „Missbildungen", Abschnitt „Agenesie, Aplasie, Hypoplasie").

Pleuramesotheliom und Pleurakarzinose

Pleuramesotheliome und -karzinosen können einerseits durch einen voluminösen Erguss, andererseits durch Tumormassen den Hemithorax vergrößern. Vor allem beim Mesotheliom können aber auch die Tumorschwarten schrumpfen und dadurch den Hemithorax verkleinern und die Mediastinalorgane verziehen. Die Thorakoskopie mit Biopsie sichert die Diagnose.

Zwerchfellbruch

Durch breite Zwerchfelllücken können sich die Abdominalorgane in den Thoraxraum verlagern. Der Nachweis von darmtypischer Luft und von Spiegelbildungen gibt einen Hinweis, der mit der Kontrastmittel-Magen-Darm-Passage bewiesen wird (s. Abb. 12.**6** bis Abb. 12.**11**).

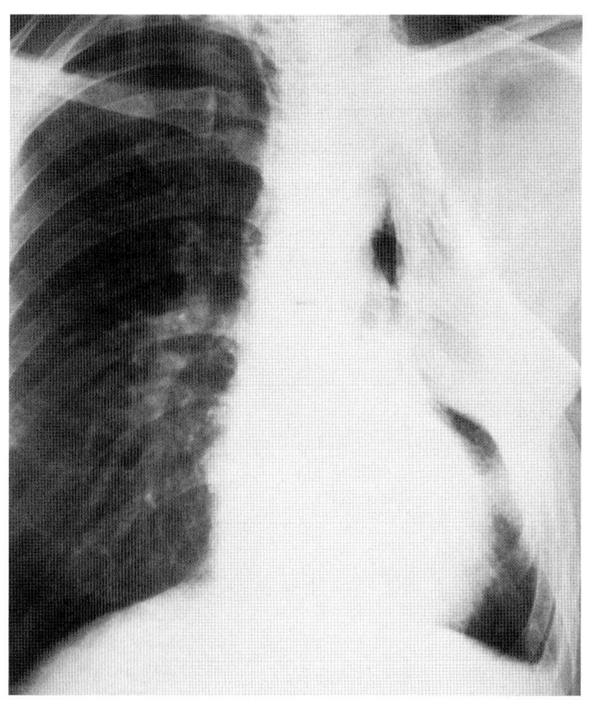

Abb. 15.7 **Thorakoplastik links.**

Skoliosen der Brustwirbelsäule

Extreme Skoliosen mit Rippenbuckeln und Thoraxdeformation täuschen gelegentlich – besonders auf unzureichend belichteten Röntgenogrammen – eine Totalverschattung des Hemithorax vor. Die auch kontralateral vorhandene Deformation und der Verlauf der Wirbelsäule klären den Irrtum (s. Abb. 13.**9**).

Segment- und Lappenverschattungen

Einige pathologische Prozesse (Tab. 15.**2**) sind auf Segmente oder Lappen der Lunge begrenzt und haben deshalb eine der Topografie entsprechende charakteristische Schattenform. Die Schatten sind wegen minimaler Restluft in der Regel nicht ganz homogen, wodurch sie auch von pseudosegmentalen Verschattungen relativ leicht zu differenzieren sind.

Es werden die *Infiltrationen*, bei denen das Segmentvolumen unverändert oder sogar leicht vergrößert ist, und die *Atelektasen bzw Dystelektasen* unterschieden, bei denen das Volumen reduziert ist.

Pseudosegmentale Verschattungen

Abgekapselte Pleuraergüsse, Interlobärergüsse, Brustwandtumoren, große pulmonale Angiome und Tumoren täuschen gelegentlich durch ihre Form und topografische Lage segmentale Verschattung vor, doch fehlen ihnen immer ein Pneumobronchogramm und ein Pneumoalveologramm (s. u.).

Segmentale Infiltrationen

Ein entzündlicher oder tumoröser Prozess kann sich im Alveolarraum eines Segments ausbreiten, bis er dessen Grenze erreicht (Abb. 15.**8** u. Abb. 15.**9**). Die Luft des Segments ist durch Flüssigkeit und Zellmaterial ersetzt. Dabei sind aber einzelne Alveolen oft noch belüftet und manifestieren sich als kleine schaumige Aufhellungen (positives Pneumoalveologramm); auch die Restluft in den Bronchien bildet sich als radiotransparentes Kanalsystem ab (positives Pneumobronchogramm). Die anatomische Form der Segmente ist meist nicht verändert, obwohl auch eine geringe Volumenzunahme (z. B. bei der Friedländer-Pneumonie) mit konvexbogig ausladenden Segmentgrenzen vorkommen kann. Auch Segmentverkleinerungen durch gleichzeitig vorhandene Dystelektasen sind möglich.

Tabelle 15.**2** Ursachen der Segment- und Lappenverschattungen.

Pseudosegmentale Verschattungen
- Interlobärerguss
- abgekapselter Pleuraerguss
- Thoraxwandprozess
- Lungentumor, Strahlenfibrose
- Lungensequestrationen

Segmentale und lobäre Infiltrationen
- bakterielle Lobärpneumonie
- tuberkulöse Lobärpneumonie
- mykotische Lobärpneumonie
- Wegener-Granulomatose
- bronchoalveoläres Karzinom
- Infarkt

Atelektase
- Resorptionsatelektase
- Bronchialkarzinom
- Schleimpfropf, postoperative Adhäsionsatelektase
- Fremdkörperaspiration
- Bronchialwandmetastase
- gutartige Bronchustumoren
- Bronchusruptur, -hämatom
- Bronchusstriktur (posttraumatisch, tuberkulös, Sarkoidose usw.)

Retraktionsatelektase
- Pneumothorax
- Pleuraerguss
- Pleuratumor
- Skoliose

Akute Segment- bzw. Lobärpneumonie (Abb. 15.**10**–15.**13**)
Die klassische Lappenpneumonie (Abb. 15.**10**) durch Pneumokokken und Friedländer-Bazillen ist heute selten. Da sich bakterielle Pneumonien über die Kohn-Poren von Alveole zu Alveole ausbreiten, bilden Lappen- und Segmentgrenzen eine gewisse Barriere. Die Verschattung hat deshalb – auch wenn nicht das ganze Segment infiltriert ist – zumindest eine scharfe lineare Kontur (Lappenrandinfiltrat). Die typische klinische Symptomatik mit plötzlich eintretendem Fieber, Husten und Auswurf weist auf die Erkrankung hin. Durch die Rückbildung der Infiltrate innerhalb von Tagen wird sie röntgenologisch wahrscheinlich gemacht und durch den Bakteriennachweis im Sputum bewiesen.

Tuberkulöse Pneumonie (Abb. 3.**32**)
Die tuberkulöse Pneumonie bevorzugt die Segmente des Oberlappens und das apikale Unterlappensegment. Oft sind zusätzlich alte tuberkulöse Herde, wie Pleurakuppenschwiele und fibrozirrhotische Spitzenveränderungen, nachweisbar. Der Verdacht ergibt sich bei jeder Segmentverschattung im Oberlappen und bei einem chronisch persistierenden Verlauf über mehrere Wochen. Der Tuberkulintest und vor allem der Nachweis von Mykobakterien im Sputum sichern die Diagnose.

Mykotische Pneumonie (Abb. 3.**39**)
Die in Europa häufigeren *sekundären Pneumomykosen* mit Candida- und Aspergillusinfektionen kommen fast nur bei immungeschwächten, kachektischen Patienten vor. Röntgenmorphologisch sind die Veränderungen von unspezifischen Pneumonien nicht zu unterscheiden; sie bilden sich aber trotz Antibiotikatherapie nicht zurück, was als Hinweis zu werten ist. Die Diagnose ergibt sich durch den Nachweis des Pilzbefalls mit der bronchoalveolären Lavage und der Biopsie. Die *primären Pneumomykosen* sind in außereuropäischen Ländern endemisch (s. Kapitel 3 „Entzündungen", Abschnitt „Lungenmykosen").

Wegener-Granulomatose
In der Regel manifestiert sich die Erkrankung mit einschmelzenden multiplen Rundherden, es können aber auch segmentale Infiltrationen vorkommen. Der Verdacht ergibt sich bei gleichzeitig vorhandener generalisierten Vaskulitis mit ulzerierenden Nasennebenhöhlenprozes-

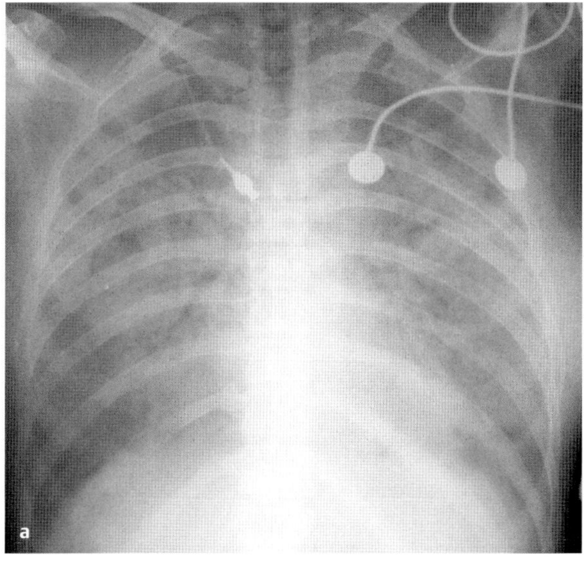

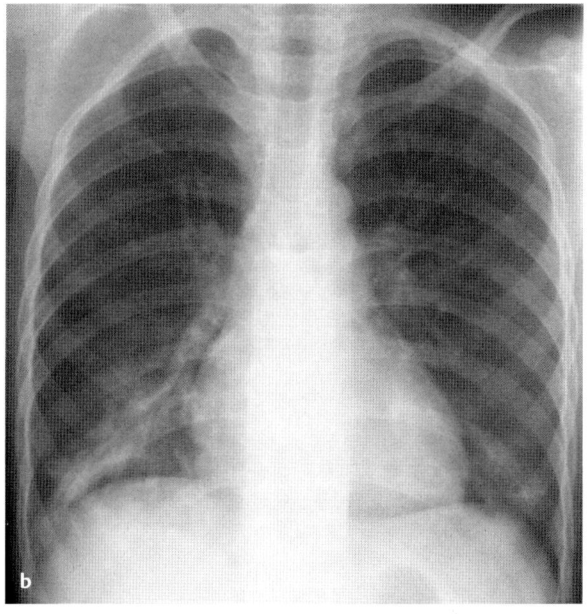

Abb. 15.**8a** u. **b** **ARDS bei akuter Pankreatitis.** Diffuse Verschattung des Hemithorax beidseits. Nach 8 Wochen basale Pneumonie und weitgehende Rückbildung des ARDS.

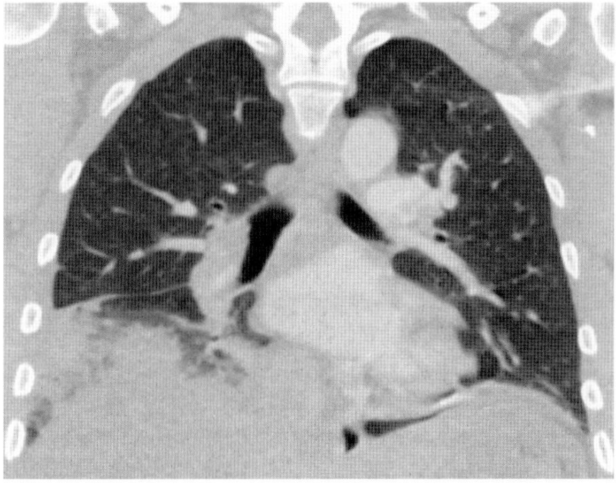

Abb. 15.**9** **Pneumonische Infiltration des lateralen Mittellappensegments.**

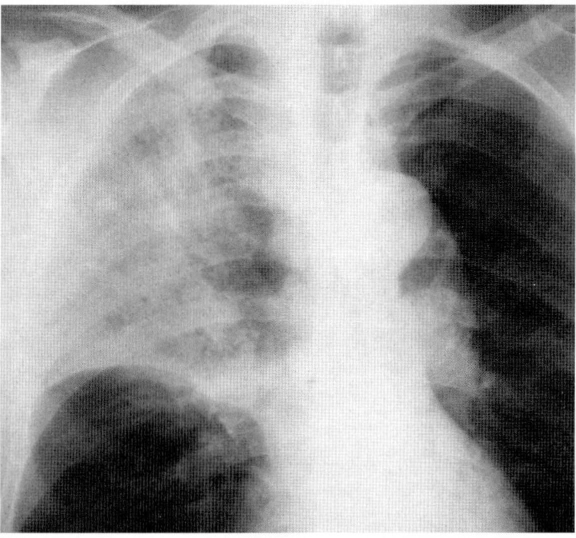

Abb. 15.**10** **Rechtsseitige Oberlappenpneumonie mit Pneumoalveologramm und Pneumobronchogramm.** Der Mittellappenspalt ist infolge einer Dystelekase angehoben.

sen und einer Glomerulonephritis. Die Diagnose wird durch die Bestimmung der ANCA und bioptisch gesichert.

Pneumonisches Karzinom

Einige Bronchialkarzinome, insbesondere das bronchoalveoläre Karzinom, breiten sich im Alveolarraum eines Segments aus und sind deshalb von Infiltraten nicht zu unterscheiden. Auch Lungenmetastasen und Non-Hodgkin-Lymphome können sich gelegentlich als segmentale Infiltrate manifestieren. Nur die Biopsie kann die Diagnose sichern (s. Abb. 6.**23**).

Infarkt

Die angedeutet segmentalen Verschattungen finden sich vorwiegend pleuranah und in den Unterlappen. Zur Ausbildung eines Infarkts nach Embolie ist eine Linksherzinsuffizienz notwendig. Spezielle Röntgenzeichen, wie Hamptons Hump, Knuckle Sign und Westermark-Zeichen sind diskret und unsicher. Die Verdachtsdiagnose ergibt sich durch den akut einsetzenden Thoraxschmerz mit Dyspnoe und Hämoptysen bei bekannter peripherer Thrombose. Das Szintigramm macht die Diagnose wahrscheinlich, wenn es einen keilförmigen Nuklidausfall zeigt, der größer als die röntgenologische Verschattung ist. Die Diagnose kann durch Angio-CT und Pulmonalisangiografie bewiesen werden (s. Abb. 7.**5** bis Abb. 7.**9**).

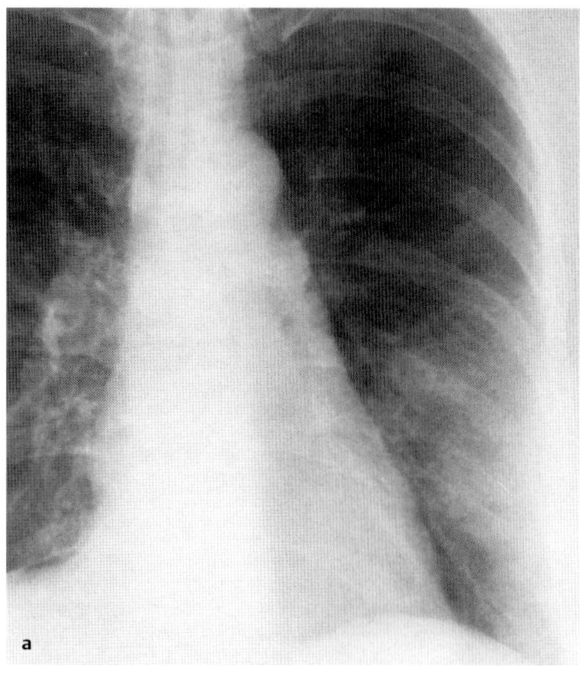

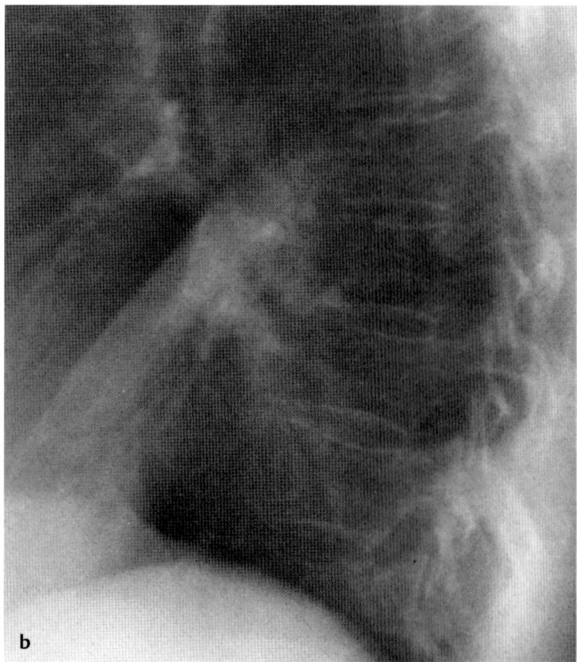

Abb. 15.**11 a** u. **b** **Linksseitige Pneumonie im laterobasalen Segment des Unterlappens.**

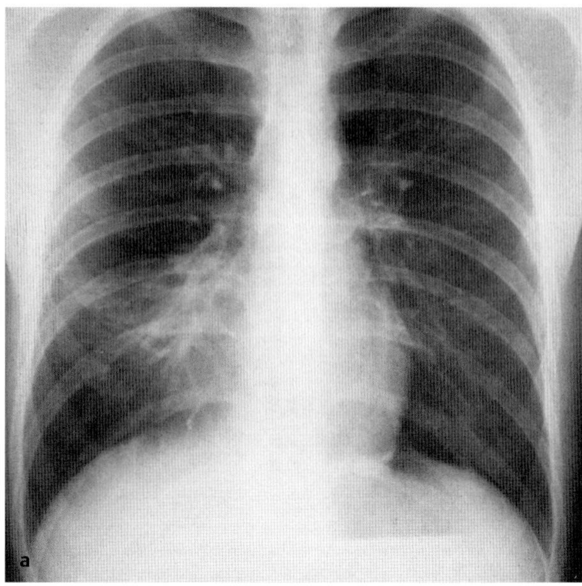

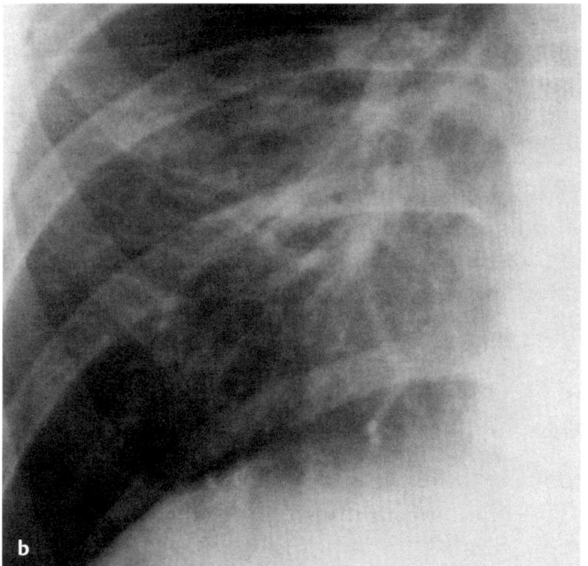

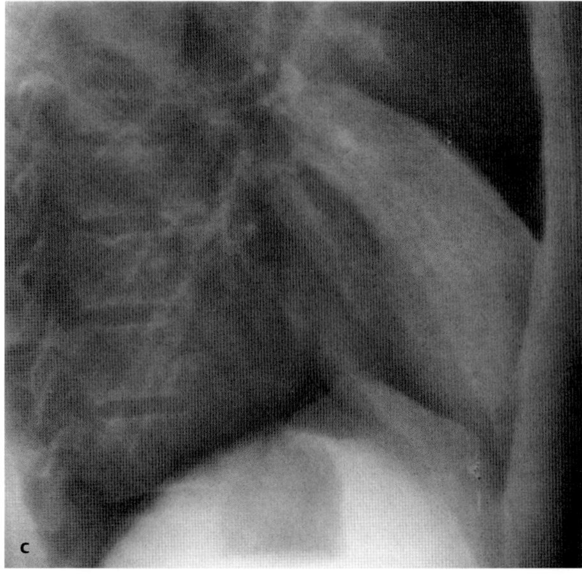

Abb. 15.**12 a–c** **Mittellappenpneumonie**. Beachte die fehlende Konturierung des Herzschattens rechts und die sich auf das Infiltrat projizierenden Unterlappenarterien. ▷

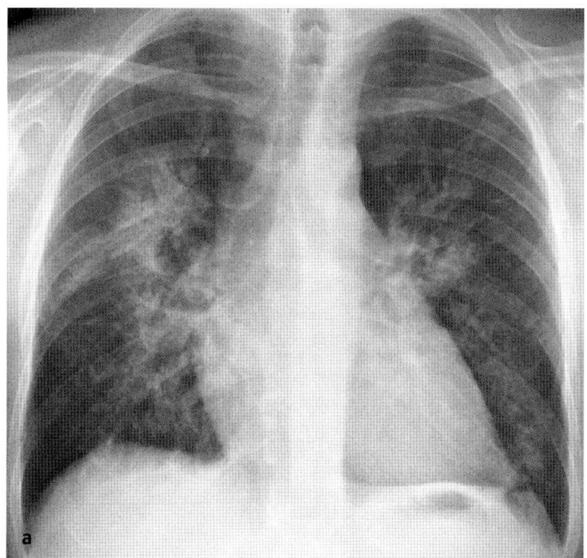

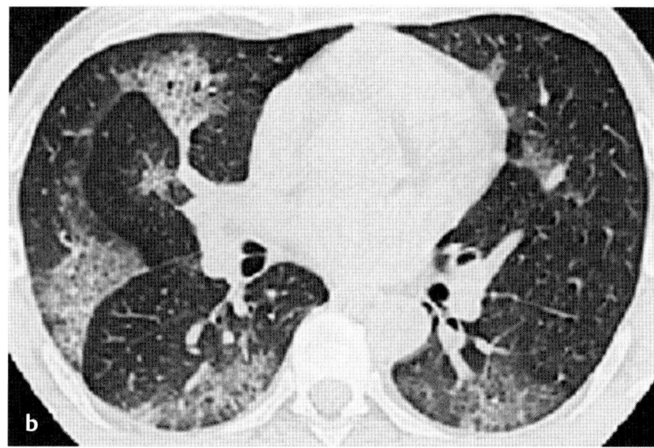

Abb. 15.**13 a** u. **b** **Alveolarraumpneumonie.** Die segmentbezogene Infiltration zeigt sich nur im CT durch die glatte Konturierung der Infiltrate.

Atelektasen

Ist ein Lungensegment oder ein Lappen nicht mehr belüftet, so kollabiert das Lungengewebe, und das Lungenareal wird röntgenologisch dicht. Die durch die Verkleinerung des Lappens oder des Segments bedingte Formveränderung folgt gewissen Regeln (Abb. 15.**14**). Oft ist aber das Segment bis zur Unkenntlichkeit deformiert, denn einzelne Randpartien werden kollateral belüftet oder narbige Adhärenzen behindern die gleichmäßige atelektatische Verkleinerung. Die verschiedenen Atelektasenformen wurden mit dem mnemotechnischen Akronym *ORKAN* beschrieben (**O**bturations-, **R**etraktions-, **K**ompressions-, **A**dhäsions- und **N**arbenatelektase):

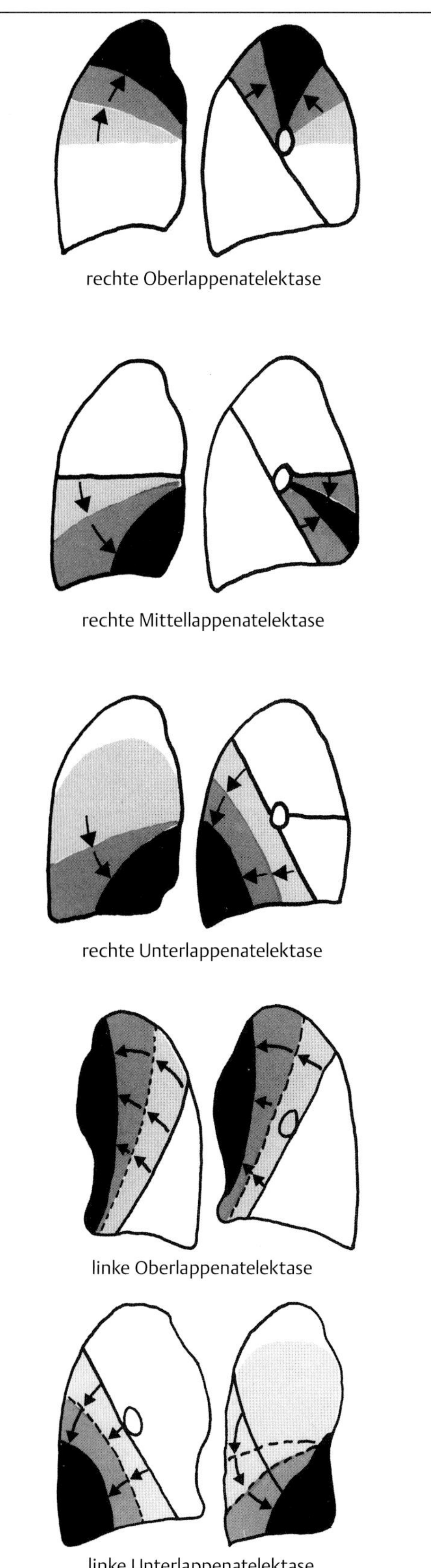

Abb. 15.**14** **Atelektatische Verformung der Lappen.** Ein mnemotechnisches Akronym für die verschiedenen Ursachen einer Atelektase lautet *ORKAN:* **O**bturations-, **R**etraktions-, **K**ompressions-, **A**dhäsions- und **N**arbenatelektase. ▷

Obturationsatelektase (= Resorptionsatelektase): Bei dieser wird zunächst die Bronchuslichtung verschlossen und die poststenotische Luft anschließend resorbiert. Der Verschluss kann durch Obturation des Lumens infolge von Tumoren, Schleimpfropfen, Fremdkörpern, durch stenosierende Wandprozesse und durch Kompression von außen (z. B. Lymphknoten beim Mittellappensyndrom) bedingt sein. Bei der Resorptionsatelektase ist aber meist nicht das ganze Segment atelektatisch, das vom verschlossenen Bronchus belüftet wurde. Mehr oder weniger große Randpartien des Segments erhalten nämlich Luft über die Kohn-Poren aus den Nachbarsegmenten (kollaterale Ventilation).
- *Retraktionsatelektase (= Kompressionsatelektase):* Hier wird das Lungenareal z. B. durch einen Pneumothorax oder einen massiven Pleuraerguss nicht gedehnt und kollabiert damit. Auch voluminöse Spannungszysten lassen gelegentlich benachbarte Lungenpartien kollabieren. Werden der Erguss oder der Pneumothorax entfernt, so können die Atelektasen kurzfristig persistieren, ehe sich die Lungen wieder regelrecht entfalten.
- *Adhäsionsatelektase (= Surfactant-Mangelatelektase):* Bei dieser ist die Oberflächenspannung der Alveole so hoch, dass diese kollabiert, weil der als Detergenz wirkende Surfactant-Faktor zu wenig oder gar nicht mehr produziert wird. Die Surfactant-Mangelatelektase kommt beim akuten Atemnotsyndrom des Neugeborenen (hyaline Membranen, s. Abb. 15.**5**), beim akuten Atemnotsyndrom des Erwachsenen (Schocklunge) und bei der Strahlenpneumonitis vor.

Röntgenologisch imponiert die Atelektase in ihrem Endstadium zwar als homogener Schatten, anfangs sind aber noch einige Teile des Segments belüftet (Dystelektase), sodass ähnlich wie bei der Infiltration ein Pneumoalveologramm und ein Pneumobronchogramm vorkommen können. Eine Atelektase wird röntgenologisch charakterisiert durch:
- Die Form und die Topografie der verschatteten Segmente (s. Abb. 1.**32**).
- Die Überblähung benachbarter Lungenpartien, die man an der Rarefizierung der Gefäßzeichnung und an der lokalen Transparenzerhöhung erkennt.
- Die Verlagerung von Lappenspalten und Gefäßschatten in Richtung auf die Atelektase.
- Die Verlagerung des Mediastinums zur erkrankten Seite, den Zwerchfellhochstand, die verschmälerten Interkostalräume sowie die transmediastinale Herniierung der kontralateralen Lunge. Diese Veränderungen finden sich nur bei massiven Lappen- und Lungenflügelatelektasen.

Zentrales Bronchialkarzinom
Neben der Segment- oder Lappenatelektase ist beim zentralen Bronchialkarzinom (Abb. 15.**15**, Abb. 15.**16** u. Abb. 15.**17**) oft ein Tumorkernschatten am Hiluspol zu erkennen, der diesen polyzyklisch auftreibt. Eine Mediastinalverbreiterung durch Lymphknotenmetastasen, ein Pleuraerguss sowie Wirbelkörper- und Rippenosteolysen sprechen für ein fortgeschrittenes Tumorstadium. Die CT kann eine Bronchusstenose oder einen intraluminalen Tumorschatten erkennen lassen und weist eine mediastinale Lymphknotenmetastase nach. Die Diagnose wird durch einen positiven Zytologiebefund im Sputum, durch die Bronchoskopie und vor allem durch die bronchoskopische oder transthorakale Biopsie gesichert.

Schleimpfropf
Die lobäre oder segmentale Atelektase beim Schleimpropf (Abb. 15.**18** u. Abb. 15.**19**) ist in der Regel plötzlich entstanden. Die Anamnese (postoperative und posttraumatische Zustände bzw. chronische Bronchitis und Asthma) führen zur Verdachtsdiagnose. Die schnelle Lösung der Atelektase durch Atemtherapie und nach dem Absaugen des Schleimpfropfens sichert die Diagnose.

Benigne Tumoren
Unter den benignen Tumoren wächst das Bronchuszylindrom am häufigsten intraluminal und führt zu einer poststenotischen Atelektase. Die CT kann den intraluminalen Tumorschatten bzw. die Bronchusstenose zeigen. Die Bronchoskopie mit Biopsie sichert die Diagnose. Andere intrabronchiale Tumoren, wie Chondrome, die gelegentlich schollig verkalken, Lipome, Fibrome, Leiomyome, Hamartome, Arteriome und Amyloidtumoren, sind vergleichsweise selten. Ihre Artdiagnose ergibt sich nur aus der Biopsie.

Bronchuswandmetastase
Besonders beim Mammakarzinom kann gelegentlich eine Metastase in der Wand eines Lappenbronchus wachsen, diesen obturieren und dann zur Atelektase führen. Oft sind computertomografisch eine Lymphangiosis carcinomatosa in anderen Lungenarealen und ein Pleuraerguss nachweisbar. Die Kenntnis des Primärtumors macht die Diagnose wahrscheinlich, die bronchoskopisch gesichert werden kann.

Bronchusruptur und -hämatom
Bei schweren Thoraxverletzungen kann ein Haupt- oder Lappenbronchus einreißen und ein submuköses Hämatom entstehen, das zur Atelektase führt. Die Veränderung ist meist mit schweren Lungenkontusionsblutungen und evtl. mit einem Pneumothorax vergesellschaftet. Bei Verdacht auf Bronchusruptur ist eine Bronchoskopie unbedingt indiziert.

Bronchusstrikturen und -kompressionen
Besonders der lange schlanke Mittellappenbronchus kann durch eine benachbarte tuberkulöse Lymphadenitis und andere raumfordernde Prozesse komprimiert werden, sodass eine Mittellappenatelektase resultiert. Die Diagnose ergibt sich durch den Nachweis der Raumforderung im CT und letztlich durch die Bronchoskopie mit transbronchialer Biopsie.

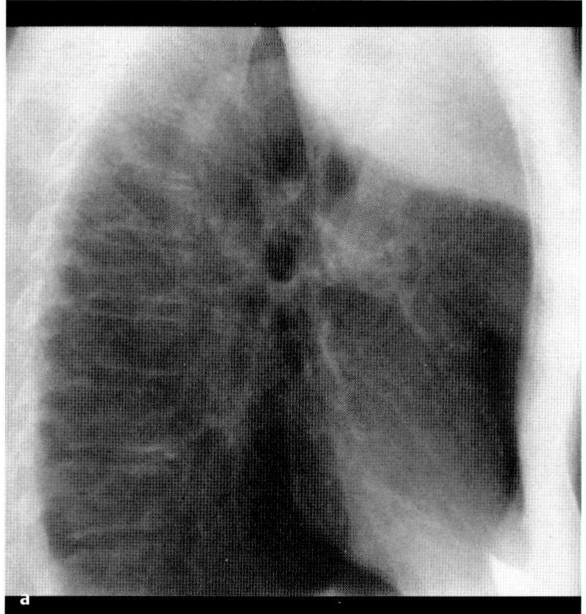

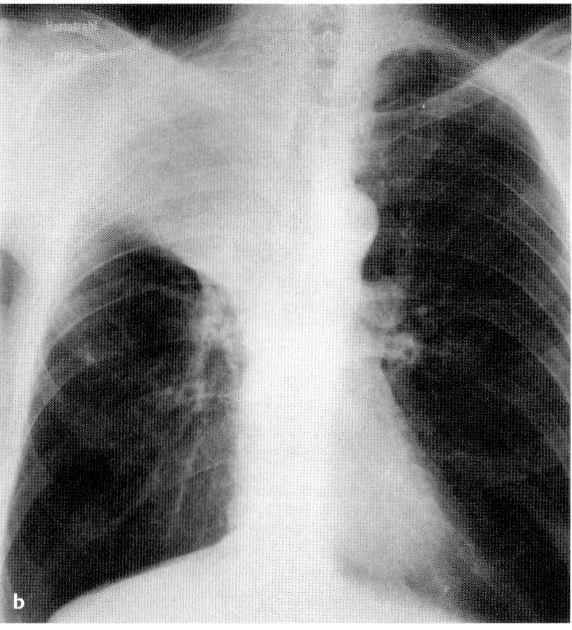

Abb. 15.**15 a** u. **b** **Oberlappenatelektase bei zentralem Bronchialkarzinom**. Beachte die Kranialverlagerung des kleinen und die Ventralverlagerung des großen Lappenspalts.

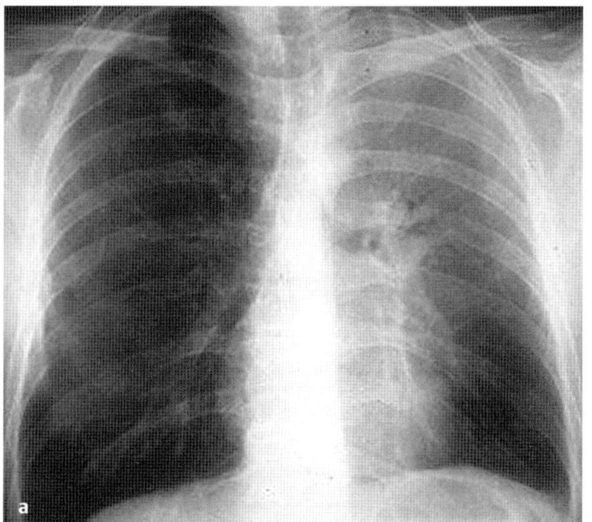

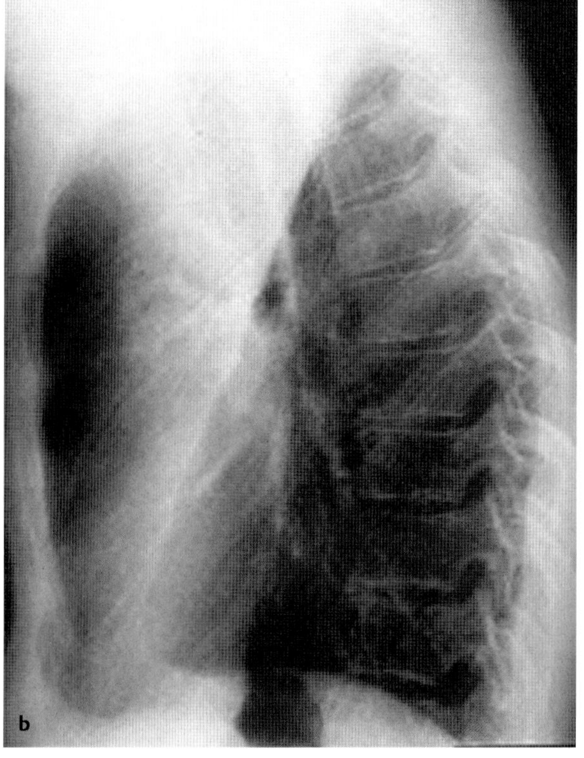

Abb. 15.**16 a** u. **b** **Oberlappenatelektase bei Bronchialkarzinom**.

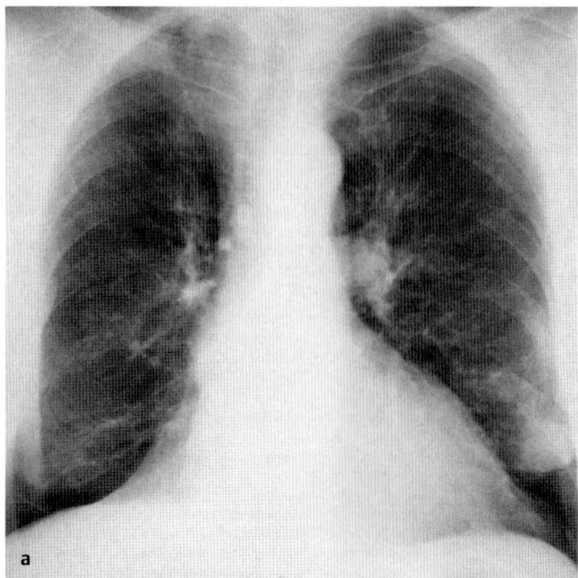

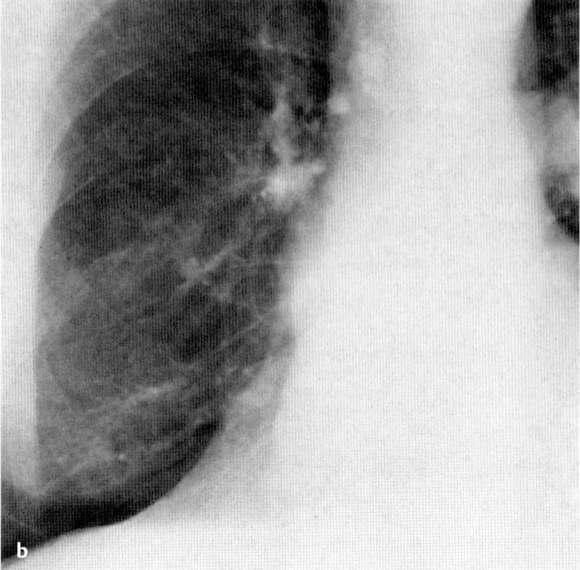

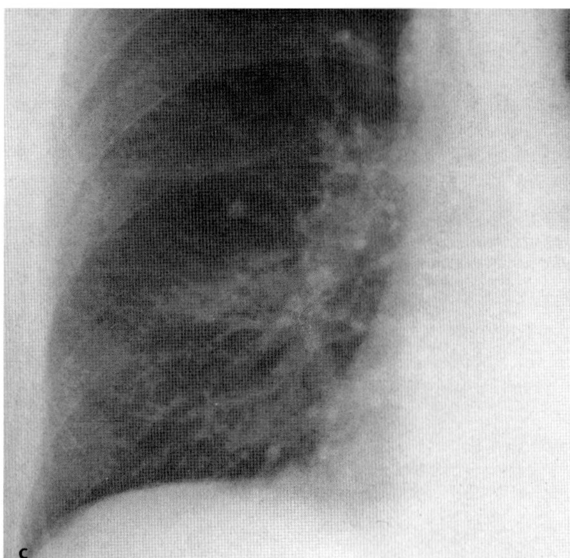

Abb. 15.**17 a–c** **Unterlappenatelektase**. Beachte die Verschattung des kardiophrenischen Winkels rechts bei erhaltener Herzkontur (was für einen Unterlappenprozess spricht) und das Fehlen der Unterlappenarterie, die auf einer Voraufnahme (**c**) noch vorhanden war. Im Seitenbild war die Transparenz der unteren Brustwirbelsäulenregion vermindert.

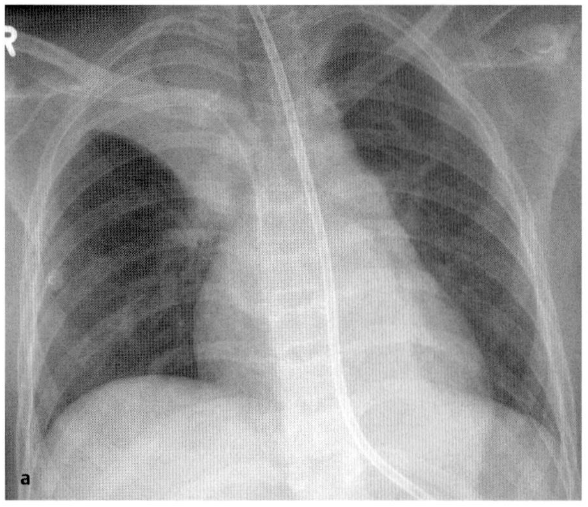

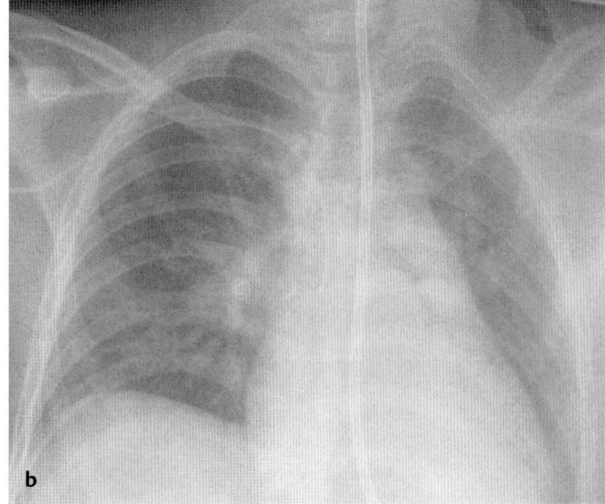

Abb. 15.**18 a** u. **b** **Oberlappenatelektase durch Schleimpfropf**.
a Schleimpfropf vor bronchoskopischer Entfernung. **b** Nach bronchoskopischer Entfernung. Wiederbelüftung der Lunge.

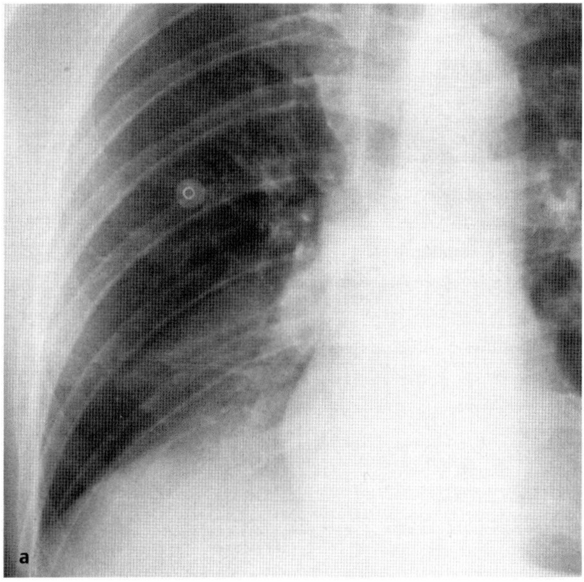

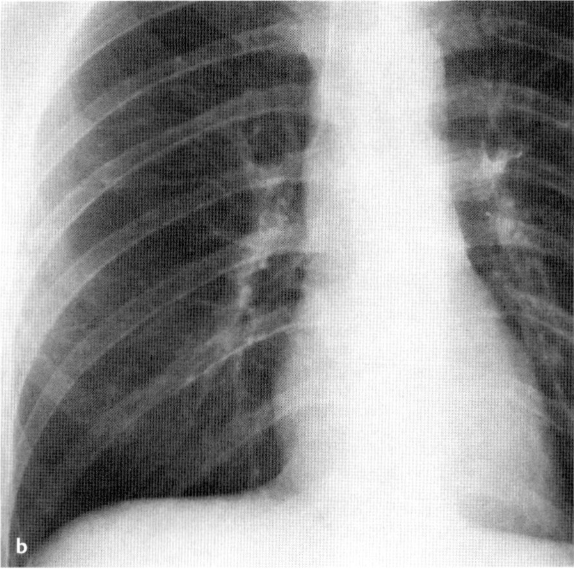

Abb. 15.**19** **a** u. **b** **Akute Unterlappenatelektase durch Schleimpfropf**. Beachte die Medialverlagerung der Unterlappenarterie. Nach bronchoskopischer Schleimentfernung Wiederbelüftung (**b**).

Veränderungen im Oberfeld und im apikomediastinalen Winkel

Einige funktionelle Besonderheiten der Lungenoberfelder sind:

- Beim stehenden Patienten ist der Blutfluss apikal geringer als basal, wodurch die O_2-Spannung steigt und die CO_2-Spannung abnimmt.
- Die Atemexkursion ist apikal gegenüber basal eingeschränkt.
- Die bronchoalveoläre Clearance für Stäube (Silikose usw.) ist reduziert.
- Die apikalen Alveolen werden durch das Gewicht der Lungen und die Schwerkraft gedehnt, sodass sich bevorzugt dort Emphysemzonen ausbilden.

Obwohl prinzipiell alle Lungenerkrankungen auch die Oberfelder befallen können, begünstigen diese physiologischen Besonderheiten einige Krankheitsentitäten, wie z. B. die Tuberkulose und ihre Folgeerscheinung, die Silikose, die metastatischen Verkalkungen (relativ alkalisches Milieu), das apikale bullöse Emphysem und die Histiocytosis X (Tab. 15.**3** u. Abb. 15.**20**).

Tabelle 15.**3** Ursachen von Verschattungen im Oberfeld und im apikomediastalen Winkel.

Vaskulär
- neurogenes Lungenödem
- Ektasie der Vv. cava superior und brachiocephalica
- Ektasie vom Truncus brachiocephalicus und von der V. subclavia
- Aortenaneurysma
- hohe Rechtslage der Aorta
- Azygosektasie

Entzündlich
- Oberlappentuberkulose
- Pleurakuppenschwiele
- Aspergillose
- Oberlappenpneumonie
- eosinophile Pneumonie
- Sarkoidose
- Farmer's Lung
- apikale Fibrose bei Morbus Bechterew

Tumorös
- Bronchialkarzinom (Pancoast-Tumor)
- Mediastinaltumoren, wie Struma, Thymom, Dermoid, Neurinom, Lymphom usw.
- bronchogene Zyste
- Lymphangiom (zystisches Hygrom)

Varia
- Lobus v. azygos
- Oberlappenatelektase
- Silikose, Talkose
- Histiocytosis X
- Mukozele
- Mukoviszidose
- metastastatische Kalzifikation
- apikales bullöses Emphysem

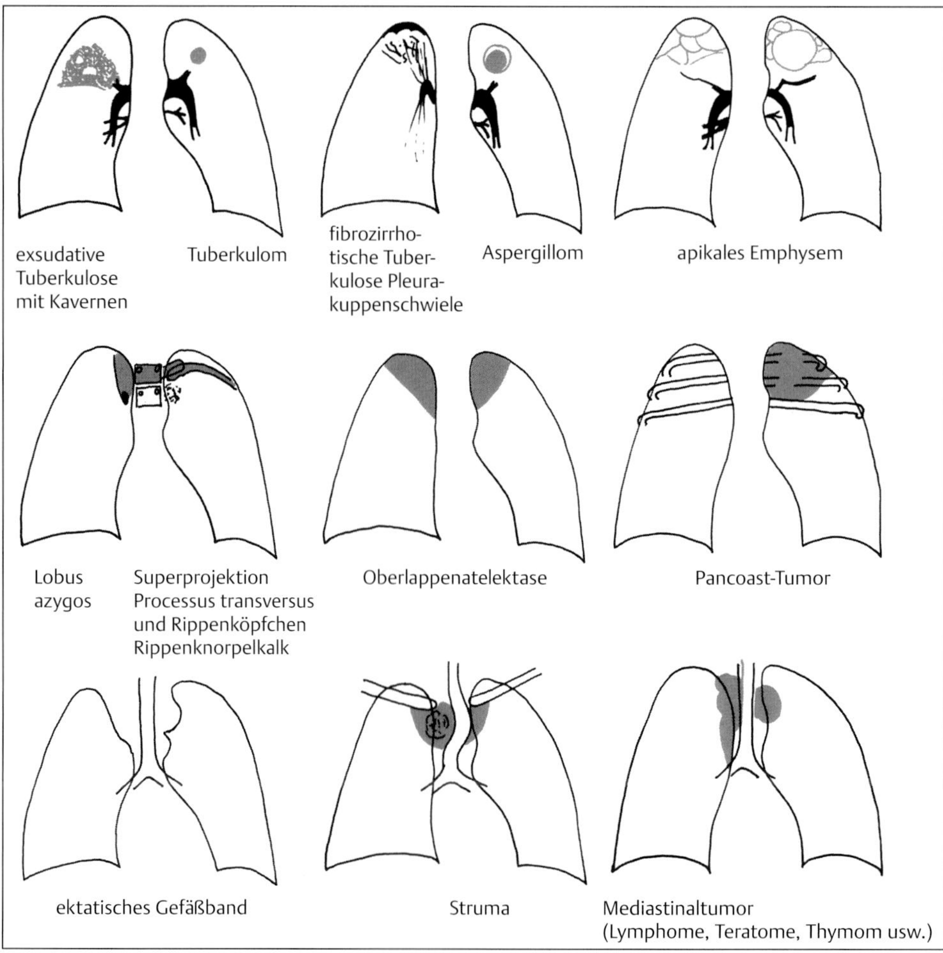

Abb. 15.**20** **Einige Ursachen apikaler Verschattungen.**

Schatten im apikomediastinalen Winkel werden auch von Mediastinalstrukturen verursacht, wie z. B. von ektatischen Gefäßen, von einer Struma, von Thymushyperplasien und von Mediastinaltumoren (Abb. 15.**20**).

Zur diagnostischen Klärung sind mehrere radiologische Verfahren möglich, wie Durchleuchtung, Tomografie, CT, Ösophagusbreischluck, Arteriografie oder Schilddrüsensonografie und -szintigrafie.

Vaskuläre Ursachen

Neurogenes Lungenödem

Beim Status epilepticus und bei akuten Hirndrucksteigerungen (Traumata, Subarachnoidalblutung usw.) kann es zu einem Lungenödem, und dies besonders in den Oberfeldern, kommen. Der Pathomechanismus ist weitgehend unklar; es wird aber vermutet, dass ein gesteigerter Sympathikotonus eine Vasokonstriktion und eine Permeabilitätszunahme im Lungeninterstitium verursacht.

Ektasie von Venen und Arterien

Eine Ektasie oder auch eine Elongation der großen Venen und Arterien im oberen Mediastinum kann den Mediastinalschatten verbreitern, der dann in der Regel nach lateral scharf und bogig begrenzt ist. Besonders beim älteren Menschen sind Erweiterungen und Elongationen häufig; sie betreffen die V. brachiocephalica sinistra, die V. subclavia und den Truncus brachiocephalicus dexter sowie die V. cava superior. Unter Röntgendurchleuchtung pulsieren die Arterien, und Venen ändern ihr Kaliber beim Valsalva- und Müller-Versuch. Im Zweifelsfall können die Angio-CT und die Arteriografie den Befund klären.

Aortenaneurysma

Aneurysmatische Erweiterungen des Arcus aortae können auf dem p.–a. Bild zu einer voluminösen paramediastinalen Verschattung führen, die in der Regel nach lateral konvex berandet ist. Das Seitenbild zeigt eine Verschattung im vorderen Mediastinum. Der Befund kann in Zweifelsfällen computertomografisch und angiografisch gesichert werden.

Aortenbogenanomalien

Rechtslage des Aortenknopfes und andere Anomalien (s. Abb. 11.**7**) können, falls röntgenologisch nicht eindeutig, mit dem Angio-CT geklärt werden.

Entzündliche Ursachen

Oberlappentuberkulose

Die Bevorzugung der Oberfelder durch die Tuberkulose (Abb. 15.**21**) ist so stark, dass der Satz gilt: Jede Infiltration in den Oberfeldern ist bis zum Beweis des Gegenteils als Tuberkulose anzusehen. Dies betrifft sowohl die pneumonischen Infiltrate, bei denen Tomografien und CT gelegentlich zusätzliche Kavernen aufdecken, als auch die Rundschatten (Tuberkulome) und die fibrozirrhotischen Folgezustände, die als vermehrte apikohiläre Streifenzeichnung mit Kranialraffung des Hilus und Verziehung der Mediastinalstrukturen imponieren. Für die Rundschatten im Oberfeld muss allerdings einschränkend festgehalten werden, dass sie ebenso häufig von Bronchialkarzinomen verursacht werden wie von der Tuberkulose.

Pleurakuppenschwielen

Schwarten der Pleura apicalis können auf die Pleura mediastinalis übergreifen und mehrere Zentimeter dick werden (Abb. 15.**22**). In der Regel sind sie girlandenförmig begrenzt. Ihre häufigste Ursache ist eine Spitzentuberkulose, die eine entsprechende strangartige Verschattung und Gefäßverziehung im Lungenparenchym aufweist. Sie sollten nicht mit dem Begleitschatten der III. Rippe (= Pleurakuppengrenze) verwechselt werden (s. Abb. 1.**18**).

Aspergillom

Aspergillome sind bis zu pflaumengroße Kugeln aus Pilzmyzelien, die sich in präformierten Höhlen entwickeln. Da in den Oberfeldern häufig Emphysemblasen und tuberkulöse Kavernen lokalisiert sind, erklärt sich der Prädilektionsort (s. Abb. 3.**42**).

Oberlappenpneumonie

Segmentpneumonien im Oberlappen (Abb. 15.**23**) bzw. im apikalen Segment rechts und im apikoposterioren Segment links führen zu einer dreieckigen paramediastinalen Verschattung, oft mit positivem Pneumoalveolo- und -bronchogramm. Die Diagnose ergibt sich durch die klinische Symptomatik und die bakteriologische Sputumanalyse.

Tumoröse Ursachen

Bronchialkarzinome

Bronchialkarzinome (Abb. 15.**24**) können im Bereich des Sulcus superior der Lungenspitze lokalisiert sein und die Nachbarschaft infiltrieren (Pancoast-Tumor). Auf der Nativaufnahme ist dann gelegentlich eine Rippenosteolyse nachweisbar; der Einbruch des Tumors in die oberen Mediastinalgefäße kann venografisch dokumentiert werden. Der Verdacht ergibt sich aus der Pancoast-Trias „apikale Verschattung, Brachialgie und Horner-Syndrom". Die Diagnose wird bronchoskopisch und bioptisch gesichert.

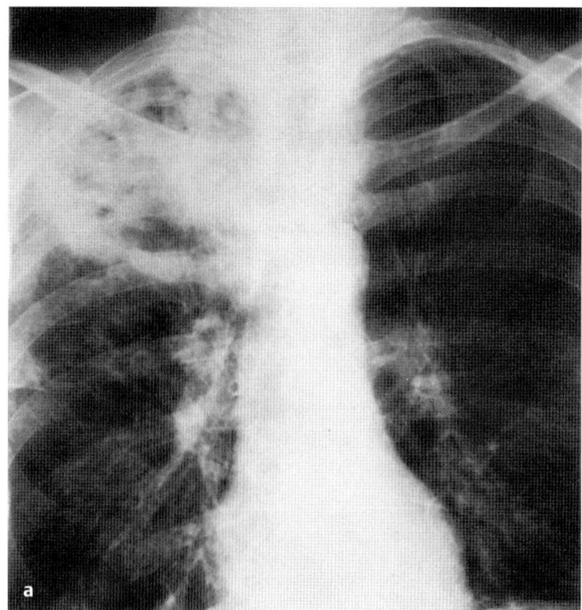

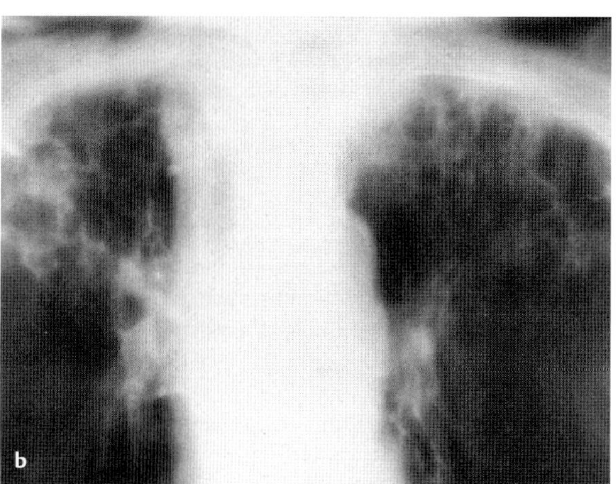

Abb. 15.**21** **a** u. **b** **Kavernisierende Oberlappentuberkulose.**

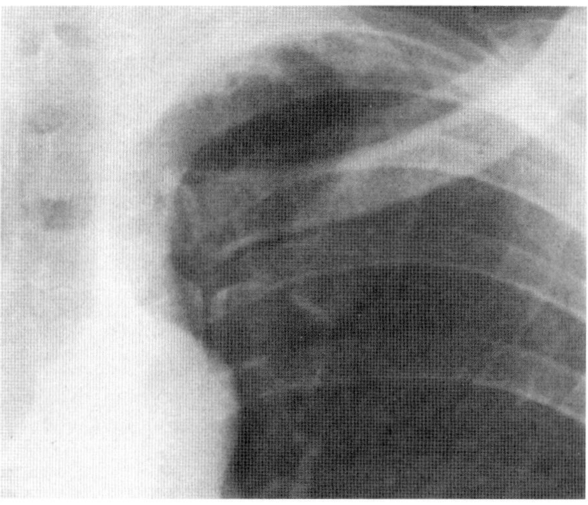

Abb. 15.**22** **Pleurakuppenschwiele.** Im Gegensatz zum Pleurakuppenschatten (s. Abb. 1.**18**) ist die Kontur der Schwiele ausgefranst.

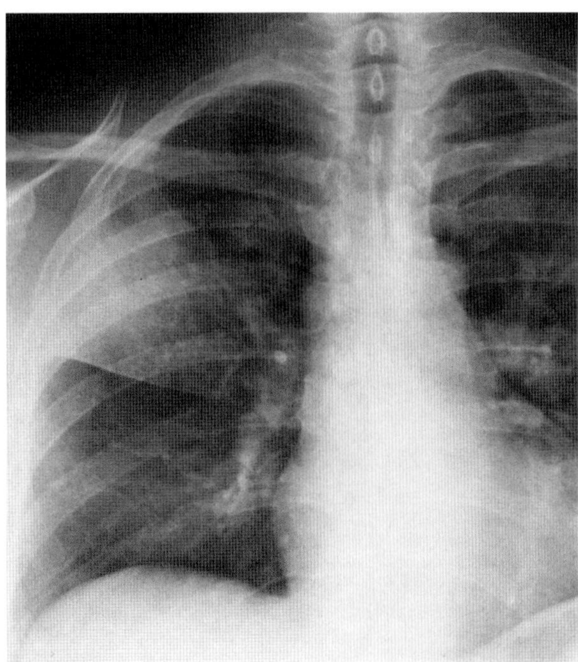

Abb. 15.**23** **Pneumonie im anterioren Oberlappensegment.** Die Begrenzung durch den kleinen Lappenspalt erlaubt die Identifikation des Segments.

Struma substernalis

Das obere Mediastinum ist becherförmig und mehr oder weniger symmetrisch verbreitert. Die Trachea kann eingeengt oder verlagert sein. Gelegentlich sind Schilddrüsenknoten schollig verkalkt. Die Diagnose ergibt sich aus der Palpation der suprasternalen Anteile sowie der Schilddrüsensonografie und -szintigrafie (s. Abb. 11.**19**).

Thymushyperplasie

Siehe Kapitel 11 „Mediastinale Erkrankungen", Abschnitt „Tumoröse Mediastinalverbreiterungen", und Abb. 11.**22** und Abb. 11.**23**.

Mediastinaltumoren

Siehe Abb. 15.**25**, die Mediastinalverbreiterung (Kapitel 11 „Mediastinale Erkrankungen", Abschnitt „Tumoröse Mediastinalverbreiterungen") und Tab. 11.**2**.

Verschiedene Ursachen

Lobus v. azygos

Ein Lobus v. azygos (Abb. 15.**26**) ist oft dystelektatisch und imponiert als homogener, nach lateral konvex berandeter Schatten. Spätestens im Tomogramm zeigt sich die scharfe Pleuralinie, die den Schatten nach lateral begrenzt und an ihrem kaudalen Ende in den ovalen Rundschatten der orthograd getroffenen V. azygos ausläuft.

Oberlappenatelektase

Eine Atelektase der Oberlappen bzw. des apikalen Segments rechts und des apikoposterioren Segments links führt zu einer Verschattung der Lungenspitze, die bis an das Mediastinum heranreicht. Die Ursache ist meist ein Bronchialkarzinom, das tomografisch, computertomografisch und vor allem bronchoskopisch und bioptisch gesichert wird.

Silikose

Die fibröse, nodöse und schwielige Form der Silikose befällt in der Regel alle Lungenfelder. Jedoch kann eine Konzentrierung der Knötchen in den Oberfeldern beobachtet werden. Besonders die oft hühnereigroßen Schwielen bevorzugen diese Region; tomografisch sind sie von Narbenemphysem umgeben, was ihre Diagnose wahrscheinlich macht. Dies sollte jedoch immer mit Voraufnahmen überprüft werden (Differenzialdiagnose: Karzinom!).

Metastatische (= metabolische) Kalzifikationen

Wegen des in den Lungenoberfeldern relativ höheren pH-Werts lagert sich dort bei Kalziumstoffwechselstörungen (Hyperparathyreoidismus usw.) Kalk stärker ab als in den Unterfeldern (s. thorakale Kalkschatten, S. 65 ff.

Apikales bullöses Emphysem

Das genuine bullöse Emphysem manifestiert sich besonders häufig bilateral in den Oberfeldern. Auf der Übersichtsaufnahme sind die Lungenspitzen hypertransparent und von zarten, bogigen Linien durchzogen. Die Tomografie und die CT zeigen diese Septen genauer, die oft große Blasen umschließen. Die Entwicklung des Emphysems wird mit dem Eigengewicht der Lunge erklärt, die beim aufrechten Gang eine Zugwirkung auf die Lungenspitze ausübt (s. Abb. 4.**9**).

Histiocytosis X

Bei dieser Erkrankung (s. Kapitel 3 „Entzündungen") findet sich meist eine Häufung der Granulome, der Zysten und der Fibrose in den Oberfeldern. Im CT zeigen sich irreguläre kleine Knoten und bizarr geformte, dünn- oder dickwandige Zysten sowie ein interstitelles Fibrose- und Honigwabenmuster. Die Diagnose wird bioptisch über den Nachweis von Langerhans-X-Zellen gestellt.

Mukozele

Die kongenitale Bronchusatresie wird überwiegend im apikoposterioren Segmentbronchus des linken Oberlappens beobachtet. Hinter der Atresie erweitert sich das Bronchialsystem und ist mit Schleim gefüllt. Die Schleimmassen (Mukozele) imponieren als längliche, teils verzweigte Verschattungen im linken Oberfeld (s. Abb. 2.**18** u. Abb. 15.**62**).

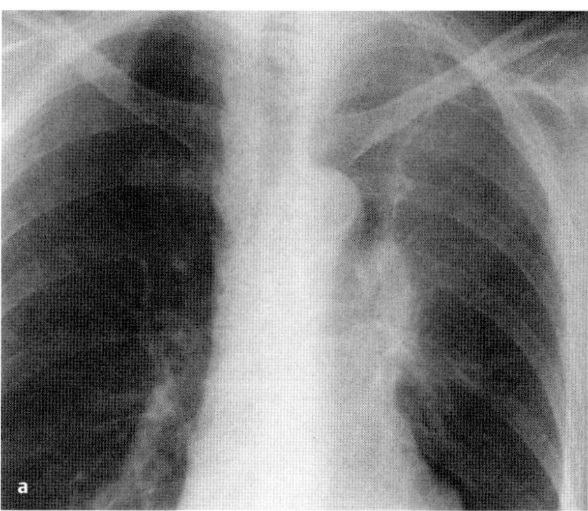

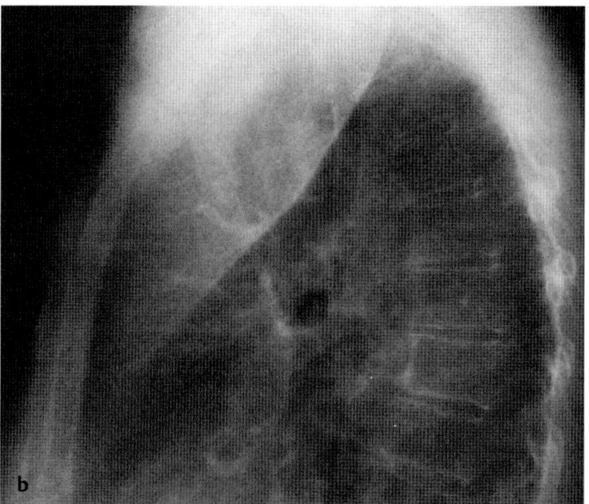

Abb. 15.**24** a u. b **Oberlappenatelektase bei zentralem Bronchialkarzinom**. Beachte die Verlagerung des Interlobiums und die scharfe Kontur des Aortenbogens infolge der Kranialverlagerung des Unterlappens.

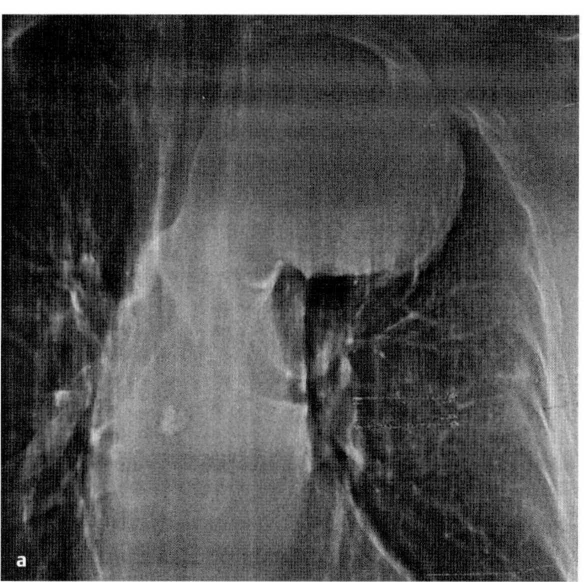

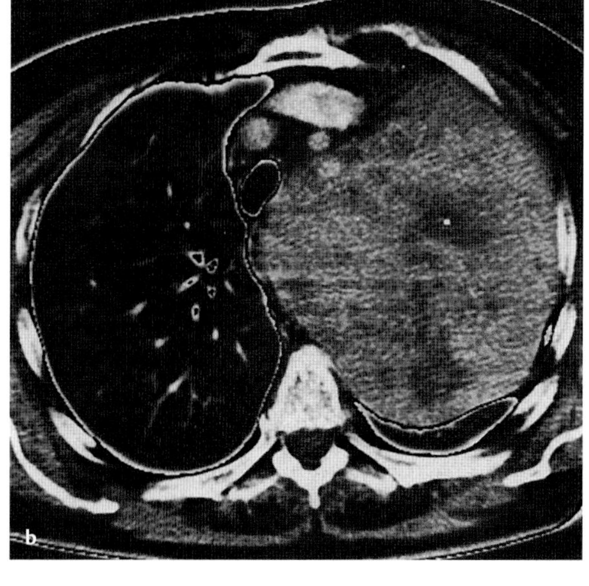

Abb. 15.**25** a u. b **Mediastinaltumor**. Histologisch Teratom.

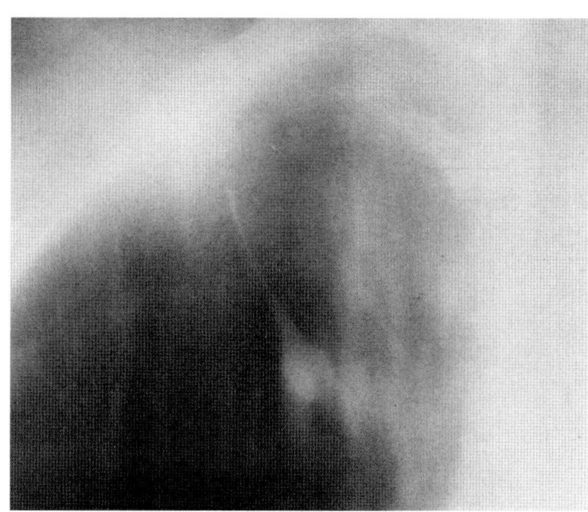

Abb. 15.**26** **Lobus v. azygos**.

Verschattungen im Unterfeld und im Herz-Zwerchfell-Winkel

Verschattungen im Unterfeld der Lungen und im Herz-Zwerchfell-Winkel entstehen durch die unterschiedlichsten pulmonalen, pleuralen, diaphragmalen und mediastinalen Prozesse (Tab. 15.**4** u. Abb. 15.**27**).

Da der dorsoventrale Durchmesser der Lungen basal größer ist als apikal, werden auch Veränderungen, die gleichmäßig über alle Lungenabschnitte verteilt sind, auf der p.–a. Übersichtsaufnahme basal deutlicher zu erkennen sein.

Im Verleich zu den Oberfeldern sind der hydrostatische Druck, die Perfusion, die Ventilation, die Atemexkursion und der Lymphfluss in den Unterfeldern gesteigert. Dies führt zu einigen Besonderheiten der regionalen Verteilung von pathologischen Prozessen:

- Der basal höhere hydrostatische Druck begünstigt die Entstehung eines Lungenödems in den Unterfeldern.
- Die verstärkte Ventilation bedingt, dass inhalierte Keime und Stäube zunächst vermehrt in die basalen Lungenpartien gelangen. Folglich sind aerogen entstandene Pneumonien sehr viel häufiger basal lokalisiert. Inhalierte Stäube hingegen werden zwar durch die basal besser ausgebildete mukoziliare Clearance wieder expektoriert, das gilt aber z. B. nicht für Asbestfasern, die sich im Gewebe verhaken.
- Da auch das Lungengerüst basal stärker ausgebildet ist als apikal, sind interstitielle Erkrankungen, wie z. B. die idiopathischen interstitiellen Pneumonien und Fibrosen, in den Unterfeldern deutlicher ausgeprägt.

Tabelle 15.**4** Ursachen einer Verschattung im Unterfeld und im Herz-Zwerchfell-Winkel.

Pulmonal
- Gefäßstauchung
- Plattenatelektasen
- basale Pneumonie (z. B. Aspiration), Bronchiektasen
- basales Lungenödem, ARDS
- Asbestose
- UIP, NSIP, BOOP
- Kollagenosen, Sklerodermie
- Unterlappenatelektase oder -infiltration
- Mittellappenatelektase oder -infiltration
- Lymphangiosis carcinomatosa
- Sequestration
- Scimitar-Syndrom

Pleural-diaphragmal
- Pleuraerguss
- Pleuraschwarte
- Pleuratumor
- Zwerchfellinsertionszacken
- Zwerchfellbuckel
- transdiaphragmale Hernien
- Zwerchfelltumoren

Mediastinal
- V. hepatica
- V. cava
- Fettbürzel des Herzes
- Perikardzyste
- Perikarderguss
- Mediastinaltumoren
- Senkungsabszess
- Wirbelkörperdeformation

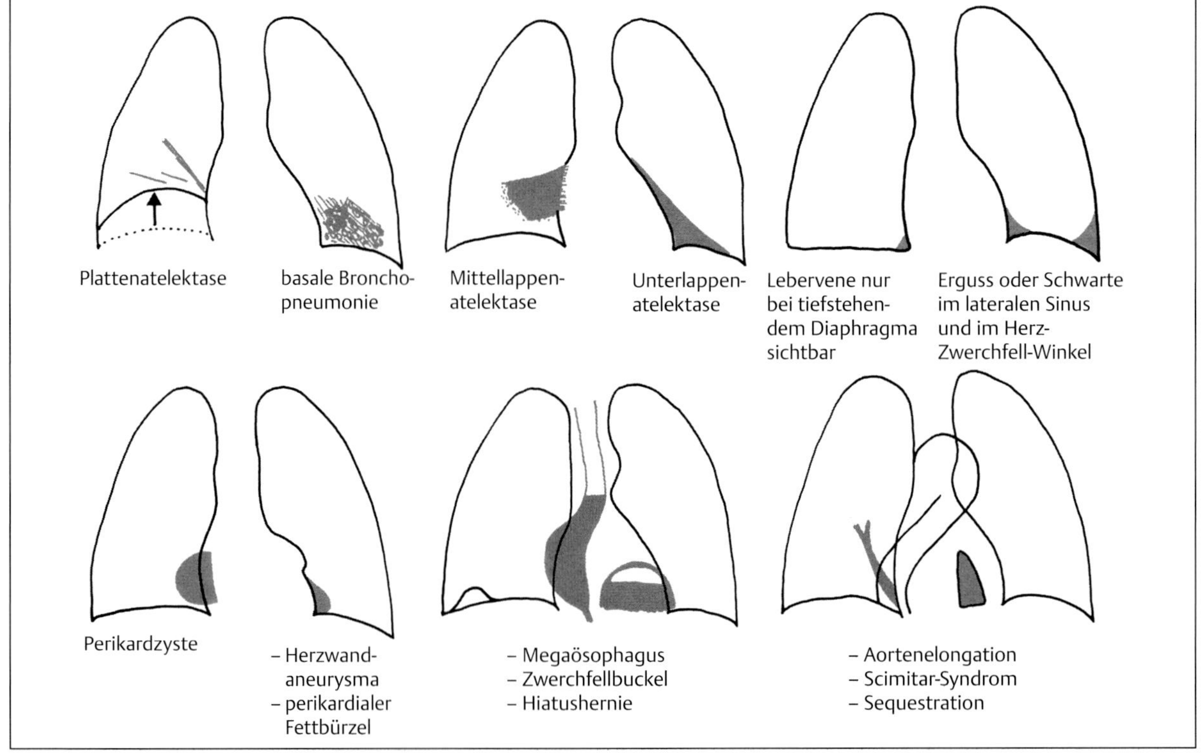

Abb. 15.**27** **Einige Ursachen basaler Verschattungen.**

Basale Gefäßstauchung

In Exspirationsstellung und bei mangelhafter Inspiration wegen Adipositas oder Aszites werden die basalen Gefäße gestaucht (s. Abb. 1.**39**), und es kommt zu einer vermehrten Streifenzeichnung beiderseits basal. Das exspiratorisch verminderte Thoraxvolumen und das breit dem Zwerchfell aufgelagerte Herz machen die Ursache wahrscheinlich.

Plattenatelektasen

Die bis zu 3 mm breiten und bis zu 10 cm langen Streifen (Abb. 15.**28**) laufen in den Unterfeldern meist horizontal oder nach lateral ansteigend. Ursachen sind Zwerchfellhochstand und Belüftungsstörung, die dann für Pneumonien prädisponieren.

Basale Pneumonie

Bronchopneumonien entstehen oft in den schlecht belüfteten, hypostatischen Lungenarealen. Basal und regional zeigt sich vermehrte Fleck- und Streifenzeichnung (s. Abb. 3.**10**). Die gleichzeitig vorhandene Fieber-Husten-Auswurf-Symptomatik macht, von Ausnahmen abgesehen, die Diagnose recht sicher. Aspirationpneumonien sind wegen des steileren Abgangs des rechten Hauptbronchus vorwiegend im rechten Unterfeld lokalisiert.

Bronchiektasen

Bronchiektasen finden sich gehäuft in den Unterlappen. Der Befund auf den Übersichtsaufnahmen („Schienenstrangphänomen“) ist meist unklar und sollte bei Verdacht computomografisch verifiziert werden.

Interstitielle Fibrosen

Interstitielle Fibrosen sind in der Regel generalisierte Lungengerüsterkrankungen; sie sind aber in den basalen Lungenfeldern oft stärker ausgeprägt. Dies gilt insbesondere für die UIP, die Sklerodermie und die Asbestose.

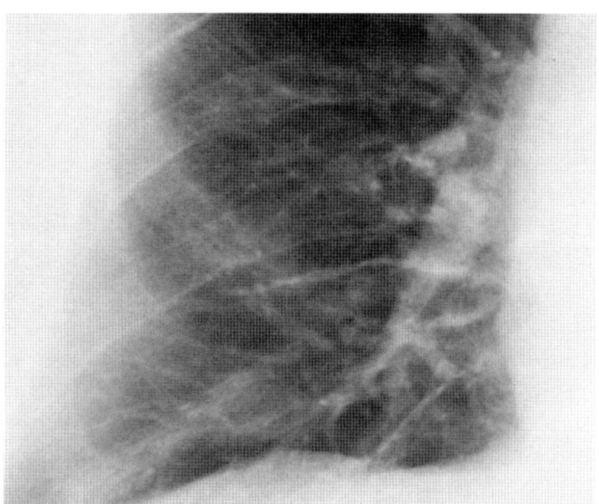

Abb. 15.**28** **Plattenatelektase durch Hypoventilation bei einem operierten Patienten.**

Basales Lungenödem

Infolge des höheren hydrostatischen Druckes beginnt ein Lungenödem oft in den basalen Lungenfeldern. Es zeigen sich beiderseits konfluierende Fleckschatten von der Größe eines Azinus; gleichzeitig finden sich Kerley-Linien, Lungengefäßverbreiterung, eine Vergrößerung des Herzschattens und auch Pleuraergüsse.

Lymphangiosis carcinomatosa

Die regional verstärkte Ausprägung einer Lymphangiosis mit ihrem retikulomikronodulären Muster findet sich besonders häufig in den Unterfeldern.

Mittellappenatelektase bzw. -infiltration

Die Verschattung (Abb. 15.**29**) liegt parakardial rechts und löscht deshalb die rechte Herzkontur partiell aus. Meist

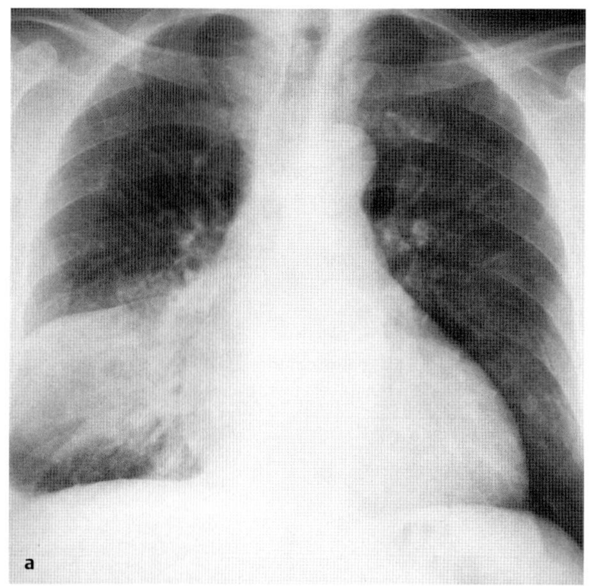

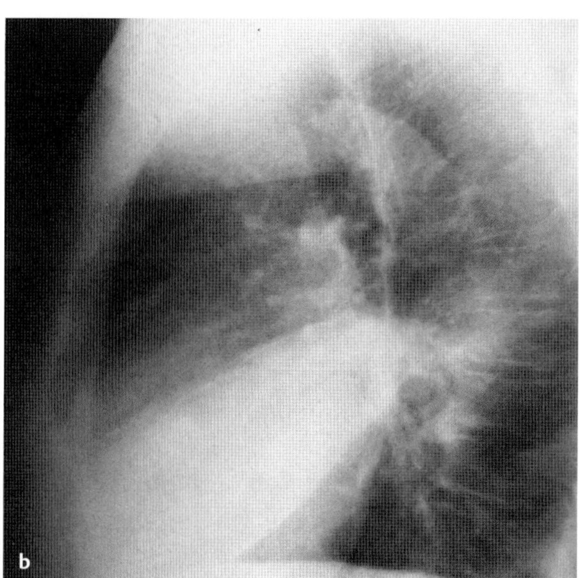

Abb. 15.**29 a** u. **b** **Mittellappenpneumonie.**

ist aber der kardiodiaphragmale Winkel noch transparent. Auf der Seitenaufnahme findet sich die typische keilförmige Verschattung, die von der vorderen Brustwand zum Hilus zieht.

Unterlappenatelektase bzw. -infiltration

Rechts ist die dreieckige Verschattung im kardiodiaphragmalen Winkel nach außen oft konvex berandet, die Unterlappenarterie ist nach medial verlagert und der Herzrand bleibt scharf (Silhouettenzeichen; Abb. 15.**30**). Links projiziert sich die Unterlappenatelektase im p.–a. Bild auf den Herzschatten, und der Befund ist manchmal nur durch die Verlagerung der Unterlappenarterie zu erkennen. Im Seitenbild ist die Verschattung dorsal lokalisiert und mindert die Transparenz der unteren thorakalen Wirbelsäule (Abb. 15.**31**).

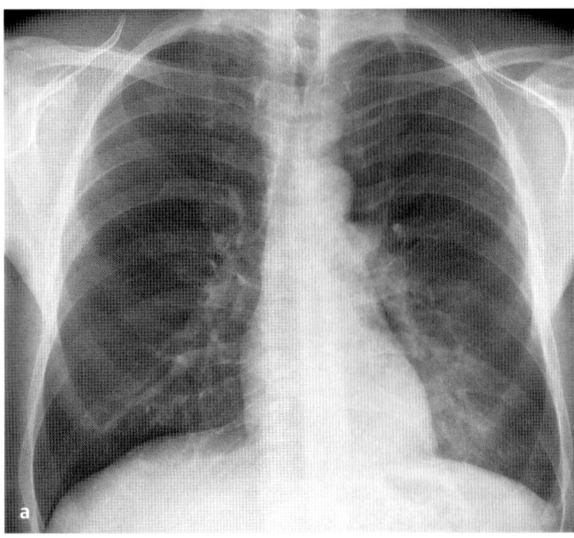

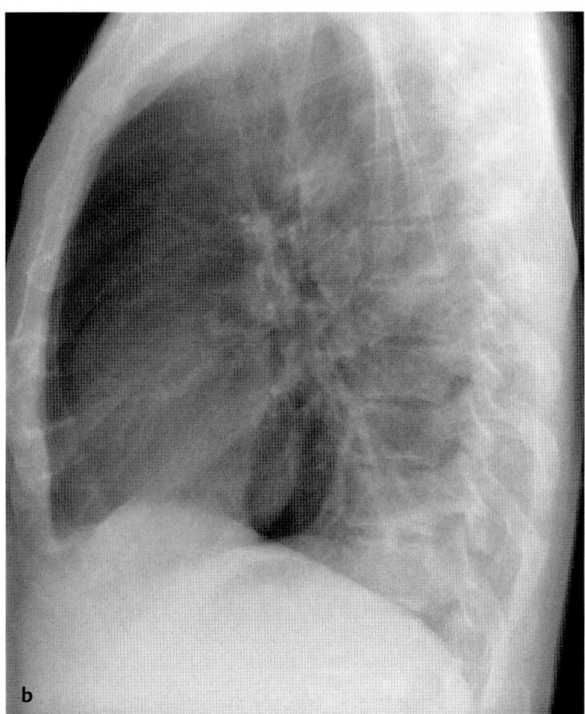

Abb. 15.**30 a** u. **b** **Basale Pneumonie**. Beachte die scharfe Herzkontur und auf der Seitenaufnahme die ausgelöschte Kontur des linken Zwerchfells (Silhouettenzeichen).

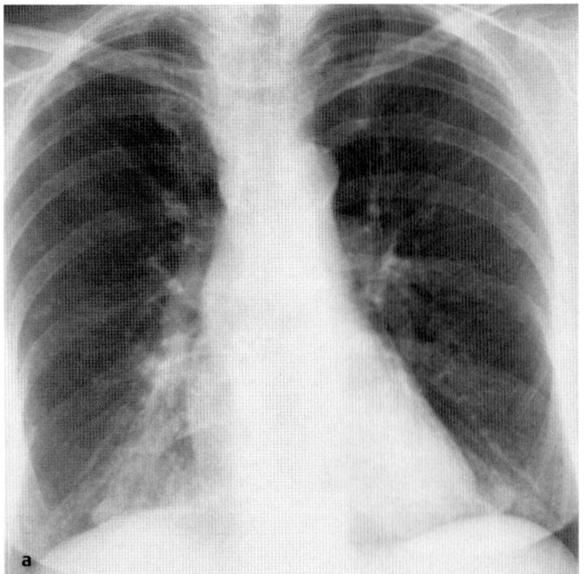

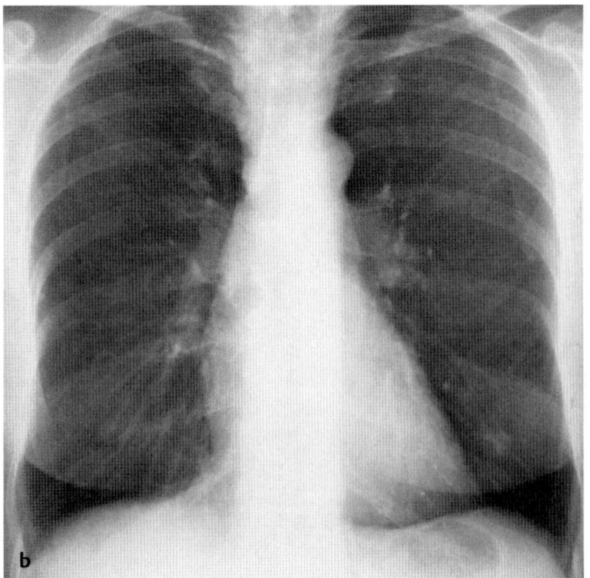

Abb. 15.**31 a** u. **b** **Unterlappenpneumonie**. Beachte den scharfen Herzrand, was einen Mittellappenprozess unwahrscheinlich macht. Eine Woche nach antibiotischer Therapie komplette Remission.

Lungensequestration

Lungensequestrationen sind vorwiegend im Zwerchfell-Wirbelsäulen-Winkel lokalisiert. Sie führen zu homogenen bis apfelgroßen Verschattungen, die auch den kardiodiaphragmalen Winkel ausfüllen können, wobei aber die Herzkontur erhalten bleibt. Im Seitenbild sind sie dorsal lokalisiert. Die Angiografie und die CT klären die Diagnose (s. Kapitel 2 „Missbildungen").

Scimitar-Syndrom

Im Rahmen einer Missbildung kann die rechte Unterlappenvene in die V. cava inferior bzw. den rechten Vorhof einmünden und zeigt dann eine säbelförmige Verschattung im Herz-Zwerchfell-Winkel rechts (s. Kapitel 2 „Missbildungen" u. Abb. 2.**21**).

Basaler Pleuraerguss

Im Stehen sinkt der Erguss nach kaudal (Abb. 15.**32**). Es kommt zuerst zu einer Verschattung des dorsalen Sinus phrenicocostalis, der auf dem Seitenbild beurteilt werden kann, später zu einer Verschattung des lateralen Sinus phrenicocostalis auf der p.–a. Aufnahme. Die Verschattung steigt nach lateral an und ist zur Lunge hin konkav konturiert. Zur Abgrenzung gegen eine Randwinkelschwarte eignen sich die Sonografie und die Aufnahme in Seitenlage, bei der der Erguss nach kranial abfließt.

Basale Pleuraschwarte

Der Sinus phrenicocostalis ist verschattet und an die laterale Thoraxwand herangerafft. Die Abgrenzung gegen einen basalen Pleuraerguss erfolgt am besten mit der Sonografie (s. auch S. 225; Abb. 15.**33**).

Zwerchfellinsertionszacken

Beim Emphysem finden sich in dem flach ausgespannten Zwerchfell hypertrophierte Muskelstränge, die eine stufenförmige Kontur der Zwerchfellkuppe verursachen (s. Abb. 4.**1** u. Abb. 4.**2**).

Zwerchfellbruch mit Hernien

Hiatus-, Bochdalek- und Morgagni-Hernie (s. Kapitel 12 „Zwerchfellerkrankungen", Abschnitt „Zwerchfellhernien") werden durch die Magen-Darm-Kontrastmitteluntersuchung bewiesen.

Zwerchfelltumoren

Sie imponieren als Zwerchfellbuckelung, bilden sich computertomografisch und sonografisch als solide Prozesse ab und können nur thorakoskopisch und bioptisch gesichert werden.

Pleuramesotheliom

Die Tumoren gehen oft von der Pleura diaphragmatica aus und führen zu einer entsprechenden basalen Verschattung. Der Verdacht ergibt sich bei Asbestexposition, bei der dann auch eine Pleuritis calcarea besonders des Zwerchfells besteht, und muss thorakoskopisch und bioptisch gesichert werden (s. Abb. 9.**20**–Abb. 9.**24**).

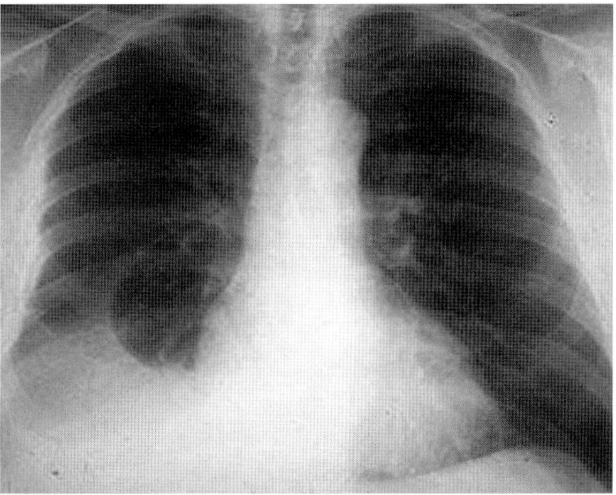

Abb. 15.**32** **Basaler Pleuraerguss mit Ausdehnung in den großen Lappenspalt bei Dystelektase des Unterlappens.**

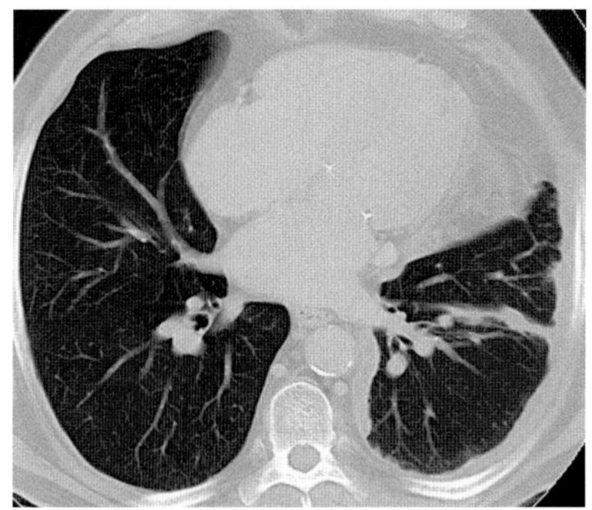

Abb. 15.**33** **Pleuraschwarte mit Beteiligung des großen Lappenspalts.**

Vena hepatica

Die V. hepatica zieht nach ihrem Durchtritt durchs Zwerchfell schräg nach oben medial zur V. cava inferior. Besonders bei tief stehenden Zwerchfellen kann dadurch eine Verschattung im rechten Herz-Zwerchfell-Winkel entstehen.

Vena cava inferior

Auf der Seitenaufnahme wird bei tiefer Inspiration die V. cava inferior sichtbar, die den Winkel zwischen hinterer Herzkontur und Zwerchfell homogen ausfüllt.

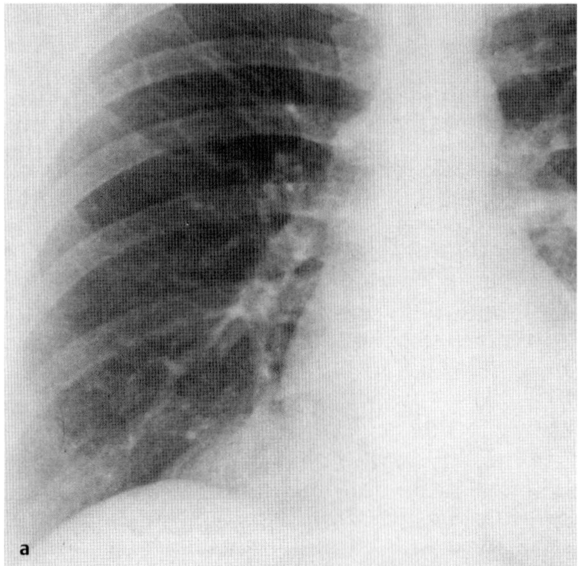

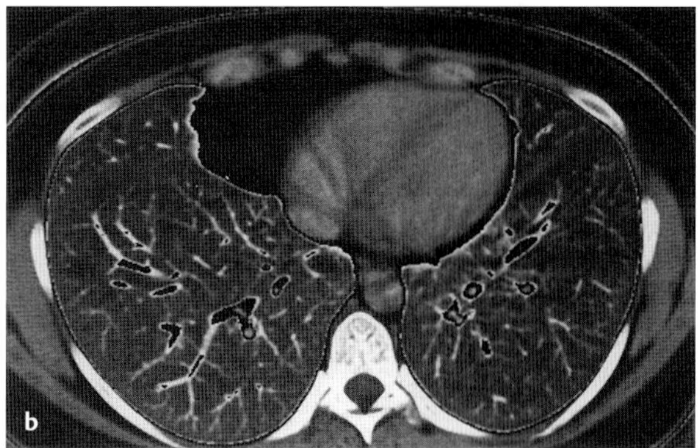

Abb. 15.**34** a u. b **Verschattung im rechten Herz-Zwerchfell-Winkel.** Das CT zeigt einen Fettbürzel des Herzes.

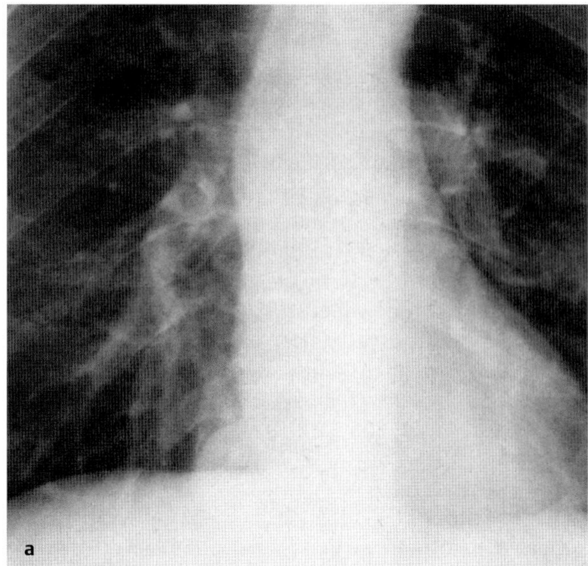

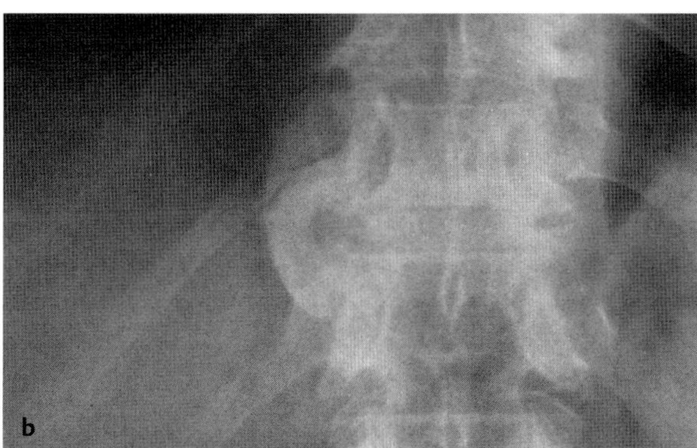

Abb. 15.**35** a u. b **Rundliche Verschattung im rechten Herz-Zwerchfell-Winkel.** Die Aufnahme mit Knochentechnik zeigt einen monströsen Osteophyten der Brustwirbelsäule.

Fettbürzel des Perikards

Besonders bei Adipösen kann der Herz-Zwerchfell-Winkel durch Fett verschattet sein (Abb. 15.**34**). Die CT zeigt die für Fett charakteristischen niedrigen HU-Werte.

Perikardzyste

Perikarddivertikel sind bis zu apfelgroße, mit seröser Flüssigkeit gefüllte Zysten, die oft vom rechten Vorhof ausgehen und den Herz-Zwerchfell-Winkel verschatten. Sie sind glatt und rund berandet. Die CT zeigt serumäquivalente Dichtewerte.

Aortenelongation und -aneurysma

Eine elongierte und ektatische Aorta kann sich zum Teil rechts von der Wirbelsäule befinden und dann den Herz-Zwerchfell-Winkel verschatten. Meist ist gleichzeitig auch eine Ektasie in den oberen Anteilen der Aorta thoracica zu erkennen. Die Durchleuchtung und die CT klären die Diagnose.

Epiphrenales Ösophagusdivertikel

Die Divertikel können bis zu apfelgroß werden und dann den kardiophrenischen Winkel verschatten. Der Kontrastmittelbreischluck klärt die Diagnose.

Wirbeldeformation

Kräftige spondylotische Randzacken, skoliotische Verkrümmungen und andere Wirbelkörperdeformationen können sich auf dem p.–a. Bild in den Herz-Zwerchfell-Winkel projizieren (Abb. 15.**35**).

Senkungsabszess

Die Verschattungen liegen paravertebral. Ihre Ursache ist oft eine Spondylitis mit röntgenologisch nachweisbarer Wirbeldestruktion.

Mediastinaltumoren

Siehe Kapitel 11 „Mediastinale Erkrankungen“, Abschnitt „Tumoröse Mediastinalverbreiterungen“.

Hilusverbreiterung

Es ist eine der verantwortungsvollsten Aufgaben der Thoraxbildanalyse, einen verplumpten und vergrößerten Hilusschatten zu erkennen und zu deuten. Dahinter verbergen sich nämlich oft ernste Erkrankungen mit zum Teil erheblicher therapeutischer Konsequenz. Die Schwierigkeit ergibt sich vor allem daraus, dass Form und Größe der gesunden Hilusstrukturen von Individuum zu Individuum stark schwanken. Eine Formkonstanz des Hilus ist schon deshalb nicht zu erwarten, da er ein Summationsbild zahlreicher Venen und Arterien ist. Einen Anhalt für die normale Form und Größe des Hilusschattens geben folgende Kriterien, die im Einzelfall jedoch nur mit Vorsicht anzuwenden sind:

- Die Hiluskontur ist nach lateral konkav.
- Der Durchmesser der A. intermedia rechts beträgt weniger als 16 mm.
- Die Kontur des Pulmonalisbogens ist weniger als 4 cm von der Mittellinie entfernt.

Eine Vergrößerung des Hilusschattens wird bedingt durch (Tab. 15.**5**):

- erweiterte Gefäße (z. B. Lungenstauung, pulmonale Hypertonie, senile Pulmonalisektasie usw.)
- Lymphome (z. B. Morbus Hodgkin, Sarkoidose, Metastasen)
- Bronchialtumoren
- hilusnahe Pneumonie
- Mediastinaltumoren

Normvariante Ektasie der Pulmonalarterie

Eine normvariante Ektasie oder Elongation kann eine Buckelung eines Hiluspols bzw. eine Verplumpung der gesamten Hilusstrukturen verursachen. Besonders beim alten Menschen ist infolge des Elastizitätsverlusts eine Ektasie häufig. Die rotierende Durchleuchtung und die Angio-CT klären die Veränderung.

Verlagerte Hilusebene

Eine einseitige Hilusprominenz kann durch eine schlechte, nicht orthograde Aufnahmetechnik zustande kommen. Die Gefäße ziehen nämlich vom Hilus nicht nur nach lateral, sondern auch nach dorsal und werden bei leichter Rotation deshalb auf einer Seite vergrößert abgebildet. Eine ähnliche Seitendifferenz resultiert, wenn durch eine Kammerhypertrophie das Herz und die großen Gefäße um die Körperlängsachse rotieren.

Linksherzinsuffizienz

Die zentralen Gefäße sind verbreitert und durch ein perivasales Ödem oft unscharf (Abb. 15.**36**). Gleichzeitig beobachtet man andere Zeichen der Herzinsuffizienz: vermehrte periphere Gefäßschatten, Kerley-Linien, basale Pleuraergüsse und eine Herzvergrößerung. Bei der Mitralstenose kann der Herzschatten klein sein, obwohl die Pulmonalgefäße deutlich gestaut sind.

Tabelle 15.**5** Ursachen verbreiterter Hilusschatten.

Vaskulär
- normvariante Ektasie
- verlagerte Hilusebene
- Linksherzinsuffizienz
- pulmonale Hypertonie
- Rezirkulationsvitium
- Thrombembolie
- Polyzythämie
- seitendifferente Perfusion
- Pulmonalisaneurysma

Lymphadenopathie
- malignes Lymphom (Morbus Hodgkin und Morbus Non-Hodgkin)
- Leukosen
- Plasmozytom
- Morbus Castleman
- hiläre Metastasen
- Sarkoidose
- bakterielle und virale Lymphadenitis
- tuberkulöse Lymphadenitis
- Pilzinfektionen (Histoplasmose, Kokzidioidomykose, Blastomykose)
- Mononukleose
- mykotische Lymphadenitis
- Silikose
- verkalkte Lymphknoten
- (Silikose, Tuberkulose, Sarkoidose, Histoplasmose, Kokzidioidomykose, Morbus Hodgkin, Lymphom nach Bestrahlung)

Neoplasie
- zentrales Bronchialkarzinom
- Karzinoid
- Mediastinaltumoren

Superprojektion
- Aortenaneurysma
- bronchogene und enterogene Zysten
- Pneumonie (Lungenkern, anteriores Oberlappen- und apikales Unterlappensegment)
- Wirbelsäulendeformation (Spondylose, Skoliose)
- Brustwandprozesse

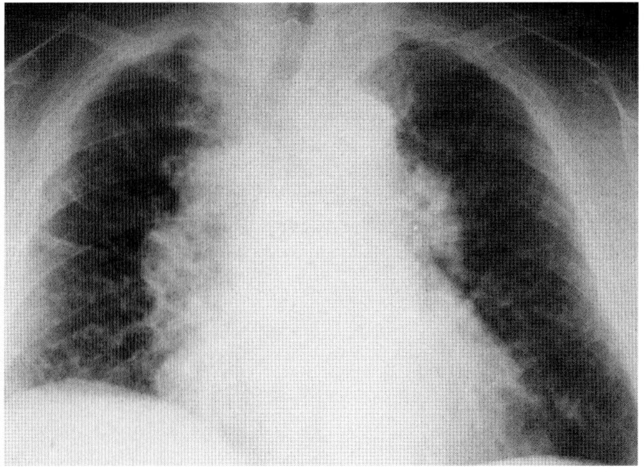

Abb. 15.**36** **Herzinsuffizienz.** Kaliberstarke zentrale Gefäßschatten mit unscharfen Konturen („verwaschener Hilus").

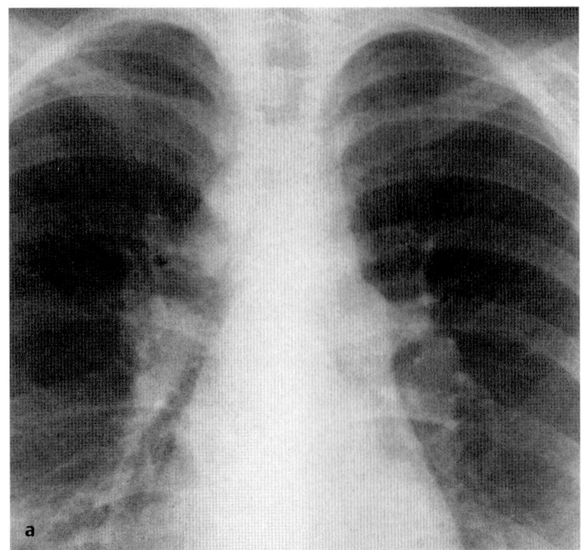

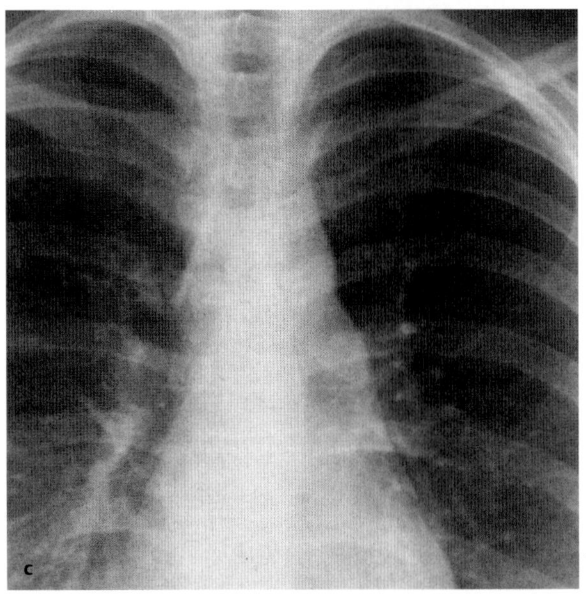

◁ Abb. 15.**37** a–c **Morbus Hodgkin**. Bihiläre und mediastinale Lymphome. Remission nach Strahlentherapie (**c**).

Pulmonale Hypertonie ohne Herzfehler

Die zentralen Gefäße sind erweitert, die peripheren Gefäße rarefiziert, und tomografisch zeigt sich ein Kalibersprung an den Segmentarterien (s. Abb. 4.**2** und Abb. 7.**2**). Ursachen einer Hypertonie sind meist ein Emphysem, das am Volumen pulmonum auctum erkannt wird, oder eine Thrombembolie, die szintigrafisch oder im Angio-CT diagnostiziert wird. Der genuine pulmonale Hypertonus (s. Kapitel 7 „Gefäßerkrankungen", Abschnitt „Pulmonale Hypertonie") ist selten.

Rezirkulationsvitium

Die zentralen Gefäße sind erweitert und geschlängelt; ebenso sind die peripheren Gefäßschatten vermehrt. Bei der Durchleuchtung pulsieren die Hilusgefäße stark (tanzende Hili). Ursache ist ein Links-rechts-Shunt (z. B. Vorhof- oder Ventrikelseptumdefekt, Ductus Botalli usw.), der kardiografisch und mit Herzkathetermessungen genauer abgeklärt werden muss.

Seitendifferente Perfusion

Ist die Durchblutung eines Lungenflügels herabgesetzt, so wird kompensatorisch die Gegenseite stärker perfundiert, was zu einer Gefäßdilatation führt. Ursachen solcher Perfusionsdifferenzen sind einseitige Gefäßverschlüsse (kongenitale Pulmonalarterienhypoplasie, Thrombembolie) oder eine einseitige Minderventilation mit reflektorischem Gefäßspasmus, wie sie z. B. bei der Bronchialstenose, beim Swyer-James-Syndrom und bei einseitigem Emphysem beobachtet wird (s. auch paradoxes Hiluszeichen, Abb. 6.**15**). Angio-CT und evtl. die Angiografie klären die Ursachen.

Aneurysma der Arteria pulmonalis

Angeborene Pulmonalarterienaneurysmen sind extrem selten. Eine Pulmonalklappenstenose kann durch eine Wirbelbildung die Arterie poststenotisch aufweiten. Die Diagnose muss CT-angiografisch geklärt werden.

Malignes Lymphom

Die Hilusstrukturen sind bilateral, aber asymmetrisch verbreitert und nach lateral polyzyklisch begrenzt. Meist ist gleichzeitig der Mediastinalschatten verbreitert (Abb. 15.**37**). Die Diagnose wird durch die Biopsie extrathorakaler bzw. mediastinaler Lymphknoten gesichert.

Sarkoidose

Hiläre Lymphknoten sind bei Sarkoidosepatienten meist bilateral-symmetrisch vergrößert (Abb. 15.**38**), wobei im Gegensatz zu Lymphom und Karzinom gelegentlich ein belüfteter Lungenstreifen zwischen den hilären Knoten und dem Mediastinum vorhanden ist. Die Patienten sind asymptomatisch, oder es besteht ein fieberhafter Infekt mit Erythema nodosum. Oft ist ein Übergang zum

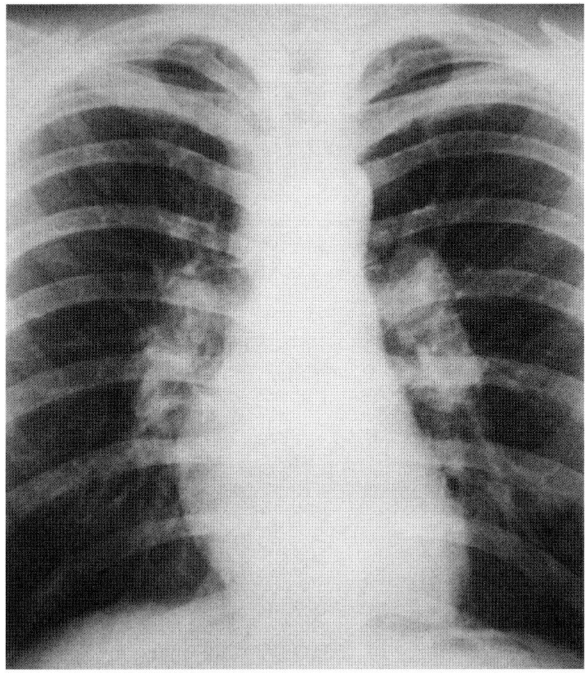

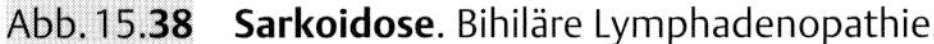

Abb. 15.38 **Sarkoidose**. Bihiläre Lymphadenopathie.

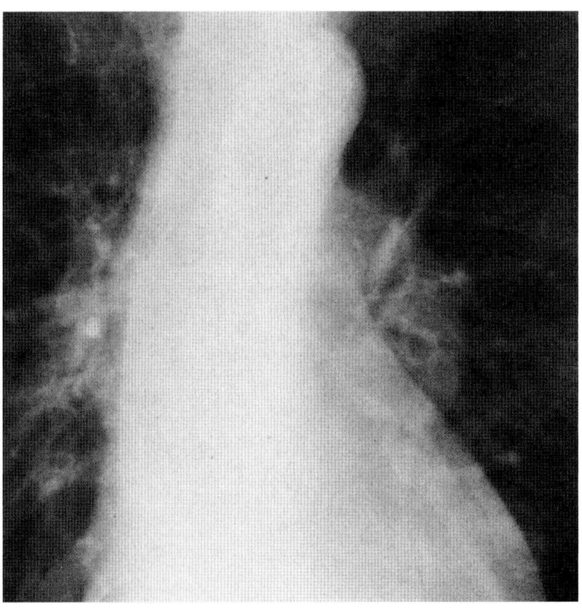

Abb. 15.39 **Hiläre Lymphknotenmetastase bei Mammakarzinom.**

Stadium II der Sarkoidose mit einer Miliarzeichnung besonders perihilär zu erkennen. Die Diagnose wird bioptisch gesichert.

Hiläre Lymphknotenmetastasen

Die Lymphknotenvergrößerung ist in der Regel asymmetrisch. Häufigste Primärtumoren sind periphere Bronchial- und Mammakarzinome (Abb. 15.**39**). Nicht selten finden sich strahlige, hilifugale Ausläufer infolge einer Lymphangiosis carcinomatosa. Der Nachweis des Primärtumors oder die transbronchiale Biopsie sichern die Diagnose.

Bakterielle und virale Lymphadenitis

Zahlreiche Infektionserkrankungen der Lunge führen auch zu einer Lymphadenitis der Hilusregion. Allerdings steht meist die parenchymatöse Infiltration im Vordergrund der Röntgensymptomatik, und die Lymphknotenschwellung ist relativ gering. Der Nachweis der Bakterien im Sputum und die Komplementbindungsreaktion sichern bei entsprechender klinischer Symptomatik die Diagnose.

Lymphknotentuberkulose

Besonders beim Kind können einseitig große Lymphknotenschwellungen infolge einer Lymphadenitis tuberculosa entstehen und sogar einen Mittelbronchus komprimieren, was zur Atelektase führt. Die Diagnose ergibt sich aus der positiven Tuberkulinreaktion und dem Nachweis von Mykobakterien im Sputum.

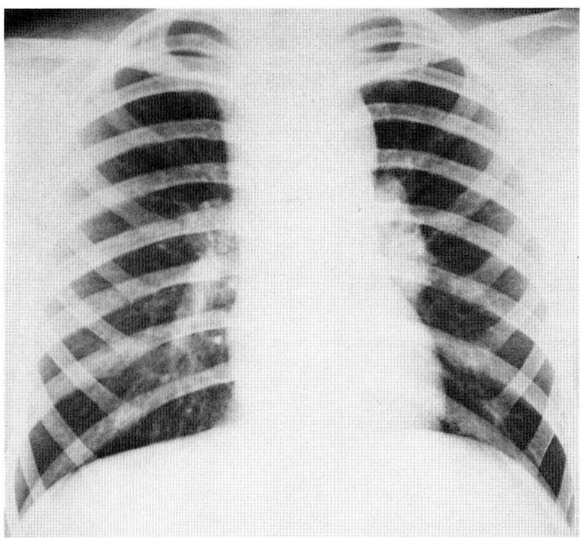

Abb. 15.40 **Mononukleose**. Lymphknotenvergrößerung hilär und mediastinal bei einem 11-jährigen Jungen.

Mononukleose

Sie zeigt eine ausgeprägte bilateral-symmetrische, hiläre Lymphadenitis und oft auch eine Lymphknotenvergrößerung im Mediastinum (Abb. 15.**40**). Die Erkrankung befällt meist junge Menschen (Kissing Disease) und ist mit einer Angina tonsillaris und einer Splenomegalie kombiniert. Die Diagnose wird durch den Antikörpernachweis im Serum gesichert.

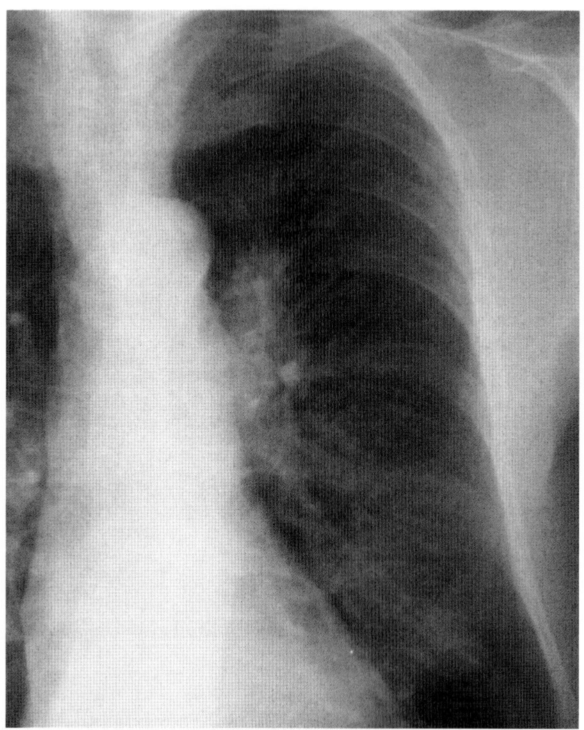

Abb. 15.**41** **Zentrales Plattenepithelkarzinom am oberen Hiluspol links.**

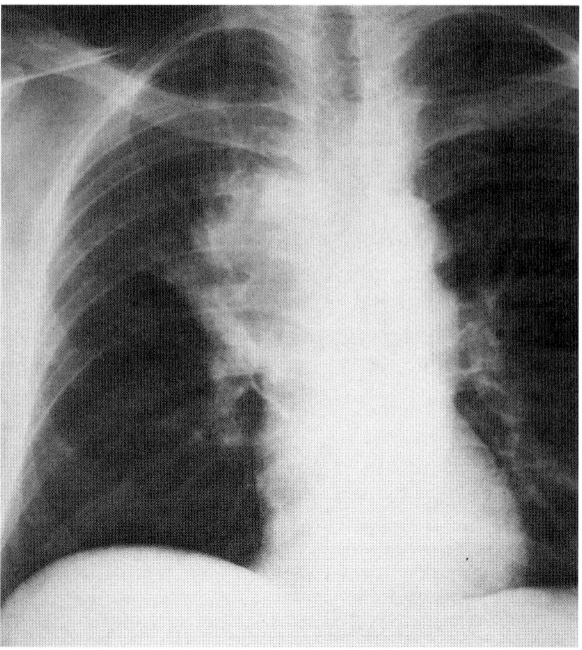

Abb. 15.**42** **Zentrales Bronchialkarzinom.** Besenreiserartige Ausläufer durch Dystelektase und Lymphangiosis.

Mykotische Lymphadenitis

Histoplasmose, Kokzidioidomykose und Sporotrichose können zu uni- oder bilateralen hilären Lymphknotenschwellungen führen. Die Erkrankung ist in Deutschland extrem selten und wird durch den bioptischen Nachweis der Pilze sowie durch den Titeranstieg präzipitierender Antikörper im Serum gesichert.

Silikose

Vor allem die bronchopulmonalen Lymphknoten können bei der Silikose symmetrisch vergrößert sein, was meist mit einer diffusen nodulären Parenchymsilikose kombiniert ist. Die Lymphknoten sind oft eierschalenartig verkalkt (s. Abb. 5.**15** u. Abb. 5.**18**).

Bronchialkarzinom

Die Hilusstruktur ist verplumpt und zeigt evtl. besenreiserartige hilifugale Ausläufer (Abb. 15.**41** u. Abb. 15.**42**). Die CT deckt eine Bronchialstenose und evtl. vorhandene medistinale Lymphknotenmetastasen auf. Die Diagnose wird bronchoskopisch und bioptisch gesichert.

Perihiläre Pneumonie

Einige interstitielle Pneumonien (Mykoplasmen, Viren) manifestieren sich besonders im Lungenkern und können eine Hilusverplumpung vortäuschen.

Mediastinaltumoren

Tumoren im vorderen, mittleren und hinteren Mediastinum können sich auf der p.–a. Aufnahme auf den Hilus projizieren. Auch umschriebene Aortenaneurysmen können einen Hilustumor vortäuschen.

Form der Verschattungen

Nicht segmentale Flächenschatten (bzw. regional konfluierende Fleckschatten)

Flächenschatten sind mehr oder weniger homogene Verdichtungen ohne segmentale Ausdehnung und ohne scharfe Konturen. Sie haben einen Durchmesser von mindestens 2 cm, oft nehmen sie aber ¼, die Hälfte oder mehr eines Lungenfelds ein. Ihre Konturen sind charakteristischerweise unscharf, und sie können ein positives Pneumobronchogramm und ein positives Pneumoalveologramm aufweisen. Ihr pathologisches Substrat ist röntgendichtes Material, das die intraalveoläre Luft ersetzt, wie z. B. ödematöse Flüssigkeit, entzündliches Exsudat, Blutungen, Tumorzellen oder auch Narbengewebe.

Eine klare Abtrennung der Flächenschatten von konfluierenden Fleckschatten, Rundherden oder segmentalen Verschattungen kann im Einzelfall unmöglich sein, da die Übergänge fließend sind.

Die häufigste Ursache eines Flächenschattens ist die akute Pneumonie, deren Diagnose meist eindeutig ist, wenn ein Husten-Fieber-Auswurf-Syndrom mit einem röntgenologisch nachgewiesenen Parenchyminfiltrat zusammentrifft. Die therapeutisch wichtige Bestimmung des Erregers erfolgt im Sputum oder durch den serologischen Nachweis eines Antikörpertiteranstiegs.

Bildet sich ein akutes Lungeninfiltrat unter einer angemessenen Antibiotikatherapie nicht innerhalb von 10 Tagen zurück, so muss ein chronisches Infiltrat angenommen werden; die Differenzialdiagnose reicht dann von der Tuberkulose über die chronisch karnifizierende Pneumonie und die Pilzpneumonie bis hin zu den Neoplasien. Um ein chronisches Infiltrat abzuklären, benötigt man serologische Untersuchungen, zytologische Sputumanalysen, die Bronchoskopie und manchmal auch die Lungenbiopsie.

Bei anderen Ursachen der Flächenschatten (Tab. 15.**6**) ist die klinische Anamnese richtungweisend, wie z. B. bei der Lungenkontusion, der Strahlenpneumonitis oder bei der pneumokoniotischen Narbenbildung.

Tabelle 15.**6** Ursachen der Flächenschatten und konfluierenden Fleckschatten.

Entzündlich
- Herdpneumonien
- Aspirationspneumonie
- Lungenabszess
- tuberkulöse Pneumonie
- mykotische Pneumonie
- chronisch karnifizierende Pneumonie
- Löffler-Syndrom
- chronisch eosinophile Pneumonie
- exogene allergische Alveolitis
- Wegener-Granulomatose
- allergische Granulomatose Churg-Strauss

Vaskulär und hämorrhagisch
- lokalisiertes Ödem
- Infarkt
- Kontusionsblutung, ARDS
- Goodpasture-Syndrom
- idiopathische Hämosiderose (Morbus Ceelen)

Tumorös
- pneumonisches Karzinom, bronchoalveoläres Karzinom
- pneumonische Metastase
- Hodgkin- und Non-Hodgkin-Infiltrat
- primäres pulmonales Pseudolymphom

Varia
- Strahlenpneumonitis
- Silikose
- Mukozele

Bilateral-symmetrische Verschattung im Lungenkern (Schmetterlingsmuster)
- alveoläres Lungenödem
- Pneumocystis-carinii-Pneumonie
- ARDS
- alveoläre Proteinose
- Sarkoidose
- Goodpasture-Syndrom
- Alveolarzellkarzinom

Entzündlich

Herdpneumonie

Die flächig konfluierenden Fleckschatten (Abb. 15.**43**) sind im Zentrum dicht und lassen gelegentlich ein Pneumobronchogramm und ein Pneumoalveologramm erkennen.

Die Diagnose ergibt sich aus der typischen klinischen Symptomatik (akut aufgetretener Husten, Fieber, Schüttelfrost und Auswurf). Die Herdpneumonie wird meist von Bakterien verursacht, kann aber auch von Viren und Pilzen hervorgerufen werden, was – wenn überhaupt notwendig – mit dem Erregernachweis im Sputum oder durch Komplementbindungsreaktionen geklärt werden kann.

Aspirationspneumonie

Die bis zu faustgroßen Flächenschatten finden sich besonders in den Unterlappen und den dorsalen Lungenpartien, wegen des steilen Abgangs des Bronchus intermedius rechts häufiger als links. Im Vergleich zu anderen Pneumonien sind sie oft dichter und neigen schnell zur Abszedierung. Der Verdacht ergibt sich durch die Anamnese (nach Operationen, zerebralen Synkopen oder Alkoholexzessen).

Postpneumonischer Lungenabszess

Lungenabszesse entwickeln sich aus Infarkten, Aspirations- und anderen Pneumonien. Die pneumonische Verschattung verdichtet sich im Zentrum. Die Diagnose wird in der Regel erst gestellt, wenn der Abszess in einen Bronchus einbricht und ein Teil des Eiters ausgehustet

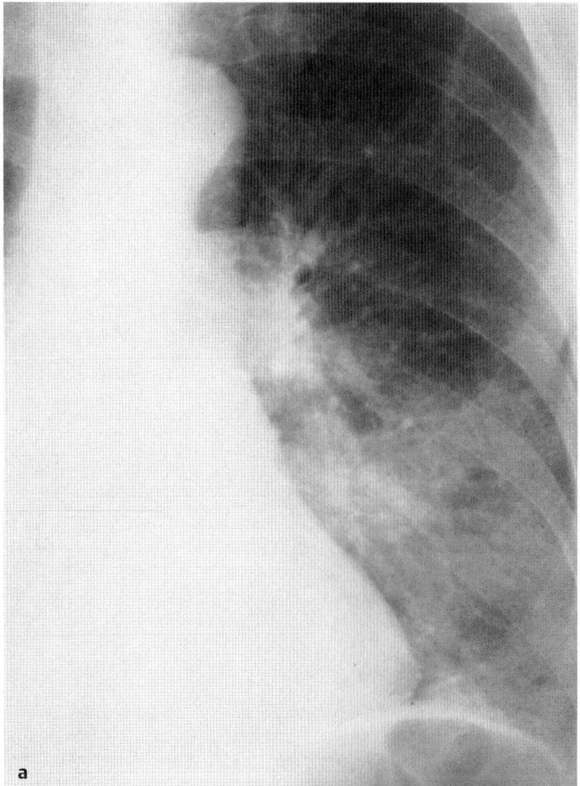

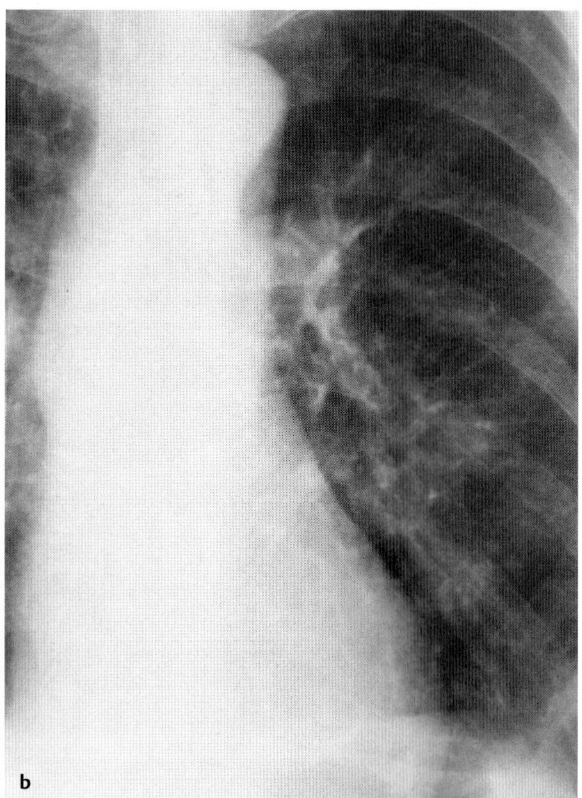

Abb. 15.**43 a** u. **b** **Pneumonie im linken Unterfeld.** Zehn Tage nach Antibiotikatherapie geringfügiges fleckiges Restinfiltrat.

wird, sodass röntgenologisch ein Spiegel sichtbar wird (s. Abb. 3.**15**–3.**21**).

Karnifizierende Pneumonie

Manchmal heilt eine Pneumonie mit einem Granulationsgewebe aus, das ein größeres Narbenfeld zurücklässt. Der Flächenschatten ist meist streifig-strähnig strukturiert, kann aber im Zentrum auch homogen dicht sein.

Tuberkulöse Pneumonie

Bei relativ geringer klinischer Symptomatik (subfebrile Temperaturen, Husten und Abgeschlagenheit) finden sich großflächige Infiltrate meist in den Oberfeldern. Röntgenologische Begleitzeichen sind Kavernen, die am besten tomografisch und im CT nachgewiesen werden. Der Röntgenaspekt der tuberkulösen Pneumonie ändert sich innerhalb von Wochen, im Gegensatz zu den unspezifischen Pneumonien, bei denen das Bild innerhalb von Tagen wechselt. Die Tuberkulinreaktion ist positiv. Der Nachweis von Mykobakterien im Sputum sichert die Diagnose.

Mykotische Pneumonie

In Deutschland sind es vor allem die sekundären Pneumomykosen – Kandidiasis und Aspergillose –, die bei Immungeschwächten (Marasmus, Alkoholismus, Toxikomanie, Leukose, Chemotherapie) auftreten. Der Röntgenaspekt der Pilzpneumonie unterscheidet sich nicht von dem einer unspezifischen Pneumonie, obwohl sie häufiger einschmelzen. Erst wenn unter einer Antibiotikatherapie die Verschattung progredient ist, ergibt sich der Verdacht, der durch den Pilznachweis im Bronchusaspirat gesichert wird.

Pneumocystis-carinii-Pneumonie

Die Erkrankung kommt fast nur bei immunkompromittierten Patienten vor (z. B. bei AIDS, Zytostatikatherapie). Obwohl im Anfangsstadium eine diffuse symmetrische Milchglastrübung der Lungen typisch ist, kommt es im weiteren Verlauf auch zu regionalen Flächenschatten, die auch einschmelzen können. Die Diagnose ergibt sich aus dem Nachweis der Pneumozysten im Lavage- oder Biopsiematerial.

Löffler-Infiltrat

Es finden sich flüchtige flächige Infiltrate, die ihre Lage in der Lunge ändern (Pneumonia migrans). Die Patienten sind meist asymptomatisch. Ursachen sind allergische Reaktionen auf Medikamente und Chemikalien sowie auf Wurmerkrankungen (in unseren Breiten meist Askariden, bei Ausländern und Touristen auch Strongyloides stercoralis, Ancylostoma duodenale oder Mercator americanus). Eine hohe Bluteosinophilie (z. B. mehr als 20%) lässt den Verdacht entstehen, der durch Allergietestungen bzw. durch den Wurmnachweis im Stuhl und evtl. im Sputum gesichert wird.

Chronische eosinophile Pneumonie
Die Ursache der Erkrankung, deren klinische Symptomatik (Husten, Dyspnoe, Fieber und Abgeschlagenheit) sich langsam über Wochen entwickelt, ist unklar, obwohl sie häufig auf dem Boden von Allergien (wie z. B. Asthma und chronisch rezidivierender allergischer Rhinitis) auftritt. Die flächigen Infiltrate liegen typischerweise in der Peripherie der Oberfelder. Diagnostische Hinweise geben die chronische Bluteosinophilie und die gute Rückbildung des Infiltrats unter Kortikoidtherapie.

Sarkoidose
Während bei der Sarkoidose typischerweise miliare und retikuläre Muster in der Lunge erwartet werden, können gelegentlich auch konfluierende fleckige Infiltrate vorkommen (Abb. 15.**44**). Einen Hinweis liefern die hilären und mediastinalen Lymphome. Die Diagnose wird bioptisch gesichert.

Wegener-Granulomatose
Es zeigen sich multiple großflächige Infiltrate aus konfluierenden Fleckschatten. Im Verlauf entwickeln sich Rundherde mit Kavernen. Die Diagnose ergibt sich aus der Biopsie der gleichzeitig vorhandenen granulomatösen Prozesse im Nasen-Rachen-Raum sowie aus der Nierenbiopsie.

Vaskulär und hämorrhagisch

Lokalisiertes Lungenödem
Das Ödem bei kardialer Insuffizienz ist meist über alle Lungenpartien generalisiert. Hat der Patient lange Zeit auf einer Seite gelegen, so kann sich das Ödem in den abhängigen Partien sammeln und dann eine einseitige Lungenverdichtung durch konfluierende Fleckschatten verursachen. Auch beim Emphysem ist das Lungenödem oft besonders stark in umschriebenen Lungenregionen ausgebildet, und zwar in denen, die infolge einer geringeren Destruktion stärker durchblutet sind.

Infarkt
Nach einer Thrombembolie bildet sich der Infarkt nur aus, wenn eine Lungenstauung zusätzlich vorhanden ist. Die flächigen Infiltrate können die Form eines Keiles haben, dessen Spitze hiluswärts zeigt. Eine Superinfektion mit Abszedierung ist möglich. Der Verdacht ergibt sich aus der plötzlich einsetzenden klinischen Symptomatik mit Thoraxschmerz und Dyspnoe bei bekannter peripherer Thrombose. Das Szintigramm zeigt keilförmige Nuklidausfälle, die zahlreicher und größer als die röntgenologische Verschattung sind. Die Diagnose kann meist im Angio-CT sicher gestellt werden.

Lungenkontusion
Auf der Seite der Gewalteinwirkung finden sich fleckig konfluierende, großflächige Verschattungen, die intraalveolären Ödemen und Blutungen entsprechen. Die Diagnose ergibt sich aus der Anamnese. Die Verschattungen bilden sich in 3–6 Tagen zurück, es sei denn, sie superinfizieren sich.

Akute respiratorische Insuffizienz
Die akute schwere Erkrankung entsteht durch Lungentraumata, hämorrhagischen Schock, Verbrauchskoagulopathie, Pankreatitis u. a. Die multiregionalen großflächigen Infiltrate können durch die meist notwendige Beatmung mit erhöhtem endexspiratorischem Druck gelöst werden, entstehen aber anderenorts wieder, sodass sie zu wandern scheinen.

Diffuse alveoläre Blutung
Sie kann bei Immunopathien (z. B. bei Morbus Goodpasture, Morbus Wegener, Lupus erythematodes, Vaskulitis, idiopathischer Lungenhämosiderose sowie bei Knochenmarktransplantation und Leukämie) auftreten und ist durch die Trias „Hämoptysen, Anämie und bilaterale, meist basale Lungeninfiltrate" charakterisiert. Das CT zeigt Milchglasmuster und intraalveoläre Verschattungen. Eine Artdiagnose ist durch die extrapulmonalen Befunde (Niere, Nasennebenhöhlen, Herz, Gelenke usw.), durch immunologische Tests (c-Anca, SE-Zellen usw.) und Biopsien möglich (Hansell 2002, Collard u. Schwartz 2004).

Goodpasture-Syndrom
Im Hämorrhagiestadium der Erkrankung finden sich multiregional großflächige, konfluierende Verschattungen mit Luftbronchogramm, die innerhalb von 2–3 Wochen resorbiert werden. Klinisch zeigt sich meist ein pulmorenales Syndrom (Hämoptysen und Glomerulonephritis). Die Diagnose ergibt sich durch den Nachweis von Antibasalmembran-Antikörpern (ABMA) und die Biopsie.

Allergische Granulomatose Churg-Strauss
Die systemische nekrotisierende Vaskulitis kommt gehäuft bei Patienten mit Asthma vor und geht mit einer Bluteosinophilie einher. Es finden sich transitorische, rezidivierende, pneumonische Infiltrate sowie Perikard- und Pleuraergüsse (s. Kapitel 3 „Entzündungen", Abschnitt „Systemische Vaskulitiden"). Die Diagnose ergibt sich bioptisch.

Idiopathische Lungenhämosiderose (Morbus Ceelen)
Die sehr seltene, mit Lungenblutungen einhergehende Erkrankung unbekannter Ätiologie befällt vorwiegend Kinder und junge Erwachsene. Der Röntgenbefund gleicht dem des Goodpasture-Syndroms (großflächige Verschattungen als Ausdruck der regionalen Einblutungen).

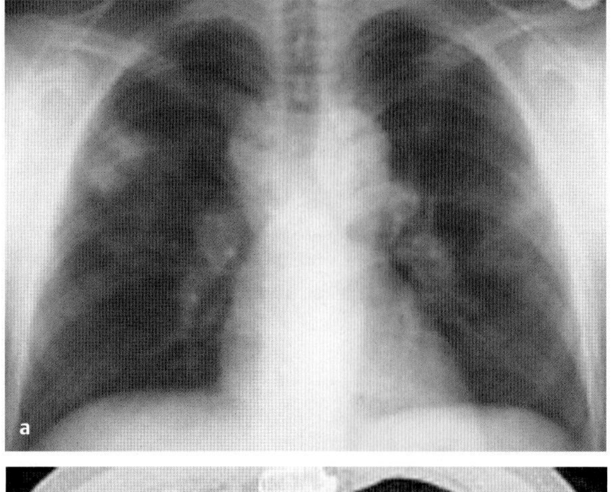

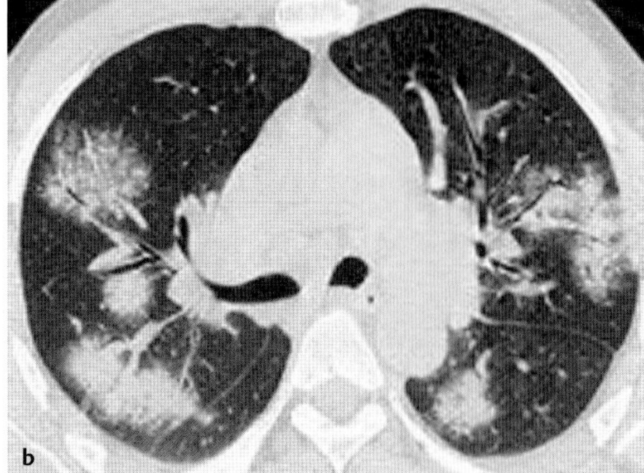

Abb. 15.**44 a** u. **b** **Sarkoidose**. Lymphknotenvergrößerung bihilär und mediastinal. Fleckige konfluierende Infiltrate. Im CT teilweise Milchglasmuster.

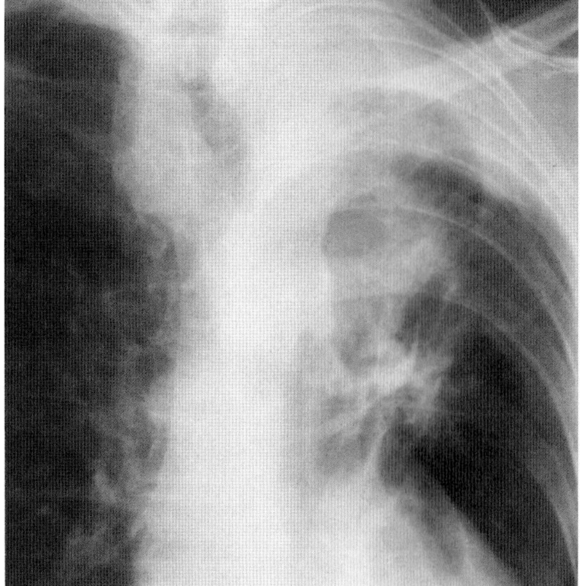

Abb. 15.**45** **Strahlenpneumonitis nach Behandlung eines zentralen Oberlappen-Bronchuskarzinoms**.

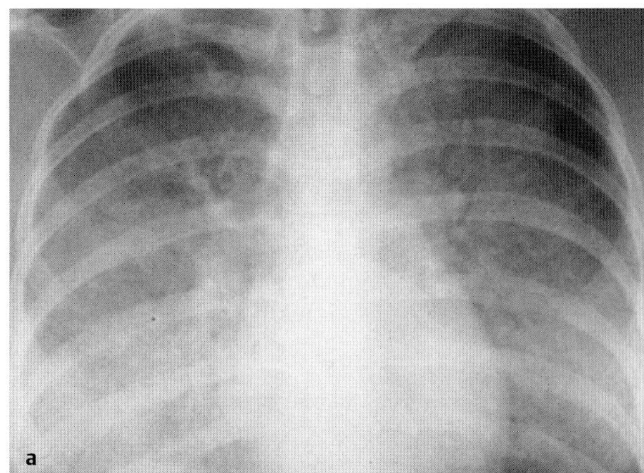

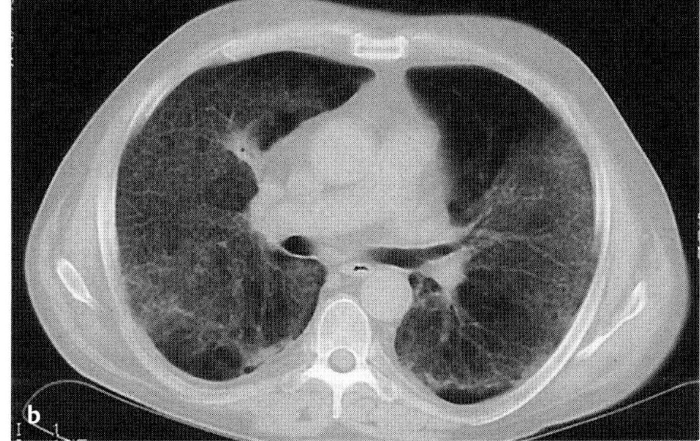

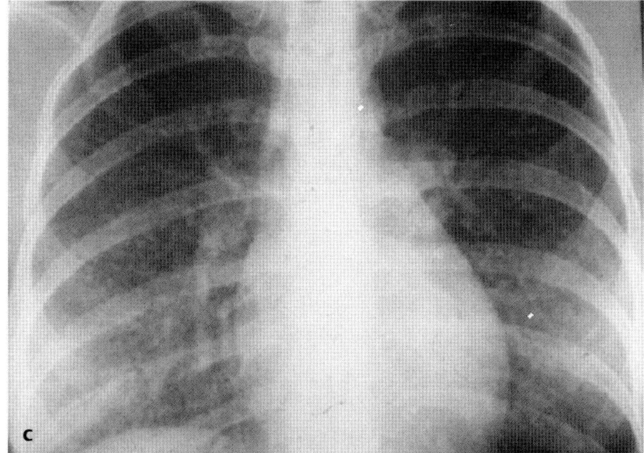

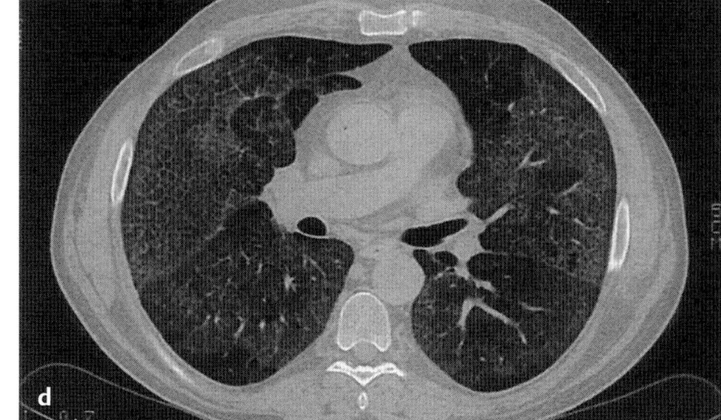

Abb. 15.**46 a–d** **Alveoläre Proteinose**.
a u. **b** Milchglasartige Trübung der gesamten Lunge.
c u. **d** Nach bronchoalveolärer Lavage Transparenzerhöhung. Im CT Milchglasmuster und Crazy Paving (s. Kapitel 14 „Pathologische Muster im Computertomogramm“).

Tumorös

Pneumonisches Karzinom

Einige Bronchialkarzinome, insbesondere das bronchoalveoläre Karzinom, wachsen im Alveolarraum und sind deshalb von pneumonischen Infiltraten nicht zu unterscheiden. Auch Lungenmetastasen können sich gelegentlich in dieser Weise manifestieren. Der Verdacht ergibt sich, wenn die Rückbildung einer zunächst angenommenen Pneumonie ausbleibt, und wird durch die Sputumzytologie und die Biopsie gesichert (s. Abb. 6.**23**).

Pulmonales Hodgkin-Infiltrat

Gelegentlich kann ein malignes Lymphom, besonders das Non-Hodgkin-Lymphom, als einzige Manifestation eine umschriebene pulmonale Infiltration aufweisen, die sich als Flächenschatten mit unscharfen Konturen manifestiert. Dieses chronische Infiltrat wird diagnostisch mithilfe der Biopsie abgeklärt. Oft sind aber weitere Manifestationen eines Morbus Hodgkin, wie hiläre und mediastinale sowie periphere Lymphome, vorhanden und erleichtern die Diagnostik.

Strahlenpneumonitis und -fibrose

Im Bestrahlungsfeld entstehen zunächst Fleck- und Streifenzeichnungen, die konfluieren (Pneumonitis; Abb. 15.**45**). Später schrumpft der Prozess und führt zur flächigen, dichten Luftwegskonsolidierung, die oft ein deutliches Pneumobronchogramm aufweist.

Aveolarproteinose

Infolge einer Störung des Surfactant-Metabolismus sammeln sich in den Alveolen massenhaft Lipoproteinkomplexe. Die Erkrankung führt in der 3.–5. Lebensdekade zu einer langsam progredienten Dyspnoe. Röntgenologisch zeigen sich diffuse alveoläre Verschattungen umd im CT Milchglas- und Crazy-Paving-Muster (Abb. 15.**46**). Therapeutisch können die Proteinkomplexe mit einer Lavage beseitigt werden (s. Fleckschatten, S. 23 ff).

Rundschatten (solitär, multipel)

Es handelt sich um homogene Schatten, die annähernd kugelförmig sind und verhältnismäßig scharfe Konturen besitzen. Im Gegensatz zu den disseminierten Fleckschatten sind die Rundherde weniger zahlreich und größer; im Gegensatz zu den Flächenschatten sind sie homogen-dicht und schärfer konturiert.

Tabelle 15.**7** Ursachen der Rundschatten.

Extrapulmonale Herde

- Artefakte: Kontrastmittelflecke auf Haut oder Stativ, Zopf, Amulett, EKG-Elektrode usw.
- Hautveränderungen: Mamille, Fibrome, Papillome, Lipome
- Mammatumoren und -verkalkungen (z. B. Adenome)
- Rippenosteome
- Angulus inferior scapulae
- Rippenknorpelkalk
- Pleurapaques
- Pleuratumoren (z. B. Mesotheliom)
- Interlobärerguss

Pulmonale Herde

(s = solitär, m = multipel; in der Reihenfolge der Häufigkeit angegeben)

- *neoplastisch*

m, s	Metastasen
s (m)	Bronchialkarzinom
s (m)	Hamartom
s	Adenom
s (m)	Morbus Hodgkin
s (m)	Sarkom (auch Kaposi-Sarkom)
s	seltene benigne Tumoren (s. Tab. 6.1 u. Kapitel 6 „Neoplasien", Abschnitt „Benigne Tumoren")
s (m)	Plasmozytom, Papillomatose

Entzündlich

s, m	Tuberkulom
s (m)	Herdpneumonien
s, m	Abszess
s	karnifizierte Pneumonie, BOOP
s	Aspergillom
s	Mukoidimpaktion
s, m	Histoplasmom und andere Mykosen
m, s	Silikom
m, s	Wegener-Granulom, Rheumaknoten
m	Sarkoidose
m, s	Echinokokkuszyste

Vaskulär

s (m)	Infarkt
s (m)	Hämatom
(m)	Angiom

Kongenital

s, m	bronchogene Zyste
s	sequestrationsadenomatoide Malformation

Varia

s, m	orthograder Gefäßschatten
s	Pseudolymphom
s	Amyloidtumor
s	Plasmazellgranulom
s	Rundatelektase

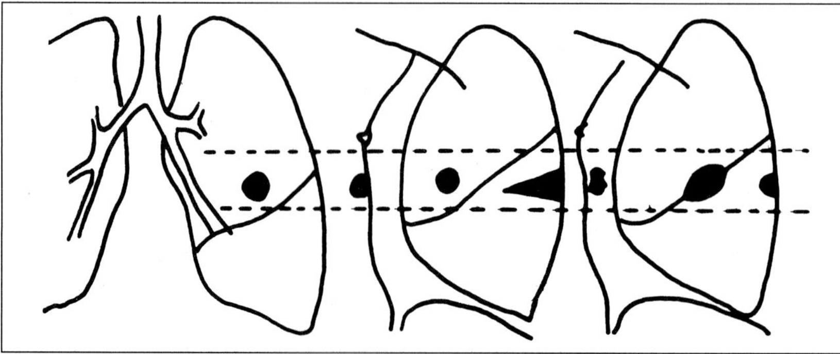

Abb. 15.**47** **Verschiedene Ursachen eines Rundschattens auf der p.–a. Aufnahme.** Die seitliche Aufnahme deckt Lage und Form der Verschattung auf (Hauttumor, Rippenosteom, pulmonaler Rundherd, Interlobärerguss, segmentales Infiltrat, pleuraler Tumor).

Obwohl allen Prozessen gemeinsam ist, dass sie bei möglichst großem Volumen eine kleinstmögliche Oberfläche einnehmen, ist das pathologische Substrat sehr unterschiedlich und reicht von Tumoren, Tuberkulomen und anderen Granulomen über Rundherdpneumonien, Infarkte, Hämatome und Rundherdatelektasen bis hin zu Mukozelen (Tab. 15.**7**, Tab. 15.**8** u. Abb. 15.**47**).

Rundherde sind in der Regel asymptomatisch und werden nur zufällig auf einer aus anderen Gründen angefertigten Thoraxaufnahme entdeckt. Für das diagnostische und auch das therapeutische Vorgehen ist es wichtig festzustellen, ob die Rundherde solitär oder multipel in der Lunge vorkommen. Solitäre Rundherde sind häufig primäre Lungengeschwülste, sodass man bei allgemeiner Operabilität des Patienten möglichst schnell eine Resektion anstrebt. Demgegenüber ist die Therapie bei multiplen Rundherden nicht primär chirurgisch, da ihnen oft Granulome oder Metastasen zugrunde liegen. Im Übrigen zeigt aber die Tab. 15.**7**, dass aus der Ein- bzw. Mehrzahl der Herde keine sicheren artdiagnostischen Schlüsse gezogen werden dürfen, obwohl einige Entitäten vorwiegend solitär vorkommen.

Das große klinische Interesse am solitären pulmonalen Rundherd rührt vor allem daher, dass ihm oft ein primäres Malignom zugrunde liegt, dessen Frühdiagnose und Resektion die Prognose verbessern kann. In größeren Statistiken wird angegeben, dass nur 5 % der auf Thoraxaufnahmen entdeckten Rundherde bösartig, dass aber etwa 50 % der schließlich resezierten Knoten maligne sind. Es werden also in der Praxis nicht alle Rundherde reseziert, und die Entscheidung zur Operation ist verantwortungsvoll, zumal die präoperative Artdiagnose letztlich nie ganz sicher ist und sich auf wenige, teils unzuverlässige Kriterien stützt (Rübe 1975). Die Entscheidung, ob eine Resektion indiziert ist, kann sich an folgenden Leitsätzen orientieren:

- Beim Jugendlichen ist der Rundherd nur ausnahmsweise maligne; hingegen nimmt der Prozentsatz der Malignome vom 40. Lebensjahr an schnell zu (Abb. 15.**48**).
- Knoten mit einem Durchmesser kleiner als 5 mm sind nur in maximal 5 % der Fälle maligne.
- Hat ein Knoten seit 2 Jahren seine Größe nicht verändert, kann er als gutartig angesehen werden. Sicherheitshalber sollten halbjährliche Kontrollen erfolgen.
- Grobe, strukturierte Kalzifikationen sprechen für Gutartigkeit (diskrete Kalkherde schließen allerdings ein Malignom nicht aus).
- Sind diese 4 Kriterien nicht erfüllt, wird beim operablen Patienten eine Exzision empfohlen, falls eine Feinnadelbiopsie das Malignom nicht ausschließen konnte.

Tabelle 15.**8** Ursachen von Rundherden (Sammelstatistik nach Linder u. Jagdschian).

Gesamtzahl der Rundherde	2057
Maligne Tumoren	658 = 31,9 %
• Bronchialkarzinome	544
• Metastasen	96
• Lungensarkome	18
Sonstige Tumoren	298 = 14,5 %
• Hamartome	165
• Bronchusadenome	71
• Mesotheliome	17
• Neurofibrome	45
Entzündliche Erkrankungen	1044 = 50,8 %
• Tuberkulome	882
• chronische Pneumonien und Abszesse	44
• Bronchuszysten	100
• Echinokokkuszysten	18

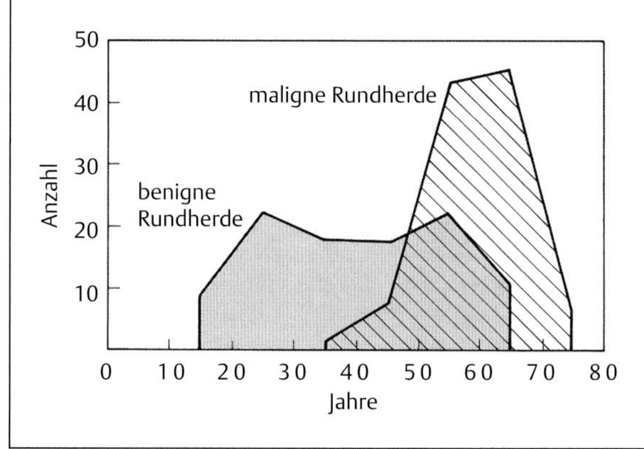

Abb. 15.**48** **Altersverteilung von 200 Patienten mit operierten Rundherden.** Zunahme des Rundherdkarzinoms jenseits des 40. Lebensjahrs.

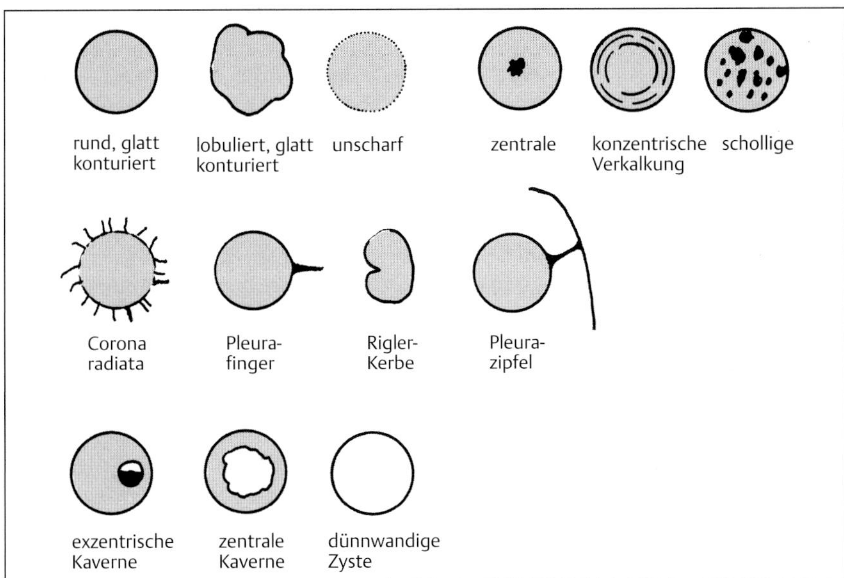

Abb. 15.**49** **Morphologische Charakteristika von pulmonalen Rundherden.**

Größe

Prinzipiell kann jeder singuläre Nodulus ein Karzinom oder eine Metastase sein. Noduli mit einem Durchmesser kleiner als 2 cm sind in etwa 10 % der Fälle maligne, diejenigen zwischen 5 und 10 mm in 7 %, Noduli kleiner als 5 mm in lediglich 3 – 4 % der Fälle, sodass bei Letzteren ein exspektatives kontrolliertes Vorgehen gerechtfertigt ist (Kim et al. 2002, Gurney 2007) (s. Tab. 15.**9**).

Kontur

Die Kontur eines Rundherds (Abb. 15.**49**) kann scharf oder unscharf, glatt oder lobuliert sein. Strahlige Ausläufer können vorhanden sein oder fehlen. Scharfe, glatte Konturen finden sich vor allem bei gutartigen Tumoren und Granulomen, aber auch bei Metastasen. Unscharfe, verwaschene Konturen sind eher Ausdruck einer chronischen Pneumonie, eines primären Lungenmalignoms oder auch einer Metastase mit gleichzeitiger Lymphangiosis maligna. Einige Kontureigenschaften werden gesondert benannt:

- Die *Corona radiata* besteht aus multiplen, strahligen Ausläufern, die Ausdruck einer tumorösen Invasion des Interstitiums (Krebsfüßchen) ist oder aber auch narbige Reaktionen im Interstitium anzeigt, wie z. B. bei Silikomen.
- Das *Rigler-Nabelzeichen* ist eine Kontureinkerbung am Eintrittsort der Gefäße, das vor allem bei Malignomen vorkommt.
- Der *Pleurafinger* ist eine strangartige Verdichtung des Interlobiums, die von lappenrandnahen Malignomen induziert wird (Rübe 1975).
- Der *narbige Pleurazipfel* ist ein Narbenstrang, der von subpleural gelegenen Tuberkulomen zur Pleura zieht.
- Der *kaliberstarke Gefäßstrang* entspricht hypertrophierten Arterien und Venen beim Angiom, was tomografisch und CT-angiografisch bewiesen werden kann (Abb. 15.**50**).

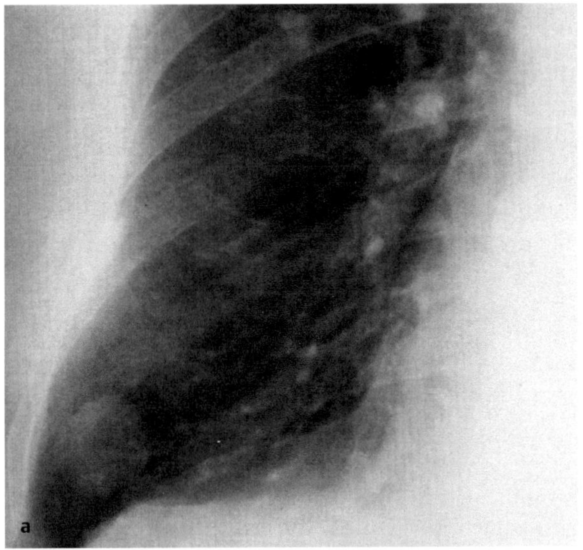

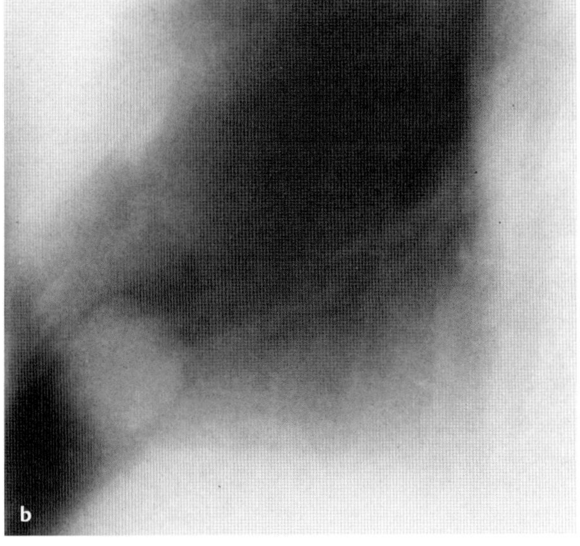

Abb. 15.**50 a** u. **b** **Hämangiom.** Die Tomografie zeigt das zu- und abführende Gefäß.

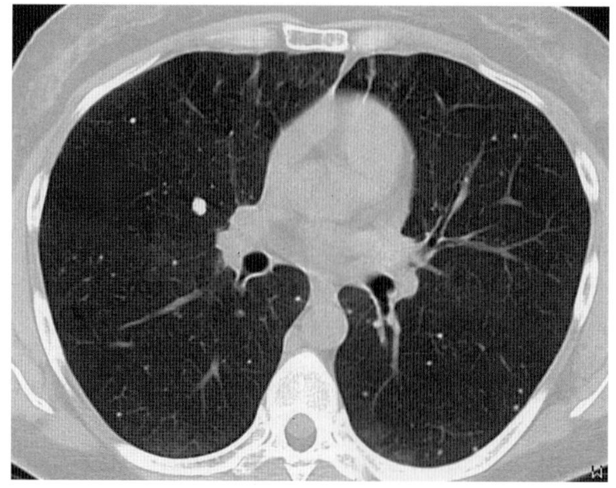

Abb. 15.**51** **Verkalkungen nach Varizellenpneumonie.**

Verkalkungen

Kalkeinschlüsse in gutartigen Rundherden sind mit ca. 50% der Fälle recht häufig (Abb. 15.**51**) und bei malignen Herden mit ca. 14% seltener. Computertomografisch kann Kalk angenommen werden, wenn die Dichte mehr als 200 HU beträgt.

Grobschollige und puffmaisartige Verkalkungen sind typisch für Chondrohamartome.

Zwiebelschalenartige Verkalkungen deuten auf appositionell wachsende Granulome, wie Tuberkulome, Histoplastome und Kokzidioidomykome, hin.

Kavernen

Teile des Rundherds können einschmelzen; die teils soliden, teils liquiden Nekrosemassen können in einen Bronchus eindringen und dann ausgehustet werden. Es resultieren Höhlen, die partiell mit Luft gefüllt sind. Dies zeigt

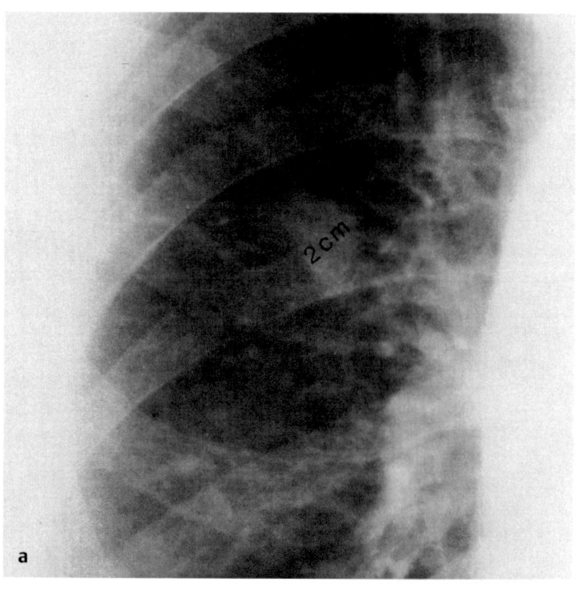

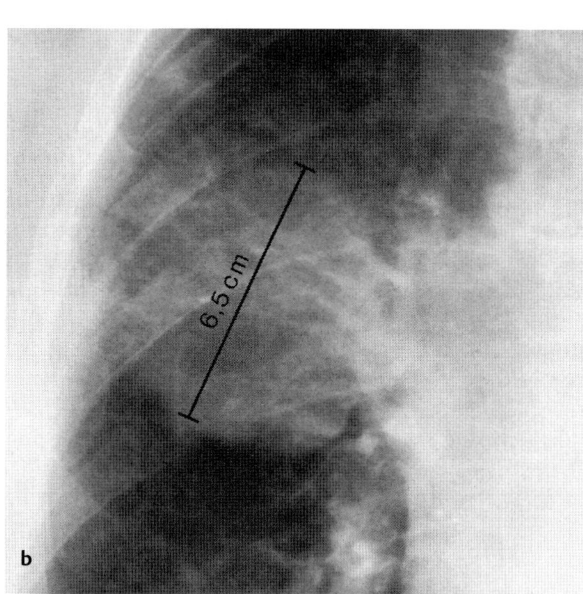

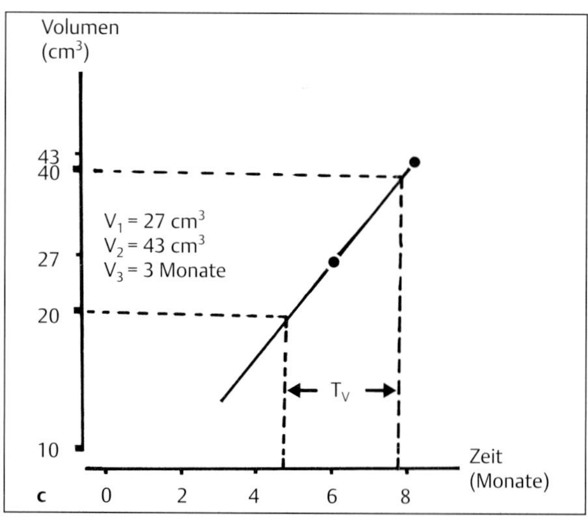

Abb. 15.**52 a–c** **Bestimmung der Verdopplungszeit.** Auf 2 konsekutiven Röntgenbildern werden der Tumorschattenradius gemessen und die beiden Volumina berechnet. Im semilogarithmischen Maßstab werden die Volumina über der Zeit aufgetragen und dann die Zeit abgelesen, in der der Tumor sein Volumen verdoppelt hätte.

sich röntgenologisch als Ringschatten bzw. bei vorhandener Restflüssigkeit als Kaverne mit Spiegelbildung. Die Höhlenbildung beweist eine Kommunikation des Herdes mit dem Bronchialsystem, sodass bakteriologische und zytologische Sputumuntersuchungen Erfolg verheißen. Den Ringschatten liegen etwa gleich häufig Karzinome, Abszesse, Zysten und tuberkulöse Kavernen zugrunde. Unter den Malignomen ist es vor allem das Plattenepithelkarzinom, das zu Einschmelzung neigt.

Wachstumsgeschwindigkeit

Die Wachstumsgeschwindigkeit kann nur mit Verlaufskontrollen festgestellt werden. Zur Quantifizierung werden die Radien der Herde (Tab. 15.**9**) gemessen und ihr Volumen nach der Kugelformel $4/3\,r^3$ berechnet. Werden mindestens 2 Volumina in ein Zeit-Volumen-Diagramm eingetragen, so kann die Zeit extrapoliert werden, in der der Tumor sein Volumen verdoppelt hätte (Abb. 15.**52**). Bei Verdopplungszeiten zwischen 1 Woche und 1 Jahr überwiegen maligne Tumoren. Kürzere Zeiten finden sich bei Entzündungen, längere Zeiten bei gutartigen Tumoren und Granulomen (Abb. 15.**53**).

Auch die Rückbildung eines Rundherds unter antibakterieller oder antineoplastischer Therapie ist für die Artdiagnose wichtig.

Tabelle 15.**9** Schwankungsbreite des Durchmessers von Lungenherden (nach Anacker u. Stender).

Tuberkulom	1,0–5,0 cm
Herdpneumonie	3,0–6,0 cm
pripheres Lungenkarzinom	1,0–8,0 cm
benigner Lungentumor	2,0–10,0 cm
Lungenmetastase	0,5–5,0 cm
geschlossene Lungenzyste	1,0–15,0 cm
Aspergillom	2,0–5,0 cm

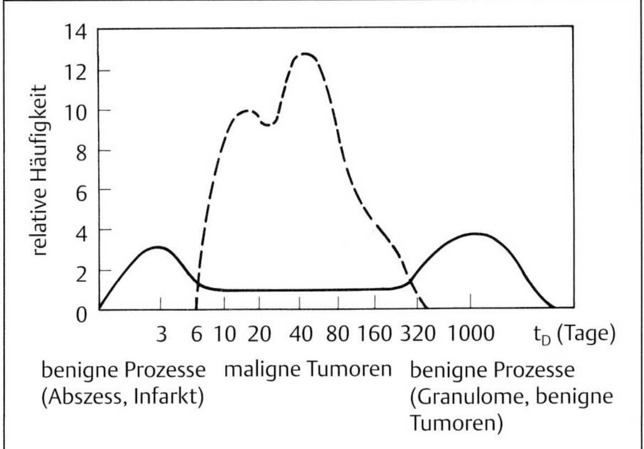

Abb. 15.**53** **Verdopplungszeiten von Lungenrundherden.** Ausgezogene Kurve: benigne Prozesse, gestrichelte Kurve: maligne Tumoren.

Die Wachstumsgeschwindigkeit sollte immer beurteilt werden, wenn Voraufnahmen greifbar sind. Fehlen diese, so stellt sich die Frage, ob man über Verlaufskontrollen auf diese Information warten soll. Der apodiktische Satz „Nicht die Zeit, sondern der Arzt soll die Diagnose stellen." ist nicht allgemein gültig, denn der Allgemeinzustand des Patienten, die Erkrankungsprognose und das Risiko einer Thorakotomie sollten immer berücksichtigt werden. Auf der anderen Seite droht die Gefahr, die Diagnose zu verschleppen und dadurch die Heilungschancen zu verringern. Nur der erfahrene Röntgenologe und Kliniker wird im konkreten Einzelfall die richtige Entscheidung treffen. Lehrbücher können dafür letztlich keine Richtlinien vermitteln.

Extrafokale Begleitzeichen

Oft sind pulmonale Rundherde von anderen sichtbaren Veränderungen begleitet, was die Differenzialdiagnose einengt:

- *Trabantenherde* kennzeichnen gelegentlich Tuberkulome; sie können aber auch bei Karzinomen vorkommen.
- *Hiläre und mediastinale Lymphome* können Ausdruck einer Lymphadenitis sein. Bei voluminösen Lymphomen sind aber Metastasen häufiger, und der relativ kleine pulmonale Rundherd in Kombination mit großen Lymphomen ist geradezu charakteristisch für das kleinzellige Bronchialkarzinom („Der Tod lauert in der Kulisse." [Schinz 1983]). Hilustomografie und CT gehören deshalb zur vollständigen Abklärung eines pulmonalen Rundherds.
- Eine *narbige Streifenzeichnung* findet sich oft bei Tuberkulomen und Silikomen und ist Ausdruck der Grunderkrankung. Allerdings können sich auf dem Boden von Narben auch Karzinome entwickeln.
- *Disseminierte Fleck- und Rundschatten* zeigen sich u. a. bei Metastasen, pyämischen Abszessen, Tuberkulose und Silikose.
- Ein *Pleuraerguss* kommt vor allem bei Abszessen und Karzinomen vor.

Extrapulmonale Herde

Extrapulmonale Herde – Hauttumoren, Mamillen, Rippenosteome, Pleurapaques usw. – können gelegentlich pulmonale Rundherde vortäuschen. Die rotierende Durchleuchtung und die Aufnahme in der 2. Ebene klären meist eindeutig die Lokalisation. Nur selten – wenn nämlich der Rundherd bei der Durchleuchtung nicht wiederzufinden ist – muss die Tomografie oder die CT bemüht werden.

Artefakte

Kontrastmittelflecke auf Film, Kassette oder Stativ, Zöpfe, Salbenverbände, Amulette, EKG-Elektroden und vieles andere mehr klären sich von selbst, wenn der Arzt den Patienten inspiziert.

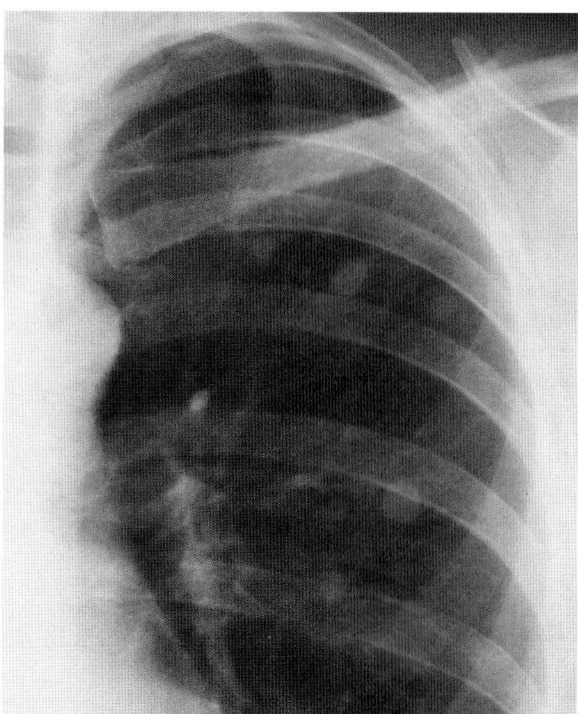

Abb. 15.**54** **Multiple Rundherde in Projektion auf die Lunge bei Neurofibromatose Recklinghausen**.

Haut- und Mammatumoren

Die Fibrome (Abb. 15.**54**), Papillome und Lipome der Haut werden bei der Inspektion erkannt. Mammatumoren bilden sich auf der Thoraxaufnahme nur ab, wenn sie verkalkt sind. Hingegen imponiert die Mamille häufig als Rundherd und muss im Zweifelsfall mit Metall markiert und mit einer 2. Aufnahme von intrapulmonalen Herden abgegrenzt werden.

Rippenosteome

Bei der Atemexkursion unter Durchleuchtung ändert der Herd seine Lage zur Rippe nicht (Abb. 15.**55**).

Pleuraplaques

Die Herde liegen in der kostalen Pleura. Sie sind flach, meist nur pfenniggroß und oft verkalkt.

Pleuratumoren und abgekapselte Ergüsse

Die extrapulmonale Lage wird computertomografisch verifiziert. Die Sonografie unterscheidet zwischen soliden und liquiden Prozessen. Die Artdiagnose ergibt sich durch die transthorakale Punktion.

Interlobärerguss

Mit der Seitenaufnahme oder im Tomogramm wird die Beziehung zum Interlobium deutlich, da die Verschattung meist spindelförmig ist und in den Lappenspalt einmündet (Abb. 15.**56**).

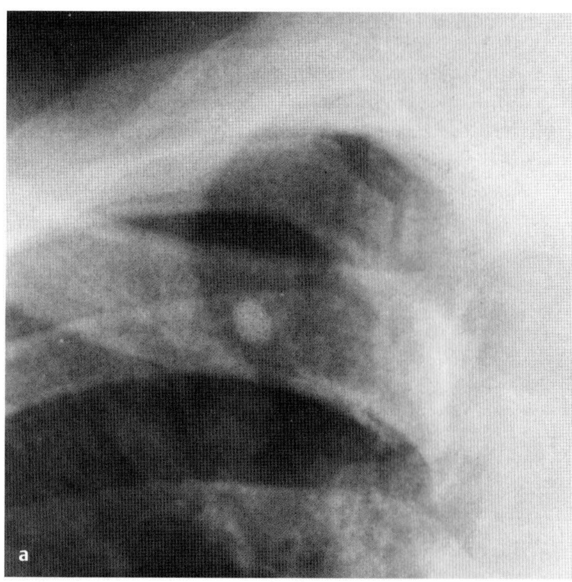

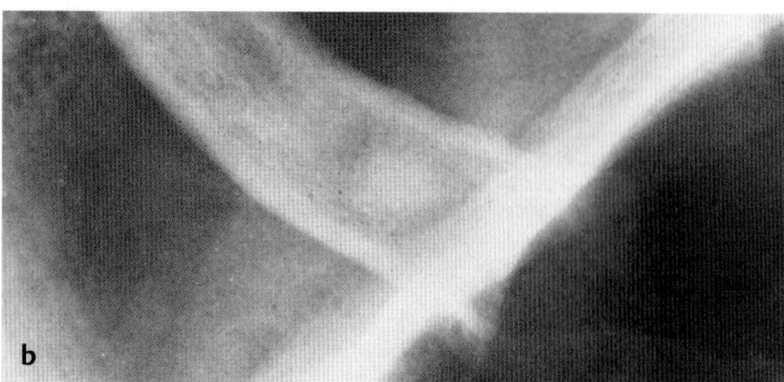

Abb. 15.**55 a** u. **b** **Enostom der Klavikula**. Die gedrehte Aufnahme beweist die Lokalisation.

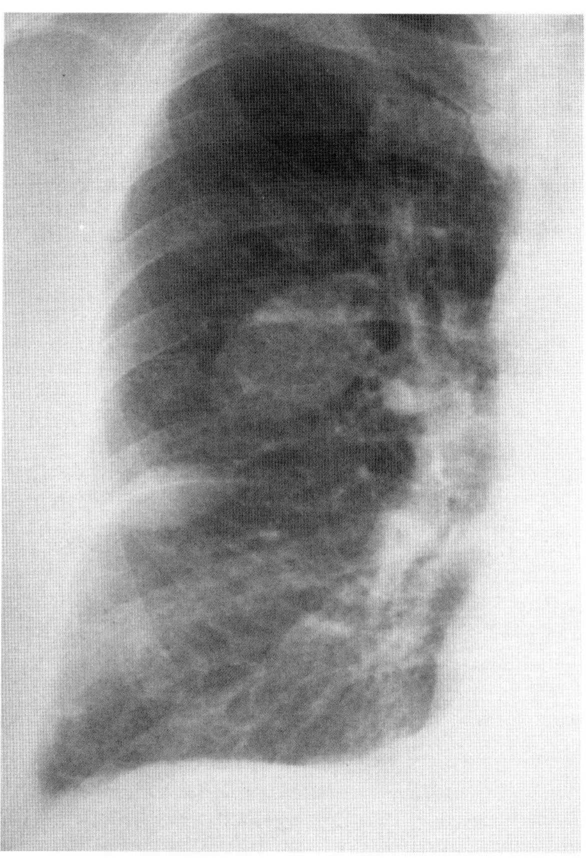

Abb. 15.**56** **Interlobärergüsse mit typischer Zitronenform**.

Pulmonale tumoröse Herde

Metastasen

Der Rundherd ist homogen und meist scharf konturiert (Abb. 15.**57**). Tomografie und CT können weitere Herde aufdecken. Nur Metastasen von Osteo- oder Chondrosarkomen verkalken. Die Diagnose ergibt sich aus dem Nachweis eines Primärtumors oder bioptisch.

Bronchialkarzinom

Die Rundherde haben eine unscharfe (Corona radiata), gekerbte (Abb. 15.**58** u. Abb. 15.**59**) und gelappte Kontur; sie sind selten verkalkt. Zwischen 2 und 10% der Karzinome haben Kavernen und sind dann meist Plattenepithelkarzinome. Wichtigstes Begleitzeichen ist die Vergrößerung der hilären und mediastinalen Lymphknoten. Die Diagnose ergibt sich aus dem Nachweis maligner Zellen im Sputum oder bioptisch.

Hamartom

Die leicht lobulierten, peripheren Rundherde haben eine geringe Wachstumsgeschwindigkeit. Leider haben sie nur selten die charakteristischen puffreisartigen und scholligen Verkalkungen, an denen sie dann oft eindeutig zu identifizieren sind (s. Abb. 6.**2**).

Bronchialadenome

Sie wachsen meist im Lumen der Bronchien und selten als homogene, glatt konturierte, periphere Rundherde (s. Abb. 6.**5**).

Malignes Lymphom

Isolierte pulmonale Rundherde sind selten und dann unscharf konturiert. Meist können tomografisch oder computertomografisch zusätzlich hiläre und mediastinale Lymphome nachgewiesen werden.

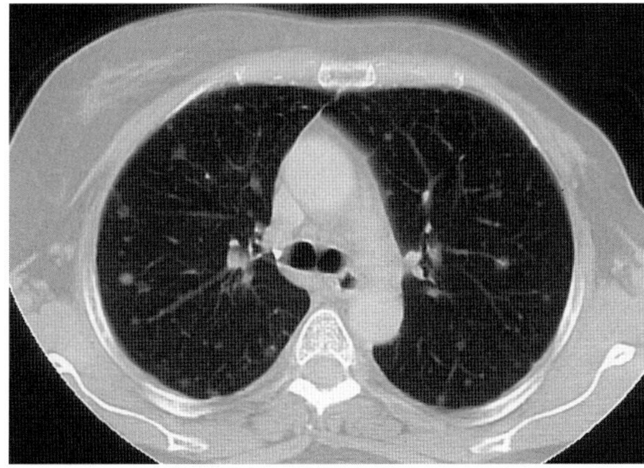

Abb. 15.**57** **Kleinknotige multiple Metastasen bei bekanntem Mammakarzinom**. Mastektomie links.

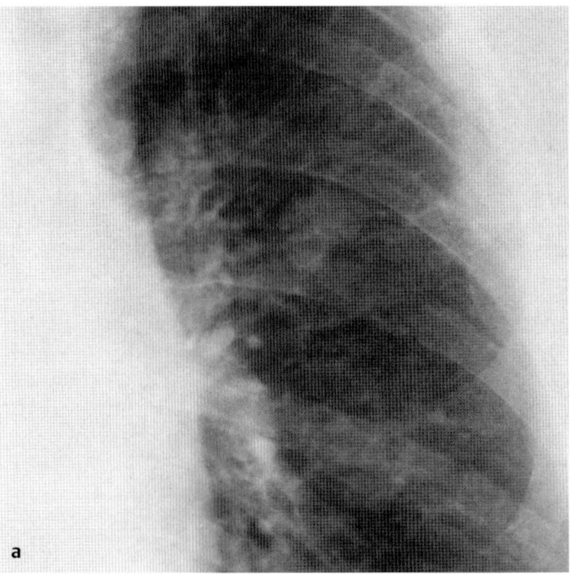

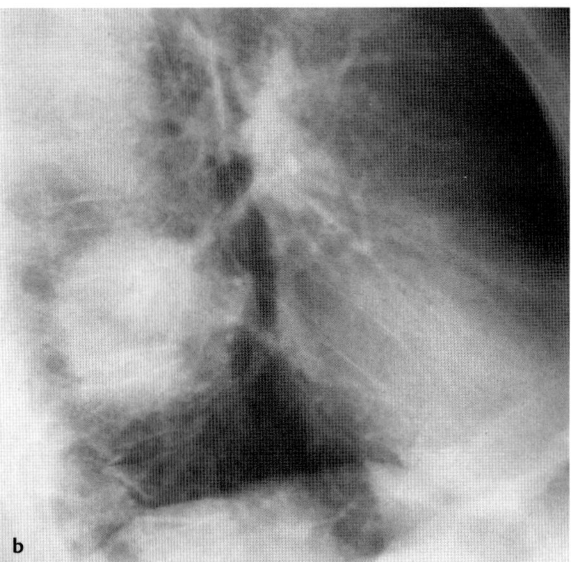

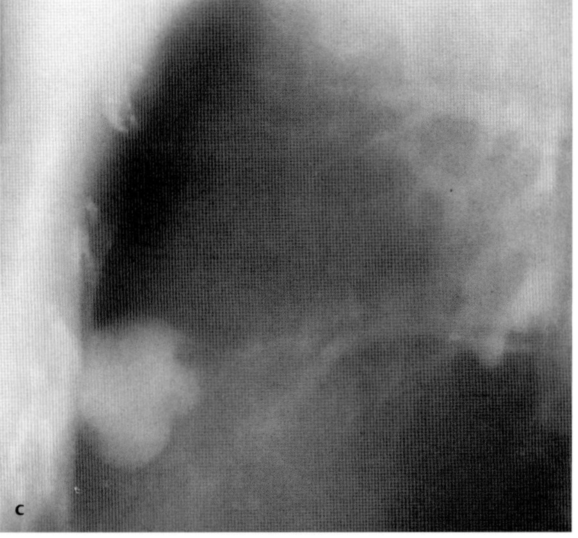

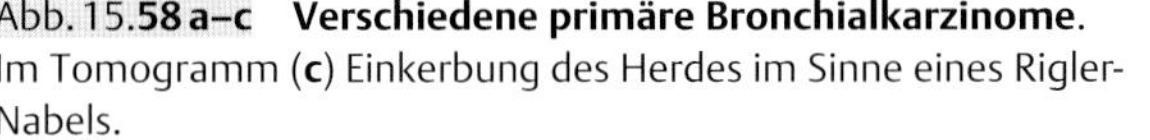

Abb. 15.**58 a–c** **Verschiedene primäre Bronchialkarzinome.** ▷
Im Tomogramm (**c**) Einkerbung des Herdes im Sinne eines Rigler-Nabels.

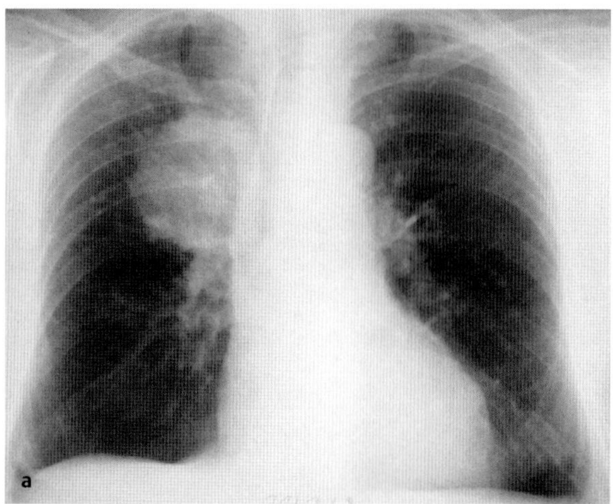

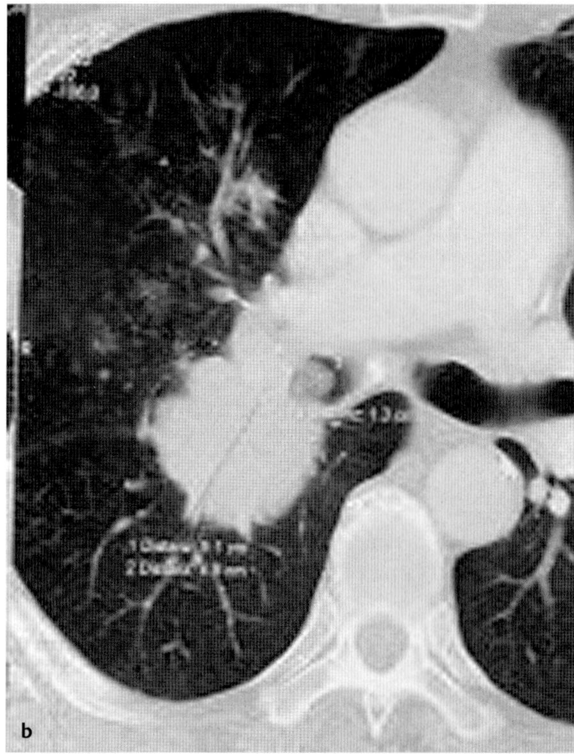

Abb. 15.**59** a u. b **Bronchialkarzinom**. Beachte die Konturauslöschung des Hilus ascendens, was die hilusnahe Lage wahrscheinlich macht.

Andere Lungentumoren

Die seltenen Tumoren, wie Fibrome, Lipome, Neurinome, Teratome, Sarkome, Plasmozytome, Fibroxanthome, Pseudolymphome, Amyloidtumoren und Plasmazellgranulome, unterscheiden sich röntgenmorphologisch nicht vom peripheren Bronchialkarzinom und vom Hamartom und werden allein histologisch diagnostiziert. Allenfalls ist die Artdiagnose beim Lipom bei niedrigen Dichtewerten computertomografisch möglich.

Pulmonale entzündliche Herde

Tuberkulom

Die glatt berandeten Rundherde sind vorwiegend in den Oberfeldern lokalisiert, und ihr Durchmesser ist in der Regel kleiner als 4 cm. Die Tomografie deckt oft Trabantenherde, Verkalkungen oder zentrale Höhlen auf. Begleitzeichen sind die Pleurakuppenschwielen und eine apikale fibrozirrhotische Streifenzeichnung. Die Diagnose wird bakteriologisch oder bioptisch gesichert.

Rundherdpneumonie

Die Herde sind unscharf und unregelmäßig konturiert. Sie sind inhomogen, und ihr Aspekt ändert sich innerhalb von Tagen. Klinisch bestehen Husten, Fieber und Auswurf.

Chronische Pneumonie und Bronchiolitis obliterans mit organisierter Pneumonie

Eine nicht resorbierte Pneumonie wird fibrös organisiert und schrumpft zu dichten, homogenen Herdschatten. Falls Verlaufskontrollen fehlen, kann die Diagnose letztlich nur bioptisch gestellt werden.

Lungenabszess

Postpneumonische Abszesse entstehen innerhalb von großflächigen Infiltraten und werden meist erst nach ihrer partiellen Eiter-Drainage durch die Spiegelbildung diagnostiziert. Septisch-embolische Abszesse zeigen sich als multiple, glatt berandete kleinere Rundherde (s. Abb. 15.**69**), die gelegentlich auch einschmelzen.

Aspergillom

Die homogenen Rundschatten liegen innerhalb von präformierten Höhlen (Kaverne, Emphysemblasen; Abb. 15.**60**), sind deshalb von einer Luftschicht überkuppelt und in der Höhle oft frei beweglich.

Infizierte Emphysemblasen

Emphysemblasen können mit Eiter volllaufen und als Rundherde imponieren. Meist besteht ein starkes Krankheitsgefühl; es wird eine schnelle Änderung des Röntgenaspekts beobachtet.

Mukozele

Im Drainage-Gebiet eines obturierten Bronchus entsteht ein Schleimpfropf, der zunächst V- und Y-förmig im Bronchiallumen wächst (Abb. 15.**61,** Abb. 15.**62** u. Abb. 15.**63**), später aber durch Aufweitung der Bronchien Kugelform annehmen kann. Oft besteht gleichzeitig eine Aspergillose.

Histoplasmom

Die Herde sind scharf konturiert, meist kleiner als 3 cm, und zentral verkalkt (Schießscheibenaspekt). Oft sind auch die hilären Lymphknoten verkalkt. Die Verdachtsdiagnose ergibt sich vor allem bei Bewohnern der Endemiegebiete in Nordamerika und wird durch den positiven Histoplasminhauttest bestätigt (s. Abb. 3.**47**).

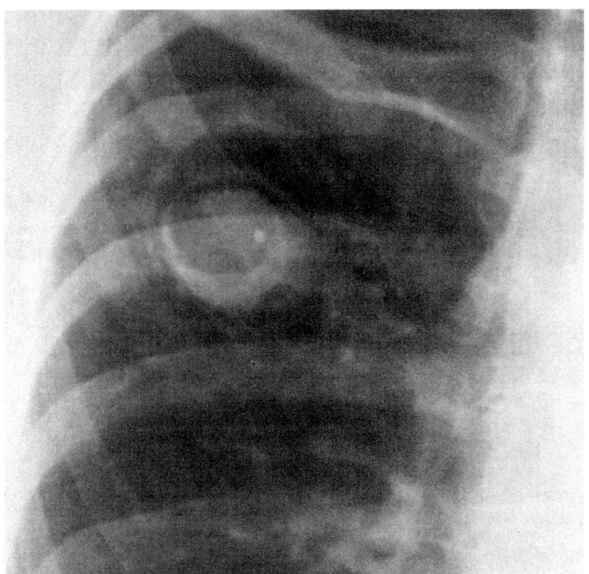

Abb. 15.**60** **Aspergillom**. In einer gereinigten Kaverne ein kirschgroßer Fungusball.

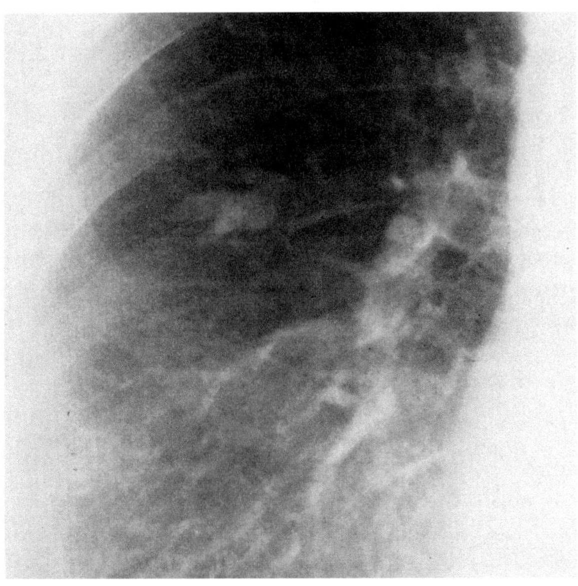

Abb. 15.**61** **Mukozele**. Die Verschattung entspricht einer aufgeweiteten, schleimgefüllten Bronchialverzweigung.

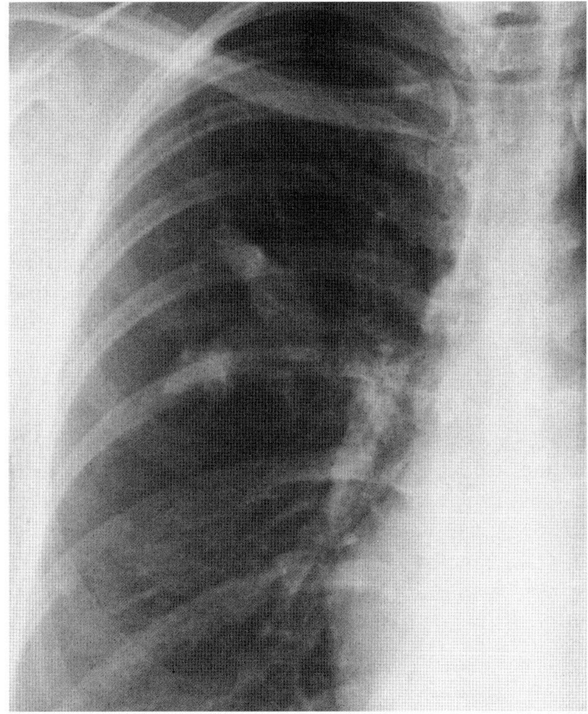

Abb. 15.**62** **Mukozele**. Aufgeweitete, mit Schleim gefüllte Bronchialverzweigung.

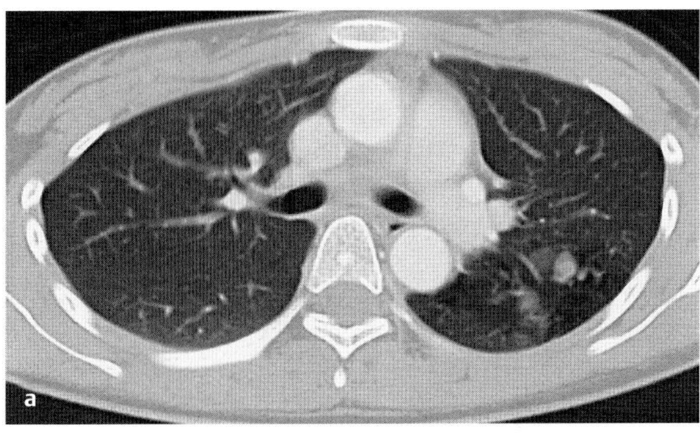

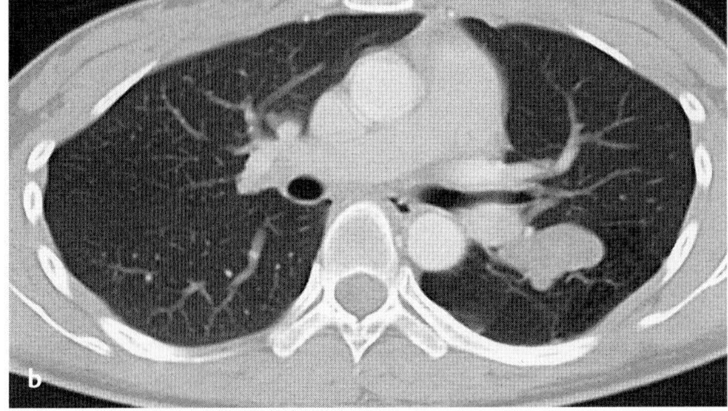

Abb. 15.**63 a** u. **b** **Mukozele**. Schleim in aufgeweiteten Bronchien.

Silikom

Die dichten Rundschatten mit strahligen Ausläufern sind meist von Fleck- und Streifenzeichnung in anderen Lungenpartien begleitet. Die Berufsanamnese ist richtungweisend (s. Abb. 5.**16**).

Wegener-Granulom

Die meist multiplen, unscharf berandeten Herde schmelzen oft ein. Gleichzeitig sind Nieren und Nasennebenhöhlen erkrankt.

Rheumaknoten

Die 3–7 mm großen subpleuralen Herde erscheinen und verschwinden zusammen mit den subkutanen Knoten und der Arthritis. Oft ist gleichzeitig eine interstitielle Zeichenvermehrung vorhanden (s. Abb. 3.**80**).

Echinokokkuszyste

Die scharf konturierten und homogenen Herde sind selten verkalkt. Sie können platzen und teilweise mit Luft gefüllt sein (Meniskuszeichen). Der Verdacht ergibt sich bei Bewohnern aus Endemiegebieten. Meist ist auch die Leber befallen (Sonografie, CT! Siehe Abb. 3.**60** u. 3.**61**).

Pulmonale vaskuläre Herde

Infarkt

Infarkte haben typischerweise eine Keilform. Seltener zeigen sie sich als unscharfe, inhomogene Rundherde, die sich innerhalb von Wochen zurückbilden. Die Szintigrafie lässt einen Perfusionsausfall erkennen, der größer als der Röntgenschatten ist, und deckt ebenso wie die CT weitere Perfusionsausfälle bzw. Embolieherde auf (s. Abb. 7.**7** u. 7.**8**).

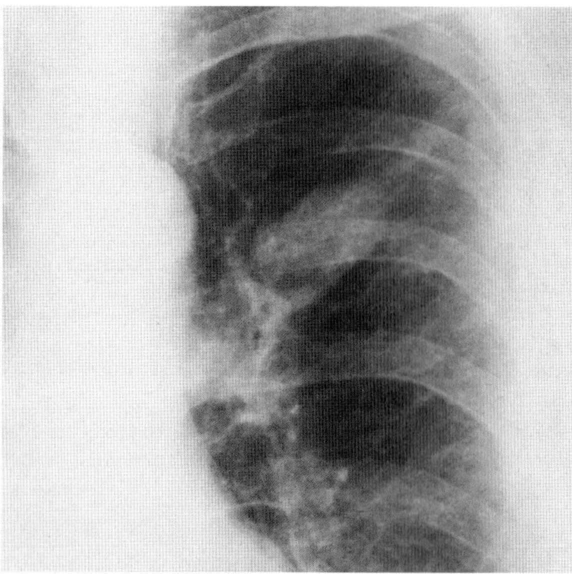

Abb. 15.**64** **Postoperatives Hämatom.** Bei einer Kontrolle 3 Wochen später war das Hämatom resorbiert.

Hämatom

Posttraumatisch und bei Gerinnungsstörung entstehen rundliche, homogene intrapulmonale Verschattungen, die sich innerhalb von Wochen zurückbilden (Abb. 15.**64**).

Arteriovenöses Aneurysma

In den homogenen, lobulierten Herd zieht ein hypertrophiertes Gefäß hinein, das tomografisch nachweisbar ist. Die Diagnose wird CT-angiografisch gesichert (s. Abb. 2.**20** u. 15.**58**).

Weitere pulmonale Herde

Bronchogene Zyste

Der glatt berandete, homogene Herd hat einen Durchmesser von mehreren Zentimetern und liegt meist im mittleren Drittel des Unterlappens. Die Veränderung ist kongenital. Symptome bilden sich meist erst im Erwachsenenalter infolge von Infektion und Einschmelzung (s. Abb. 2.**4**).

Lungensequester

Homogener Herd im epidiaphragmalen Unterlappen. Der Herd ist meist größer als 6 cm. Oft schmilzt er ein (s. Kapitel 2 „Missbildungen" und Abb. 2.**2**).

Rundatelektase

Bei freien Pleuraergüssen kommt es zu einer Entspannungsatelektase der Lungenbasis. Der kaudalste Zipfel des Lungengewebes kann nach kranial umschlagen und dort fibrinös fixiert werden, was vor allem bei Pleuraasbestose geschieht (Abb. 15.**65**). Hat sich der Erguss zurückgebildet, so bleibt eine Rundatelektase (Abb. 15.**66**). Röntgenologisch zeigen sich pleuranahe Rundherde im unteren Lungendrittel, die entweder breit der Thoraxwand anliegen oder über einen verdichteten Strang mit der Pleura in Verbindung stehen, wenn sie nämlich durch Schrumpfung in Richtung auf den Lungenkern gezogen wurden. Computertomografisch lässt sich der pathognomonische bogenförmige Verlauf (Kometenschweif) der Lungengefäße, die zur Atelektase ziehen, nachweisen (Hanke u. Kretschmar 1983).

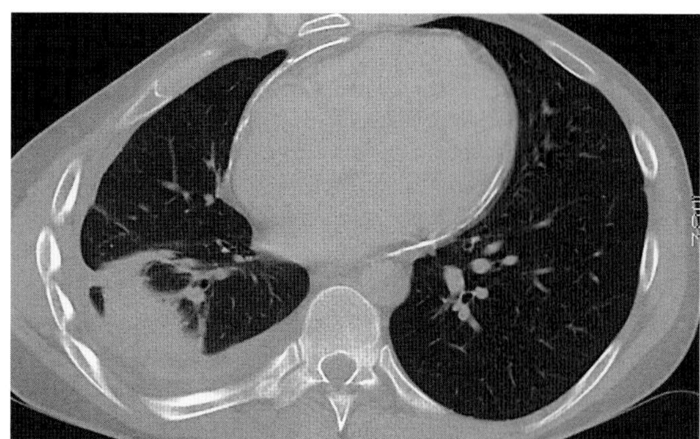

Abb. 15.**65** **Rundatelektase bei Asbestose.** Beachte die spiralig eingedrehten bronchovaskulären Strukturen und die Pleuraschwarte. Nebenbefund: Pericarditis calcarea.

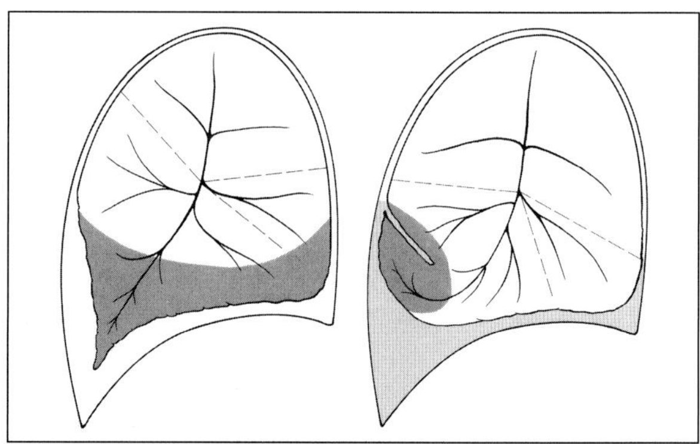

Abb. 15.**66** **Entstehung einer Rundherdatelektase.**

Disseminierte Fleckschatten (nodulär, miliar)

Disseminierte Fleckschatten sind rundliche und ovale, maximal 1 cm große Verdichtungen, die über alle Lungenpartien verteilt sein können, jedoch meist in einzelnen Regionen dichter stehen als in anderen. Nach ihrer Größe unterscheidet man:

- *Grobfleckige* oder *noduläre Verschattung (*Tab. 15.**10***):* Durchmesser 3–10 mm. Das Wort „nodulär" leitet sich von Nodulus = kleiner Knoten ab.
- *Feinfleckige* oder *miliare Verschattung (*Tab. 15.**11***):* Durchmesser bis zu 3 mm. Das Wort „miliar" kommt von Milium = das Hirsekorn. Ein miliarer Fleckschatten auf dem Röntgenbild entspricht keinem einzelnen pulmonalen Herd, auch wenn histologisch ähnlich große Herde durchaus nachweisbar sind. Vielmehr entsteht die Zeichnung durch die Summation von vielen durchstrahlten Herden (Heitzmann).

Das pathologische Substrat der Fleckschatten ist recht unterschiedlich:

- *Alveoläre Herde* (Tab. 15.**12**): Es können Fleckschatten resultieren, wenn der Luftraum benachbarter Alveolen mit ödematöser Flüssigkeit, mit Exsudat, mit Blut oder mit neoplastischem Gewebe ausgefüllt ist. Ehe die Infiltrate röntgenologisch erkannt werden, müssen sie mindestens einen Durchmesser von 5 mm haben, d. h. sie präsentieren sich dann als noduläre Fleckzeichnung. Die Ränder der Flecken sind unscharf, da das infiltrierte Alveolenareal sich unregelmäßig in das benachbarte belüftete Lungengewebe vorbuckelt. Liegen mehrere Fleckschatten nebeneinander, so kann ein gesprenkeltes Muster aus abwechselnd belüfteten und unbelüfteten Alveolen (Pneumoalveologramm) entstehen, was besonders gut mithilfe der CT zu erkennen ist. Alveoläre Infiltrationen neigen zum Konfluieren. Dabei entstehen größere Fleckschatten, die den Aufbaueinheiten des Lungengewebes (Azinus, sekundärer Lobulus, Subsegment, Segment) entsprechen.
- *Interstitielle Herde:* Multiple, im Interstitium gelegene Granulom-, Narben- oder Tumorknötchen verursachen ebenfalls Fleckschatten. Wenn diese Knötchen groß genug sind, um röntgenologisch erkannt zu werden, haben sie bereits benachbarte Alveolen komprimiert. Die interstitiellen Herde können miliar oder auch nodulär sein; ihre Kontur zu den angrenzend belüfteten Alveolen ist aber in der Regel scharf.

Die *akuten* Erkrankungen mit disseminierten Fleckschatten, wie z. B. das Lungenödem, die Pneumonie, die Schocklunge oder die Lungenblutung, lassen sich mithilfe der typischen Anamnese und der klinischen Symptomatik diagnostizieren. Röntgenologisch spricht für die Akuität der Erkrankung das azinäre Muster mit unscharf berandeten, konfluierenden Fleckschatten, das seinen Aspekt innerhalb von Tagen ändert. Röntgenologische Begleitzeichen, wie Herzvergrößerung, Gefäßdilatation und ein gleich-

Tabelle 15.**10** Ursachen disseminierter grobfleckiger (nodulärer) Schatten.

Vaskulär
- Lungenödem
- Schocklunge, ARDS
- Lungenblutungen

Entzündlich
- Bronchopneumonien
- tuberkulöse Herdpneumonien
- pyämische Abszesse
- eosinophile Pneumonie
- exogene allergische Alveolitis
- Kollagenosen
- Sarkoidose
- BOOP

Tumorös
- Metastasen
- Morbus Hodgkin
- Lungenadenomatose
- Leiomyomatosis maligna

Varia
- Pneumokoniose, Silikoproteinose
- Histiozytose
- alveoläre Proteinose

Tabelle 15.**11** Ursachen disseminierter kleinfleckiger (miliarer) Schatten (s. auch interstitielles Muster, S. 289 ff, und Tab. 15.**15**).

Entzündlich
- miliare Bronchopneumonien
- miliare Tuberkulose
- Sarkoidose
- exogene allergische Alveolitis
- Kollagenose (z. B. Panarteriitis nodosa, rheumatoide Arthritis)
- Histoplasmose, Blastomykose, Kandidose, Kokzidioidomykose

Tumorös
- kleinste Metastasen, Lymphangiosis carcinomatosa
- bronchoalveoläres Karzinom
- malignes Lymphom

Varia
- Pneumokoniose
- Metallstaublunge
- Hämosiderose
- Histiocytosis X
- Amyloidose
- multiple Mikroaneurysmen
- Lymphangioleiomyomatose

Tabelle 15.**12** Röntgenzeichen der Alveolarraumverschattung (nach Felson).

- Unscharf berandete Fleckschatten
- Konfluierende Fleckschatten
- Segmentale oder lobäre Anordnung
- Schmetterlingsförmige Anordnung im Lungenkern
- Pneumobronchogramm und Pneumoalveologramm
- Peribronchioläre (azinäre) Schatten, Durchmesser bis zu 6 mm
- Schnelle Änderung des Befunds

zeitig vorhandenes, interstitielles Ödem, können weitere diagnostische Hinweise geben.

Die *chronischen* Erkrankungen mit disseminierten Fleckschatten sind ätiologisch oft unklar und schwierig zu diagnostizieren. Die Größe der Fleckschatten kann dann einen differenzialdiagnostischen Hinweis geben, da die kleinfleckigen Schatten z. B. bei der miliaren Tuberkulose, bei der Sarkoidose, bei der exogenen Alveolitis und bei der Hämosiderose vorkommen, während großfleckige Schatten eher für Metastasen, maligne Lymphome, Pneumokoniosen oder die produktive Tuberkulose typisch sind. Röntgenologische Begleitzeichen, wie hiläre und mediastinale Lymphome, Pleuraergüsse oder Verkalkungen, engen die Differenzialdiagnose weiter ein. Ebenso führen bakteriologische und mykologische Sputumanalysen, die Tuberkulinhautreaktion und andere laborchemische Parameter oft zur Diagnose. Meist bringt aber erst die Lungenbiopsie das endgültige Ergebnis.

Vaskuläre Fleckschatten

Lungenödem

Die azinären konfluierenden Fleckschatten finden sich vorwiegend in den basalen Feldern oder als Schmetterlingsödem im Lungenkern (s. Abb. 7.**17**–7.**21**). Meist kommen sie zusammen mit einem interstitiellen Ödem vor. Beim kardialen Ödem ist in der Regel der Herzschatten vergrößert, und die Lungengefäßkaliber sind breit. Bei nicht kardialen Ödemen führen die Anamnese und die klinische Symptomatik (Heroinintoxikation, Magensaftaspiration [Mendelson-Syndrom], Giftgasinhalation [Phosgen, SO_2, NO_2], postiktales Ödem, Urämie, Höhenödem bei Bergsteigern u. a.) zur Artdiagnose.

Akutes Atemnotsyndrom (Schocklunge)

Im akuten Exsudationsstadium finden sich in allen Lungenpartien, aber regional gehäuft, grobfleckig konfluierende Verschattungen (Abb. 15.**67**). Sie treten im Anschluss an einen hämorrhagischen Schock, an ein Lungentrauma, bei Pankreatitis oder Heroinvergiftung auf. Der Röntgenaspekt ändert sich schnell innerhalb von Stunden und wenigen Tagen.

Lungenblutungen

Disseminierte Lungenblutungen manifestieren sich mit konfluierenden azinären Schatten. Oft hustet der Patient Blut. Die Ursachen der Hämorrhagie sind vielfältig und reichen von Antikoagulanzienüberdosierung, hämorrhagischer Diathese, Lungenkontusion und Goodpasture-Syndrom bis zur idiopathischen Lungenhämosiderose Morbus Ceelen.

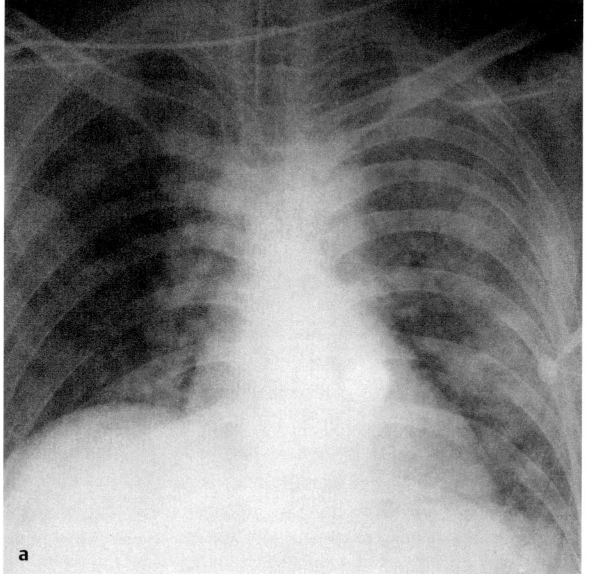

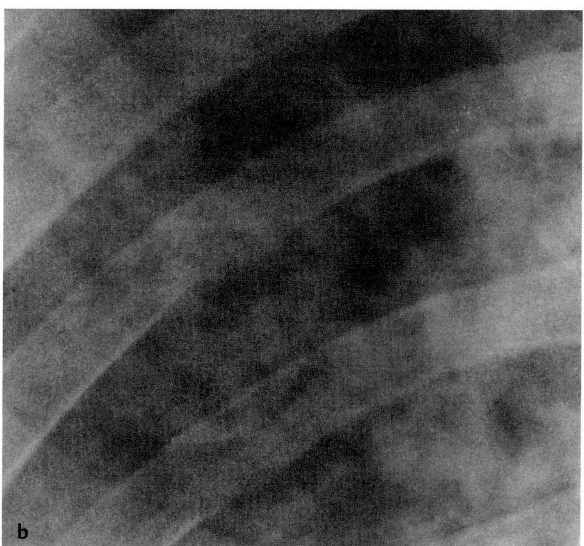

Abb. 15.**67 a** u. **b** **Schocklunge**. Disseminierte, konfluierende Fleckschatten. Teilweise haben sie die Größe eines Azinus (0,5 cm).

Entzündliche Fleckschatten

Bronchopneumonie

Die disseminierten Fleckschatten konfluieren und sind oft in den basalen (hypostatischen) Regionen besonders stark ausgeprägt. Die Diagnose ergibt sich aus der klinischen Symptomatik mit Husten, Fieber, Auswurf und Rasselgeräuschen sowie aus der Änderung des Röntgenmusters innerhalb von wenigen Tagen. Die Erreger – Bakterien, Mykoplasmen, Viren oder Pilze – werden mit Sputumuntersuchungen oder serologischem Titeranstieg identifiziert (Abb. 3.**5**).

Tuberkulöse Herdpneumonien

Bei der hämatogenen Streuung können grobknotige, tuberkulöse Herde in allen Lungenarealen vorkommen; diese Form der hämatogenen Aussaat ist aber wesentlich seltener als die miliare. Dagegen ist die grobfleckige Verschattung für die bronchogene Streuung der Tuberkulose typisch; dabei bilden sich multiple azinonodöse Herde mit einem Durchmesser von 3 mm, die zu käsigen, tuberkulösen Herdpneumonien konfluieren (Abb. 15.**68**). Die Herde sind in den Oberfeldern zahlreicher und nehmen nach basal hin ab. Die CT oder Tomografie deckt oft zusätzlich Kavernen in den Lungenspitzen auf. Die Diagnose wird durch den Nachweis von Mykobakterien gesichert.

Pyämische Abszesse

Es finden sich einige oder multiple, bis kirschgroße, unscharf konturierte Fleckschatten in allen Lungenarealen (Abb. 15.**69**). Die Diagnose ergibt sich aus der Anamnese und der klinischen Symptomatik mit septischen Temperaturen und bekanntem Streuherd, wie Zahngranulom, Tonsillitis und abdominalen Abszessen. Die Röntgensymptomatik ändert sich innerhalb von wenigen Tagen. Die Diagnose wird durch Blutkulturen und den Erfolg einer Antibiotikatherapie gesichert.

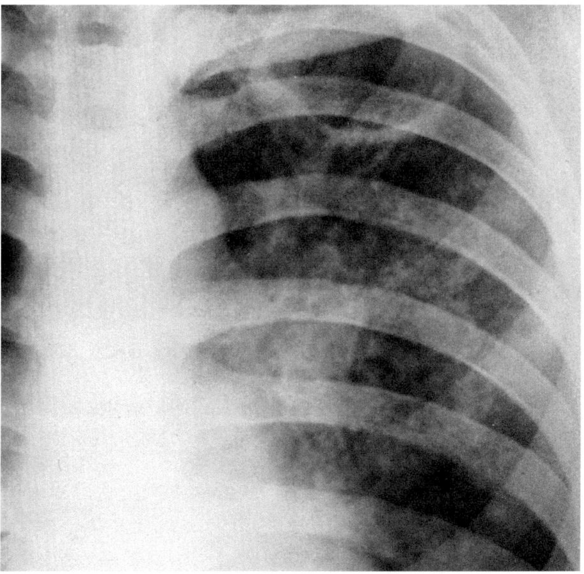

Abb. 15.**68** **Kavernöse Tuberkulose.** Im linken Spitzenfeld zeigt sich eine große Kaverne, und im linken Mittelfeld sind zahlreiche exsudative (azinonodöse) Herde zu sehen, die durch bronchogene Aussaat entstanden sind.

Eosinophile Pneumonie

Bei der idiopathischen und auch bei der symptomatischen Form können zahlreiche grobfleckige Verschattungen in allen Lungenarealen vorkommen, deren Lokalisation sich bei Verlaufskontrollen ändert (Pneumonia migrans). Der Verdacht ergibt sich durch die bestehende Bluteosinophilie. Die symptomatischen Formen werden durch die Medikamentenanamnese bzw. durch den Nachweis von Parasiten in Stuhl und Sputum gesichert (s. Kapitel 3 „Entzündungen", Abschnitt „Eosinophiles Lungensyndrom").

Exogene allergische Alveolitis

Die Erkrankung ist in der Regel röntgenologisch durch ein interstitielles Muster gekennzeichnet. Bei massiver Allergenexposition können aber auch konfluierende azinäre Schatten beobachtet werden. Wichtigster artdiagnostischer Hinweis ist eine inhalative Allergenexposition.

Wegener-Granulomatose

Es finden sich grobknotige multiple Infiltrate, die später einschmelzen (Abb. 15.**70**). Die Patienten sind schwer erkrankt und haben gleichzeitig eine Sinusitis und eine Hämaturie. Die Diagnose ergibt sich durch die Biopsie der ulzerösen Nasenprozesse und der pulmonalen Herde.

Sarkoidose

Im miliaren Stadium der Sarkoidose kommen gelegentlich auch großfleckige Schatten disseminiert besonders im Lungenkern vor. Teilweise entstehen diese Schatten auch durch Summation von kleineren miliaren Herden (Abb. 15.**71**). Meist sind zusätzlich die hilären und mediastinalen Lymphknoten vergrößert.

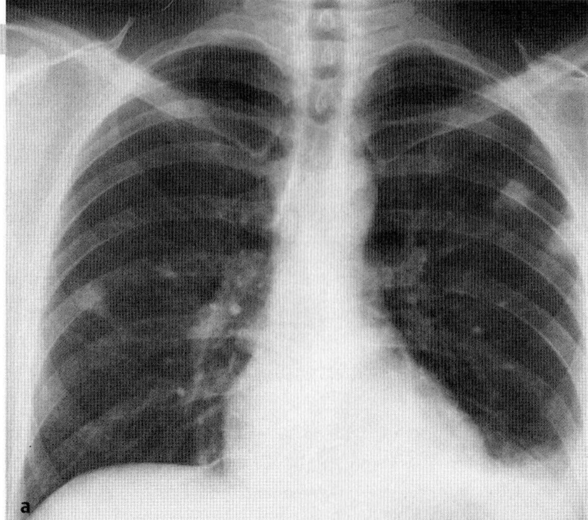

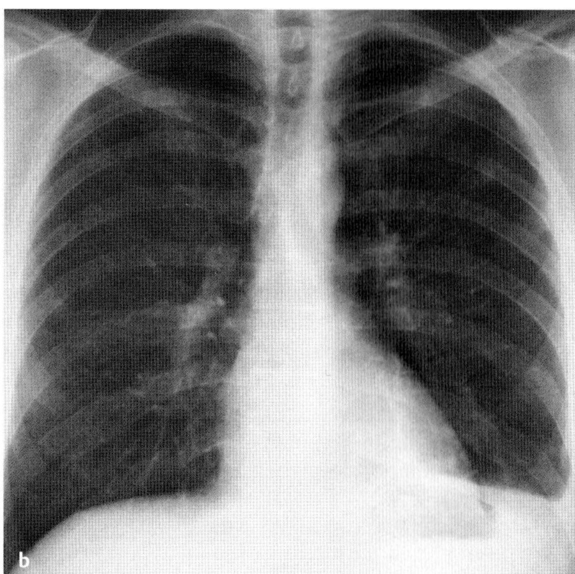

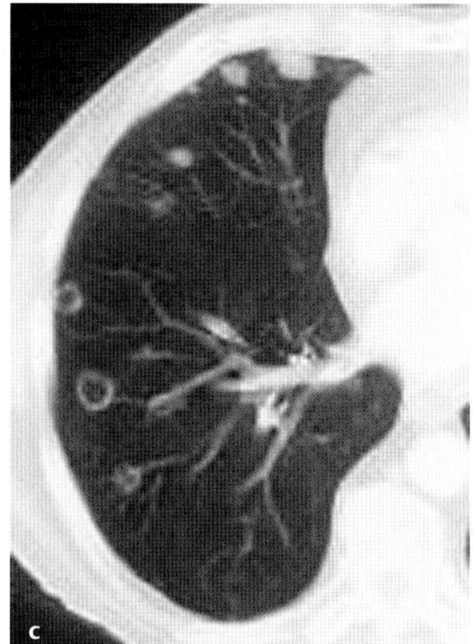

Abb. 15.69 a–c **Multiple pyämische Abszesse nach Zahnextraktion.** Zwei Wochen nach Beginn der Antibiotikatherapie weitgehende Rückbildung der Herde.

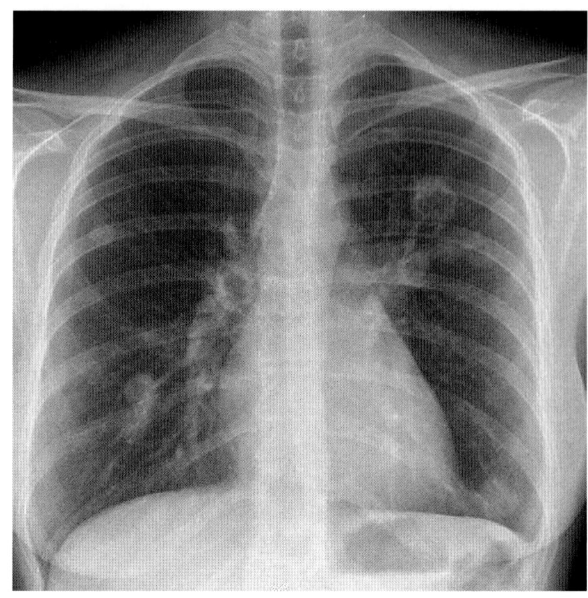

Abb. 15.70 **Morbus Wegener.** Mehrere Rundinfiltrate mit einer sichtbaren Einschmelzung. Histologisch verifiziert.

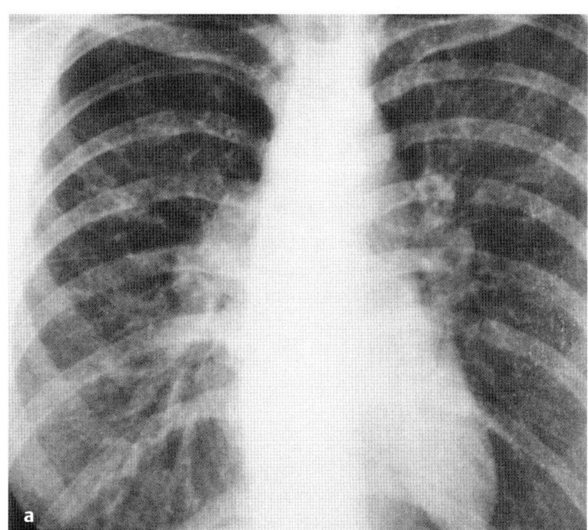

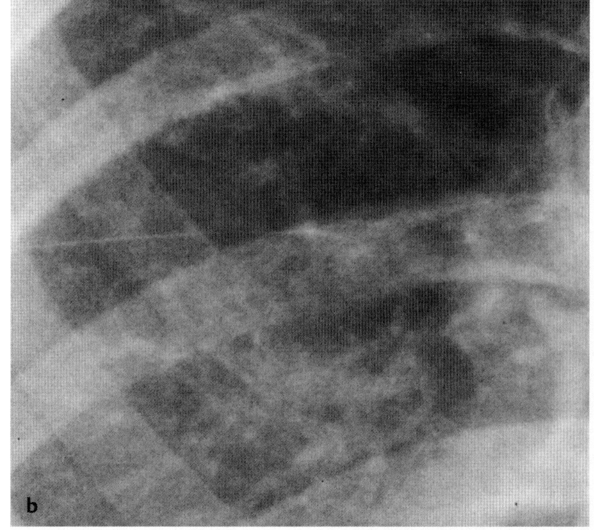

Abb. 15.71 a u. b **Sarkoidose Stadium I–II.** Perihilär findet sich ein kleinknotiges, miliares Muster.

Tumoröse Fleckschatten

Metastasen

Kleinknotige Metastasen (Abb. 15.**72** u. Abb. 15.**73**) finden sich besonders häufig beim Mamma-, beim Schilddrüsen- und beim Pankreaskarzinom. Die kleinen Rundherde sind in allen Lungenarealen disseminiert und stehen in den basalen Lungenfeldern besonders dicht. Ihre unscharfen Konturen werden durch perifokale Blutungen oder durch Tumorausläufer in den Lymphangien verursacht.

Morbus Hodgkin und Morbus Non-Hodgkin

Im Organstadium des Morbus Hodgkin können sich multiple grobfleckige bis knotige Verschattungen in allen Lungenarealen finden. Meist ist zusätzlich das Mediastinum durch Lymphome vergrößert, was computertomografisch gesichert wird. Die Diagnose ergibt sich aus der Biopsie von Lymphknoten, die oft auch in der Peripherie vorhanden sind.

Bronchoalveoläres Karzinom (Lungenadenomatose)

Es zeigen sich multiple unscharfe und konfluierende Herde in allen Arealen (Abb. 15.**74**). Der Patient hustet charakteristischerweise voluminöse schaumige Schleimmassen aus. Die Diagnose ergibt sich aus der Sputumzytologie und der transbronchialen Biopsie (s. Abb. 6.**26**).

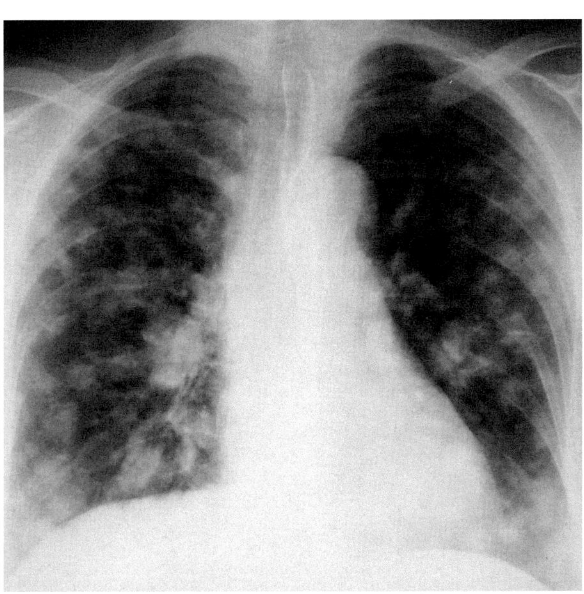

Abb. 15.**72** **Multiple Metastasen bei bekanntem Kolonkarzinom.**

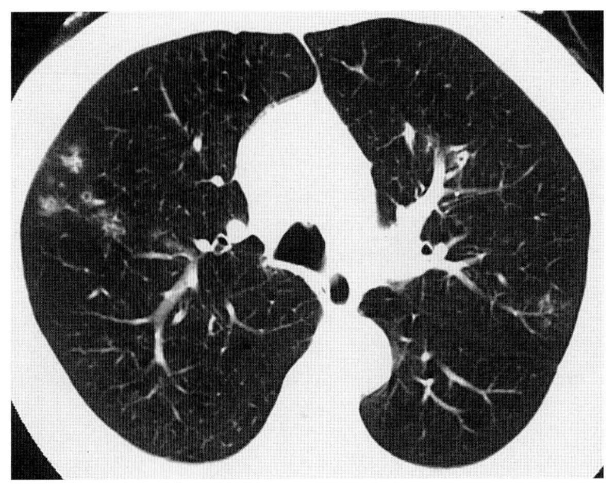

Abb. 15.**74** **Multifokales, alveoläres Karzinom.** Histologisch gesichert.

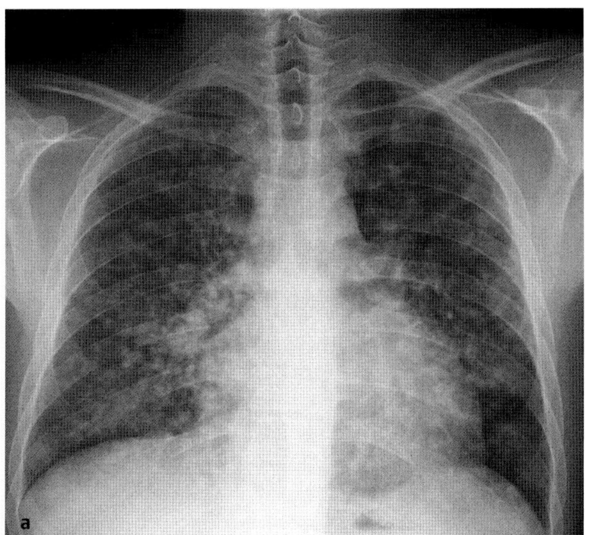

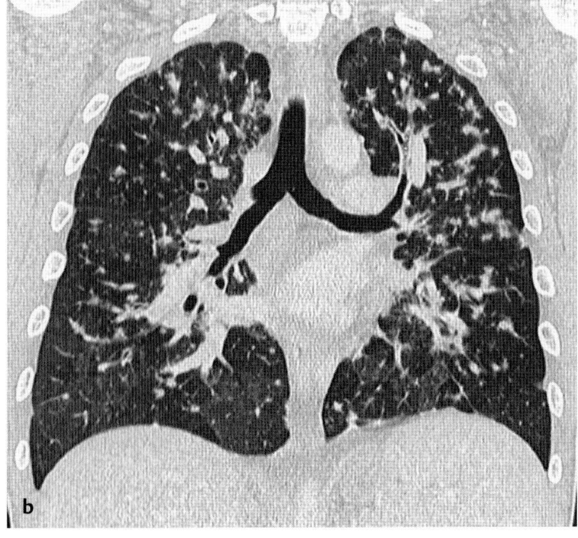

Abb. 15.**73** **a** u. **b** **Kaposi-Sarkom.** Multiple kleinknotige Infiltrate. Autoptisch verifiziert.

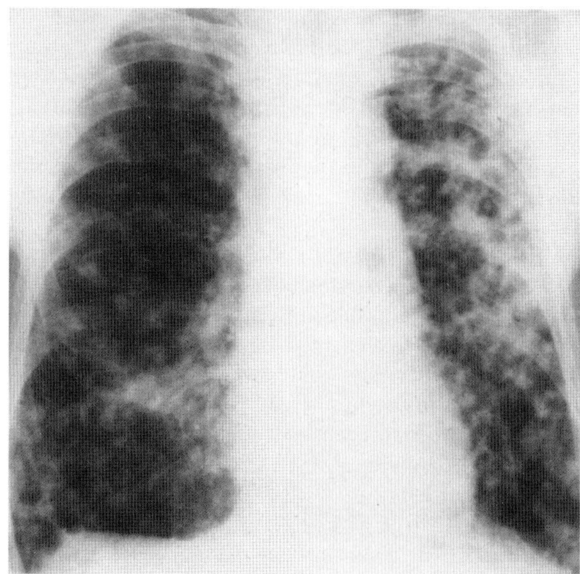

Abb. 15.**75** **Maligne Leiomyomatose**. Autoptisch gesichert.

Maligne Leiomyomatosis

Die seltene hamartoblastomatöse Lungenerkrankung (Abb. 15.**75**) geht von den Muskelzellen der Gefäße der Bronchien und der Alveolarsepten aus. Sie kann unter dem klinischen Bild einer respiratorischen Insuffizienz innerhalb von wenigen Jahren zum Tode führen. Oft ist gleichzeitig die Pleura befallen, und es entwickelt sich ein chylöser Erguss. Das Röntgenbild zeigt multiple, 5–9 mm große konfluierende Fleckschatten und ein Honigwabenmuster. Die Diagnose wird bioptisch gestellt.

Pneumokoniose

Bei der nodösen Form der Silikose finden sich multiple, scharf berandete Rundherde mit einem Durchmesser von 1–10 mm, oft in Kombination mit Lungenfibrose und Narbenemphysem. Die Berufsanamnese ist für die Diagnose richtungweisend (s. Abb. 5.**11**–5.**14**).

Silikoproteinose

Die akute Silikoproteinose ist selten und kommt nur bei massiver Staubexposition, z. B. bei Sandstrahlbläsern, vor. Die intraalveolären proteinhaltigen Infiltrate befallen die gesamte Lunge und manifestieren sich röntgenologisch als konfluierende azinäre Schatten.

Histiocytosis X

Im granulomatösen Stadium zeigen sich multiple Knötchen von 1–10 mm Durchmesser, bilateral-symmetrisch vorwiegend in den Oberfeldern. Später entwickeln sich retikuläre Fibrosen und kleine Zysten. Die Krankheit verläuft chronisch und kann nur bioptisch gesichert werden (s. Kapitel 3 „Entzündungen") (s. Abb. 7.**73**).

Alveoläre Proteinose

Diese seltene Erkrankung ist ätiologisch bisher nicht geklärt, obwohl eine hereditäre Störung der Produktion des Surfactant-Faktors diskutiert wird, die bei zusätzlichen infektiösen oder toxischen Noxen (Inhalation von Tabakrauch, Silikaten, Aluminium, Kaolin und Holzstaub) zum Krankheitsbild dekompensiert. Pathologisch-anatomisch sind die Alveolen massiv mit protein- und phospholipidreichem Material ausgefüllt. Die Erkrankung befällt vorwiegend Männer zwischen dem 30. und 50. Lebensjahr. Sie heilt bei entsprechender Therapie meist aus, kann aber auch sehr selten unter Belastungsdyspnoe und infolge einer Superinfektion (oft mit Pilzen) zum Exitus letalis führen. Röntgenologisch finden sich konfluierende azinäre Schatten meist bilateral-symmetrisch im Lungenkern, die einem Schmetterlingsödem ähnlich sind. Diese massiven Verschattungen ohne Herzvergrößerung, ohne Hilusvergrößerung und ohne Pleuraerguss können zum röntgenologischen Verdacht führen. Das HRCT zeigt ein ausgedehntes, bilateral-symmetrisches Milchglasmuster in geografischer Anordnung und eine Verbreiterung des interlobulären und intralobulären Bindegewebes (Crazy Paving), was bei ausgeprägtem Befall fast pathognomonisch ist. Häufig lässt sich die Diagnose durch den Nachweis von GM-CSF-Autoantikörpern wahrscheinlich machen. Man sichert die Diagnose bioptisch und durch die bronchoalveoläre Lavage (Perjodsäure-Schiff-Färbung für Lipoprotein), die im Übrigen auch die Therapie der Wahl ist und oft mehrfach als Ganzlungen-Lavage in Narkose durchgeführt werden muss (Beccaria et al. 2004) (s. Abb. 15.**46**).

Streifenschatten (Gefäß-, Linienschatten)

Gefäßschatten sind sich verzweigende Streifenschatten, deren Substrat die Lungenarterien und -venen sind und die beim Gesunden die normale Lungenzeichnung ausmachen. Sind die Gefäße infolge einer Hyperämie dilatiert, so werden auch Gefäße sichtbar, die vorher unter dem Auflösungsvermögen des Röntgenbilds lagen, und es resultiert eine vermehrte Streifenzeichnung. Dies kann man bei der kardiogenen Lungenstauung bzw. auch bei der Lungenhyperämie durch Links-rechts-Shunt beobachten. Die Gefäßschatten erscheinen aber auch dann vermehrt, wenn sie infolge einer Lungenstauchung näher aneinanderrücken, wie z. B. in den basalen Lungenfeldern bei der Exspirationsaufnahme und beim Zwerchfellhochstand. Auch in der Nachbarschaft von großen Emphysemblasen wird das Lungenparenchym gestaucht, und die Gefäße stehen enger (Signalgefäße; Tab. 15.**13**).

Linienschatten sind homogene, strich- oder bandförmige Verdichtungen, die sich relativ scharf gegen die transparente Lunge abheben. Im Gegensatz zu der vaskulären Streifenzeichnung sind die Linienschatten schärfer konturiert und imponieren oft als solitäre Strukturen. Sie repräsentieren u. a. (Abb. 15.**76,** Abb. 15.**77** u. Tab. 15.**14**):

- Strukturen der Brustwand, die sich auf die Lunge projizieren
- orthograd getroffene Interlobien
- pulmonale Narben
- Streifenatelektasen
- verdickte Interlobärsepten (Kerley-A- und Kerley-B-Linien)
- verdickte Bronchialwände

Tabelle 15.**13** Ursachen vaskulärer Streifenschatten.

- Normale Gefäßzeichnung der Lungenfelder
- Normvariante Vermehrung der Gefäßzeichnung
- Pulmonale Stauung
- Pulmonale Hyperämie
- Basale Gefäßstauchung bei Zwerchfellhochstand
- Gefäßstauchung bei raumfordernden Prozessen (z. B. Emphysemblasen)

Tabelle 15.**14** Ursachen der Linienschatten.

Brustwand	• Margo medialis scapulae • Margo lateralis scapulae • Manubrium sterni • Klavikulabegleitschatten • Rippenbegleitschatten • subpleurale Fettlinie • Hautfalten
Pleural	• pleurale Umschlagsfalten • Interlobium, auch Lobus v. azygos • pleuraler Narbenstrang • Pneumothorax • akzessorisches Diaphragma
Pulmonal	• Segmentatelektase • Plattenatelektase • Lungennarbe • Bronchiektase • Kerley-A-Linien • Kerley-B-Linien • Bulla- oder Pneumatozelenwand • Lymphangiosis carcinomatosa • Scimitar-Syndrom • Mucoid Impaction

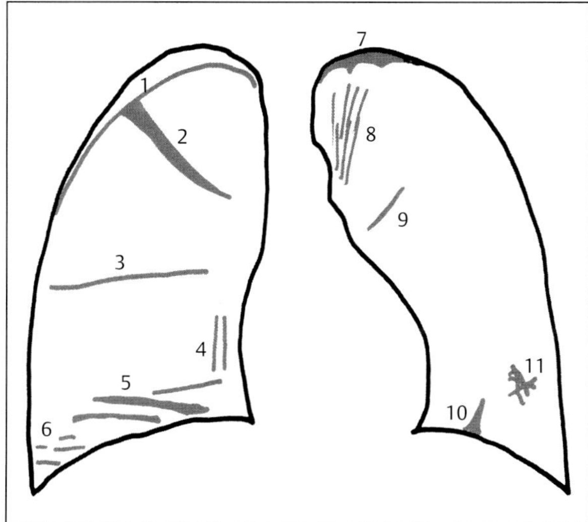

Abb. 15.**76** **Einige Ursachen von Linienschatten.**
1 Pneumothorax
2 Atelektase
3 Interlobium
4 Bronchiektase
5 Plattenatelektase
6 Kerley-B-Linie
7 Pleurakuppenschwiele
8 apikohiläre Narbenstränge
9 Kerley-A-Linie
10 Pleuraumschlagsfalte des großen Lappenspalts
11 pulmonales Narbenfeld

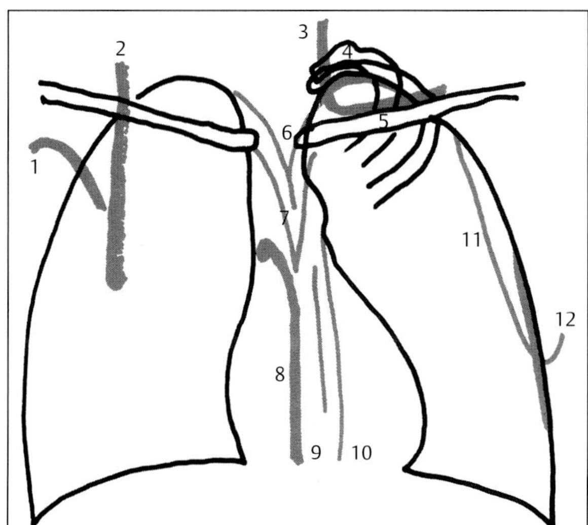

Abb. 15.**77** **Weitere Ursachen von Linienschatten.**
1 Axillarfalte
2 Hautfalte
3 M. sternocleidomastoideus
4 Rippenbegleitschatten
5 Klavikulabegleitschatten
6 hintere Pleuraumschlagsfalte
7 vordere Pleuraumschlagsfalte
8 azygoösophagealer Streifen
9 paravertebraler Streifen
10 paraaortaler Streifen
11 Margo medialis scapulae
12 subpleuraler Fettstreifen

Streifenschatten der Brustwand

Margo medialis scapulae

Dieser Linienschatten (Abb. 15.**78**) entspricht der Kortikalisverdickung in der Margo medialis und projiziert sich symmetrisch in die lateralen Partien der Oberfelder. Der Schatten geht nach unten in den Angulus scapulae über und ist dadurch zu identifizieren.

Margo lateralis scapulae

Auf der seitlichen Thoraxaufnahme (s. Abb. 1.**9**) projizieren sich die lateralen Kortikalisverdichtungen des Schulterblatts als dichte, vertikale Streifen auf oder vor die obere Brustwirbelsäule.

Manubrium sterni

Die Kortikalis des Manubrium sterni projiziert sich als vertikaler Streifen auf das obere Mediastinum beiderseits von der Trachea. Dieser Streifen ist bei Osteoporosekranken besonders deutlich. Da er in das Sternoklavikulargelenk übergeht, kann er leicht identifiziert werden.

Klavikulabegleitschatten

Am Oberrand der Klavikula bildet sich ein horizontales, ca. 1 cm breites Schattenband ab, das der tangentialen Haut über dem Schlüsselbein entspricht. Der Schatten schlägt medial oft bogenförmig in den senkrechten Schatten des M. sternocleidomastoideus um (s. Abb. 1.**12**).

Kostaler Begleitschatten

Am Unterrand der dorsalen Rippe II findet sich meist links ein Begleitschatten, der der Grenze zwischen A. subclavia und Lungenkuppe entspricht. Dieser Schatten läuft nicht streng parallel zur Rippe und geht nach medial in den supraaortalen Mediastinalschatten über. Er ist glatt konturiert und kann damit von Pleurakuppenschwielen unterschieden werden, die in der Regel arkadenförmig wellig und mit zipfeligen Ausziehungen in das Lungenparenchym einstrahlen (s. Abb. 1.**18**).

Subpleurale Fettlinien

Eine Fettlage lateral von der Pleura parietalis kann als Begleitschatten der Thoraxwand imponieren. Er wird besonders an der Pleurakuppe und an der seitlichen Thoraxwand beobachtet. Dadurch, dass dieser Streifen nach kaudal schmaler wird, unterscheidet er sich von geringen Pleuraergüssen.

Hautfalten

Besonders bei kachektischen Patienten, die im Liegen geröntgt wurden, finden sich Hautfalten, welche als vertikale, scharf konturierte Verdichtungslinien imponieren, die meist von einem deutlichen transparenten Saum (Mach-Effekt) begleitet werden. Der Schatten überschreitet oft die Lungengrenzen, wodurch er von Pleuralinien unterschieden wird.

Pleurale Streifenschatten

Interlobien

Auf 15–20 % der Thoraxaufnahmen sind interlobäre Pleuralinien sichtbar (Abb. 15.**79** u. Abb. 15.**80**). Dazu muss der Röntgenstrahl die Pleura mehrere Zentimeter lang orthograd getroffen haben. Deutlicher werden diese Schatten, wenn eine Pleuritis interlobaris, eine Fibrose (Abb. 15.**81**) oder ein subpleurales Ödem den Schatten verdicken. Vor allem sind es die großen Lappenspalten und der Obermittellappenspalt, die so zur Abbildung kommen. Aber auch intersegmentale Pleuraspalten werden gelegentlich gesehen (s. Abb. 1.**21** u. Abb. 1.**25**).

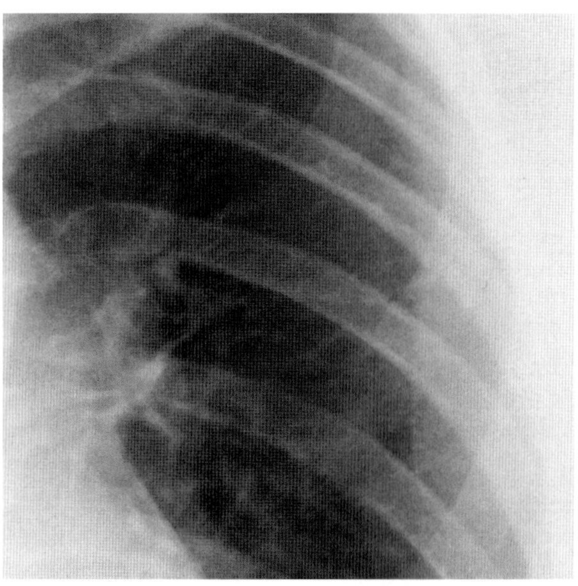

Abb. 15.**78** **Vertikaler Linienschatten durch die Margo medialis scapulae.**

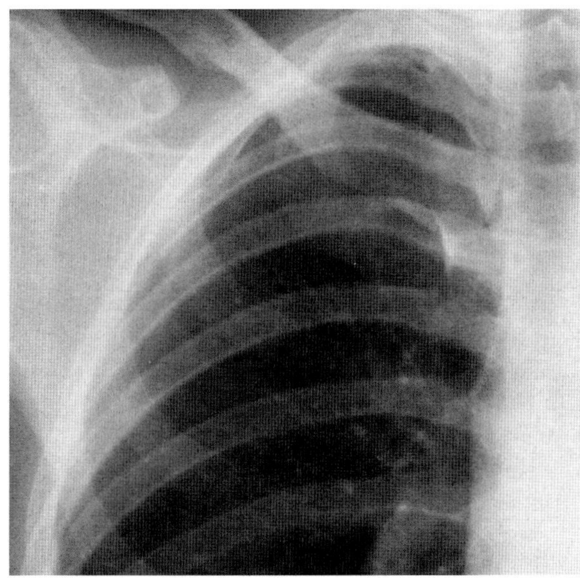

Abb. 15.**79** **Pleuralinie bei Lobus v. azygos.**

Pleuraler Narbenstrang

Im Anschluss an eine Pleuritis können Fibrosen entstehen, die durch die Bewegung der Pleurablätter strangförmig ausgezogen sind. Es handelt sich meist um vertikale oder schräge Streifen, die – wie die rotierende Durchleuchtung zeigt – brustwandnah gelegen sind.

Pneumothorax

Beim kleinvolumigen Mantelpneumothorax bildet sich die Pleura visceralis als Haarlinie ab, die fast parallel zur Brustwand verläuft. Peripher von dieser Linie fehlt die Lungenstruktur vollständig.

Pneumoperitoneum

Infolge einer Luftunterkuppelung erscheint das Zwerchfell als schmaler horizontaler, apikalkonvexer Bogen im Lungenunterfeld (Abb. 15.**82**).

Akzessorisches Diaphragma

Diese Missbildung ist sehr selten. Dabei zieht ein zusätzliches Diaphragma segelartig durch den rechten Unterlappen. Der Röntgenbefund wird meist mit Interlobärschwielen verwechselt und unterscheidet sich von diesen nur durch den atypischen Verlauf (Hartmann u. Lange 1982).

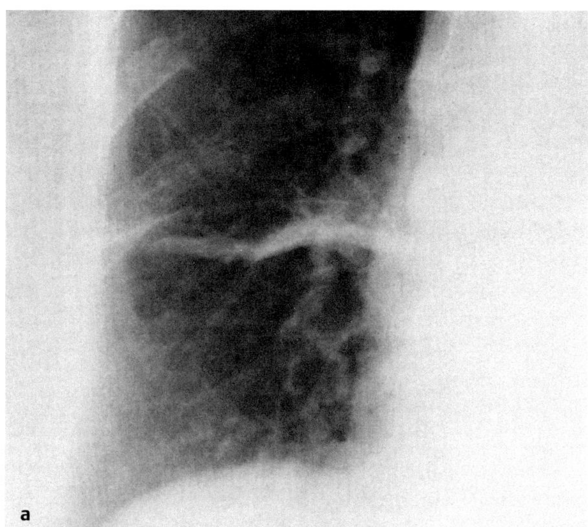

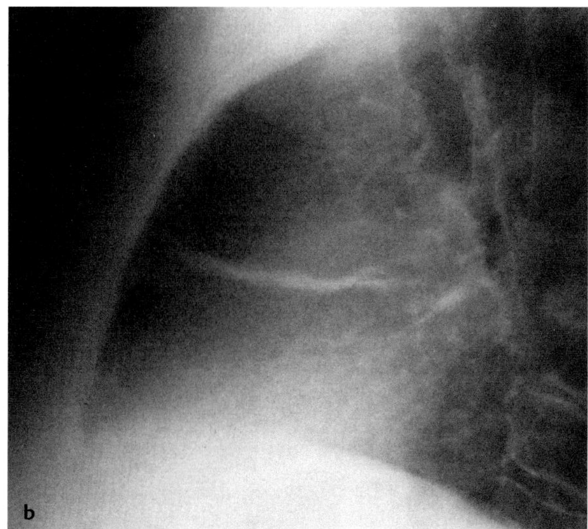

Abb. 15.**80 a** u. **b** **Interlobärschwiele.**

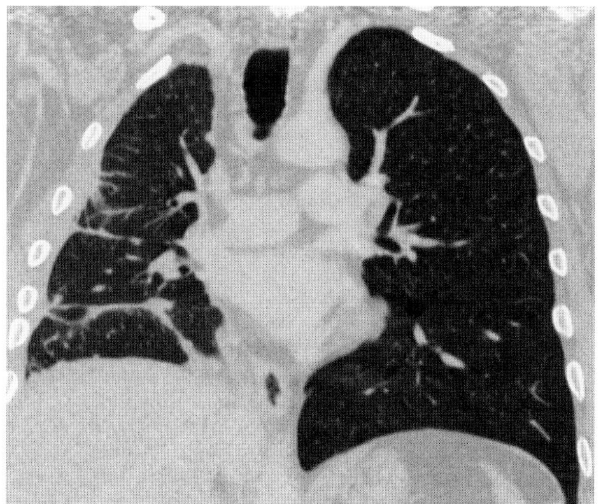

Abb. 15.**81** **So genannte Parenchymbänder bei Asbestose und Pleuramesotheliom.**

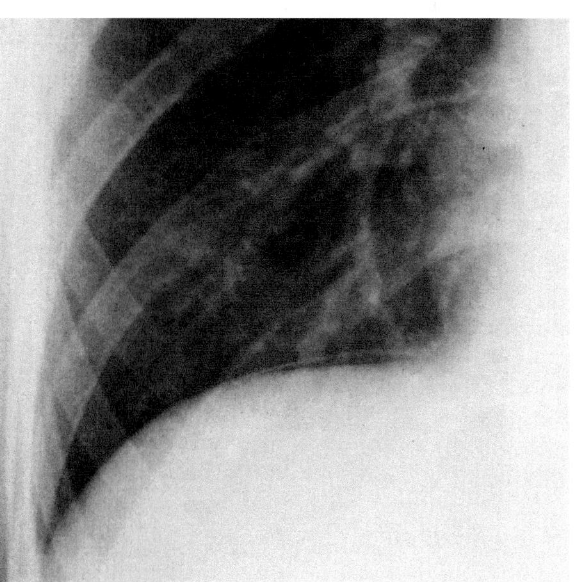

Abb. 15.**82** **Pneumoperitoneum.** Die Luftunterkuppelung des Zwerchfells bedingt den schmalen diaphragmalen Streifen.

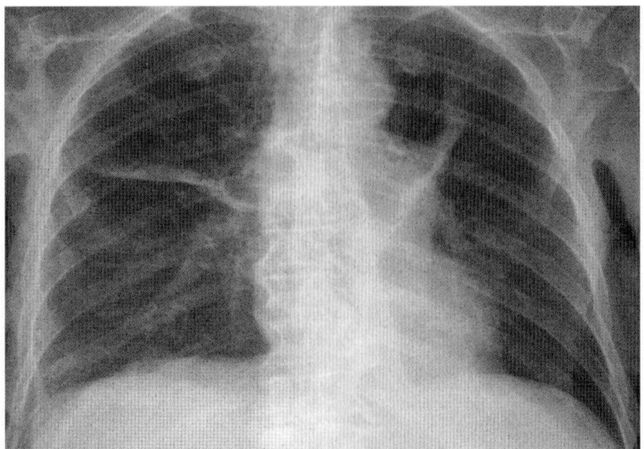

Abb. 15.**83** **Plattenatelektase bei Minderventilation.**

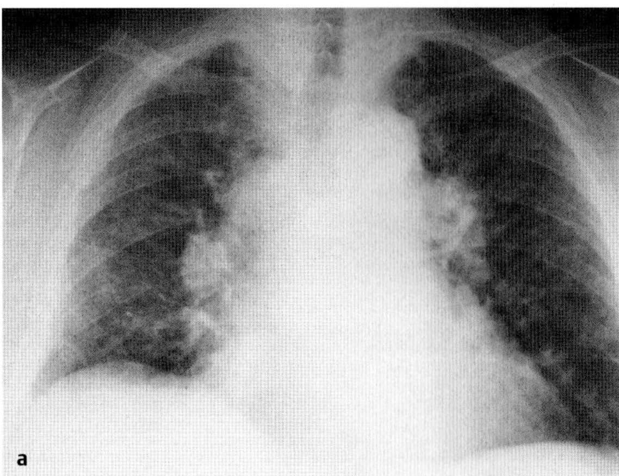

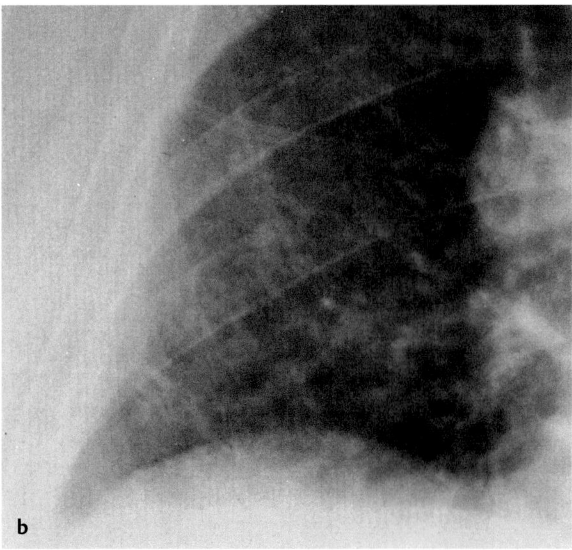

Abb. 15.**84a** u. **b** **Akute Herzinsuffizienz.** Der Ausschnitt (**b**) zeigt die Netzzeichnung und angedeutet Kerley-Linien als Ausdruck des interstitiellen Ödems.

Pulmonale Streifenschatten

Segmentatelektasen

Beim Verschluss eines Segmentbronchus kann eine sehr schmale Atelektase entstehen, die als Linienschatten imponiert. Der Schatten ist dort, wo er ans Interlobium grenzt, scharf. Besonders die Segmente S3, S2 und S8 bilden sich derart ab.

Plattenatelektasen, Fleischner-Linien

Es handelt sich um 1–3 mm breite und 4–10 cm lange Streifen, die in den Unterfeldern meist horizontal, in den Mittelfeldern von unten medial nach oben lateral verlaufen (Abb. 15.**83**). Sie finden sich bei Zwerchfellhochstand und Belüftungsstörungen, z. B. auch postoperativ. Das pathologische Substrat ist bisher nicht sicher geklärt, obwohl es sich um einen sehr häufigen Röntgenbefund handelt. Zum einen wird eine Invagination der Pleura visceralis angenommen. Zum anderen werden bandförmige Atelektasen in der Nachbarschaft von Bindegewebssepten postuliert; der Lungenkollaps müsste dann Folge einer umschriebenen Alveolitis mit Verlust des Surfactant-Faktors sein, denn wegen der reichen Kollateralventilation dürfte ein Bronchusverschluss allein die Atelektase nicht verursachen.

Lungennarben

Die unterschiedlichsten Lungenerkrankungen, wie Pneumonien, Tuberkulose, Traumen und Stauberkrankungen, führen zu schrumpfenden Parenchymnarben. Die Narbenstränge imponieren als Linienschatten, die oft hiliradiär angeordnet sind. Besonders bei der Oberlappentuberkulose zeigt sich eine vermehrte apikohiläre Streifenzeichnung. Narben verlagern oft Gefäße und Interlobien und lassen in ihrer Nachbarschaft ein Emphysem entstehen.

Bronchiektasen

Bei den zylindriformen Bronchiektasen kann gelegentlich eine parallele Streifenzeichnung (Schienengleisphänomen) auf dem Übersichtsbild erkannt werden, die den parallel verlaufenden Bronchialwänden bei erweitertem Lumen entspricht. Besonders deutlich wird der Befund meist rechts parakardial; er ist oft mit einer vermehrten basohilären Streifenzeichnung vergesellschaftet. Das Zeichen ist aber für Bronchiektasen unsicher, und diese lassen sich nur computertomografisch oder bronchografisch sichern.

Kerley-Linien

Sie repräsentieren Interlobulärsepten, die infolge eines Ödems, einer zellulären Infiltration oder einer Fibrose verdickt sind (Abb. 15.**84**; s. Netzschatten, s. u.).

Netzschatten (interstitielles Muster)

Zahlreiche und sehr unterschiedliche pathologische Prozesse manifestieren sich am interstitiellen Bindegewebe der Lunge. Sie werden „Lungengerüsterkrankungen" genannt. Dazu gehören einerseits akute Erkrankungen mit interstitiellen Ödemen und entzündlich zellulären Exsudaten sowie neoplastischen Infiltrationen, zum anderen chronische Lungenfibrosen, die durch eine vermehrte Kollagenfaserbildung im Interstitium gekennzeichnet sind und das Endstadium von vielen Lungenerkrankungen darstellen (Tab. 15.**15**).

Das Interstitium der gesunden Lunge ist in der Regel auf Röntgenbildern nicht zu erkennen. Es durchzieht als 3-dimensionales Netz das gesamte Lungenparenchym. Die Komponenten dieses Netzes sind das perivenöse Bindegewebe, das Bindegewebe um die bronchoarteriellen Bündel, die interlobulären Bindegewebssepten, die Basalmembran der Alveolen und die subpleuralen Bindegewebslagen. Da das perivasale Bindegewebe zur Peripherie hin abnimmt, ist der Anteil des Interstitiums im Lungenkern höher als der Anteil im Lungenmantel.

Die pathologischen Veränderungen am Interstitium müssen weit fortgeschritten sein, ehe sie mit dem Röntgenübersichtsbild erfasst werden. Es kommt deshalb immer wieder vor, dass bei normalem Röntgenbild klinisch und spirometrisch erhebliche restriktive Ventilationsstörungen vorhanden sind, und computertomografisch und pathologisch-anatomisch Lungengerüsterkrankungen eindeutig diagnostiziert werden.

Das die Lungengerüsterkrankung kennzeichnende interstitielle Röntgenmuster besteht aus mehreren Komponenten (Felson 1966; Tab. 15.**16**):

- *Retikuläres Muster:* Es handelt sich um eine feinmaschige Netzzeichnung, die sich diffus auf alle Lungenfelder erstrecken kann. Sie entsteht dadurch, dass die verdickten interlobulären Septen aufeinander projiziert werden. Dieses Muster wird gelegentlich auch als „Kerley-C-Linien" bezeichnet.
- *Kerley-B-Linien:* Dies sind bis zu 1 mm dicke, horizontale, etwa 1 cm lange Linien, die besonders gut in den lateralen Sinus phrenicocostales zu erkennen sind. Sie entsprechen den verdickten interlobulären Septen der Lungenperipherie. Anatomische Studien zeigten, dass die interlobulären Septen in den ventralen und lateralen Partien der Unterfelder sowie in den ventralen Partien der Oberfelder besonders dicht und regelmäßig stehen, während sie im Lungenkern spärlicher vorkommen und unregelmäßig angeordnet sind.
- *Kerley-A-Linien* (s. Abb. 7.**15**): Es handelt sich um schmale, bis zu 5 cm lange, hilifugale Linien in den Lungenoberfeldern. Sie entsprechen den verdickten Interlobulärsepten der ventralen Oberlappenpartien. Im Gegensatz zu den Gefäßschatten sind sie schmaler und trotzdem recht dicht; außerdem verzweigen sie sich nicht. Kerley-A-Linien werden sehr viel seltener als Kerley-B-Linien gesehen.
- *Retikulomikronoduläres Muster:* Innerhalb der Netzzeichnung finden sich kleinste miliare Fleckschatten. Diese entsprechen einerseits knötchenförmigen Ablagerungen im Interstitium, zum andern entstehen sie aber durch eine Summation der sich kreuzenden Linienschatten.
- *Unscharfe Hilus- und Gefäßstrukturen:* Die Infiltration bzw. die Verdickung des perivaskulären Bindegewebes, das auch auf die anliegenden Alveolen übergreift, macht die Grenze zwischen den Gefäßschatten und benachbarten lufthaltigen Lungenregionen unscharf.

Tabelle 15.**15** Ursachen der Netzschatten (nach Felson).

Akute Lungengerüsterkrankungen

Vaskulär
- Lungenstauung
- Schocklunge, respiratorische Insuffizienz

Entzündlich
- akute interstitielle Pneumonie
- miliare Tuberkulose
- Sarkoidose
- Arzneimittelpneumonitis
- exogene allergische Alveolitis
- Gasinhalation (Phosgen, Chlor, SO2, NO2)
- Pilzpneumonie

Tumorös
- Lymphangiosis carcinomatosa
- Morbus Hodgkin und Morbus Non-Hodgkin
- Lungenadenomatose
- Leukämie

Varia
- Lipoidolembolie

Chronische Veränderungen

Normvariante

Entzündlich
- chronische Bronchitis (Dirty Lung)
- Bronchiektasen
- Kollagenosen
- chronische interstitielle Pneumonie

Vaskulär
- Fibrose bei chronischer Stauung
- Hämosiderose
- Goodpasture-Syndrom
- idiopathische Hämosiderose Morbus Ceelen

Varia
- Pneumokoniose
- Sarkoidose
- Hamman-Rich-Syndrom
- Histiocytosis X
- Amyloidose
- Lymphangioleiomyomatose
- Mikroaneurysmen

Tabelle 15.**16** Interstitielles Muster (nach Felson).

- Kerley-A-B-C-Linien
- Miliare Knötchen
- Späte röntgenologische Erstmanifestation, oft erst nach jahrelanger klinischer Symptomatik
- Honigwabenmuster
- Verdickte bronchovaskuläre Bündel

- *Verdicktes Interlobium:* Eine Infiltration bzw. Fibrosen der subpleuralen Bindegewebsschichten lassen die Interlobien und akzessorischen Pleuralinien deutlicher erscheinen.
- *Honigwabenmuster:* Es handelt sich um eine grobmaschige Netzzeichnung, die sich über alle Lungenfelder erstrecken kann, besonders deutlich aber in den Unterfeldern zu erkennen ist. Die Maschen haben einen Durchmesser von mindestens 5 mm. Das Muster charakterisiert das Endstadium einer chronischen Lungenfibrose.

Es gibt mehr als 200 Lungengerüsterkrankungen, und eine Artdiagnose der zugrunde liegenden Schädigung ist rein radiologisch nur ausnahmsweise möglich.

Anhand von Voraufnahmen sollte zunächst entschieden werden, ob das interstitielle Muster akut oder chronisch ist, weil dies die Differenzialdiagnose einengt. Die oft vorhandenen röntgenologischen Begleitzeichen, wie Gefäßschattenverbreiterungen, Lymphknotenvergrößerungen, ein Pleuraerguss oder ein Emphysemaspekt, können Hinweise auf die Ursache der Erkrankung geben. Die CT kann einzelne Entitäten wahrscheinlich machen (z. B. Lymphangiosis carcinomatosa, Silikose, Asbestose, Lymphangioleiomyomatose), bei zahlreichen pulmonalen Gerüsterkrankungen bleibt die Ursache aber unklar.

Die anamnestischen und klinischen Angaben sind hingegen für die Diagnose richtungweisend, wie z. B. Inhalation von toxischen Dämpfen, Staubexposition, plötzlicher oder schleichender Krankheitsbeginn, Fieber, Husten, Hämoptysen und extrapulmonale Beschwerden, z. B. an den Gelenken und an der Haut. Die Diagnose ist aber letztlich nur mit der transbronchialen Biopsie zu klären, wobei auch damit die Ätiologie oft ungewiss bleibt. Bei den stationären chronischen Lungenfibrosen hat die Kenntnis der Ursache aber keine wesentliche therapeutische Konsequenz.

Akutes interstitielles Muster

Interstitielles Lungenödem bei Herzinsuffizienz

Der Hilus und die Gefäßschatten sind unscharf konturiert, und besonders in den abhängigen dorsobasalen Lungenpartien zeigt sich eine verstärkte Netzzeichnung (s. Abb. 15.**84** u. Abb. 7.**15**). Oft ist die Herzsilhouette vergrößert, und die Lungengefäße sind verbreitert. Beim Übergang zum intraalveolären Ödem treten auch konfluierende Fleckschatten (azinäre Schatten) auf. Die Diagnose ergibt sich aus der akut einsetzenden klinischen Symptomatik mit Dyspnoe, Ödem, Nykturie und Zyanose und der meist schnellen Besserung unter einer Diuretika- und Kardiakatherapie.

Nicht kardiogenes interstitielles Lungenödem

Eine übermäßige Flüssigkeitszufuhr durch Infusionen sowie eine Flüssigkeitsretention im Körper durch Niereninsuffizienz oder Hypoproteinämie (z. B. bei Leberzirrhose) führen zu einer Wassereinlagerung ins pulmonale Interstitium, die röntgenologisch von kardiogenen Ödemen nicht zu unterscheiden ist. Zum neurogenen Ödem s. S. 306.

Schocklunge und akute respiratorische Insuffizienz

Bei der ARDS, die anfangs durch alveoläre Infiltrate und Ödeme gekennzeichnet ist, kann sich ab dem 7. Tag eine Fibrose mit retikulärer Zeichnung entwickeln. Oft wird in diesem Stadium die Erkrankung durch umschriebene pneumonische Infiltrate kompliziert. Die Diagnose ergibt sich aus der Anamnese und dem meist sehr ausgeprägten Atemnotsyndrom (s. Abb. 8.**18**).

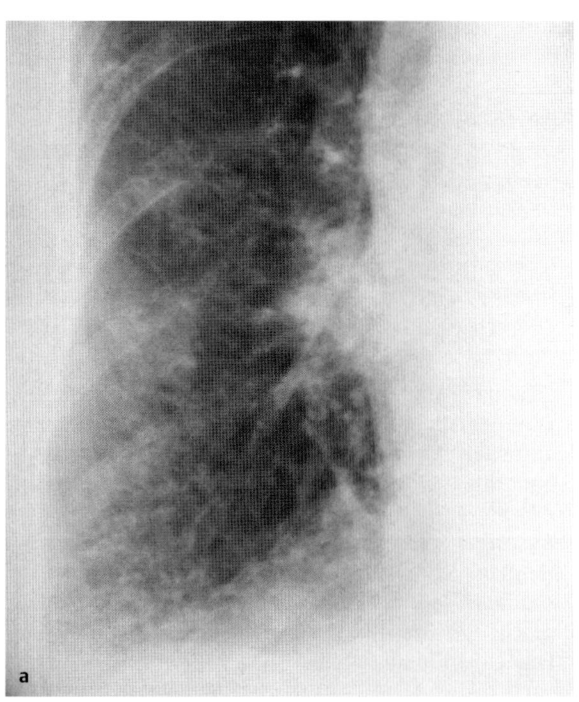

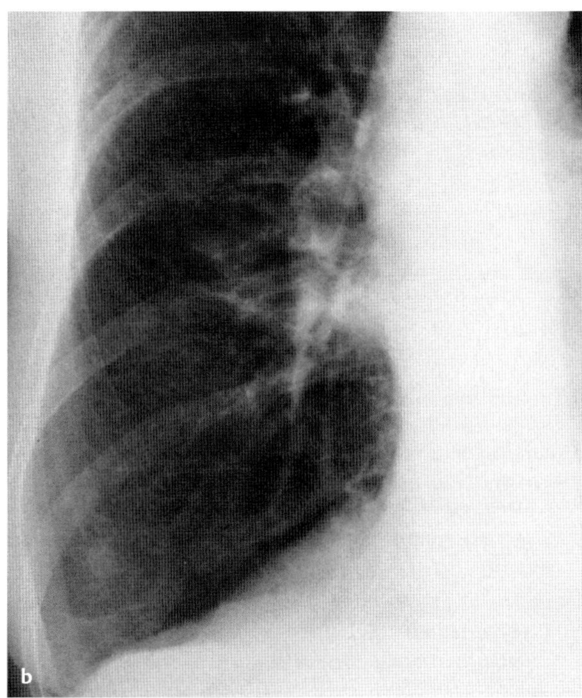

Abb. 15.**85 a** u. **b** **Interstitielle Pneumonie bei Emphysem.** Nach Antibiotikatherapie Rückbildung der Netzzeichnung.

Akute interstitielle Pneumonie

Das Netz- und Streifenmuster ist besonders stark im Lungenkern zu erkennen (Abb. 15.**85**). Oft zeigen sich aber auch regionale konfluierende Streifenmuster. Die Erkrankung beginnt akut mit Fieber, Husten und Dyspnoe. Ihre Erreger sind Mykoplasmen und zahlreiche Viren, die über einen Titeranstieg der Komplementbindungsreaktion bzw. in Kulturen nachgewiesen werden können.

Miliare Tuberkulose

Die Netzzeichnung ist mit disseminierten miliaren Knötchen kombiniert (Abb. 15.**86**). Oft zeigen sich alte spezifische Spitzenherde. Die Tuberkulinreaktion und der Nachweis von Tuberkelbakterien im Sputum diagnostizieren die Erkrankung.

Sarkoidose

Im Stadium II der Erkrankung finden sich miliare Knötchen und eine retikuläre Zeichnung, die besonders stark im Lungenkern ausgeprägt sind. Oft sind bihiläre Lymphome nachweisbar, die besonders deutlich tomografisch dargestellt werden. Im Stadium III der Erkrankung besteht eine Lungenfibrose mit Honigwabenmuster (Abb. 15.**87**). Die Diagnose ergibt sich aus der Lymphknoten- oder Lungenbiopsie. Der Kveim-Hauttest ist positiv.

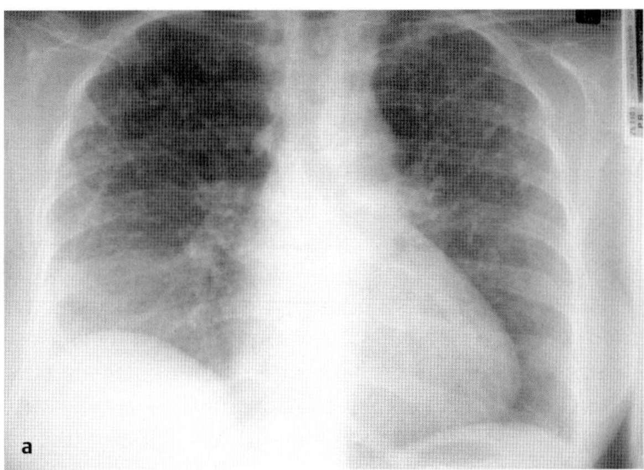

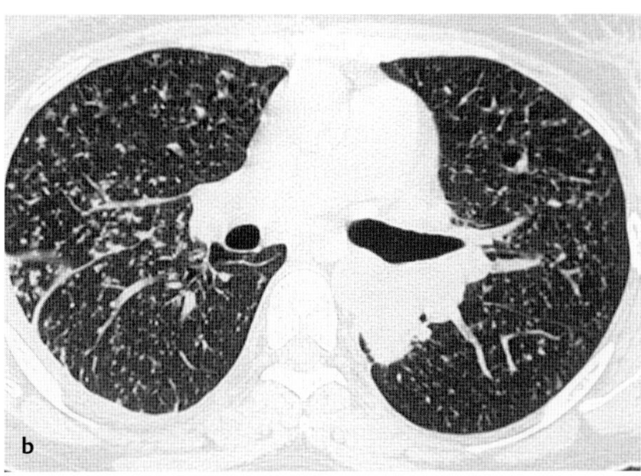

Abb. 15.**86 a** u. **b** **Miliare Tuberkulose.**
a Im Thoraxbild retikulomikronoduläre Zeichnung.
b Im CT disseminierte miliare Knötchen im Interstitium.

Arzneimittelpneumonitis

Sie entwickelt sich heute vor allem nach Zytostatikaapplikation, wie Busulfan, Bleomycin, Adriamycin oder Methotrexat. Die akute interstitielle zelluläre Infiltration geht bald in eine chronische Lungenfibrose über.

Exogene allergische Alveolitis

Es findet sich ein interstitielles Muster diffus über alle Lungenareale ausgebreitet, das bei chronischer Allergenexposition in eine Lungenfibrose übergeht. Die akute Erkrankung ist mit Fieber und Dyspnoe verbunden. Die Diagnose ergibt sich aus dem Inhalationsbelastungstest und dem Antikörpertiteranstieg im Serum.

Pilzpneumonien

Es handelt sich in der Regel um die Manifestation von primären Pneumomykosen (Kokzidioidomykose, Krypto-

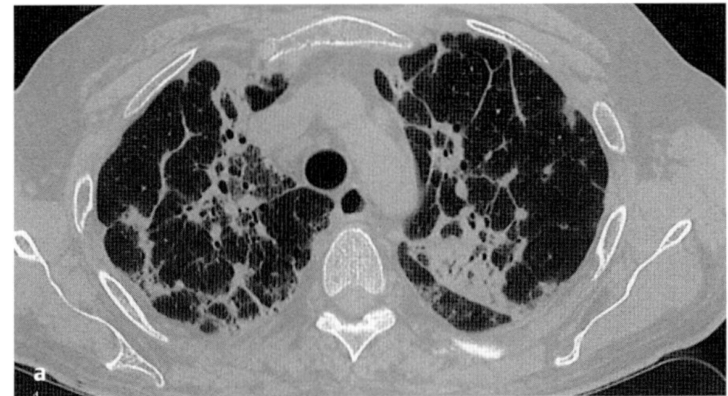

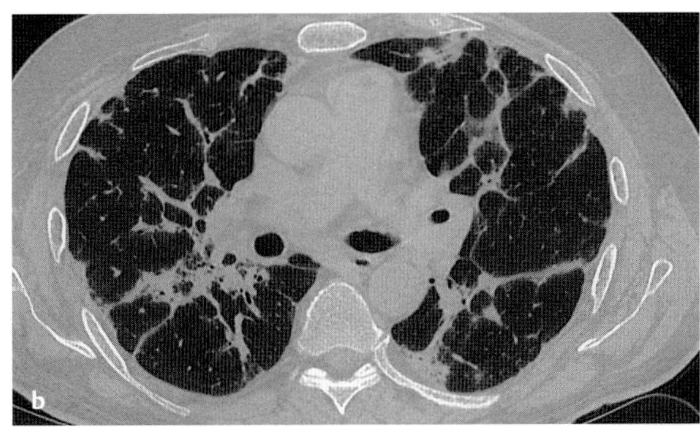

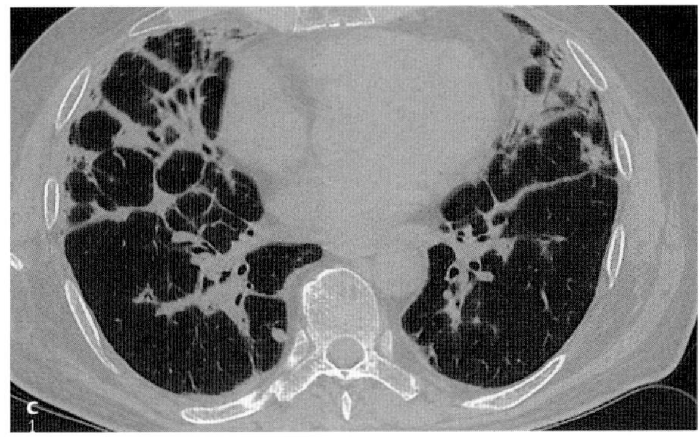

Abb. 15.**87 a–c** **Endstadium eines Morbus Boeck.** Bei dem Patienten war eine Lungentransplantation vorgesehen.

kokkose, Blastomykose oder Histoplasmose), die bei einer hämatogenen Streuung ein diffuses interstitielles Muster mit miliaren Knötchen verursachen. Die Erkrankung ist in Europa extrem selten und findet sich in den amerikanischen und afrikanischen Endemiegebieten.

Lymphangiosis carcinomatosa

Regional, besonders basal oder perihilär, findet sich ein interstitielles Muster (Abb. 15.**88**). Meist besteht zusätzlich ein Pleuraerguss, aus dessen Punktion sich die Malignität ergibt. Computertomografisch ist regional das Interstitium verdickt, und die interlobulären Septen zeigen vielknotige Auftreibungen (Perlenkettenphänomen). Primärtumoren sind u. a. Mamma-, Magen- und Prostatakarzinome.

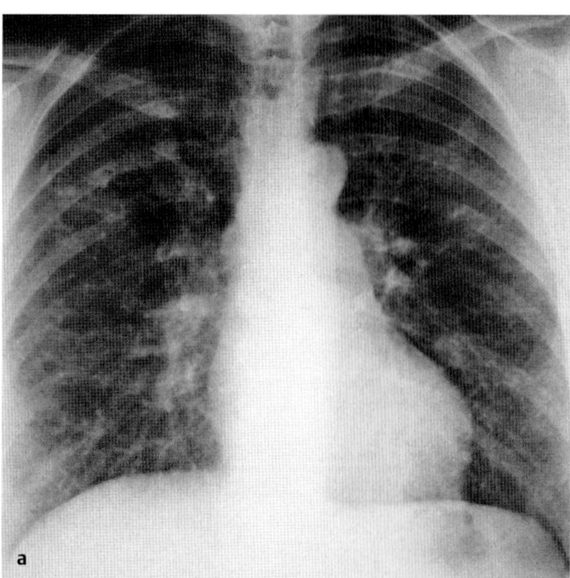

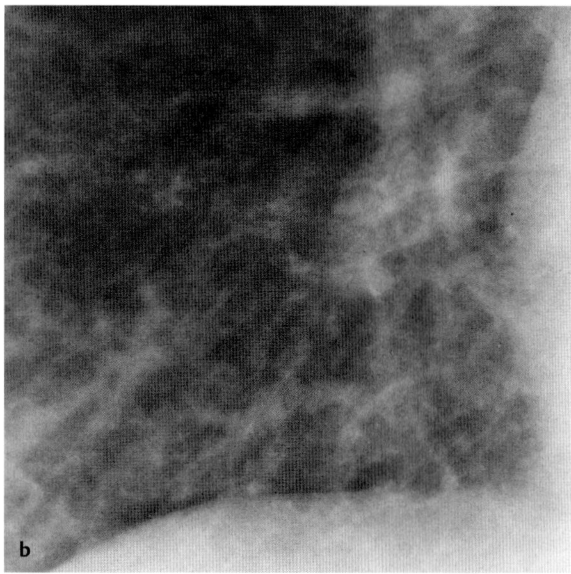

Abb. 15.**88** a u. b **Lymphangiosis carcinomatosa bei metastasierendem Mammakarzinom.**

Morbus Hodgkin und Morbus Non-Hodgkin

Das Röntgenmuster kann einer Lymphangiosis carcinomatosa ähnlich sehen. Oft finden sich mediastinale und hiläre Lymphknoten und in etwa ⅓ der Fälle auch ein Pleuraerguss. Die Diagnose ergibt sich aus der Lymphknotenbiopsie.

Leukosen

Leukotische Infiltrate des Lungengerüsts kommen in der Regel nur im terminalen Erkrankungsstadium vor. Es zeigt sich ein Netzmuster, besonders im Lungenkern. Mediastinale und hiläre Lymphknoten können vergrößert sein.

Chronisches interstitielles Muster

Normvarianten

Das interstitielle Muster mit Kerley-B-Linien und verstärkter Netzzeichnung kann als Normvariante beobachtet werden und hat dann natürlich keinen Krankheitswert.

Chronische Bronchitis

Die chronisch rezidivierende Bronchitis und die „Small Airway Disease" kann eine peribronchiale Fibrose verursachen und damit röntgenologisch ein interstitielles Muster bieten, das vor allem in den Unterfeldern sichtbar wird („Dirty Chest"). Oft besteht gleichzeitig ein Emphysemaspekt der Lungen mit verbreitertem Retrosternalraum, tief stehenden Zwerchfellkuppen und kaliberstarken zentralen Pulmonalgefäßen. Die Patienten leiden an chronischem Husten mit Auswurf und an einer obstruktiven Ventilationsstörung.

Kollagenosen

Kollagenosen sind Erkrankungen des Bindegewebes (s. Kapitel 3 „Entzündungen"), die sich u. a. an der Lunge mit einer interstitiellen Exsudation und später einer interstitiellen Fibrose manifestieren. Röntgenologisch zeigt sich meist eine starke Netzzeichnung im Lungenkern und in der Lungenbasis. Extrapulmonale Symptome (Arthritis, Karditis, Myositis, Nephritis) sind für die Diagnostik ebenso richtungweisend wie die serologischen Zeichen der Autoimmunerkrankung.

Idiopathische interstitielle Pneumonie

Klinisch steht eine restriktive Ventilationsstörung im Vordergrund der Beschwerden. Das Röntgenbild zeigt ein interstitielles Muster und im Endstadium ein Honigwabenmuster (Abb. 15.**89** u. Abb. 15.**90**). Das HRCT gibt Hinweise auf den Subtyp. Die endgültige Diagnose stellt die Biopsie, mit der auch die histologischen Typen identifiziert werden (s. Kapitel 3 „Entzündungen").

Chronische Lungenstauung und Hämosiderose

Chronisch rezidivierende Ödeme führen zur Bindegewebsneubildung im Lungengerüst. Es zeigt sich ein relativ grobes Netzmuster in den Mittel- und Unterfeldern, meist bei Mitralstenose mit entsprechend mitralkonfigurierten Herzschatten. Gelegentlich können auch mikronoduläre Schatten in den Unter- und Mittelfeldern Hinweis auf eine Hämosiderose (Granulome nach intraalveolären Blutungen) sein.

Goodpasture-Syndrom und idiopathische Hämosiderose

Im Hämorrhagiestadium zeigen sich großflächige, konfluierende Verschattungen, die innerhalb von Wochen resorbiert werden und dann in ein mikronoduläres retikuläres Muster übergehen (s. Kapitel 3 „Entzündungen", Abschnitt „Kollagenosen").

Pneumokoniosen

Fast alle anorganischen Stauberkrankungen führen zur Lungenfibrose. Je nach Art des Staubes können zusätzlich verkalkende, disseminierte Knoten im Lungenparenchym, Lymphknotenkalzifikationen (Silikose) sowie Pleuraverkalkungen (Asbestose und Talkose) vorkommen.

Mukoviszidose

Bei der Mukoviszidose (= zystische Fibrose, s. Kapitel 4 „Emphysem, chronisch obstruktive Lungenerkrankungen und Asthma", Abschnitt „Bronchiektasen") findet sich röntgenologisch und computertomografisch ein retikuläres Muster mit grobfleckigen Narben, Bronchiektasen und Mukozelen (Mucoid Impaction; s. Abb. 4.**24**).

Histiocytosis X

Obwohl bei der Histiocytosis X (= eosinophiles Granulom, Langerhans-Histiozytose; Abb. 15.**91**) histologisch die gesamte Lunge diffus befallen ist, kommt es meist zu einer Häufung der kleinen Granulome und der Fibrose in den Oberfeldern. Im CT zeigen sich irreguläre kleine Knoten und bizarr geformte, dünn- oder dickwandige Zysten sowie ein interstitelles Muster. Die Diagnose wird bioptisch über den Nachweis von Langerhans-X-Zellen gestellt (s. Kapitel 3 „Entzündungen", Abschnitt „Histiocytosis X").

Bronchopulmonale Amyloidose

Eine Amyloidose ist durch die extrazelluläre Ablagerung von unlöslichen Proteinen (= Amyloid) in unterschiedlichen Organen (Milz, Niere, Leber, Lunge, Hirn, Darm usw.) gekennzeichnet. Die sekundäre Amyloidose ist häufiger als die primäre und entwickelt sich bei chronisch eiternden Prozessen, bei der rheumatoiden Arthritis und bei malignen Tumoren, besonders beim Plamozytom. In der Lunge wird das Amyloid in den alveolären Septen und im paravasalen Interstitium abgelagert. Röntgenologisch zeigt sich ein interstitielles Muster mit Netzzeichnung und miliaren Knötchen, die gelegentlich auch verkalken. Die hilären und mediastinalen Lymphknoten können vergrößert und ebenfalls verkalkt sein. Gelegentlich finden sich auch knotige Ablagerungen des Amyloids in der Trachea und den Stammbronchien. Die Diagnose ergibt sich aus der Biopsie mit Kongorotfärbung.

Lymphangioleiomyomatose (LAM)

Die Erkrankung betrifft vor allem Frauen im gebährfähigen Alter. Es handelt sich um eine Proliferation von glatten Muskelfasern in der Pleura, in den alveolären Septen, in den Bronchien und im lymphatischen System. Die Einengung der Bronchiolen führt zu diffus über die Lunge verteilten Emphysemblasen und Zysten, die auch rezidivierend Pneumothorazes entstehen lassen. Die Beteiligung der Lymphangien kann zum chylösen Erguss der Pleura führen. Klinisch bestehen eine Dyspnoe und eine

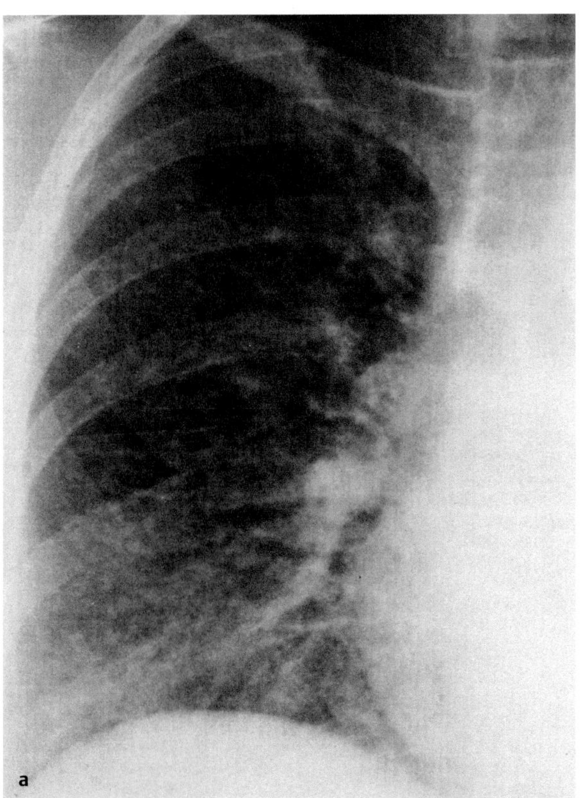

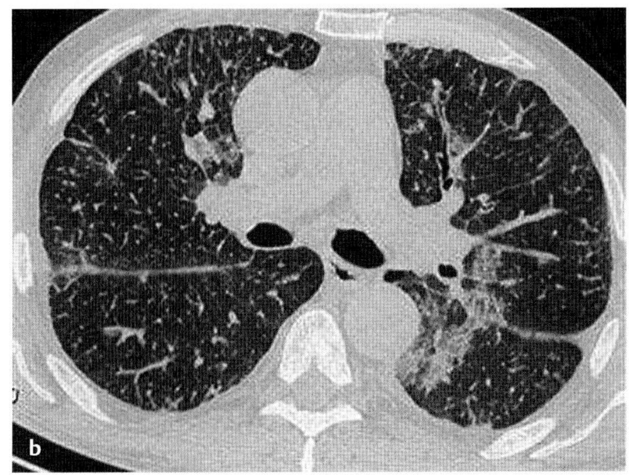

Abb. 15.**89** a u. b **Chronische interstitielle Pneumonie.** Bioptisch gesichert. Beachte im CT die akzentuierten zentrilobulären Strukturen, die verdickten subpleuralen Interlobulärsepten und das umschriebene Crazy-Paving-Muster.

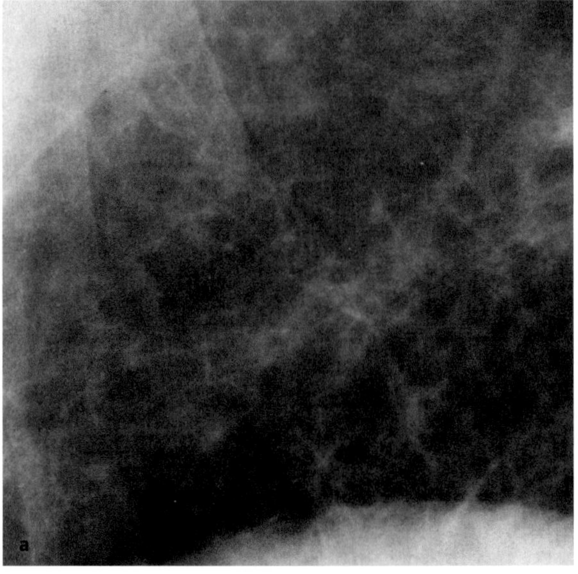

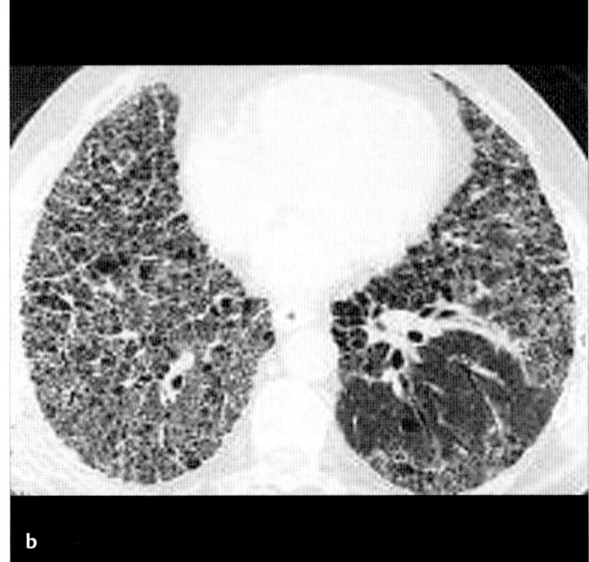

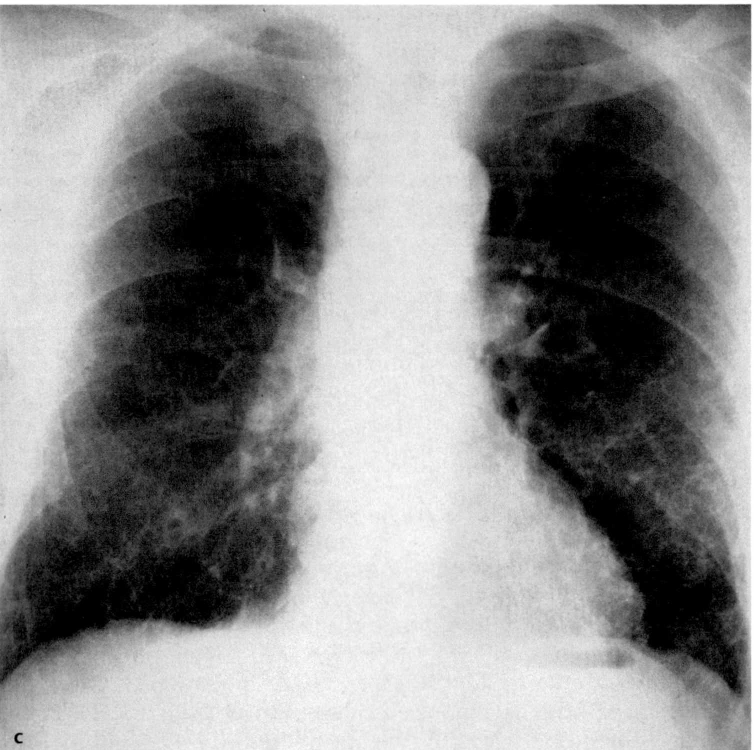

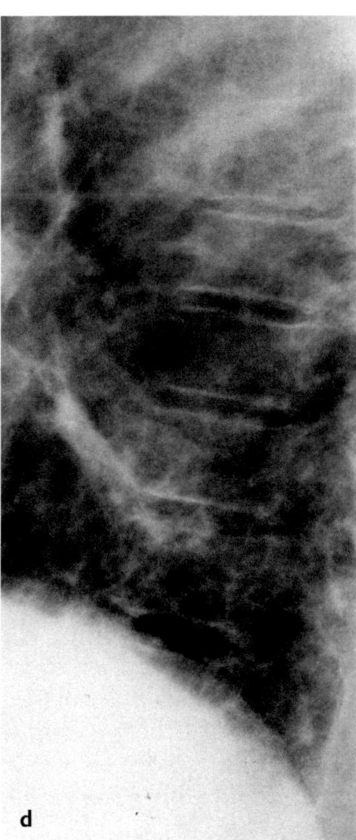

Abb. 15.**90a–d** **Chronische Lungenfibrose mit Narbenemphysem**. Honigwabenmuster.

obstruktiv-restriktive Ventilationsstörung. Therapeutisch lohnt sich ein Versuch mit Progesteronpräparaten. Röntgenologisch findet sich eine interstitielle Zeichenvermehrung. Im HRCT erkennt man 0,5–5 cm große Zysten, die die Lunge gleichmäßig durchsetzen. Die Zystenwand ist glatt, und eine wesentliche Bindegewebsvermehrung fehlt in der Regel (Abb. 15.**92** u. Abb. 15.**93**; Hancock u. Osborne 2002).

Diffuse pulmonale Lymphangiomatose

Bei der sehr seltenen kongenitalen Erkrankung sind die pulmonalen Lymphangien vermehrt und dilatiert. Bei 50 % der Patienten besteht ein chylöser Erguss in Pleura und Perikard. Im HRCT ist das Interstitium in allen Lungenabschnitten gleichmäßig verdickt (El Hajj et al. 2005).

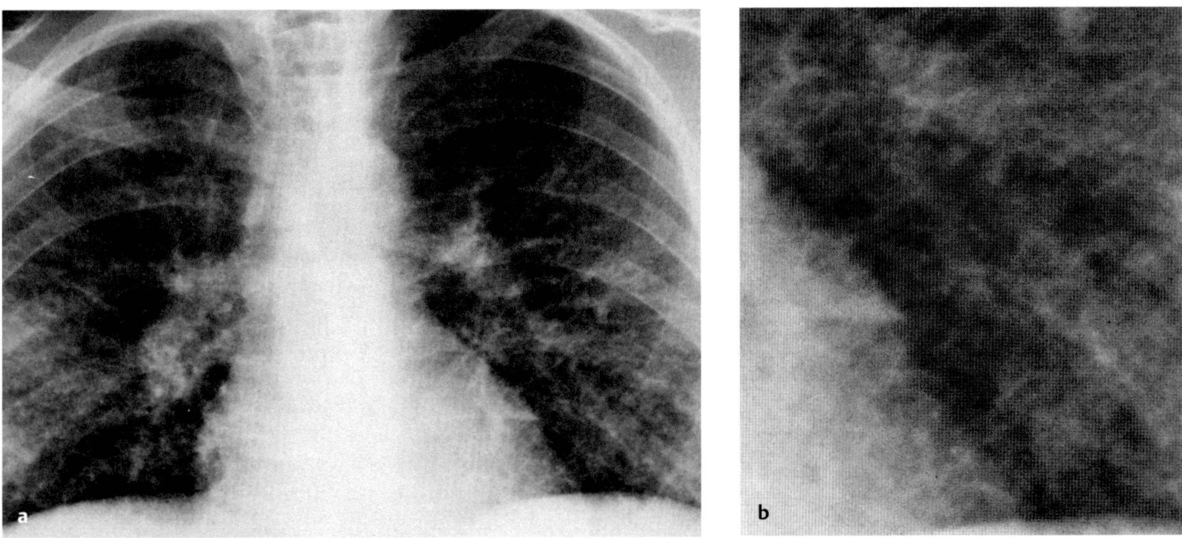

Abb. 15.**91 a** u. **b** **Histiocytosis X mit starker restriktiver Ventilationsstörung**. Bioptisch gesichert.

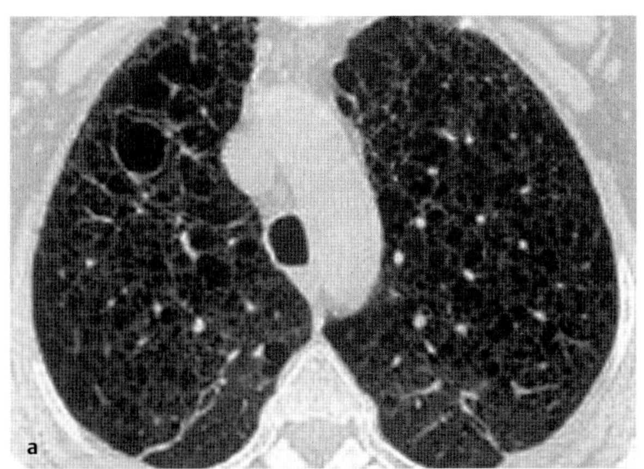

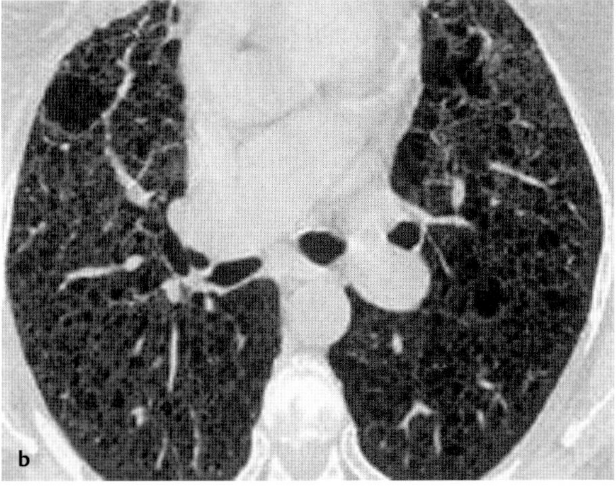

Abb. 15.**92 a** u. **b** **Lymphangioleiomyomatose**.

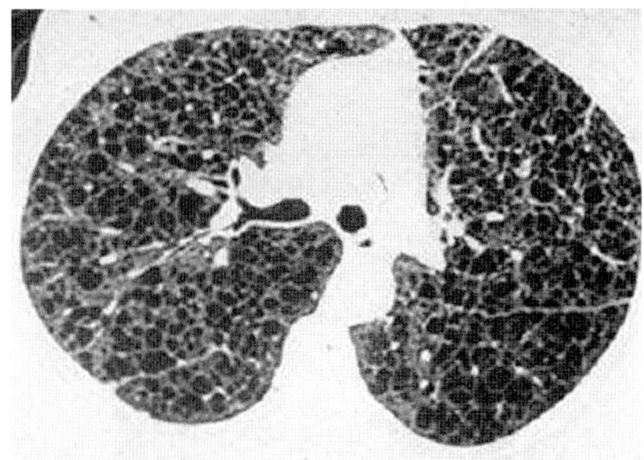

Abb. 15.**93** **Lymphangioleiomyomatose**.

Ringschatten, Zysten und Kavernen

Bei vielen und recht unterschiedlichen Erkrankungen enthält das Lungenparenchym luftgefüllte Höhlen, deren Durchmesser einige Millimeter bis mehrere Zentimeter beträgt (Abb. 15.**94** u. Tab. 15.**17**). Sie stellen sich als Ringschatten dar, wenn sie von belüftetem Lungengewebe umgeben sind. Liegen sie aber innerhalb von pathologischen Verdichtungen, so imponieren sie als radiotransparente Hohlräume. Es lassen sich unterscheiden (Heine 1975):

- *Blasen*, die z. B. Emphysembullae oder luftgefüllten Zysten entsprechen und die mit einer relativ dünnen Wand gegen lufthaltiges Lungengewebe abgegrenzt sind. Sie können solitär auftreten, aber auch multipel vorkommen – regional lokalisiert oder über das gesamte Lungenparenchym ausgedehnt (Wabenlunge). Auch zystische Bronchiektasen imponieren röntgenologisch als dünnwandige Blasen.

Tabelle 15.**17** Ursachen von Ringschatten.

Pseudokavernen, Pseudozysten
- Rippenanomalie und Knorpelkalk
- ringförmige Pleuranarben
- abgekapselter Pneumothorax
- Zwerchfellhernien
- orthogrades Bronchiallumen
- Superprojektion von bogigen Gefäßen

Entzündliche Kavernen
- Lungenabszess
- tuberkulöse Kaverne
- abszedierende Infarktpneumonien
- mykotischer Abszess (Aktinomykose, Histoplasmose, Kokzidioidomykose, Kryptokokkose, Blastomykose usw.)
- Amöbenabszess
- Pneumozystose, besonders bei AIDS
- Echinokokkuszyste
- Wegener-Granulomatose
- Rheumaknoten
- massive progressive Fibrose bei Silikose
- Sarkoidose
- Honigwabenmuster bei UIP

Tumorkaverne
- Bronchialkarzinom (besonders Plattenepithel)
- Lymphom
- Metastase

Missbildungen
- kongenitales lobäres Emphysem
- bronchogene Zyste
- adenomatoidzystische Degeneration
- Mukoviszidose
- Lungensequestration

Varia
- Emphysemblase
- zystische Bronchiektase
- posttraumatische Zyste
- Pneumatozele
- Histiocytosis X
- Lymphangioleiomyomatose

- *Höhlen*, die dadurch entstehen, dass der Eiter eines entzündlichen Prozesses oder die verflüssigte Nekrose einer Neoplasie in einen Bronchus perforiert und dann ausgehustet wird. Wird die Flüssigkeit nicht vollständig expektoriert, so kann röntgenologisch ein Spiegel nachgewiesen werden. Die Innenkontur kann Hinweise auf die Genese der Höhle geben: Bakterielle Abszesse und infizierte Emphysemblasen sind meist glattwandig; eingeschmolzene Neoplasien, Echinokokkuszysten und mykotische Abszesse haben eine höckerige, unregelmäßige Innenkontur.
- *Pseudokavernen:* Extrapulmonale Strukturen, wie Pleuraringe oder Zwerchfellhernien, können pulmonale Höhlen und Blasen vortäuschen. Auch große, orthograd getroffene Bronchiallumina und ein bogiger Gefäßverlauf können gelegentlich zur Fehlinterpretation führen. Die rotierende Durchleuchtung und die CT identifizieren die Strukturen.

Blasen und Höhlen neigen zu charakteristischen Komplikationen:

- *Superinfektion:* Die Höhlenwand ist im Vergleich zu Voraufnahmen verdickt, und in der Höhle sammelt sich Flüssigkeit.
- *Gefäßarrosion:* Eine Arterie in der Höhlenwand wird arrodiert, was zu Einblutung und zur Hämoptyse führt.
- *Pleuraperforation:* Eine subpleural gelegene Blase kann platzen oder eine progrediente Einschmelzung kann die Pleura visceralis arrodieren. Es resultieren ein Pneumothorax, ein Pyopneumothorax oder ein Hämatopneumothorax.
- *Spannungszyste und Blähkaverne:* Über einen Ventilmechanismus im Drainage-Bronchus dehnen sich die Kaverne oder die Zyste, und sie verdrängen als raumfordernder Prozess Lungengefäße, Bronchien und sogar Mediastinalstrukturen.
- *Pilzbesiedlung:* In den präformierten Hohlräumen wachsen die Pilze rasenartig an der Innenwand bzw. füllen als Pilzball (Myzetom) die Höhle aus. Röntgenologisch zeigt sich dann eine rundliche Verschattung, die von einer kranialen Luftsichel begrenzt ist (Meniskuszeichen). In Kopftieflage ändert sich die Position des Myzetoms in der Höhle. Die Diagnose ergibt sich aus dem Nachweis des Pilzes im Sputum oder im Biopsat.

Pseudokavernen

Rippenanomalien

Gabelrippen, Brückenrippen und Srb-Anomalien betreffen vor allem die ersten 4 Rippen und können Ringschatten vortäuschen. Beim älteren Menschen kann der Rippenknorpel girlanden- und kokardenartig verkalken. Die rotierende Durchleuchtung lokalisiert und klärt die Veränderungen (s. Abb. 13.**6**).

Pleuraringe

Es handelt sich um kokarden- oder girlandenförmige, dicht kalzifizierte Ringe. Sie entstehen wahrscheinlich

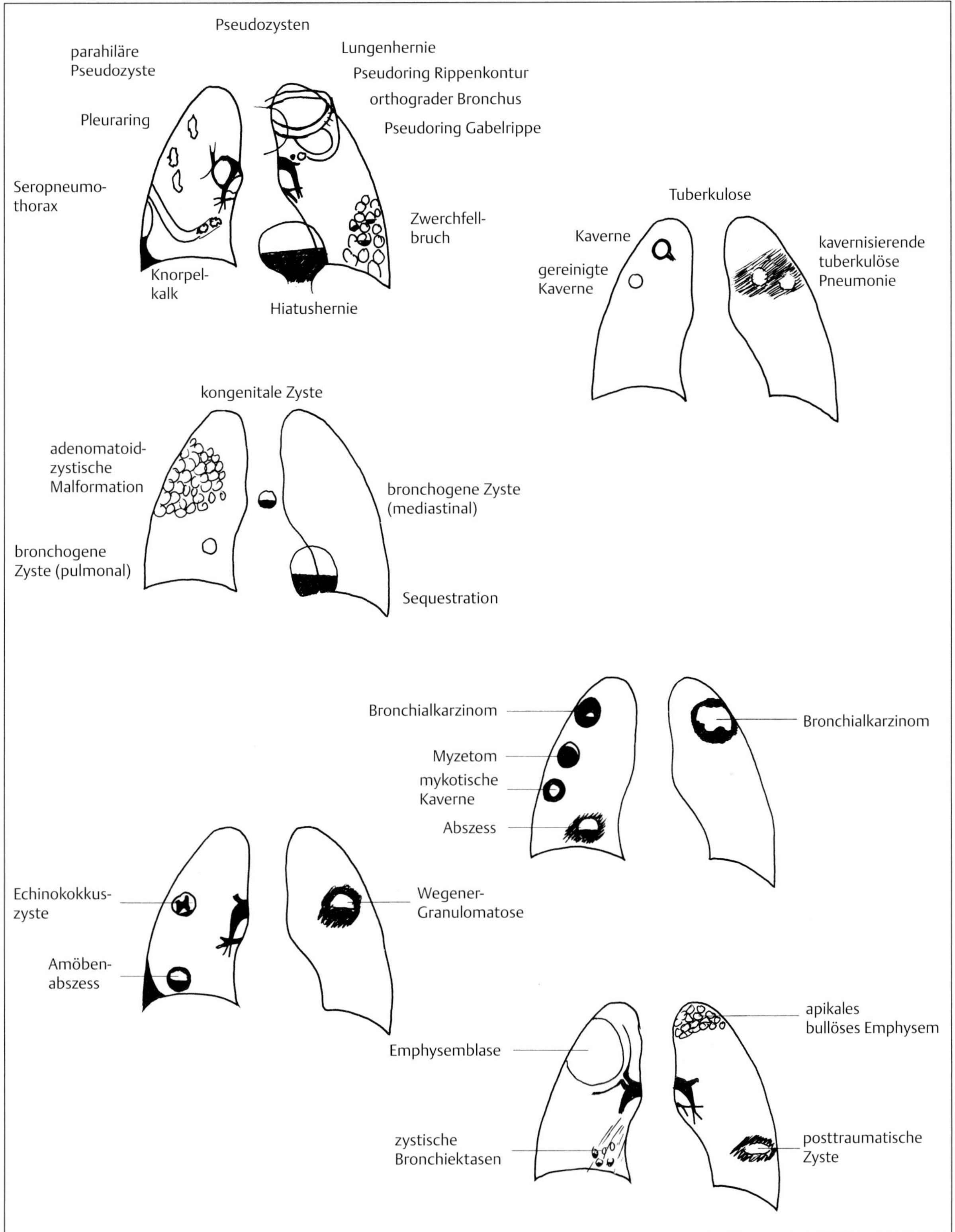

Abb. 15.94 **Einige Ursachen von Ringschatten.** Ein mnemotechnisches Akronym wurde von Dähnert angegeben: *CAVITY* = **C**arcinom, **a**utoimmun (Wegener, Rheuma usw.), **v**ascular (septische Embolie), **I**nfection, **T**rauma, **y**oung (= kongenital).

dadurch, dass umschriebene pleuritische Verklebungen an den Randpartien verkalken. Die Durchleuchtung, die Tomografie und schließlich die CT klären den Befund.

Abgekapselter Pneumothorax

Bei pleuritischen Verklebungen und beim Seropneumothorax kann die intrapleurale Luft mit ihrer Begrenzung als Ringschatten imponieren.

Zwerchfellhernien

Kongenitale oder posttraumatische Zwerchfelllücken lassen Dünndarmanteile in den intrathorakalen Raum eintreten, und die intestinale Luft täuscht pulmonale Zysten vor. Auch eine große Hiatushernie kann als luftgefüllte Höhle imponieren. Die Kontrastmittelpassage des Darmes klärt die Diagnose.

Orthograder Bronchus

Der Röntgenstrahl trifft bei der Seitenaufnahme die Hauptbronchien und die Oberlappenbronchien orthograd, bei der p.–a. Aufnahme gelegentlich auch die anterioren Oberlappensegmentbronchien. Die charakteristische Lage und das Kaliber der Ringschatten lassen meist keine Schwierigkeiten aufkommen.

Entzündliche Ringschatten

Kavernöse Tuberkulose

Die tuberkulösen Kavernen (Abb. 15.**95**) liegen vor allem in den Oberfeldern. Eingeschmolzene Tuberkulome imponieren als Ringschatten mit relativ glatten Außen- und Innenkonturen. Tomografie und CT zeigen einen infiltrativ verdickten Drainage-Bronchus. Kavernen in tuberkulösen Pneumonien sind glattrandige, transparente Löcher in großflächig konfluierenden Fleckschatten.

Im Spätstadium ist die gereinigte Kaverne ein dünnwandiger Ringschatten, der aber gelegentlich durch Narbenstränge entrundet und verkleinert wird (Strangkaverne).

Ein kavernöser Prozess in den Oberfeldern muss bis zum Beweis des Gegenteils als Tuberkulose angesehen werden. Die Diagnose ergibt sich durch die positive Tuberkulinprobe und wird durch den Nachweis von Mykobakterien im Sputum gesichert.

Abszess

Der meist dickwandige Ringschatten eines Abszesses (Abb. 15.**96** u. Abb. 15.**97**) hat eine unscharfe Außenkontur durch pneumonische Infiltrate und eine relativ scharfe Innenkontur durch die Abszessmembran. Oft finden sich in der Abszesshöhle Luft und Eiter, sodass beim stehenden Patienten ein horizontaler Spiegel röntgenologisch nachweisbar ist. Die Abszesse entstehen postpneumonisch und häufig bei Infarkt- und Aspirationspneumonien sowie auf dem Boden von Bronchiektasen. Die vorangegangene fieberhafte Erkrankung und das vorher nachgewiesene pneumonische Infiltrat sind für die Diagnose richtungweisend. Der Röntgenaspekt des Abszesses ändert sich in wenigen Tagen. Die Erreger werden im Sputum nachgewiesen.

- *Mykotischer Abszess:* Beim marantischen und resistenzgeschwächten Patienten können Pilze, die gewöhnlich nur als Saprophyten im Respirationstrakt wachsen, zu abszedierenden Pneumonien führen. Es zeigen sich disseminierte, pneumonische Infiltrate mit Höhlenbildungen. Der Verdacht ergibt sich, wenn der Befund unter Breitbandantibiotikatherapie progredient ist, und wird durch den Nachweis von Pilzen (Candida, Aspergillus, Actinomyces) gesichert. Primäre Pilzinfektionen kommen in Europa kaum vor; sie sind aber in den USA, in

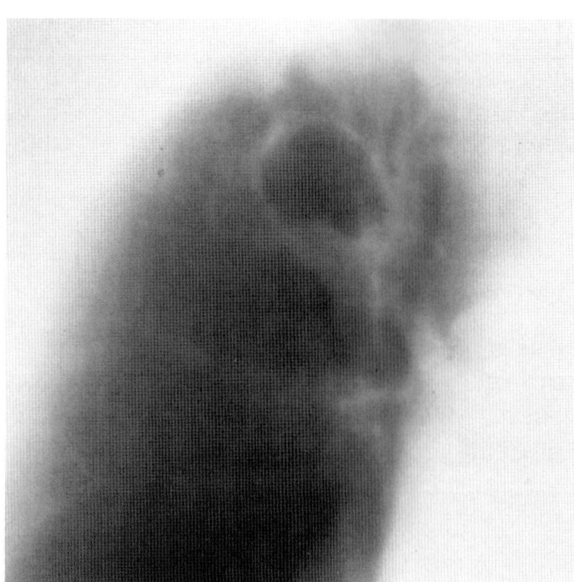

Abb. 15.**95** **Tuberkulöse Kaverne.**

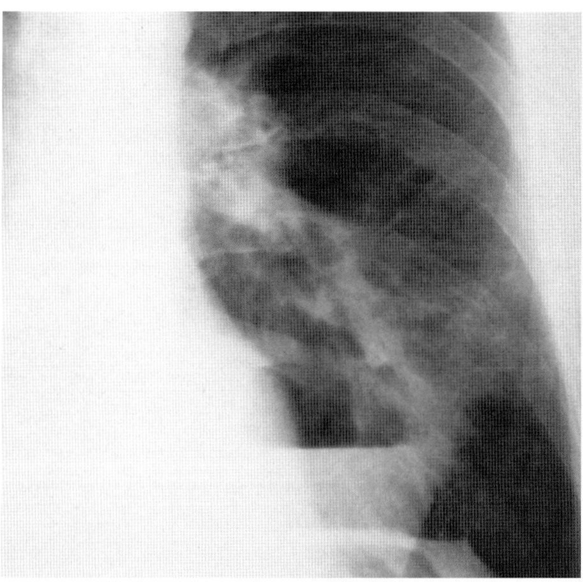

Abb. 15.**96** **Abszess nach Aspirationspneumonie.**

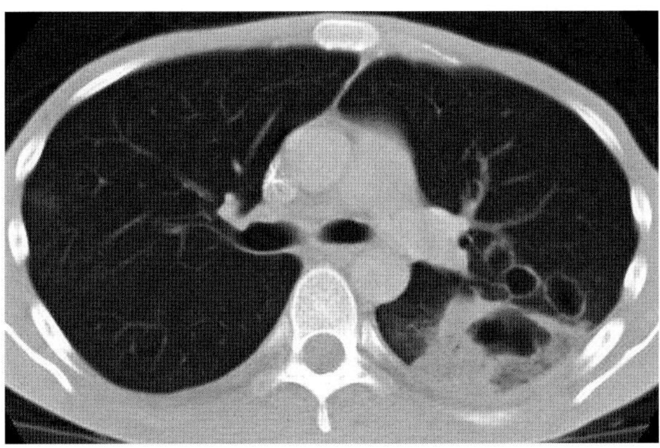

Abb. 15.**97** **Postpneumonische Abszesse.**

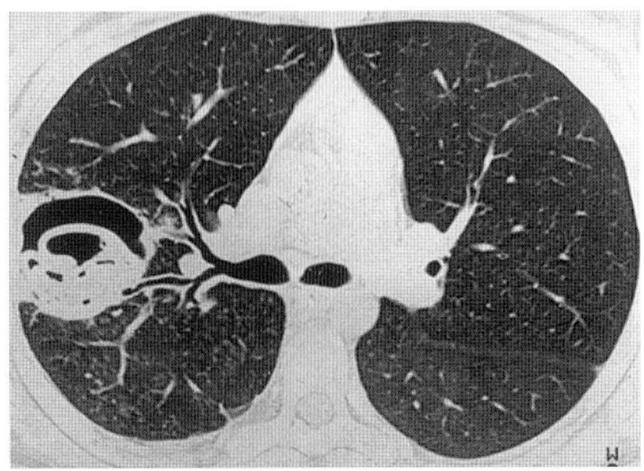

Abb. 15.**98** **Echinokokkuszyste.** Beachte die kollabierte Endozyste.

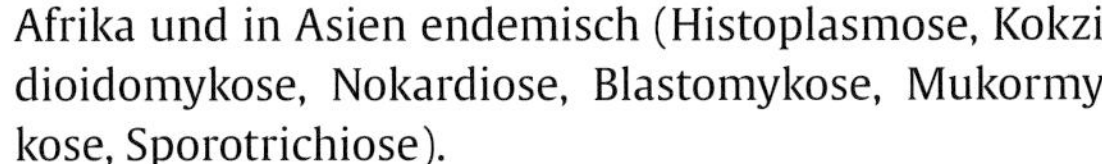

Afrika und in Asien endemisch (Histoplasmose, Kokzidioidomykose, Nokardiose, Blastomykose, Mukormykose, Sporotrichiose).

- *Amöbenabszess:* Die Erkrankung ist in mediterranen Gebieten endemisch. Am Thorax manifestiert sie sich als eine epidiaphragmal rechtsseitig gelegene, abszedierende Verschattung mit Pleurabegleiterguss. CT und Sonografie decken Leberabszesse auf. Amöben werden in Stuhlproben und im Sputum nachgewiesen. Im Blut besteht eine Eosinophilie.

Echinokokkuszyste

Die Erkrankung ist in Mittelmeergebieten, in Australien und in Afrika endemisch. Es finden sich einzelne, selten auch multiple homogene Rundherde von 1–10 cm Durchmesser. Die Perizyste kann ins Bronchiallumen perforieren; die eingedrungene Luft umgibt die Endozyste halbmondartig (Meniskuszeichen). Nach der Ruptur der Endozyste kann die zusammengefallene Chitinmembran auf der Flüssigkeit schwimmen (Wasserlilienzeichen; Abb. 15.**98**). Meist sind auch Leberzysten sonografisch nachweisbar. Selten können mikroskopisch Häkchen der Skolizes im Sputum erfasst werden (s. Abb. 3.**60**).

Wegener-Granulomatose

Die akute Autoimmunerkrankung zeigt im Thoraxbild multiple nekrotisierende Granulome, die in 50 % der Fälle dickwandige Kavernen bilden. Die Diagnose ergibt sich durch die Biopsie der gleichzeitig vorhandenen Nasen-Rachenraum-Granulome oder der Lungenherde (s. Abb. 3.**86**–3.**88**.

Rheumaknoten

Bei einer akuten rheumatischen Arthritis können selten multiple, meist subpleurale, im Unterlappen gelegene Knoten mit einem Durchmesser von wenigen Zentimetern vorkommen, die zu dickwandigen Kavernen einschmelzen können. Diese Knoten schwellen und schwinden gleichzeitig mit den oft vorhandenen subkutanen Knoten. Die Diagnose ergibt sich aus den positiven serologischen Tests und der Lungenbiopsie (s. Abb. 3.**80**).

Schwielenkaverne bei Silikose

Die Silikose und die Anthrakosilikose (Kohlenhauererkrankung) können in den Oberlappen zu großen konfluierenden Narbenherden (Schwielen) führen. Gleichzeitig bestehen eine narbige Schrumpfung des Lungenparenchyms und evtl. verkalkte Hiluslymphknoten. Eine Kavitation der Schwiele ist meist Ausdruck einer zusätzlichen Tuberkulose, nur in seltenen Fällen auch Ausdruck einer Schwielenautolyse. Auch an zusätzlich vorhandene Bronchialkarzinome muss gedacht werden. Wiederholte Sputumuntersuchungen und evtl. Biopsien sind deshalb unerlässlich.

Sarkoidose

Neben den typischen diffusen, retikulonodulären Lungeninfiltraten finden sich sehr selten größere Knoten, die einschmelzen können. Es ist wichtig, alle anderen potenziell einschmelzenden Erkrankungen auszuschließen, ehe man die Sarkoidose als alleinige Ursache akzeptiert.

Tumoröse Ringschatten

Bronchialkarzinom

Periphere Bronchialkarzinome schmelzen häufiger ein als zentrale (Abb. 15.**99**). Meist sind es Plattenepithelkarzinome, fast nie kleinzellige Karzinome. Die Höhle ist dickwandig und die Innenkontur höckerig unregelmäßig. Röntgenologische Begleitzeichen sind Hilus- und Mediastinalmetastasen. Die Sputumzytologie bzw. die Biopsie liefern den Beweis.

Malignes Lymphom

Periphere Hodgkin- und Non-Hodgkin-Herde können selten einschmelzen. Die Höhlen sind dickwandig und haben eine unregelmäßige Innenkontur. Röntgenologische Begleitzeichen sind Hilus- und Mediastinallymphome. Die Lymphknotenbiopsie liefert die Diagnose.

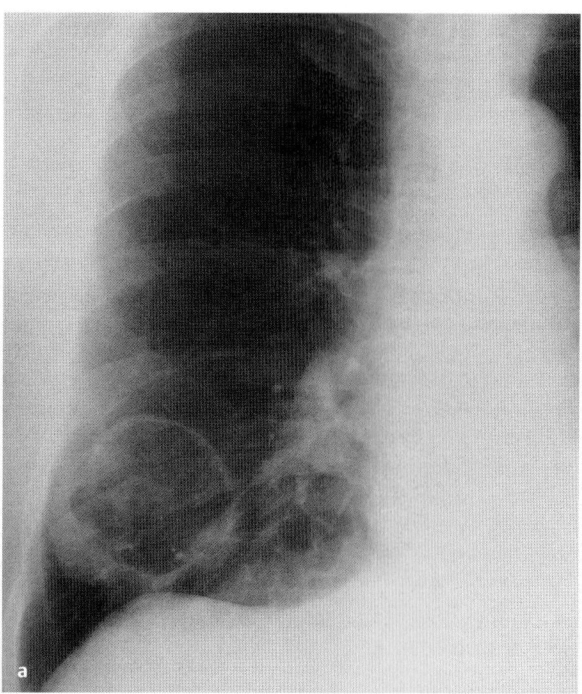

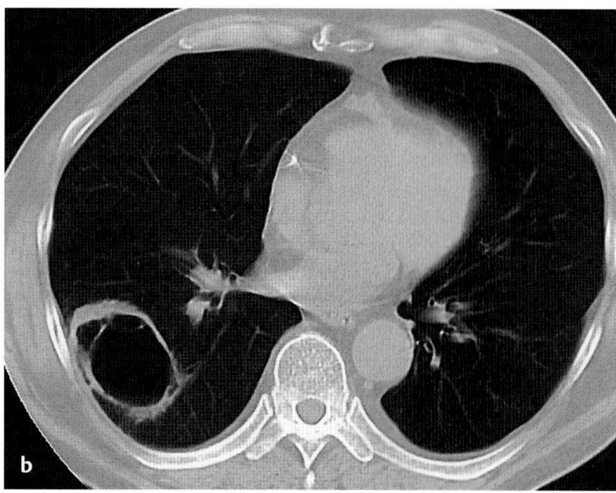

Abb. 15.**99** a u. b **Großzelliges Karzinom mit zentraler Nekrose.**

Metastasen

Nur in 4 % der Fälle bilden Metastasen Höhlen, dann aber besonders jene von Plattenepithelkarzinomen aus dem HNO-Bereich, von Adenokarzinomen des Gastrointestinaltrakts und von Sarkomen. Meist finden sich zusätzlich multiple Rundherde. Der Nachweis des primären Karzinoms macht die Diagnose wahrscheinlich.

Andere Höhlen und Blasen

Bronchogene Zyste

Der solitäre, glatte, dünne Ringschatten einer bronchogenen Zyste (Abb. 15.**100**) hat einen Durchmesser von 2–5 cm; er liegt meist im mittleren Drittel der Lunge und oft im Lungenunterlappen. Eine Superinfektion kann das perizystische Gewebe infiltrieren und zur Flüssigkeitsansammlung in der Zyste führen. Die Diagnose ergibt sich aus dem typischen Röntgenaspekt, der bei Verlaufskontrollen stationär bleibt.

Adenomatoidzystische Degeneration

Die multilokulären Zysten durchsetzen meist einen ganzen Lappen, gelegentlich auch größere Lungenabschnitte (s. Abb. 2.**10**). Der Prozess kann durch Überblähung manchmal auch raumfordernd wirken.

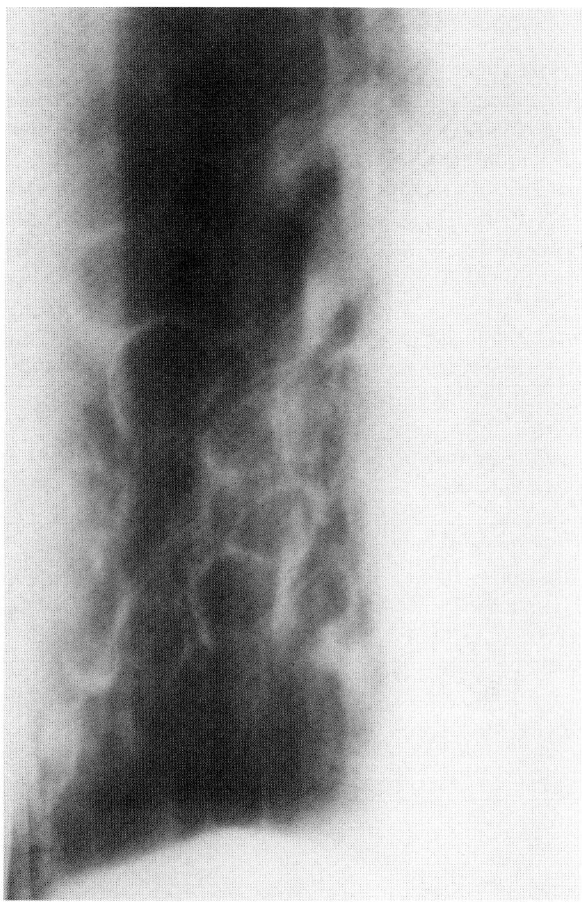

Abb. 15.**100** **Multiple kongenitale Zysten.**

Lungensequestration

Die Lungensequestrationen sind meist epidiaphragmal im Zwerchfell-Wirbelsäulen-Winkel lokalisiert. Die homogenen, glatt konturierten, ovalen Schatten mit einem Durchmesser von 2–6 cm können sich im Laufe des Lebens superinfizieren und einschmelzen. Die Höhlen sind dann glatt berandet und teilweise mit Flüssigkeit gefüllt. Die CT-Angiografie oder die Aortografie zeigen die arterielle Versorgung der Lungensequestration.

Emphysemblasen

Die multiplen, aneinanderliegenden, dünnwandigen Ringschatten sind oft in der Lungenspitze lokalisiert und besonders deutlich tomografisch darzustellen. Einzelne Emphysemblasen sind meist ein röntgenologischer Zufallsbefund. Sie können aber durch Superinfektion oder durch Rupturen mit Pneumothorax symptomatisch werden. Vom genuinen Emphysem abzugrenzen ist das ebenfalls häufig im Apex lokalisierte Narbenemphysem auf dem Boden einer fibrozirrhotischen Lungentuberkulose; dabei finden sich zusätzlich Narbenfelder mit Raffung der Gefäße und der Hilusstrukturen.

Lymphangioleiomyomatose (LAM)

Die angeborene Erkrankung ist durch multiple kleine Zysten (Honigwabenmuster), die über die gesamte Lunge verteilt sind, charakterisiert und kann besonders gut im CT dargestellt werden (s. Abb. 15.**92** u. S. 347).

Zystische Bronchiektasen

Die multiplen, dünnwandigen Ringschatten haben einen Durchmesser bis zu 3 cm; sie entsprechen stark dilatierten Segmentbronchien und sind vorwiegend in den Unterfeldern lokalisiert (Abb. 15.**101**). Sie neigen zur Superinfektion und Spiegelbildung. Die CT und die Bronchografie sichern die Diagnose.

Traumatische Zyste

Infolge von Lungenrissen, die meist subpleural lokalisiert sind, entstehen zunächst Einblutungen mit Flächenschatten, später luftgefüllte, ovale Höhlen. Die Anamnese und die oft gleichzeitig vorhandenen Kontusionsblutungen in der Lunge (Abb. 15.**102**) machen die Diagnose wahrscheinlich.

Pneumatozele

Infolge eines Ventilmechanismus entstehen Riesenzysten, die mehr als ⅓ eines Lungenflügels einnehmen und die Gefäße und das Mediastinum verlagern. Pneumatozelen entwickeln sich vor allem bei Kindern und Jugendlichen im Verlauf von Staphylokokkenpneumonien. Sie können aber auch bei infizierten Lungenzysten und bei Lungenabszessen entstehen. In der Regel ist die Prognose günstig. Es kommt zur Restitutio ad integrum (Erbe et al. 1976).

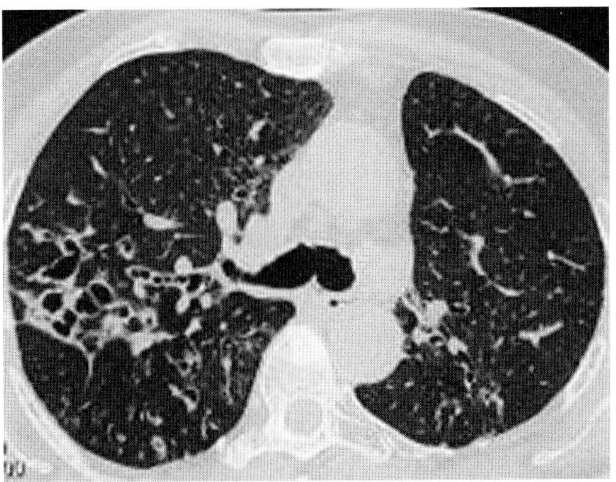

Abb. 15.**101** **Bronchiektasen.** Beachte die erweiterten Bronchiallumina und die relativ schmalen begleitenden Arterien („Siegelringzeichen").

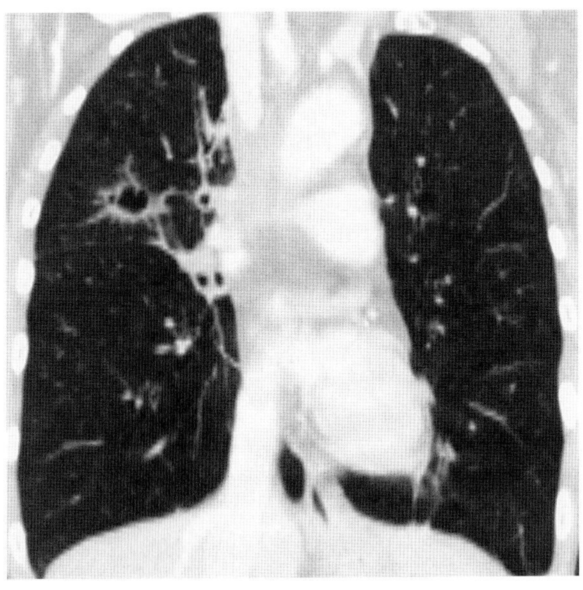

Abb. 15.**102** **Posttraumatische Zyste.** Nach einer Lungenkontusion vor 1 Jahr hatte sich röntgenologisch ein Rundherd (Hämatom) an gleicher Stelle gezeigt.

Hypertransparenzen

Es sind vor allem die Gefäßschatten, die mit ihrer Streifenzeichnung die Gesamtabsorption der Lungenfelder ausmachen. Eine Hypertransparenz – generalisiert oder regional – beruht einerseits auf einer Einengung und Rarefizierung des Gefäßbaums, zum anderen aber auf einer Lungenüberblähung, weil dadurch die Gefäßschatten auseinandergedrängt werden und weniger dicht stehen. Eine pulmonale Hypertransparenz ist nicht ohne Weiteres aus der Schwärzung des Röntgenfilms abzulesen, die nämlich zum großen Teil von der Belichtung und der Röntgenabsorption der Thoraxwand bestimmt wird. Eine pathologische Dichteminderung der Lungen kann deshalb sicherer beurteilt werden, wenn man die Kaliber der Gefäße und die Zahl der Gefäßschatten pro Quadratzentimeter analysiert. Dabei muss man aber beachten, dass kleine Gefäßschatten „überstrahlt" werden können und dass deshalb z. B. auf der Seite einer Mastektomie scheinbar weniger Gefäßstrukturen dargestellt sind als kontralateral.

Ursachen einer Hypertransparenz sind (Tab. 15.**18** u. Abb. 15.**103** u. 15.**104**):

- *Extrapulmonale Ursachen:* Belichtung, Weichteilmantel, Pneumothorax.
- *Überblähung der Lungen:* Dies führt zu einer Auseinanderdrängung der Gefäße und damit zur geringeren Absorption. Bei einer chronischen Überblähung gehen darüber hinaus einzelne Gefäße zugrunde.
- *Oligämie:* Eine Stenose oder ein Verschluss zentral im Gefäßbaum führen zur Kontraktion der distal davon gelegenen Gefäßäste, und es resultiert eine Gefäßrarefizierung mit Hypertransparenz. Gelegentlich kommt es auch reflektorisch zu Gefäßkontraktionen bei Minderbelüftung. So kann z. B. hinter einer partiellen Bronchusstenose das Lungenparenchym ausreichend mit Luft gefüllt sein, obwohl der ventilatorische Austausch reduziert ist; auch dann resultiert durch die Gefäßkonstriktion eine lokale Hypertransparenz.

Überbelichtung

Beide Lungenfelder sind, ebenso wie die Weichteile der Brustwand und des Mediastinums, übermäßig geschwärzt.

Defokussierte Röntgenröhre

Ein Film wird seitendifferent geschwärzt, wenn der Röntgenstrahl nicht auf die konvergierenden Lamellen des Bucky-Rasters justiert ist (in der Praxis kommt dies am häufigsten bei einer Entjustierung des Lichtvisiers vor). Eine Lungenerkrankung kann dann ausgeschlossen werden, weil auch die Weichteile von der asymmetrischen Schwärzung betroffen sind.

Thoraxasymmetrien

Schwere Skoliosen, eine Mastektomie (Abb. 15.**106**) oder kongenitale Pektoralisaplasien (Poland-Syndrom) führen scheinbar zu einer unterschiedlichen Transparenz der Lungenflügel. Es genügt aber oft schon, dass der Patient oder die Patientin die Brustwand auf der einen Seite etwas stärker gegen das Stativ drückt, um eine seitendifferente Absorption des Thorax zu verursachen.

Tabelle 15.**18** Ursachen der hypertransparenten Lungenfelder (s. auch Zysten, Kavernen, S. 350 ff).

Extrapulmonale Faktoren
- Überbelichtung
- defokussierter Röntgenstrahl
- Thoraxasymmetrie (Skoliose, Mastektomie, kongenitale Pektoralisaplasie, einseitige Weichteilkompression)

Pneumothorax

Emphysematös
- generalisiertes Emphysem
- lokalisiertes Emphysem (Narben-, bullöses Emphysem
- Emphysem der Lungenspitze, progressive Lungendystrophie, neonatales Lobäremphysem, Antitrypsinmangelemphysem)
- vikariierendes Emphysem (Atelektase, Lobektomie)
- poststenotisches Emphysem (Fremdkörperaspiration, Bronchialtumoren, entzündliche Strikturen)
- Swyer-James-Syndrom
- Honigwabenlunge
- Pneumatozele

Vaskulär
- Thrombembolie
- Pulmonalarterienhypoplasie
- Lymphangioleiomyomatose

Pneumothorax

Die Pleura visceralis ist als Haarlinie sichtbar, peripher von ihr fehlt die Gefäßzeichnung vollständig (Abb. 15.**107**). Bei einem ausgedehnten Pneumothorax oder gar einem Spannungspneumothorax ist die kollabierte Lunge dicht, der Hemithorax transparent und der Mediastinalschatten nach kontralateral verlagert.

Generalisiertes Emphysem

Es finden sich die Zeichen des Volumen pulmonum auctum, wie Fassthorax, abgeflachte, tief stehende Zwerchfellkuppen, verbreiterter Retrosternalraum und verbreiterte Interkostalräume. Oft ist gleichzeitig ein pulmonaler Hypertonus vorhanden, der sich an den verbreiterten zentralen Gefäßschatten bei Rarefikation der peripheren Gefäßzeichnung manifestiert. Die Veränderungen sind symmetrisch.

Lokalisiertes Emphysem

Mehr als die Hälfte aller Emphyseme ist regional unterschiedlich ausgeprägt bzw. auf bestimmte Lungenareale beschränkt (Abb. 15.**108**). Sonderformen des lokalisierten Emphysems sind die progressive Lungendystrophie, das neonatale Lobäremphysem und das Antitrypsinmangelsyndrom (s. Kapitel 4 „Emphysem, chronisch obstruktive Lungenerkrankungen und Asthma", Abschnitt „Emphysem").

Vikariierendes Emphysem

Bei einer Atelektase und nach einer Lobektomie (Abb. 15.**109** u. Abb. 15.**110**) füllen gesunde Lungenareale das Volumen auf und blähen sich deshalb, sodass ihr Gefäßbild rarefiziert erscheint. Bei umschriebenem Emphysem sollte man deshalb stets nach Atelektasen fahnden, die auch im Mediastinalschatten versteckt sein können.

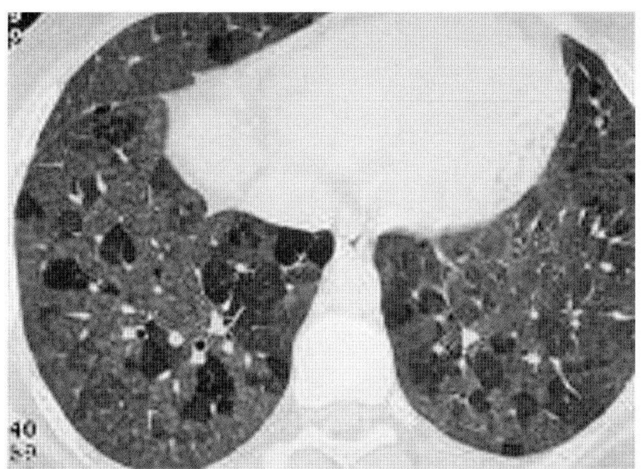

Abb. 15.**103** **Teils zentri-, teils panlobuläres Emphysem.**

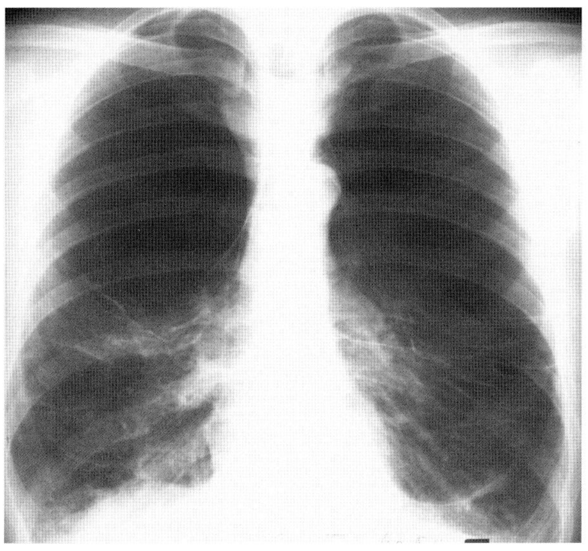

Abb. 15.**104** **Progressive Lungendystrophie.**

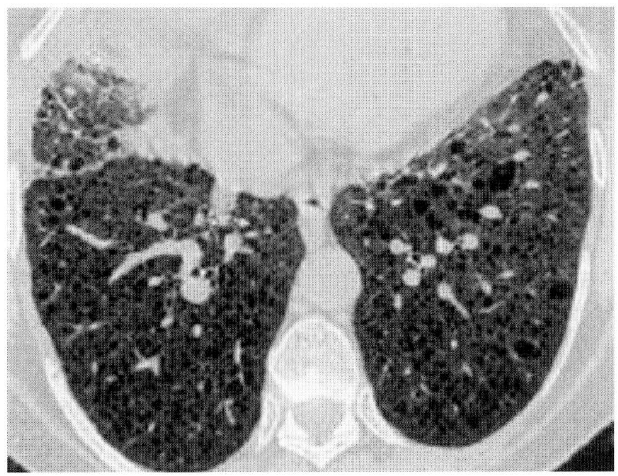

Abb. 15.**105** **Lymphangioleiomyomatose.**

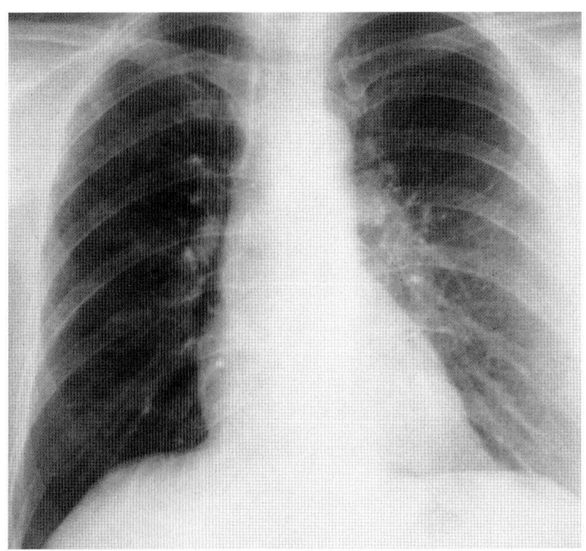

Abb. 15.**106** **Mastektomie rechts.**

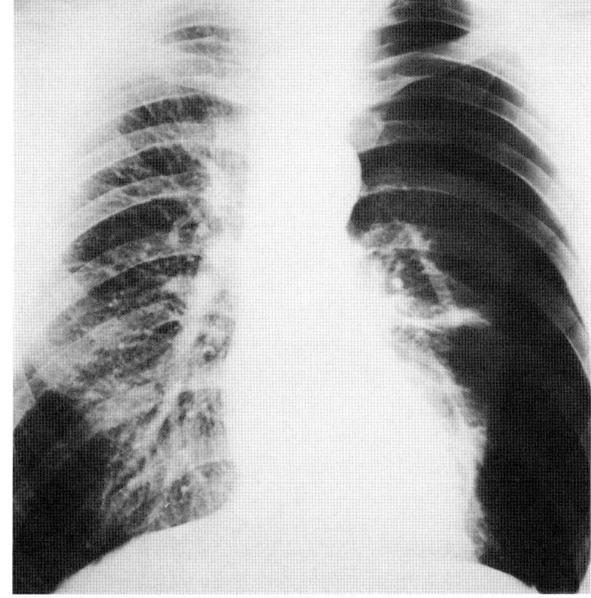

Abb. 15.**107** **Pneumothorax.**

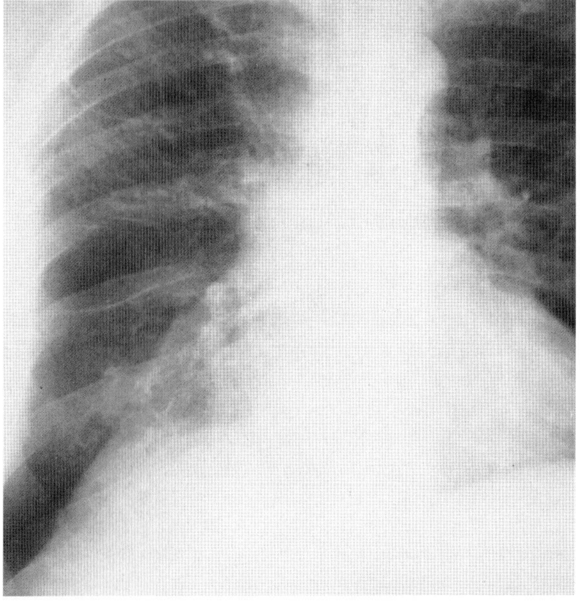

Abb. 15.**108** **Narbenemphysem im rechten Unterfeld mit rarefizierter Gefäßstruktur.**

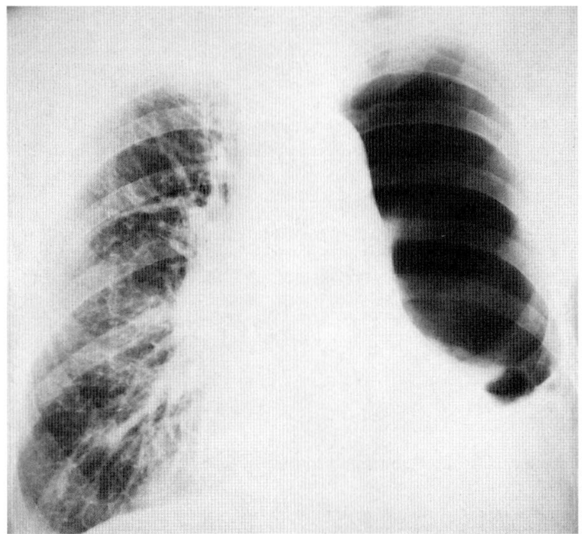

Abb. 15.**109** **Pneumonektomie links.**

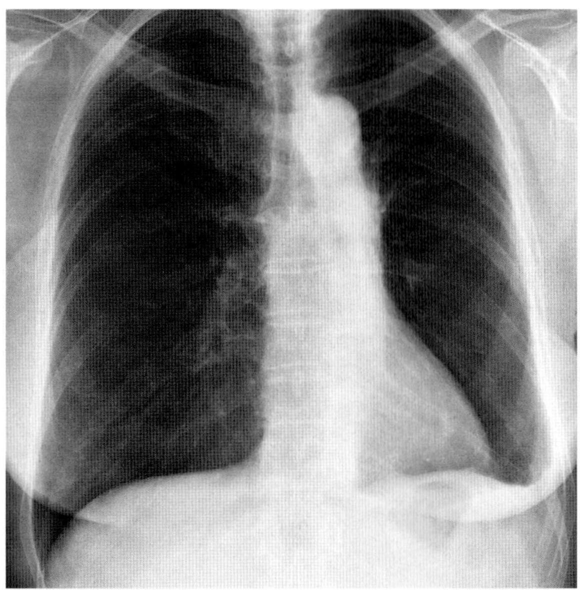

Abb. 15.**110** **Lobektomie.** Beachte die verminderte Gefäßzeichnung, den Zwerchfellhochstand und die basolaterale Pleuraschwarte.

Poststenotisches Emphysem

Bei einer Bronchusstenose wird einerseits die Belüftung eingeschränkt, und es kommt reflektorisch zur Gefäßrarefizierung. Zum anderen kann die Stenose auch als Ventil wirken und das poststenotische Parenchym überblähen. Der Befund wird bei der Exspirationsaufnahme deutlicher. Das Perfusionsszintigramm zeigt oft eine unerwartet niedrige Perfusion. Die Bronchusstenose und ihre Ursache müssen bronchoskopisch geklärt werden (Felson 1973). Der Befund ist computertomografisch meist sehr viel deutlicher. Ursachen sind u. a. Fremdkörperaspiration, Bronchialkarzinome, gutartige Bronchustumoren, epibronchiale Lymphome sowie entzündliche Bronchusstrikturen.

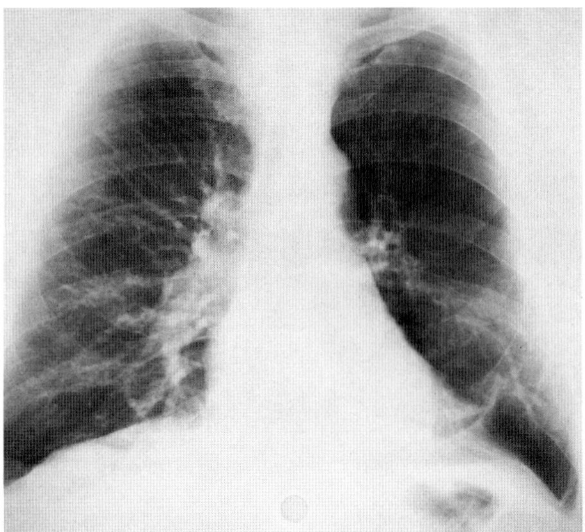

Abb. 15.**111** **Swyer-James-Syndrom.** Deutlich rarefizierte Gefäßzeichnung links.

Pneumatozele

Eine große Luftblase kann den ganzen Hemithorax einnehmen. Sie entsteht im Anschluss an Staphylokokkenpneumonien besonders bei Kindern und marantischen Erwachsenen. Das Volumen ändert sich innerhalb von wenigen Tagen.

Honigwabenmuster

Das Endstadium einer interstitiellen Lungenfibrose führt zum Gewebsuntergang der intralobulären Alveolen, sodass kleinzystische, eng nebeneinander angeordnete Hohlräume entstehen, die von dichteren Bindegewebsepten umgeben sind. Der Befund ist meist computertomografisch sehr viel deutlicher.

Swyer-James-Syndrom

Ein Lungenflügel ist bei diesem Syndrom hypertransparent und zeigt bei der Exspirationsaufnahme eine deutliche Luftretention (Abb. 15.**111**). Szintigrafisch ist die Perfusion stark vermindert bzw. aufgehoben; die CT und die Bronchografie decken zusätzlich kleinere Bronchiektasen auf. Als Ursache wird eine Bronchiolitis obliterans im Kindesalter angenommen.

Thrombembolie

Die meisten Thrombembolien haben kein röntgenmorphologisches Äquivalent. Es kann aber eine umschriebene Gefäßrarefizierung (Westermark-Zeichen) vorhanden sein. Die Diagnose ergibt sich aus der klinischen Symptomatik (Thrombose der Extremitäten, akuter Thoraxschmerz), aus dem Angio-CT, das Thrombembolien in den großen Gefäßen nachweist, und aus dem Perfusionsszintigramm mit keilförmigen Nuklidausfällen.

Pulmonalarterienhypoplasie
Die kongenitale Veränderung zeigt meist eine einseitig helle Lunge und einen gering verschmälerten Hemithorax. Szintigrafisch findet sich eine extreme Perfusionsminderung. Die Exspirationsaufnahme lässt im Gegensatz zum Swyer-James-Syndrom keine Ventilstenose nachweisen. Im Angio-CT und arteriografisch sind die Gefäße vermindert und gelegentlich ganz verschlossen. Im letzteren Fall wird das Lungenparenchym von Bronchialarterien versorgt.

Thorakale Kalkschatten

Kalkherde finden sich auf Thoraxaufnahmen bei sorgfältiger Betrachtung bei mehr als 60% der Patienten (Felson 1969). Sie absorbieren wegen ihrer hohen Ordnungszahl Röntgenstrahlen stärker als gleichgroße Weichteilherde. Meist wird die Verkalkung aber daran erkannt, dass sie schollige, krümelige und stippchenförmige Formationen bildet, sodass eine Verwechslung mit Weichteilherden und Narbensträngen in der Regel nicht vorkommt (Abb. 15.**112**).

Pathophysiologisch unterscheidet man die häufigen dystrophischen Verkalkungen, die – von Ausnahmen abgesehen – Zeichen einer Inaktivität und Konsolidierung des Prozesses sind, von den metastatischen Verkalkungen, die sehr viel seltener sind und bei Störung des Kalziumstoffwechsels vorkommen.

Mithilfe der Durchleuchtung und evtl. der Tomografie wird der Kalkherd zunächst lokalisiert und der Brustwand, der Pleura, dem Mediastinum oder den Lungen zugeordnet (Tab. 15.**19**). Pulmonale Kalkherde ohne Begleitzeichen sind meist harmlose Folgezustände von abgeheilten Prozessen. Die diagnostische Abklärung ist von rein akademischem Interesse und hat keine therapeutischen Konsequenzen. Ganz anders zu bewerten ist aber eine Verkalkung, die nur Begleitzeichen von anderen Röntgenbefunden, wie z. B. Rundherden, Flächenschatten oder Zysten, ist. Dann sollte eine weiterführende Diagnostik zur Klärung des Prozesses angestrebt werden.

Tabelle 15.**19** Ursachen thorakaler Kalkschatten.

Pulmonale Kalkherde
Entzündlich
- Tuberkulose (Ghon-Herd, Primärkomplex, Tuberkulom)
- Lungennarbe (nach Entzündung, Infarkt, Blutung)
- Histoplasmose, Aspergillom
- Kokzidioidomykose
- Varizellen- und Masernpneumonie
- Parasitosen (Paragonismus, Zystozerken, Echinokokken, Guinea-Wurm)
- Sarkoidose
- Broncholith
- Kavernolith
- Amyloidom

Tumorös
- Hamartom
- Chrondrom
- Bronchialkarzinom
- Metastasen (besonders bei Osteosarkom, Chondrosarkom, Ovarial- und Schilddrüsenkarzinom)

Vaskulär
- Pulmonalsklerose
- Thrombus
- Hämosiderose
- tuberöse Sklerose

Varia
- Bronchialknorpelverkalkung
- Pneumokoniose
- Fremdkörper (Zähne, Granatsplitter, Operations-Clips)
- Kontrastmittel (Lymphografie, Bronchografie)
- bronchogene Zysten
- Mukozele
- metabolische Kalzifikation
- Thibièrge-Weissenbach-Syndrom
- alveoläre Mikrolithiasis
- idiopathische Lungenossifikation

Pleura
- Pleuraschwarte
- Oleothorax, evtl. mit Fibrinball
- Pleurapaques
- Asbestose und Talkose

Mediastinum
- senile Trachealknorpelverkalkung
- Aortenverkalkung
- Mitral- und Aortenklappen
- Koronararterien
- Thromben in Vorhof und Kammer
- Herzwandaneurysma
- Pericarditis calcarea
- Ductus arteriosus
- Strumaknoten
- Teratome, Dermoid
- Thymome, Neuroblastom
- bronchogene Zysten
- bestrahlte Hodgkin-Lymphome

Brustwand
- Brustwandhämatom
- Brustwandnarben
- Mammatumoren (Fibroadenome, Mastopathia cystica, Fettgewebsnekrosen)
- Myositis ossificans (posttraumatisch)
- Rippenknorpelkalk
- Rippenfrakturen mit Kallusbildung
- Osteosarkom der Rippen
- osteoplastische Metastasen
- Morbus Paget der Rippe

Pulmonale Kalkherde

Ghon-Herd
Der linsen- bis erbsengroße, schollig bis homogen verkalkte Rundherd liegt meist peripher im Unter- oder Mittellappen. Es handelt sich um den verkalkten tuberkulösen Primäraffekt.

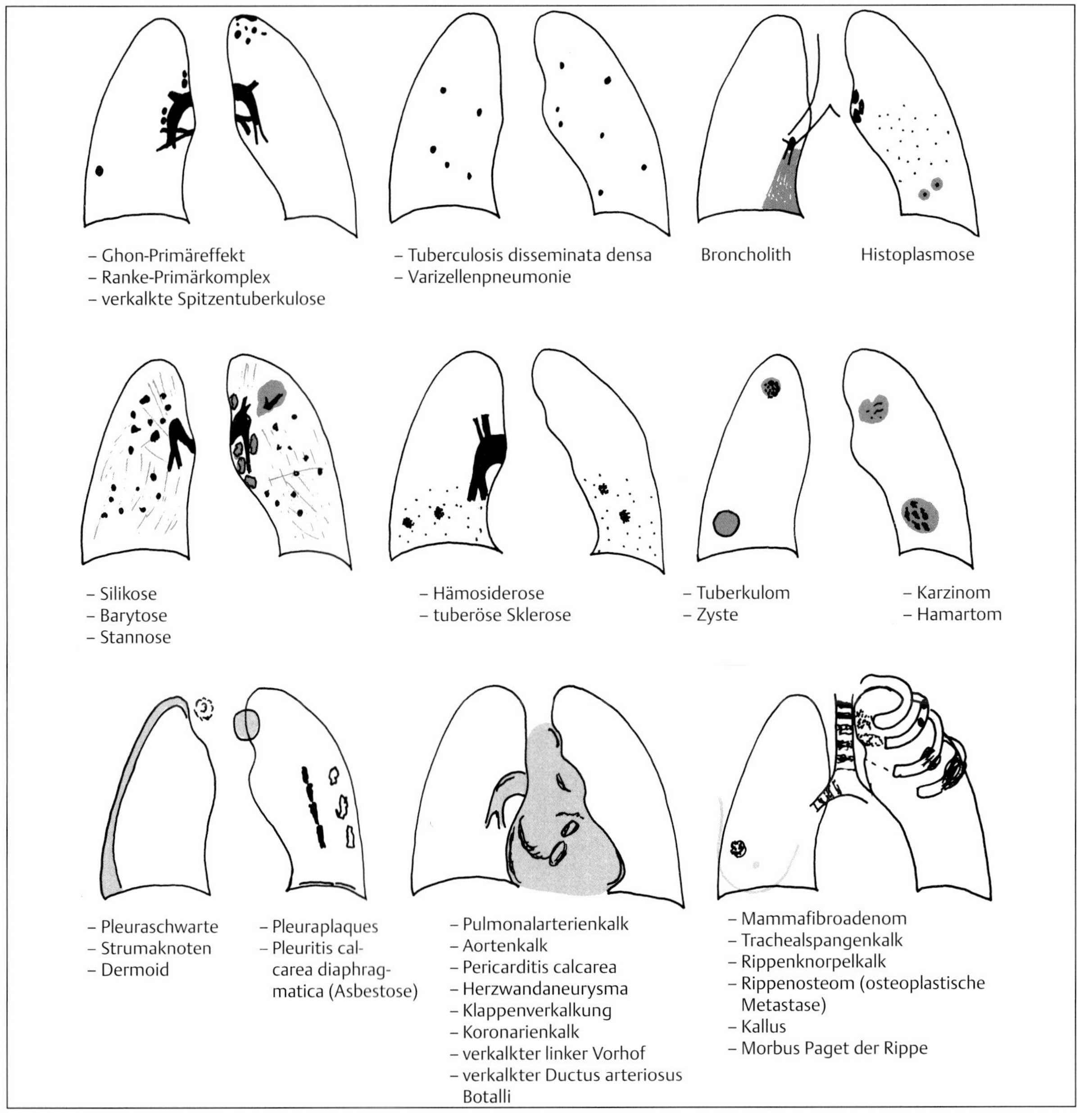

Abb. 15.**112** **Einige Ursachen thorakaler Kalzifikationen.**

Ranke-Primärkomplex

Der Ghon-Herd kann kombiniert mit scholligen Verkalkungen der hilären Lymphknoten auftreten und repräsentiert dann den abgeheilten Primärkomplex. Gelegentlich zeigen sich auch diskrete Narbenstränge, die die beiden Herde verbinden.

Tuberkulöse Spitzenherde

In beiden Spitzenfeldern finden sich krümelige und herdförmige Verkalkungen, die meist mit narbigen Strängen (fibrozirrhotische Tuberkulose) und Pleurakuppenschwielen vergesellschaftet sind.

Tuberkulom

Die bis zu pflaumengroßen Rundherde sind homogen oder fleckig verkalkt (Abb. 15.**113**).

Tuberculosis disseminata densa

Als Sonderform einer abgeheilten Miliartuberkulose können mehrere erbsengroße, dichte Herde über alle Lungenfelder verteilt sein (Abb. 15.**114**).

Verkalkte Lungennarben

Strangartige und sternförmige Narbenherde können gelegentlich Kalk einlagern. Sie finden sich als Folgezustand von karnifizierenden Pneumonien, Infarkten und Hämatomen.

Histoplasmose

Die Erkrankung ist in den USA häufig, in Deutschland sehr selten. Sie zeigt im abgeheilten Stadium multiple, erbsengroße Kalkherde im Lungenparenchym, die oft mit verkalkten, hilären Lymphknoten vergesellschaftet sind.

Windpockenpneumonie

Die bis erbsengroßen Kalkschatten repräsentieren abgeheilte Granulome und verteilen sich auf alle Lungenfelder. Im Gegensatz zur Tuberkulose und Histoplasmose sind die Hiluslymphknoten nicht verkalkt.

Parasitosen

Es finden sich disseminierte, miliare bis erbsengroße Kalkschatten meist nur bei Menschen, die lange in Entwicklungsländern lebten (Zystizerkose, Bilharziose, Paragonimiasis [Abb. 15.**115**], Orocephalus armilatus). Echinokokkenzysten können ebenfalls verkalken, und zwar schalenartig. Bei ihnen steht aber die Rundherdsymptomatik im Vordergrund.

Sarkoidose

Nur ausnahmsweise verkalken hiläre Lymphknoten bei der Sarkoidose.

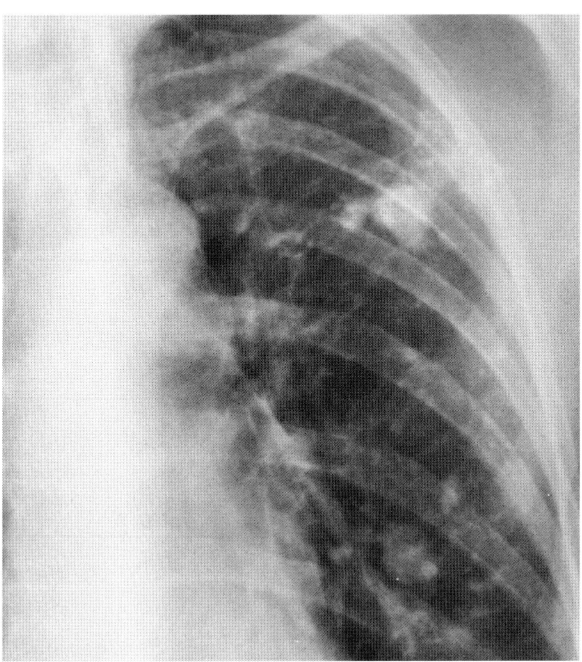

Abb. 15.**113** **Verkalktes Lungentuberkulom apikal.**

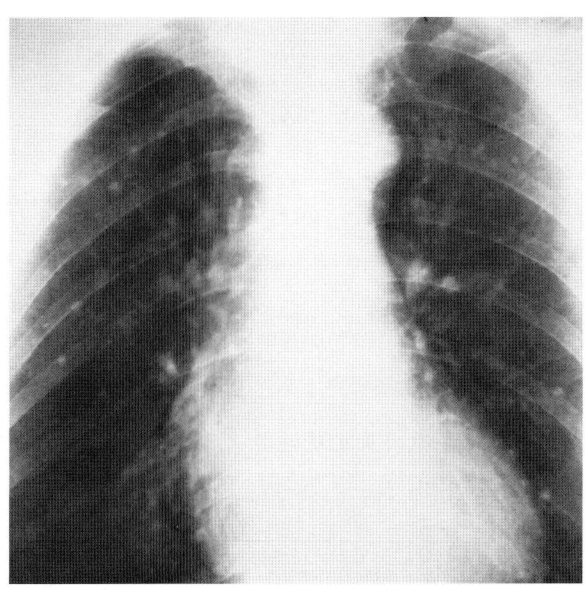

Abb. 15.**114** **Tuberculosis disseminata densa.**

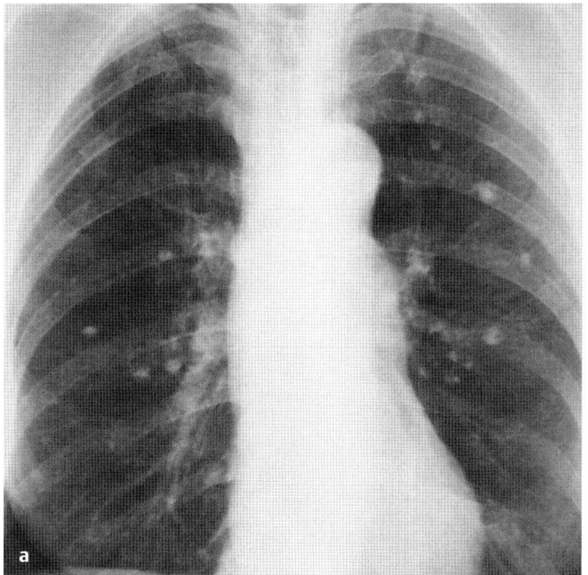

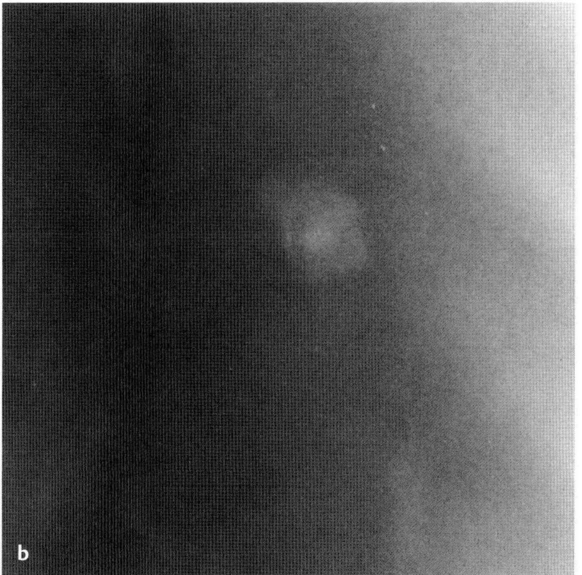

Abb. 15.**115 a** u. **b** **Paragonimiasis.** Verkalkte Granulome nach Lungenegelinfektion, teilweise mit schießscheibenartiger Kalkanordnung.

Broncholith

Die bis zu linsengroßen Steine, die eingedicktem und verkalktem Bronchialsekret entsprechen, sind oft mit Bronchiektasen vergesellschaftet (Vix 1978). Auch peribronchiale verkalkte Lymphknoten (Histoplasmose, Tuberkulose, Pilze) können über entzündliche Fisteln ins Bronchiallumen verlagert werden. Eine radiologische Diagnose ist nur dann möglich, wenn die Steine wandern, ausgehustet werden (Lithoptyse) oder wenn mit CT ihre intraluminale Lage eindeutig nachweisbar ist (Conces et al. 1991).

Kavernolith

Die bis zu bohnengroßen Kavernensteine entstehen durch verkalkte Gewebssequester und verkalkte Pilzmyzelien. Gelegentlich sind sie in der Kaverne frei beweglich, was durch Umlagern geprüft werden kann.

Verkalkter Rundherd

Pulmonale Rundherde verkalken gelegentlich, wobei der Kalk entweder zentral oder peripher gelegen ist und eine stippchenförmige, krümelige oder grobschollige Formation hat. Es handelt sich um Tuberkulome, Hamartome (Abb. 15.**116**), Zysten, Metastasen oder Karzinome.

Pulmonalarteriosklerose

Beim langjährigen pulmonalen Hypertonus sind die zentralen Gefäße stark ektatisch und können gelegentlich auch schalenförmig verkalken (z. B. beim Vorhof- oder Ventrikelseptumdefekt und beim chronischen Cor pulmonale).

Thrombembolie

Verkalkte Thromben nach Embolie sind wahrscheinlich häufig, können aber von anderen Verkalkungen nicht unterschieden werden, es sei denn, sie haben eine zylindrische oder verzweigte Form.

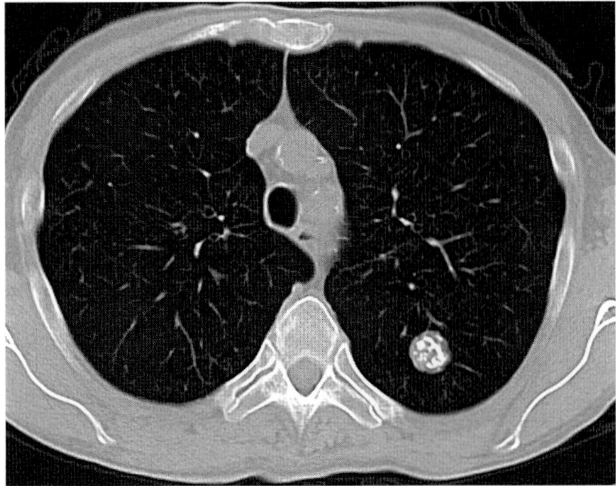

Abb. 15.**116** **Hamartom**. Beachte die popkornartigen Kalkeinlagerungen.

Hämosiderose

Bei der chronischen Lungenstauung, wie z. B. bei der Mitralstenose, entwickeln sich besonders in den Unterfeldern mikronoduläre, kleine, verkalkende Hämosideringranulome, die als entzündliche Reaktion auf kleine Parenchymblutungen aufzufassen sind. Meist finden sich gleichzeitig eine typische Herzfehlkonfiguration und eine basale Lungenfibrose mit interstitiellem Muster.

Tracheobronchialknorpelverkalkungen

Beim alten Menschen – und selten als Normvariante auch beim jungen – können die Knorpelspangen verkalken, sodass das Tracheobronchialsystem bis zu den Subsegmentbronchien auf der Übersichtsaufnahme dargestellt ist.

Tracheopathia osteochondroplastica

Die gutartigen, sehr langsam wachsenden, submukösen, osteochondralen Knoten der Trachea und der großen Bronchien behindern erst spät (ab der 6. Dekade) oder gar nicht die Atmung. Die verkalkten Knoten gehen von den Knorpelspangen aus und sind auf der seitlichen Thoraxaufnahme und besser im CT intraluminal sichtbar (Restrepo et al. 2004).

Pneumokoniose

Die intrapulmonalen silikotischen Granulome können verkalken, und es finden sich gleichzeitig oft eierschalenförmige, hiläre Lymphknotenkalzifikationen (Abb. 15.**117**). Die seltene akute Silikoproteinose zeigt dichte alveoläre Verschattungen in allen Lungenarealen. Auch bei der Barytose und Stannose kommt es zu multiplen, kleinkörnigen, sehr dichten Kalkeinlagerungen im gesamten Lungenparenchym (Kölling 1976).

Metalldichte Schatten und Kontrastmittelablagerungen

Granatsplitter und Operations-Clips sind an ihrer typischen Form leicht zu erkennen. Vereinzelt wurde über aspirierte Quecksilberkügelchen (aus einem zerbissenen Thermometer) und über in suizidaler Absicht intravenös injiziertes Quecksilber berichtet. Die Abb. 15.**118** zeigt intrapulmonal gelegene Metallklammern, die sich ein Psychopath intravenös applizierte.

Kontrastmittelreste

Nach einer Bronchografie auch nach Bariumbreiaspiration ist die Bronchialwand kontrastiert. Nach Lymphografien mit einem öligen Kontrastmittel können miliare, jodhaltige Fettembolien auftreten, die besonders gut mit einer Weichstrahlaufnahme erfasst werden.

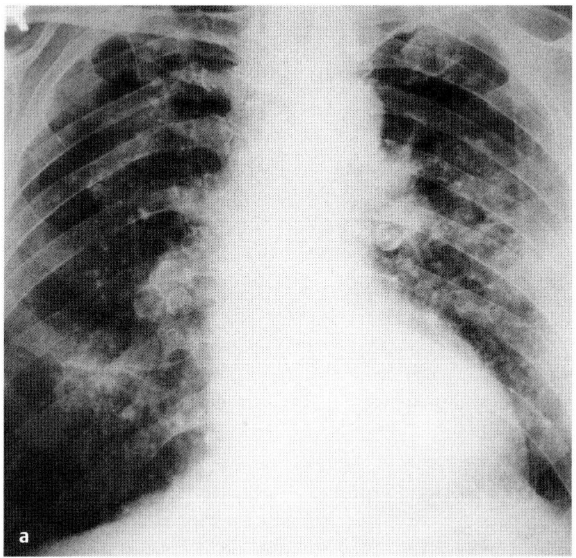

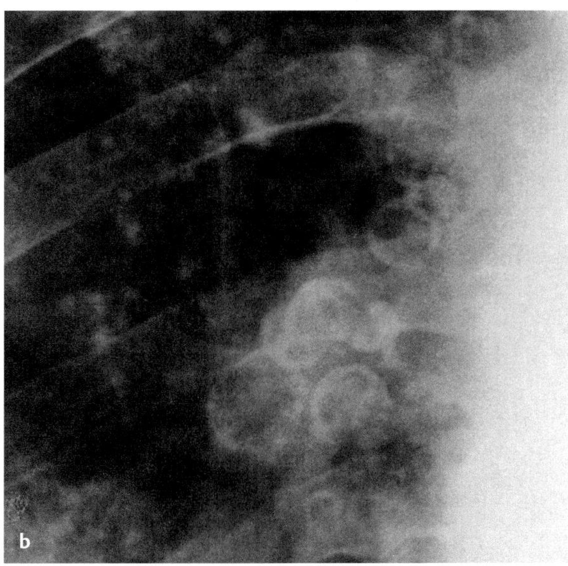

Abb. 15.**117 a** u. **b** **Silikose**. Eierschalenförmige Verkalkung der vergrößerten hilären Lymphknoten sowie disseminierte Lungenverkalkungen.

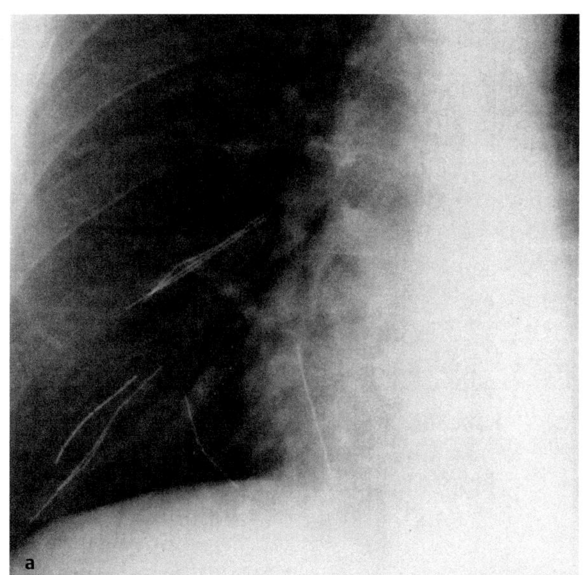

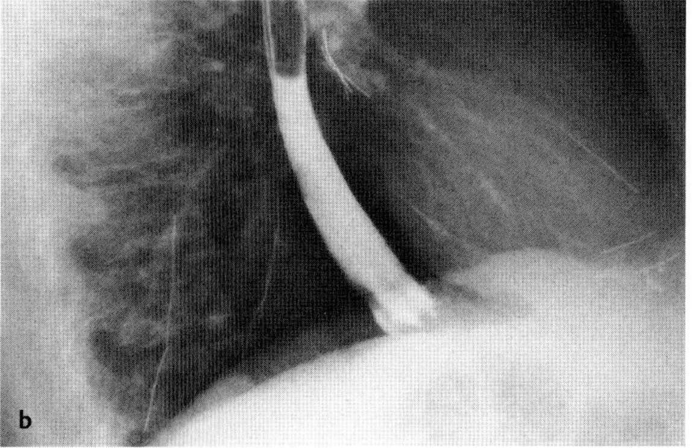

Abb. 15.**118 a** u. **b** **Intrapulmonale Fremdkörper**. Ein Psychopath hatte sich Büroklammern in die Kubitalvene praktiziert, die, ohne Symptome zu verursachen, in den Pulmonalarterien abgelagert wurden.

Metabolische (metastatische) Kalzifikation

Histologisch kann man bei gestörtem Kalziumstoffwechsel (primärer und sekundärer Hyperparathyreoidismus [Abb. 15.**119**], chronische Hämodialyse, Hypervitaminose D, Sarkoidose, therapeutische Kalziumapplikation) häufig eine Lungenverkalkung feststellen. Die Verkalkung ist aber so geringfügig, dass sie röntgenologisch nur ausnahmsweise erkannt wird. Im CT zeigen sich aber gelegentlich multiple fleckige (maulbeerförmige) Hyperdensitäten besonders in den Oberfeldern, wo das relativ alkalische Milieu die Ablagerung begünstigen soll (Lingham et al. 2002).

Sklerodermie

Ein Thibièrge-Weissenbach-Syndrom im Rahmen einer Sklerodermie kann selten miliare, pulmonale Kalkherde verursachen.

Alveoläre Mikrolithiasis

Es handelt sich um eine Erkrankung unklarer Genese, die familiär gehäuft auftritt und wahrscheinlich autosomal-rezessiv vererbt wird (Prakash 1983). In zahlreichen Alveolen finden sich kalziumphosphathaltige Corpora amylacea. Klinisch besteht eine Belastungsdyspnoe und bei der Funktionsanalyse eine Diffusionsstörung. Die Prognose der Erkrankung ist im Allgemeinen gut. Röntgenologisch zeigen sich meist in den Unter- und Mittelfeldern kalkdichte mikronoduläre Verschattungen in massiver Ausdehnung („Sandgestöberlunge"), ohne dass die Patienten klinisch Beschwerden haben. Knochenaffine Radionuklide werden in der Lunge angereichert. Im CT finden sich intraazinäre Mikrolithen und eine reaktive interstitielle Fibrosierung. Gelegentlich soll sich die Pleura gegen die verkalkte Lunge als relativ radiotransparenter Streifen absetzen (Zeichen des „schwarzen Pleurastreifens"; Felson 1973).

Idiopathische pulmonale Ossifikation

Diese seltene, auch als ossifizierende Pneumonitis bezeichnete Erkrankung befällt vorwiegend ältere Männer. Es finden sich in verschiedenen Lungenregionen netzförmige Kalkeinlagerungen. Die Verknöcherungen können im Knochenszintigramm bewiesen werden (Kanne et al. 2004).

Pleurale Kalkherde

Pleuraschwarten

Pleuraschwarten, die Folge einer Pleuritis, eines Empyems, eines Hämatothorax oder eines therapeutischen Pneumothorax sind, verkalken oft schalenförmig an ihrer Grenze zur Lunge (Abb. 15.**120**).

Pleurapaques

Pleurapaques entstehen durch umschriebene Entzündungen oder Blutungen der Pleurablätter, die hyalin umgewandelt werden und verkalken können. Röntgenologisch finden sich pfennig- bis handtellergroße, dichte pleurale Platten, die oft kokarden- oder girlandenartig geformt sind.

Asbestose

Die inhalierten Asbestfasern durchspießen die Pleura visceralis und verursachen kleine Hämatome, die schließlich verkalken. Besonders beim Befall der Pleura diaphragmatica ergibt sich der Verdacht, der durch die Berufsanamnese und evtl. durch eine Lungenbiopsie gesichert werden kann.

Mediastinale Kalkherde

Herzverkalkungen

Verkalkung der Mitralis- und Aortenklappen, Verkalkungen der Koronararterien, verkalkte Thromben im Vorhof und in den Herzkammern, verkalkte Herzwandaneurysmen und ein verkalkter Ductus arteriosus können mit CT oder mithilfe der Durchleuchtung identifiziert werden, da sich die bei der Weichstrahltechnik gut sichtbaren Kalkherde auch noch mit dem Herzschatten bewegen.

Aortenverkalkung

Bei der Atheromatose findet sich die Kalksichel anfangs an der kranialen Umschlagsstelle des Aortenbogens. Es müssen dann differenzialdiagnostisch paraaortale tuberkulöse Lymphknoten (Most-Nebenkette) ausgeschlossen werden. Später kalzifiziert die gesamte Aortenwand, sodass der Aortenschatten von Kalkrändern gesäumt ist.

Trachealknorpel

Besonders bei alten Frauen verkalken und verknöchern die Tracheal- und Bronchialspangen. Der Paries membranaceus bleibt frei.

Struma nodosa

Schilddrüsenadenome verkalken grobschollig, Schilddrüsenzysten schalenartig. Meist ist zusätzlich das obere Mediastinum verbreitert, und die Trachea ist verlagert. Das Szintigramm oder die Schilddrüsensonografie klären den Befund.

Mediastinaltumoren

Prinzipiell können alle Mediastinaltumoren auch Kalk enthalten, z.B. Schilddrüsenadenome, Teratome, Neurinome, kongenitale Zysten und Thymome.

Verkalkte Lymphknoten

Lymphknoten verkalken oft. Beispiele sind Tuberkulose, Histoplasmose, Sarkoidose, Silikose und therapierte Hodgkin-Lymphome (s. Kapitel 11 „Mediastinale Erkrankungen", Abschnitt „Tumoröse Mediastinalverbreiterungen").

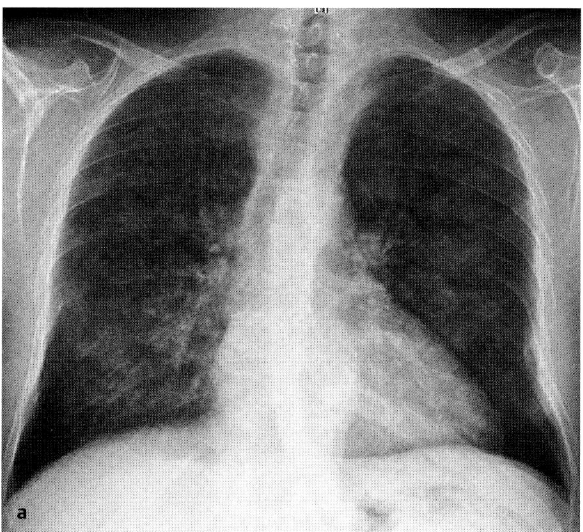

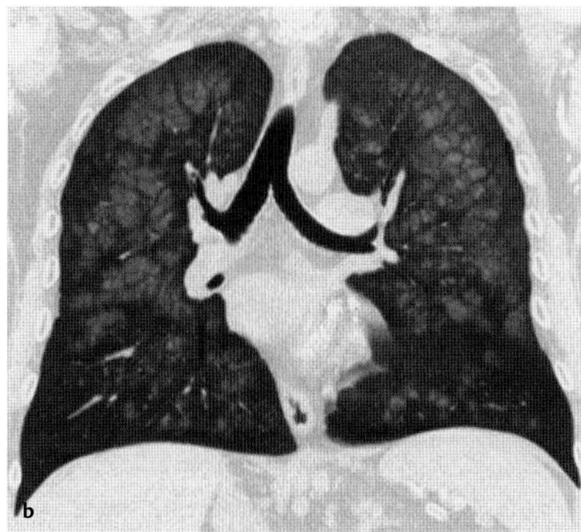

Abb. 15.**119 a** u. **b** **Metastatische Verkalkungen bei einem Patienten mit Hyperparathyreoidismus**. Beachte die maulbeerförmigen azinären Kalkeinlagerungen.

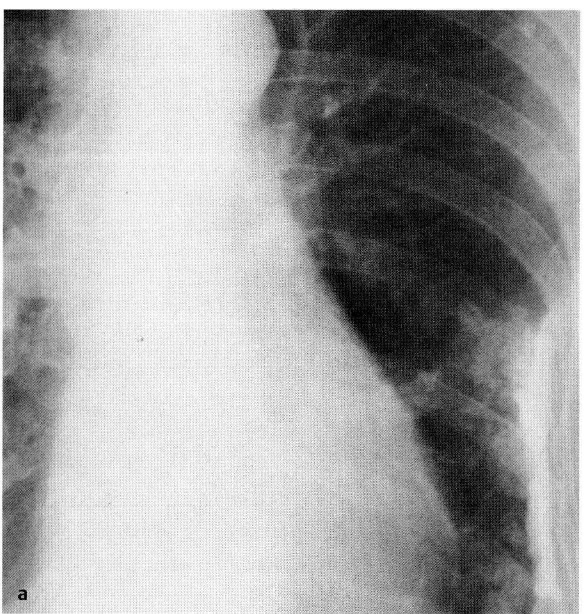

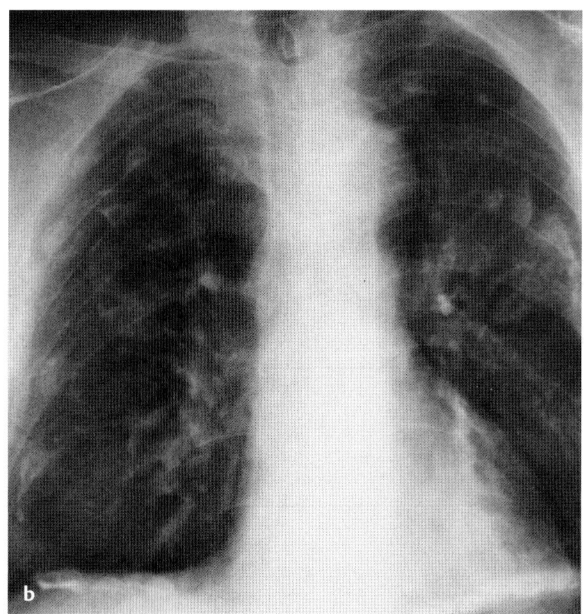

Abb. 15.**120 a** u. **b** **Pleuritis calcarea**.

a Nach Hämatothorax.

b Bei Asbestose.

Katheter, Drainagen und Operationsmaterialien

Da beim Legen von Kathetern, Sonden und Drainagen die Möglichkeit einer Fehlplatzierung besteht, sollte der Eingriff immer mit einer p.–a. Throaxaufnahme kontrolliert werden, die bei Unklarheiten durch die seitliche Aufnahme bzw. die CT ergänzt werden kann.

Postoperative Draht-Cerclagen

Die Längssternotomie ist der häufigste Zugang bei Herzoperationen und wird in der Regel mit 4–7 Metall-Cerclagen fixiert (s. Abb. 10.**38**).

Komplikationen: Lösen sich Cerclagen, können die Knochenfragmente dehiszent werden. Postoperative Blutungen, Osteomyelitis und Mediastinitis sind seltene Komplikationen.

Zentralvenöser Katheter (ZVK)

Die Spitze des über die V. cubitalis, die V. subclavia oder die V. jugularis interna eingeführten Katheters soll im kaudalen Drittel der V. cava superior liegen, sodass sie sich auf der a.–p. Aufnahme etwa 3–4 cm kaudal der Karina projiziert (Gebauer et al. 2008) (s. Abb. 15.**122** u. Abb. 15.**123**).

- *Katheterfraktur:* An der Einstichstelle, aber auch intravenös kann der Katheter abknicken, was die Durchgängigkeit behindert.
- *Pinch-off-Syndrom:* Zwischen der I. Rippe und der Klavikula wird der Katheter gelegentlich komprimiert.
- *Katheterspitze im Pleuraspalt:* Die Fehlplatzierung fällt manchmal erst dadurch auf, dass nach einer Flüssigkeitsinfusion ein Pleuraerguss röntgenologisch nachgewiesen wird.
- *Katheterspitze im rechten Vorhof:* Dies wird meist komplikationslos toleriert. Es besteht jedoch – wenn auch in geringem Maße – das Risiko einer Wandperforation mit konsekutivem Hämatoperikard.
- *Katheterspitze in kleinen Venen:* Eine Fehlplatzierung in die V. axillaris (Abb. 15.**122**), die V. subclavia (Abb. 15.**123**), die V. jugularis, die V. thoracica interna (Abb. 15.**124**), die V. azygos, die rechtsseitige V. cava sinus coronarius oder in die Lebervenen ist möglich. Dabei besteht das Risiko, dass die Venenwand verletzt wird und dadurch Thromben entstehen.
- *Katheterassoziierte Thrombosen:* Gelangt zuviel Blut in die Katheterspitze, gerinnt es und verschließt den Katheter. Ein Verschluss kann auch durch die sog. Fibrinscheide entstehen: Von außen wird der Katheter von einer Fibrinmanschette überzogen; infundiertes Kontrastmittel tritt zwar an der Katheterspitze aus, fließt dann aber an der Außenwand des Katheters nach retrograd. Insbesondere wenn die Katheterspitze in englumigen Venen liegt, kann es zu wandständigen Thrombosen und schließlich zum thrombotischen Gefäßverschluss kommen. Die Diagnose ergibt sich durch Kontrastmittelinjektion in den Katheter bzw. durch eine Phlebografie oder Kontrastmittel-CT.

Abb. 15.**121** **Korrekte Lage der Magensonde, des zentralen Venenkatheters und der Bülau-Drainagen.**

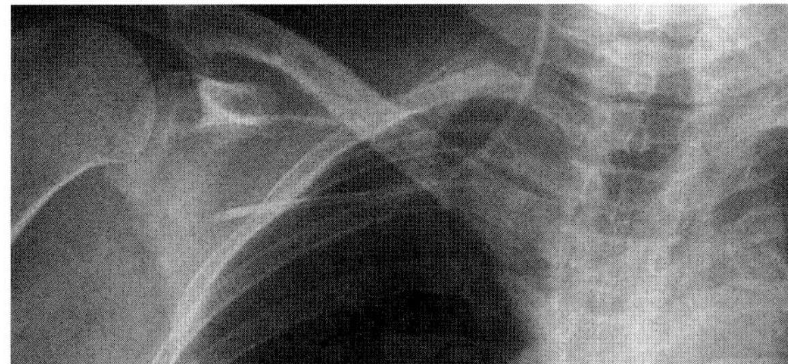

Abb. 15.**122** **Fehllage des Jugulariskatheters in der V. axillaris.**

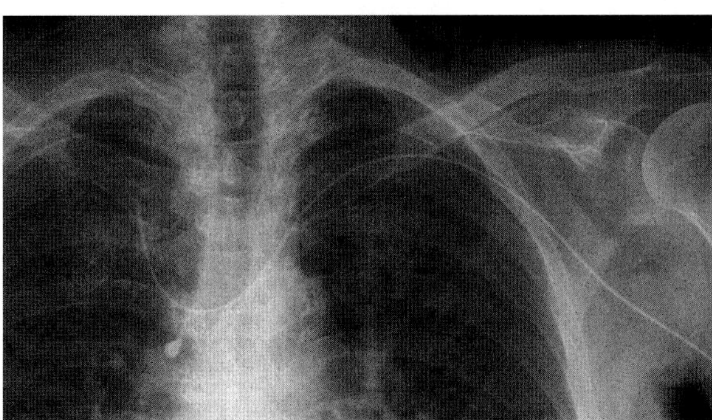

Abb. 15.**123** **Fehllage des Katheters in der rechten V. subclavia.** Nebenbefund: aspiriertes Zahnfragment im rechten Hauptbronchus.

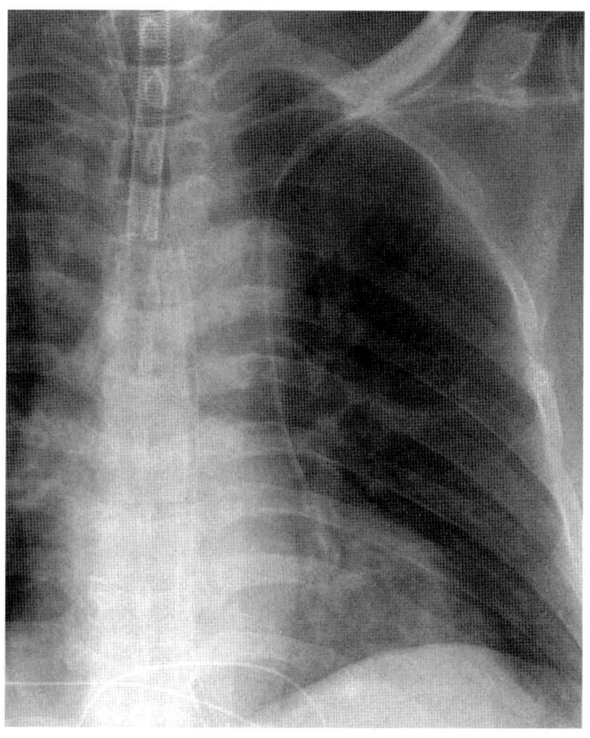

Abb. 15.**124** **Fehllage des Katheters in der V. thoracica interna.**

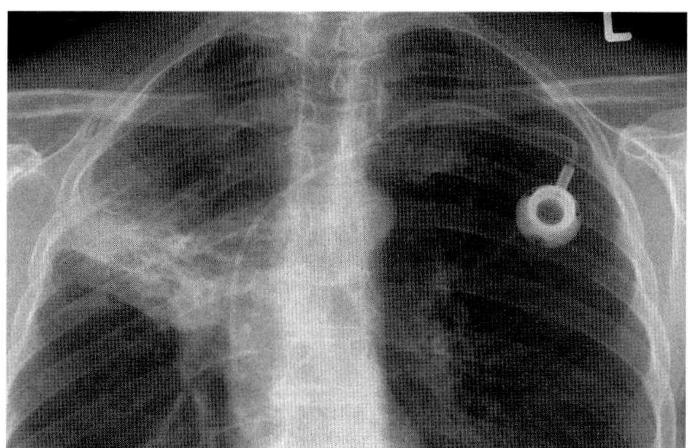

Abb. 15.**125** **Port zur Chemotherapie eines Bronchialkarzinoms.**

Pulmonaliskatheter

Der Pulmonalarterienkatheter (PAK) nach Swan-Ganz wird meist unter Durchleuchtungskontrolle wie ein zentralvenöser Katheter über das rechte Herz in die A. pulmonalis geschoben und soll mit der Spitze in der Unterlappenarterie liegen. Mit einem Ballon kann das Gefäß okkludiert werden, um so den Pulmonalisverschlussdruck zu messen.

Port

Aus einem subkutanen Reservoir wird ein Katheter bis zur V. cava geführt (Abb. 15.**125**). Das Reservoir lässt sich mit einer Spezialkanüle relativ leicht punktieren. Es liegt meist in der Fossa infraclavicularis, seltener auch in der Haut des Oberbauchs. Röntgenologisch können eine Verkippung des Reservoirs oder eine evtl. vorhandene Diskonnektion des Katheters sichtbar werden. Die Injektion einer verdünnten Kontrastmittellösung kann einen Katheterbruch nachweisen.

Trachealtubus

Er ist korrekt platziert, wenn sein distales Ende etwa 5–7 cm kranial der Karina liegt (Abb. 15.**126**). Bei der Flexion des Kopfes schiebt sich der Tubus etwa 2 cm nach kaudal und bei der Extension nach kranial.

Die Verschlussmanschette soll der Trachealwand eng anliegen, darf diese jedoch nicht lokal aufweiten (Abb. 15.**127**; Tracheomalaziegefahr!). Auch oberhalb der Manschette soll Luft in der Trachea nachweisbar sein, da, falls sich dort Flüssigkeit befindet, bei der Extubation eine Aspiration droht.

Fehllagen und ihre möglichen Folgen:

- *Ösophagus:* Röntgenologisch wird Luft in Ösophagus und Magen nachgewiesen.
- *Paratracheal:* Perforation des Sinus piriformis oder Tracheomalazie kann zum Pneumomediastinum führen.
- *Hauptbronchus* (Abb. 15.**128**): Atelektase der kontralateralen Lunge.
- *Bronchus intermedius:* Atelektase der Gegenseite und des Oberlappens ipsilateral.

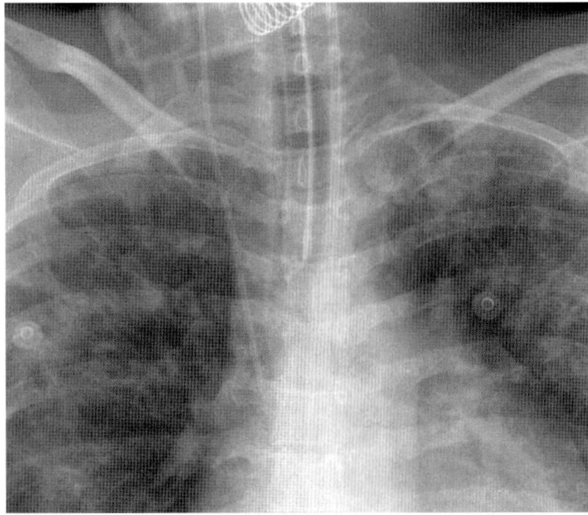

Abb. 15.**126** **Korrekte Lage von Trachealtubus und Jugulariskatheter.**

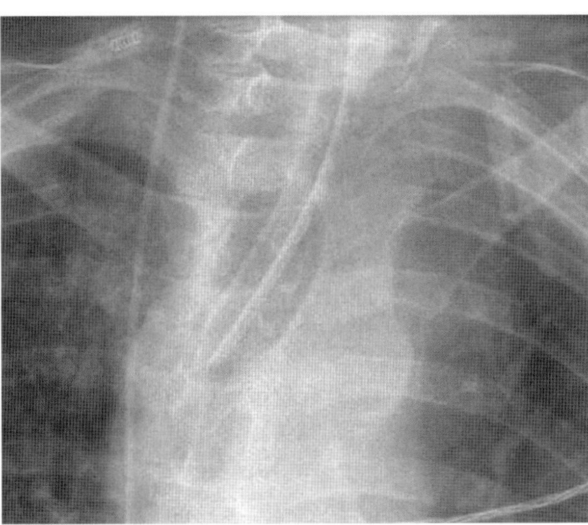

Abb. 15.**127** **Die Verschlussmanschette des Trachealtubus balloniert die Trachea (Malaziegefahr!).**

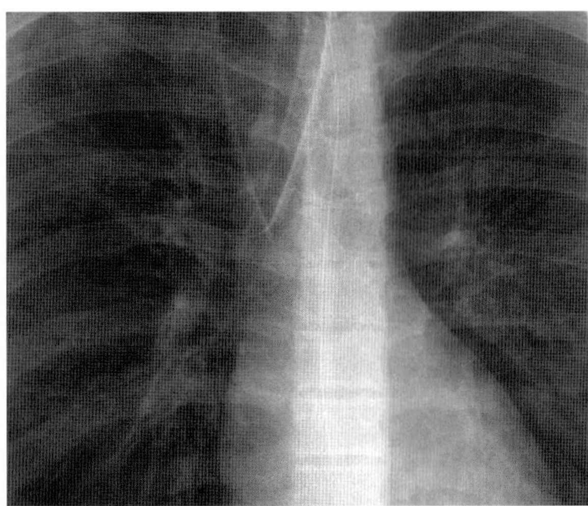

Abb. 15.**128** **Trachealtubus im rechten Stammbronchus.**

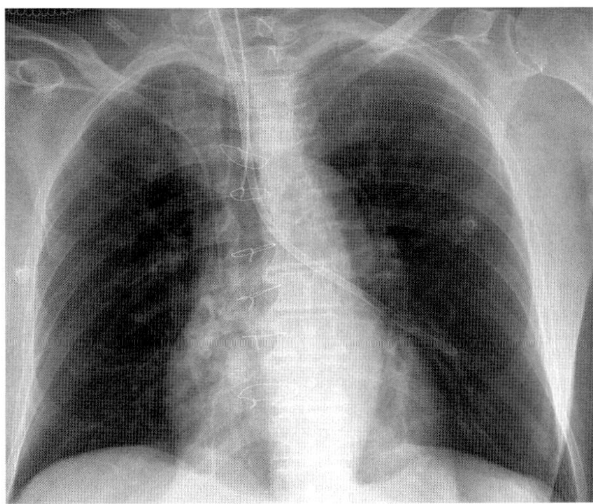

Abb. 15.**129** **Magensonde intrapulmonal.**

Magensonde

Die Sonde soll mit der Spitze im Fundus oder im Antrum liegen und weder im Ösophagus noch im Magen Schleifen bilden (Abb. 15.**121**). Die Fehllage im Tracheobronchialsystem (Abb. 15.**129**) behindert die Atmung und birgt vor allem die Gefahr einer intrapulmonalen Infusion.

Pleura-Drainage

Der Tubus soll im Pleuraspalt ventral der Lunge (Pneumothoraxbehandlung) bzw. dorsal der Lunge (Behandlung eines Ergusses) liegen.

Fehllagen und ihre möglichen Folgen:

- *Brustwand:* Durch die Atemexkursion kann sich eine unzureichend fixierte Drainage aus der Pleura zurückziehen, was zur Drainage-Insuffizienz und durch die Verbindung des subkutanen Interstitiums mit den Seitenlöchern zum Hautemphysem führt.
- *Interlobium:* Drainagen-Insuffizienz (oft nur mit zusätzlicher Seitenaufnahme oder CT nachweisbar).
- *Lunge:* Eine Perforation der viszeralen Pleura kann eine bronchopulmonale Fistel mit konsekutivem Pneumothorax verursachen.
- *Mediastinum:* Perforation der Pleura mediastinalis kann zu Gefäßverletzungen und Blutungen führen.

Stents

Zur Überbrückung von Stenosen im Ösophagus oder im Tracheobronchialsystem (Abb. 15.**130**) werden Stents verwendet, deren Wände meist mit Drahtmaschen verstärkt und dadurch röntgenologisch sichtbar sind. Bei unzureichender Fixierung können sich die Stents im Laufe der Zeit verschieben. Mit der Übersichtsaufnahme und der Durchleuchtung kann die korrekte Lage der Stents und computertomografisch ihre ausreichende Durchgängigkeit nachgewiesen werden.

Intravasale Stents (Abb. 15.**131**, s. auch Abb. 10.**40**) insbesondere in den Koronarien sind oft auf der Übersichtsaufnahme wegen des zu geringen Kontrasts nicht sichtbar. Sie werden aber bei der Durchleuchtung wegen der dabei verwendeten niedrigen KV-Werte und der charakteristischen Bewegung leicht erkannt. Das Angio-CT kann darüber hinaus die Durchgängigkeit bzw. den Verschluss nachweisen.

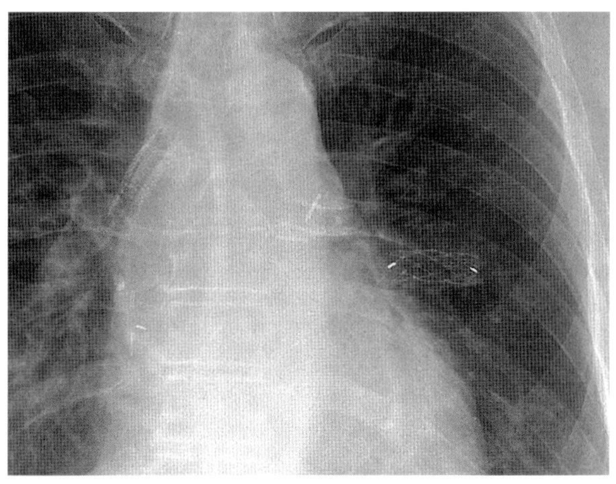

Abb. 15.**130** **Stent im rechten Hauptbronchus.**

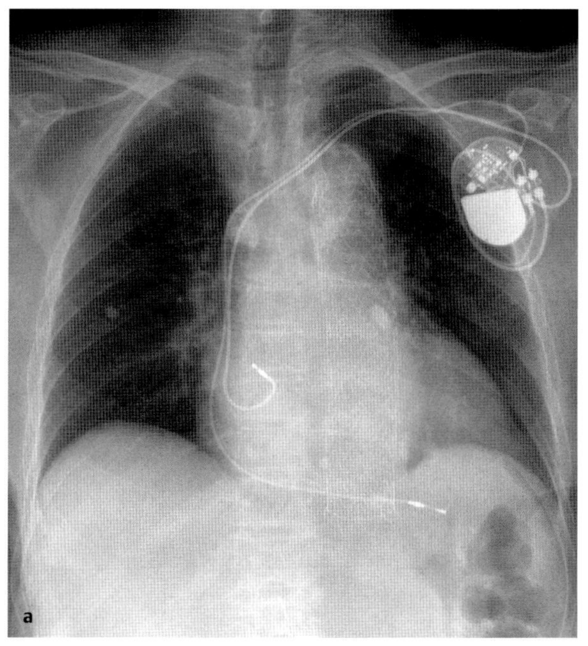

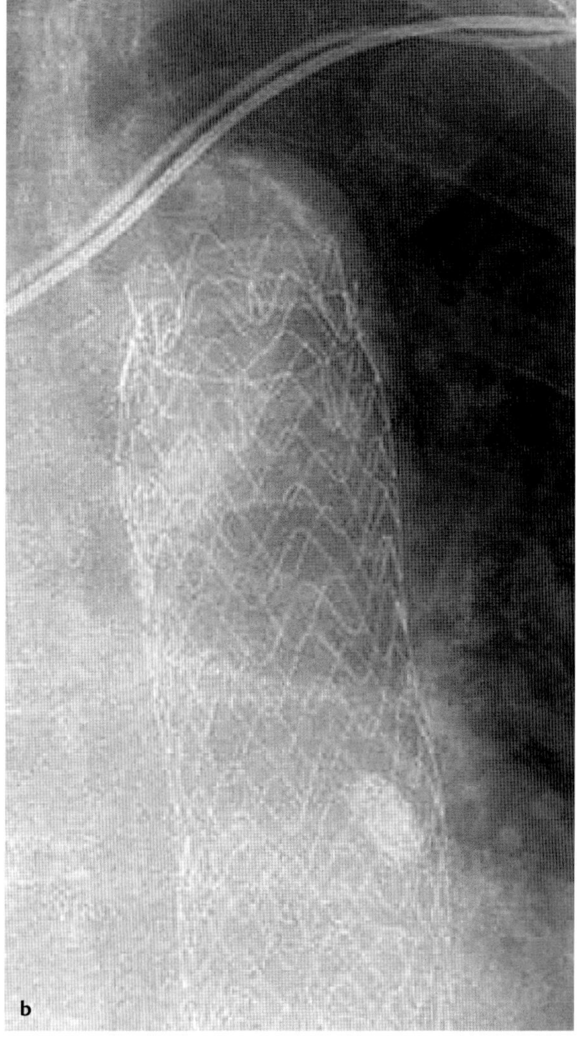

Abb. 15.**131** **a** u. **b** **Zweikammerschrittmacher, Aorten-Stent.**

Folgen bzw. Komplikationen bei Thorakotomie

Lungenoperation

Pneumonektomie (Abb. 15.**109**)

Nach der Exzision eines gesamten Lungenflügels wird unmittelbar postoperativ die Operationshöhle mit Luft gefüllt, um eine Verlagerung der Mediastinalstrukturen zu verhindern (röntgenologisch transparenter Hemithorax). Innerhalb von 2–4 Monaten wird die Luft infolge von Transsudation durch Serum ersetzt (Luft-/Flüssigkeitsspiegel ab dem 7. Tag). Später wird das Serum durch Narbengewebe ersetzt (homogene Verschattung des Hemithorax), was zu einer Verkleinerung des Hemithorax mit Zwerchfellhochstand, Mediastinalverlagerung und einer Überblähung der kontralateralen Lunge mit Ausbildung einer ventralen transmediastinalen Lungenhernie führt.

Lobektomie (Abb. 15.**110**)

Nach der Resektion eines Lungenlappens dehnen sich die verbliebenen Lappen, was aufgrund erhöhter Transparenz und verminderter Gefäßstrukturen röntgenologisch erfasst werden kann. Oft kommt es zusätzlich zu einer leichten Verlagerung des Mediastinums, des Zwerchfells und des ispsilateralen Hilus.

Segmentresektionen

Die keilförmigen Resektionen werden zur Diagnostik und Therapie kleinerer peripherer Rundherde durchgeführt. Postoperativ sind die röntgenologischen Veränderungen, abgesehen vom Nachweis des Clip-Materials, oft gering.

Komplikationen nach Lungenresektion

Wie bei jeder schweren Operation kann es zum Lungenödem, zu Pneumonien, zu Atelektasen und zum ARDS kommen. Spezifischere Komplikationen sind die Nahtinsuffizienzen mit bronchopleuralen Fisteln und Pneumothorax, der Hämatothorax, der Chylothorax, das Pleuraempyem und im Bereich der Brustwandinzision eine transthorakale Lungenherniierung. Seltene und schwere Komplikationen sind die Torsion des Herzes und die Torsion von Lungenlappen.

Pleurabehandlung

Oleothorax

Vor der Einführung der Tuberkulostatika wurde versucht, tuberkulöse Kavernen durch ein Kollabieren der betroffenen Lungepartien zu heilen. Dazu wurden iatrogen der Pneumothorax, der Oleothorax und die Thorakoplastik eingesetzt.

Röntgenologisch zeigen sich nach multiplen Pneumothoraxbehandlungen eine Pleuraschwarte, beim Oleothorax eine ovale Ölplombe an der Lungenspitze (CT: fettähnliche Dichtewerte) und bei der Thorakoplastik Rippendestruktionen und eine Verkleinerung des Hemithorax (Abb. 9.**18** u. Abb. 15.**7**).

Pleurodese

Die iatrogene Verklebung der Pleurablätter wird meist beim malignen Erguss (Karzinom, Hodgkin-Mesotheliom) angewendet, kann aber auch bei benignen Erkrankungen (rezidivierende Ergüsse bei Herzinsuffizienz oder Kollagenosen, beim Chylothorax oder bei rezidivierendem Pneumothorax) zum Einsatz kommen. Nachdem die Flüssigkeit oder die Luft durch eine Dauer-Drainage entfernt wurden, wird meist mehrfach Talk (Magnesiumsilikat) oder auch Tetracyclin oder Bleomycin intrapleural appliziert.

Radiologisch zeigt sich einseitig eine Pleuraschwarte, oft auch mit kleineren abgekapselten Ergussbildungen. Computertomografisch lässt sich eine erhöhte Dichte der Pleura (Talkpartikel) feststellen (Abb. 9.**19**).

Ösophagusresektion (Abb. 11.**1**)

Die Ösophagusresektion mit Magenhochzug oder Koloninterposition wird meist zur Behandlung eines Karzinoms eingesetzt; seltenere Indikationen sind Verätzungen der Speiseröhre und höhergradige Dysplasien beim Barrett-Syndrom.

Röntgenologisch ist auf der p.–a. Übersichtsaufnahme der Mediastinalschatten verbreitert, und oft lässt sich intraintestinale Luft mit Spiegelbildungen nachweisen. Komplikationen sind mediastinale Hämatome, Nahtinsuffizienzen mit der Gefahr einer Mediastinitis und Fisteln zum Bronchialsystem. Mit Verlaufskontrollen (Ösophagogramm, CT und Ösophagoskopie) werden Karzinomrezidive erkannt oder ausgeschlossen.

Bei inoperablen Ösophagusstenosen können Stents eingebracht werden, die röntgenologisch meist eindeutig zu erkennen sind.

Herzoperation (s. auch S. 252)

Herzschrittmacher

Die Batterie liegt meist in der Fossa infraclavicularis, von wo aus das Schrittmacherkabel über die V. subclavia und die V. cava ins Herz geführt wird.

- *Einkammerschrittmacher:* Bei diesem richtet sich die Lage der Kabelspitze nach der Art der Rhythmusstörung. Zur Behandlung einer Sinusknotenarrhythmie liegt sie im rechten Vorhof in der Nähe des Ashoff-Tawara-Knotens, zur Behandlung einer AV-Überleitungsstörung im Apex des rechten Ventrikels.
- *Zweikammerschrittmacher* (Abb. 15.**131**): In diesem Fall sind die Kabel sowohl im Vorhof als auch im Ventrikel positioniert, wobei ihre jeweilige Funktion mit dem Pacemaker Code verschlüsselt wird (s. Kapitel 10 „Herzerkrankungen“, Abschnitt „Das operierte Herz“).
- *Implantierte Defibrillatoren* (Abb. 15.**132**): Diese wurden früher von außen auf die Herzwand gesetzt, werden aber heute ähnlich wie die Schrittmacherkabel verlegt, wobei das Kabel etwas dicker ist.

Röntgenologisch müssen einige Komplikationen erkannt werden:

- subkutane Rotation und Verkantung der Schrittmacherbatterie
- kranialwärts gerichtete Retraktion des Kabels
- Kabelbruch (dieser wird aber oft elektrophysiologisch sicherer erfasst)
- Fehllage der Kabelspitze: selten (die Spitze kann das Myokard perforieren und ein Hämatoperikard entstehen lassen; eine in der Nähe des Zwerchfells gelegene Spitze kann zu dessen rhythmischer Stimulation führen)

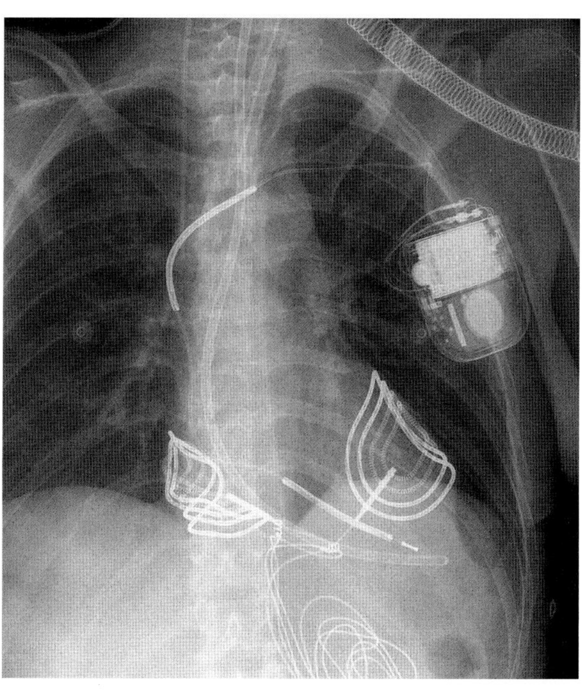

Abb. 15.**132** **Alter, jetzt funktionsloser externer Defibrillator und funktionierender interner Defibrillator.** Jugulariskatheter, Magensonde.

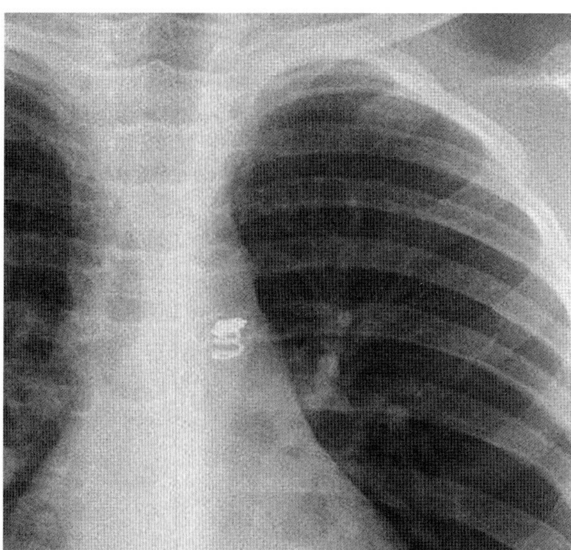

Abb. 15.**133** **Postinterventionelle Obturationsspirale im Ductus Botalli.**

16 Thorakale Interventionen

Radiologische Interventionen sind bildgebend geführte, diagnostische und therapeutische, minimalinvasive Eingriffe.

Zur Bildgebung dienen Fluoroskopie, CT, MRT, Angiografie, Sonografie oder Kombinationen dieser Modalitäten.

Vorgestellt werden die wichtigsten thorakalen Interventionen:

- Biopsie
- Drainage
- Fremdkörperextraktion
- Okklusion Bronchialarterie
- Okklusion pulmonaler arteriovenöser Shunt
- Okklusion pulmonalarterielles Aneurysma

Der Beitrag will das Spektrum insbesondere auch der anspruchsvolleren Interventionen vermitteln, damit im konkreten Fall Indikation, Erfolgsaussicht und Risiko abgewogen und dem Patienten vermittelt werden können.

Biopsie

Klinik und Indikationen

Durch diagnostische Punktionen können zytologische, histologische oder mikrobiologische Aussagen über solide oder liquide Prozesse gewonnen werden, welche nicht durch Bildgebung oder andere klinische Untersuchungen abzuklären sind. Typische Zielstrukturen sind malignomverdächtige pulmonale, solide oder infiltrierende Läsionen und mediastinale Raumforderungen sowie pleurale oder intrapulmonale Flüssigkeitsansammlungen.

Kontraindikationen

- Fehlende therapeutische Konsequenz
- mangelnde Kooperation des Patienten (unter Umständen ist Vollnarkose erforderlich)
- starke respiratorische Insuffizienz bei transpulmonalem Punktionsweg (Dekompensationsgefahr bei einem Pneumothorax)
- Blutgerinnungsstörung (Richtwerte: Thrombozyten >50 000/µl, Quick-Wert >50 %, partielle Thromboplastinzeit >50 s)
- Mesotheliomverdacht wegen der häufigen Absiedlung von Tumorzellen im Stichkanal

Technik

Das bildgebende Verfahren muss den Punktionsweg mit seinen kritischen Strukturen, das eingesetzte Instrument und das Zielorgan sicher darstellen. Bei pleuralen Prozessen wird deshalb in der Regel die Sonografie, bei pulmonalen und mediastinalen fast ausschließlich die CT verwendet. Der sonografische Zugangsweg transkostal wird zur Schonung der Interkostalarterien am Rippenoberrand geführt; bei pulmonalen und mediastinalen Punktionen stellt die CT sicher die kritischen Strukturen des Punktionswegs, vornehmlich Arterien und Bronchien, dar und erlaubt bei schrittweisem Vorgehen Korrekturen. Atemmittellage oder leichte Inspiration werden vom Patienten am ehesten stabil eingehalten. Bei disseminierten Lungenherden sind apikale Herde wegen der hier geringeren Atemexkursionen leichter zu treffen.

Bei soliden Prozessen sind histologische zytologischen Proben wegen der höheren Aussagekraft vorzuziehen. Typischerweise werden Schneidbiopsienadeln (TruCut-Prinzip) in einer Stärke von 18 Gauge (G), halbautomatisch mit Federkraft ausgelöst, eingesetzt (Abb. 16.**1** u. Abb. 16.**2**).

Liquide Prozesse werden mit einfachen Aspirationsstahlnadeln punktiert; ihr Durchmesser richtet sich nach der Viskosität der zu gewinnenden Flüssigkeit.

Komplikationen

Ein Pneumothorax ist bei etwa ⅓ aller Punktionen zu beobachten, von denen nur 10 % drainiert werden müssen. Die Häufigkeit von Einblutungen im Biopsieareal wird ebenfalls mit etwa 30 % angegeben, wobei aber die Hämoptyserate bei 15 % insgesamt liegt und eine Behandlungsindikation äußerst selten gestellt werden muss.

Ergebnisse

Die Schneidbiopsie (18 G) liefert zu etwa 85 % korrekte Ergebnisse.

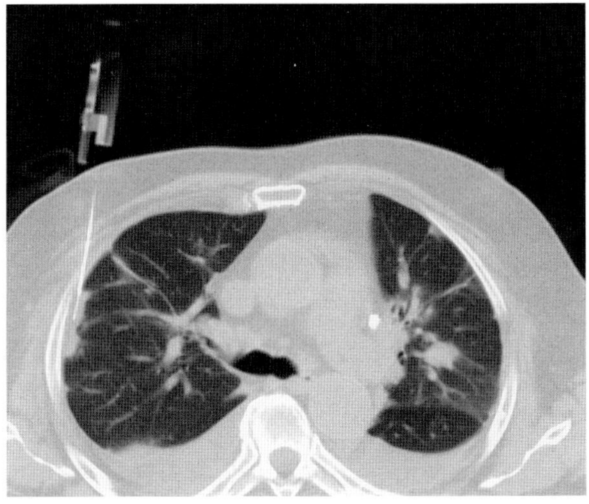

Abb. 16.1 **Pleuraständige Lungenläsion, tangential mit einer 18 G TruCut-Nadel punktiert; Weg außerhalb der belüfteten Lunge.**

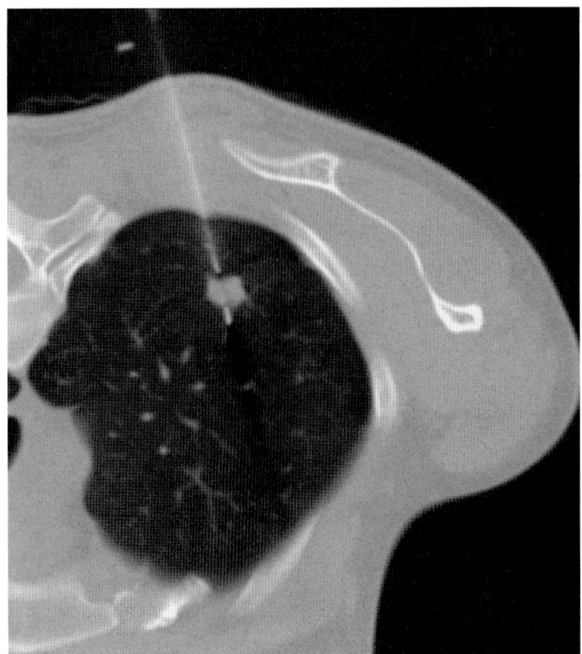

Abb. 16.2 **Peripherer Rundherd linker Oberlappen, 18 G TruCut-Nadel.** Die ausgefahrene Innenkanüle mit der Probenkerbe ist im Herd platziert, die schneidende Außenhülle ist noch nicht vorgeschnellt.

Drainage

Klinik und Indikationen

Die interventionelle thorakale Drainage will pleurale, pulmonale oder mediastinale Ergüsse, Hämatome, Empyeme oder Abszesse sowie Pneumothorazes therapieren. Im Vergleich zum chirurgischen Vorgehen ist sie weniger invasiv – in der Regel genügt die lokale Anästhesie.

Die Indikationsstellung entspricht im Prinzip der chirurgischen. Voraussetzungen sind ein passierbarer anatomischer Drainage-Weg und die Ansammlung der Flüssigkeit in einem definierten Areal; eine diffuse Flüssigkeitsinfiltration lässt sich nicht ableiten. Grundsätzlich ist anstelle der unkomplizierteren Aspiration, wie sie oben beschrieben ist, eine Katheter-Drainage nur angezeigt, wenn z. B. eine anhaltende Flüssigkeitsproduktion dies erfordert oder wenn für weitere therapeutische Manöver der Zugang erhalten bleiben soll. Vorrangig seien Sklerosierungsbehandlungen bei malignem Pleuraerguss und Abszess- oder Empyem-Drainagen mit wiederholtem Spülen von Höhle und Katheter mit physiologischer Kochsalzlösung erwähnt.

Kontraindikationen

- Gerinnungsstörung (s. o.)
- anatomisch zu riskante Drainage-Passage

Technik

Die Sonografie ist als bildgebendes Verfahren 1. Wahl vor allem bei pleuralen Prozessen, wo Weg und Zielgebiet überschaubar und kritische Strukturen nicht gefährdet sind. Nach Lokalanästhesie, welche insbesondere die schmerzempfindliche Pleura berücksichtigt, wird in der Regel in Trokartechnik in einem Schritt punktiert und der Drainage-Katheter über den Trokar vorgeschoben. Alternativ werden vorrangig zur pleuralen Ergussableitung Bestecke angeboten, mit denen durch eine dicklumige Punktionsnadel hindurch ein relativ kaliberschwacher Drainage-Schlauch platziert wird.

Pulmonale und mediastinale Prozesse erfordern zur Darstellung des Punktionswegs die CT (Abb. 16.**3**). Der optimale Zugangsweg in der geeigneten Schnittebene kann so definiert werden. Eine Flüssigkeitsansammlung wird möglichst kaudal und dorsal, ein Pneu möglichst kranial und ventral angegangen. Die Seldinger-Technik ist für Lunge und Mediastinum von Vorteil, weil sie ein präzises Führen des Drainageschlauchs gewährleistet, ohne Blutleiter oder Bronchien zu gefährden. Der Führungsdraht wird über die Punktionsnadel vorgeschoben und dient seinerseits zum Einführen des Drainage-Katheters. Dessen Lumen richtet sich nach der Viskosität der abzuleitenden Flüssigkeit. Eine abschließende CT dokumentiert die Katheterlage (Abb. 16.**4**).

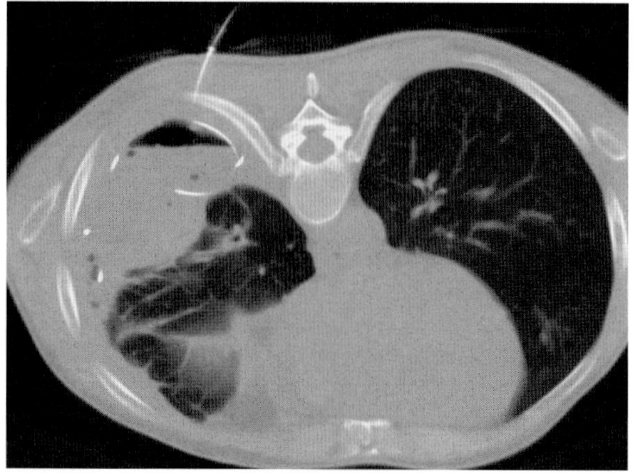

Abb. 16.3 **Epiphrenisches Pleuraempyem.** Über die Punktionsnadel ist ein Führungsdraht vorgeschoben.

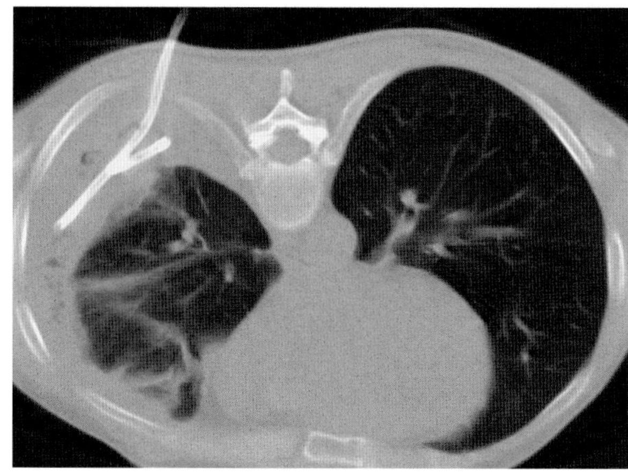

Abb. 16.4 **Der 12-F-Pigtail-Katheter liegt korrekt.**

Komplikationen

In Abhängigkeit vom Drainage-Weg sind mediastinale und pulmonale Blutgefäße, Bronchien und Zwerchfell mit angrenzenden intraabdominellen Organen verletzungsgefährdet. Hämatothorax und Pneumothorax sowie Septikämie können ebenfalls durch die technischen Manipulationen ausgelöst werden.

Ergebnisse

Der Erfolg der perkutanen Abszess-Drainage entspricht dem chirurgisch erzielbaren; Werte bis 90% werden angegeben.

Fremdkörperextraktion

Klinik und Indikationen

Interventionell-radiologisch im Thorax relevant sind Fremdkörper in den großen systemischen Venen, im rechten Herz und in den Pulmonalarterien. Abgerissene Fragmente von Venen- oder Einschwemmkathetern sind die häufigste Embolieursache. Des Weiteren werden Fragmente von Punktionsbestecken, Führungsdrahtstücke, Schrittmacherkabel und Embolisationsmaterialien aus Okklusionsbehandlungen arteriovenöser Shunts des systemischen Kreislaufs beobachtet. Superinfektion der Fremdkörper, Induktion einer Thrombembolie und Störung des Reizleitungssystems des Herzes sind Sekundärprobleme, aus welchen die Indikation zur Extraktion abgeleitet wird. Im rechten Vorhof, in der V. cava superior und in der linken Pulmonalarterie bleiben die Fremdkörper bevorzugt liegen. Um interventionell geborgen werden zu können, muss ein Fremdkörper röntgensichtbar und mechanisch fassbar sein. Wegen der dann eingetretenen Epithelialisierung mit Gefäßadhärenz darf er nicht zu lang gelegen haben.

Kontraindikationen

Das Abwägen zwischen dem Komplikationspotenzial eines Fremdkörpers und dem Risiko seiner Bergung zeigt beispielsweise, dass ein kleines disloziertes Coil in der pulmonalarteriellen Peripherie nach einer Okklusion eines arteriovenösen, zerebralen Shunts nicht grundsätzlich geborgen werden muss. Vorsicht ist geboten bei perforierenden Fremdkörpern und bei Abscheidungsthromben.

Technik

Standard ist der venöse, femorale Zugang mit einer dicklumigen Schleuse. Bei schon länger liegenden Fremdkörpern muss zunächst eine diagnostische Angiografie einen sekundären Thrombus ausschließen; anderenfalls wird vorab lysiert. Ein Schlaufenkatheter (Goose Neck) wird bevorzugt eingesetzt. Er wird unter Durchleuchtung über ein Fremdkörperende manövriert und zugezogen, sodass sich beim Rückzug eine U-förmige Schlinge bildet. Fangkatheter und gefasster Fremdkörper werden in die Schleuse hineingezogen und gemeinsam mit ihr entfernt (Abb. 16.**5** u. Abb. 16.**6**). Der alternative Einsatz eines Fass-

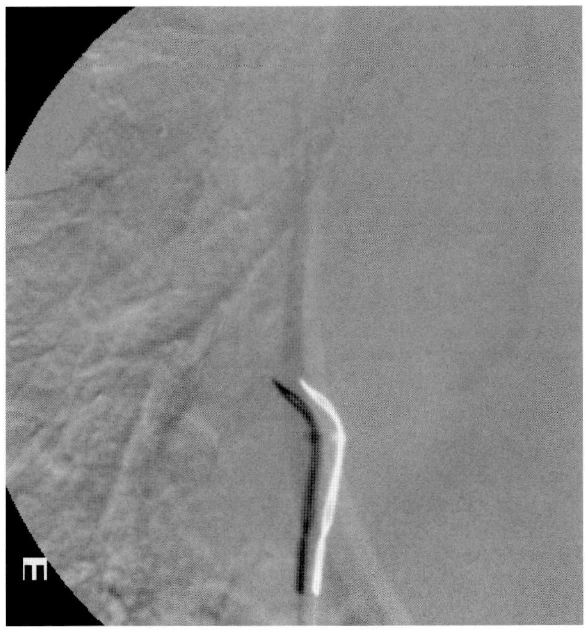

Abb. 16.5 **Fragment einer ventrikuloatrialen Liquor-Drainage.** Die Schlaufe hat das Ende des Katheters in der V. cava superior gefangen.

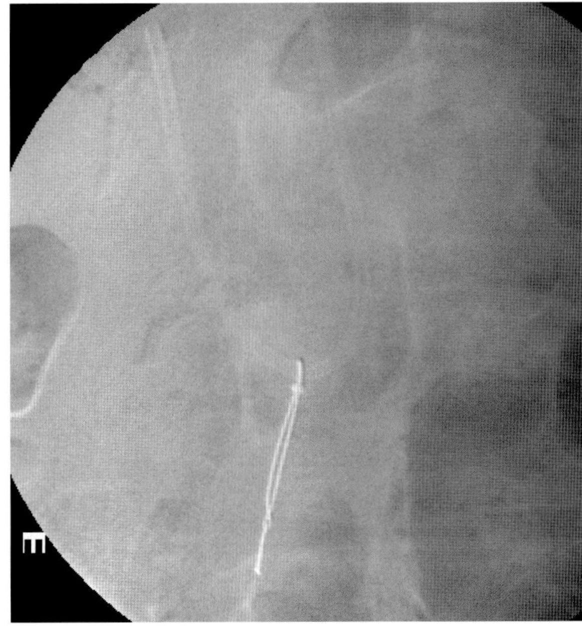

Abb. 16.6 **Das Fragment mit Enden in der V. cava superior und im rechten Atrium wird in die V. cava inferior gezogen.**

zangenkatheters birgt ein höheres Verletzungsrisiko für die Gefäßwand; das Festhalten des Fremdkörpers ist zudem mit diesem Instrument weniger stabil.

Komplikationen

Komplikationen sind selten, Verletzung von Gefäßen beim Fassmanöver, von Herzklappen oder Papillarmuskeln sowie Herzrhythmusstörung bei der Passage und Streuung von Thromben sind jedoch denkbar. Droht wegen der Größe oder Steifheit eines Fremdkörpers eine Leistenvenenverletzung bei der Extraktion, ist eine lokale chirurgische Entfernung geboten.

Ergebnisse

Ein Erfolg um 90 % wird in Abhängigkeit von der Indikationsstellung in der Literatur angegeben.

Okklusion Bronchialarterie

Klinik und Indikationen

Hämoptysen sind subjektiv und klinisch dramatische Situationen; der Patient droht durch das Blut in den Luftwegen zu ersticken. Sofortmaßnahmen sind Sauerstoffgabe, bronchoskopisches Absaugen mit Koagulation der blutenden Läsion und Bronchustamponade. Häufigste auslösende Erkrankungen sind chronische Entzündungen im Rahmen von Bronchiektasen, Tuberkulose oder Pneumokoniose, dann maligne Tumoren und immer wieder auch Gefäßveränderungen in Form systemisch-pulmonaler, arterieller Shunts (SPAS), deren Ursache nicht eruierbar ist. Wenn sich auch nach weiterer Diagnostik und Therapie die Blutungen wiederholen, ist die interventionelle Radiologie gefordert. Da in den allermeisten Fällen die systemischen nutritiven Lungenarterien geblutet haben – klinisch am hellroten schaumigen Blut auszumachen –, müssen diese Arterien interventionell okkludiert werden.

Der Eingriff ist technisch anspruchsvoll und belastend; eindeutige und durch Studien belegte Indikationskriterien gibt die Literatur nicht her. Nach eigenen Erfahrungen aus über 350 Behandlungen sind zu nennen:

- wiederholte Blutungen über zumindest mehrere Monate; Blutungen innerhalb eines Zeitraums von bis zu 1 Monat werden als ein Ereignis gewertet
- lebensbedrohliche einmalige Blutung
- fehlende Aussicht auf eine kausale Therapie
- Übereinstimmung von bronchoskopisch gesichtetem Blutungsort und angiografisch zu vermutender Blutungsquelle

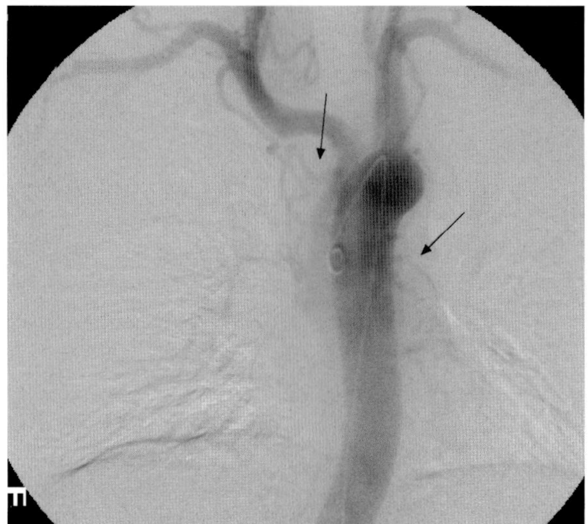

Abb. 16.7 **63-jähriger Patient, chronisch entzündete Bronchiektasen, wiederholte Blutung aus dem linken Unterlappen.** Die Übersichtsangiografie lässt beidseits verstärkte Bronchialarterien erahnen (Pfeile).

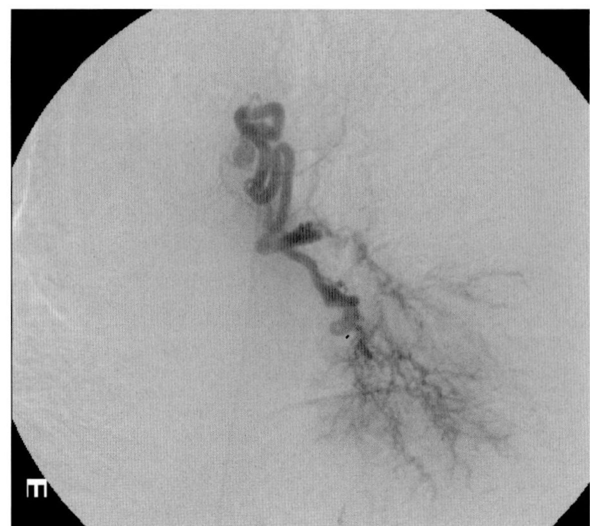

Abb. 16.8 **Die selektiv dargestellte linke Bronchialarterie ist deutlich elongiert und kaliberverstärkt.** Peripherer Abstrom in den Pulmonalarterien über systemisch-pulmonale, arterielle Shunts kontrastiert.

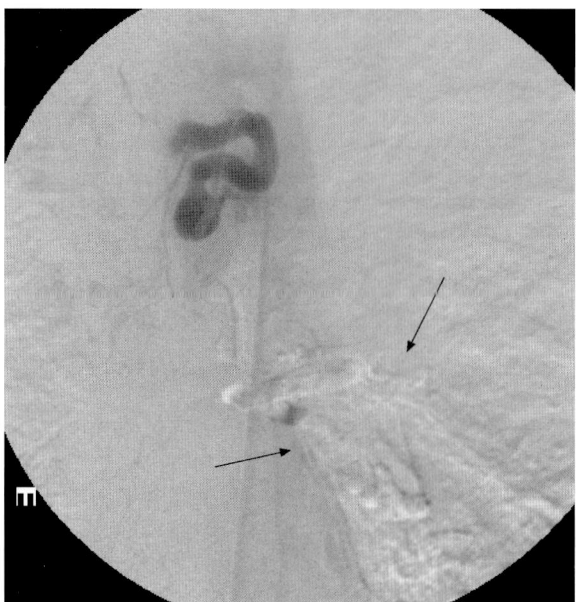

Abb. 16.9 **Die Kontrolle nach Okklusion zeigt eine Kontrastmittelstase im Anfangsteil der Bronchialarterie.** Die Pfeile markieren den langstreckigen Ethibloc-Ausguss.

Kontraindikationen

Die systemische Lungenperfusion ist Bestandteil eines umfassenden Netzwerks von Arterien aller thorakalen Organe. Strömungsbedingt ist die Darstellung von Querverbindungen in diesem Netz limitiert; dies erklärt die Möglichkeit einer unbeabsichtigten Embolisation und damit einer Ischämieauslösung etwa in Richtung Trachea, Ösophagus, Koronararterien und auch Rückenmark, Letzteres mit dem Risiko einer Querschnittlähmung. Ein weiteres Problem sind systemisch-pulmonale, arterielle Shunts, welche sich sehr häufig und weitgehend unabhängig von der auslösenden Erkrankung von den Bronchialarterien ausgehend entwickeln. Zeigen sich angiografisch solche Querverbindungen oder Shunts, muss die Okklusionstechnik angepasst werden; anderenfalls ist der Eingriff abzubrechen.

Die pulmonalarterielle Strombahn muss im Okklusionsareal offen sein, da sonst bei Verschluss der systemischen Versorgung eine Lungengewebsnekrose eintritt.

In der akuten Blutungsphase ist die Intervention nicht durchführbar.

Technik

Der Eingriff startet mit übersichtsangiografischer Darstellung der Aorta thoracica und ihrer supraaortischen proximalen Äste. Bei guter Kooperation des Patienten sind so pathologische Bronchialarterien und andere systemische, die Lunge versorgende Arterien, welche nach Anzahl und Ursprung sehr variabel sind, schon identifizierbar (Abb. 16.**7**). Der Umstand, dass krankhafte Bronchialarterien in der Regel kaliberverstärkt sind, erleichtert das Auffinden. Die sorgfältige selektive Darstellung der schon gefundenen und das systematische Absuchen der typischen Ursprungsorte nach weiteren Arterien sind die nächsten Schritte (Abb. 16.**8**). Wenn eine Übereinstimmung zwischen bronchoskopischer und angiografischer Blutungslokalisation wahrscheinlich ist – gesucht wird nach krankhaft veränderten, nicht nach akut blutenden Gefäßen –, kann die Indikation zur Okklusion gestellt werden. Betreffen die Gefäßveränderungen mehrere Bronchialarterien auch in beiden Lungenflügeln, empfiehlt sich eine nochmalige Abstimmung mit dem zuweisenden Pneumologen. Nach Möglichkeit ist wegen der ansonsten erhöhten Ischämiegefahr für die Bronchien in einer Sitzung nur eine Arterie zu verschließen.

Die Intervention schließt sich unmittelbar an die Diagnostik an. In Koaxialtechnik wird nach Passage durch den im Bronchialarterienostium platzierten Selektivkatheter der kaliberschwächere in die Bronchialarterie in Richtung des Zielgebiets vorgeschoben, um einen Übertritt von Okklusionsmaterial retrograd in die Aorta oder antegrad in typischerweise eher aortennah abgehende Kollateralen in extrapulmonale Organe zu verhindern. Wenn die Position stabil ist und die diagnostischen Angiogramme nicht zu starke, systemisch-pulmonale, arterielle Shunts darstellen, kann okkludiert werden. Wir bevorzugen Histoacryl als Verschlussmaterial; zur besseren Sichtbarkeit und zur Verlängerung der flüssigen Phase wird Lipiodol im Verhältnis 1 : 2 beigemischt.

Mit diesem Material kann ein kontrolliert langstreckiger Ausguss der Arterie erreicht werden; ein Abschwimmen in unerwünschte Richtung ist einigermaßen gut sichtbar, sodass die Injektion gestoppt werden kann. Coils erlauben nur eine kurze Verschlussstrecke, sodass eine Revaskularisierung über Kollateralen zu befürchten ist. Dennoch bedeuten Coils insbesondere bei Patienten mit zystischer Fibrose oder anderen chronischen Entzündungen eine gute Alternative, da wegen der typischen starken, systemisch-pulmonalen arteriellen Shunts eine flüssige Embolisation problematisch ist.

Eine diagnostische Serie des behandelten Gefäßes beendet den Eingriff (Abb. 16.**9**).

Komplikationen

Die wesentlichen Komplikationsmöglichkeiten lassen sich aus dem oben Gesagten leicht ableiten; darüber hinaus werden postinterventionell bei etwa 20% der Patienten retrosternale Schmerzen und Fieber beobachtet. Beides sistiert spätestens nach einigen Tagen. Die typischen Risiken jeder arteriellen Angiografie sind zu berücksichtigen.

Ergebnisse

Die eigenen Ergebnisse liegen bei etwa 60% Rezidivfreiheit über Zeiträume bis zu 10 Jahren, stark streuend, abhängig von der ursächlichen Erkrankung und dem Grad angiografischer Veränderungen. Vergleichende Studien behandelter mit unbehandelten Patienten sind nicht bekannt; Erfolgsangaben in der Literatur sind mit Vorbehalt zu werten.

Okklusion pulmonaler arteriovenöser Shunt

Klinik und Indikationen

Pulmonale, arteriovenöse Shunts (PAVS) bilden sich selten sporadisch aus; bei der hereditären, hämorrhagischen Teleangiektasie (HHT, Morbus Osler) entwickeln sie sich bei etwa 20% der Patienten. Der Grad ihrer Ausprägung nimmt im Laufe des Lebens zu. Es gibt einfache, aus einer zuführenden Arterie und einer abführenden Vene aufgebaute Shunts; aus diesen können sich im Laufe der Zeit zusammengesetzte mit mehreren zu- und abströmenden Gefäßen entwickeln. Der Shunt-nahe Abschnitt der abführenden Vene erweitert sich stets im Sinne einer Ektasie, welche im Röntgenbild einen Tumor vortäuschen kann.

Die klinische Problematik der Kurzschlussverbindungen zwischen Pulmonalarterien und -venen, welche die Beteiligung des durch sie strömenden Blutes an der Atemfunktion der Lunge verhindern, liegt in der zunehmenden Volumenstrombelastung des rechten wie des linken Herzes mit dem langfristigen Risiko der Dekompensation. Die Kurzschlüsse schwächen darüber hinaus die kapillare Filterfunktion der Lunge für das passierende Blut. Gefürchtete Folgen sind paradoxe Embolien in den großen Kreislauf mit beispielsweise Hirninfarkten, welche 20% unserer Patienten anamnestisch beschreiben. Insbesondere diese Gefahr erzwingt die Indikation zum Ausschalten der Shunts. Der Durchmesser, ab dem ein Shunt zu verschließen ist, wird mit 3 mm angegeben; bei technisch einfacher angiografischer Zugänglichkeit okkludieren wir auch kleinere. Die frühere chirurgische Behandlung ist weitgehend verlassen worden, weil interventionell der Verschluss risikoärmer und selektiver erzielt werden kann. Ausnahme ist noch der dichte Befall eines umschriebenen Lungenareals mit sehr vielen Shunts; die chirurgische Resektion ersetzt hier mit einem Eingriff mehrere Interventionen.

Kontraindikationen

Prinzipiell muss ein pulmonaler, arteriovenöser Shunt ab etwa 3 mm Durchmesser ausgeschaltet werden. Gute Kooperation des Patienten ist erforderlich; anderenfalls wird der Eingriff in Vollnarkose durchgeführt.

Technik

Grundlage sind computertomografische und übersichtsangiografische Studien über Architektur und Verteilung der Shunts (Abb. 16.**10** u. Abb. 16.**11**). Bei Interventionen in den Pulmonalgefäßen ist der femorale dem kubitalen, venösen

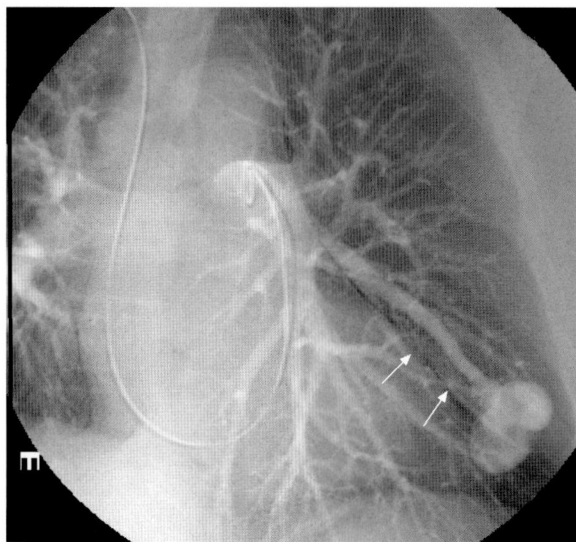

Abb. 16.**10** **Pulmonalisangiografie der linken Lunge mit einzelnem pulmonalem, arteriovenösem Shunt**. Die Pfeile markieren die frühere Vene.

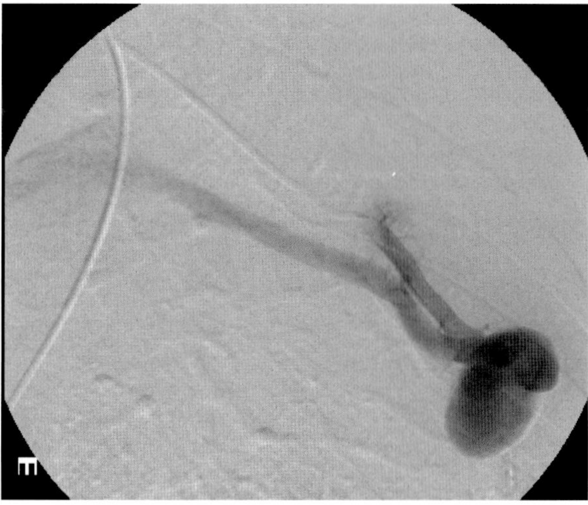

Abb. 16.**11** **Pulmonaler, arteriovenöser Shunt in der Lingula, selektiv dargestellt in lao-Projektion**. Rascher venöser Abstrom.

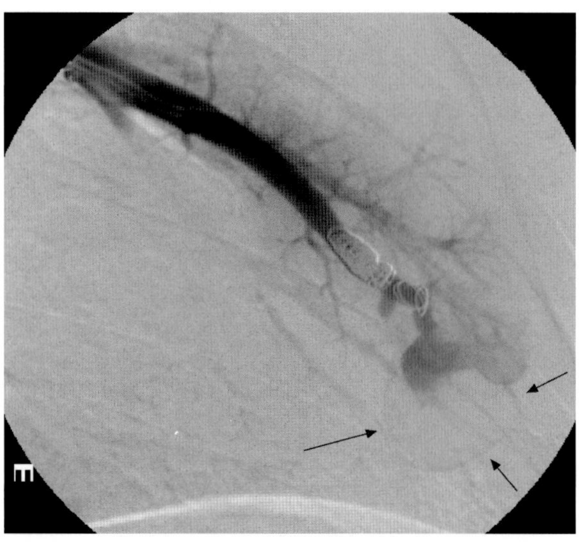

Abb. 16.**12** **Nach Okklusion mit Coils noch geringe Kontrastmittelpassage, die nach einsetzender Thrombosierung sistieren wird**. Pfeile: venöse Ektasie; p.–a. Projektion.

Zugangsweg grundsätzlich vorzuziehen, weil der dann gestrecktere Katheterverlauf die Steuerung in den Pulmonalarterien erleichtert. Der größere Abstand des Operateurs zum Durchleuchtungsvolumen mindert gleichzeitig seine Strahlenexposition. Die meisten Autoren bevorzugen faserbewehrte Coils zur Okklusion; alternativ eingesetzte, ablösbare Ballons bieten zwar den Vorteil des sofortigen vollständigen Shunt-Verschlusses; ihre Nachteile sind aber die sehr viel schwierigere und weit peripher kaum zu erreichende Platzierung und im Falle einer Verschleppung in den systemischen Kreislauf während des Eingriffs die problematische Bergung. Seit kurzem sind „Amplatzer Vascular Plugs“ verfügbar, die in der Funktion ähnlich den Ballons in 1 Schritt eine suffiziente Okklusion erlauben. Sie sind für großkalibrige Shunts sehr gut geeignet.

Zur Okklusion mit Coils wird der Shunt selektiv dargestellt und der Katheter in eine möglichst stabile Position gebracht. Ein koaxialer innerer Katheter wird dann in die engste Stelle zwischen speisender Pulmonalarterie und venöser Ektasie platziert. Er dient zum Einführen der Coils, welche auf einer Strecke von mindestens 1,5 cm in dichter Packung die Arterie verschließen. Der definitive Verschluss wird nicht durch die Coils, sondern durch die von ihnen ausgelöste Thrombosierung erreicht (Abb. 16.**12**). Weitere Shunts werden analog angegangen; erfahrungsgemäß erfordert jeder Shunt ca. 60 min für Diagnostik und Intervention. Patienten mit starkem Lungenbefall werden in mehreren Sitzungen behandelt.

Komplikationen

Die Dislokation eines frisch platzierten Coils haben wir bei insgesamt 250 Okklusionen 2-mal erlebt. Beide Situationen waren unschwer durch wiederum interventionelle Bergung aus den systemischen Arterien zu beherrschen. Spätdislokationen sind wegen der sekundären Thrombosierung der Okklusionsstrecke kaum zu befürchten. Selten löst die Okklusion eine Pleuritis im angrenzenden Bereich aus; des Weiteren müssen bisweilen aus operationstechnischen Gründen kleinere gesunde Pulmonalarterien mitverschlossen werden, was einen umschriebenen Lungeninfarkt auslösen kann. Die Häufigkeit wird jeweils mit unter 10 % angegeben, ohne dass relevante Folgen einträten.

Ergebnisse

Vorausgesetzt die Coils wurden dicht gepackt platziert, sind die Shunts endgültig verschlossen. Wir mussten einige Shunts aus früheren Eingriffen wegen Restdurchlässigkeit nachokkludieren. Spätdislokationen haben wir nicht beobachtet. Patienten mit hereditärer, hämorrhagischer Teleangiektasie erfordern eine laufende Überwachung, damit neue Shunts rechtzeitig entdeckt werden.

Okklusion Pulmonalarterienaneurysma

Klinik und Indikation

Als klinisch relevante Form des Pulmonalarterienaneurysmas ist das mykotische in den vergangenen Jahrzehnten weitgehend vom traumatischen abgelöst worden. Letzteres wird als seltene (1 : 3000) iatrogene Komplikation beim Einsatz des Swan-Ganz-Katheters beobachtet. Der Katheter kann entweder durch zu starkes Dehnen seines endständigen Ballons oder durch Perforation mit seinem Ende die Arterienwand verletzen, sodass sekundär ein Aneurysma spurium entstehen kann (Abb. 16.**13**).

Mit 45–65 % liegt die primäre Mortalitätsrate der Ruptur dramatisch hoch, unmittelbar verursacht durch Asphyxie oder Blutverlust. Wird diese Komplikation überlebt, kommt es in 30–40 % der Fälle zur erneuten Blutung aufgrund des sich entwickelnden Pseudoaneurysmas bei einer Mortalitätsrate von nochmals 40–70 %.

Klinisches Leitsymptom der Ruptur ist die Hämoptyse, welche jedoch nicht regelmäßig zu beobachten ist. Ein neu entstandener, glatt begrenzter Rundherd auf der Röntgenübersichtsaufnahme des Thorax weist das Aneurysma nach; der sichere Ausschluss ist nur durch eine i. v. kontrastmittelgestützte CT möglich.

Vor diesem klinischen Hintergrund ist die Behandlungsindikation zwingend; der hoch belastenden, chirurgischen Resektion ist die schonende, radiologische Intervention eindeutig vorzuziehen.

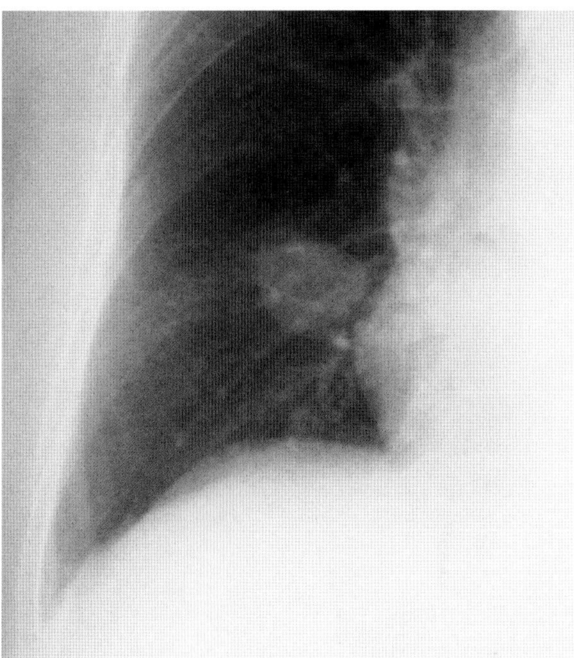

Abb. 16.13 **Ein neu entstandener Lungenrundherd nach Einsatz eines Swan-Gantz-Katheters ist pathognomonisch für ein Pulmonalarterienaneurysma (Ausschnitt).**

Kontraindikationen

Bei mangelnder Kooperation des Patienten ist der Eingriff in Vollnarkose durchzuführen.

Technik

Wie bei allen Interventionen an den Pulmonalgefäßen erleichtert der femorale Zugang die Arbeit. Mit Übersichtsserien und selektiven Angiogrammen wird die exakte Geometrie des Aneurysmas und der zugehörigen Pulmonalarterie erschlossen (Abb. 16.**14** u. Abb. 16.**15**). Weil das Aneurysma spurium mit seinem umgebenden Lungenparenchym kaum mechanischen Widerstand bietet, wird nicht der Aneurysmasack, sondern die tragende Arterie unmittelbar proximal der Verletzungsstelle okkludiert (Abb. 16.**16**). Das Vorhandensein dieser Gefäßstrecke ist technische Vorbedingung für den Eingriff. In Koaxialtechnik wird durch den Diagnostikkatheter ein innerer vorgeschoben, über den nach präziser Platzierung faserbewehrte Coils dicht gepackt freigesetzt werden, sodass die betroffene Pulmonalarterie mitsamt der Verletzungsstelle von der Perfusion ausgeschaltet ist.

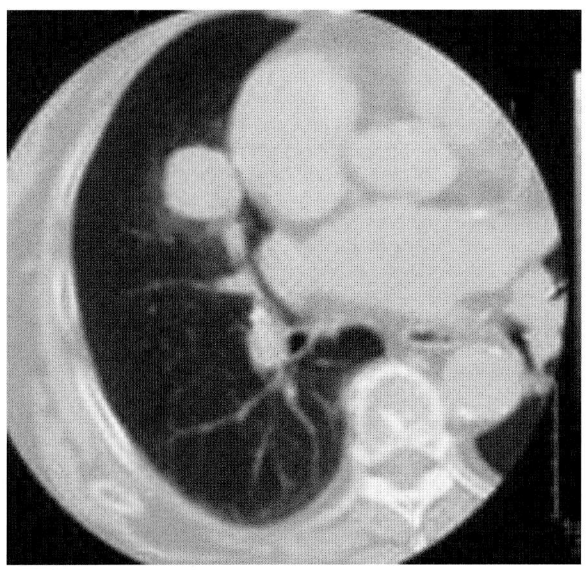

Abb. 16.14 **Im Kontrastmittel-CT Nachweis des Aneurysmas mit zuführender Pulmonalarterie und zarter umgebender Einblutung.**

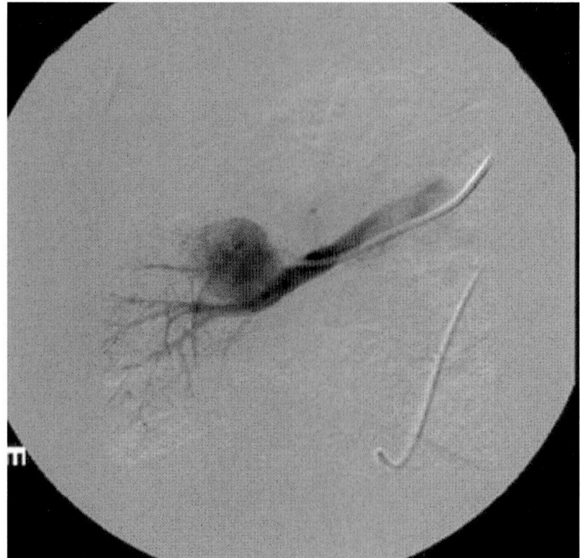

Abb. 16.15 **Die selektive Darstellung weist das Aneurysma an einer Mittellappenarterie nach.**

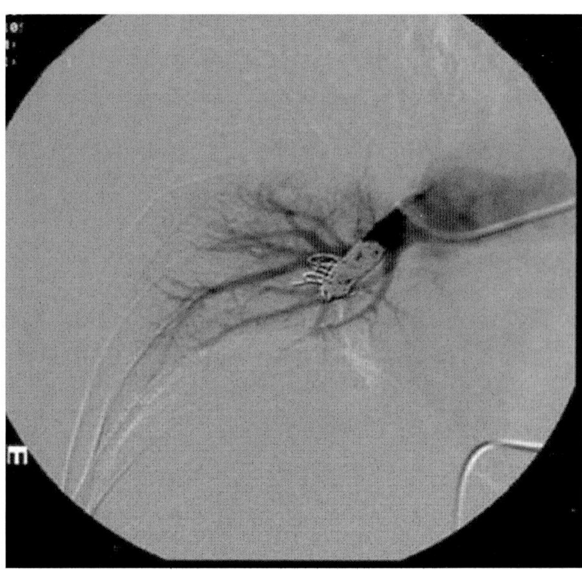

Abb. 16.16 **Im Kontrollangiogramm suffizienter Verschluss der verletzten Arterie; das Aneurysma ist ausgeschaltet.**

Komplikationen

Dislokationen von Coils in der verletzten Pulmonalarterie distal des Aneurysmas sind harmlos; in anderen Pulmonalarterien werden sie als Einzel-Coil kaum relevante Verschlüsse verursachen. Die Pulmonalarterienausschaltung kann Ischämieprobleme wie bei einer Lungenembolie hervorrufen.

Ergebnisse

Wenn der Eingriff technisch durchführbar ist, scheint eine Rezidivgefahr nicht zu bestehen; zumindest sind diese in der Literatur nicht beschrieben.

Literaturverzeichnis

Abrams H. Angiography. Boston: Little Brown; 1971

Agatston AS, Janowitz WR, Hildner FJ et al. Quantification of coronary artery calcium using ultrafast computed tomography. J Am Coll Cardiol 1990; 15: 827–832

Allen JN, Davis WB. Eosinophilic lung diseases. Am J Respir Crit Care Med 1994; 150: 1423–1438

Anacker H, Stender H. Krankheiten der Lunge. In: Haubrich R, Hrsg. Klinische Röntgendiagnostik innerer Krankheiten. Bd. I. Berlin: Springer; 1963

Anderson KR, Zuberbuhler JR, Anderson RH et al. Morphologic spectrum of Ebstein's anomaly of the heart. Mayo Clin Proc 1979; 54: 174–180

Applegate K, Goske M, Pierce G et al. Situs inversus revisited. Imaging of the heterotaxie syndrom. Radiographics 1999; 19: 837–852

Aquino SL, Duncan G, Taber KH et al. Reconciliation of anatomic, surgical and radiographic classification of mediastinum. Comput Assist Tomogr 2001; 25: 489–492

Armstrong P, Wilson AG, Dee P et al. Imaging of Diseases of the Chest. St. Louis (USA): Mosby; 1995

Attili A, Kazerooni E. Postoperative cardiopulmonary thoracic imaging. Radiol Clin N Am 2004; 42: 543–564

Ayvazian L. Diagnostic aspects of pleural effusion. Bull NY Acad Med 1977; 53: 532

Battler A, Karliner JS, Higgins CB et al. The initial chest x-ray film in acute myocardial infarction prediction of early and late mortality and survival. Circulation 1980; 61: 1004–1009

Baum GL. Textbook of Pulmonary Diseases. Boston: Little Brown; 1974

Beccaria M, Lusetti M, Rosetti G et al. Long-term durable benefit after whole lung lavage in pulmonary proteinosis. Eur Respir J 2004; 23: 526–531

Beitzke A, Gypser G, Sager WD. Scimitarsyndrom mit Hufeisenlunge. Fortschr Röntgenstr 1982; 136: 265

Bekerman C, Szidon JP, Pinsky S. The role of Gallium-67 in the clinical evaluation of sarcoidosis. Semin Roentgenol 1985; 20: 400–409

Berdon W. Rings, slings and other things: vascular compression of the infant trachea updated from the midcentury to the millenium. Radiology 2000; 216: 624

Berkmen J. Radiologic aspects of intrathoracic sarcoidosis. Semin Roentgenol 1985; 20: 356

Berrocal T, Madrid C, Novo S et al. Congenital anomalies of the tracheobronchial tree: embryology, radiology and pathology. Radiographics 2003; 24: 17

Black LF. The pleural space and pleural fluid. Mayo Clin Proc 1972; 47: 493

Blaha H. Die Lungentuberkulose im Röntgenbild. Berlin: Springer; 1976

Bochshoff H, Canigini G, Diethelm L et al. Erkrankungen des Mediastinums. In: Frommhold W, Gerhardt P, Hrsg. Klinisch-radiologisches Seminar. Bd. IV. Stuttgart: Thieme; 1975

Bohlig H. Lunge und Pleura. 2. Aufl. Stuttgart: Thieme; 1975

Bohlig H. Die Bedeutung der Herdwanderung für das Erscheinungsbild kleinfleckiger Lungenerkrankungen am Beispiel der Silikose. Radiologe 1979; 19: 486

Bohlig H, Hain E, Valentin H et al. Die Weiterentwicklung der Internationalen Staublungenklassifikation und ihre Konsequenzen für die arbeitsmedizinischen Vorsorgeuntersuchungen staubgefährdeter Arbeitnehmer (ILO 1980/ Bundesrepublik). Prax Pneumol 1981; 35: 1134–1139

Bonnefoy O, Ferretti G, Calaque O et al. Serial chest CT findings in interstitial lung disease associated with polymyositis-dermatomyositis. Eur J Radio 2004; 49: 235–244

Brauner MW. Pulmonary Langerhans cell Histiocytosis: evolution of lesions on CT scans. Radiology 1997; 204: 497

Brecht G et al. Die Mitralstenose im konventionellen Röntgenbild. Fortschr Röntgenstr 1978; 128: 35

Brenner J, Sordillo PP, Magill GB et al. Malignant mesothelioma of the pleura: review of 123 patients. Cancer 1982; 49: 2431–2435

Brünger I, Reither M. Die exogene allergische Alveolitis im Kindesalter. Fortschr Röntgenstr 1978; 128: 295

Bühlmann AA. Lungenemphysem. Einteilung nach klinischen, röntgenologischen und funktionellen Gesichtspunkten. Münch Med Wschr 1974; 116: 1627

Burgener FA, Kormano M. Differential Diagnosis in Conventional Radiology. Stuttgart: Thieme; 1985

Byrd RB, Kaplan PD, Gracey DR. Treatment of pulmonary tuberculosis. Chest 1974; 66: 560

Calenoff L, Kruglik GD, Woodruff A. Unilateral pulmonary edema. Radiology 1978; 126: 19

Capitanio MA, Kirkpatrick J. The lateral decubitus film: an aid in determining air-trapping in children. Radiology 1972; 103: 460

Caplan A. Certain unusual radiological appearances in the chest of coal-miners suffering from rheumatoid arthritis. Thorax 1953; 8: 29

Carrington CB, Addington WW, Goff AM et al. Chronic eosinophilic pneumonia. New Engl J Med 1969; 280: 787

Castaneda-Zuniga WR, Hogan MT. Cavitary pulmonary nodules in systemic lupus erythematosus. Radiology 1976; 118: 45

Cervantes-Pere, P, Toro-Perez AH, Rodriguez-Jurado P. Pulmonary involvement in rheumatoid arthritis. J Am Med Ass 1980; 243: 1715

Chang CHJ, Zinn TW. Roentgen recognition of enlarged hilar lymph nodes: anatomical review. Radiology 1976; 120: 291

Charrau L et al. Mediastinal lymphangioma in adults: CT and MR imaging features. Eur Radiol 2000; 10: 1310

Chen JTT, Capp MP, Johnsrude IS et al. Roentgen appearance of pulmonary vascularity in the diagnosis of heart disease. Am J Roentgenol 1971; 112: 559–570

Christ F, Janson R, Engel C. Zwerchfellverletzungen aus radiologischer und klinischer Sicht. Fortschr Röntgenstr 1981; 135: 301

Christensen EE, Diezt GW. The supra clavicular fossa. Radiology 1976; 118: 37–39

Chuck SL, Sande MA. Infections with Cryptococcus neoformans in the acquired immunodeficiency syndrome. N Engl J Med 1989; 321: 794–799

Churg J, Strauss L. Allergic granulomatosis, allergic angiitis, and periarteritis nodosa. Am J Path 1951; 27: 277

Ciba Guest Symposium. Terminology, definitions and classification of chronic pulmonary emphysema and related conditions. A report of the conclusions of a Ciba guest symposium. Thorax 1959; 14: 286–299

Cloutier MM, Schaeffer DA, Hight D. Congenital cystic adenomatoid malformation. Chest 1993; 103: 761–764

Cohen AM, Solomon EH, Alfidi RJ. Computed tomography in bronchial atresia. Am J Roentgenol 1980; 135: 1097–1099

Collard HR, Schwartz MI. Diffuse alveolar hemorrhage. Clin Chest Med 2004; 25: 583–592

Collins JD, Burwell D, Furmanski S et al. Minimal detectable pleural effusions. Radiology 1972; 105: 51–53

Collins J, Stern EJ. Ground glass opacities on CT scan of the chest – an ABC approach to diagnosis. Am J Roengenol 1997; 169: 355–367

Collins J, Blankenbaker D, Stern EJ. CT patterns of bronchiolar diseases: what is tree-in-bud? Am J Roentgenol 1998; 171: 365

Conces DJ Jr. DJ, Tarver RD, Vix VA. Broncholithiasis: CT features in 15 patients. Am J Roentgenol 1991; 157: 249–253

Connell Jr. JV, Muhm JR. Radiographic manifestations of pulmonary histoplasmosis, a 10-year review. Radiology 1976; 121: 281

Conte, P., E.R. Heitzman, B. Markarian: Viral pneumonia: Roentgen pathological correlations. Radiology 95 (1970) 267.

Copley SJ, Wells AU, Muller NL et al. Thin-section CT in obstructive pulmonary disease: discriminatory value. Radiology 2002; 223: 812–819

Coussement A, Butori PJ. Le poumon normal ses variantes et se pièges. Nice: Coussement; 1978

Cremin B, Movsowitz H. Lobar emphysema in infants. Brit J Radiol 1971; 44: 692

Curry WA. Human nocardiosis. A clinical review with selected case reports. Arch Int Med 1980; 140: 818

Curtis AM, Walker-Smith GJ, Ravin CE. Air crescent sign of invasive aspergillosis. Radiology 1979; 133: 17

Dähnert W. Radiology Review Manual. Baltimore: Williams & Wilkins; 1993

Davies G, Wells AU, du Bois RM. Respiratory bronchiolitis associated with interstitial lung disease. Clin Chest Med 2004; 25: 717–726

Davis LA. The vertical fissure line. Am J Roentgenol 1960; 84: 451–453

DeBakey ME, Henly WS, Cooley DA et al. Surgical management of dissecting aneurysm of the aorta. J Thorac Cardiovasc Surg 1965; 49: 130–149

Demos TC. Benign mediastinal cysts. J Comp Assist Tomogr 1989; 13: 132

DeRemee RA, Weiland LH, McDonald TJ. Respiratory vasculitis. Mayo Clin Proc 1980; 55: 492

Deutsche Forschungsgemeinschaft: Forschungsbericht Chronische Bronchitis und Staubbelastung am Arbeitsplatz. Forschungsbericht Chronische Bronchitis, Teil 2. Boppard: Bold; 1975, 1981

Deutsches Zentralkomitee zur Bekämpfung der Tuberkulose. 20. Informationsbericht. Mainz; 1994

Diederich S. Helical CT of pulmonary nodules in Patients extrathoracic malignancy: CT-surgical correlation. Am J Roentgenol 1999; 172: 353

Dihlmann W. Beitrag zur Pleurakuppenschwiele. Fortschr Röntgenstr 1975; 122: 461

Diot E, Boissinot E, Asquier E et al. Relationship between abnomalities on high resolution CT and pulmonary function in systemic sclerosis. Chest 1998; 114: 1623–1629

Doerr W. Spezielle pathologische Anatomie. Bd. XVI: Pathologie der Lunge. Berlin: Springer; 1983

Doppmann JL, Geelhoed GW, De Vita VT. Atypical radiographic features in pneumocystis carinii pneumonia. Radiology 1975; 114: 39

Dupuis C. The adult form of scimitar syndrome. Am J Cardiol 1992; 70: 502

Durnin RE, Lababidi Z, Butler C et al. Bronchopulmonary sequestration. Chest 1970; 57: 454

Duwe B, Sterman D, Musani A. Tumors of the mediastinum. Chest 2005; 128: 2893–2909

Eisenberger RL. Atlas of Signs in Radiology. Philadelphia: Lippincott; 1984

El Hajj L, Mazières J, Rouquette I et al. Diagnostic value of bronchoscopy, CT and transbronchail biopsy in diffuse pulmonary lamphangiomatosis: review of the literature. Clin Radiol 2005; 60: 921–925

Engeler CE. High resolution computed comography of the lungs postgraduate. Radiology 1992; 12: 225

Engler R, Ray R, Higgins CB et al. The clinical assessment and follow up of functional capacity in patients with chronic congestive cardiomyopathy. Am J Cardiol 1982; 49: 1832–1839

Erbe W, Buchwald KP, Bücheler W. Die traumatische Pneumatozele im Röntgenbild. Pathogenese und Verlauf. Fortschr Röntgenstr 1976; 125: 6

Erlemann R, Zimmerschied A, Gilger F et al. Stanzbiopsie oder Feinnadelaspirationsbiopsie bei der perkutanen Lungenpunktion? Radiologe 1998; 38: 126–134

Feigin DS. Nocardiose of the lung: chest radiographic findings in 21 cases. Radiology 1986; 159: 9–14

Feine U, zum Winkel K. Nuklearmedizin, Szintigraphische Diagnostik. 2. Aufl. Stuttgart: Thieme; 1980

Feinstein AR, Gelfman NA, Yesner R et al. Observer variability in the histopathologic diagnosis of lung cancer. Am Rev Resp Dis 1970; 101: 671

Feldmann BS et al. Primary pulmonary coccidioidomycosis. Semin Respir Infect 2001; 16(4): 231

Feldmann C. Pneumonia associated with HIV infection. Curr Opin Infect Dis 2005; 18: 165

Felker FE. Imaging of pulmonary sequestration. Am J Roentgenol 1990; 154: 241

Felson B. Disseminated interstitial diseases of the lung. Ann Radiol 1966; 9: 325–345

Felson B. The roentgen diagnosis of disseminated pulmonary alveolar diseases. Semin Roentgenol 1967; 2: 3–21

Felson B. Thoracic calcifications. Chest 1969; 56: 330–343

Felson B. Pulmonary agenesis and related anomalies. Semin Roentgenol 1972; 7: 17

Felson B. Chest Roentgenology. Philadelphia: Saunders; 1973

Fenlon HM, Doran M, Sant SM et al. High-resolution chest CT in systemic lupus erythematosus. Am J Roentgenol 1996; 166: 301–307

Ferlinz R. Lungen- und Bronchialerkrankungen. Stuttgart: Thieme; 1974

Finland M. Pneumonia and pneumococcal infections, with special reference to pneumococcal pneumonia. The 1979 J. Burns Amberson lecture. Am J Rev Resp Dis 1979; 120: 481

Fiore D, Biondetti PR, Sartori F et al. The role of computed tomography in the evaluation of bullous lung disease. J Comput Assist Tomogr 1982; 6: 105–108

Fishman AP, Pietra GG. Primary pulmonary hypertension. Ann Rev Med 1980; 31: 421

Fleischner FG. Roentgenology of the pulmonary infarct. Semin Roentgenol 1967; 2: 61

Fletcher DE, Edge JR. The early radiologic changes in pulmonary and pleural asbestosis. Clin Radiol 1970; 21: 355–365

Flynn MW, Felson B. The roentgen manifestations of thoracic actinomycosis. Am J Roentgenol 1970; 110: 707

Fochem K, Klumair J. Atlas der röntgenologischen Meßmethoden. Berlin: Springer; 1976

Fontana RS. Early diagnosis of lung cancer. Am Rev Resp Dis 1977; 116: 399–402

Franquet T, Muller NL, Gimenez A et al. Spectrum of pulmonary Aspergillosis. Radiographics 2001; 21(4): 825–837

Fraser RG, Paré JAP. Extrinsic allergic alveolitis. Semin Radiology 1975; 10: 31

Fraser RG, Fraser RS, Renner JW et al. The roentgenologic diagnosis of chronic bronchitis: A reassessment with emphasis on parahilar bronchi seen end-on. Radiology 1976; 120: 1

Fraser RG, Paré JAP. Synopsis of Diseases of the Chest. Philadelphia: Saunders; 1983

Frazier AA, Rosado de Christenson ML, Stocker JT et al. Intralobar sequestration: radiologic-pathologic correlation. Radiographics 1997; 17: 725–745

Frazier AA, Rosado-de-Christenson ML, Galvin JR et al. Pulmonary angiitis and granulomatosis: radiologic-pathologic correlation. Radiographics 1998; 18: 687–710

Freimann DG. The pathology of sarcoidosis. Semin Roentgenol 1985; 20: 327

Fuchs WA, Voegeli E. Röntgendiagnostik der Lunge. Bern: Huber; 1973

Gaines JD, Remington JS. Diagnosis of deep infection with candida. A study of candida precipitins. Arch Int Med 1973; 132: 699

Galanski M, Prokop M. Ganzkörper-Computertomographie. Stuttgart: Thieme; 2002

Gamsu G, Webb WR. Computed tomography of the trachea and mainstem bronchi. Semin Roentgenol 1983; 18: 51

Garg K, Lynch DA, Newell JD et al. Proliferative and constrictive bronchiolitis: Classification and radiologic features. Am J Roentgenol 1994; 162: 803

Geary L, Kashlan MB, Hunker FD et al. Diffuse lung disease in a compromised host. Invest Radiol 1980; 15: 85

Gebauer B, Beck A, Wagner H-J. Zentralvenöse Katheter: Diagnostik von Komplikationen und therapeutische Optionen. Radiology up2date 2008; 8: 135–154

Genereux GP. Bronchial atresia: A rare cause of unilateral lung hypertranslucency. J Canad Ass Radiol 1971; 22: 71

Genereux GP, Stilwell GA. The acute bacterial pneumonias. Semin Roentgenol 1980; 15: 9

Gilmartin D. Serratus anterior muscle on chest radiographs. Radiology 1980; 136: 689

Gleason TH, Hamlin WB. Disseminated toxoplasmosis in the compromised host. A report of five cases. Arch Int Med 1974; 134: 1059

Global Initiative for Chronic Obstructive Lung Disease (GOLD). Global strategy for diagnosis, management and prevention of COPD – Evidence based guidelines for COPD diagnosis. http://www.goldcopd.org

Göbel D. Pneumocystis carinii – Pneumonien beim Erwachsenen. Med Welt (N. F.) 1976; 26: 1493

Gomes M, Bernatz P. Arteriovenous fistulas: A review and ten-year experience at the Mayo Clinics. Mayo Clin Proc 1970; 45: 81

Goo JM, Im JG, Ahn JM et al. Right paratracheal air cyst in the thoracic inlet: clinical and radiologic significance. Am J Roentgenol 1999; 173: 65–70

Goodwin RA. Disseminated histoplasmosis: Clinical and pathologic correlation. Medicine 1980; 59: 1

Greene R, Lechner GL. „Saber-sheath" trachea: A clinical and functional study of marked coronal narrowing of the intrathoracic trachea. Radiology 1975; 115: 265

Greene R, McLoud TC, Stark P. Pneumothorax. Semin Roentgenol 1977; 12: 313

Greenspan RH. Die Röntgendiagnostik der Lungenembolie. In: Fuchs, WA, Voegeli E, Hrsg. Aktuelle Probleme der Röntgendiagnostik. Bd. II: Röntgendiagnostik der Lunge. Bern: Huber; 1973

Grenier P. Computed tomographic assessment of bronchiectasis. Semin Ultrasound 1990; 11: 430

Grimminger F. In: Matthys H, Seeger W, Hrsg. Klinische Pneumologie. Berlin: Springer; 2001

Grosse-Vorholt R, Pfannmüller W, Schad N. Radiologische Diagnostik peripherer Pulmonalstenosen. Fortschr Röntgenstr 1980; 132: 184

Gullotta U, Daum S, Parzinger G et al. Die mucoid impaction und das „Schleimbronchogramm". Fortschr Röntgenstr 1980; 132: 621

Gullotta W, Wenzl H. Posttraumatische Lungenhämatome und Pneumatozelen. Fortschr Röntgenstr 1974; 121: 35

Günther D, Müller G. Der Lobus venae azygos und seine klinische Bedeutung. Fortschr Röntgenstr 1980; 132: 639

Günther E, Steinmeyer C, Herzer A. Vena-cava-superior-Syndrom bei idiopathischer fibröser Mediastinitis. Fortschr Röntgenstr 1975; 122: 434

Gurney JW. Pulmonary Histoplasmosis. Radiology 1996; 199(2): 297

Gurney JW. Diagnostic and Surgical Imaging Anatomy: Chest, Abdomen, Pelvis. Salt Lake City, UT: Amirsys; 2007

Gürtler KF, Janzen WC, Hagemann J et al. Computertomographie des Mediastinums bei Myasthenia pseudoparalytica. Normalbefund – Thymushyperplasie – Thymustumoren. Fortschr Röntgenstr 1982; 136: 35

Haller J, Czembirek H, Schuster R. Primäre Aspergillose der Lungen bei Leukosen. Fortschr Röntgenstr 1983; 138: 32

Hancock E, Osborne J. Lymphangioleiomytosis: a review of the literature. Respir Med 2002; 96: 1–6

Hanke R, Kretschmar R. Die Rundatelektase. Fortschr Röntgenstr 1983; 138: 151

Hansell D. Small-vessel diseases of the lung. CT-pathologic correlates. Radiology 2002; 225: 639

Hansell DM, Bankier AA, MacMahon H et al. Fleischner Society: Glossary of terms for thoracic imaging. Radiology 2008; 246 (3): 697–722

Hartmann CA, Lange S. Das akzessorische Diaphragma. Fortschr Röntgenstr 1982; 137: 103

Hartung W. Gesichtspunkte für die Begutachtung des Narbenkarzinoms der Lunge. Prax Pneumol 1977; 31: 160–164

Hartung W. Pathologie und Pathomorphologie der Pneumonie. Atmungs- u. Lungenkrankh. 1979; 5: 324

Hartung W. Krankheiten des Bronchialsystems. In: Doerr W, Hrsg. Pathologie der Lunge. Bd. I. Berlin: Springer; 1983

Hauger W. Über den Wert der röntgenologischen Aussage: Pleurakuppenschwiele. Fortschr Röntgenstr 1974; 121: 53

von Hayek H. Die menschliche Lunge. 2. Aufl. Berlin: Springer; 1970

Hayhurst MD, Flenley DC, McLean A et al. Diagnosis of pulmonary emphysema by computerized tomography. Lancet 1984; 2: 320–322

Heckmann K. Der apikale Pleuraerguß. Fortschr Röntgenstr 1976; 124: 39

Heilmann HP, Doppelfeld E. Ergebnisse der Strahlenbehandlung des Bronchialkarzinoms. Dtsch Med Wschr 1976; 101: 1557

Heine F. Erworbene (sekundäre) lufthaltige Lungenzysten. Prax Pneumol 1975; 29: 278

Heinrich F, Klink K. Lungenembolie. Berlin: Springer; 1981

Heitzman ER. Bronchogenic carcinoma: radiologic-pathologic correlations. Semin Roentgenol 1977; 12: 165

Heitzman ER. Fleischner lecture: computed tomography of the thorax: current perspectives. Am J Roentgenol 1981; 136: 3

Heitzman ER. The Lung. St. Louis: Mosby; 1993

Hekali P, Halttunen P, Korhola O et al. Chronic unilateral hyperlucent lung – a consecutive series of 40 patients. Fortschr Röntgenstr 1982; 136: 41

Hengst W, Fischer M. Das Lungenperfusionsszintigramm bei partiell heller Lunge, hier Swyer-James-Syndrom. Fortschr Röntgenstr 1977; 127: 601

Hering KG. Die Weiterentwicklung der Internationalen Staublungenklassifikation – von der ILO 1980 zur ILO 2000 und zur ILO 2000/Version Bundesrepublik Deutschland. Pneumologie 2003; 57: 1–9.

Hermanutz KD, Bücheler E. Traumatische, nicht perforierende Verletzungen der thorakalen Aorta und der intrathorakalen Aortenbogenäste. Fortschr Röntgenstr 1974; 120: 156

Heuck F, Roloff FW. Die kleinfleckigen Formen primärer und sekundärer Lungengeschwülste. Radiologe 1979; 19: 475

Heuser L et al. Die axiale Computertomographie in der Diagnostik der Erkrankungen des Herzens und der Aorta. Dtsch Med Wschr 1979; 104: 243

Heymer R, Benz-Bohm G, Arnold G. Röntgenbefunde bei kongenitalen zystischen Lungenveränderungen im Säuglingsalter. Fortschr Röntgenstr 1984; 137: 451

Higgins CB, Reinke RT, Jones NE et al. Left atrial dimension on the frontal thoracic radiography. Am J Roentgenol 1978; 130: 251

Higgins CB, Byrd BF, McNamara MT et al. Magnetic resonance imaging of the heart. A review of the experience in 172 subjects. Radiology 1985; 155: 671

Higgins CB. Essentials of cardiac radiology and imaging. New York: Lippincott; 1992

Hislop A, Reid L. New pathological findings in emphysema of childhood. 1. Polyalveolar lobe with emphysema. Thorax 1970; 25: 682

Hofner W, Lobenwein-Weinegg E, Thumb N. Lungenveränderungen bei chronischer Polyarthritis und Lupus erythematodes disseminatus. Radiologe 1974; 14: 501

Hofner W, Küster W, Seidl G et al. Röntgenologische Aspekte beim Emphysem. Fortschr Röntgenstr 1977; 127: 520

Hofner W, Küster W, Plötzi P. Intrapulmonale Veränderungen bei M. Hodgkin. Fortschr Röntgenstr 1979; 130: 144

Hossain S. Quantitative measurements of bronchial muscle in man with asthma. Am Rev Resp Dis 1973; 107: 99

Hunninghake GW, Fauci AS. Pulmonary involvement in the collagen vascular diseases. Am Rev Resp Dis 1979; 119: 471

Hunninghake GW, Gilbert S, Pueringer R et al. Outcome of the treatment of sarcoidosis. Am J Respir Crit Care Med 1994; 149: 893–898

Huzly A. Cystische Lungenerkrankungen. Pneumologie 1970; 143: 148

Huzly A. Bronchus und Tuberkulose aus aktueller Sicht. Internist (Berl.) 1973; 4: 88

Imhoff H. Die Röntgenmorphologie des Lungenödems und sein klinisches und atemphysiologisches Korrelat. Röntgen-Bl 1975; 28: 586

International Labour Office (ILO). ILO guidelines for the use of the ILO Classification of radiographs of Pneumokonioses. 2000 ed. Geneva: International Labour Office 2002 (Occupational safety and Health series No 22).

Iwai K, Shindo G, Hajikano H et al. Intralobar pulmonary sequestration, with special reference to developmental pathology. Am Rev Resp Dis 1973; 107: 911

Jakobi V. Bronchiolitis. In: Galanski M, Hrsg. Handbuch diagnostische Radiologie. Berlin: Springer; 2001

Janower ML, Blennerhassett JB. Lymphangitic spread of metastatic cancer to the lung: A radiologic-pathologic classification. Radiology 1971; 101: 267

Janower ML, Weiss EB. Mycoplasmal, viral, and rickettsial pneumonias. Semin Roentgenol 1980; 15: 25

Janson R, Thelen M, Messerschmidt W. Zur idiopathischen Lungenhämosiderose. Fortschr Röntgenstr 1973; 119: 717

Jara LJ, Vera-Lastra O, Calleja MC. Pulmonary-renal vasculitits disorders. Curr Rheumatol Rep 2003; 5: 107–115

Jaschke W, Kempmann G, Wetzel E et al. Computertomographischer Nachweis der zentralen Lungenembolie. Fortschr Röntgenstr 1981; 135: 399–403

Jay SJ, Johanson Jr. WG, Pierce AK. The radiographic resolution of streptococcus pneumonia. New Engl J Med 1975; 293: 798

Jemelin C, Candardjis G. Retrosternal soft tissue: quantitative evaluation and clinical interest. Landmarks between normal and pathological aspects. Radiology 1973; 109: 7–11

Jenny H, Kotscher E, Lobenwein E et al. Die intralobuläre bronchopulmonale Sequestration im Röntgenbild. Radiologe 1974; 14: 495

Jensen FO, Maclean AD. Intralobar sequestration of the lung with tension cysts: An unusual presentation of two cases with clinical and radiological evidence of tension phenomena. Austr Radiol 1970; 14: 269

Johkoh T, Müller NL, Ichikado K et al. Lymphocytic interstitial pneumonia: Follow-up CT findings in 14 patients. J Thorac Imaging 2000; 15: 162–167

Jost RG, Sagel SS, Stanley RJ et al. Computed tomography of the thorax. Radiology 1978; 126: 125

Joynson DHM. Pulmonary aspergilloma. Brit J Clin Pract 1977; 31: 207

Kanne JP, Godwin JD, Takasugi JE et al. Diffuse pulmonary ossification. J Thoracic Imaging 2004; 19: 98–102

Kaplan WD, Jochelson MS, Herman TS et al. Gallium-67 imaging: a predictor of residual tumor viability and clinical outcome in patients with diffuse large-cell lymphoma. J Clin Oncol 1990; 8: 1966–1970

Karstens JH, Durben G, Ammon J et al. Londenfelser: Lymphangiosis carcinomatosa der Lungen beim Prostatakarzinom. Häufigkeit, röntgenologisches Erscheinungsbild und klinische Bedeutung. Fortschr Röntgenstr 1979; 130: 629

Kartagener M. Die Bronchitiden. Die Bronchiektasen. In: von Bergmann G, Frey W, Schwiegk H. Handbuch der inneren Medizin. 4. Aufl. Bd. IV/2. Berlin: Springer; 1956

Katz D, Kreel L. Computed tomography in pulmonary asbestosis. Clin Radiol 1979; 30: 207–213

Katzenstein AL, Myers JL. Idiopathic pulmonary fibrosis: clinical relevance of pathologic classification. Am J Respir Crit Care Med 1998; 157 1301

Kauffmann GW, Reinbold WD, Hagedorn M. Röntgenmorphologische Befunde bei Sklerodermie. Fortschr Röntgenstr 1983a; 138: 607

Kauffmann GW, Vogel W, Rühle KH et al. Papacharalampous: Verlaufsbeobachtungen bei überlebter Schocklunge. (ARDS). Fortschr Röntgenstr 1983b; 138: 292

Keats TE. The aortic-pulmonary stripe. Am J Roentgenol 1972; 116: 107

Keiler A, Stoften A, Wawne H. Zur Röntgenmorphologie der isolierten, tumorförmigen Lungenamyloidose. Fortschr Röntgenstr 1975; 123: 6

Kennedy CD. Lobar emphysema. Long term imaging follow up. Radiology 1991; 180: 189

Kersting-Sommerhoff BA, Higgins CB, White RD et al. Aortic dissection: sensitivity and specificity of MR imaging. Radiology 1988; 3: 651

Kim DJ, Yang WI, Choi SS et al. Prognostic und clinical relevance of the WHO schema for the classification of Thymic epithelial tumors. Chest 2005; 127: 755–761

Kim YH, Lee KS, Primack SL et al. Small pulmonary nodules on CT accompanying surgically resectable lung cancer: likelihood of malignancy. J Thoracic imaging 2002; 17(1): 40–46

Kirsch CM et al. Zur klinischen Einordnung der 201-T1 Myocardszintigraphie in SPECT-Technik mit Hilfe der Bayesschen Analyse. Nuklearmediziner 1989; 12: 25

Klein JS, Schultz S, Heffner JE. Interventional radiology of the chest: image-guided percutaneous drainage of pleural effusions, lung abscesses and pneumothorax. Am J Roentgenol 1995; 164: 581–588

Klemencic I, Kraus R. Lobuläre Schattenstrukturen im Röntgenbild der Lunge. Fortschr Röntgenstr 1974; 120: 406

Klemencic I, Kraus R, Strnad R et al. Verlaufsbeobachtungen eines Lungenechinokokkus mit Einbruch in das Bronchialsystem. Fortschr Röntgenstr 1976; 124: 40

Klose P, Thelen M, Erbel R. Bildgebende Verfahren in der Diagnostik von Herzerkrankungen. Stuttgart; Thieme: 1991

Ko SF, Ng SH, Lee TY. Non-invasive imaging of bronchopulmonary sequestration. Am J Roentgenol 2000; 175: 1005

Kobayashi Y, Ishii K, Oda K et al. Aortic wall inflammation due to Takayasu arteriitis imaged with 18F-FDG and enhanced CT. J Nucl Med 2005; 46: 917–922

Kölling K. Die Tracheobronchopathia osteoplastica. Fortschr Röntgenstr 1976; 125: 22

König R, van Kaick G, Lüllich G et al. Computertomographische Beurteilung mediastinaler Lymphknoten beim Bronchialkarzinom. Fortschr Röntgenstr 1983; 138: 682

Kopp AF. Multidetector CT des Herzens: erste klinische Anwendung einer retrospektiv EKG-gesteuerten Spirale mit optimierter zeitlicher und örtlicher Auflösung zur Darstellung der Herzkranzgefäße. RöFo 2000; 172: 429

Kormano M, Yrjana J. Posterior tracheal band: correlation between computed tomography and chest radiography. Radiology 1980; 136: 689

Kowal LE, Goodman LR, Zarro VJ et al. CT diagnosis of broncholithiasis: case report. J Comput Assist Tomogr 1983; 7: 321–323

Kramer EL, Sanger JH, Garay SM. Gallium-67 scans of the chest in patients with acquired imunodeficiency syndrom. J Nucl Med 1987; 28: 1107

Kramer MR, Uttamchandanie RB. Radiographic appearance of pulmonary nocardioses associate with AIDS. Chest 1990; 98: 382–385.

Kubota H, Hosoya T, Kato M et al. Platelike atelectasis at the cortico-medullary junction of the lung: CT observation and hypothesis. Radiat Med 1983; 1: 305

Kuhlmann JE. Pneumocystis carinii pneumonia: spectrum of parenchymal CT findings. Radiology 1990; 175: 711

Kuhn HM. Die Bedeutung der konventionellen Röntgenuntersuchung des Thorax für die Herzdiagnostik. Röntgenpraxis 1982; 33: 111

Kumpe DA, Oh KS, Wyman SM. A characteristic pulmonary finding in unilateral complete bronchial transection. Am J Roentgenol 1970; 110: 704

Kurpat D, Rothe G, Haupt R. Zysten des Mediastinums. Z Erkr Atmungsorg 1974; 140: 159

Küster W, Jofner W, Seidl G. Differentialdiagnostische Erwägungen bei heller Lunge. Prax Pneumol 1978; 32: 95

Lange S, Minck C. Die Lymphangiosis carcinomatosa der Lungen bei metastasierten Mammakarzinomen. Fortschr Röntgenstr 1983; 140: 411

Lange S, Anhuth W. Das maligne Pleuramesotheliom. Fortschr Röntgenstr 1984; 141: 402

Langford CA, Hoffman GS. Rare diseases: Wegener granulomatosis. Thorax 1999; 54: 629–637

Laubenberger T. Leitfaden der medizinischen Röntgentechnik. Köln: Deutscher Ärzteverlag; 1980

Lee HK, Kim DS, Yoo B et al. Histopathologic pattern and clinical features of rheumatoid arthritis – associated interstitial lung disease. Chest 2005; 127: 2019

Lee KS. Bronchioloalveolar carcinoma: clinical histopathologic and radiologic findings. Radiographics 1997; 17: 719

Lee VW. Pulmonary Kaposi Sarcoma in patients with AIDS. Radiology 1991; 180: 409

Lesur O. Computed tomography in the etiologic assessment of idiopathic spontaneous pneumothorax. Chest 1990; 98: 341

Libshitz HI, Pagani JJ. Aspergillosis and mucormycosis: Two types of opportunistic fungal pneumonia. Radiology 1981; 140: 301

Light RW. Pleural Diseases. Philadelphia: Lea & Febiger; 1983

Linder F, Jagdschian V. Der pulmonale Rundherd. Mkurse Ärztl Fortbild 1960; 56: 210

Lingam RK, Teh J, Sharma A et al. Case report. Metastatic pulmonary calcification in renal failure: a new HRCT pattern. Br J Radiol 2002; 75: 74–77

Lochner B, Loddenkemper R, Claussen C et al. Thorakoskopische und computertomographische Befunde beim Pleuramesotheliom. Fortschr Röntgenstr 1983; 138: 570

Löfgren S. Primary pulmonary sarcoidosis. I. Early signs and symptoms. Acta Med Scand 1953; 145: 424–431

Löfgren S. Primary pulmonary sarcoidosis. II. Clinical course and prognosis. Acta Med Scand 1953; 145: 465–474

Lourenco RV, Loddenkemper R, Carton RW. Patterns of distribution and clearance of aerosols in patients with bronchiectasis. Am Rev Resp Dis 1972; 106: 857

Lucidarme O, Coche E, Cluzel P et al. Exspiratory CT scans for chronic airway disease: correlation with pulmonary function results. Am J Roentgenol 1998; 170: 301–307

Lütgemeier J, Wunschik F. Computertomographische Diagnostik von Lungenabszessen und Pleuraemphysemen. Fortschr Röntgenstr 1983; 138: 699

Lynch DA. Computed tomography in pulmonary sarcoidosis. J Comput Assist Tomogr 1989; 13: 405

Lynch DA. Idiopathic interatial pneumonias: CT features. Radiology 2005; 236: 10

McAdams HP, Gordon DS, White CS. Apical lung hernia: radiological findings in six cases. Am J Roentgenol 1996; 167: 927

McAdams HP, Kirejczyk WM, Rosado-de-Christenson ML et al. Bronchogenic cysts: Imaging features with clinical and histopathological correlation. Radiology 2000; 217: 441–446

McDonald CJ, Castellino RA, Blank N. The aortic nipple. Am J Roentgenol 1972; 116: 107–109

MacGollack PJ, Rudd TG, Figley MM et al. What becomes of pulmonary infarcts? Am J Roentgenol 1979; 133: 1039

McGuinness G, Naidich D, Leitman BS et al. Bronchiektasis: CT evaluation. Am J Roentgenol 1993; 160: 253–259

Madewell JE, Feigin DS. Benign tumors of the lung. Semin Roentgenol 1977; 12: 175

Maguire R, Fauci AS, Doppman JL et al. Unusual radiographic features of Wegener's granulomatosis. Am J Roentgenol 1978; 130: 233

Marsh BR, Frost JK, Erozan YS et al. Diagnosis of early bronchogenic carcinoma. Chest 1978; 73: 716–717

Marti-Bonmati L. CT findings in Swyer-James Syndrome. Radiology 1989; 172: 477

Martin KW, Sagel SS. Mosaic oligemia simulating pulmonary infiltration on CT. Am J Roentgenol 1986; 147: 670–673

Matthys H. Klinische Pneumologie. Berlin: Springer; 2008

Maurer HJ, Bieber M. Planimetrische Bestimmung des Lungenvolumens und seine Bedeutung für die Röntgendiagnostik des Lungenemphysems. Fortschr Röntgenstr 1983; 139: 188

Mearns AJ, England RM. Dissolving foreign bodies in the trachea and bronchus. Thorax 1975; 30: 461

Melamed M, Flehinger B, Miller D et al. Preliminary report of the lung cancer detection program in New York. Cancer 1977; 39: 369–382

Mellins RB, Balfour Jr. HH, Turino GM et al. Failure of automatic control of ventilation (Ondine's curse). Report of an infant born with this syndrome and review of the literature. Medicine (Baltimore) 1970; 49: 487

Meng XY. Peforated amebic liver abscess: clinical analysis of 110 cases. South Med J 1994; 87: 985

Meschan I. Analyse der Röntgenbilder. Klinische Radiologie in 3 Bdn. Bd. II: Atemwege, Herz. Stuttgart: Enke; 1981

Miller RR. Limitations of computed tomography in the assessment of emphysema. Am Rev Resp Dis 1989; 139: 980

Mills SR, Jackson DC, Ovder RA et al. The incidence, etiologies, and avoidance of complications of pulmonary angiography in a large series. Radiology 1980; 136: 295–299

Milne ENC. Die röntgenologische Diagnose der Linksinsuffizienz. In: Fuchs WA, Voegeli E, Hrsg. Aktuelle Probleme der Röntgendiagnostik. Röntgendiagnostik der Lunge. Bern: Huber; 1973

Milne E. Some new concepts of pulmonary blood flow and volume. Radiol Clin N Am 1978; 16: 515

Mittermayer C. Perfusionsstörungen. In: Doerr W, Hrsg. Spezielle pathologische Anatomie. Bd. XVI. Berlin: Springer; 1983

Möller T, Anger K, Brand G et al. Quantitative Lungenperfusionsszintigraphie in der Lungenfunktionsdiagnostik. Fortschr Röntgenstr 1983; 139: 495

Möller TB, Reif E. Taschenatlas Einstelltechnik. Stuttgart: Thieme; 2000

Molinedo J, Stempinski A. Klinische Aspekte seltener Bronchustumoren. Prax Pneumol 1981; 35: 979

Montag M, Albes G, Eschlwöch S. Interventionelle Okklusion des Aneurysmas der A. pulmonalis: Therapie einer seltenen Komplikation des Swan-Ganz-Katheters. Pneumologie 2004; 58: 155–158

Montag M. Bildgebung bei Erkrankungen des Herzens und der Lungengefäße. Pneumologe 2005; 2: 422

Moskowitz H, Platt RT, Schachar R et al. Roentgen visualization of minute pleural effusion. Radiology 1973; 109: 33–35

Mountain CF. A new international staging system for lung cancer. Chest 1986; 89: 225–233

Mountain CF. Revision in the international staging system for lung cancer. Chest 1997; 111: 1710–1717

Müller KH. Lungentumoren. In: Doerr W, Hrsg. Spezielle pathologische Anatomie. Bd. XVI. Berlin: Springer; 1983

Müller NL, Staples CA, Miller RR et al. „Density mask": an objective method to quantitate emphysema using computed tomography. Chest 1988; 94: 782–787

Müller R, Fraser G, Paré JAOP. Diagnosis of diseases of the cChest. 2nd ed. Philadelphia: Saunders; 2001

Murray JF, Nadel JA. Textbook of respiratory medicine. Philadelphia: Saunders; 2000

Musshoff K, Weinreich J, Willmann H. Differentialdiagnose seltener Lungenerkrankungen. Berlin: Springer; 1979

Myers JL, Colby TV. Pathologic manifestations of bronchiolitis, constrictive bronchiolitis, cryptogenic organizing pneumonia and diffuse panbronchiolitis. Clin Chest Med 1993; 14: 611–622

Naidich DP, McCauley DI, Khouri NF et al. Computed tomography of bronchiectasis. J Comput Assist Tomogr 1982; 6: 437–444

Naidich DP, Webb WR, Müller NL et al. Computed tomography and magnetic resonance of the thorax. New York: Lippincott-Raven; 1999

Nakhostan J, Zavala D. Atlas und Lehrbuch der flexiblen Bronchoskopie. Berlin: Springer; 1983

National Cancer Institute, US National Institutes of Health. Surveillance Epidemiology and End Results (SEER). 2009; http//: SEER.cancer.gov

Netter F. Atmungsorgane. Stuttgart: Thieme; 1982

North LB, Fuller LM, Hagemeister FB et al. Importance of initial mediastinal adenopathy in Hodgkin disease. Am J Roentgenol 1982; 138: 229

Numberger J. Das miliare Röntgenbild der Lunge. Untersuchungen über die Röntgenmanifestation von Lungenerkrankungen mit miliaren Weichteilherden. Fortschr Med 1974; 92: 245

O'Dell Jr. CW, Taylor A, Higgins CB et al. Ventilation-perfusion lung images in the Swyer-James syndrome. Radiology 1976; 121: 423

Ogakwu M, Nwokolo C. Radiological findings in pulmonary paragonimiasis as seen in Nigeria: A review based on one hundred cases. Brit J Radiol 1973; 46: 699

O'Mara C, Baker R, Jeyasingham K. Pulmonary sequestration. Surg Gynec Obstet 1978; 147: 609

Ominsky S, Berinson HS. The suprasternal fossa. Radiology 1977; 122: 311–313

Osborne D, Vock P, Godwin JD et al. CT identification of bronchopulmonary segments: fifty normal subjects. Am J Roentgenol 1984; 142: 47–52

Ostendorf P, Birzle H, Vogel W et al. Pulmonary radiographic abnormalities in shock. Roentgen-clinical-pathological correlation. Radiology 1975; 115: 257

Otto H. Bedeutung, Morphologie und Entstehungsprinzipien des chronischen destruktiven Lungenemphysems. Atemwegs- u. Lungenkrankh 1976; 2: 95

Otto H. Morphologie der interstitiellen Lungenparenchymerkrankungen. Radiologe 1977; 17: 17

Pepys J. Immunopathology of allergic lung disease. Clin Allergy 1973; 3: 1

Peters D, Gamsu G. Displacement of the right paraspinous interface: a radiographic sign of acute traumatic rupture of the thoracic aorta. Radiology 1980; 134: 599

Petty TL, Ashbaugh DG. The adult respiratory distress syndrome. Clinical features, factors influencing prognosis and principles of management. Chest 1971; 60: 233

Popper MS, Bogdonoff ML, Hughes RL. Interstitial rheumatoid lung disease. A reassessment and review of the literature. Chest 1972; 62: 243

Prasse A. In: Matthys H, Seeger W, Hrsg. Klinische Pneumologie. Berlin: Springer; 2001

Proto AV, Tocino I. Radiographic manifestations of lobar collapse. Semin Roentgenol 1980; 15: 117

Proto AV. Evaluation of the bronchi with CT. Semin Roentgenol 1984; 19: 199

Pugatch RD, Faling LJ, Robbins AH et al. Differentiation of pleural and pulmonary lesions using computed tomography. J Comput Assist Tomogr 1978; 2: 601–606

Putman C, Godwin JD, Silverman PM et al. CT of localized lucent lung lesions. Semin Roentgenol 1984; 19: 173

Quinn EL, Fisher EJ, Cox Jr. F et al. The clinical spectrum of toxoplasmosis in the adult. Clevel Clin Quart 1975; 42: 71

Rabinowitz JG, Busch J, Buttram WR. Pulmonary manifestations of blastomycosis. Radiological support of a new concept. Radiology 1976; 120: 25

Raider L. The retro-tracheal triangle. Chest 1973; 63: 835–358

Ramirez J. Alveolar proteinosis: importance of pulmonary lavage. Am Rev Resp Dis 1971; 103: 660

Ranes J, Stoller JK. A review of alpha-1-antitrypsin deficiency. Sem Respir Crit Care Med 2005; 26: 154–166

Ranniger K, Valvassori GE. Angiographic diagnosis of intralobar pulmonary sequestration. Am J Roentgenol 1964; 92: 540

Rassiga AL. Advances in adult non-Hodgkin's lymphoma. Current concepts of classificaton, diagnosis, and management. Arch Int Med 1980; 140: 1647

Rau WS, Wenz W, Papacharalompous X. Zur Röntgendiagnostik seltener Mediastinal-„Tumoren". Radiologe 1979; 19: 528

Rau WS. Die röntgenologische Feinstruktur der Lunge. Fortschr Röntgenstr 1980; 133: 571

Rauber K, Tuengerthal S, Riemann H. Die digitale Subtraktionsangiographie der A. pulmonalis. Prax Pneumol 1983; 37: 295

Rawlings Jr. W, Kreiss P, Levy D et al. Clinical, epidemiologic, and pulmonary functions studies in alpha1-antitrypsin-deficient subjects of PiZ type. Am Rev Resp Dis 1976; 114: 945

Rebuck AS. Radiological aspects of severe asthma. Aust Radiol 1970; 14: 264

Reed JC. Chest Radiology. Patterns and Differential Diagnoses. Chicago: Yearbook Medical Publishers; 1981

Reeder MM. Gamut: pulmonary disease with eosinophilia. Semin Roentgenol 1975; 10: 3

Reeder MM, Felson B. Gamuts in Radiology. Berlin: Springer; 2003

Reid L. The Pathology of Emphysema. London: Lloyd-Luke; 1967

Reindell H, Roskamm H. Herzkrankheiten. Berlin: Springer; 1977

Remy J. Pulmonay arteriovenous malformations: evaluation with CT. Radiology 1992; 182: 809

Remy J, Remy-Jardin M, Giraud F et al. Angioarchitecture of pulmonary arteriovenous malformations clinical utility of three-dimensional helical CT. Radiology 1994; 191: 657

Remy-Jardin M. Coal worker's pneumoconiosis: CT assessment in exposed workers and correlation with radiographic findings. Radiology 1990; 177: 363

Renner RR, Coccaro AP, Heitzman ER et al. Pseudomonas pneumonia: A prototype of hospital-based infection. Radiology 1972; 105: 555

Resnick L. Detection of HTLV-III/LAV specific IgG and antigen in bronchoalveolar lavag fluid from patients with lymphocytic interstitial pneumonitis associated with AIDS-related complex. Am J Med 1987; 82: 553

Restrepo S, Pandit M, Villamil MA et al. Tracheobronchopathia osteochondroplastica: helical CT findings in 4 cases. J Thoracic Imaging 2004; 19: 112

Rigler LG. An overview of cancer of the lung. Semin Roentgenol 1977a; 12: 161

Rigler LG. An overview of diseases of the pleura. Semin Roentgenol 1977b; 12: 265

Robbins AH, Pugatch RD, Gerzof SG et al. Further observations of the medical efficacy of computed tomography of the chest and abdomen. Radiology 1980; 137: 719

Rochem K, Klumair J. Atlas der röntgenologischen Meßmethoden. Wien: Springer; 1976

Roiksch E, Krause D. Die Hamartochondrome der Lunge. Z Erkr Atmungsorg 1973; 138: 285

Rosado de Christenson ML, Frazier AA, Stocker JT et al. Extralobar sequestration: radiologic-pathologic correlation. Radiographics 1993; 13: 425–441

Rosenblum LJ, Mauceri RA, Wellenstein DE et al. Density patterns in the normal lung as determined by computed tomography. Radiology 1980; 137: 409

Rosenow EC, Myers JL, Swensen SJ et al. Drug-induced pulmonary diseases. An update. Chest 1992; 102: 239–250

Roth FJ, Ranninger K. Selektive Arteriographie einer Nebenlunge. Fortschr Röntgenstr 1973; 119: 464

Rovner AJ, Westcott JL. Pulmonary edema and respiratory insufficiency in acute pancreatitis. Radiology 1976; 118: 512

Rübe W. Der Lungenrundherd. Stuttgart: Thieme; 1967

Rübe W. Rundherde der Lunge. In: Teschendorf W, Anacker H, Thurn P, Hrsg. Röntgenologische Differentialdiagnostik. Stuttgart: Thieme; 1975

Rudikoff JC. The pulmonary ligament and subpulmonic effusion. Chest 1981; 80: 505–507

Sahebjami H, Loudon RG. Pleural effusion: Pathophysiology and clinical features. Semin Roentgenol 1977; 12: 269

Salfelder K, Doehnet G, Doehnet HR et al. Histoplasmose. Zahl der Primärherde bei der Primärinfektion. Dtsch Med Wschr 1970; 95: 2125

Savoca maj. CJ, Austin JHM, Golberg HI. The richt paratracheal stripe. Radiology 1977; 122: 295–301

Scadding JG. The late stages of pulmonary sarcoidosis. Postgrad Med J 1970; 46: 530

Scherak O, Hofner W, Haber P et al. Zur Diagnose und Differentialdiagnose pulmonaler Manifestationen bei Kollagenosen. Prax Pneumol 1979; 33: 1168

Schermuly W. Differenzierung der Grundprozesse: Granulomatose und Fibrose bei der Sarkoidose. Radiologe 1977a; 17: 26

Schermuly W. Granulomatose und Fibrose bei der Sarkoidose. Radiologe 1977b; 17: 26

Schettler G. Innere Medizin. Stuttgart: Thieme; 1990

Schicha H, Emrich D. Nuklearmedizin in der kardiologischen Praxis. Darmstadt: Nuc Compact Giebeler; 1983

Schinz HR. Radiologische Diagnostik in Klinik und Praxis. Bd. II. Stuttgart: Thieme; 1983

Schinz HR, Baensch WE, Frommhold W et al. Lehrbuch der Röntgendiagnostik. Bd. IV/1. Stuttgart: Thieme; 1983

Schlungbaum, W. Bronchialtumoren. In: Schinz HR, Baensch WE, Frommhold W et al., Hrsg. Lehrbuch der Röntgendiagnostik. Bd. IV/1. Stuttgart: Thieme; 1968

Schlungbaum W. Medizinische Strahlenkunde. 6. Aufl. Berlin: de Gruyter; 1979

Schmidt M. Idiopathische fibröse Mediastinis. Fortschr Röntgenstr 1973; 119: 723

Schnabel K, Siegl R, Abel U et al. Vergleich klinischer Untersuchungsmethoden zum Nachweis radiogener Lungenveränderungen. Fortschr Röntgenstr 1983; 138: 235

Schubert GE. Pathologie des Bronchuskarzinoms. Klassifizierung nach den WHO-Richtlinien. Therapiewoche 1975; 37: 5080–5086

Schulze W. Geschwülste der Bronchien, Lungen und Pleura. In: Diethelm L, Heuck F, Olsson O et al., Hrsg. Handbuch der medizinischen Radiologie. Bd. IV/4 a, b. Berlin: Springer; 1974

Schumacher KA, Trost W, Bargon G. Die Bedeutung der Thoraxübersichtsaufnahme bei anamnestisch-klinischem Verdacht auf traumatische Aortenruptur. Fortschr Röntgenstr 1983; 138: 28

Schurawitzki H, Stiglbauer R, Graninger W et al. Interstitial lung disease in progressive systemic sclerosis: High resolution CT versus radiography. Radiology 1990; 176: 755

Schwörer I. Die Mediastinalhernie. Pathophysiologie und Röntgenkriterien. Röntgenpraxis 1974; 27: 225

Scott WW. Focal pulmonary lesions in patients with AIDS. Radiology 1991; 180: 419

Seidl G, Hofner W, Korn P et al. Das Lungenbild bei genuiner Haemosiderose und Goodpasture-Syndrom. Radiologe 1977; 17: 52

Semmia W. Zur Differentialdiagnose der Tumoren des vorderen Mediastinums. Arch Chir Austriaca 1976; 8: 1

Seo JB, Im JG, Goo JM et al. Atypical pulmonary metastases: Spectrum of radiologic findings. Radiographics 2001; 21: 403–417

Sharp JT. Diaphragmatic function and respiratory failure. Chest 1977; 71: 566

Shields JB, Holtz S. Retrotracheal space. Radiology 1976; 120: 19

Shinnick JP, Cudkowicz O, Blanco G et al. A problem in pulmonary hypertension. Part 1: The clinical course. Chest 1974a; 65: 65–69

Shinnick JP, Cudkowicz L, Saldana M et al. A problem in pulmonary hypertension. Part 2: The final course and autopsy findings. Chest 1974b; 65: 192

Siegelman SS. Taking the X out of Histiocytosis X. Radiology 1997; 204: 322

Simon G. Further observations on the long line shadow across a lower zone of the lung. Brit J Radiol 1970; 43: 327

Simon G, Pride N. Relation between abnormalities in the chest radiograph and changes in pulmonary function in bronchitis and emphysema. Thorax 1973; 28: 15

Sinner WN. Pleuroma – a cancer-mimicking atelectatic pseudotumor of the lung. 55 consecutive cases studied by high KV radiography, bronchography, selective pulmonary angiography and needle biopsy. Fortschr Röntgenstr 1980; 133: 578

Sinner WN. Computed tomography of pulmonary thromboembolism. Europ J Radiol 1982; 2: 8–13

Smouse HB, Fox PF, Brady TM et al. Intravascular foreign body removal. Semin Intervent Radiol 2000; 17: 201–212

Spencer H. Pathology of the Lung. Oxford: Pergamon; 1985

Spouge D, Mayo JR, Cardoso W et al. Panacinar emphysema: CT and pathologic findings. J Comput Assist Tomogr 1993; 17: 710

Stark DD, Federle MP, Goodman PC et al. Differentiating lung abscess and empyema: radiography and computed tomography. Am J Roentgenol 1983; 141: 163

Stark D, Bradley G. Magnetic Resonance imaging. 3.Vols. St. Louis, USA: Mosby; 1999

Stark P. Das Plasmazellgranulom – ein entzündlicher Pseudotumor der Lunge. Fortschr Röntgenstr 1981; 134: 265

Stark P. Das adenoidzystische Karzinom (Zylindrom) der Trachea. Eine Analyse von 9 Fällen. Fortschr Röntgenstr 1982a; 136: 31

Stark P. Die normale Anatomie der Lungenhili im Computertomogramm. Fortschr Röntgenstr 1982b; 137: 77

Stark P. CT-findings in ARDS. Radiologe 1987; 27: 367

Steinbrunn W, Cohn ICE, Seizer A. Atrial septal defect associated with mitral stenosis. The Lutembacher-Syndrome. J Med 1970; 48: 295

Steinbrunn W. Lunge und Herzinsuffizienz. Schweiz Rdsch Med 1976; 65: 903

Steinmeyer C, Günther D. Röntgensymptomatik mediastinaler Gefäßprozesse. Radiologe 1975; 15: 111

Stender HS. Das Röntgenbild der interstitiellen Pneumonie und allergischen Alveolitis. Radiologe 1977a; 17: 21

Stender HS. Das röntgenologische Erscheinungsbild verschiedener Pneumonien. Med Klin 1977b; 72: 2029

Stender HS. Röntgendiagnostik interstitieller Lungenerkrankungen. Röntgen-Bl 1977c; 30: 558

Stender H, Majewski A. Feinfleckige Lungenverschattungen bei entzündlichen und granulomatösen Prozessen. Radiologe 1979; 19: 461

Stender H. Qualitätssicherung in der Röntgendiagnostik. In: Qualitätssicherung ärztlicher Leistungen. Köln: Deutscher Ärzteverlag; 1981

Stern EJ, Swensen SJ. High Resolution CT of the Chest. 2nd ed. Philadelphia: Lippincott; 2001

Stern RG, Gamsu G. Intrathoracic adenopathy differential features of AIDS and diffuse lymphopathy syndrom. Am J Roentgenol 1984; 142: 689

Stocker JT, Madewell JE, Drake RM. Congenital cystic adenomatoid malformation of the lung. Classification and morphologic spectrum. Hum Path 1977; 8: 155

Sullivan Jr. RJ, Dowdle WR, Marine WM et al. Adult pneumonia in a general hospital. Etiology and host risk factors. Arch Int Med 1972; 129: 935

Sutton FD, Hudson LD, Petty TL. Recognition and management of the adult respiratory distress syndrome. Chest 1974; 66: 34

Talbot S, Worthington BS, Roebuck EJ. Radiographic signs of pulmonary embolism and pulmonary infarction. Thorax 1973; 28: 198

Taybi H. Radiology of Syndromes and Metabolic Disorders. 2nd ed. Chicago: Yearbook Medical Publishers; 1983

Teates CD. Radiographic changes in the irradiated lung. Radiology 1980; 134: 795

Tehranzadeh J, Kelley MJ. The differential density sign of pericardial effusion. Radiology 1979; 133: 23–30

Ten Harkel AD, Blom NA, Ottenkamp J. Isolated unilateral absence of a pulmonary artery: case report and review of the literature. Chest 2002; 122: 1471

Teschendorf W, Anacker H, Thurn P. Röntgenologische Differentialdiagnostik. 5. Aufl. Bd. I. Stuttgart: Thieme; 1975

Thalhofer S. Central sleep apnoe. Respiration 1997; 64: 2

Thelen M, Rommelsheim K, Ajnson R et al. Röntgenologische Lungenveränderungen bei progressiver pulmonaler Insuffizienz. sog. Schock-Lunge. Fortschr Röntgenstr 1976; 124: 110

Thompson P, McRae C. Familial pulmonary hypertension. Evidence of autosomal dominant inheritance. Brit Heart J 1970; 32: 758

Thurlbeck WM, Henderson JA, Fraser RG et al. Chronic obstructive lung disease. A comparison between clinical, roentgenologic, functional and morphologic criteria in chronic bronchitis, emphysema, asthma and bronchiectasis. Medicine (Baltimore) 1970; 49: 82–145

Thurlbeck WM, Muller NL. Emphysema: Definition, imaging and quantification. Am J Roentgenol 1994; 163: 1017–1025

Thurn P, Bücheler E. Einführung in die Röntgendiagnostik. Stuttgart: Thieme; 1982

Tillmann W, Fuchs WA, Bachofen H. Lungen- und Pleurabefall bei Kollagenosen. Radiologe 1977; 17: 37

Tocino I. Gamut: localized alveolar shadows, solitary or multiple. Semin Roentgenol 1980; 15: 4

Toombs BD, Sandler CM, Lester RG. Computed tomography of chest trauma. Radiology 1981; 140: 733

Tsuji S, Heki S, Kobara Y et al. The syndrome of bronchial mucocele and regional hyperinflation of the lung: Report of four cases. Chest 1973; 64: 444

Tuddenham WJ. Glossary of terms for thoracic radiology: Recommendations of the Nomenclature Committee of the Fleischner Society. Am J Roentgenol 1984; 143: 509

Uflacker R, Kaemmerer A, Picon PD et al. Bronchial artery embolisation in the managemant of hemoptysis: technical aspects and long-term results. Radiology 1985; 157: 637–644

Ulmer WT. Die obstruktiven Atemwegserkrankungen. In: Handbuch der inneren Medizin. Bd. IV/2. Berlin: Springer; 1979

Union internationale contre le cancer (UICC). TNM-Atlas. Berlin: Springer; 1990, 1999

Uthgenannt H. Streifenschatten. In: Teschendorf W, Anacker H, Thurn P, Hrsg. Röntgenologische Differentialdiagnostik. 5. Aufl. Bd. I/1. Stuttgart: Thieme; 1975

Uthgenannt H, Lübbers P, Gappmayer K. Allergische Reaktionen der Lunge durch Arzneimittel. Fortschr Röntgenstr 1975; 122: 125

Vix VA. Radiographic manifestations of broncholithiasis. Radiology 1978; 128: 295–299

Voegele E, Bachofen M. Wichtige radiologische Befunde nach stumpfem Thorax-Trauma. Röntgen-Bl 1976; 29: 313

Voegeli E, Siegrist HR. Die Lungengefäßkaliber im in- und exspiratorischen Thoraxübersichtsbild bei jungen und bei betagten Gesunden. Fortschr Röntgenstr 1976; 123: 325

Vogel M. Mißbildungen und Anomalien der Lunge. In: Doerr W, Hrsg. Pathologie der Lunge. Bd. I. Berlin: Springer; 1983

Volkmer KJ, Braband H. Das Röntgenbild der afrikanischen Paragonimiasis. Fortschr Röntgenstr 1975; 122: 265

Vonk-Noordegraaf A, van Wolferen SA, Marcus JT et al. Noninvasive assessment and monitoring of the pulmonary circulation. Eur Respir J 2005; 25: 758–766

Wagenvoort CA, Wagenvoort N. Primary pulmonary hypertension. A pathologic study of the lung vessels in 156 clinically diagnosed cases. Circulation 1970; 42: 1163–1184

Wagenvoort CA. Vasoconstrictive primary pulmonary hypertension and pulmonary veno-occlusive disease. Cardiovasc Clin 1972; 4: 97–113

Waldman AD. Subacute pulmonary granulomatous schistosomiasis. Br J Radiol 2001; 74: 1052

Walter E, Hübener KH. Computertomographische Charakteristika raumfordernder Prozesse im vorderen Mediastinum und ihre Differentialdiagnose. Fortschr Röntgenstr 1980; 133: 391

Webb WR, Müller NL, Naidich DP. High-resolution CT of the lung. New York: Raven; 1992

Webb WR, Müller NL, Naidich DP. Standardized terms for high resolution computed tomography of the lungs: A proposed glossary. J Thoracic Imaging 1993; 8: 167

Weber I, Schaefer G. Ein Beitrag zur röntgenologischen Differentialdiagnose von Befunden im Herz-Zwerchfell-Winkel. Radiol Diagn (Berl.) 1974; 15: 433

Wegener OH. Ganzkörpercomputertomographie. Berlin: Blackwell; 1992

Weiss T, Dorow P, Felix R. Alveoläre Disposition inhalierter Radioaerosolpartikel bei zentraler und peripherer Atemwegsobstruktion. Fortschr Röntgenstr 1983; 138: 716

Weiss W, Boucot KE, Cooper DA. The Philadelphia pulmonary neoplasm research project. Survival factors in bronchogenic carcinoma. J Am Med Ass 1973; 216: 2119–2123

Wenz W, Geipert G. Röntgenologie und Klinik der Srbschen Rippen-Sternum-Anomalie. Radiologe 1967; 7: 53

Werta D. Der Schleimpfropf. Phantomgeschwulst der großen Luftwege. Fortschr Röntgenstr 1975; 122: 428

West JB. Ventilation, blood flow and gas exchange. 2nd ed. Oxford: Blackwell; 1970

Westermark N. On the roentgen diagnosis of lung embolism. Acta Radiol (Stockh.) 1938; 19: 357

White RI, Pollak JS, Wirth JA. Pulmonary arteriovenous malformations: Diagnosis and transcatheter embolotherapy. J Vasc Intervent Radiol 1996; 7: 787–804

von Wichert P, Sill V, Wieners H. Einseitige Hilusvergrößerung bei Sarkoidose. Fortschr Röntgenstr 1978; 128: 405

Wiot JF. The radiologic manifestations of blunt chest trauma. J Am Med Ass 1975; 231: 500

Wolf KJ, Fischbach H. Lungenbefunde bei Wegenerscher Granulomatose. Fortschr Röntgenstr 1976; 124: 33

Wood BP. Cystic fibrosis. Radiology 1997; 204: 1

World Health Organization (WHO) Report of an Expert Committee. Definition and diagnosis of pulmonary disease with special reference to chronic bronchitis and emphysema in chronic cor pulmonale. Wld Hlth Org Techn Rep Ser 1961; 213: 14–19

Wouters EFM, Oei TK, Van Engelshoven JMA et al. Evaluation of the contribution of computed tomography to the staging of non-oat-cell primary bronchogenic carcinoma. A retrospective study. Fortschr Röntgenstr 1982; 137: 540

Wynder EL, Mushinsky M, Spivak JC. Tobacco and alcohol consumption in relation to the development of multiple primary cancers. Cancer 1977; 40: 1872–1878

Yamashita H. Roentgenologic anatomy of the lung. Stuttgart: Thieme; 1978

Zaunberger W, Robotti GC, Probst P et al. Zur Computertomographie der Lungenaplasie. Fortschr Röntgenstr 1981; 135: 682

Zerhouni E. Computed tomography of the pulmonary parenchyma. An overview. Chest 1989; 95: 90

Zimmer EA, Zimmer-Brossy M. Lehrbuch der röntgendiagnostischen Einstelltechnik. Berlin: Springer; 1982

Sachverzeichnis

A

G

H

I

T

U

V